国家新闻出版改革发展项目

国家出版基金项目

# 广西民族药志

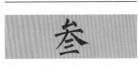

叁

黄璐琦 主审

余丽莹 缪剑华 主编

海峡出版发行集团

福建科学技术出版社

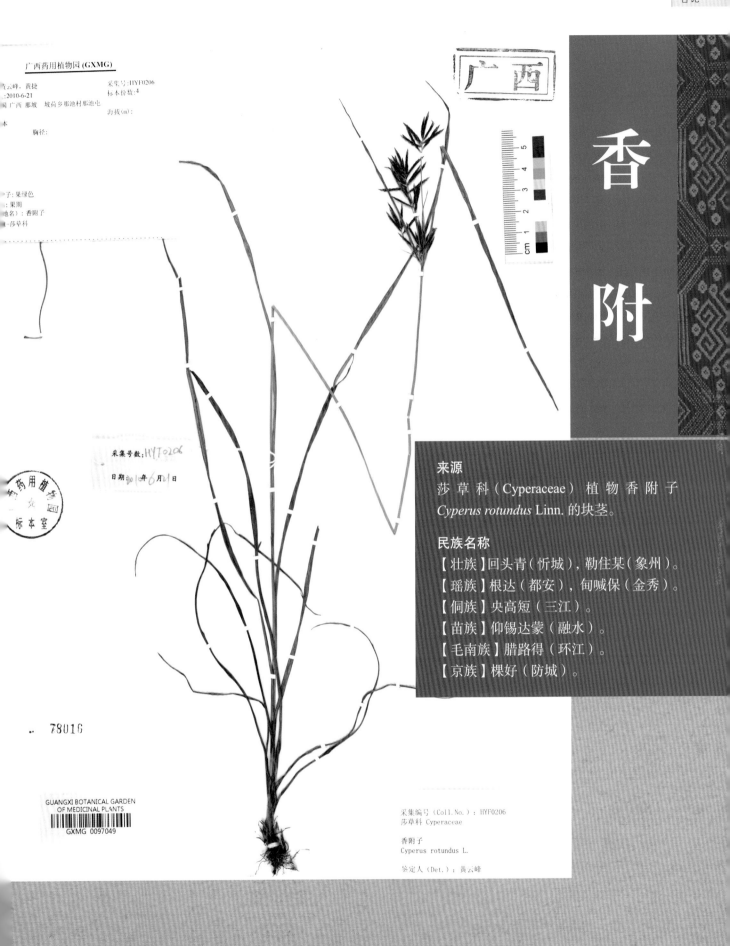

广西药用植物园 (GXMG)

采集号数：HYF0206
日期：2010年6月21日

7801G

GUANGXI BOTANICAL GARDEN
OF MEDICINAL PLANTS
GXMG 0097049

**来源**

莎草科（Cyperaceae）植物香附子 *Cyperus rotundus* Linn. 的块茎。

**民族名称**

【壮族】回头青（忻城），勒住某（象州）。
【瑶族】根达（都安），甸喊保（金秀）。
【侗族】央高短（三江）。
【苗族】仰锡达蒙（融水）。
【毛南族】腊路得（环江）。
【京族】棵好（防城）。

采集编号（Coll. No.）：HYF0206
莎草科 Cyperaceae

香附子
*Cyperus rotundus* L.

鉴定人（Det.）：黄云峰

## 民 族 应 用

【壮族】药用块茎。水煎服或研粉冲开水服治气滞腹痛，胃痛，肚痛，痛经，肺结核胸痛。

【瑶族】药用块茎。水煎服或研粉冲开水服治胃痛，肚痛，痛经，痧病腹痛；捣烂调酒敷患处治跌打肿痛。

【侗族】药用块茎。水煎服或研粉冲开水服治月经后腹痛。

【苗族、毛南族】药用块茎。水煎服或研粉冲开水服治胃痛，肚痛，痛经。

内服用量 15~30g；外用适量。

**药材性状** 块茎多呈纺锤形，有的略弯曲，长 2~3.5cm，直径 0.5~1cm。表面棕褐色或黑褐色，有纵皱纹，并有 6~10 个略隆起的环节，节上有未除净的棕色毛须和须根断痕；去净毛须者较光滑，环节不明显。质硬，经蒸煮者断面黄棕色或红棕色，角质样；生晒者断面色白显粉性，内皮层环纹明显，中柱色较深，点状维管束散在。气香，味微苦。

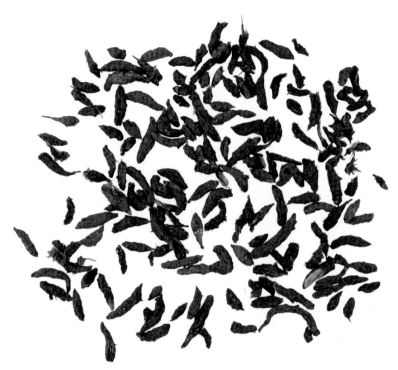

·香附－块茎

**药用源流** 香附的药用始载于《名医别录》，列为中品，以"莎草根"载："主除胸中热，充皮毛。久服利人，益气，长须眉。"《新修本草》载："茎叶都似三棱，根若附子，周匝多毛，交州者最胜。"《本草纲目》载："莎叶如老韭叶而硬，光泽有剑脊棱。五六月中抽一茎，三棱中空，茎端复出数叶。……其根有须，须下结子一二枚，转相延生，子上有细黑毛，大者如羊枣而两头尖。……止心腹肢体头目齿耳诸痛，痈疽疮疡，吐血下血尿血，妇人崩漏带下，月候不调，胎前产后百病。"并进一步解释："其根相附连续而生，可以合香，故谓之香附子。"可见历代本草书籍多有记载香附或莎草，所指植物形态特征及药用功效与今之香附子一致。《中华人民共和国药典》（2020年版 一部）记载其具有疏肝解郁、理气宽中、调经止痛的功效；主治肝郁气滞，胸胁胀痛，疝气疼痛，乳房胀痛，脾胃气滞，脘腹痞闷，胀满疼痛，月经不调，经闭痛经。

| 分类位置 | 种子植物门 | 被子植物亚门 | 单子叶植物纲 | 莎草目 | 莎草科 |
|---|---|---|---|---|---|
| | Spermatophyta | Angiospermae | Monocotyledoneae | Cyperales | Cyperaceae |

**形态特征**　多年生草本。匍匐根状茎长，具椭圆形块茎。秆稍细弱，高 15~95cm，锐三棱形，平滑，基部呈块茎状。叶较多，平张；鞘棕色，常裂成纤维状；叶状苞片 2~3（~5）枚，常长于花序。穗状花序陀螺状，具 3~10 个小穗；小穗斜展开，线形，具 8~23 朵花；小穗轴具较宽的、白色透明的翅；鳞片稍密地覆瓦状排列，膜质，卵形或长圆状卵形，中间绿色，两侧紫红色或红棕色，具 5~7 条脉；雄蕊 3，花药长，线形，暗血红色；花柱长，柱头 3，伸出鳞片外。小坚果长圆状倒卵形，三棱形。

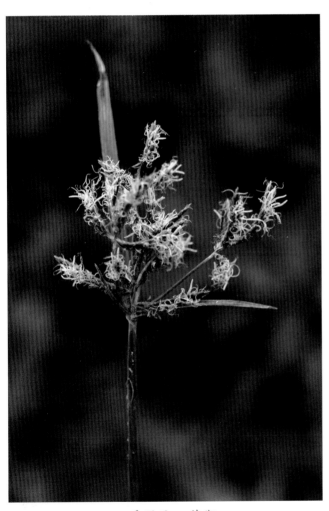

· 香附子 - 花期

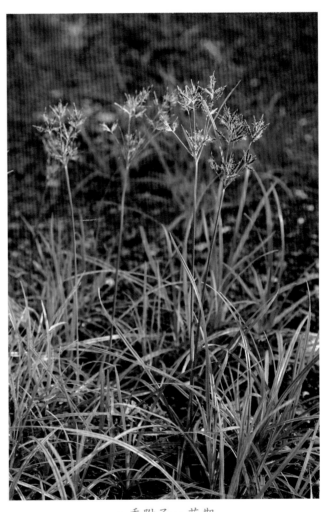

· 香附子 - 花期

**生境分布**　生于海拔 2100m 以下的山坡荒地、草丛中或水边潮湿处、路边、稻田边、溪边。分布于陕西、甘肃、山西、河南、河北、山东、江苏、浙江、江西、安徽、云南、贵州、四川、福建、广东、广西、台湾等。广西全区各地均有分布。

**化学成分**　块茎含香附酮、α- 香附酮、α- 依兰酮、川芎内酯[1]、香附酸、(4S, 5E, 10R)-7-oxo-trinoreudesm-5-en-4β-ol、4, 7- 二甲基 -4- 羟基 -1- 四氢萘酮、蒲公英萜酮、达玛二

烯醇乙酸酯、泽屋萜、假蒟亭碱、几内亚胡椒酰胺、墙草碱、己内酰胺、鹅掌楸苦素、3-hydroxy-1-(4-hydroxy-3, 5-dimethoxyphenyl)-2-[4-(3-hydroxy-1-E-propenyl)-2, 6-dimethoxyphenoxy]propyl-$\beta$-D-glucopyranoside、1-(3, 4-methylenedioxyphenyl)-1E-tetradecene[2]、scirpusins A[3]、5, 7, 4'-三羟基-2'-甲氧基-3'-异戊烯基异黄酮、橄榄苦苷酸、10-羟基橄榄苦苷、6-O-p-hydroxybenzoyl-6-epi-aucubin、6-O-p-hydroxybenzoyl-6-epi-monomelittoside、syringopicroside B-C、oleuroside、senburiside I[4]、6-羟基-3, 5, 11-桉烷三烯-2-酮、$\beta$-芹子烯、$\alpha$-莎草醇、britanlins E、(10R)-13-noreudesma-4, 6-dien-3, 11-dione[5]、sugetrioltriacetate、eudes-ma-4(14), 11-dien-3$\beta$-ol、$\beta$-谷甾醇、胡萝卜苷、蔗糖[6]、豆甾醇、双〔5-甲酰基糠基〕醚[7]。

**药理作用**　1. 凝血作用

香附子对凝血过程有促进作用，可缩短凝血时间[8]。

2. 对平滑肌的作用

香附子经 $CO_2$ 超临界流体萃取的提取液对兔离体肠平滑肌均具有抑制作用，其中半仿生提取液的作用最强[9]。香附子水提取剂能明显抑制离体兔肠平滑肌的收缩幅度与频率，同时也能拮抗乙酰胆碱和氯化钡所致离体肠管平滑肌的兴奋作用[10]。香附子可减弱未孕大鼠离体子宫平滑肌的收缩运动，且收缩波的频率减慢，振幅减小，持续时间缩短，该作用可能是通过前列腺素的合成与释放来控制的[11]。醋香附对大鼠子宫收缩有较强的抑制作用，子宫肌张力降低，收缩力减弱，痛经缓解，且作用较快，持续时间长[6]。

3. 抗肿瘤作用

香附子石油醚、氯仿提取物对胃癌细胞的增殖具有明显抑制作用，且其作用有剂量效应关系，两者的最高抑瘤率可分别达到 87.15%、82.12%[13]。香附子提取物可增强表柔比星对三阴性乳腺癌细胞的促凋亡作用，其机制可能与调控凋亡相关蛋白表达及抵制细胞自噬有关[14]。

4. 抗抑郁作用

香附子醇提取物乙酸乙酯萃取部位和正丁醇萃取部位对"行为绝望"动物模型有较明显的抗抑郁作用，与对照品氟西汀作用类似，能显著缩短小鼠游泳和悬尾的不动时间，明显升高小鼠大脑额叶皮质5-羟色胺（5-HT）和多巴胺（DA）含量，其作用机制可能与调节脑内单胺类神经递质5-HT和DA的含量有关[15]。醋制香附子挥发油具有抗抑郁作用，其所含 $\alpha$-香附酮等有效成分可提高小鼠脑组织中5-羟色胺的含量[16]。

5. 对中枢神经系统的作用

不同剂量的香附子挥发油均能明显协同戊巴比妥钠对小鼠的催眠作用。0.035ml/kg 的香附子挥发油剂量无麻醉作用，但能明显地延长东莨菪碱的麻醉时间，且不影响麻醉深度。0.1ml/kg 剂量给药 30min 后可明显降低大鼠正常体温，且较氯丙嗪的降温作用强，但作用不及氯丙嗪持久，随后大鼠体温逐渐恢复正常。香附子挥发油对戊四唑所致小鼠惊厥无保护及明显镇痛作用[17]。香附子挥发油能改善慢性束缚应激小鼠焦虑行为，其作用机制可能与调节中枢胆碱能系统、增加海马单胺类递质5-HT水平有关[18]。

6. 抗炎镇痛作用

香附子不同炮制品能显著提高小鼠痛阈，对二甲苯诱导的小鼠耳郭肿胀均具有抑制作用，且炮制后的抗炎镇痛作用有所增强[19]。香附子油滴丸可有效抑制角叉菜胶致小鼠足跖肿胀、二甲苯致小鼠耳郭肿胀及醋酸致小鼠腹腔毛细血管通透性升高，减少醋酸致小鼠扭体反应次数，显著延长热刺激致小鼠疼痛阈值[20]。

7. 利胆作用

香附子水煎剂对正常大鼠有较强的利胆作用，可促进其胆汁分泌，使胆汁流量提高45%；还可增加 CCl₄ 所致肝损伤大鼠的胆汁流量，对肝细胞功能具有保护作用[21]。

8. 其他作用

香附子的石油醚、乙酸乙酯部位是治疗痛经的有效部位，能明显减少缩宫素所致的小鼠扭体次数，与模型组对照有极显著性或显著性差异[22]。不同浓度的香附子水煎剂灌流大鼠离体脂肪组织，可促进脂肪组织释放游离脂肪酸，并且存在剂量效应关系[23]。香附子水提取物能促进百草枯（PQ）中毒时肺上皮细胞株 A549 的 TNF-α 表达，造成该细胞株的损伤，缓解 PQ 毒性[24]。

**附　注**　《中华本草》记载香附子的茎叶亦可入药，具有行气开郁、祛风止痒、宽胸利痰功效；主治胸闷不舒，风疹瘙痒，痈疮肿毒。

**参考文献**

[1] 马士玉. 四种根茎类中药精油缓解焦虑作用研究 [D]. 上海：上海交通大学，2017.

[2] 许洪波，耿长安，张雪梅，等. 香附酸的化学结构 [J]. 中国中药杂志，2016，41(6):1066-1069.

[3] 邓仕任，朱夏敏，王春娇，等. 香附药材中 scirpusins A 含量的超高效液相色谱法测定 [J]. 广州化工，2015，(24):121-123.

[4] 周中流，尹文清，张华林，等. 香附化学成分研究 [J]. 中草药，2013，44(10):1226-1230.

[5] 王蕾，段文兰，段云凤，等. 香附中一个新的桉烷型倍半萜 [J]. 昆明理工大学学报（自然科学版），2020，45(5):110-115.

[6] 温东婷，张蕊，陈世忠. 香附化学成分的分离及对未孕大鼠离体子宫肌收缩的影响 [J]. 北京大学学报（医学版），2003，35(1):110-111.

[7] 吴远波. 香附有效部位化学成分及其质量评价的初步研究 [D]. 成都：成都中医药大学，2009.

[8] 陈国祥，夏宏. 莎草对血凝作用的药理研究 [J]. 基层中药杂志，1997，11(3):31.

[9] 李超，孙秀梅，张兆旺，等. 香附 5 种方法提取液对兔离体肠平滑肌的影响 [J]. 时珍国医国药，2010，21(1):27-29.

[10] 王明江，冯桂香，熊顺华. 香附水提剂对离体兔肠管活动的影响 [J]. 郧阳医学院学报，1999，18(4): 194-195.

[11] 李志强，马力扬，徐敬东，等. 香附对未孕大鼠离体子宫肌收缩的影响 [J]. 西安交通大学学报（医学版），2007，28(4):399-401.

[12] 孙秀梅，张兆旺，程艳芹，等. 香附不同饮片规格的药理实验比较 [J]. 中药材，2007，30(10):1219-1221.

[13] 方国英，王天勇，白云霞. 香附有效成分的提取及其抗肿瘤药效试验研究 [J]. 中华危重症医学杂志（电子版），2015，8(4):261-263.

[14] 边梦雪，于志勇. 香附提取物在表柔比星促进三阴性乳腺癌细胞凋亡中的作用及机制 [J]. 山东医药，2020，60(1):44-47.

[15] 周中流，刘永辉. 香附提取物的抗抑郁活性及其作用机制研究 [J]. 中国实验方剂学杂志，2012，18(7):191-193.

[16] 刘欢，张孟历，于猛，等. 醋制香附挥发油抗抑郁活性及化学成分分析 [J]. 药物评价研究，2020(3):436-442.

[17] 刘国卿，王秋娟，谢卓丘. 香附挥发油药理研究 [J]. 中国药科大学学报，1989，20(1):48-50.

[18] 李世英，谢云亮. 香附挥发油对慢性束缚应激小鼠焦虑行为的影响 [J]. 中成药，2018，40(10):2140-2144.

[19] 郭慧玲，王进诚，胡律江，等. 香附不同炮制品的抗炎镇痛作用比较 [J]. 江西中医药大学学报，2017，29(1):74-76.

［20］丁平，田友清，陈国胜，等.香附油滴丸抗炎镇痛作用及其物质基础研究［J］.中国实验方剂学杂志，2013, 19(20):172-176.

［21］隋艳华，赵加泉，崔世奎，等.香附、青皮、刺梨、茵陈、西南獐牙菜对大鼠胆汁分泌作用的比较［J］.河南中医，1993, 13(1):19-20, 44.

［22］夏厚林，吴希，董敏，等.香附不同溶剂提取物对痛经模型的影响［J］.时珍国医国药，2006, 17(5):773-774.

［23］司金超，杜建海，李伟，等.香附对大鼠离体脂肪组织释放游离脂肪酸的影响［J］.中药药理与临床，2002, 18(5): 30-32.

［24］王翠香，刘春浩，于梦娟，等.香附水提液抑制百草枯致 A549 细胞株中毒反应的实验研究［J］.湖北农机化，2020, 17(3):144-146.

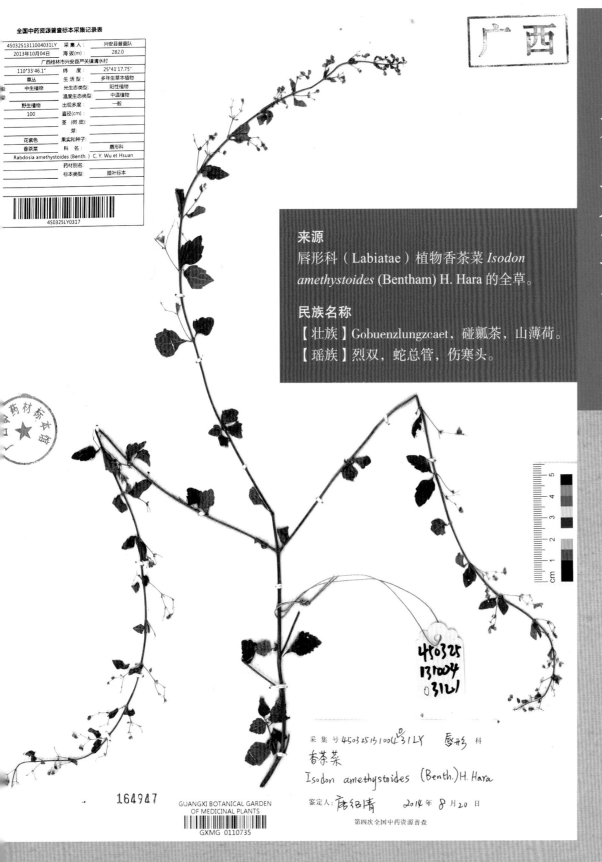

来源

唇形科（Labiatae）植物香茶菜 *Isodon amethystoides* (Bentham) H. Hara 的全草。

民族名称

【壮族】Gobuenzlungzcaet，碰瓢茶，山薄荷。
【瑶族】烈双，蛇总管，伤寒头。

香茶菜

采集号 450325131100431LY　唇形 科
香茶菜
*Isodon amethystoides* (Benth.)H. Hara

鉴定人：唐绍清　2014年 8 月 20 日

## 民 族 应 用

【壮族】药用全草。用于治疗感冒发热，黄疸，肝炎，肝硬化，肺脓疡，跌打损伤，蛇虫咬伤。

【瑶族】药用全草。用于治疗感冒发热，头痛咳嗽，黄疸型肝炎，肝硬化，尿路感染和结石，急性肾炎，毒蛇咬伤，黄蜂蜇伤。

内服用量 15~30g，水煎服；外用适量，捣敷或水煎洗。

**药材性状**　根呈不规则块状，有结节状隆起，长短不一，褐色或棕褐色，着生多数须根；质坚硬，不易折断。茎呈方柱形，上部多分枝，长 20~50cm，直径约 2mm；表面灰绿色或灰棕色，四面凹下成纵沟，密被倒向的柔毛；质脆易折断，断面木部窄，黄棕色，髓部大，白色。单叶对生，灰绿色，多皱缩，易破碎，完整叶片展平后呈卵形、卵状披针形，边缘具齿，先端渐尖，基部楔形，两面有柔毛；有的于叶腋或枝端可见聚伞状圆锥花序。气微，味微苦。

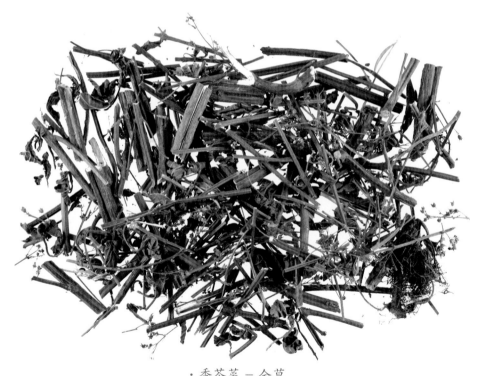

· 香茶菜－全草

**药用源流**　始载于《救荒本草》，云："香茶菜，生田野中。茎方，宷（五化切）面四楞。叶似薄荷叶微大，拵茎对生。梢头出穗，开粉紫花，结荫，如荞麦荫而微小。叶味苦。"所述与今之香茶菜一致。《广西中药志》载："治毒蛇咬伤，跌打肿痛，肺脓疡，肝硬化。"《中华本草》记载其地上部分具有清热利湿、活血散瘀、解毒消肿的功效；主治湿热黄疸，淋证，水肿，咽喉肿痛，关节痹痛，闭经，乳痈，痔疮，发背，跌打损伤，毒蛇咬伤。

| 分类位置 | 种子植物门 | 被子植物亚门 | 双子叶植物纲 | 唇形目 | 唇形科 |
| --- | --- | --- | --- | --- | --- |
| | Spermatophyta | Angiospermae | Dicotyledoneae | Laminales | Labiatae |

**形态特征** 多年生直立草本。根茎肥大，疣瘤状，木质，向下密生纤维状须根。茎高 30~150cm，四棱形，具槽，密被向下贴生疏柔毛或短柔毛，草质。叶卵状圆形、卵形至披针形，大小不一，密被白色或黄色小腺点。花序为由聚伞花序组成的顶生圆锥花序，疏散，聚散花序多花，分枝纤细而极叉开；苞叶与茎叶同型，常卵形，近无柄；花萼钟形，外面满布白色或黄色腺点，萼齿5，近相等，三角状；果萼直立，阔钟形；花冠白、蓝白或紫色；雄蕊及花柱与花冠等长，均内藏。成熟小坚果卵形，黄粟色，被黄色及白色腺点。

**生境分布** 生于海拔 200~900m 的林中、草丛阴湿处。分布于安徽、福建、广东、广西、贵州、湖北、台湾、江西、浙江。广西主要分布在柳州、兴安、平乐、苍梧、蒙山、容县、隆林、昭平、河池。

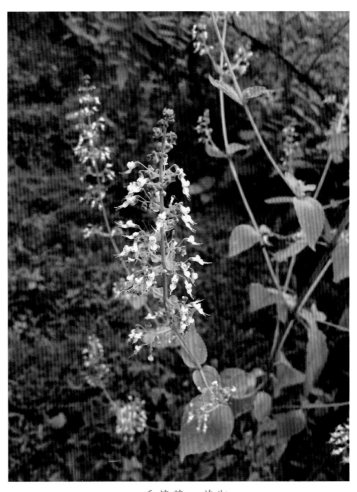

·香茶菜－花期

**化学成分** 叶含王枣子甲素、王枣子乙素、王枣子丙素[1]、毛叶醇、齐墩果酸、$\beta$-谷甾醇[2]、香茶菜甲素、乌苏酸、硬脂酸[3]、$2\alpha,3\alpha$-二羟基乌苏酸、$2\alpha$-羟基齐墩果酸[4]。全草含豆甾醇、线纹香茶菜酸、芝麻素、7,9,13-trihydroxy-8,20-epoxy-abieten、rubesanolide D、17-三十三酮、十七烷酸乙酯[5]、内折香茶菜苷 A[6]等。

**药理作用** 1. 对心脏的作用
香茶菜叶和茎的水提取物可使蛙心收缩加强（呈正向肌力作用），其根的酊剂提取物对蛙心具有明显的反向肌力作用[7]。

2. 抗炎作用
香茶菜醇提取物能明显抑制正常大鼠及摘除肾上腺大鼠角叉胶性足趾肿胀，对小鼠蛋清性足肿胀、大鼠巴豆油性气囊肿的渗出及肉芽组织增生均有明显的抑制作用，并能明显降低小鼠皮肤毛细血管通透性，抑制巴豆油所致小鼠耳郭肿胀，抑制醋酸所致的小鼠扭体反应[8]。

3. 保肝作用
香茶菜甲素能明显降低 $CCl_4$ 所致的大小白鼠实脸性肝损伤的血清 GPT，使肝内三酰甘油蓄积量减少，促进变性和坏死的肝细胞修复，有提高正常小鼠非特异性免疫功能的作用[9]。

4. 抗肿瘤作用
香茶菜甲素对人肝癌细胞株 QGY7703 的抑制活性较强，其 $IC_{50}$ 为 2.57μg/ml[10]。wangzaozin A 具有极为显著的抗人肝癌 Bel7402 和人卵巢癌 HO8910 细胞株活性，其 $IC_{50}$ 值分别为

（5.32±0.79）μmol/L、（4.10±1.00）μmol/L，比 $C_{20}$ 氧化并与 $C_7$ 成环的 Oridonin 的细胞毒活性高出 4 倍以上，比螺环内酯型的 Rabdodin B 的细胞毒活性高出约 8 倍，比延命素型的 Epinodosin 活性高约 12 倍[11]。香茶菜浸泡、超声、微切助法获得的提取物 20μg/ml 作用于 HepG2 细胞 24h 后，微切助法提取物生物活性最好，从中分离到的王枣子乙素和内折香茶菜苷 A 对 HepG2 细胞具有较强的抑制作用，其 $IC_{50}$ 值分别为（7.09±0.21）μmol/L、（5.04±0.32）μmol/L[6]。

5. 抗菌作用

香茶菜甲素静脉给药时对金黄色葡萄球菌和溶血性链球菌感染小鼠具有较强的抗菌作用，其用量仅为鱼腥草素的 1/4，作用明显优于鱼腥草素[12]。

6. 免疫调节作用

香茶菜水煎剂低、中、高剂量（2.5g/kg、5g/kg、10g/kg）组均能显著抑制 2，4- 二硝基氟苯 (DNFB) 所致小鼠迟发型超敏反应，对绵羊红细胞所致小鼠特异性抗体生成则有增强作用，说明其能增强体液免疫活性[13]。

**附　注**　在药材市场常发现有同属植物大萼香茶菜 *I. macrocalyx* (Dunn) Kudo 和显脉香茶菜 *I. nervosus* (Hemsley) Kudo 等混用。

**参考文献**

［1］王先荣，王兆全，石鹏程，等.王枣子的新二萜——王枣子甲素［J］.安徽医学，1982(2): 50-53.

［2］王先荣，王红萍，李有文.王枣子化学成分的研究［J］.中草药，1994, 25(6): 285-287.

［3］程培元，许美娟，林永乐，等.香茶菜抗癌成分的研究［J］.药学学报，1982, 17(1):33-37.

［4］崔佳，施务务，宿玉，等.王枣子三萜成分的研究［J］.安徽中医学院学报，2011, 30(3): 57-59.

［5］赵臣亮.荔波产香茶菜化学成分研究［D］.贵阳：贵阳中医学院，2017.

［6］张亚楠.微切助互作技术提取王枣子活性成分及药理作用研究［D］.大连：大连理工大学，2017.

［7］姜科声.华东地区五种香茶菜药理比较及其资源保护［J］.中国野生植物资源，2004, 23(2):35-38.

［8］杨士友，梁启勇，田军，等.王爪子醇提取物的抗炎作用［J］.中草药，1995, 26(4):201-203.

［9］姚素华，彭南安，许刚.香茶菜甲素对四氯化碳肝损伤的保护作用［J］.湖南中医学院学报，1988, 8(4):46-48.

［10］姚全胜，周国林.香茶菜甲素、大叶香茶菜丙及其衍生物的抗菌和细胞毒作用［J］.中国药理学通报.1989, 5(1):30-32.

［11］丁兰，郁开北，刘国安.细胞毒活性二萜 Wangzaozin A 的晶体结构［J］.高等学校化学学报，2005, 26(8):1455-1458.

［12］张春芬，王道生，凌秀珍.香茶菜类药物体内抗菌作用研究［J］.济宁医学院学报，1992, 1:11-13.

［13］陈子珺，李云森，周吉燕，等.香茶菜的免疫药理作用研究［J］.中国药学杂志，2006, 41(12):908-910.

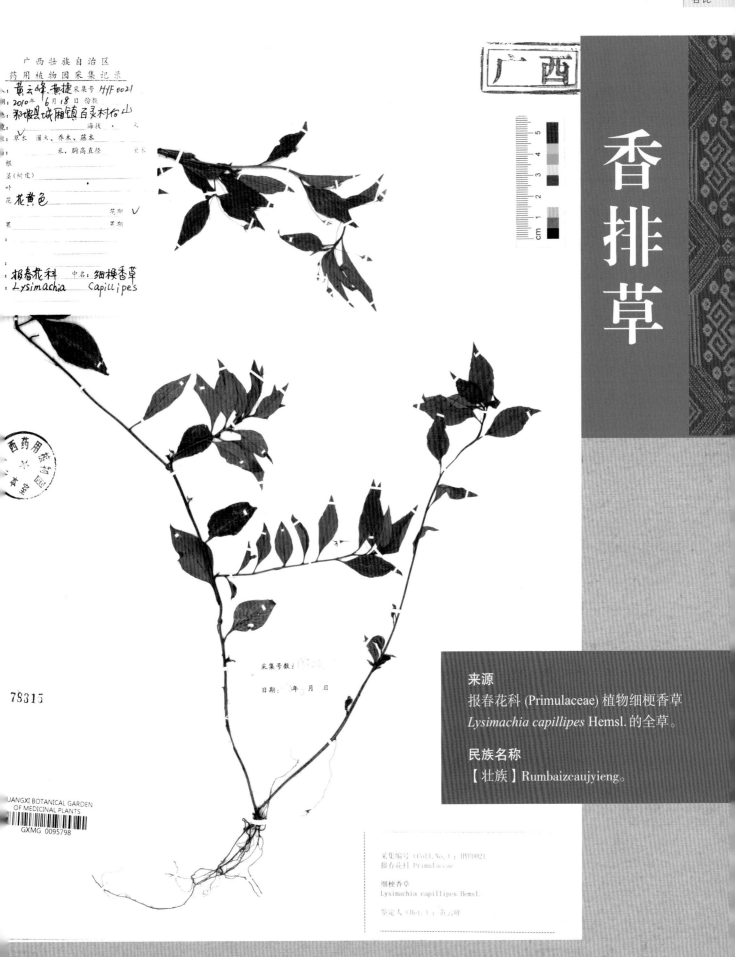

广西壮族自治区
药用植物园采集记录

黄云峰、黄捷 采集号 HYF0021
2010年 6月 18日 份数
那坡县城厢镇百灵村右山
海拔 米
草本、灌木、乔木、藤本
米，胸高直径 米
根
茎（树皮）
叶
花 花黄色
花期 ✓
果 果期

报春花科 中名：细根香草
Lysimachia Capillipes

香排草

79315

GXMG 0095798

UANGXI BOTANICAL GARDEN
OF MEDICINAL PLANTS

采集号数：
日期： 年 月 日

**来源**
报春花科 (Primulaceae) 植物细梗香草
*Lysimachia capillipes* Hemsl. 的全草。

**民族名称**
【壮族】Rumbaizcaujyieng。

采集编号 (Coll. No.)：HYF0021
报春花科 Primulaceae

细梗香草
Lysimachia capillipes Hemsl.

鉴定人 (Det.)：黄云峰

# 民 族 应 用

【壮族】药用全草。水煎服治虚劳，肺气虚或肺阴虚咳嗽，肝肾不足之腰膝酸痛，脾虚水肿，腹部虚痛。鲜品捣汁外搽治雀斑。内服用量 3~9g；外用适量。

**药材性状**　全草长 15~50cm。茎呈五棱形，直径 0.15~0.3cm，具 5 条明显窄翅，基部茎节具须状不定根；表面棕褐色或黄褐色，质脆，易折断，断面浅黄色，中空。叶互生，薄草质，完整叶卵形至卵状披针形，上面褐绿色，下面浅绿色。花单生叶腋。蒴果球形。气香。

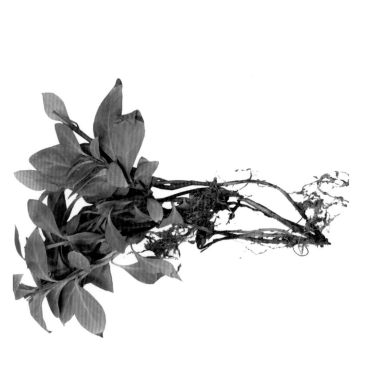

· 香排草 - 全草（鲜）

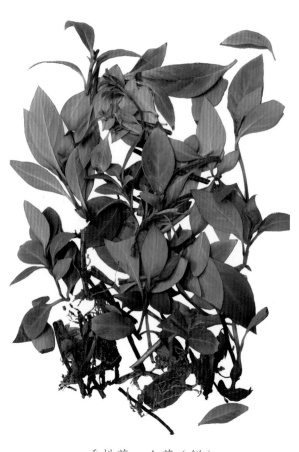

· 香排草 - 全草（鲜）

**药用源流**　《四川中药志》载："祛风湿，理气，止气痛，醒脑除烦，搽雀斑。"《中华本草》记载其具有祛风除湿、行气止痛、调经、解毒功效；主治感冒，咳嗽，风湿痹痛，脘腹胀痛，月经不调，疔疮，蛇咬伤。

| 分类位置 | 种子植物门 | 被子植物亚门 | 双子叶植物纲 | 报春花目 | 报春花科 |
|---|---|---|---|---|---|
|  | Spermatophyta | Angiospermae | Dicotyledoneae | Primulales | Primulaceae |

**形态特征**　一年生草本。高 40~60cm。茎直立，草质，具棱，棱边有时呈狭翅状。叶互生，卵形至卵状披针形，长 1.5~7cm，宽 1~3cm，先端锐尖或渐尖，网脉不明显。花单出腋生；花梗纤细，丝状；花萼深裂近达基部，裂片卵形或披针形，先端渐尖；花冠黄色，分裂近达基部，裂片狭长圆形或近线形，先端稍钝；花丝基部与花冠合生，分离部分明显；花药顶孔开裂；花柱丝状，稍长于雄蕊。蒴果近球形，带白色，直径 3~4mm，比宿存花萼长。

**生境分布**　生于海拔 300~2000m 的山谷林下、溪边。分布于贵州、四川、湖北、河南、湖南、江西、广东、广西、福建、浙江、台湾等。广西主要分布在贺州、隆林、西林、那坡等。

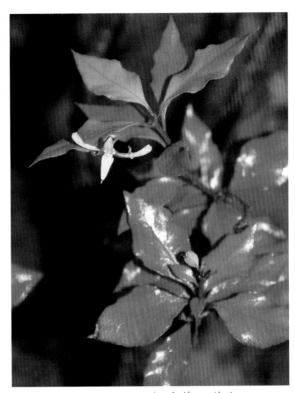

· 细梗香草－花期

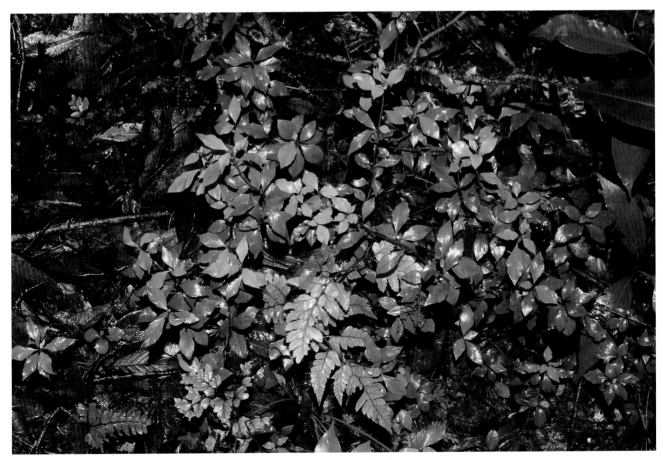

· 细梗香草－植株

**化学成分**　全草含香草内酯、香草素、胡萝卜苷、琥珀酸、槲皮素、3', 4', 5, 5', 7-五羟基黄酮、槲皮素-3-O-β-D-吡喃葡萄糖苷、山奈酚[1]、槲皮素-3-O-(2, 6-α-L-二吡喃鼠李糖基)-β-D-吡喃半乳糖苷、香草苷Ⅰ-Ⅱ、candidoside、细梗香草皂苷A-M[2-7]；以及六氢金合欢烯酰丙酮、苯乙醇、香叶基丙酮、棕榈酸、亚油酸、亚麻酸等挥发油成分[8]。

**药理作用**　1. 抑菌作用

细梗香草乙醇提取物在25.00mg/ml浓度时对大肠杆菌有明显抑制作用[9]。

2. 抗肿瘤活性

细梗香草总皂苷可上调荷瘤小鼠外周血中白细胞 (WBC) 和血红蛋白 (HGB)，可提高荷瘤小鼠脾T淋巴细胞增殖能力和IL2活性，其抗肿瘤作用可能与增强免疫功能和抑制肿瘤血管新生有关[5]。细梗香草皂苷C(LC-C)肠道菌群代谢产物组对HepG2、PC3、A549细胞具有明显的外抗肿瘤活性，细梗香草皂苷B（LC-B）和LC-C的酯键水解产物LC-A在体外抗肿瘤试验中可有效抑制HepG2细胞增殖，$IC_{50}$为（17.46±1.55）μg/ml[10]。细梗香草总皂苷碱水解产物对结肠癌SW620、胃癌BGC823、肺癌A549、前列腺癌PC3、肝癌HepG2、乳腺癌MDA-MB231细胞均有一定的抑制作用，$IC_{50}$值分别为5.93μmol/L、8.40μmol/L、11.19μmol/L、13.44μmol/L、25.72μmol/L、13.33μmol/L，表明其具有广谱抗肿瘤特性[11]。细梗香草皂苷对鼻咽癌CNE2细胞株有抑制增殖和诱导凋亡的作用[12]。

**参考文献**

［1］谢忱，徐丽珍，赵保华，等.细梗香草化学成分的研究［J］.中草药, 2000, 31(2):81-83.

［2］田景奎，邹忠梅，徐丽珍，等.细梗香草化学成分的研究［J］.中国药学杂志, 2006, 14(3):171-172.

［3］应弘梅.细梗香草总皂苷制备工艺及质量标准研究［D］.杭州：浙江大学, 2011.

［4］徐燕，荣语媚，刘小保.细梗香草总皂苷的抗肿瘤活性研究［J］.中国药理学通报, 2012, 28(4):545-549.

［5］张昆艳，洪挺，钱媛，等.细梗香草化学成分的分离鉴定［J］.中国实验方剂学杂志, 2019, 25(6):156-162.

［6］田景奎，邹忠梅，徐丽珍，等.细梗香草中的两个新三萜皂苷［J］.药学学报, 2004, 39(9):722-725.

［7］田景奎.珍珠菜属两种药用植物化学成分的研究［D］.北京：中国协和医科大学, 2002.

［8］丁智慧，丁靖垲，等.细梗香草的挥发油成分［J］.云南植物研究, 1989, 11(2):209-214.

［9］刘翔，马林，吕东元，等.33种药用及食用香料植物的抑菌活性研究［J］.安徽农业科学, 2009, 37(8):3580-3582.

［10］程忠程.细梗香草两个主要抗肿瘤活性皂苷成分的药代动力学研究［D］.武汉：华中科技大学, 2015.

［11］宫明华.细梗香草总皂苷水解产物LC-A的抗肿瘤作用及机制研究［D］.青岛：山东中医药大学, 2016.

［12］花永虹，胡巧英，朴永锋，等.细梗香草皂苷对鼻咽癌CNE2细胞的体外抗瘤作用［J］.中国肿瘤, 2014, 23(7):597-600.

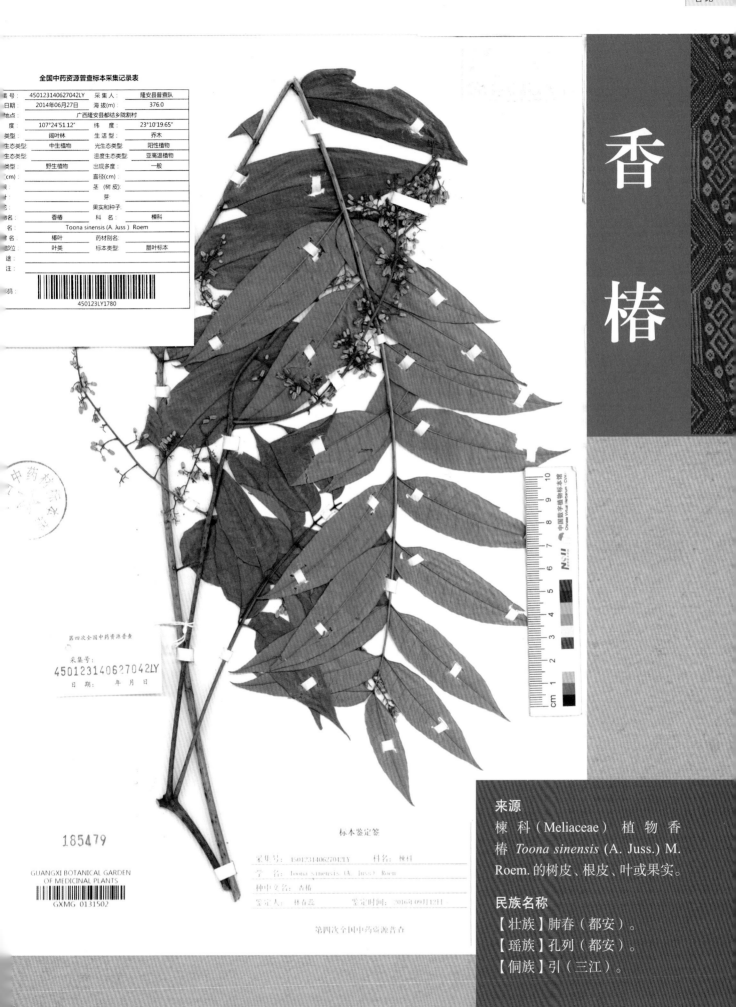

## 来源

楝科(Meliaceae) 植物香椿 *Toona sinensis* (A. Juss.) M. Roem. 的树皮、根皮、叶或果实。

## 民族名称

【壮族】肺春（都安）。

【瑶族】孔列（都安）。

【侗族】引（三江）。

## 民 族 应 用

【壮族】药用树皮或根皮。用于治疗湿热拉肚子，湿热带下，溃疡出血，跌打损伤，蛔虫病，湿疮，癣病。

【瑶族】药用树皮、叶、果实。树皮或叶研末敷患处治皮肤溃疡。果实去壳嚼服或研末用米酒调服治胃及十二指肠溃疡。

【侗族】药用树皮。水煎服治咳嗽气喘，肺结核咯血。

内服用量10~50g；外用适量。

**药材性状** 树皮或根皮呈半卷筒状或片状，厚0.2~0.6cm；外表面红棕色或棕褐色，有纵纹或裂隙，有的可见圆形细小皮孔；内表面棕色，有细纵纹；质坚硬，断面纤维性，呈层状；气香，味淡。叶常皱缩，展平后小叶呈卵状披针形或卵状长椭圆形，纸质；味辛、苦。蒴果狭椭圆形，深褐色，有小而苍白色的皮孔，果瓣薄；味辛、苦。

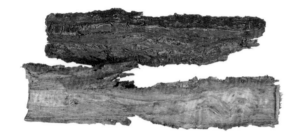
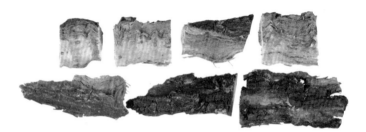

· 香椿－树皮

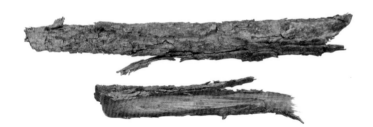
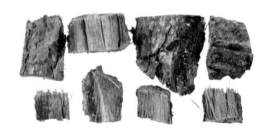

· 香椿－根皮

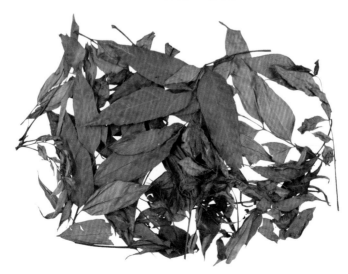

· 香椿－叶

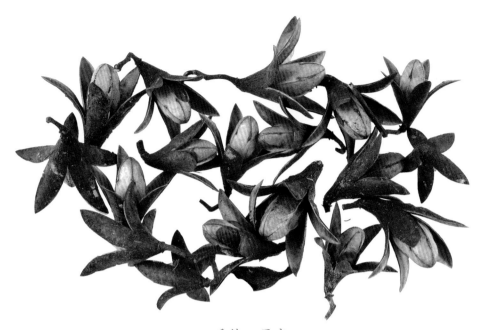

· 香椿－果实

**药用源流** 本草文献有较多关于椿皮的记载。《新修本草》曰："椿木叶味苦，有毒。主洗疮疥，风疽，水煮叶汁用之。皮主甘。樗木根叶尤良。二树形相似，樗木疏，椿木实，为别也。"《本草拾遗》曰："樗木味苦，有小毒。皮主赤白久痢，口鼻中疳虫……叶似椿，北人呼为山椿，江东人呼为虎目。叶脱处有痕，如白樗散木也。"《本草图经》曰："椿木、樗木，旧并不载所出州土。今南北皆有之。二木形干大抵相类，但椿木实而叶香，可啖，樗木疏而气臭，膳夫亦能熬去其气，北人呼樗为山椿，江东人呼为鬼目，叶脱处有痕如樗蒲子，又如眼目，故得此名。其木最为无用。"《本草纲目》云："椿樗易长而多寿考，故有椿、栲之称。椿香而樗臭，故椿字又作櫄，其气熏也。"尽管椿、樗二种被列于相同项下，"盖椿皮入血分而性涩，樗皮入气分而性利，不可不辨""其主治之功虽同，而涩利之效则异，正如茯苓、芍药，赤、白颇殊也。"由此，古时已明确"香椿""臭椿"之分，二者在形态、气味及效用上均有所不同。《植物名实图考》曰："椿，唐本草始著录，即香椿。叶甘可茹，木理红实，俗名红椿。"据其所附植物图，与今用之香椿原植物相符。《中华本草》记载香椿的树皮或根皮具有清热燥湿、涩肠、止血、止带、杀虫的功效；主治泄泻、痢疾、肠风便血、崩漏、带下、蛔虫病、丝虫病、疮癣。叶具有祛暑化湿、解毒、杀虫的功效；主治暑湿伤中，恶心呕吐，食欲不振，泄泻，痢疾，痈疽肿毒，疥疮，白秃疮。果实具有祛风、散寒、止痛的功效；主治外感风寒，风湿痹痛，胃痛，疝气痛，痢疾。

| **分类位置** | 种子植物门 | 被子植物亚门 | 双子叶植物纲 | 楝目 | 楝科 |
|---|---|---|---|---|---|
| | Spermatophyta | Angiospermae | Dicotyledoneae | Mliales | Meliaceae |

**形态特征** 落叶乔木。小叶全缘或有疏离的小锯齿。圆锥花序顶生，小聚伞花序生于短的小枝上，多花；花瓣5，白色，无毛；雄花有雄蕊10，其中5枚不育或变成假雄蕊；花盘无毛，近念珠状；子房圆锥形，有5条深沟纹，无毛；蒴果狭椭圆形，具苍白色小皮孔。种子仅上端具膜质翅。

**生境分布** 生于山地杂木林或疏林中。各地广泛栽培，分布于华北、华东、中部、南部和西南部各省区。广西全区各地均有分布。

**化学成分** 树皮含有二十碳酸乙酯、正二十六烷醇、$\beta$-谷甾醇、槲皮素、槲皮素-3-$O$-$\beta$-D-葡萄糖苷、5,7-二羟基-8-甲氧基黄酮、杨梅素和杨梅苷[1]，以及白桦脂酸、豆甾烷-3,6-二酮、豆甾-4-烯-3-酮、7$\beta$-羟基谷甾醇、6-羟基豆甾-4-烯-3-酮、豆甾-4-烯-3$\beta$,6$\beta$-二醇、过氧化麦角甾醇等[2]。叶含6,7,8,2'-四甲氧基-5,6'-二羟基黄酮、5,7-二羟基-8-甲氧基黄酮、山柰酚、3-羟基-5,6-环氧-7-megastigmen-9-酮、没食子酸乙酯、东莨菪素[3]、槲皮素-3-$O$-鼠李糖苷、槲皮素-3-$O$-葡萄糖苷、槲皮素[4]，以及邻苯二甲酸二丁酯、1,2,3,6-四-$O$-没食子酸-$\beta$-D-吡喃葡萄糖苷、1,2,3,4,6-五-$O$-没食子酸-$\beta$-D-吡喃葡萄糖苷等[5]。茎含挥发油，主要成分为3-烯丙基-6-甲氧基苯酚、1-(乙基硫)-2-甲基-1-丙烯和石竹烯[6]。叶、花和种子有4种共有挥发性成分，分别为$\beta$-榄香烯、大根香叶烯、1-去氢白菖烯和$\alpha$-荜澄茄醇[7]。

**药理作用** 1. 抗氧化作用
香椿叶提取物的石油醚相、氯仿相、乙酸乙酯相、正丁醇相和水相均具有抗氧化活性，其中乙酸乙酯对 OH 自由基、$O_2^-$ 自由基及 DPPH 自由基的清除能力和抗脂质过氧化能力均优于 L-抗坏血酸[8]。香椿皂苷类、黄酮类及多酚类成分是其主要抗氧化活性成分[9]。

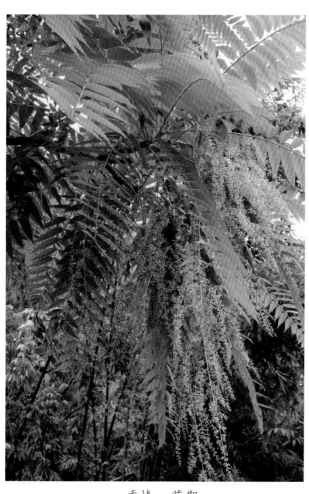

·香椿-花期

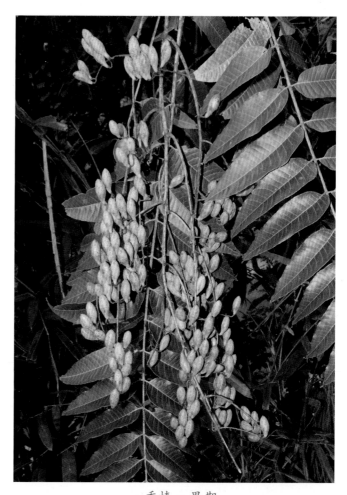

·香椿-果期

## 2. 抗肿瘤作用

香椿叶提取物的各萃取部位（石油醚、氯仿、乙酸乙酯、正丁醇）对人胃腺癌细胞 SGC7901 和白血病细胞 K562 的增殖具有明显的抑制作用，其乙酸乙酯部位的抑制作用最强，半数抑制浓度分别为 168.47μg/ml 和 102.53μg/ml[10]。

## 3. 降血糖作用

香椿叶总黄酮大剂量组（每天 800mg/kg）和中剂量组（每天 400mg/kg）均能明显降低糖尿病小鼠的血糖[11]；对四氧嘧啶所致糖尿病小鼠具有一定的降血糖作用，高剂量组（0.12g/kg）还可降低正常小鼠的血糖水平[12]。

## 4. 免疫增强作用

浓度大于 1.0mg/kg 的香椿蛋白对小鼠具有一定的免疫增强作用，能增加小鼠脾脏重量和巨噬细胞吞噬能力，从而增强其机体免疫功能[13]。

## 5. 抗菌作用

香椿根皮和茎皮的水、醇提取物对金黄色葡萄球菌、绿脓杆菌和大肠杆菌均有抑制作用，对金黄色葡萄球菌的抑制作用强于其他菌株[14]。香椿不同部位总黄酮对大肠埃希菌和金黄色葡萄球菌均有一定的抗菌活性，其老叶的总黄酮含量高，抑菌活性与其他部位无显著差异[15]。

## 6. 抗炎、镇痛作用

香椿叶和香椿子提取物具有明显的抗炎作用，对二甲苯所致小鼠耳郭肿胀的抑制率分别为 35.57% 和 34.17%；香椿叶和香椿皮提取物具有明显的镇痛作用，对醋酸致小鼠疼痛的镇痛率分别为 53.83% 和 51.94%[16]。

## 7. 保肝作用

从香椿叶中的中提取分离的两种多糖组分（TSP-1 和 TSP-2）具有改善四氯化碳所致小鼠急性肝损伤的作用，能显著降低小鼠血清中的 AST、ALT 活性，减少脂质过氧化水平和肿瘤坏死因子-$\alpha$（TNF-$\alpha$）、白细胞介素-6（IL-6）的含量和相对表达水平，修复四氯化碳诱导的肝细胞损伤，减少细胞坏死区域[17]。

**附　注**　《中华本草》记载香椿的花（香椿花）以及树干流出的液汁（春尖油）亦可入药。香椿花具有祛风除湿、行气止痛的功效；主治风湿痹痛，久咳，痔疮。春尖油具有润燥解毒、通窍的功效；主治疴病，手足皲裂，疔疮。

**参考文献**

[1] 李国成，余晓霞，廖日房，等.香椿树皮的化学成分分析[J].中国医院药学杂志，2006，26(8):949-952.

[2] 罗晶，伍振峰，万娜，等.香椿树皮的亲脂性成分研究[J].中国药科大学学报，2016，47(6):683-687.

[3] 罗晓东，吴少华，马云保，等.椿叶的化学成分研究[J].中草药，2001，32(5):390-391.

[4] 张仲平，牛超，孙英，等.香椿叶黄酮类成分的分离与鉴定[J].中药材，2001，24(10):725-726.

[5] 孙小祥，杨娅娅，盛玉青，等.香椿叶中多酚类成分的研究[J].中成药，2016，38(9):1974-1977.

[6] 丁旭光，李铁纯，侯冬岩.香椿挥发性成分的分析[J].辽宁师范大学学报（自然科学版），2006，29(2):213-216.

[7] 高劘铭，李凤玉，肖祥希，等.香椿叶、花和种子的挥发性化学成分研究[J].福建师范大学学

报（自然科学版），2016, 32(5):59-65.

［8］张京芳，王冬梅，周丽，等.香椿叶提取物不同极性部位体外抗氧化活性研究［J］.中国食品学报，2007, 7(5):12-17.

［9］王晓敏，史冠莹，王赵改，等.不同产地香椿抗氧化活性及挥发性成分的差异分析［J］.现代食品科技，2020, 36(7):271-281.

［10］陈玉丽，阮志鹏，林丽珊，等.香椿叶提取物的体外抗肿瘤活性［J］.福建中医药大学学报，2011, 21(2):30-32.

［11］张典，姜凤良，黄黎，等.香椿叶总黄酮对糖尿病小鼠血糖的影响［J］.西北药学杂志，2011, 26(4):270-271.

［12］任美萍，李春红，李蓉.香椿总黄酮对糖尿病小鼠及正常小鼠血糖的影响［J］.泸州医学院学报，2012, 35(3):261-262.

［13］张林甦，夏亚兰，彭泽萍.香椿蛋白质对小鼠抗氧化能力及非特异免疫的影响[J].安徽农业科学，2012, 40(21):10840-10841, 10856.

［14］朱育凤，周琴妹，丰国炳，等.香椿皮与臭椿皮的体外抗菌作用比较［J］.中国现代应用药学，1999, 16(6):19-21.

［15］张家俊，刘玉梅，胡美忠，等.香椿不同部位总黄酮含量比较及生物活性研究［J］.广东化工，2019, 46(15):86-87.

［16］赵天会.香椿不同部位药理作用研究［J］.吉林农业科技学院学报，2018, 27(4):8-9, 46.

［17］曹娟娟.香椿叶多糖的结构表征、理化性质及肝损伤保护作用研究［D］.合肥：合肥工业大学，2019.

香樟

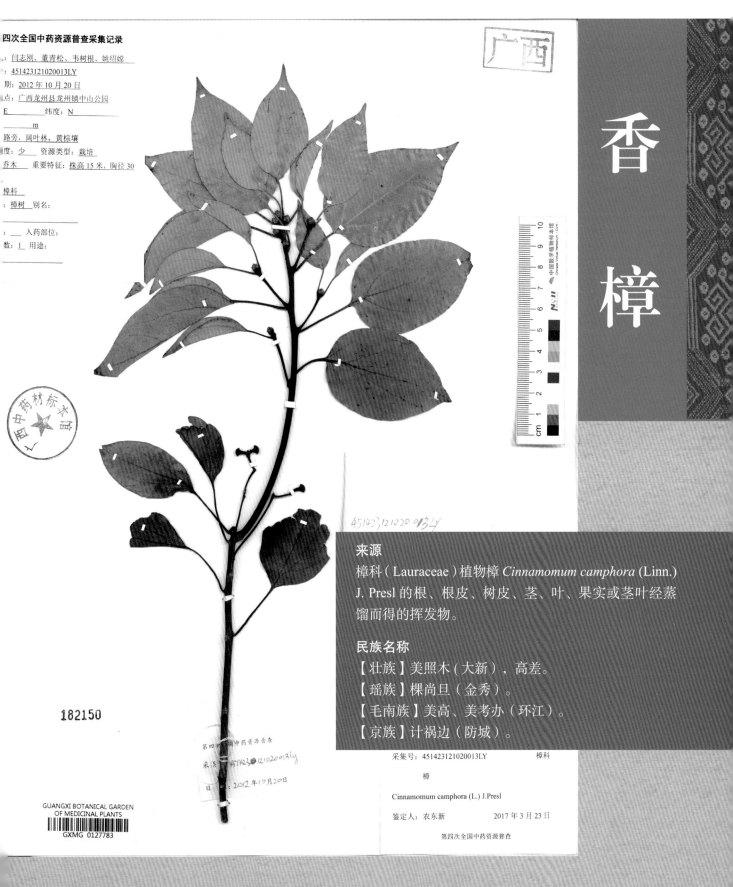

四次全国中药资源普查采集记录

：闫志刚、董青松、韦树根、姚绍嫦

：451423121020013LY

期：2012 年 10 月 20 日

点：广西龙州县龙州镇中山公园

E ：___ 纬度：N

___ m

路旁，阔叶林，黄棕壤

度：少 资源类型：栽培

乔木 重要特征：株高 15 米，胸径 30

樟科

：樟树 别名：

：___ 入药部位：

数：1 用途：

182150

GUANGXI BOTANICAL GARDEN
OF MEDICINAL PLANTS

GXMG 0127783

**来源**

樟科（Lauraceae）植物樟 *Cinnamomum camphora* (Linn.)
J. Presl 的根、根皮、树皮、茎、叶、果实或茎叶经蒸
馏而得的挥发物。

**民族名称**

【壮族】美照木（大新），高差。

【瑶族】棵尚旦（金秀）。

【毛南族】美高、美考办（环江）。

【京族】计祸边（防城）。

采集号：451423121020013LY 樟科

樟

*Cinnamomum camphora* (L.) J.Presl

鉴定人：农东新 2017 年 3 月 23 日

第四次全国中药资源普查

## 民族应用

【壮族】药用根、树皮、茎、叶、果实、挥发油。茎、叶用于感冒，腰痛。根、树皮用于胃痛，腹痛，泄泻，痛经，痹病，跌打损伤，癣。果用于腹痛。挥发油用于痛风。叶水煎，洗患处治风湿关节痛。

【瑶族】药用茎。水煎服治胃痛。

【毛南族】药用根或根皮。水煎服治风湿痛。

【京族】药用根、根皮、茎。根或根皮水煎服治急性胃肠炎。茎水煎服治胃痛，急性胃肠炎。
内服用量9~30g；外用适量。

**药材性状** 根类圆柱形。外表面黑褐色或灰褐色，具小龟裂或纵沟裂，皮孔糙点状突起；切断面皮部棕红色，木部浅棕黄色，细小孔呈环状。樟木（茎）为形状不规则的木块，外表呈赤棕色至暗褐色，横断面可见年轮，质地重而硬。叶展平者呈卵状椭圆形。果实球形，紫黑色。樟油（茎叶经蒸馏而得的挥发油）无色至淡黄色，澄清。有强烈的樟脑香气，味辛辣而凉。

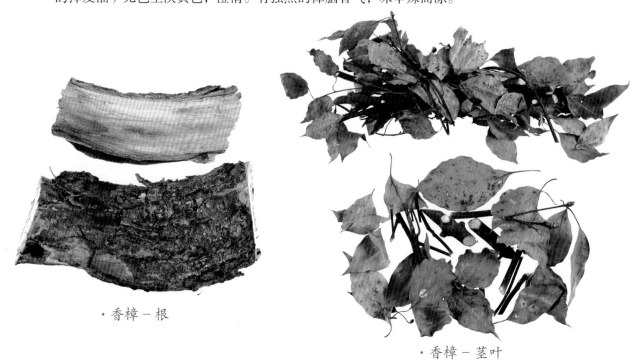

· 香樟－根

· 香樟－茎叶

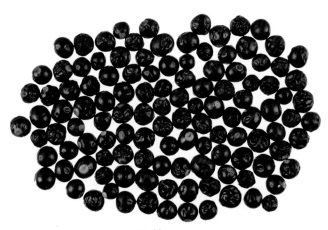

· 香樟－果实

**药用源流**　香樟始载于唐《本草拾遗》，载："樟材气味辛，温，无毒。主治恶气，中恶，心腹痛，鬼注，霍乱，腹胀，宿食不消，常吐酸臭水，酒煮服之……亦作浴物治脚气，除疥癣风痒。"《本草纲目》载："其木理多文章，故谓之樟。……霍乱及干霍乱须吐者，以樟木屑煎浓汁吐之，其良。"《本草纲目拾遗》载："树皮以年久老樟者为佳。治天行瘟疫，痈毒流注，浴疥癣，洗脚气。"《中华本草》记载樟木有祛风散寒、温中理气、活血通络功效；主治风寒感冒，胃寒胀痛，寒湿吐泻，风湿痹痛，脚气，跌打伤痛，疥癣风痒。樟树根有温中止痛、辟秽和中、祛风除湿功效；主治胃脘疼痛，霍乱吐泻，风湿痹痛，皮肤瘙痒等。樟树叶有祛风、除湿、杀虫、解毒功效；主治风湿痹痛，胃痛，水火烫伤，疮疡肿毒，慢性下肢溃疡，疥癣，皮肤瘙痒，毒虫咬伤。樟木子（果实）具有祛风散寒、温胃和中、理气止痛的功效；主治脘腹冷痛，寒湿吐泻，气滞腹胀，脚气。《广西壮族自治区壮药质量标准　第一卷》（2008年版）以香樟为药名，记载其根或茎基具有祛风散寒、行气止痛的功效；主治风湿骨痛，胃痛，胃肠炎，痛经，跌打损伤，感冒。

| **分类位置** | 种子植物门 | 被子植物亚门 | 双子叶植物纲 | 樟目 | 樟科 |
|---|---|---|---|---|---|
| | Spermatophyta | Angiospermae | Dicotyledoneae | Laurales | Lauraceae |

**形态特征**　常绿大乔木。枝、叶及木材均有樟脑气味。树皮黄褐色，有不规则的纵裂。叶互生，卵状椭圆形，下面干时常带白色，离基三出脉，侧脉及支脉脉腋下面有明显的腺窝。圆锥花序腋生，密背灰白微柔毛；花绿白色，长约3mm；花被外面无毛或被微柔毛，内面密被灰白微柔毛；能育雄蕊9。果卵球形，紫黑色；果托杯状，长约5mm，顶端截平，具纵向沟纹。

**生境分布**　常生于山坡或沟谷中，多栽培。分布于长江以南各省区。广西除桂西外各地均有分布。

**化学成分**　根含樟树苷A、樟树苷A苷元、二氢槲皮素、3-(3,4-亚甲基)-丙烷-1,2,3-三醇、蚱蜢酮、香橙素、表儿茶素[1]。木材（樟木）含樟脑、丙酸芳樟酯、桉叶油醇、黄樟脑、α-蒎烯、桧烯、β-蒎烯、月桂烯、α-松油烯、石竹烯、α-石竹烯、(+)-香橙烯[2]。树皮含(-)-芝麻素、亚油酸、β-谷甾醇、阿魏酸二十八醇酯、dimethylmatairesinol、

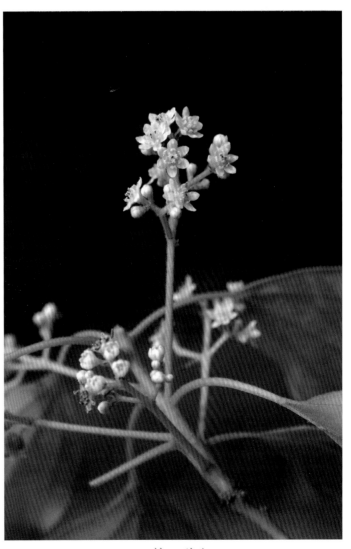

·樟－花期

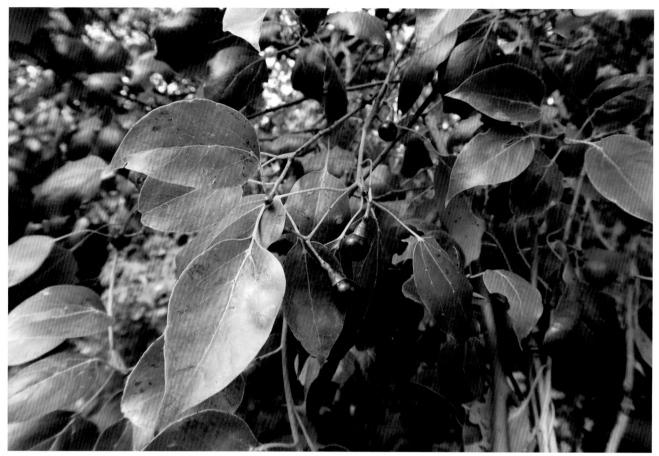

·樟－果期

(+)-paulownin、(-)-paulownin、isoobtusilactone A、obtusilactone A、isomahubanolide、hexacosane[3]、$\alpha$-松油醇、植醇、棕榈酸、丁香酚、(Z, Z, Z)-9, 12, 15-十八三烯酸甲酯、棕榈酸甲酯[4]。树枝含植醇、$\alpha$-松油醇、橙花叔醇[5]、$\beta$-谷甾醇、齐墩果酸、胡萝卜甾醇、木犀草素、木犀草素-7-O-$\beta$-D-葡萄糖苷、槲皮素-3-O-$\beta$-D-葡萄糖苷[6]。树叶含植醇、橙花叔醇[4]、邻苯二甲酸二丁酯、1-细辛脂素、槲皮素-3-O-$\beta$-D-葡萄糖苷、山柰酚-3-O-$\beta$-芸香糖苷、异鼠李素-3-O-$\beta$-芸香糖苷[7]、$\beta$-芳樟醇、桉油醇、$\alpha$-松油醇、石竹烯、蛇床-6-烯-4-醇[8]、樟脑、$\alpha$-蒎烯、大根香叶烯、$\alpha$-葎草烯、檀香醇、佛手柑油烯、琐烯、槲皮苷、原花青素、山柰酚[9]。果实含黄樟油素、芳樟醇、1,8-桉叶素等[10]。种子含樟脑、芳樟醇、石竹烯、月桂酸乙酯、丁子香酚二甲醚、黄樟脑、异喇叭烯、$\gamma$-愈创木烯、$\gamma$-榄香烯、$\gamma$-衣兰油烯等[11]。全株含挥发性成分松油烯、异樟醇、乙酸肉桂酯、柠檬烯、$\alpha$-松油醇、萜品油烯、乙酸龙脑酯、石竹烯、愈创醇、石竹烯氧化物等[12]。

**药理作用**

1. 抗氧化作用

樟老叶、嫩叶和枯叶三种挥发油均有抗氧化能力，清除 ABTS+ 自由基能力大小依次为老叶 > 枯叶 > 嫩叶；脂质体系清除能力大小依次是枯叶 > 老叶 > 嫩叶[13]。樟叶提取物中的活性成分对 DPPH 自由基清除能力的强弱顺序为芦丁 > 总黄酮苷元 > 精制黄酮 > 正丁醇萃取物 > 乙酸乙酯萃取物 > BHT > 乙醇粗提取物。芳樟叶总黄酮苷元的抗氧化活性较强，与其所含黄酮醇苷有关[14]。樟枝醇提取物和不同极性萃取物均有一定的抗氧化活性，中等极性乙酸乙酯萃取物和正丁醇萃取物清除 DPPH 自由基和还原 $Fe^{3+}$ 能力较强[6]。

**2. 抑菌作用**

樟树果花色苷具有一定的抑菌防腐效果，能显著抑制水和空气中微生物的生长，防止食品变质[15]。从樟树落叶中提取的樟油对大肠杆菌、普通变形杆菌、金黄色葡萄球菌均有一定的抑菌作用，其最低抑菌浓度(MIC)在 0.125~0.25g/ml 之间；樟树落叶的丙酮浸提液则对这几种细菌的生长几乎没有抑制作用[16]。樟树叶精油对大肠杆菌、金黄色葡萄球菌、青霉和黑曲霉 4 种供试菌均有较好的抑菌效果，其 MIC 分别为 2.500μl/ml、2.500μl/ml、0.625μl/ml、1.250μl/ml[17]；从樟树落叶中提取得到的棕黑色色素对大肠杆菌、巨大芽孢杆菌、苏云金芽孢杆菌及毛霉等几种菌均有不同程度的抑制作用，抑制菌浓度为100~400μg/ml[18]。樟油对大肠杆菌、肺炎克雷伯菌、铜绿假单胞菌、金黄色葡萄球菌、肺炎链球菌、溶血性链球菌有显著的抗菌作用，其所含芳樟醇中的羟基是抑菌活性的中心，在电子转移过程中起到提供电子的作用[19]。樟枝提取物对金黄色葡萄球菌和枯芽孢杆菌、大肠杆菌、沙门菌均有一定的抑制作用，以乙酸乙酯萃取物和正丁醇萃取物抑菌效果较为显著[6]。

**3. 延缓衰老作用**

樟树果红色素安全无毒，而且在一定程度上具有延缓衰老和促进果蝇繁殖能力、提高生育力和生命活力的作用[20]。

**4. 抗肿瘤作用**

樟树叶中所含芝麻素在浓度为 40~120μg/mL 范围内对人肝癌 $HepG_2$ 细胞生长有明显抑制作用，呈剂量、时间相关性，其 $IC_{50}$ 值为 100μg/ml[21]。

**5. 降脂作用**

樟树籽仁油对高血脂大鼠有显著的降血脂及预防和脂肪肝疗效作用[22]。适量食用樟树籽仁油或其混合油脂，可明显减轻大鼠体重、减少大鼠体脂、降低大鼠血清 TG、升高大鼠 HDL-C 及抗动脉硬化等[23]。

**6. 抗炎免疫调节作用**

樟树乙酸乙酯萃取相能明显抑制 LPS 诱导的 RAW264.7 巨噬细胞 NO、$PGE_2$ 和 TNF-α 的分泌且无细胞毒性，从转录水平不同程度地抑制 COX-2、iNOS 和 TNF-α 的表达[24]。樟树果实多糖可显著提高 RAW264.7 细胞内 NO 浓度和细胞因子如前列腺素 $E_2$ 和肿瘤坏死因子 TNF-α 的分泌，也能提高诱导型 NO 合酶(iNOS)、环氧化酶-2(COX-2)、TNF-α 的表达；可通过与 Toll 样受体 4(TLR4) 蛋白结合，迅速激活细胞外信号调节激酶(ERK)、转录激活因子激活蛋白-1(AP-1) 和核因子(NF)-κB，提高免疫力[25]。

**7. 毒副作用**

低、中剂量樟树籽仁油无毒性作用，高剂量会造成大鼠腹泻、消化不良，生化指标明显异常[24]。

**附 注** 《广西中药材标准》（第二册）记载黄樟 *C. parthenoxylon* (Jack) Meisner 为香樟另一基原植物，该种为亚热带地区（西南地区）重要的材用和特种经济树种，根、木材、枝、叶均可提取樟脑、樟脑油。

**参考文献**

［1］吴临友.樟树根化学成分及质量标准的研究［D］.南昌:南昌大学,2012.

［2］郭林林.樟树化学成分的系统研究［D］.长沙:中南林业科技大学,2011.

［3］徐士钊.樟树皮化学成分研究［J］.中国中医药现代远程教育,2016,14(4):133-135.

［4］徐晶,张在龙,王兵,等.香樟不同部位脂溶性成分的 GC-MS 分析［J］.中国实验方剂学杂志,2014,20(7):50-53.

［5］徐晶，张在龙，郭跃伟，等.香樟树枝石油醚萃取物的 GC-MS 分析［C］.中国化学会第十七届全国有机分析与生物分析学术研讨会论文集，2013，(1): 113-114.

［6］高月.香樟枝次生代谢成分及生物活性的研究［D］.天津：天津科技大学，2019.

［7］孙崇鲁，汤小蕾，周静峰，等.香樟叶化学成分的研究［J］.天然产物研究与开发，2014，26:1793-1796.

［8］刘亚，李茂昌，张承聪，等.香樟树叶挥发油的化学成分研究［J］.分析实验室，2008，27(1):88-92.

［9］王智慧.樟树叶化学成分的研究［D］.合肥：安徽农业大学，2013.

［10］邱米，覃子海，关继华，等.芳樟型樟树果挥发油成分研究［J］.广西植物，2013，33(6):887-890.

［11］余海忠，孙永林，廖雪义，等.鄂西北产香樟籽乙醇提取物成分及抑菌活性研究［J］.西南农业学报，2010，23(4):1094-1098.

［12］伍燕，张倩倩，张娟，等.香樟可挥发性成分分析及活性研究［J］.广州化工，2020，48(21):111-114.

［13］吴学文，熊艳，游奎一.樟树叶挥发性成分研究［J］.广西植物，2011，31(1):139-142.

［14］王先.芳樟叶黄酮和多糖的提取分离、结构鉴定及抗氧化活性研究［D］.厦门：厦门大学，2008.

［15］褚衍亮，王娜.樟树果花色苷组分鉴定及抑菌防腐研究［J］.安徽农业科学，2010，38(20):10907-10909.

［16］李爱民，唐永勤，卿玉波.樟油的提取及其抑菌性研究［J］.福建林业科技，2006，33(4):121-123.

［17］马英姿，谭琴，李恒熠，等.樟树叶及天竺桂叶的精油抑菌活性研究［J］.中南林业科技大学学报（自然科学版），2009，29(1):36-40.

［18］王春台，刘学群.樟树落叶棕黑色色素的稳定性及其应用［J］.中南民族学院学报（自然科学版），1997，16(1):44-47.

［19］林雅慧.芳樟油气相抗菌机制的研究［D］.广州：广东工业大学，2012.

［20］王娜，褚衍亮，汪君，等.樟树果红色素的提取及对果蝇的毒理性研究［J］.食品科技，2009，34(11):231-235.

［21］伍平香.樟树叶中木脂素提取物纯化及其体外抗肝癌活性研究［D］.长沙：中南林业科技大学，2018.

［22］吴学志.樟树籽油降血脂功能及甘油二酯制备工艺研究［D］.南昌：南昌大学，2013.

［23］郑菲.樟树籽仁油对健康大鼠体脂和血脂的影响及其亚慢性毒性评价［D］.南昌：南昌大学，2013.

［24］吴磊，吴静，李子江，等.樟树抗炎活性及作用机制研究［J］.天然产物研究与开发，2018，30:1515-1520.

［25］吴静，胡居吾，熊伟，等.樟树果实多糖对巨噬细胞 RAW264.7 的免疫调节作用［J］.现代食品科技，2018，34(9):12-19.

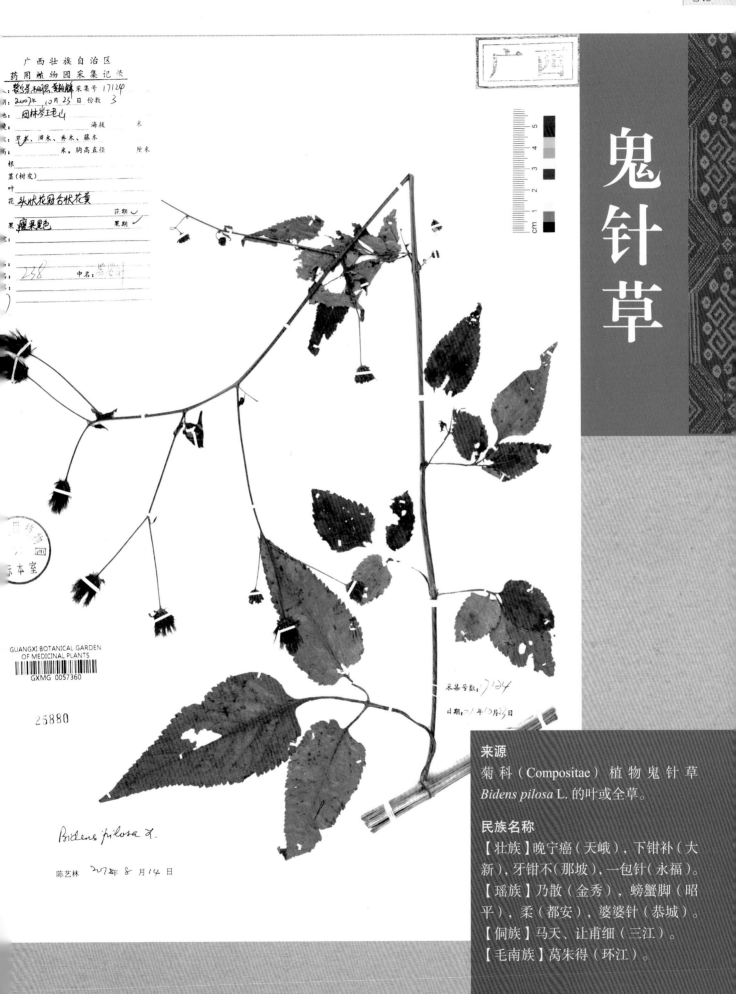

广西壮族自治区
药用植物园采集记录
袋品号 柳州县 寄颠腮 采集号 17124
月 2007年 10月23日 份数 3
地 田林另工毛山
度 海拔 米
草米、灌木、乔木、藤本
高 米，胸高直径 厘米
根
茎(树皮)
叶
花 头状花冠舌状花黄 花期 √
果 瘦果黑色 果期 √

238 中名：鬼针针

GUANGXI BOTANICAL GARDEN
OF MEDICINAL PLANTS
GXMG 0057360

25880

*Bidens pilosa* L.

陈艺林 2012年 8月14日

采集号数：7124
日期：07年10月23日

鬼针草

## 来源

菊科（Compositae）植物鬼针草
*Bidens pilosa* L. 的叶或全草。

## 民族名称

【壮族】晚宁癌（天峨），下钳补（大
新），牙钳不（那坡），一包针（永福）。
【瑶族】乃散（金秀），螃蟹脚（昭
平），柔（都安），婆婆针（恭城）。
【侗族】马天、让甫细（三江）。
【毛南族】莴朱得（环江）。

鬼针草

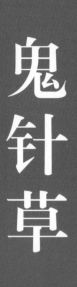

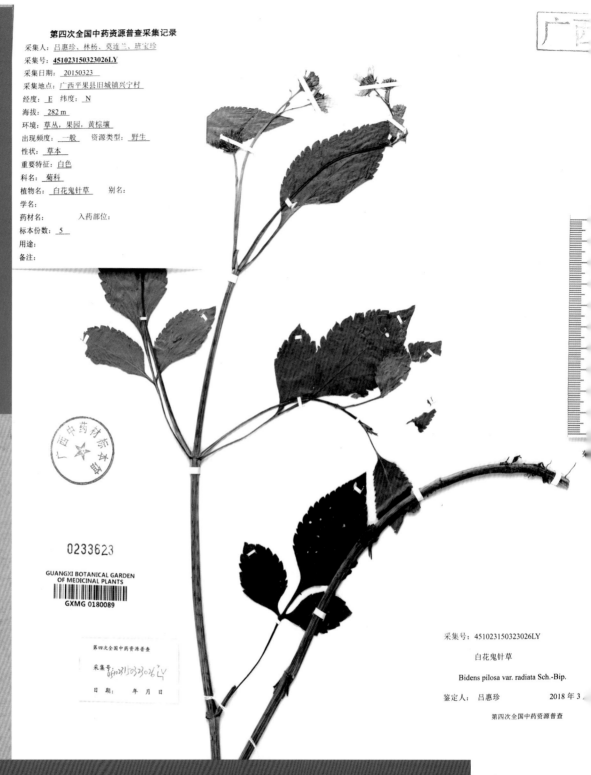

第四次全国中药资源普查采集记录

采集人：吕惠珍、林杨、莫连兰、班宝珍
采集号：451023150323026LY
采集日期：20150323
采集地点：广西平果县旧城镇兴宁村
经度：E  纬度：N
海拔：282 m
环境：草丛, 果园, 黄棕壤
出现频度：一般    资源类型：野生
性状：草本
重要特征：白色
科名：菊科
植物名：白花鬼针草    别名：
学名：
药材名：    入药部位：
标本份数：5
用途：
备注：

0233623

GUANGXI BOTANICAL GARDEN
OF MEDICINAL PLANTS

GXMG 0180089

第四次全国中药资源普查
采集号：451023150323026LY
日期：  年 月 日

采集号：451023150323026LY

白花鬼针草

Bidens pilosa var. radiata Sch.-Bip.

鉴定人：吕惠珍        2018 年 3

第四次全国中药资源普查

## 来源

菊科（Compositae）植物白花鬼针草 *B. pilosa var. radiata Sch. -Bip.* ［*B.pilosa* L.］的叶或全草。

## 民族名称

【壮族】牙钳布，晚宁癌（天峨），下钳补（大新），牙钳不（那坡），一包针（永福）。

【瑶族】乃撒，乃散（金秀），螃蟹脚（昭平），柔（都安），婆婆针（恭城）。

【侗族】马天，让甫细（三江）。

【毛南族】萛朱得（环江）。

## 民 族 应 用

【壮族】药用全草。水煎服治急性腹泻，感冒发热，肝炎；水煎冲米酒少量服治阑尾炎；捣烂调洗米水敷患处治疮疖，还可用于痧病，乙型流行性脑炎，咽痛，泄泻，痢疾，黄疸，肠痈，痈疮，痔疮，跌打损伤。内服用量9~30g，鲜品用量30~60g；外用适量。

【瑶族】药用叶或全草。叶捣烂取汁含咽，药渣敷喉部治骨鲠喉。全草水煎服治急性腹泻，痢疾；水煎冲米酒少量服治阑尾炎；还可治疗感冒发热，流感，乙脑，咽喉肿痛，肠炎，痢疾，黄疸型肝炎，阑尾炎，小儿高热惊风，毒蛇咬伤。内服用量10~90g（鲜品加量）；外用适量。

【侗族】药用叶或全草。叶捣烂调米酒敷患处治腰痛。全草水煎服治痢疾；水煎冲米酒少量服治小儿惊风。

【毛南族】药用全草。捣烂调洗米水敷患处治疮疖。外用适量。

**药材性状**　茎略呈方形，幼枝稍被短柔毛。叶纸质而脆，多皱缩，破碎。茎顶常有扁平盘状花托，头状花序黄色。有时着生10余个长条形具4棱的果实，果实棕黑色，顶端有针状冠毛3~4条，具倒刺。气微，味淡。

·鬼针草－全草（鬼针草）

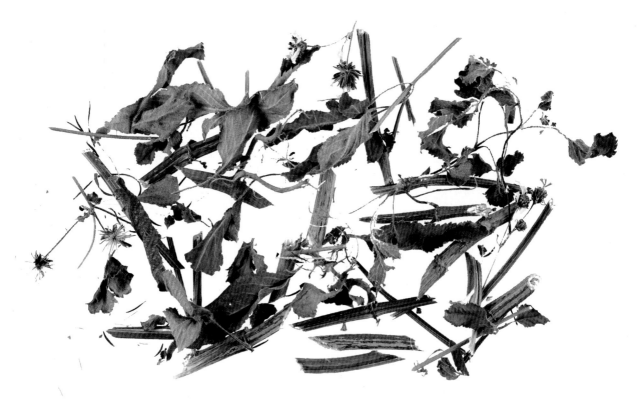

· 鬼针草 – 全草（白花鬼针草）

**药用源流** 鬼针草的药用始载于《本草拾遗》。《本草纲目》载："藏器曰，生池畔，方茎，叶有桠，子作钗脚，着人衣如针，北人谓之鬼针，南人谓之鬼钗。蜘蛛、蛇咬，杵汁服，并傅。涂蝎虿伤。"《植物名实图考》云："本草拾遗始著录。秋时茎端有针四出，刺人衣，今北地犹谓之鬼针。"《广西中药材标准》（1990年版）和《广西壮族自治区壮药质量标准 第二卷》（2011年版）记载其全草具有疏表清热、解毒、散瘀的功效；主治流感，乙型流行性脑炎，咽喉肿痛，肠炎，痢疾，黄疸，肠痈，疮疡疥痔，跌打损伤。

 **分类位置**

| 种子植物门 | 被子植物亚门 | 双子叶植物纲 | 菊目 | 菊科 |
|---|---|---|---|---|
| Spermatophyta | Angiospermae | Dicotyledoneae | Asterales | Compositae |

**形态特征** 鬼针草 一年生草本。茎直立，高30~100cm，钝四棱形，无毛或上部被极稀疏的柔毛；茎下部叶较小，3裂或不分裂，通常在开花前枯萎；中部叶具长1.5~5cm无翅的柄，三出，小叶3枚，很少为具5（~7）小叶的羽状复叶；顶生小叶较大，长椭圆形或卵状长圆形。头状花序，总苞基部被短柔毛，苞片条状匙形；外层托片披针形，干膜质，背面褐色，具黄色边缘，内层较狭，条状披针形；无舌状花，盘花筒状，长约4.5mm，冠檐5齿裂。瘦果黑色，条形，略扁，具棱，上部具稀疏瘤状突起及刚毛，顶端芒刺3~4枚，具倒刺毛。

白花鬼针草 其主要特征在于头状花序边缘具舌状花5~7枚，舌片椭圆状倒卵形，白色，长5~8mm，宽3.5~5mm，先端钝或有缺刻。

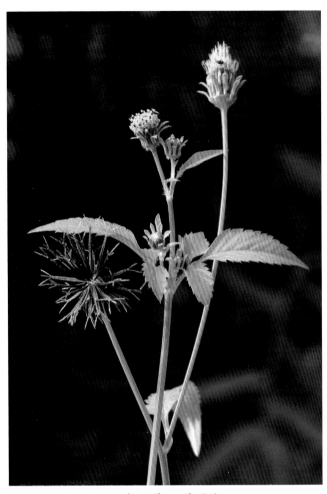

· 鬼针草 – 花果期

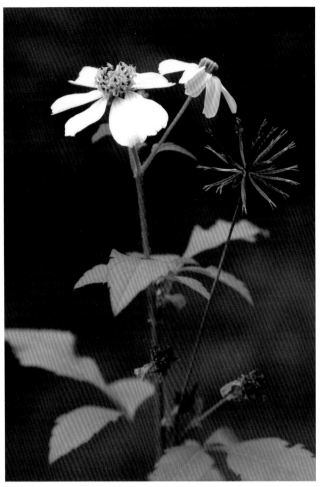

· 白花鬼针草 – 花果期

**生境分布**　生于海拔 2100m 以下的村旁、路边及荒地中。分布于华东、华中、华南、西南等。广西全区各地均有分布。

**化学成分**　主要含有金丝桃苷、香豆素、水杨酸、5,7- 二羟基色原酮、1- 苯基 -1,3,5- 三庚炔、苯甲酸、豆甾醇、十六烷酸、十四烷酸、二十八烷烃、$\beta$- 谷甾醇、胡萝卜苷[1]、木栓酮、正十三烷、木栓醇、21a- 羟基木栓烷 -3- 酮、羽扇豆醇、豆甾醇 -3-$O$-$\beta$-D- 葡萄糖苷、二十烷酸、木栓烷 -3$\beta$- 醇 -27- 酸[2]、没药烯、7$\alpha$- 羟基 -$\beta$- 谷甾醇、豆甾 -4- 烯 -3$\beta$,6$\alpha$- 二醇、豆甾醇 -7- 酮、7- 甲氧基 -6- 羟基香豆素、1- 棕榈酸甘油酯、3$\beta$-$O$-(6'- 十六烷酰氧基 -$\beta$- 吡喃葡萄糖基 )- 豆甾 -5- 烯、1-$O$-$\beta$-D- 吡喃葡萄糖 -(2S, 3R, 8E)-2-[(2'R)-2- 羟基棕榈酰胺 ]-8- 十八碳烯 -1,3- 二醇、葱木脑苷、(3S, 5R, 6S, 7E)-5,6- 环氧 -3- 羟基 -7- 巨豆烯 -9- 酮、3- 羟基二氢猕猴桃内酯、2$\beta$,3$\beta$- 二羟基 -2$\alpha$- 甲基 -$\gamma$- 内酯[3]、奥卡宁、木犀草素、槲皮素、6,7,3'4'- 四羟基橙酮[4]、苯基 -1,3,5- 庚三炔、(S)-(+)-2- 戊醇、石竹烯氧化物、邻苯二甲酸单 (2- 乙基己基 ) 酯、石竹烯、大根香叶烯、$\beta$- 荜澄茄油烯、苯酚、叶醇[5]、槲皮素 -3,3'- 二甲醚 -7-$O$-$\beta$-D- 吡喃酮葡萄糖苷、奥卡宁 4'-$O$-$\beta$-D-(2'', 4'', 6''- 三乙酰基 )- 吡喃酮葡萄糖苷、4-$O$-(6''-$O$- 对 - 香豆酰基 -$\beta$-D- 吡喃酮葡萄糖 )- 对 - 香豆酸、4-$O$-(2''-$O$- 乙酰基 -6''-$O$- 对 - 香豆酰基 -$\beta$-D- 吡喃酮葡萄糖 )- 对 - 香豆酸、邻苯二甲酸异丙酯、原儿茶酸[6]、3,3'- 二甲氧基槲皮素、2'- 羟基 -4,4'- 二甲氧基查耳酮、山柰酚、槲皮素 -3- 甲氧基 -7-$O$-$\beta$-D- 吡喃葡萄糖苷、槲皮素 -3,3'- 二甲氧基 -7-$O$-$\beta$-D- 吡喃葡萄糖苷等化合物[7]。

**药理作用** 1. 降血压作用

鬼针草醇提取物能降低实验性高血压兔的血压，提示鬼针草醇提取物对实验性高血压有一定治疗作用[8]。鬼针草水提取物可降低正常大鼠和 L-NAME 诱导的高血压大鼠的血压。鬼针草水提取物能显著改善高血压大鼠的左心室心肌肥厚与心肌细胞间质纤维化效应，其降压机制可能与增加 NO 的生成和释放，减少内源性缩血管活性物质 NE、Ang II 和血管 ET-1 的释放有关[9]。

2. 抑菌作用

鬼针草血清与抗菌药联合诱导细菌传代对耐药大肠杆菌有不同程度的抑菌活性，表明鬼针草血清可明显增强 $\beta$- 内酰胺类、氨基糖苷类和酰胺醇类抗菌药对耐药菌的抑制作用[10]。

3. 保肝作用

白花鬼针草提取液可延长小鼠的醉酒潜伏期，提高小鼠对酒精的耐受能力，降低血清 ALT、AST 的活性，降低肝组织 MDA 的水平，提高肝组织 ADH、SOD 的活性和 GSH 的含量，说明白花鬼针草提取液对小鼠急性酒精性肝损伤有一定的保护作用[11]。鬼针草水提取物可明显改善 LPS 引起的小鼠肝组织病理损伤，降低 LPS 致小鼠血浆 ALT、GGT、TNF-α 和 IL-6 的水平，GSH-Px 活性明显增高，肝细胞水肿、变性等损伤程度明显减轻，表明鬼针草水提取物具有较强的保肝作用[12]。鬼针草水煎液对高脂高糖所致小鼠非酒精性脂肪肝具有显著的治疗作用，其机制可能与下调内质网应激相关因子的表达，减轻内质网应激所致肝细胞凋亡，下调血脂血糖水平有关[13]。

4. 抗肿瘤作用

白花鬼针草乙酸乙酯提取物对人结肠癌 RKO 细胞的增殖抑制最为显著，$IC_{50}$ 达到 $80\mu g/ml$，DNA-Ladder 检测呈现清晰的凋亡特征性梯状电泳条带，表明白花鬼针草乙酸乙酯提取物能显著抑制人结肠癌 RKO 细胞的增殖并诱导其凋亡[14]。鬼针草石油醚部位、氯仿部位、乙酸乙酯部位及正丁醇部位四个萃取部位对人肝癌 HepG2 细胞、人肺癌 A549 细胞和人鼻咽癌 CNE 细胞均有不同程度的体外增殖抑制作用，且抑制率随着给药剂量的增加而增强；其中，鬼针草石油醚部位对 A549 细胞、HepG2 细胞和 CNE 细胞的抑制作用较其他三个部位强，尤其是对 A549 细胞半数抑制率可达 （52.83 ± 0.02）μg/ml；氯仿和乙酸乙酯萃取部位的抗癌效果次之，正丁醇萃取部位效果最差。说明鬼针草抗肿瘤作用化合物可能主要集中在石油醚萃取部位[15]。

5. 抗炎作用

当浓度为 2.0~8.0 mg/L 时，白花鬼针草的醇总提取物对脂多糖（LPS）诱导的 RAW264.7 细胞 NO 释放产生较明显的抑制作用，而且呈剂量依赖关系，而水总提取物未表现出明显的抑制作用，表明白花鬼针草具有一定的抗炎作用，且乙醇是白花鬼针草抗炎活性物质的优良提取剂[16]。

6. 抗氧化作用

鬼针草不同有机相萃取物均具有较强的 DPPH 自由基清除能力,且清除率呈现浓度依赖关系,其中,乙酸乙酯萃取物的清除率明显高于其他提取物,当浓度为 0.2mg/ml 时,其清除率达到 87.2%；且鬼针草不同提取物在试验浓度范围内亦具有一定的超氧阴离子清除能力,表明鬼针草具有一定的抗氧化作用。此外,在试验浓度范围内,鬼针草各有机相萃取物对 DPPH 自由基和 $O_2^-$ 自由基清除率均高于水相萃取物及水提取物,推测其抗氧化能力与总黄酮含量相关[17]。

7. 改善干眼症作用

鬼针草水提取物能有效缓解大鼠雄激素缺乏性干眼眼表症状，改善泪液分泌、稳定泪膜，抑制泪腺组织炎症反应[18]。鬼针草通过 IL-1β、IL-4、IL-10、CINC-3、CNTF、Fas Ligand 细胞因子的转导，发挥治疗干眼症的作用[19]。

**附　注**　本品同属植物婆婆针 *Bidens bipinnata* L.、金盏银盘 *Bidens biternata* (Lour.) Merr. & Sherff 等在民间亦做鬼针草用。

**参考文献**

［1］林华，隆金桥，赵静峰，等.三叶鬼针草化学成分的研究［J］.云南民族大学学报（自然科学版），2012, 21(4):235-238.

［2］陈君，韦建华，蔡少芳，等.白花鬼针草化学成分研究［J］.中药材，2013, 36(3):410-413.

［3］王瑞，刘世武，师彦平.三叶鬼针草的化学成分研究［J］.实验室研究与探索，2015, 34(10):32-35, 218.

［4］罗冬梅，肖文敏，靳瑞发.鬼针草主要化学成分与水分子间氢键的理论研究［J］.天然产物研究与开发，2017, 29:1587-1594.

［5］惠阳，刘园，林婧，等.三叶鬼针草不同部位挥发油成分的GC-MS分析［J］.化学研究与应用，2017, 29(1):19-24.

［6］万仲贤，吴建国，吴飞，等.白花鬼针草化学成分研究［J］.世界中医药，2020, 15(10):1391-1394.

［7］万仲贤，徐元翠，吴飞，等.闽产白花鬼针草乙酸乙酯部位化学成分研究［J］.中国药师，2020, 23(7):1436-1438.

［8］王其龙，文敏，卢红.鬼针草提取物对实验性兔高血压的影响［J］.中兽医医药杂志，2020, 2:83-85.

［9］阮氏香江.鬼针草水提取物对L-NAME诱导的高血压大鼠降压作用及有关机制的研究［D］.南宁：广西医科大学，2017.

［10］宋剑武，刘增援，夏娟，等.鬼针草血清与抗菌药联合对耐药 *E. coli* 体外抑菌的研究［J］.黑龙江畜牧兽医，2015, 9:205-207.

［11］农生斌，卢红梅.白花鬼针草提取液对小鼠急性酒精性肝损伤保护作用的研究［J］.广西农学报，2019, 34(6):30-33, 54.

［12］周毕军，赵岩，黄川锋.鬼针草水提取物对脂多糖诱导肝损伤小鼠肿瘤坏死因子-α、白细胞介素-6的影响［J］.中国老年学杂志，2016, 36(12):2858-2859.

［13］高晓乐，段冷昕，仇可可，等.鬼针草水煎液对高脂高糖诱导的小鼠非酒精性脂肪肝的作用及机制研究［J］.中国中药杂志，2020, 45(16):3915-3921.

［14］万仲贤，吴建国，蔡巧燕，等.闽产白花鬼针草对人结肠癌RKO细胞的抑制作用及诱导凋亡［J］.福建中医药大学学报，2011, 21(1):40-42.

［15］沈艺玮.鬼针草石油醚部位抗癌物质基础研究［D］.福州：福建医科大学，2017.

［16］袁明贵，高启云，徐志宏，等.白花鬼针草两种提取物的抗炎活性比较研究［J］.黑龙江畜牧兽医，2018, 13:167-169.

［17］杨秀东，张嫔妹，王亚红，等.鬼针草不同溶剂萃取物的总黄酮含量及抗氧化、酶抑制活性［J］.江苏农业科学，2018, 46(21):221-224.

［18］杨继红.鬼针草对雄激素缺乏性干眼大鼠眼表和泪腺的作用机制［D］.南京：南京中医药大学，2017.

［19］杨梓超.利用细胞因子抗体芯片技术研究鬼针草调控干眼症免疫性炎症信号转导机制［D］.南京：南京中医药大学，2015.

洋金花

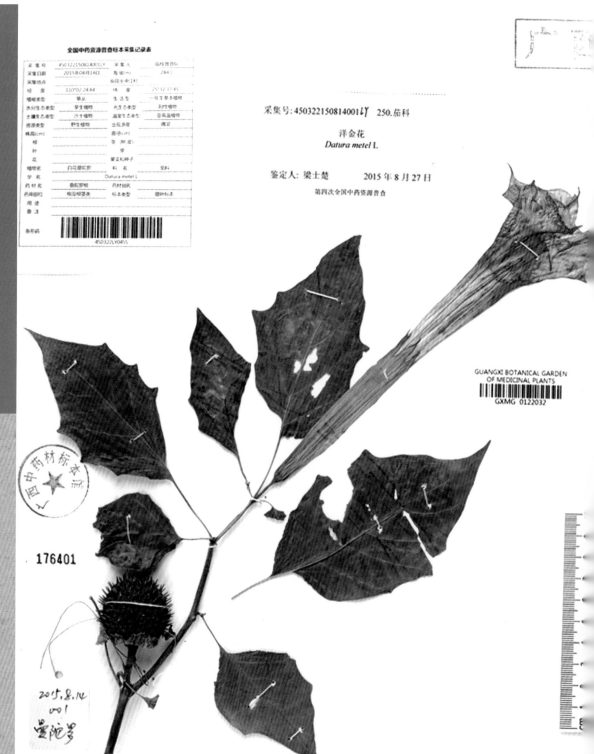

全国中药资源普查标本采集记录表

采集号：4503221508140011Y　250.茄科

洋金花
*Datura metel* L.

鉴定人：梁士楚　　2015 年 8 月 27 日
第四次全国中药资源普查

GUANGXI BOTANICAL GARDEN
OF MEDICINAL PLANTS
GXMG 0122032

176401

2015.8.14
001

**来源**
茄科（Solanaceae）植物洋金花 *Datura metel*
L. 的根或花。

**民族名称**
【壮族】闹羊花（桂平），Gomandozloz。
【仫佬族】闹羊花（罗城）。

## 民 族 应 用

【壮族】药用花。浸酒搽患处治跌打肿痛；此外还可用于毒蛇、狂犬咬伤，恶疮肿毒，哮喘，咳嗽，惊风，风湿骨痛，胁肋胀痛，胸腹痞满，外科麻醉。

【仫佬族】药用根。浸酒搽患处治风湿关节炎。本品有大毒，不宜内服。外用适量。

**药材性状** 根长短不一。花皱缩卷条状，长 9~15cm，黄棕色至淡棕色；花柄长约 1cm；花萼呈筒状，长 4~6cm，灰黄色，顶端 5 裂，基部具纵棱 5 条；花冠喇叭状，淡黄色或黄棕色，完整者顶端 5 裂，裂片顶端有短尖，短尖下有 3 条明显的纵脉纹，裂片间微凹陷；雄蕊 5 枚，不伸出花冠口外，花丝下部与花冠筒紧贴，上部与花冠分离；雌蕊 1 枚，柱头棒状。质脆易碎，气微臭，味苦。

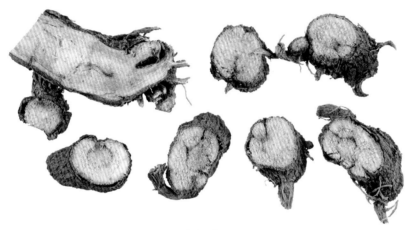

·洋金花－根

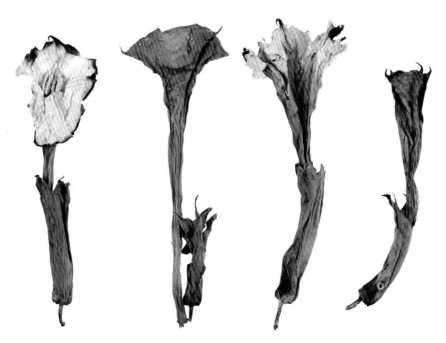

·洋金花－花

**药用源流**  《本草纲目》云："曼陀罗花，法华经言佛说法时，天雨曼陀罗花。又道家北斗有陀罗星使者，手执此花。故后人因以名花。曼陀罗，梵言杂色也。前乃因叶形尔。姚伯声花品呼为恶客。曼陀罗生北土，人家亦栽之。春生夏长，独茎直上，高四五尺，生不旁引，绿茎碧叶，叶如茄叶。八月开白花，凡六瓣，状如牵牛花而大。攒花中折，骈叶外包，而朝开夜合。结实圆而有丁拐，中有小子。八月采花，九月采实。主治诸风及寒湿脚气，煎汤洗之。又主惊痫及脱肛，并入麻药。"根据上述描述，与今茄科植物洋金花相符。《中华人民共和国药典》（2020 年版 一部）记载其花具有平喘止咳、解痉定痛的功效；主治哮喘咳嗽，脘腹冷痛，风湿痹痛，小儿慢惊。外用麻醉。

| 分类位置 | 种子植物门 | 被子植物亚门 | 双子叶植物纲 | 茄目 | 茄科 |
|---|---|---|---|---|---|
| | Spermatophyta | Angiospermae | Dicotyledoneae | Solanales | Solanaceae |

**形态特征**  一年生直立草本或半灌木状。高 0.5~1.5m。茎基部稍木质化。叶卵形或广卵形，顶端渐尖，基部不对称圆形、截形或楔形，长 5~20cm，宽 4~15cm。花单生，花萼筒状，裂片狭三角形或披针形，果时宿存，部分增大成浅盘状；花冠长漏斗状，筒中部之下较细，向上扩大呈喇叭状，裂片顶端有小尖头，白色、黄色或浅紫色；雄蕊 5；子房疏生短刺毛。蒴果近球状或扁球状，疏生粗短刺，不规则 4 瓣裂。种子淡褐色。

**生境分布**  生于 1200~2100 m 的向阳的山坡草地或住宅旁。分布于台湾、福建、广东、广西、云南、贵州等。江苏、浙江栽培较多，江南其他省和北方许多城市有栽培。广西主要分布在武鸣、上林、岑溪、北流、那坡、昭平、东兰等。

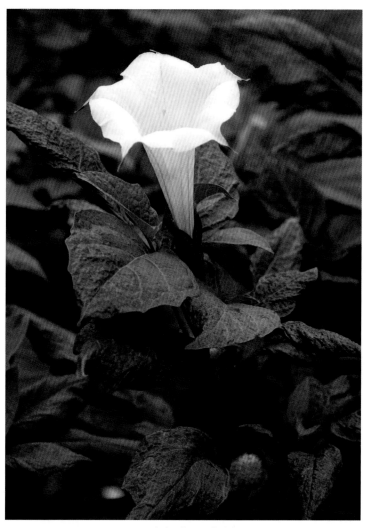

· 洋金花 - 花期

**化学成分**  根中含有柑橘苷 A、松柏苷、芍药 苷、(6R, 7E, 9R) -9-hydroxy-4, 7-megastigmadien-3-one 9-O-[α-L-arabinopyranosyl-(l → 6)-β-D-glucopy-ranoside]、(1R, 7R, 10R, 11R)-12-hydroxylanhuienosol、kaurane acid glycoside A、ent-2-oxo-15, 16-dihydroxypimar-8(14)-en-16-O-β-glucopyranoside、人参皂苷 Rg₁、人参皂苷 Re、三七皂苷 R₁、正丁基 -O-β-D- 呋喃果糖、salidroside、hexyl β-sophoroside、2, 6- 二甲氧基 -4- 羟基 - 苯酚 -1-O-β-D- 吡喃葡萄糖苷、苄基 -O-β-D- 木吡喃糖苷 -(1 → 6)-β-L- 吡喃葡

萄糖苷、(Z)-3- 己烯基 -O-α-L- 吡喃阿拉伯糖苷 -(1 → 6)-β-L- 吡喃葡萄糖苷、N-［2-( 3, 4-dihydroxyphenyl) -2-hydroxyethyl］-3-( 4-methoxyphenyl) prop-2-enamide、大麻酰胺 D、大麻酰胺 E、melongenamide B 和 paprazine 等[1]。茎中含有 N- 反式 - 对 - 香豆酰基章鱼胺、N- 顺式阿魏酰基酪胺、N-trans-feruloyl-3', 4'-dihydroxyphenylethylamine、N- 反式阿魏酰基酪胺、N- 反式 - 对 - 香豆酰基酪胺、草夹竹桃苷、daturataturin A、baimantuoluoside H、daturametelin A、柑橘苷 A、9, 12, 13- 三羟基 -10, 15- 十八碳二烯酸甲酯和 (9E)-8, 11, 12- 三羟基 - 十八碳烯酸甲酯等[2]。花中主要含有 daturanolide B、daturanolide A、daturanolide C、withametelin C、withatatulin、withametelin G、lycium substance B、12-deoxywithastramonolide、withametelin E、withafastuosin A、(+)-dehydrovomifoliol、blumenol A、(6R, 7E, 9R)-9-hydroxy-megastigma-4, 7-dien-3one、oleracone B、isololiolde、P-hydroxybenzene propanoic acid、(–)-syringaresinol 和 carisphthalate 等[3]。果皮中含有 cyclo (PheTyr)、9-hydroxycanthin-6-one、( 2, 5-dioxo-4-imidazo-lidinyl)-carbamic acid、1- ribityl -2, 3-diketo-1, 2, 3, 4-tetrahydro-6, 7-dimethyl-quinoxaline、grossamide、cannabisin F、hyoscyamine 等[4]。种子中含有大麻酰胺 D、大麻酰胺 E、顺式 - 大麻酰胺 E、大麻酰胺 F、大麻酰胺 L、大麻酰胺 G、大海米菊酰胺 K、莨菪内半缩醛、曼陀罗醇酮、N-trans-feruloyl tryptamine、秦皮素[5]、daturadiol、daturafoliside G、foliachinenoside I[6]、(–)- 开环异落叶松脂素 -4-O-β-D- 葡萄糖苷、cis-grossamide K、落叶松脂醇 -4'-O-β-D- 葡萄糖苷、thoreliamide C、melongenamide D、落叶松树脂醇 -9-O-β-D- 吡喃型葡萄糖苷、臭矢菜素 A、异嗪皮啶、baimantuoluoside E、daturafoliside G、daturametelin J、daturametelin I、daturataturin A 和 daturataurin B 等[7]。此外，洋金花中还含有东莨菪碱等活性成分[8]。

**药理作用**　**1. 麻醉作用**

洋金花针剂应用于无痛胃镜麻醉的临床效果较好，能缓解患者术后疼痛，降低患者血压和控制血饱和度的波动，降低患者在苏醒期间的不良反应发生率，副作用小[9]。洋金花所含生物碱东莨菪碱可减少无痛胃镜检查中患儿的胃蠕动，为胃镜操作医师提供优良的操作视野，还具有适度的镇痛镇静作用，适于小儿患者的无痛胃镜麻醉使用[10]。

**2. 抗肿瘤作用**

洋金花中提取的化合物 daturanolide C、withametelin G 和 12-deoxywithastramonolide 在体外对人结肠癌细胞 HCT116、人胶质母细胞瘤细胞 U87-MG、人肺癌细胞 NCI-H460、人胃癌细胞 BGC823 和人肝癌细胞 HepG2 五种不同的肿瘤细胞系均具有生长抑制作用；化合物 lycium substance B 对肿瘤细胞生长的抑制作用体现出选择性，对人胶质母细胞瘤细胞 U87-MG 具有中等强度的生长抑制作用[3]；洋金花果皮中生物碱成分对肿瘤细胞株肝癌 HepG2、肺癌 A549 及胃癌 SGC7901 均表现出一定的抗肿瘤活性[4]。

**3. 治疗银屑病作用**

洋金花制剂对寻常型银屑病有一定治疗作用。洋金花治疗银屑病的物质基础主要为大孔树脂 50% 乙醇洗脱组分[11]。洋金花胶囊联合蜈蚣托毒丸治疗寻常型银屑病的临床疗效优于蜈蚣托毒丸、消银胶囊单一用药治疗[12]。

**4. 对呼吸系统的作用**

洋金花所含成分东莨菪碱联合双水平无创正压通气能更快更好地改善急诊Ⅱ型呼吸衰竭并心衰患者的临床症状，明显降低患者外周血中 NT-proBNP、CRP 水平[13]。乌司他丁联合东莨菪碱能够有效改善急性呼吸窘迫综合征患者的免疫功能，清除炎性因子，降低病死率，缩短治疗时间[14]。

**5. 抗炎、抗瘙痒及抗过敏作用**

洋金花治疗银屑病有效部位可明显抑制二甲苯引起的小鼠耳郭肿胀和蛋清引起的大鼠足肿胀；可使组织胺致豚鼠皮肤瘙痒的用量明显增加；对乙酰胆碱和组织胺混合液所引起的豚鼠变态反应性

哮喘的发作潜伏期明显延长。说明洋金花治疗银屑病具有较强的抗炎、抗皮肤瘙痒及抗过敏作用[15]。

### 6. 抗氧化作用

洋金花可以提高 6- 羟基多巴胺（6-OHDA）诱导的帕金森病（PD）大鼠纹状体多巴胺能神经元的抗氧化作用，并能减轻大鼠神经细胞病理形态学变化，其作用机制可能是通过减轻脂质过氧化反应，增强抗氧化防御机制，减少氧化应激反应，进而保护神经元，从而起到治疗帕金森病的作用[16]。

**参考文献**

［1］杨炳友，杨春丽，刘艳，等.洋金花根化学成分研究［J］.中国中药杂志，2018, 43(8):1654-1661.

［2］杨炳友，卢震坤，刘艳，等.洋金花茎化学成分的分离鉴定［J］.中国实验方剂学杂志，2017, 23(17):34-40.

［3］王晓燕.洋金花、厚朴化学成分和生物活性的研究［D］.北京：北京中医药大学，2019.

［4］杨炳友，周永强，刘艳，等.洋金花果皮中生物碱成分及抗肿瘤活性研究［J］.中医药信息，2017, 34(3):5-8.

［5］杨炳友，刘艳，王欣，等.洋金花种子的化学成分研究(I)［J］.中草药，2013, 44(14):1877-1880.

［6］杨炳友，佘现，刘艳，等.洋金花种子的化学成分研究（Ⅲ）［J］.中医药学报，2015, 43(4):7-9.

［7］杨炳友，姜海冰，刘艳，等.洋金花种子化学成分研究（Ⅳ）［J］.中药材，2018, 41(1):93-98.

［8］韩进旺，施诚，金律，等.浸渍法提取洋金花中东莨菪碱的工艺研究［J］.海峡药学，2019, 31(8):62-65.

［9］吴博，陶清，王守义.洋金花制剂用于无痛胃镜麻醉效果观察［C］.2017 中国中西医结合麻醉学会［CSIA］年会暨第四届全国中西医结合麻醉学术研讨会暨陕西省中西医结合学会麻醉专业委员会成立大会论文集，2017:570-574.

［10］张昌敏，吴江，彭波.熵指数监测下东莨菪碱在小儿无痛胃镜检查中的临床应用［J］.临床内科杂志，2020, 37(10):735-736.

［11］李振宇，王秋红，杨炳友，等.洋金花化学拆分组分的性味药理学评价——基于与治疗银屑病相关药理学指标的研究［J］.中医药学报，2011, 39(6):11-14.

［12］杨文璐.洋金花胶囊联合蜈蚣托毒丸治疗寻常型银屑病（血热证）的临床观察［D］.哈尔滨：黑龙江中医药大学，2018.

［13］姚泽标，杨冬文，陈岳峰.东莨菪碱联合双水平无创正压通气治疗急诊Ⅱ型呼吸衰竭合并急性心衰的效果观察［J］.中国医学工程，2019, 27(12):67-70.

［14］秦龙，赵李克，宋卫，等.乌司他丁联合东莨菪碱对急性呼吸窘迫综合征患者炎症因子及免疫功能的影响［J］.现代中西医结合杂志，2019, 28(5):474-477.

［15］王秋红，肖洪彬，杨炳友，等.洋金花治疗银屑病有效部位的药理作用研究(I)——抗炎、抗瘙痒及抗过敏作用［J］.中国实验方剂学杂志，2008, 14(2):49-51.

［16］赵松.洋金花对大鼠抗氧化作用的实验研究［D］.哈尔滨：黑龙江中医药大学，2008.

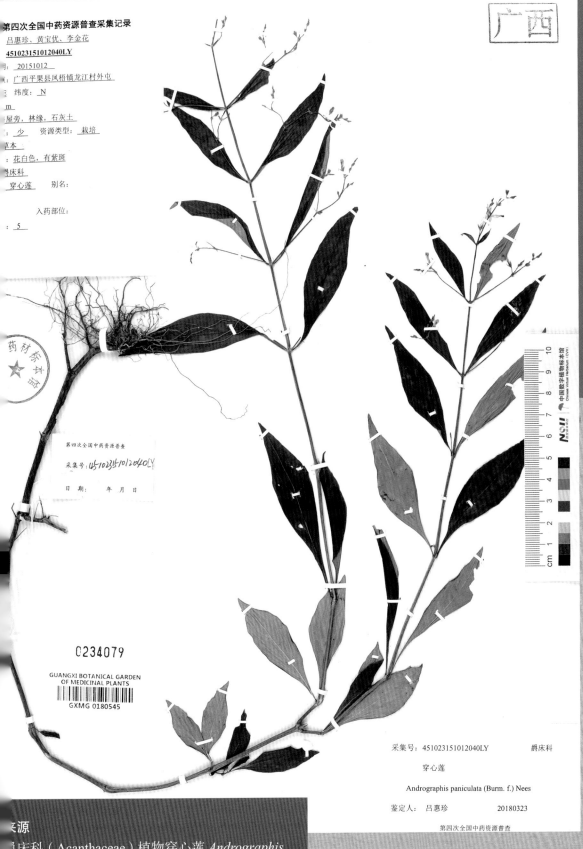

第四次全国中药资源普查采集记录

吕惠珍、黄宝优、李金花

**451023151012040LY**

月： 20151012

广西平果县凤梧镇龙江村外屯

纬度： N

m

屋旁，林缘，石灰土

少 资源类型： 栽培

草本

花白色，有紫斑

爵床科

穿心莲 别名：

入药部位：

5

第四次全国中药资源普查

采集号：451023151012040LY

日期： 年月日

0234079

GUANGXI BOTANICAL GARDEN
OF MEDICINAL PLANTS

GXMG 0180545

采集号：451023151012040LY　　爵床科

穿心莲

*Andrographis paniculata* (Burm. f.) Nees

鉴定人：吕惠珍　　　　20180323

第四次全国中药资源普查

穿心莲

**源**

床科（Acanthaceae）植物穿心莲 *Andrographis*
*aniculata* (Burm. f.) Nees 的干燥地上部分。

**族名称**

壮族】牙粉敛，榄核莲，Golanjhwzlenz。

## 民 族 应 用

【壮族】药用地上部分。具有通火路、清热毒、除湿毒、消肿止痛的功效；主治感冒，鼻衄，咽痛，咳嗽，黄疸，肺痨，泄泻，痢疾，淋证，痈疮，钩端螺旋体病，白带异常，烧烫伤，毒蛇咬伤。

**药材性状**　茎呈方柱形，多分枝，长50~70cm，节稍膨大；质脆，易折断。单叶对生，叶柄短或近无柄；叶片皱缩、易碎，完整者展开后呈披针形或卵状披针形，长3~12cm，宽2~5cm，先端渐尖，基部楔形下延，全缘或波状；上表面绿色，下表面灰绿色，两面光滑。气微，味极苦。

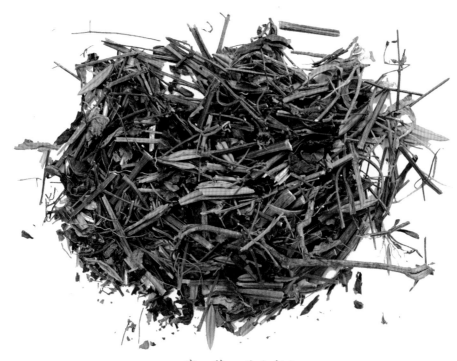

·穿心莲－地上部分

**药用源流**　《广西壮族自治区壮药质量标准　第一卷》（2008年版）和《中华人民共和国药典》（2020年版　一部）记载其具有清热解毒、凉血、消肿的功效；主治感冒发热，咽喉肿痛，口舌生疮，顿咳劳嗽，泄泻痢疾，热淋涩痛，痈肿疮疡，蛇虫咬伤。

| 分类位置 | 种子植物门 | 被子植物亚门 | 双子叶植物纲 | 马鞭草目 | 爵床科 |
|---|---|---|---|---|---|
| | Spermatophyta | Angiospermae | Dicotyledoneae | Verbenales | Acanthaceae |

**形态特征**　一年生草本。茎高50~80cm，4棱，下部多分枝，节膨大。叶卵状矩圆形至矩圆状披针形，花序轴上叶较小。总状花序顶生或腋生，集成大型圆锥花序；苞片和小苞片微小；花萼裂片三角状披针形；花冠白色而小，2唇形，上唇微2裂，下唇3深裂，花冠筒与唇瓣等长；雄蕊2，花药2室，一室基部和花丝一侧有柔毛。蒴果扁，疏生腺毛；种子12粒，四方形，有皱纹。

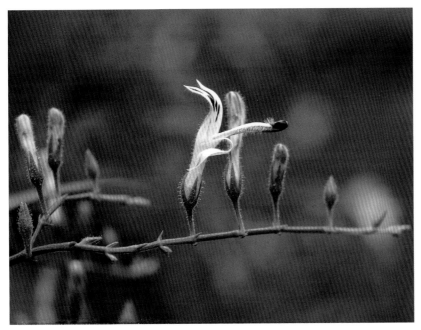

·穿心莲-花期

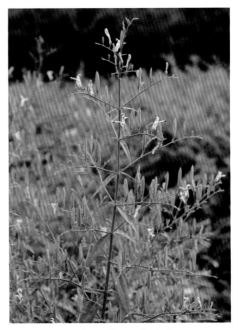

·穿心莲-花果期

**生境分布**　栽培。广东、广西、福建、海南等有栽培。广西主要栽培于贵港、梧州、玉林等。

**化学成分**　主要含有二萜内酯类、黄酮类、苯丙素类等化合物。二萜内酯类主要包括穿心莲新苷、3, 14-
二去氧穿心莲内酯、穿心莲内酯、14-去氧 -11, 12-二去氢穿心莲内酯、19-hydroxy-8(17),
13-labdadien-15, 16-olide、14-去氧穿心莲内酯、3-oxo-14-deoxy-andrographolide、异穿心莲内酯、
双穿心莲内酯、去氧穿心莲内酯苷、14-去氧 -11, 12-二去氢穿心莲内酯苷、穿心莲内酯苷[1]、
新穿心莲内酯、脱水穿心莲内酯[2]、新穿心莲内酯苷元[3]、去氧穿心莲内酯、双穿心莲内酯 A[4]
等。黄酮类化合物主要包括5-羟基 -7, 8-二甲氧基黄酮、5-羟基 -7, 8-二甲氧基二氢黄酮、5-
羟基 -7, 8, 2', 5'-四甲氧基黄酮、2'-甲氧基黄芩新素、5-羟基 -7, 8, 2', 3'-四甲氧基黄酮、5, 4'-
二羟基 -7, 8, 2', 3'-四甲氧基黄酮、二氢黄芩新素、5, 7, 8-三甲氧基二氢黄酮、5, 2′-二羟基 -7,
8-二甲氧基黄酮、andrographidine C、5, 7, 4'-三羟基黄酮、5, 7, 3', 4'-四羟基黄酮[5]、双氢汉黄
芩素、5-羟基 -6, 7-二甲氧基黄酮、2-羟基 -3, 4, 6-三甲氧基查尔酮、穿心莲素、2'-甲氧基 -5, 6,
7-三甲基黄芩素、5, 7, 4'-三甲氧基黄酮、高车前素、7, 8, 2', 5'-四甲氧基黄酮 -5-O-β-D-吡喃
葡萄糖苷、穿心莲黄酮苷 A、穿心莲黄酮苷 C、穿心莲黄酮苷 G[6]等。苯丙素类包括反式肉桂酸、4-
羟基 -2-甲氧基肉桂醛[3]等。还含有齐墩果酸、β-谷甾醇和 β-胡萝卜苷[3]、豆甾醇、蔗糖[4]、
穿心莲酸、绿原酸[7]、5-咖啡酰基奎宁酸、3, 4-二咖啡酰基奎宁酸、3, 4-二咖啡酰基奎宁酸甲
酯、3, 4-二咖啡酰基奎宁酸丁酯、4, 5-二咖啡酰基奎宁酸甲酯、咖啡酸、对羟基桂皮酸、阿魏酸、
原儿茶酸、富马酸单乙酯[8]等化合物。

**药理作用**　1.抗炎作用
穿心莲内酯可显著降低小鼠足肿胀厚度以及脾脏指数，降低小鼠血清肿瘤坏死因子 TNF-α 的含
量，抑制 p-JAK2、p-STAT3 的蛋白表达[9]。穿心莲内酯与甲氨蝶呤单独使用，均可减轻大鼠踝
关节软骨侵蚀情况，而两药联用，大鼠踝关节边缘清晰，炎性细胞明显减少，且未见滑膜增厚及
软骨侵蚀现象，说明穿心莲内酯联合甲氨蝶呤可改善大鼠类风湿关节炎[10]。

## 2. 抑菌作用

穿心莲提取物对金黄色葡萄球菌、枯草杆菌、大肠杆菌、黑曲霉、青霉都有明显的抑菌效果，最低抑菌浓度分别为 0.5 mg/ml、0.25 mg/ml、0.25 mg/ml、0.125 mg/ml、0.25 mg/ml；最小杀菌浓度分别为 0.5 mg/ml、0.5 mg/ml、0.5 mg/ml、0.5 mg/ml、0.25 mg/ml。穿心莲提取物的抑菌活性对热稳定性较差，在 pH 4~7 的条件下抑菌效果最佳[11]。穿心莲内酯对左氧氟沙星有协同抗铜绿假单胞菌作用，而且对 PAO1 菌株细菌群体感应（QS）系统相关基因存在规律性调控，这一调节作用可能与降低细菌胞内己糖激酶活性有关[12]。

## 3. 抗肿瘤作用

穿心莲内酯对裸鼠移植瘤有显著的抗肿瘤作用，其抗肿瘤机制可能与下调 Bcl-2 表达、上调 Bax 表达、引起 caspase-3 的活化进而诱导细胞凋亡有关[13]。穿心莲内酯还可抑制人肝癌细胞株 HepG2 的细胞增殖，并诱导其凋亡；可抑制 HepG2 细胞中 MDR1、GST-π mRNA 和蛋白的表达，且其表达量与穿心莲内酯呈明显的时间及浓度依赖性[14]。

## 4. 抗病毒作用

穿心莲的有效成分穿心莲内酯经提纯后，对流行性感冒病毒、呼吸道合胞病毒、腺病毒、柯萨奇病毒、EV71 病毒、疱疹病毒、轮状病毒、登革热病毒等都具有良好的抑制作用，对某些病毒的疗效甚至强于化学药物，因而穿心莲被称为"中药抗生素"[15]。穿心莲内酯类制剂还可用于新型冠状病毒肺炎（COVID-19）进展期（治疗初、中期）、重症期和恢复期的治疗，推测其主要作用为降低患者炎症水平，改善患者咳嗽、发热、肺部啰音等体征，同时在抑制病毒复制和感染、抑制并发细菌感染、提升机体免疫力及改善患者的肝功能和心血管损伤程度等方面发挥作用，且无激素类药物的不良反应[16]。

## 5. 保肝作用

穿心莲的有效成分脱水穿心莲内酯对四氯化碳诱导的肝纤维化模型小鼠具有保护作用，其机制可能与降低氧化应激损伤、抑制肝细胞凋亡和减少肝星状细胞活化有关[17]。穿心莲内酯可显著降低氯化镉（$CdCl_2$）诱导的急性肝损伤模型小鼠的 ALT、AST 活性，并使模型小鼠肝组织损伤程度有所减轻，还能增加模型小鼠 GSH 含量和 SOD 活力，表明穿心莲内酯对 $CdCl_2$ 诱导的小鼠急性肝损伤具有一定的改善作用[18]。

## 6. 肺损伤保护作用

穿心莲二萜内酯有效部位 AEP 对 $PM_{2.5}$ 所诱导的大鼠肺损伤有保护作用，可显著降低 ACP、AKP 的含量，减少 TP 的渗出，缓解肺泡间质增厚及炎性细胞浸润，减轻炎症反应，从而起到肺损伤保护作用[19]。

## 7. 其他作用

穿心莲内酯磺化物（ADS）联合阿奇霉素治疗小儿支原体肺炎（MPP），可显著降低与 MPP 密切相关的血清因子超敏 C- 反应蛋白（hs-CRP）、降钙素原（PCT）、T 细胞亚群表达水平，从而提高 MPP 患儿免疫功能和临床疗效，且安全性高、不良反应少，表明穿心莲对小儿支原体肺炎具有一定的疗效[20]。中药五倍子穿心莲内酯提取液联合超声荡洗和牙周内窥镜治疗牙周牙髓联合病变效果良好，可改善患者牙周指数并降低患者龈沟液（GCF）中白细胞介素 1β（IL-1β）水平[21]。此外，穿心莲的有效成分穿心莲内酯对神经系统疾病阿尔茨海默病[22]有认知功能改善作用，对急性淋巴细胞白血病细胞有生长抑制和凋亡诱导作用[23]。

**参考文献**

[1]陈丽霞，曲戈霞，邱峰．穿心莲二萜内酯类化学成分的研究［J］.中国中药杂志，2006，31(19):1594-1597.

[2]李景华，赵炎葱，焦文温，等．穿心莲二萜内酯有效部位的化学成分研究［J］.河南大学学报（医学版），2014，33(3):167-169，184.

[3]徐冲，王峥涛．穿心莲根的化学成分研究［J］.药学学报，2011，46(3): 317-321.

[4]褚晨亮．穿心莲药材的化学成分和质量控制研究［D］.广州：广东药学院，2013.

[5]陈丽霞，曲戈霞，邱峰．穿心莲黄酮类化学成分的研究［J］.中国中药杂志，2006，31(5):391-395.

[6]韩婧，刘惠文，吴娟，等．临泉产穿心莲地上部分黄酮类化学成分研究［J］.中国现代中药，2020，22(3):358-362.

[7]靳鑫，时圣明，张东方，等．穿心莲化学成分的研究［J］.中草药，2012，43(1):47-50.

[8]靳鑫，时圣明，张东方，等．穿心莲化学成分的研究（Ⅱ）［J］.中草药，2014，45(2):164-169.

[9]石欢，曾有桂，牛一桐，等．穿心莲内酯调控 JAK2/STAT3 信号通路对佐剂诱导的小鼠脚掌炎性肿胀的抗炎作用［J］.广西医科大学学报，2020，37(2):172-176.

[10]罗沙沙，李芬芬，谢小倩，等．穿心莲内酯联合甲氨蝶呤对类风湿关节炎大鼠抗炎及保肝效果观察［J］.郑州大学学报（医学版），2020，55(4):472-475.

[11]刘志祥，曾超珍，张映辉．穿心莲提取物体外抗菌活性及稳定性的研究［J］.北方园艺，2009，1:105-106.

[12]王丽娟，谌立巍，何巧，等．穿心莲内酯的协同抗菌作用及相关机制研究［J］.中药药理与临床，2017，33(6):45-49.

[13]李曙光，彭涛，赵轶峰，等．穿心莲内酯体内诱导人胃癌 $BGC_{823}$ 细胞凋亡作用及机制探讨［J］.中华肿瘤防治杂志，2013，20(9):656-660.

[14]彭鹏，赵逸超，郑建兴，等．穿心莲内酯对 HepG2 细胞增殖、凋亡和 MDR1、GST-$\pi$ 表达的影响.中药材，2014，37(4):649-652.

[15]王刚，孙丹丹，耿子凯，等．穿心莲抗病毒作用研究进展［J］.辽宁中医药大学学报，2019，21(7):108-111.

[16]蔡楠，李云鹏，周桂荣，等．穿心莲内酯类制剂抗新型冠状病毒肺炎的相关理论依据和作用特点［J］.中草药，2020，51(5):1159-1166.

[17]谢婧，李丽华．脱水穿心莲内酯对四氯化碳诱导的肝纤维化模型小鼠肝细胞凋亡的抑制作用及其机制［J］.吉林大学学报（医学版），2019，45(5):1009-1014.

[18]何亚兰，朱耀辉，陈超，等．穿心莲内酯对镉致小鼠急性肝损伤的改善作用［J］.安徽科技学院学报，2019，33(3):5-9.

[19]贾海燕．穿心莲二萜内酯有效部位对 PM2.5 诱导的肺损伤的保护作用及机制［D］.郑州：河南大学，2020.

[20]张云霞，王征军，阮联英，等．血清 hs-CRP、PCT 及 T 细胞亚群在支原体肺炎患儿中的表达及穿心莲内酯磺化物干预的临床疗效［J］.中华中医药学刊，2020.

[21]赵竹兰，仲杨，黄玉，等．五倍子穿心莲内酯提取液治疗牙周牙髓联合病变的临床疗效评价［J］.吉林大学学报（医学版），2020，46(4):839-843.

[22]童骄，葛资宇，蒋黎．穿心莲内酯对阿尔茨海默病患者血清 IL-1$\beta$、IL-6 及 TNF-$\alpha$ 表达的影响［J］.中西医结合肝病杂志，2019，13(9B):68-69.

[23]李晓文，周越菌，邓健志，等．穿心莲内酯对急性淋巴细胞白血病细胞的生长抑制及凋亡诱导作用［J］.中国病理生理杂志，2020，36(6):977-984.

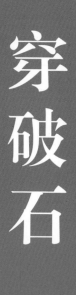

穿破石

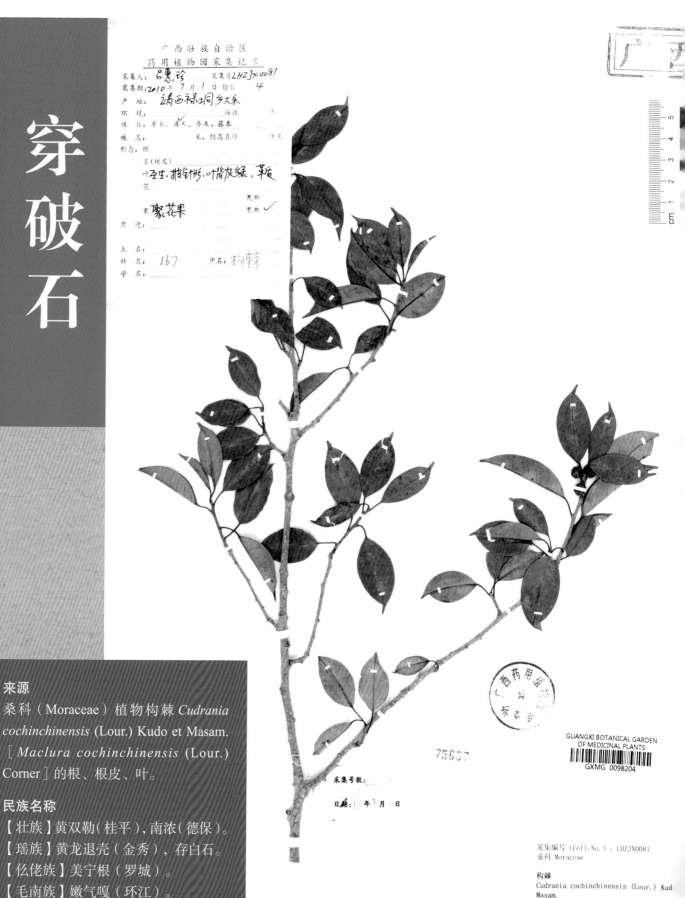

GUANGXI BOTANICAL GARDEN
OF MEDICINAL PLANTS
GXMG 0098204

采集编号（Coll. No.）：LHZJX0081
桑科 Moraceae

构棘

Cudrania cochinchinensis (Lour.) Kud
Masam.

鉴定人（Det.）：吕惠珍

## 来源

桑科（Moraceae）植物构棘 *Cudrania cochinchinensis* (Lour.) Kudo et Masam.
［*Maclura cochinchinensis* (Lour.) Corner］的根、根皮、叶。

## 民族名称

【壮族】黄双勒(桂平)，南浓(德保)。

【瑶族】黄龙退壳（金秀），存白石。

【仫佬族】美宁根（罗城）。

【毛南族】嫩气嘎（环江）。

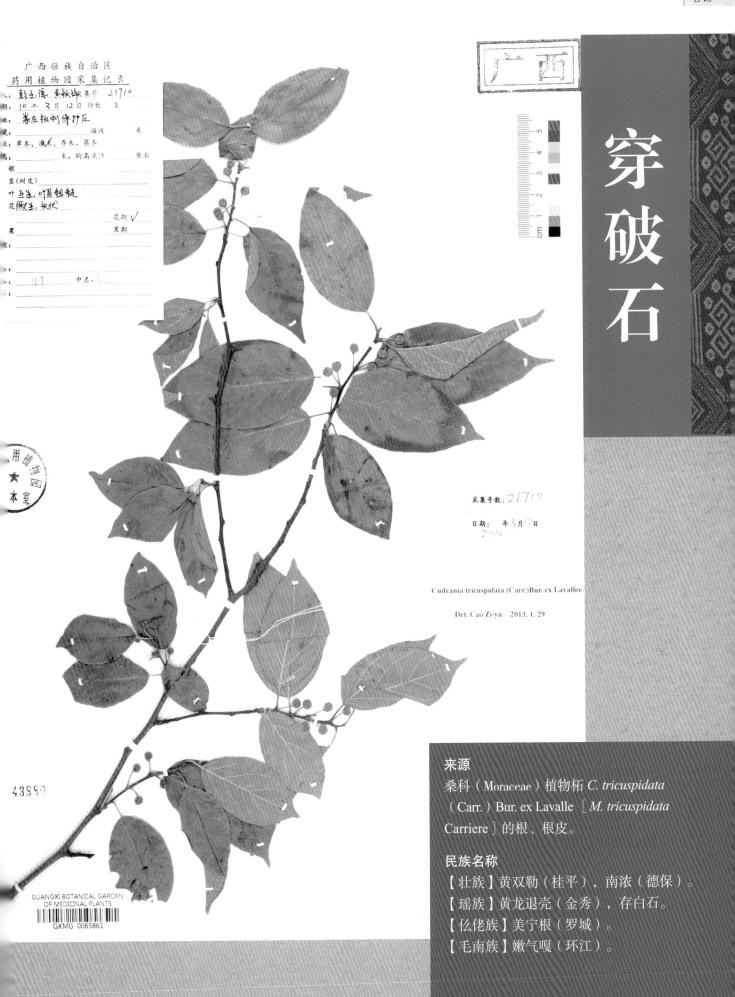

广西壮族自治区
药用植物园采集记录

人：彭玉德、黄敏玲　集号：21710
期：10 年 3月 12日　份数　2
地：柴左板制体护区
　　　　　海拔　　　米
支：草本、灌木、乔木、藤本
高：　　米，胸高直径　　厘米
根
茎（树皮）
叶互生，哨肖粗粒
花腋生，头状
　　　　　花期 ✓
果　　　　果期
：
：　167　　中名：

穿破石

采集号数：21710

日期：　年 3月12日
　　　　2010

Cudrania tricuspidata (Carr.)Bur. ex Lavallee

Det. Cao Zi-yu　2013. 1. 29

43980

GUANGXI BOTANICAL GARDEN
OF MEDICINAL PLANTS

GXMG 0065861

**来源**

桑科（Moraceae）植物柘 *C. tricuspidata*
（Carr.）Bur. ex Lavalle ［*M. tricuspidata*
Carriere］的根、根皮。

**民族名称**

【壮族】黄双勒（桂平），南浓（德保）。
【瑶族】黄龙退壳（金秀），存白石。
【仫佬族】美宁根（罗城）。
【毛南族】嫩气嘎（环江）。

# 民族应用

**构棘**

【壮族】药用根、根皮或叶。根或根皮水煎服治肺结核，跌打内伤，肝炎腹水。叶水煎洗患处治远年臁疮，连珠疮。

【瑶族】药用根或根皮。浸酒服兼搽患处治风湿、跌打，还可用于湿热黄疸，肝炎，肝硬化腹水，肺结核，咯血，胸肋疼痛，尿路结石，水肿，淋浊，闭经，咽喉肿痛，痈疮肿毒。内服用量15~30g；外用适量。

【仫佬族】药用叶。研粉敷患处治烂疮久不收口。内服用量30g；外用适量。

【毛南族】药用根或根皮。水煎服或浸酒服治跌打肿痛。

**柘**

【瑶药】药用根或根皮。用于湿热黄疸，肝炎，肝硬化腹水，肺结核，咯血，胸肋疼痛，尿路结石，水肿，淋浊，闭经，咽喉肿痛，跌打内伤，风湿痹痛，痈疮肿毒。内服用量15~30g，水煎服；外用根皮适量，捣烂调酒冷敷。

**药材性状** 构棘 根呈圆柱形，极少分枝，粗细不一，粗者可达6cm。多切成不规则块片状，厚薄不一；表面栓皮橙黄色或橙红色，有细密横皱纹，薄如纸，多呈层状，常呈鳞片状脱落，脱落处显灰黄色或灰褐色，并有棕黄色或橙黄色斑块；质坚硬，不易折断；切面皮部薄，纤维性，木部发达，淡黄色或淡黄棕色，满布细小密集的针孔状导管，呈同心状排列。完整叶椭圆状披针形或长圆形，全缘，先端钝或短渐尖，侧脉7~10对。气微，味淡。

柘 根或根皮与构棘相似，不同点是表面栓皮鲜黄色或深黄红色，常呈鳞片状脱落；脱落处显红褐色或深褐色，并有黄白色圆形斑点；断面木部类白色或暗黄棕色，密布针孔状导管，不呈同心状排列。

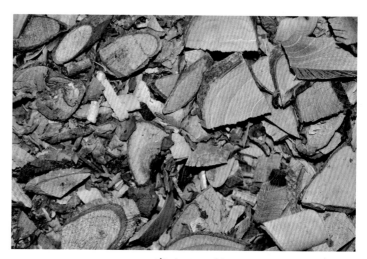

·穿破石－根

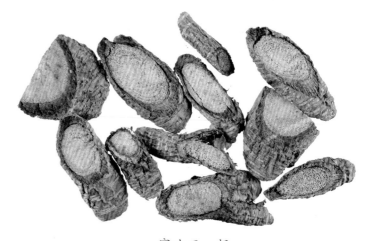

·穿破石－根

**药用源流**　构棘以奴柘之名始载于《本草拾遗》，曰："生江南山野。似柘，节有刺，冬不凋。"《本草纲目》载："此树似柘而小，有刺。叶亦如柞叶而小，可饲蚕。"《植物名实图考》云："本草拾遗始著录。似柘有刺，高数尺，江西有之。湘阴志，灰桑树，叶大，有刺三角，亦桑类，即此。"根据上述形态特征描述及附图，与今桑科植物构棘相符。柘以柘木之名始载于《本草拾遗》，曰："味甘，温，无毒。主补虚损。取白皮及东行白根白皮，煮汁酿酒，主风虚耳聋，劳损虚羸瘦，腰肾冷，梦与人交接泄精者，取汁服之。有刺者良。"《本草衍义》记载："柘木，里有纹，亦可旋为器。叶饲蚕曰柘蚕。叶梗，然不及桑叶。"《本草纲目》云："处处山中有之，喜丛生。干疏而直。叶丰而厚，团而有尖。……其实状如桑子，而圆粒如椒，名佳子（佳音锥）。其木染黄赤色，谓之柘黄，天子所服。"以上所述与今桑科植物柘一致。《中华人民共和国药典》（1977 年版　一部）记载二者的干燥根具有止咳、退黄、活血、通络的功效；主治肺结核，湿热黄疸，胁肋疼痛，跌扑瘀痛，风湿痹痛。

| **分类位置** | 种子植物门 | 被子植物亚门 | 双子叶植物纲 | 荨麻目 | 桑科 |
|---|---|---|---|---|---|
| | Spermatophyta | Angiospermae | Dicotyledoneae | Urtcales | Moraceae |

**形态特征**　构棘　直立或攀援状灌木。枝无毛，具粗壮弯曲无叶的腋生刺，刺长约 1cm。叶革质，椭圆状披针形或长圆形，长 3~8cm，宽 2~2.5cm，全缘，先端钝或短渐尖，侧脉 7~10 对。花雌雄异株，雌雄花序均为具苞片的球形头状花序，苞片锥形，内面具 2 个黄色腺体，苞片常附着于花被片上；雌花序微被毛，花被片顶部厚。聚合果肉质，直径 2~5cm，表面微被毛，成熟时橙红色；核果卵圆形，成熟时褐色，光滑。

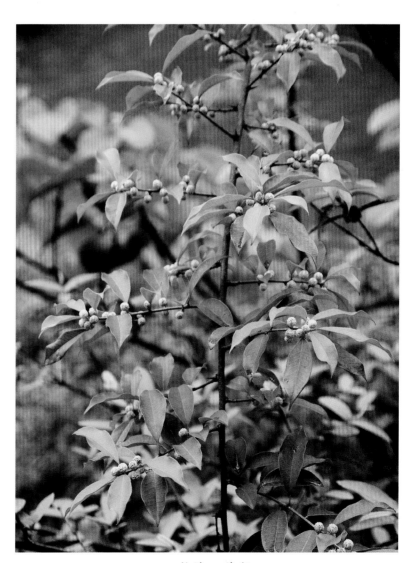

· 构棘 - 花期

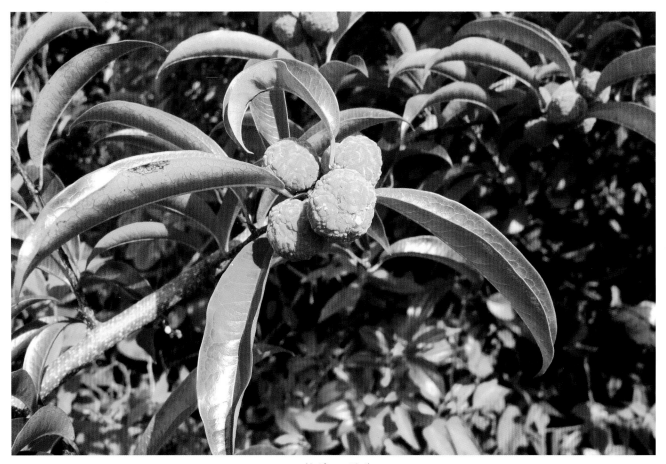

·构棘－果期

柘 落叶灌木或小乔木。叶全缘或三裂，卵形或菱卵形，无毛或被柔毛，侧脉4~6对；叶柄被微柔毛。雌雄异株，雌雄花序均为球形头状花序，单生或成对腋生，具短总花梗；雄花花被片4，先端肥厚；雌花花被片与雄花同数，先端盾形。聚花果肉质，直径2~2.5cm或更大。

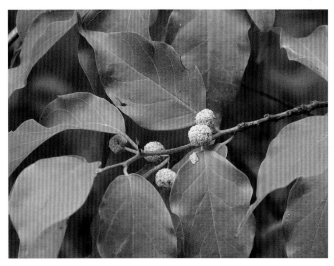

·柘－花期

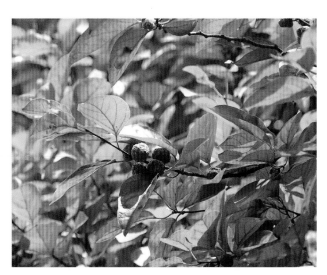

·柘－果期

**生境分布**  构棘生于村庄附近或荒野，分布于我国东南部至西南部的亚热带地区；柘生于海拔500~2100m阳光充足的山地或林缘，分布于华北、华东、中南、西南各省区。二者在广西全区各地均有分布。

**化学成分**  构棘中主要含有黄酮类成分 3,5,7,4'- 四羟基黄酮 -7-O-(6''- 乙酰基 )- 葡萄糖苷、3,5,7,4'- 四羟基黄酮 -7-O- 葡萄糖苷、6- 异戊烯基 -5,7,2',4'- 四羟基二氢黄酮、6- 异戊烯基 -5,7,4'- 三羟基异黄酮[1]，挥发性成分 β- 蒎烯、β- 月桂酸、1- 辛醛、2- 甲基 -3-［4-t- 丁基］苯基丙基酸、L- 芳樟醇、胡椒基胺、3-(4- 甲基 -5- 顺 - 苯基 -1, 3- 氧氮杂环戊烷 -2- 丁基 ) 呋喃、L- 龙脑、α- 萜品醇、香芹醇、正十八烷酸、蒿脑、枯茗醛、2, 3- 二氢 -1- 甲基 -1- 吡咯 、9- 十六烯酸、1, 2- 苯二羧基丁基 -2- 乙基己基酯、水芹醛、二丁基邻苯二甲酸酯、二十六烷、正十六烷酸[2]、L- 芳樟醇、荜草烯环氧化物、橙花醇乙酸酯、β- 石竹烯等[3]，此外还含有 4'-O-methylalpinmumisoflavone、isoderrone[4]、2,4- 二羟基苯甲醛等[5]。
柘中主要含有羽扇豆醇、β- 谷甾醇、2', 3'-dihydroxy propylpentadecanoate、itesmol、白桦酯醇、熊果酸、蔗糖、胡萝卜苷[6]、二氢桑色素、山柰酚、槲皮素、环桂木黄素[7]、豆甾醇、大戟烷 -7, 24- 二烯 -3- 乙酸酯、花旗松素[8]、5, 7, 4'- 三羟基二氢异黄酮[9]、(3β, 13α, 14β, 17α)-7, 24- 二烯 -3- 乙酰羊毛甾醇、粘霉烯醇、异鼠李素、5, 7- 二羟基色原酮、香豌豆酚、柑橘素、草大戟素[10]、槲皮素 -7- 葡萄糖苷、柚皮素、染料木素、芹菜素、二氢槲皮素 -7- 葡萄糖苷等[11]。

**药理作用**  **1. 抗病毒作用**
从构棘中分离得到的山柰酚、二羟基苯甲醛具有较好的抗禽流感病毒 H5N1 活性，其半数有效浓度分别为 37.5μg/ml 和 150μg/ml[5]。
**2. 抗氧化作用**
穿破石总黄酮清除 OH 自由基、$O_2^-$ 自由基和 DPPH 自由基的能力比维生素 C 强，其 $EC_{50}$ 分别为 2.33μg/ml、2.15μg/ml、0.27μg/ml，表明穿破石总黄酮具有一定的抗氧化作用[12]。
**3. 抗炎、镇痛作用**
柘茎乙醇提取物灌胃给药，对巴豆油诱导的小鼠耳郭急性炎性肿胀和纸片埋藏诱导的慢性肉芽均有显著抑制作用，对醋酸致小鼠扭体反应也有显著抑制作用，明显提高小鼠痛阈值[13]。穿破石能抑制二甲苯所致小鼠耳郭肿胀，降低角叉菜胶引起的大鼠足趾肿胀率，对抗醋酸所致小鼠腹腔毛细血管通透性增加，减少醋酸所致小鼠扭体次数，提高小鼠热板痛阈；其最大给药量相当生药 320g/kg，为临床人日用量的 78 倍，表明穿破石对实验动物模型具有显著的镇痛抗炎作用，且其急性毒性较小[14]。
**4. 抗肿瘤作用**
构棘中分离的苯并吡喃异黄酮成分 isoderrone 对肝癌 BEL7404 细胞和胃癌 SGC7901 细胞具有较好的抑制作用[4]。柘木提取物对 SGC7901 胃癌细胞和 HCT116 肠癌细胞的生长均有抑制活性，其作用机制与提高机体特异性和非特异性免疫功能有关[15]。
**5. 保肝作用**
构棘或柘水提取物对四氯化碳所致的大鼠肝纤维化具有良好的治疗作用[16]。构棘或柘总黄酮可明显抑制 $CCl_4$ 诱导急性肝损伤小鼠血清中 ALT、AST 的活性和 MDA 水平的升高，升高 SOD 的活性，表明构棘或柘总黄酮对小鼠急性肝损伤具有较好的保肝作用[17]。
**6. 对人肝微粒体 CYP450 酶的抑制作用**
CYP450 酶是最重要的药物代谢酶系统之一，在药物代谢中起到非常重要的作用，是人体异源生物转化中重要的 I 相酶。构棘或柘提取液对人肝微粒体 CYP450 酶的 4 种亚型酶 CYP1A2、CYP3A4、CYP2C9 和 CYP2E1 的 $IC_{50}$ 值分别为 0.3561mg/ml、0.3324mg/ml、0.4049mg/ml、0.8615mg/ml。构棘或柘提取液对 CYP3A4 亚型酶的抑制程度最大，对 CYP2E1 的抑制程度最小，与阳性抑制剂对比，构棘或柘提取液总体抑制活性较弱。因此当构棘或柘与4种亚型酶的底物药物进行联用时，不会因为影响到底物药物在体内的代谢，导致药物在体内积累产生毒性，而产生明显的药物 - 药物相互作用[18]。

**参考文献**

[1] 王映红，冯子明，姜建双，等.构棘化学成分研究 [J].中国中药杂志，2007，32(5):406-409.

[2] 梁云贞，黄锡山.广西龙州穿破石挥发性成分的研究 [J].湖北农业科学，2011，50(8):1687-1689.

[3] 刘建华，高玉琼，霍昕.穿破石挥发性成分的研究 [J].中国中药杂志，2003，28(11):1047-1049.

[4] 刘志平，周敏，刘盛，等.构棘果中2个苯并吡喃异黄酮的分离及其抗肿瘤活性筛选 [J].中草药，2013，44(13):1734-1737.

[5] 周琪.构棘抗H5N1病毒活性成分研究 [D].长沙：中南大学，2014.

[6] 王安平，刘明川，杨胜杰，等.柘木的化学成分 [J].中国实验方剂学杂志，2011，17(15):113-115.

[7] 伍伟超.柘木黄酮类化学成分及抗肿瘤活性研究 [D].沈阳：辽宁中医药大学，2010.

[8] 姜琳.柘木有效部位化学成分及质量标准研究 [D].沈阳：辽宁中医药大学，2008.

[9] 伍伟超，翟延君，李正言.柘木化学成分研究 [J].中药材，2010，33(6):913-915.

[10] 管玉真，殷志琦，郭莲，等.柘木茎的化学成分研究 [J].中国中药杂志，2009，34(9):1108-1110.

[11] 张伽妹，郭晓宇，全庆华，等.基于LTQ-Orbitrap高分辨质谱技术的柘木化学成分分析 [J].质谱学报，2018，39(5):95-102.

[12] 许丹妮，梁云贞，韦方立.穿破石总黄酮抗氧化性的研究 [J].湖北农业科学，2019，58(11):93-96.

[13] 陈良儿，谢振家.柘树茎乙醇提取液的抗炎镇痛作用 [J].南京军医学院学报，2002，24(1):11-13.

[14] 韦健全，罗莹，黄健，等.穿破石抗炎镇痛活性观察及最大给药量测定 [J].中成药，2011，33(9):1589-1592.

[15] 谢家骏，张国明，乔正东，等.柘木提取物对胃肠道肿瘤的抑制作用 [J].中成药，2017，39(3):602-604.

[16] 金俊杰，钟鸣，余胜民，等.穿破石水提取物对四氯化碳致大鼠肝纤维化的治疗作用 [J].中国实验方剂学杂志，2012，18(22):258-262.

[17] 李明，张可锋.穿破石总黄酮对小鼠急性肝损伤的保护作用 [J].华西药学杂志，2013，28(5):70-471.

[18] 陈诗卉，梁现蕊.穿破石对人肝微粒体CYP450酶的抑制活性研究 [J].发酵科技通讯，2020，49(3):135-141.

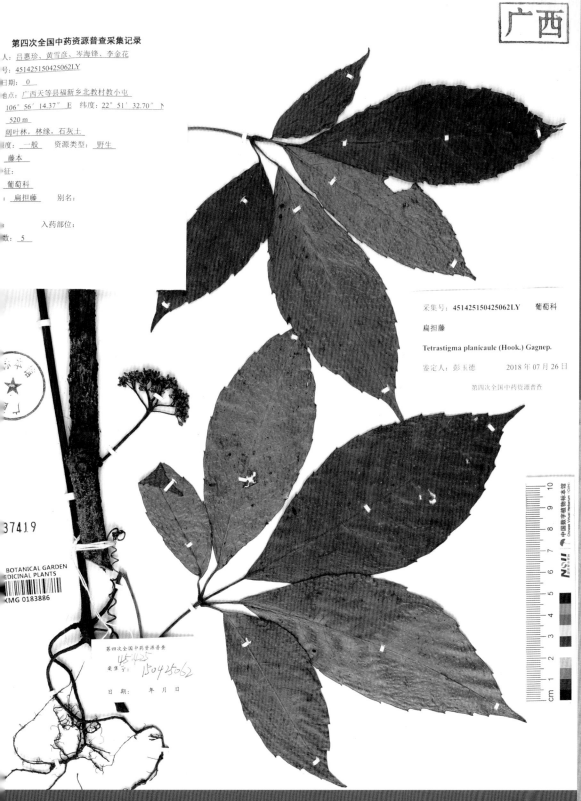

广西

扁

藤

## 来源
葡萄科（Vitaceae）植物扁担藤 *Tetrastigma planicaule* (Hook.) Gagnep. 的藤茎、叶。

## 民族名称
【壮族】狗板（河池、环江），棵勾板（柳城），叩代（大新、那坡），勾盘。

【瑶族】扁藤（龙胜），当呀美、涩低美（金秀），磨别（都安），扁骨风、北进崩。

【仫佬族】妙办藤、妙兰（罗城）。

【彝族】哇尼作（隆林）。

## 民 族 应 用

【壮族】药用藤茎、叶。藤茎浸酒服或水煎服治风湿骨痛；水煎服治绞肠痧，急性肠胃炎，消化不良，误食蚂蟥入肚。叶捣烂敷患处治外伤。

【瑶族】药用藤茎。浸酒服或水煎服治风湿骨痛；水煎服治小儿惊风，成人抽筋。

【仫佬族】药用藤茎。浸酒服或水煎服治风湿骨痛；水煎服治腹泻；水煎洗患处可拔脓。

【彝族】药用藤茎。浸酒服或水煎服治风湿骨痛。

内服用量20~30g；外用适量。

**药材性状** 藤茎呈扁平条状或不规则条块，厚0.3~1cm；栓皮浅褐色至绿褐色，栓皮脱落处棕红色；质硬，切面皮部较薄，棕红色；木质部浅棕色，可见多个同心环，针孔明显，有裂隙，易纵向层状剥离；髓部小。气微，味淡、微涩。

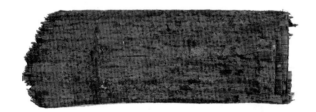

· 扁藤－藤茎

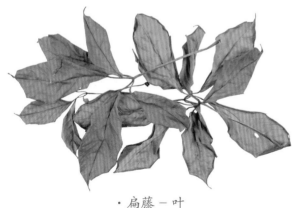

· 扁藤－叶

· 扁藤－藤茎

**药用源流** 《全国中草药汇编》（上册　第二版）记载其全株具有祛风除湿、舒筋活络的功效；主治风湿骨痛，腰肌劳损，跌打损伤，半身不遂。《广西壮族自治区壮药质量标准　第二卷》（2011年版）和《广西壮族自治区瑶药材质量标准　第一卷》（2014年版）记载其藤茎具有祛风除湿、舒筋活络的功效；主治风湿痹痛，腰肌劳损，跌打损伤，中风偏瘫，半身不遂。

| | 分类位置 | 种子植物门 | 被子植物亚门 | 双子叶植物纲 | 鼠李目 | 葡萄科 |
|---|---|---|---|---|---|---|
| | | Spermatophyta | Angiospermae | Dicotyledoneae | Rhamnales | Vitaceae |

**形态特征** 木质大藤本，茎扁压，深褐色。小枝圆柱形或微扁，有纵棱纹，无毛。卷须不分枝，相隔 2 节间断与叶对生。叶为掌状 5 小叶，小叶长圆披针形、披针形、卵披针形，顶端渐尖或急尖，基部楔形，边缘每侧有 5~9 个锯齿，锯齿不明显或细小，稀较粗，两面无毛，侧脉 5~6 对，网脉突出。花序腋生，长 15~17cm，下部有节，节上有褐色苞片，稀与叶对生而基部无节和苞片，二级和三级分枝 4（3），集生成伞形；花瓣 4，卵状三角形，高 2~2.5mm，顶端呈风帽状，外面顶部疏被乳突状毛；花柱不明显，柱头 4 裂，裂片外折。果实近球形；种子长椭圆形，顶端圆形，两侧洼穴呈沟状，从基部向上接近中部时斜向外伸展达种子顶端。

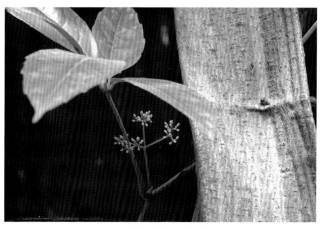

· 扁担藤 - 花期

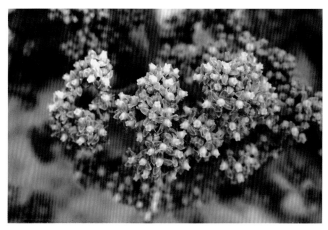

· 扁担藤 - 花期

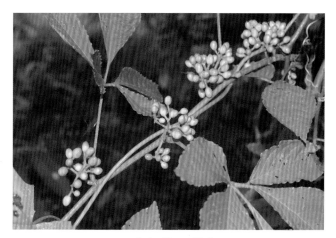

· 扁担藤 - 果期

**生境分布** 生于海拔 100~2100m 的山谷林中或山坡岩石缝中。分布于福建、广东、广西、贵州、云南、西藏东南部等。广西主要分布在邕宁、隆安、上林、阳朔、临桂、梧州、蒙山、上思、东兴、平南、百色、平果、那坡、昭平、河池、罗城、都安、金秀、扶绥、宁明、龙州、大新等。

**化学成分** 主要含有 stigmast-4-en-6$\beta$-ol-3-one、7$\alpha$-hydroxysitosterol、古柯二醇、水杨酸、香草酸、丁香酸、原儿茶酸、glycerol-2-(3-methoxy-4-hydroxybenzoic acid) ether[1]、sitostane-3$\beta$, 5$\alpha$, 6$\beta$-triol、3$\beta$-hydroxysitost-5-en-7-one、$\beta$- 谷甾醇、胡萝卜苷、$\beta$-sitosterol-3-$O$-$\beta$-D-xylopyranoside、棕榈酸、(8, 11$R$*, 12$R$*)- 三羟基 -9($E$)- 十八烯酸、单棕榈酸甘油酯、琥珀酸、1-$O$-$\beta$-D- 葡萄糖 -(2$S$, 3$S$, 4$R$, 8$E$)-2$N$-[ (2'$R$)-2- 羟基 - 二十二碳酰基 ]-3, 4- 二羟基 -8- 十八碳烯、1-$O$-$\beta$-D- 葡萄糖 -(2$S$, 3$S$, 4$R$, 8$E$)-2$N$-[ (2'$R$)-2'- 羟基 - 二十三碳酰基 ]-3, 4- 二羟基 -8- 十八碳烯、1-$O$-$\beta$-D- 葡萄糖 -(2$S$, 3$S$, 4$R$, 8$E$)-2$N$-[ (2'$R$)-2'- 羟基 - 二十四碳基 ]-3, 4- 二羟基 -8- 十八碳烯、1-$O$-$\beta$-D- 葡萄糖 -(2$S$, 3$S$, 4$R$, 8$E$)-2$N$-[ (2'$R$)-2'- 羟基 - 二十五碳酰基 ]-3, 4- 二羟基 -8- 十八碳烯[2]、正三十四烷酸、1- 二十三烷醇、没食子酸乙酯、香草醛[3]、coelarthenol、ethyl-3$\beta$-hydroxy-5-cholen-26-oate、蒲公英赛酮、dennettine、二十四烷酸、月桂醇、3-$\beta$(stearyolxy)olean-12-ene、$\beta$- 谷甾醇油酸酯、豆甾醇、12-methyltridecan-1-ol、(24$S$)-3$\beta$-hydroxy-5$\alpha$-stigmastan-6-one、异东莨菪内酯、estigmast-

4-en-6$\beta$-ol-3-one、stigmast-4,22-dien-3-one、D- 葡萄糖、D- 甘露醇[4, 5]、熊果酸、齐墩果酸、7-O-$\beta$- 谷甾醇、$\beta$- 谷甾醇棕榈酸酯、脑苷脂、二十二烷酸、二十烷酸甘油酯[6]等。

**药理作用**　1. 抗肿瘤作用

由扁担藤分离得到的 3$\beta$-hydroxysitost-5-en-7-one、7$\alpha$-hydroxysitosterol、原儿茶酸具有抗肿瘤活性，三种化合物对鼻咽癌 CNE 细胞的 $LC_{50}$ 值分别为 44.20μg/ml、65.63μg/ml 和 76.75μg/ml[2]。扁担藤全株 50% 乙醇提取物对肝癌 HepG2、肺癌 A549、胃癌 MGC803 和宫颈癌 HeLa 四种癌细胞株均有不同程度的抑制作用，其中对 HepG2 和 A549 的 $LC_{50}$ 值均大于 100μg/ml，对 MGC803 和 HeLa 的 $LC_{50}$ 值分别为（62.77±5.83）μg/ml 和（25.00±3.54）μg/ml，表明扁担藤有较好的抗肿瘤作用[7]。

2. 抗氧化作用

扁担藤具有较好的抗氧化作用。采用 FRAP 法、水杨酸法和 $ABTS^+$ 法对扁担藤不同极性成分进行体外抗氧化活性研究，通过比较 FRAP 值和 OH 自由基，$ABTS^+$ 的 $IC_{50}$ 值大小判断其 $Fe^{3+}$ 还原抗氧化能力和对 OH 自由基，$ABTS^+$ 的清除能力，并与抗坏血酸和茶多酚两种常用的抗氧化剂相比较。结果表明，除水层外其余各不同极性成分的 $Fe^{3+}$ 还原抗氧化能力和清除 $ABTS^+$ 的能力均大于茶多酚；乙酸乙酯层清除 OH 自由基的能力大于抗坏血酸和茶多酚[8, 9]。

3. 保肝作用

扁担藤醇提取物能显著降低四氯化碳（$CCl_4$）所致肝损伤小鼠血清 ALT、AST 值升高并降低肝匀浆中 MDA 的含量，增强 SOD 的活性。病理学切片显示对肝组织的病理变化有显著的改善，表明扁担藤醇提取物具有显著的抗肝损伤的作用[10]。

**参考文献**

[1] 邵加春，何翠红，雷婷，等.瑶药扁担藤化学成分的研究 [J].中国药学杂志，2010, 45(21):1615-1617.

[2] 邵加春.瑶药扁担藤化学成分的研究 [D].广州：暨南大学，2011.

[3] 李兵，廖广凤，黄业玲，等.瑶药扁担藤乙酸乙酯部位化学成分研究 [J].中药材，2014, 37(4):610-611.

[4] 陈圣斌.瑶药扁担藤的化学成分研究 [D].南宁：广西中医药大学，2017.

[5] 李兵，陈圣斌，张强，等.扁担藤化学成分的研究 [J].中成药，2019, 41(4):832-836.

[6] 李杰.西印度醋栗和扁担藤化学成分研究 [D].南京：南京中医药大学，2020.

[7] 司金光，张涛，王孟华，等.13 种民间中草药体外抗肿瘤活性筛选研究 [C].中国药学会第十三届青年药学科研成果交流会论文集，2016:474-479.

[8] 潘乔丹，熊圆圆，陈文东，等.扁担藤总黄酮和总三萜提取工艺及抗氧化研究 [J].中药材，2012, 35(10):1679-1683.

[9] 潘乔丹，熊圆圆，陈文东，等.扁担藤不同极性成分抗氧化活性研究 [J].中国实验方剂学杂志，2013, 19(1):232-235.

[10] 韦贤彬，潘乔丹，黄元河，等.壮药扁担藤醇提取物对 $CCl_4$ 所致小鼠肝损伤的保护作用 [J].右江民族医学院学报，2016, 38(1):17-19.

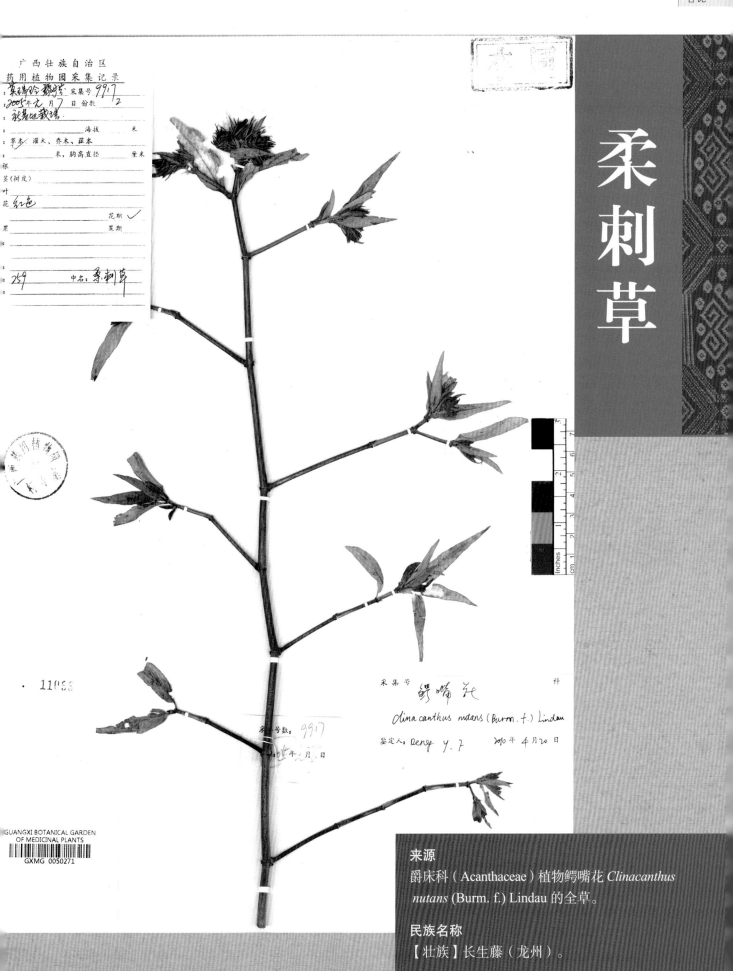

柔刺草

鳄嘴花

*Clinacanthus nutans* (Burm. f.) Lindau

鉴定人：Deng Y. 7    2010年4月20日

**来源**

爵床科（Acanthaceae）植物鳄嘴花 *Clinacanthus nutans* (Burm. f.) Lindau 的全草。

**民族名称**

【壮族】长生藤（龙州）。

## 民 族 应 用

【壮族】药用全草。水煎冲鸡蛋睡前服，治腰骨痛。内服用量60g。

**药材性状** 茎表面具细致纵行纹理，嫩枝有短柔毛。叶对生，多皱缩或破碎，完整叶片披针形或卵状披针形，有的略弯曲成镰刀状，长3~11cm，先端渐尖，基部楔形，全缘或有细齿，具短柄。味微苦、淡。

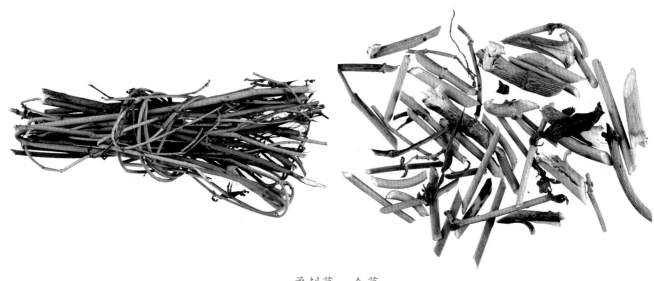

· 柔刺草 － 全草

**药用源流** 《中华本草》记载其具有清热利湿、活血舒筋的功效；主治湿热黄疸，风湿麻痹，月经不调，跌打肿痛，骨折。《广西本草选编》记载其具有清热除湿、散瘀拔弹的功效；主治黄疸，风湿痹痛，月经不调，跌打，骨折，刀伤，弹片入肉。

| 分类位置 | 种子植物门 | 被子植物亚门 | 双子叶植物纲 | 马鞭草目 | 爵床科 |
|---|---|---|---|---|---|
| | Spermatophyta | Angiospermae | Dicotyledoneae | Verbenales | Acanthaceae |

**形态特征** 高大草本，直立或有时攀援状。茎圆柱状，干时黄色。叶纸质、披针形或卵状披针形，顶端弯尾状渐尖，基部稍偏斜，近全缘，两面无毛。花序长1.5cm，被腺毛；苞片线形，长约8mm，顶端急尖；萼裂片长约8mm；花冠深红色，长约4cm，被柔毛；雄蕊和雌蕊光滑无毛。蒴果未见。

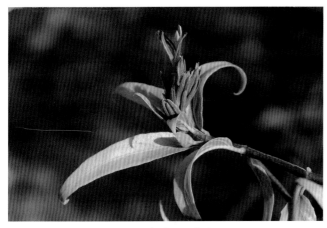

· 鳄嘴花 - 花期

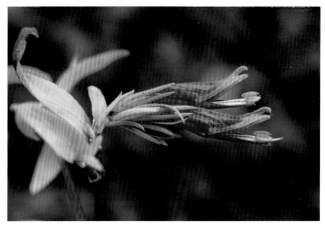

· 鳄嘴花 - 花期

**生境分布** 生于低海拔疏林中或灌丛内。分布于云南、广西、广东、海南等。广西主要分布在上思、宁明、南宁等。

**化学成分** 主要含有油酸、鲨烯、维生素 E、菜油甾醇、豆甾醇、β-谷甾醇、lup-20(29)-en-3-one、β-amyrin、白桦脂醇、羽扇豆醇[1]、clinamides A-C、2-cis-entadamide A[2]、lethane、5-hydroxylmethylfurfural、7-azaindole-3-carboaldehyde、phytol、3-deoxy-d-mannoic acid、6-methyluracil[3]、2-methoxy-9β-hydroxydiasesamin、epiyangambin、丁香酯素、seartemin、sesangolin、吲唑、橙黄胡椒酰胺酯、金色酰胺醇酯、胡椒碱、1-［1-oxo-7-(3, 4-methylenedio-xyphenyl)-2E, 4E, 6E-heptatneyl］piperidine、1-［1-oxo-5-(3, 4-methylenedioxyphenyl)-2E-heptatneyl］piperidine、1-［(E)-7-(3, 4-methylenedioxyphenyl)-6-heptenoyl］pyrrolidine、nigramide B[4]、1, 2-benzene dicarboxylic acid, mono (2-ethylhexyl) ester、(Z, Z, Z)-9, 12, 15-octadecatrienoic acid methyl ester、n-hexadecanoic acid、octadecanoic acid methyl ester[5]、entadamide C、clinamide D[6]、5, 7-dihydroxychromone-7-β-D-glucoside、smiglanin、glabrol、corymboside、viscumneoside Ⅱ、kushenol U[7]、β-sitosterol palmitate、(9E, 11Z)-14-hydroxyotadecan-9, 11-dienoic acid、13-hydroxy-(9Z, 11E, 15E)-octadecatrienoic acid、2, 3-hydroxypropyl-(9Z, 12Z)-octadecadienoate、邻苯二甲酸二丁酯、邻苯二甲酸二正戊酯[8]、没食子酸、夏佛塔苷、牡荆苷、异牡荆苷、荭草苷、异荭草苷、芹菜素苷[9]等成分。

**药理作用** 1. 抗肿瘤作用

鳄嘴花正丁醇部位中与 30% 乙醇洗脱纯化后的部分在体外能抑制人肝癌 HepG2 细胞增殖，在体内能抑制 HepA 细胞增殖并诱导其凋亡，其作用机制与通过调节 Akt/PKB 和 NF-κB 信号通路上的 Bcl-2 和 Bcl-xl 蛋白的表达水平，提高肿瘤细胞凋亡敏感性，促进 CD4+T 细胞诱导的 B 细胞成熟为浆细胞和 CD8+ T 细胞的活化及提高巨噬细胞毒性杀伤作用有关[9]。鳄嘴花的不同溶剂提取物对人宫颈癌 HeLa 细胞均有不同程度的抑制作用[5]。鳄嘴花对人乳腺癌 MDA-MB-231、MCF7 细胞有抑制作用[6]。

2. 对肾病综合征的作用

鳄嘴花可通过减轻阿霉素肾病综合征大鼠尿蛋白丢失量，降低血脂水平，改善肾脏病理损伤，抑制肾间质 α-SMA 的表达，提高 E-cadherin 的表达，进而抑制肾病综合征大鼠肾纤维化的进展[10]。

3. 抗菌作用

由鳄嘴花提取物合成的纳米银对枯草芽孢杆菌、粪肠球菌、金黄色葡萄球菌、大肠杆菌、铜绿假单胞菌和普通变形杆菌均有抑菌作用[7]。

4. 抗氧化作用

鳄嘴花提取物对 DPPH 自由基和 ABTS+ 自由基均有清除作用[11]。

5. 抗炎作用

鳄嘴花叶提取物能减轻 7KC 对 hCMEC/D3 细胞的损伤作用，降低致炎因子 IL-1β、IL-6、IL-8、TNF-α 和 COX-2 的表达[12]。鳄嘴花叶提取物能抑制脑缺血神经细胞凋亡和缩小脑梗死体积，其作用机制与调节 NF-κB 信号通路和抑制 IL-1β 的转录有关[13]。

6. 对糖尿病的作用

鳄嘴花叶提取物降低 2 型糖尿病大鼠血糖，改善血管内皮依赖性舒张功能，其作用机制可能与提高 eNOS 的表达有关[3]。

**参考文献**

[1] TEOH P L, CHENG A Y F, LIAU M, et al. Chemical composition and cytotoxic properties of *Clinacanthus nutans* root extracts [J]. Pharmaceutical Biology, 2017, 55(1):394-401.

[2] TU S F, LIU R H, CHENG Y B, et al.Chemical constituents and bioactivities of *Clinacanthus nutans* aerial parts [J]. Molecules, 2014, 19(12):20382-20390.

[3] AZEMI A K, MOKHTAR S S, RASOOL A H G.*Clinacanthus nutans* leaves extract reverts endothelial dysfunction in type 2 diabetes rats by improving protein expression of eNOS [J]. Oxid Med Cell Longev, 2020: 7572892.

[4] DIAO H Z, CHEN W H, CAO J, et al. Furofuran lignans and alkaloids from *Clinacanthus nutans* [J]. Natural Product Research, 2018.

[5] HARON N H, TOHA Z M, ABAS R, et al. In vitro cytotoxic activity of *Clinacanthus nutans* leaf extracts against HeLa cells [J]. Asian Pacific Journal of Cancer Prevention, 2019, 20(2):601-609.

[6] ROZIASYAHIRA M, HAZRULRIZAWATI A H, AIZI N M R, et al. *In vitro* cytotoxicity of *Clinacanthus nutans* fractions on breast cancer cells and molecular docking study of sulphur containing compounds against caspase-3 [J]. Food and Chemical Toxicology, 2020, 135: 110869.

[7] HAMID H A, MUTAZAH R. Synthesis of silver nanoparticles by *Clinacanthus nutans* extract supported with identification of flavonoids by UPLC-QTOF/MS and its antimicrobial activity [J]. Iranian Journal of Science and Technology, 2019, 43(5):1-7.

[8] 刁鸿章，陈文豪，宋小平，等.鳄嘴花全草的化学成分研究 [J].中药材，2017, 40(5):1101-1104.

[9] 黄丹民.鳄嘴花特征活性组分对 HepA 移植瘤小鼠的抗肿瘤机制与安全性评价的研究 [D].江苏：江苏大学，2016.

[10] 张洁帅，钟希文，戴卫波，等.鳄嘴花鲜药对阿霉素 NS 模型抗肾纤维化作用的研究 [J].时珍国医国药，2018, 29(4):855-857.

[11] ISMAIL N Z, TOHA Z M, MUHAMAD M, et al. Antioxidant effects, antiproliferative effects, and molecular docking of *Clinacanthus nutans* leaf extracts [J]. Molecules, 2020, 25(9):1-18.

[12] KUO X, HERR D R, ONG W Y. Anti-inflammatory and cytoprotective effect of *Clinacanthus nutans* leaf but not stem extracts on 7-Ketocholesterol induced brain endothelial cell injury[J]. Neuro Molecular Medicine, 2020:1-8.

[13] KAO M H, WU J S, CHEUNG W M, et al.*Clinacanthus nutans* mitigates neuronal death and reduces ischemic brain injury: role of NF-κB-driven IL-1β transcription [J]. Neuromolecular Medicine, 2020:1-12.

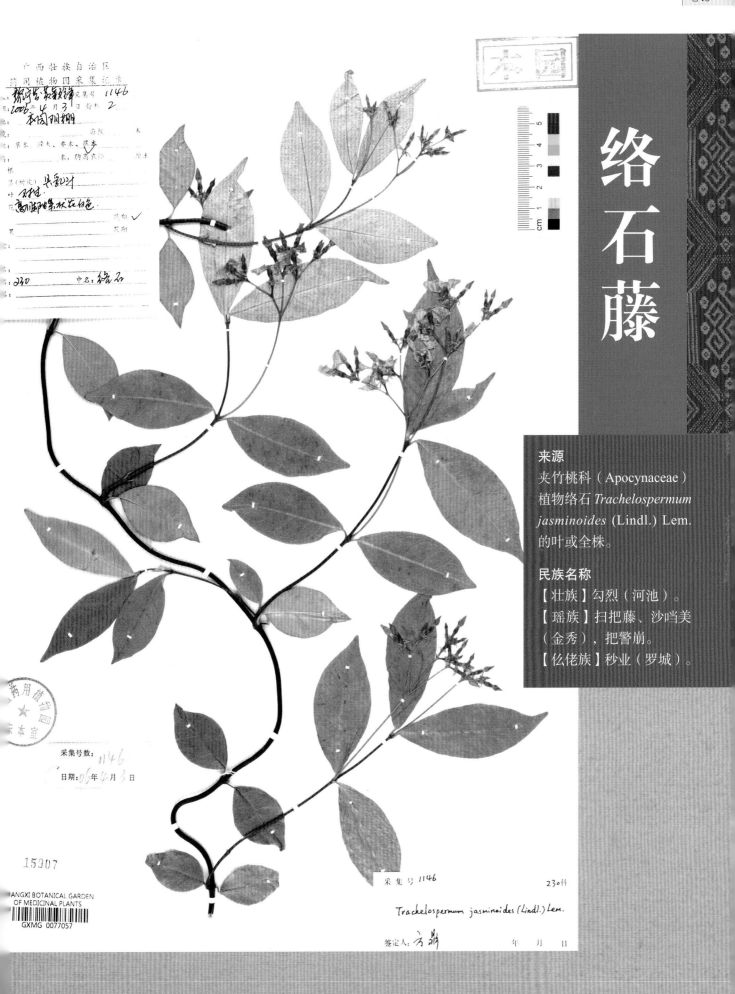

络石藤

**来源**
夹竹桃科（Apocynaceae）
植物络石 *Trachelospermum*
*jasminoides* (Lindl.) Lem.
的叶或全株。

**民族名称**
【壮族】勾烈（河池）。
【瑶族】扫把藤、沙呌美
（金秀），把警崩。
【仫佬族】秒业（罗城）。

采集号 1146                230科

*Trachelospermum jasminoides (Lindl.) Lem.*

签定人

## 民 族 应 用

【壮族】药用叶。捣烂调酸醋敷患处治淋巴结结核。

【瑶族】药用全株。水煎服利尿。

【仫佬族】药用全株。水煎洗患处治脑膜炎后遗症。内服用量9g；外用适量。本品有毒，内服宜慎。

**药材性状**　茎呈圆柱形，弯曲，多分枝，长短不一，直径1~5mm；表面红褐色，有点状皮孔和不定根；质硬，断面淡黄白色，常中空。叶对生，有短柄；展平后叶片呈椭圆形或卵状披针形，长1~8cm，宽0.7~3.5cm；全缘，略反卷，上表面暗绿色或棕绿色，下表面色较淡；革质。气微，味微苦。

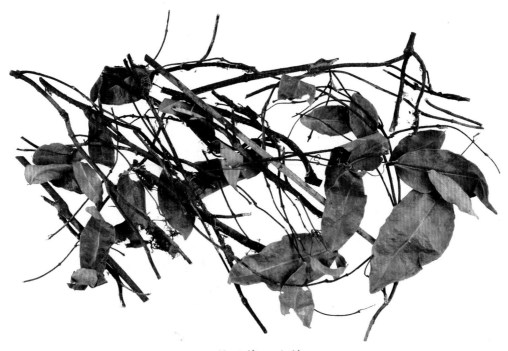

·络石藤－全株

**药用源流**　以落石一名始载于《神农本草经》，列为上品，曰："落石，一名石鲮。味苦温，生川谷。治风热死肌，痈伤，口干舌焦，喉舌肿，水浆不下。久服轻身明目，润泽好颜色，不老延年。"《本草图经》记载："络石，生泰川山谷，或石山之阴，或高山顶上，或生木间……叶圆如细橘正青，冬夏不凋。其茎蔓延，茎节著处，即生根须，包络石上，以此得名。花白子黑。"《本草纲目》记载："络石贴石而生，其蔓折之有白汁。其叶小于指头，厚实木强，面青背淡，涩而不光。有尖叶、圆叶二种，功用相同，盖一物也。"又以白花藤一名记载于《植物名实图考》，曰："江西广饶极多。蔓延墙垣……叶光滑如橘，凌冬不凋零；开五瓣白花，形如卍字。"以上所述及其附图与本种相符。《中华人民共和国药典》（2020年版　一部）记载其带叶藤茎具有祛风通络、凉血消肿的功效；主治风湿热痹，筋脉拘挛，腰膝酸痛，喉痹，痈肿，跌打损伤。

| 分类位置 | 种子植物门 | 被子植物亚门 | 双子叶植物纲 | 夹竹桃目 | 夹竹桃科 |
|---|---|---|---|---|---|
| | Spermatophyta | Angiospermae | Dicotyledoneae | Apocynales | Apocynaceae |

**形态特征** 常绿木质藤本，具乳汁。茎赤褐色，嫩枝被黄色柔毛。叶椭圆形至卵状椭圆形或宽倒卵形，叶面无毛。二歧聚伞花序腋生或顶生，花多朵组成圆锥状，花白色，芳香；花萼5深裂，裂片顶部反卷，基部具10枚鳞片状腺体；花蕾顶端钝；雄蕊着生在花冠筒中部，花药箭头状隐藏在花喉内。蓇葖果双生，叉开；种子褐色，顶端具白色绢质种毛。

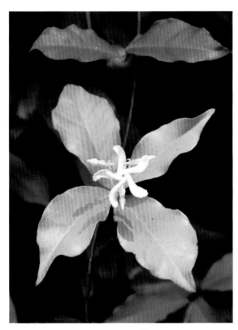

· 络石 – 花期

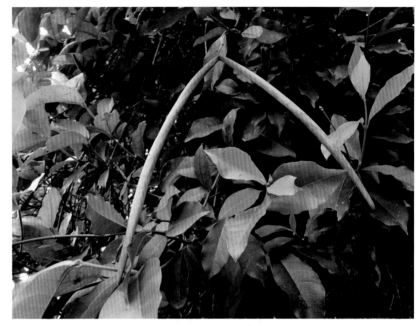

· 络石 – 果期

**生境分布** 生于山野、溪边、路旁、林缘或杂木林中，常缠绕于树上或攀援于墙壁上、岩石上，亦有移栽于园圃，供观赏。分布于山东、安徽、江苏、浙江、福建、台湾、江西、河北、河南、湖北、湖南、广东、广西、云南、贵州、四川、陕西等。广西全区各地均有分布。

**化学成分** 含有牛蒡子苷、去甲络石苷元 –8'–O–β– 葡萄糖苷、络石苷、去甲络石苷、去甲络石苷元 –5'–C–β– 葡萄糖苷[1]、4-demethyltraxillaside、去甲络石苷元 –4–O–β–D– 吡喃葡萄糖苷、罗汉松脂酚 –4–O–β–D– 吡喃葡萄糖苷、roseoside、tanegool[2]等；柚皮苷、芹菜素 –5, 7– 二 –O– 葡萄糖苷、柯伊利素 –7, 4'– 二 –O– 葡萄糖苷[1]、芹菜素、芹菜素 –7–O–β– 葡萄糖苷、芹菜素 –7–O–β– 新橙皮糖苷、木犀草苷、芹菜素 – 6, 8– 二 –C–β–D– 葡萄糖苷[3]、4', 5, 7– 三羟基 –3'– 甲氧基黄酮、槲皮苷、大豆苷、芹菜素 –7–O–β–D– 葡萄糖苷[4]、3', 7–二甲氧基异黄酮 –4', 5–二 –O–β–D– 吡喃葡萄糖苷、木犀草素 –4'–O–β–D– 芸香糖苷、木犀草素 –7–O–β–D– 吡喃葡萄糖苷[5]、山奈酚、槲皮素、芦丁、木犀草素 –4'–O–β–D– 吡喃葡萄糖苷、蒙花苷、quercimeritroside、山奈酚 –7–O–β–D– 吡喃葡萄糖苷、槲皮素 –3–O–β–D– 吡喃葡萄苷、槲皮素 –3–O–α–L– 吡喃鼠李糖苷[6]；络石苷F、络石苷 B-1、络石苷 D-1、络石苷 E-1、3β–O–D-glucopyranoside quinovic acid、3β–O–β–D-glucopyranoside quinovic acid 27–O–β–D-glucopyranosyl ester、3β–O–β–D-glucopyranoside cincholic acid 27–O–β–D-glucopyranosyl ester、络石苷元 B[7]、cycloeucalenol、α– 香树脂醇、羽扇豆醇、α– 香树脂醇乙酸酯、β– 香树脂醇、乙酸酯、α– 香树脂醇棕榈酸酯、熊果酸[8]等萜类成分。以及 3, 4, 5-trimethoxyphenol-1-O-β-D-glucopyranoside、kelampayoside A[2]、豆甾 –4– 烯 –3– 酮、β– 谷甾醇、大黄素、棕榈酸[8]、4– 二甲基庚二酸、东莨菪素[9]、trachelinoside、(6R, 9R)-3-oxo–α– ionol–β–D-apiofuranosyl–(1 → 6)–β–D-glucopyranoside、roseoside、icariside B5、salicylic acid、sodium ferulate、 actinidioionoside、vanillic acid、benzenyl methanol–$\beta$–D–glucopyranoside、dambonitol[10]等成分。络石精油中还含有 *E*–Nerolidol、$\alpha$–phellandrene、$\delta$–2–carene、geranyl propanoate、*cis*–limonene oxide、lavender lactone、*trans*–rose oxide、*E*–jasmonyl acetate、*trans*–linalool oxide、citronellol、dihydro–linalool、*trans*–dihydro–rose oxide、*E*–nerolidol、*trans*–isolimonene[11]等成分。

**药理作用**　1.抑菌作用

络石花精油对产气肠杆菌、铜绿假单胞杆菌、大肠杆菌、藤黄微球菌、枯草芽孢杆菌、蜡样芽孢杆菌均有抑菌作用[11]。

2.抗炎、镇痛作用

络石总黄酮具有抗炎镇痛作用，能抑制二甲苯致小鼠耳肿胀和角叉菜胶致大鼠足趾肿胀，提高小鼠热板反应的痛阈值，减少由醋酸引起的小鼠扭体次数[12]。

3.抗氧化作用

络石可提高高脂血症大鼠的 SOD 和 GSH–Px 活性，降低 MDA 的水平，提高机体抗氧化能力[13]。络石水提取物和乙酸乙酯提取物均具有清除 DPPH 自由基活性，其活性强弱可能与络石中的酚类和黄酮类成分含量有关[14]。

4.抗肿瘤作用

络石乙酸乙酯提取物对人乳腺癌 MCF7 和 MDA–MB–231 细胞均有抑制作用，其 $IC_{50}$ 分别为（109.54 ± 2.39）μg/ml、（162.68 ± 9.52）μg/ml[14]。

5.降血脂作用

络石提取物对高脂血症大鼠有一定的降脂作用，能降低高脂血症大鼠的血清 TC、TG、LDL–C 水平，升高 HDL–C 水平[13]。

6.镇静催眠作用

络石三萜总皂苷具有镇静催眠作用，能减少小鼠自主活动，延长注射戊巴比妥钠小鼠的睡眠时间和翻正反射消失持续时间[15]。

7.抗疲劳作用

络石三萜总皂苷具有抗疲劳作用，能延长小鼠负重力竭游泳时间，降低定量负荷游泳后全血乳酸及血浆丙二醛、尿素氮含量[16]。

8.其他作用

络石提取物能抑制 RANKL 介导的破骨细胞的分化、骨吸收以及 F- 肌动蛋白环的形成，其作用机制可能是通过调节 NF–$\kappa$B、MAPK 和 AKT 信号通路，从而影响 c–Fos 和活化的 T 细胞胞质 1（NFATc1）核因子的表达或活化[17]。络石乙酸乙酯提取物具有抑制 $\alpha$– 葡萄糖苷酶活性，其 $IC_{50}$ 为（776.81 ± 107.80）μg/ml[14]。

**附　　注**　本品有小毒。与该药材混淆的品种有：同属植物贵州络石 *T. bodinieri* (lévl.)woods. ex Rehd［*T. cathayanum* Schneid.］，桑科植物薜荔 *Ficus pumila* Linn.、地瓜藤（地果）*F. tikoua* Bur.，茜草科植物穿根藤（蔓九节）*Psychotria serpens* Linn.，卫矛科植物扶芳藤 *Euonymus fortunei* (Turcz.) Hand.-Mazz，五味子科植物华中五味子 *Schisandra sphenanthera* Rehd. et E. H. Wils.。

**参考文献**

［1］贾有梅，蔡剑锋，辛华夏，等.亲水/反相二维制备液相色谱法分离纯化络石藤中的化学成分[J].色谱，2017，35(6):650–655.

［2］LIU X T, WANG Z X, YANG Y, et al. Active components with inhibitory activities on IFN–$\gamma$/STAT1 and IL–6/STAT3 signaling pathways from *Caulis trachelospermi*［J］.Molecules, 2014,

19(8):11560-11571.

[3] 谭兴起，郭良君，陈海生，等.络石藤中黄酮类化学成分研究 [J].中药材，2010，33(1):58-60.

[4] 富乐，赵毅民，王金辉，等.络石藤黄酮类化学成分研究 [J].解放军药学学报，2008，24(4):299-301.

[5] 张健，殷志琦，梁敬钰.络石藤地上部分中的一个新异黄酮苷（英文）[J].中国天然药物，2013，11(3):274-276.

[6] ZHANG J, YIN Z Q, LIANG J Y. Flavonoids from *Trachelospermum jasminoides* [J]. Chemistry of Natural Compounds, 2013, 49(3):507-508.

[7] 谭兴起，陈海生，周密，等.络石藤中的三萜类化合物 [J].中草药，2006，37(2):171-174.

[8] 张健，殷志琦，梁敬钰，等.络石藤石油醚萃取部位化学成分的研究 [J].中成药，2012，34(10):1939-1942.

[9] 袁珊琴，于能江，赵毅民，等.络石藤化学成分的研究 [J].中草药，2010，41(2):179-181.

[10] TAN X Q, GUO L J, QIU Y H, et al. Chemical constituents of *Trachelospermum jasminoides* [J]. Natural Product Research, 2010, 24(13):1248-1252.

[11] ACHARAVADEE P, PATCHAREE P. Constituents, antibacterial and antioxidant activities of essential oils from *Trachelospermum jasminoides* flowers [J].Natural Product Communications, 2014, 9 (12):1791-1794.

[12] 赵晨晨.络石藤总黄酮的提取纯化工艺及抗炎镇痛药理作用的研究 [D].沈阳：辽宁医学院，2011.

[13] 徐梦丹，王青青，蒋翠花.络石藤降血脂及抗氧化效果研究 [J].药物生物技术，2014，21(2):149-151.

[14] SONG H, ZHANG S, MOU J, et al. Cytotoxic activities against MCF7 and MDA-MB-231, antioxidant and $\alpha$-glucosidase inhibitory activities of *Trachelospermum jasminoides* extracts *in vitro* [J]. Biotechnology & Biotechnological Equipment, 2019, 33(1):1671-1679.

[15] 谭兴起，金婷，瞿发林.络石藤三萜总皂苷对小鼠镇静催眠作用的实验研究[J].解放军药学学报，2014，30(1):34-36.

[16] 谭兴起，郭良君，孔飞飞，等.络石藤三萜总皂苷抗疲劳作用的实验研究[J].解放军药学学报，2011，27(2):128-131.

[17] JIANG T, YAN W, KONG B, et al. The extract of *Trachelospermum jasminoides* (Lindl.) Lem. vines inhibits osteoclast differentiation through the NF-$\kappa$B, MAPK and AKT signaling pathways[J]. Biomedicine & Pharmacotherapy, 2020, 129:110341.

绞股蓝

第四次全国中药资源普查采集记录

采集人: 吕惠珍、农东新、岑海锋
采集号: 451031141030013LY
采集日期: 2014 年 10 月 30 日
采集地点: 广西隆林县金钟山乡杨家湾村
经度: 104°57′49.51″E　纬度: 24°38′45.87″N
海拔: 1586 m
环境: 阔叶林, 路旁, 黄棕壤
出现频度: 少见　资源类型: 野生
性状: 藤本
重要特征:
科名: 葫芦科
植物名: 绞股蓝　别名:
学名: Gynostemma pentaphyllum (Thunb.) Makino
药材名:　入药部位:
标本份数: 4
用途:
备注:

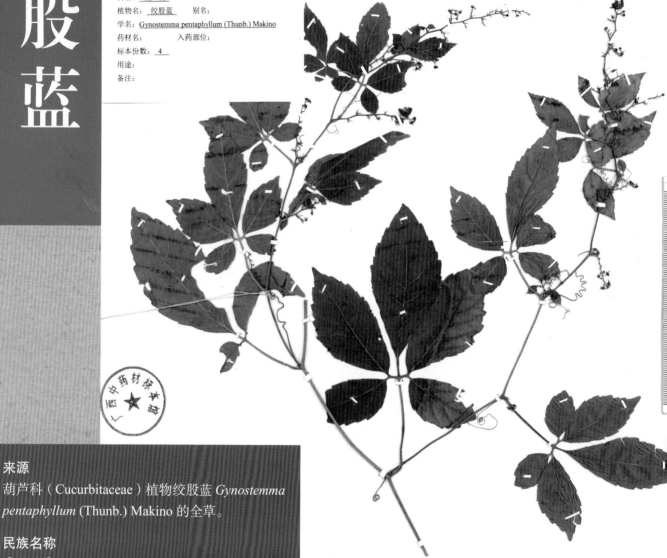

**来源**

葫芦科（Cucurbitaceae）植物绞股蓝 *Gynostemma pentaphyllum* (Thunb.) Makino 的全草。

**民族名称**

【壮族】Gocaekmbaw。

169769

采 集 号: 451031141030013LY

绞股蓝
Gynostemma pentaphyllum (Thunb.) Mak

鉴定人: 余丽莹　　　　　201
第四次全国中药资源普查

## 民 族 应 用

【壮族】药用全草。主治慢性气管炎，病毒性肝炎，肾盂肾炎，胃肠炎，泄泻，高血压，动脉硬化，高血脂，痈疮肿毒，蛇咬伤。内服用量 10~20g；外用适量。

【瑶族】药用根。水煎服治肠炎腹泻。内服用量 15~30g。

**药材性状**　茎被短柔毛或近无毛，呈黄绿色或褐绿色，直径 1~3mm，节间长 3~12cm，具细纵棱线，质韧，不易折断；卷须 2 叉或不分叉，侧生于叶柄基部。叶互生，薄纸质或膜质，皱缩，易碎落，完整叶湿润后展开呈鸟足状，通常 5~7 小叶，上面具柔毛，小叶片卵状长圆形或长圆状披针形，中间者较长，边缘有锯齿。圆锥花序纤细；花细小，常脱落。果实球形，无毛，直径约 5mm，成熟时呈黑色。种子宽卵形，两面具乳状凸起。气微，味苦微甘。

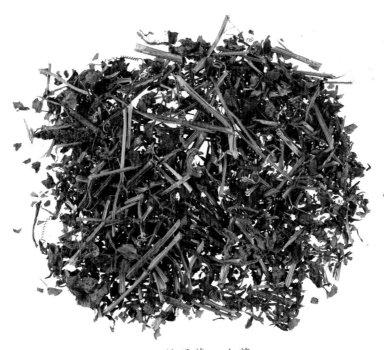

·绞股蓝－全草

**药用源流**　绞股蓝的药用始载于《救荒本草》，曰："绞股蓝，生田野中，延蔓而生，叶似小蓝叶，短小软薄，边有锯齿，又似痢见草叶，亦软，淡绿，五叶攒生一处。开小黄花，又有开白花者，结子如豌豆大，生则青色，熟则紫黑色。叶味甜。"其所述与本种相符。《广西中药材标准》（第二册）及《广西壮族自治区壮药质量标准　第一卷》（2008 年版）记载其具有清热解毒、止咳祛痰、益气养阴、延缓衰老的功效；主治胸膈痞闷，痰阻血瘀，心悸气短，眩晕头痛，健忘耳鸣，自汗乏力，高脂血症，单纯性肥胖，老年咳嗽。

|  **分类位置** | 种子植物门 | 被子植物亚门 | 双子叶植物纲 | 葫芦目 | 葫芦科 |
|---|---|---|---|---|---|
| | Spermatophyta | Angiospermae | Dicotyledoneae | Cucurbitales | Cucurbitaceae |

**形态特征** 草质攀援植物。茎细弱，具分枝，具纵棱及槽。叶膜质或纸质，鸟足状，具 3~9 小叶，通常 5~7 小叶；小叶片卵状长圆形或披针形，两面均疏被短硬毛。花雌雄异株；花梗长 1~4mm；花冠淡绿色或白色；子房球形，2~3 室。果实肉质不裂，球形，径 5~6mm，成熟后黑色；种子卵状心形，径约 4mm，灰褐色或深褐色。

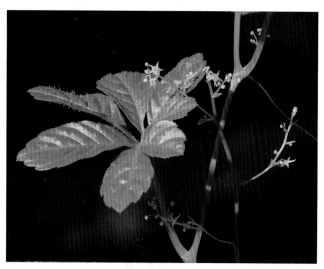

·绞股蓝 – 花期

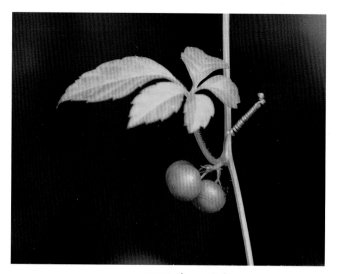

·绞股蓝 – 果期

**生境分布** 生于海拔 300~2100m 的山谷密林中、山坡疏林、灌丛中或路旁草丛中。分布于陕西南部和长江以南各省区。广西主要分布在临桂、灵川、龙胜、蒙山、灵山、平南、容县、百色、靖西、那坡、乐业、隆林、河池、南丹、都安、金秀、宁明、龙州等。

**化学成分** 主要含有人参皂苷 Re、人参皂苷 Rb3、人参皂苷 Rd[1]、yunnangypenosides A–J[2]、绞股蓝皂苷 C–E[3]、绞股蓝皂苷 1–4[4]、gypensapogenin U–W、gypensapogenin X[5]、绞股蓝皂苷 S1–S5、绞股蓝皂苷 XLIX、绞股蓝皂苷 VN2[6]、dammara–20(22),24–diene–3,12–diol、20(R) – 原人参二醇[7]、人参皂苷 Rb1[8]、绞股蓝皂苷 GC1–GC7、绞股蓝皂苷 V、绞股蓝皂苷 XIV[9] 等皂苷类成分；商陆素、喙果黄素、商陆苷[6]、3, 5– 二羟基 – 4', 7– 二甲氧基黄酮[7]、3, 5, 3'– 三羟基 –4', 7– 二甲氧基二氢黄酮、3'–O– 甲基花旗松素、槲皮素、鼠李素、异鼠李素 –3–O–β–D– 芸香糖苷、芦丁[8]、4'–O– 甲基 – 山奈酚 –3–O– 芸香糖苷、山奈酚 –3–β–D–O– 芸香糖苷、槲皮素 –3–O–β–D– 葡萄糖苷、异鼠李素、山奈酚[10] 等黄酮类成分；$\alpha$– 菠甾醇、$\beta$– 谷甾醇、$\gamma$– 谷甾醇[7]、$\alpha$– 菠菜甾醇 –3–O–$\beta$–D– 吡喃葡萄糖苷、$\beta$– 胡萝卜苷[8]、24– 乙基 – $\triangle$ 7,22– 胆甾二烯 –3– 酮、24– 乙基 – $\triangle$ 7,22– 胆甾二烯 –3$\beta$– 醇[11] 等甾醇类成分；由甘露糖、鼠李糖、葡萄糖醛酸、半乳糖醛酸、葡萄糖、半乳糖、木糖和阿拉伯糖 8 种单糖组成的多糖类成分[12]；天门冬氨酸、谷氨酸、谷氨酰胺、丝氨酸、苏氨酸、丙氨酸、蛋氨酸、组氨酸、精氨酸、甘氨酸、亮氨酸、色氨酸[13] 等氨基酸成分；以及月桂酸、邻二苯酚、3, 4– 二羟基苯甲酸、丙二酸、$\beta$– 乙氧基芸香糖苷[8]、叶黄素、吐叶醇、棕榈酸[11]、维生素 A、维生素 C[13] 等成分。还含有铜、铁、锌、锰、钴、镍、硒[13] 等微量元素。

**药理作用** 1. 抗氧化作用
绞股蓝醇提液对 DPPH 自由基和 ABTS$^+$ 自由基的清除能力均与总多酚含量呈极显著正相关[14]。绞股蓝中的芦丁、槲皮素 –3–O–β–D– 葡萄糖苷等化合物均能清除 DPPH 自由基和抑制 $H_2O_2$ 诱导的 A549 细胞损伤[10]。

2. 保肝作用

绞股蓝皂苷具有抗酒精性肝氧化损伤作用，其作用机制可能是通过激活 Nrf2 信号通路，提高抗氧化防御体系水平，或通过抑制 NF-κB 的核转位，降低 TNF-α 和 IL-6 炎症因子的表达，从而抑制炎症反应[15]。绞股蓝中的绞股蓝皂苷 C-E 等化合物对人肝脏星状 t-HSC/Cl-6 细胞具有抑制作用[3]。

3. 调控脂质代谢作用

口服绞股蓝茶饮可以有效改善实验性高脂血症大鼠的脂质代谢紊乱，可能与其对肠道菌群的调节作用有关[16]。绞股蓝中的 yunnangypenoside H 能明显降低 HepG2 细胞脂滴含量[2]。

4. 抗衰老作用

绞股蓝皂苷可减轻衰老小鼠皮肤的氧化损伤，具有延缓小鼠皮肤衰老的作用[17]。绞股蓝籽油可能通过增强机体的总抗氧化能力，降低机体细胞损伤程度，间接保护正常细胞，从而延缓 D – 半乳糖导致小鼠衰老[18]。

5. 抗肿瘤作用

绞股蓝多糖能抑制 MFC 胃癌荷瘤小鼠的肿瘤生长，提高小鼠脾脏指数、胸腺指数、NK 细胞杀伤活性、淋巴细胞增殖能力、巨噬细胞吞噬功能、IFN-γ、IL-2、TNF-α 水平和 CD4+、CD8+ 细胞水平及 CD4+/ CD8+ 比值[19]。绞股蓝次级皂苷 H 能抑制人乳腺癌 MCF7 细胞增殖，并通过调控线粒体通路诱导癌细胞凋亡[20]。

6. 神经保护作用

绞股蓝皂苷对奥沙利铂所致大鼠神经毒性具有明显的改善作用，其作用机制可能与提高 NGF 水平，调节 Nrf2 水平以及下游 NQO-1 和 HO-1 水平有关[21]。绞股蓝总苷对慢性脑缺血大鼠海马神经元具有保护作用，其作用机制与抑制凋亡通路 p38/caspase-3 的激活，减少神经元凋亡有关[22]。

7. 对心脑血管系统的作用

绞股蓝总黄酮具有心肌保护作用，能改善心肌缺血再灌注大鼠氧化应激反应，减少心肌梗死面积[23]。绞股蓝总皂苷能降低动脉粥样硬化小鼠血脂含量，并可能通过激活 PPAR-γ/LXR-α/ABCA1 信号通路从而发挥抗动脉粥样硬化的作用[24]。绞股蓝总苷能保护血管内皮细胞活性，维持线粒体膜电位水平，提高血管内皮细胞抗氧化活性，抑制氧化低密度脂蛋白对血管内皮细胞的损伤[25]。绞股蓝皂苷 XVII 能通过下调 Akt 和 PI3K 的表达，调控 PI3K/Akt 信号通路，抑制 IL-1β、IL-6、TNF-α 的释放，从而发挥对脑缺血再灌注大鼠的保护作用[26]。

8. 降血糖作用

绞股蓝叶水提取物能降低链脲佐菌素诱导的糖尿病大鼠的血糖，其作用机制可能与增加骨骼肌肌膜 GLUT-4 蛋白表达和抑制骨骼肌炎症有关[27]。绞股蓝总皂苷可通过提高 PPARα mRNA 的表达，降低糖尿病大鼠的血糖、血脂、游离脂肪酸浓度，从而提高胰岛素敏感性，减少胰岛素抵抗[28]。

9. 抗炎作用

绞股蓝总皂苷能抑制 LPS 诱导 RAW264.7 细胞中 IL-6、IL-1β、COX-2、TNF-α 和 NO 的分泌和表达，其作用机制可能与调节 NF-κB/MAPKs/AP-1 信号通路有关[4]。

10. 免疫调节作用

绞股蓝能改善糖尿病大鼠免疫功能，能提高糖尿病大鼠胸腺指数、脾脏指数和 CD4+、CD8+、Th1 水平，降低 TNF-α、IL-1、IL-6 水平[29]。绞股蓝皂苷能增强环磷酰胺诱导的免疫功能低下小鼠的免疫功能，提高免疫低下小鼠的外周血白细胞数、胸腺及脾脏指数以及 CD4+/CD8+ 比值和血清中细胞因子的水平和表达，从而发挥免疫调节作用[30]。

11. 其他作用

绞股蓝总皂苷具有镇静、催眠作用，对戊巴比妥钠有协同作用，能延长阈上剂量戊巴比妥钠致小鼠睡眠时间，其作用机制可能与调节单胺类神经递质有关[31]。人参皂苷 Rb1、人参皂苷 Rb3、绞股蓝皂苷Ⅻ、绞股蓝皂苷ⅩⅢ对肾脏具有保护作用，能降低高尿酸模型 SD 大鼠的尿酸、尿素氮和肌酐水平[32]。

**参考文献**

[1] 程满环，郑雪怡，朱媛媛，等.UPLC-Q-TOF-MS 快速鉴定黄山野生绞股蓝中皂苷类物质 [J]. 天然产物研究与开发，2019, 31(6):1046-1053.

[2] YIN M, ZHANG J, WANG L, et al. Ten new dammarane-type saponins with hypolipidemia activity from a functional herbal tea-*Gynostemma pentaphyllum* [J]. Molecules, 2020, 25(16): 1- 19.

[3] SHI G, WANG X, ZHANG H, et al. New dammarane-type triterpene saponins from *Gynostemma pentaphyllum* and their anti-hepatic fibrosis activities *in vitro* [J]. Journal of Functional Foods, 2018, 45:10-14.

[4] WANG B, LI M, GAO H, et al. Chemical composition of tetraploid *Gynostemma pentaphyllum* gypenosides and their suppression on inflammatory response by NF-κB/MAPKs/AP-1 signaling pathways [J]. Food Science & Nutrition, 2020，8(2):1197-1207.

[5] ZHANG X S, SHI, G H, LIU M B, et al. Four new dammarane-type triterpenes derivatives from hydrolyzate of total *Gynostemma pentaphyllum* saponins and their bioactivities [J].Natural Product Research, 2018, 33(1):1-7.

[6] 翟新房.绞股蓝化学成分及其对不同产地绞股蓝皂苷的判别分析 [D].北京：中央民族大学，2020.

[7] 蒋小虎，蒋太白，李双，等.黔产绞股蓝水解产物化学成分研究 [J].山地农业生物学报，2014, 33(1):32-35.

[8] 卢汝梅，潘立卫，韦建华，等.绞股蓝化学成分的研究 [J].中草药，2014, 45(19):2757-2761.

[9] KIM J H, HAN Y N. Dammarane-type saponins from *Gynostemma pentaphyllum* [J]. Phytochemistry, 2011, 72(11-12):1453-1459.

[10] WANG Y R, XING S F, Lin M, et al. Determination of flavonoids from *Gynostemma pentaphyllum* using ultra-performance liquid chromatography with triple quadrupole tandem mass spectrometry and an evaluation of their antioxidant activity *in vitro* [J].Journal of Liquid Chromatography & Related Technologies, 2018, 41(8):437-444.

[11] 许泽龙，杨丰庆，夏之宁.绞股蓝化学成分研究 [J].天然产物研究与开发，2013, 25(8): 1067-1069.

[12] 陈克克，王喆之.绞股蓝多糖的组成分析及其对质粒 DNA 的保护作用 [J].中成药，2009, 31(1):92-95.

[13] 邓世林，李新凤，陈本美，等.绞股蓝中氨基酸、维生素及多种化学元素的分析 [J].湖南医科大学学报，1994, 19(6):487-490.

[14] 邓俊琳，朱永清，夏陈，等.绞股蓝中6种多酚化合物的 HPLC 检测及其醇提液的抗氧化活性[J].食品科学，2019, 40(14):265-269.

[15] 南瑛，张薇，常晋瑞，等.绞股蓝皂苷通过 Nrf2/NF-κB 信号通路发挥抗小鼠急性酒精性肝损伤作用 [J].中国药理学通报，2019, 35(1):40-45.

[16] 黄菊青，林斌，徐庆贤，等.绞股蓝茶饮对高脂血症大鼠脂质代谢和肠道菌群的影响 [J].中国食品学报，2018, 18(6):27-32.

[17] 苏秋香，丛敬，宫倩.绞股蓝皂苷在小鼠皮肤衰老中的抗氧化损伤作用研究[J].中国美容医学，

2015, 24(3):34-36.

［18］杜楠，王璐，白鸽，等．绞股蓝籽油食品安全毒理学评价及抗衰老研究［J］．西北农林科技大学学报（自然科学版），2018, 46(5):131-140,148.

［19］刘艳菊，刘景超，王永飞．绞股蓝多糖对MFC胃癌荷瘤小鼠肿瘤生长抑制及免疫调节作用［J］．中成药，2019, 41(12):2876-2881.

［20］刘明兵，石国慧，张宏宇，等．绞股蓝次级皂苷H诱导人乳腺癌MCF7细胞凋亡的作用研究［J］．药物评价研究，2019, 42(5):828-832.

［21］余伟，赵博，张秀，等．绞股蓝皂苷对奥沙利铂所致大鼠神经毒性保护作用及机制研究［J］．天然产物研究与开发，2018, 30(10):1782-1786,1673.

［22］阳晓晴，唐雪梅，苏湲淇，等．绞股蓝总苷对慢性脑缺血大鼠海马神经元的保护作用及其机制研究［J］．中国现代应用药学，2019, 36(12):1487-1491.

［23］孙立峰，郭华，孟剑锋，等．绞股蓝总黄酮通过抑制氧化应激反应抗心肌缺血保护作用的研究［J］．中华中医药学刊，2018, 36(10):2513-2515.

［24］葛樯樯，王雪芬，宗磊，等．绞股蓝总皂苷对 $ApoE^{-/-}$ 动脉粥样硬化小鼠血管PPAR-γ/LXR-α/ABCA1信号通路的影响［J］．浙江医学教育，2019, 18(4):47-50.

［25］马翔，闫霖．绞股蓝总苷对氧化低密度脂蛋白损伤血管内皮细胞的保护作用研究［J］．中华中医药学刊，2018, 36(2):472-475.

［26］王文杰，舒升，徐煜彬，等．绞股蓝皂苷XVII调控PI3K/Akt信号通路对脑缺血再灌注模型大鼠的保护作用［J］．中华中医药学刊,2021，39(3):233-236，276-278.

［27］王同壮，王尚，马朋，等．绞股蓝叶水提取物对糖尿病大鼠降血糖作用研究［J］．中草药，2020, 51(10):2828-2834.

［28］庞玉萍．绞股蓝总皂苷对2型糖尿病大鼠游离脂肪酸代谢的影响及改善胰岛素抵抗相关机制研究［J］．中华中医药学刊，2016, 34(4):960-963.

［29］郎志芳，刘兰涛，王洪伟，等．绞股蓝对糖尿病肾病大鼠免疫功能的影响[J].中国现代药物应用，2019, 13(7):235-237.

［30］聃宝，李龙昱，何均，等．绞股蓝皂苷调节环磷酰胺诱导免疫功能低下小鼠的免疫调节作用[J].西北药学杂志，2020, 35(5):680-684.

［31］江砚，陈锡林．绞股蓝总皂苷镇静催眠作用及对大鼠脑神经递质的影响［J］．浙江中医杂志，2016, 51(6):459-460.

［32］吴方评，金苹，蒲艳春，等．绞股蓝化学成分及对肾脏的保护作用研究[J].中国药物化学杂志，2020, 30(3):153-158.

# 十画

# 赶风柴

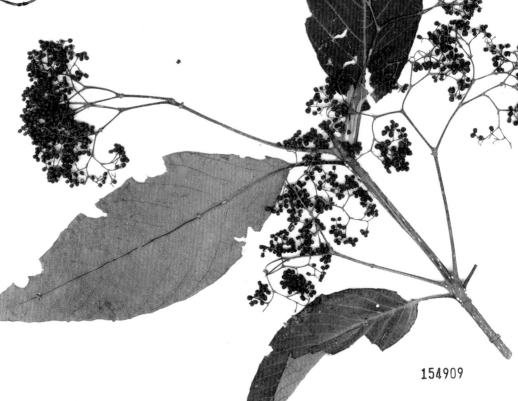

154909

## 来源

马鞭草科（Verbenaceae）植物裸花紫珠 *Callicarpa nudiflora* Hook. et Arn. 的根、茎叶。

## 民族名称

【壮族】Mbawdanghaeux 楣当猴。

## 民 族 应 用

【壮族】药用根、茎叶。主治传染性肝炎，肺结核，肺脓疡，咯血，吐血，衄血，胃出血，便血，流感，子宫颈糜烂，外伤出血，风湿骨痛，跌打损伤，烧烫伤，疮疡，肿毒，化脓性皮肤溃疡。

**药材性状** 叶多皱缩、卷曲，完整者展平后呈卵状披针形或矩圆形，长 10~25cm，宽 4~8cm；上表面黑色，下表面密被黄褐色星状毛；侧脉羽状，小脉近平行，与侧脉几成直角；叶全缘或边缘有疏锯齿；叶柄长 1~3cm，被星状毛。质脆，易破碎。气微香，味涩微苦。

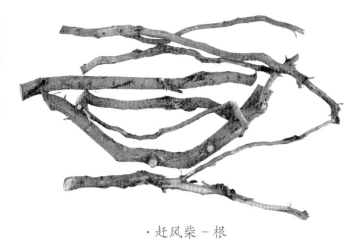

· 赶风柴－根

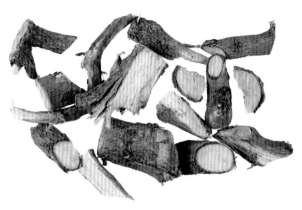

· 赶风柴－根

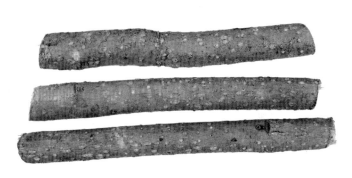

· 赶风柴－茎

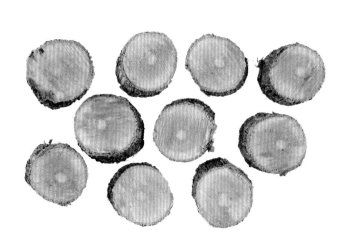

· 赶风柴－茎

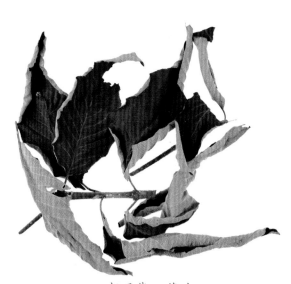

· 赶风柴－茎叶

**药用源流** 紫珠一名最早可见于《本草拾遗》，别名紫荆，此后诸多本草均沿用紫荆一名。根据历代本草所描述"叶似黄荆""花深紫色"及子"圆如小珠"，与紫珠属植物相符，说明药材紫珠来自多个基原植物。赶风柴一名见于《岭南采药录》，其基原植物为尖尾枫 Callicarpa longissima (Hemsl.) Merr.，说明药材赶风柴在名称上较为混乱。《中华本草》首次以药材名赶风柴收录裸花紫珠，并记载其具有散瘀止血、解毒消肿的功效；主治咳血，吐血，衄血，便血，跌打瘀肿，水火烫伤，疮毒溃烂。《中华人民共和国药典》（2020 年版　一部）记载其叶具有消炎、解肿毒、化湿浊、止血的功效；主治细菌性感染引起炎症肿毒，急性传染性肝炎，内外伤出血。

| 分类位置 | 种子植物门 | 被子植物亚门 | 双子叶植物纲 | 马鞭草目 | 马鞭草科 |
|---|---|---|---|---|---|
| | Spermatophyta | Angiospermae | Dicotyledoneae | Verbenales | Verbenaceae |

**形态特征** 灌木至小乔木。小枝、叶柄与花序密生灰褐色分枝茸毛。叶卵状长椭圆形至披针形，顶端短尖或渐尖，边缘具疏齿或微呈波状，表面深绿色，干后变黑色，主脉有星状毛，背面密生灰褐色茸毛和分枝毛；侧脉 14~18 对。聚伞花序开展，6~9 次分歧；苞片线形或披针形；花萼杯状，顶端截平或有不明显的 4 齿；花冠紫色或粉红色，无毛；雄蕊长为花冠的 2~3 倍。果实近球形，红色，干后变黑色。

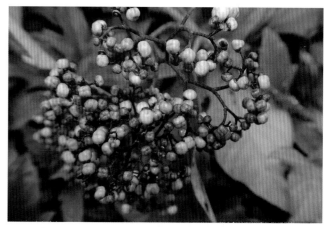

·裸花紫珠－果期

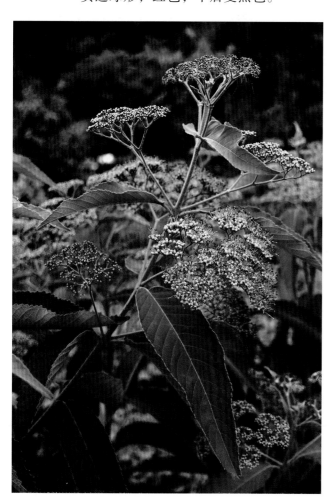

·裸花紫珠－花期

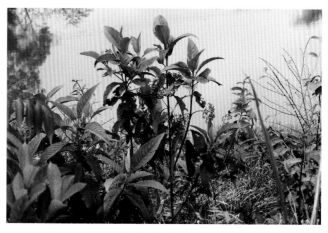

·裸花紫珠－生境

**生境分布** 生于平地至海拔 1200m 的山坡、谷地、溪旁林中或灌丛中。分布于广东、广西。广西主要分布在南宁、陆川、扶绥、宁明等。

**化学成分** 主要含有毛蕊花糖苷、异毛蕊花糖苷、连翘酯苷 B、$\beta$– 羟基毛蕊花糖苷、脱咖啡酰基 – 毛蕊花糖苷、1–$O$– 咖啡酰 –（6–$O$–L– 吡喃鼠李糖基）– 吡喃葡萄糖苷、咖啡酸葡萄糖苷、6–$O$– 咖啡酰葡萄糖苷、$\beta$–hydroxysamioside、大车前苷、samioside、alyssonoside、6–$O$– 香豆酰筋骨草醇、parvifloroside B、肉苁蓉苷 C、安格洛苷 C、角胡麻苷、异角胡麻苷[1]、连翘酯苷 E[2]、leucosceptoslde A、cistaneside C、syringalide A 3'-$\alpha$-L-rhamnopyranoside[3]、金石蚕苷[4]、syringaresinol-4–$O$–$\beta$–D–glucopyranoside、syringaresinol 等苯丙素类成分[7]；3', 4'– 二甲氧基木犀草素 –7–$O$– 新橙皮苷、$\beta$– 羟基毛蕊花糖苷、6– 羟基木犀草素 –7–$O$–$\beta$–D– 葡萄糖苷、柚皮苷、木犀草素 –4'–$O$–$\beta$–D– 吡喃葡萄糖苷、芹菜素 –7–$O$–$\beta$–D– 葡萄糖苷、木犀草苷、野漆树苷、木犀草素 –7–$O$– 新橙皮苷、金圣草黄素 –7–$O$–$\beta$–D– 葡萄糖苷、木犀草素、5, 4'– 二羟基 –3, 7, 3'– 三甲氧基黄酮[1]、香叶木素、3, 7– 二甲氧基 – 槲皮素、芹菜素、异鼠李素[2]、木犀草素 –7–$O$– 葡萄糖苷、槲皮素 3'–$O$–$\beta$–D– 葡萄糖苷[3]、芦丁、5, 7– 二羟基 –3'– 甲氧基黄酮 –4'–$O$–$\beta$–D– 葡萄糖苷[4]、木犀草素 –4'–$O$–$\beta$–D– 吡喃葡萄糖苷等黄酮类成分；梓醇、野芝麻新苷、8– 乙酰哈帕苷、4''-methoxy-ampicoside、6'–$O$– 咖啡酰梓醇、6–$O$– 香草酰哈帕苷、6–$O$– 咖啡酰梓醇、6'–$O$– 香豆酰鸡屎藤次苷、6–$O$– 香豆酰梓醇、6–$O$– 阿魏酰梓醇、nudifloside、5''-methoxy-ampicoside、ampicoside、6'–$O$– 香豆酰梓醇、6'–$O$– 阿魏酰梓醇、10–$O$– 香豆酰梓醇、10–$O$– 香豆酰京尼平酸、3''– 甲氧基 –6–$O$– 咖啡酰 – 梓醇、6–$O$– 香豆酰 –8– 表番木鳖酸、alboside I、齐墩果酸[1]、6''-$O$-$trans$-caffeoyl catalpol[2]、6–$O$-caffeoyl ajugol[3]、callicoside C–F[5,6]、nudiflopene E、nudiflopene J–M、nudiflopene I、roseoside Ⅱ、ajugoside、8–$O$-acetylharpagide、nudifloside、oleanolic acid、erythrodio1、obtusalin、jiofuran、suberosol B[7] 等萜类成分；原儿茶醛、对羟基苯甲醛、对羟基桂皮酸、水杨酸[2]、迷迭香酸甲基酯[4]、2, 4, 6-trimethoxy phenol、syringic acid、coniferyl aldehyde[7] 等酚类成分。

**药理作用** 1. 止血作用

飞机草与裸花紫珠（1：4）配伍联用能明显缩短实验兔的出血时间、凝血时间和凝血活酶时间[8]。裸花紫珠提取物可上调二磷酸腺苷（ADP）诱导的血小板活化，其机制可能与增强血小板 ADP 受体（P2Y$_{12}$）所介导的信号转导有关[9]。

2. 对烧烫伤作用

裸花紫珠水提取物对烧烫伤模型小鼠的表皮和真皮具有恢复作用，能减少伤疤的形成，其作用机制可能与早期上调 VEGF，后期下调 TGF–$\beta$1 有关[10]。

3. 抗炎作用

裸花紫珠正丁醇提取物可能通过抑制 PGE$_2$、TNF–$\alpha$ 的合成，提高 IL–1 水平，从而提高机体免疫应答改善宫颈炎症[11]。飞机草 – 裸花紫珠水煎液（1：4）配伍联用能明显抑制二甲苯致小鼠耳郭肿胀、毛细血管通透性升高和纤维蛋白原升高，能降低炎症组织中 PGE$_2$、5–HT 及 MDA 的水平[8]。

4. 抗菌、抗病毒作用

裸花紫珠颗粒可抵抗肠道病毒 71 型（EV71）病毒对细胞的感染，治疗指数为 35.26；对幽门螺杆菌（Hp）具有一定的抗菌活性，100mg/ml 浓度的抑菌圈直径为（19.7±0.45）mm[12]。裸花紫珠乙酸乙酯部位和正丁醇部位具有体外抗单纯疱疹病毒 Ⅰ 型（HSV–1）的活性[13]。

5. 增强免疫作用

裸花紫珠可提高小鼠单核吞噬细胞的吞噬指数和吞噬活性，提示裸花紫珠对小鼠非特异性免疫功能具有增强作用[14]。

6. 抗肿瘤作用

裸花紫珠乙酸乙酯提取物具有明显的体内、体外抗乳腺癌转移作用，其作用机制可能与抑制肿瘤细胞内 Snail 的磷酸化，从而调控下游相关靶基因表达有关[15]。裸花紫珠可明显抑制人结肠癌 HCT8 细胞和人结肠癌 HCT8/5-Fu 耐药株细胞增殖，可能是通过激活 IL-6/STAT3 信号通路发挥对结肠癌细胞体外耐药的逆转作用[16]。

7. 其他作用

裸花紫珠能通过减少乙酰胆碱酯酶失活，提高记忆障碍小鼠记忆获得、再现和巩固 3 个过程的学习记忆能力，保护神经元，其作用机制与抗氧化、抗炎有关[17]。裸花紫珠具有醒酒作用，能对抗酒精造成的平衡失调现象，缩短醉酒引起的睡眠时间，还能降低乙醇急性中毒小鼠死亡率和血清中 ALT、AST 的水平，对肝脏具有一定的保护作用[18]。

**参考文献**

[1] 易博，张旻，胡引明，等. 基于 UPLC-Q-TOF-MS/MS 技术的裸花紫珠不同部位化学成分分析 [J]. 中国中药杂志，2019，44(21):4661-4669.

[2] 杨建琼，李亚梅，杨义芳，等. 裸花紫珠叶的化学成分研究 [J]. 中药材，2020，43(7):1619-1623.

[3] 王杰，付辉政，周志强，等. 裸花紫珠正丁醇部位的化学成分研究 [J]. 中国药学杂志，2017，52(22):1983-1987.

[4] 王婷婷，关浩洋，刘斌，等. 裸花紫株叶的化学成分研究 [J]. 中医药信息，2017，34(5):5-7.

[5] FU H Z, MA Y Y, MA S C, et al. Two new iridoid glycosides from *Callicarpa nudiflora* [J]. Journal of Asian Natural Products Research, 2020, 22: 264-270.

[6] WANG J, FU H Z, LUO Y H, et al. Two new iridoid glycosides from the leaves of *Callicarpa nudiflora* [J]. Journal of Asian Natural Products Research, 2018, 20: 242-248.

[7] 王红刚. 两种紫珠属药用植物化学成分研究 [D]. 广州：广州中医药大学，2019.

[8] 邓慧鸣，倪盼丽，刘秘，等. 飞机草-裸花紫珠配伍用于动物外伤止血及抗炎的药效学研究 [J]. 解放军医药杂志，2017，29(8):107-111.

[9] 付剑江，张舟妙，吕红，等. 裸花紫珠提取物促血小板活化作用及其机制 [J]. 中国实验方剂学杂志，2017，23(12):109-113.

[10] 罗喻超，刘辰鹏，黄明浩，等. 裸花紫珠治疗烧烫伤模型大鼠活性部位的筛选及其作用机制研究 [J]. 天然产物研究与开发，2019，31(4):711-716.

[11] 杨娟，尚曙玉，贾安，等. 裸花紫珠提取物抗大鼠宫颈炎作用机制研究 [J]. 黄河科技学院学报，2020，22(8):1-5.

[12] 范路路，田景振，耿巧玉，等. 裸花紫珠颗粒体外抗肠道病毒71型及幽门螺杆菌的活性研究 [J]. 山东中医杂志，2018，37(10):851-855.

[13] 周芹芹，侯林，田景振，等. 裸花紫珠不同提取部位体外抗单纯疱疹病毒 I 型作用研究 [J]. 山东中医杂志，2017，36(4):329-330，352.

[14] 陈颖，杨国才. 裸花紫珠抗炎作用及增强免疫功能的实验研究 [J]. 广东微量元素科学，2006，13(8):39-41.

[15] 陈斌，罗跃华，王珊，等. 裸花紫珠提取物的抗乳腺癌转移作用及其机制 [J]. 中国实验方剂学杂志，2015，21(18):94-98.

[16] 陈学武，姜靖雯，张永杰. 海南五指山裸花紫珠通过 IL-6/STAT3 信号通路对结肠癌体外耐药的逆转作用及其机制研究 [J]. 中药材，2020，43(9):2269-2273.

[17] 陈铃，夏玉英，林朝展，等. 裸花紫珠改善小鼠学习记忆障碍作用的研究 [J]. 中药材，2017，40(4):909-915.

[18] 袁莉，黄胜，颜冬兰，等. 裸花紫珠解酒作用的实验研究 [J]. 湖南中医药大学学报，2013，33(3):17-19.

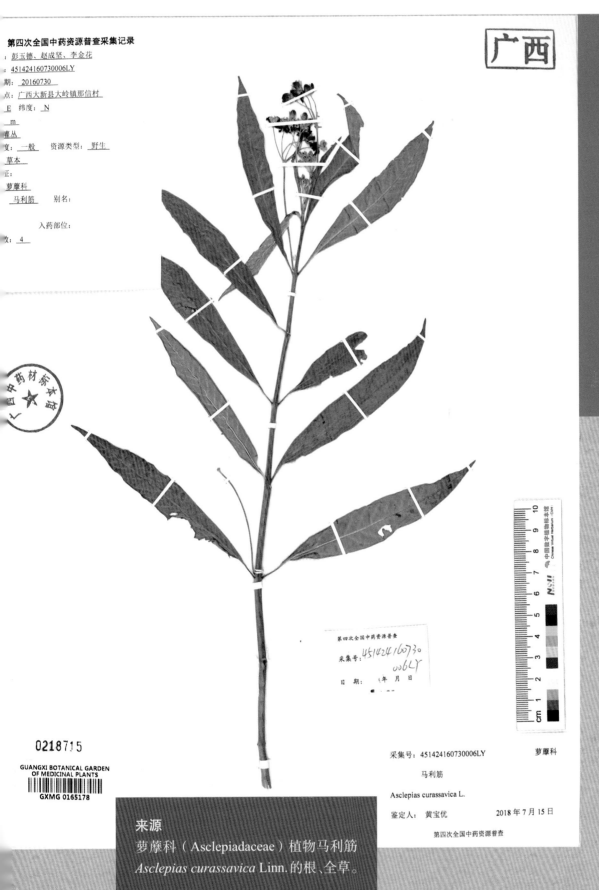

广西

莲生桂子花

0218715

GUANGXI BOTANICAL GARDEN
OF MEDICINAL PLANTS
GXMG 0165178

第四次全国中药资源普查
采集号：451424160730.
006LY
日 期： 年 月 日

采集号：451424160730006LY　　　萝藦科

马利筋

Asclepias curassavica L.

鉴定人：黄宝优　　　2018 年 7 月 15 日

第四次全国中药资源普查

**来源**
萝藦科（Asclepiadaceae）植物马利筋
*Asclepias curassavica* Linn. 的根、全草。

**民族名称**
【壮族】Gaeuyiengzraemx，苟羊忍。

# 民族应用

【壮族】药用根、全草。主治咽喉肿痛，咳嗽，哮喘，淋浊，尿路感染，扁桃体炎，乳腺炎，肺炎，支气管炎，小儿疳积，崩漏，痛经，痈疮，疖肿，疮疡，肿毒，湿疹，跌打损伤，骨折。

**药材性状**　根表面棕色或棕黄色。茎直，较光滑。单叶对生，叶片披针形，先端急尖，基部楔形，全缘。有的可见伞形花序，花梗被毛，或披针形蓇葖果，内有许多具白色绢毛的种子。气特异，味微苦。

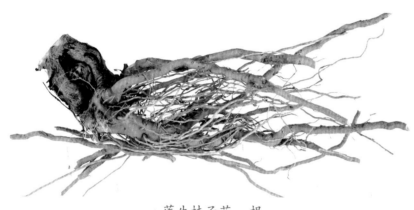

·莲生桂子花－根

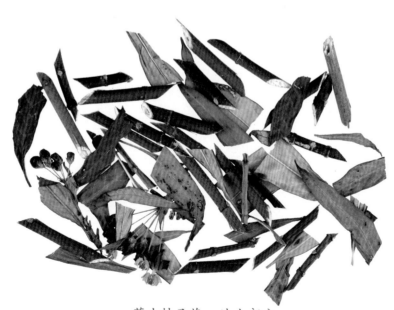

·莲生桂子花－地上部分

**药用源流**　莲生桂子花的药用始载于《植物名实图考》，曰："云南园圃有之。细根丛苗，青茎对叶，叶似桃叶微阔；夏初叶际抽枝，参差互发，一枝蓓蕾十数，长柄柔绿，圆苞摇丹，颇似垂丝海棠；初开五尖瓣红花，起台生小黄筒子，五枝簇如金粟；筒中复有黄须一缕，内嵌淡黄心微突；此花大僅如五铢钱，朱英下揭，鲑蕊上擎，宛似别样莲花中撑出丹桂也。结角如婆婆针线包而上矗，绒白子红，老即迸飞。"其所述及其所附图绘与本种相符。《广西药用植物名录》记载其用于疮痈肿毒，湿疹，跌打损伤，骨折，小儿疳积。

| 分类位置 | 种子植物门 | 被子植物亚门 | 双子叶植物纲 | 夹竹桃目 | 萝藦科 |
|---|---|---|---|---|---|
| | Spermatophyta | Angiospermae | Dicotyledoneae | Apocynales | Asclepiadaceae |

**形态特征** 多年生灌木状直立草本，全株有白色乳汁。叶膜质，披针形至椭圆状披针形，顶端短渐尖或急尖，基部楔形而下延至叶柄。聚伞花序顶生或腋生，花10~20朵；花冠紫红色；副花冠生于合蕊冠上，5裂，黄色，匙形，有柄，内有舌状片；花粉块长圆形，下垂，着粉腺紫红色。蓇葖果披针形，两端渐尖；种子卵圆形，顶端具白色绢质种毛。

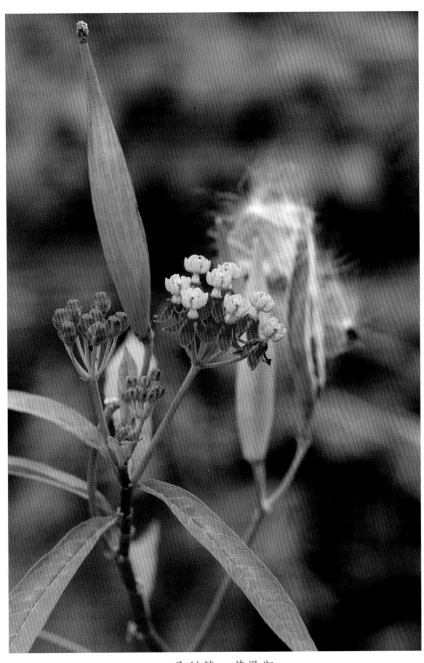

· 马利筋 – 花果期

**生境分布** 多为栽培品，也有逸为野生和驯化。分布于广东、广西、云南、贵州、四川、湖南、江西、福建、台湾等省区。广西主要分布在南宁、横县、柳州、桂林、阳朔、梧州、苍梧、合浦、博白、百色、凌云、隆林、凤山、罗城、都安、宁明、天等、龙州等。

**化学成分** 主要含有 calotropin、apocannoside、cymarin[1]、12$\beta$,14$\beta$–dihydroxy–3$\beta$,19–epoxy–3$\alpha$–methoxy–5$\alpha$–card–20(22)–enolide、12$\beta$–hydroxycalotropin、coroglaucigenin、calotropagenin、12$\beta$–hydroxycoroglaucigenin、desglucouzarin、6'–$O$–feruloyl–desglucouzarin、calotropin、asclepin、uscharidin、16$\alpha$–hydroxyasclepin、16$\alpha$–acetoxycalotropin、16$\alpha$–acetoxyasclepin[2]、槲皮素–3–$O$–(2"–$O$–$\alpha$–L–吡喃鼠李糖)–$\beta$–D–半乳糖苷、槲皮素–3–$O$–$\alpha$–L–吡喃鼠李糖–(1→6)–$\beta$–D–吡喃葡萄糖苷、槲皮素–3–$O$–$\beta$–D–半乳糖苷、槲皮素–3–$O$–$\beta$–D–吡喃葡萄糖苷[3]等成分。马利筋精油主要含有棕榈酸、新植二烯、油酸、十六酸乙酯、异植醇、($E$)–11–hexadecen–1–ol、亚油酸甲酯、十五酸[4]等成分。

**药理作用** 1. 抗肿瘤作用

马利筋中的 calotropin、uscharidin、asclepin 等化合物对 HepG2 细胞和淋巴瘤细胞均有抑制作用，其中以 asclepin 的抑制活性最强，其 $IC_{50}$ 为 0.02μmol/L[2]。马利筋乙酸乙酯提取物在体内外均能抑制人肺腺癌 NIC–H1975 细胞的增殖，并诱导癌细胞凋亡，其作用机制可能与通过激活 p38/JNK MAPK 信号通路有关[6]。

2. 抗氧化作用

马利筋乙酸乙酯提取物能清除 DPPH 自由基和抑制 NO 生成，其 $IC_{50}$ 分别为 35.57μg/ml、62.85μg/ml[5]。

3. 抗菌作用

马利筋精油对枯草芽孢杆菌和金黄色葡萄球菌均有抑菌作用，其 MIC 分别为 0.312mg/ml、0.625mg/ml[4]。

**参考文献**

[1] KUPCHAN S M, RENAULD J A S, et al. Calotropin, a cytotoxic principle isolated from *Asclepias curassavica* L. [J]. Science, 1964, 146:1685–1686.

[2] Li J Z, Qing C, Chen C X, et al. Cytotoxicity of cardenolides and cardenolide glycosides from *Asclepias curassavica* [J]. Bioorganic & Medicinal Chemistry Letters, 2009, 19:1956–1959.

[3] HARIBAL M, RENWICK J A. Oviposition stimulants for the monarch butterfly: flavonol glycosides from *Asclepias curassavica* [J]. Phytochemistry, 1996, 41:139–144.

[4] XIANG Y X, RAO H J Z, MAO L, et al. Chemical composition and antibacterial activity of the essential oil of *Asclepias curassavica* [J]. Chemistry of Natural Compounds, 2019, 55(1):151–153.

[5] BASKAR A A, NUMAIR K S A, ALSAIF M A, et al. *In vitro* antioxidant and antiproliferative potential of medicinal plants used in traditional Indian medicine to treat cancer [J]. Redox Report, 2012, 17(4):145–156.

[6] ZHENG X, XU Y, LIU B, et al. Ethyl acetate extract of *Asclepias curassavica* induced apoptosis in human cancer cells via activating p38 and JNK MAPK signaling pathways [J]. Evid Based Complement Alternat Med, 2019:9076269.

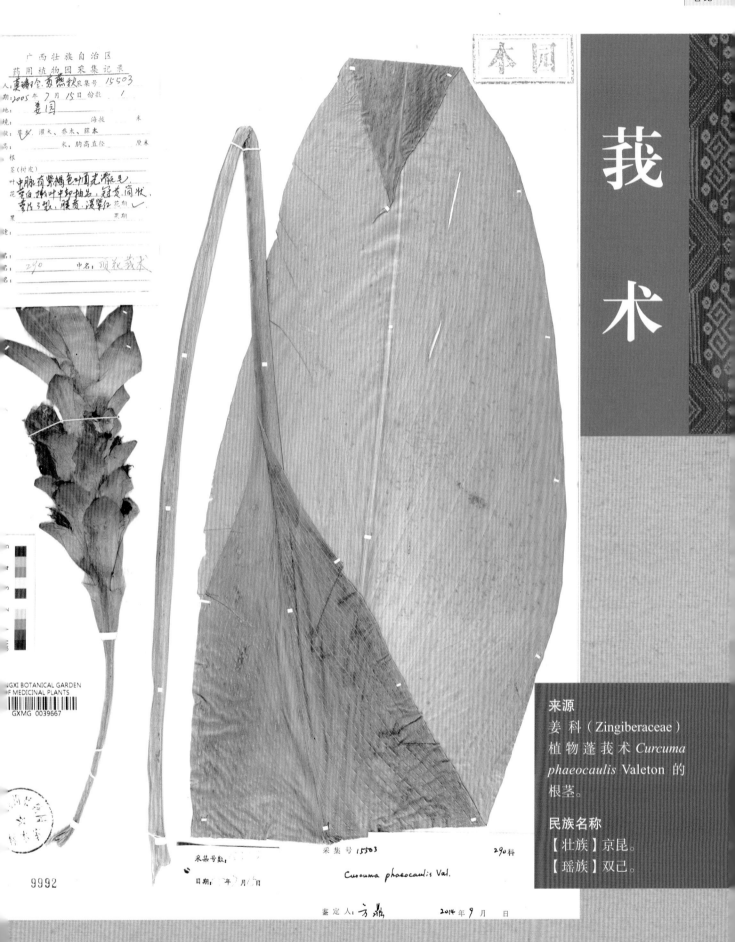

莪

术

来源

姜 科（Zingiberaceae）
植物蓬莪术 *Curcuma
phaeocaulis* Valeton 的
根茎。

民族名称

【壮族】京昆。
【瑶族】双己。

9992

*Curcuma phaeocaulis* Val.

采集号 15503        290科

莪

术

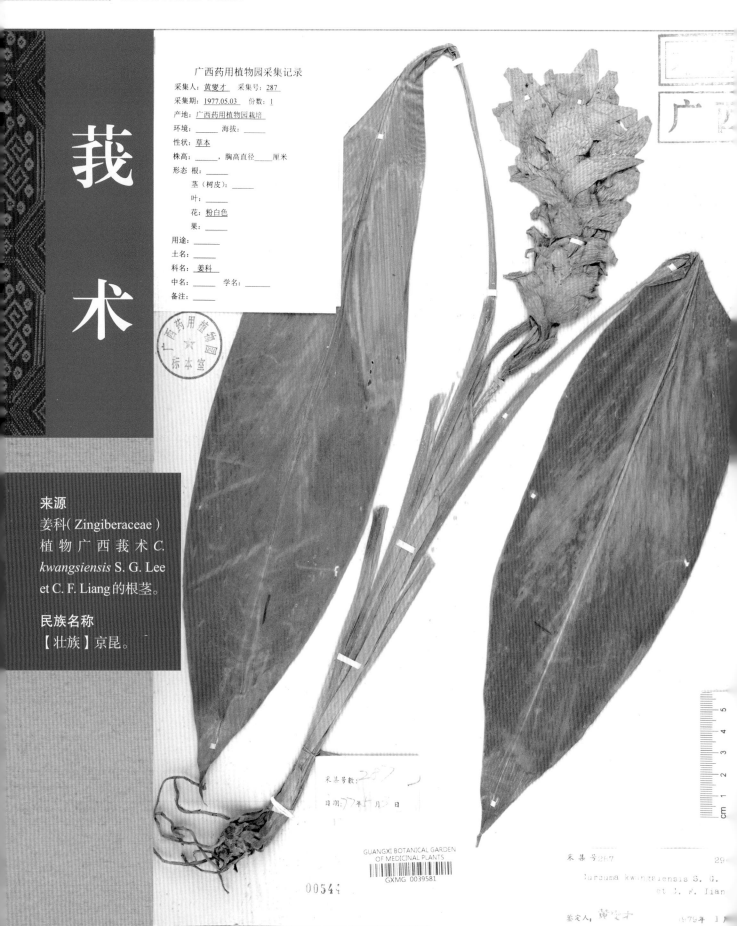

广西药用植物园采集记录

采集人：黄燮才　采集号：287
采集期：1977.05.03　份数：1
产地：广西药用植物园栽培
环境：＿＿＿　海拔：＿＿＿
性状：草本
株高：＿＿＿，胸高直径＿＿＿厘米
形态 根：＿＿＿
　　　茎（树皮）：＿＿＿
　　　叶：＿＿＿
　　　花：粉白色
　　　果：＿＿＿
用途：＿＿＿
土名：＿＿＿
科名：姜科
中名：＿＿＿　学名：＿＿＿
备注：＿＿＿

**来源**
姜科（Zingiberaceae）
植 物 广 西 莪 术 *C.*
*kwangsiensis* S. G. Lee
et C. F. Liang 的根茎。

**民族名称**
【壮族】京昆。

采集号数：287
日期：77年5月 日

00544

采集号 287　　　29
Curcuma kwangsiensis S. G.
et C. F. Lian

鉴定人：黄燮才　1979年 1月

# 民 族 应 用

【壮族】药用根茎。用于肝脾肿大,咳嗽,闭经,胃痛,癌肿,跌打损伤,肩周炎,颈椎痛,妇女产后头痛。内服用量 6~9g。

【瑶族】药用根茎。治风湿筋骨痛,腰腿痛,头痛,胸肋痛,脘腹胀痛,产后腹痛,跌打损伤。内服用量 9~15g,水煎服或浸酒服;外用适量,捣烂敷或磨酒涂。

**药材性状**　蓬莪术　根茎呈卵圆形、长卵形、圆锥形或长纺锤形,顶端多钝尖,基部钝圆,长 2~8cm,直径 1.5~4cm;表面灰黄色至灰棕色,上部环节突起,有圆形微凹的须根痕或残留的须根,有的两侧各有 1 列下陷的芽痕和类圆形的侧生根茎痕,有的可见刀削痕。体重,质坚实。新鲜断面黄蓝色,干药材断面灰褐色至蓝褐色,蜡样,常附有灰棕色粉末;皮层与中柱易分离,内皮层环纹棕褐色。气微香,味微苦而辛。

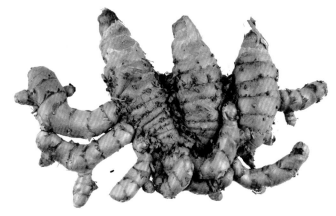

·莪术－根茎(蓬莪术,鲜)

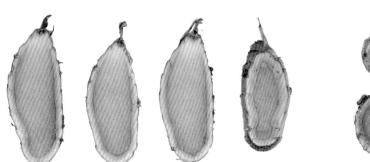

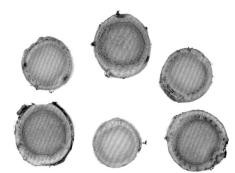

·莪术－根茎(蓬莪术,鲜)

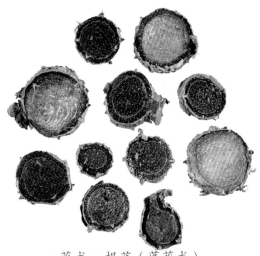

·莪术－根茎(蓬莪术)

广西莪术　根茎环节稍突起，新鲜断面苍白黄色，干药材断面黄棕色至棕色，常附有淡黄色粉末，内皮层环纹黄白色。

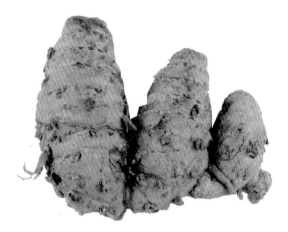

·莪术－根茎（广西莪术，鲜）

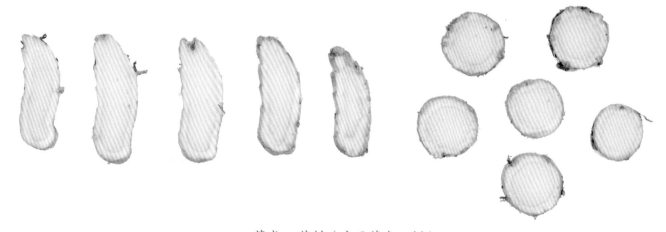

·莪术－药材（广西莪术，鲜）

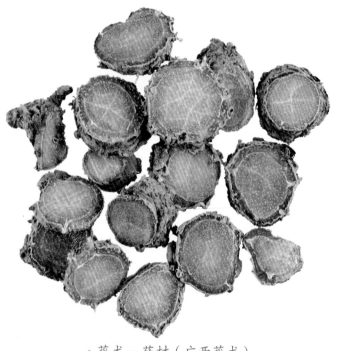

·莪术－药材（广西莪术）

**药用源流** 莪术的药用始载于《雷公炮炙论》。《新修本草》姜黄条云："叶、根都似郁金，花春生于根，与苗并出。夏花烂，无子。根有黄、青、白三色。其作之方法，与郁金同尔。西戎人谓之蒁药，其味辛少、苦多，与郁金同，惟花生异尔。"说明当时莪术与姜黄名称混用。《本草拾遗》载："一名蓬莪，黑色；二名蒁，三名波杀，味甘，有大毒。""蓬莪"可能是指蓬莪术（根茎断面墨绿，干时黑色）；"蒁"可能包括温郁金（根茎断面黄色）；"波杀"有大毒，应不是姜黄属植物。《图经本草》记载："蓬莪茂，生西戎及广南诸州。今江浙或有之。三月生苗在田野中，其茎如钱大，高二三尺。叶青白色，长一二尺，大五寸以来，颇类蘘荷。五月有花作穗，黄色，头微紫。根如生姜，而茂在根下，似鸡鸭卵，大小不常。"并附"端州蓬莪茂"和"温州蓬莪茂"图。温州蓬莪茂即今之温郁金，端州蓬莪茂应为广西莪术。《中华人民共和国药典》（2020 年版 一部）记载其干燥根茎具有行气破血、消积止痛的功效；主治癥瘕痞块，瘀血经闭，胸痹心痛，食积胀痛。

**分类位置** 参见"郁金"条。

**形态特征** 参见"郁金"条。

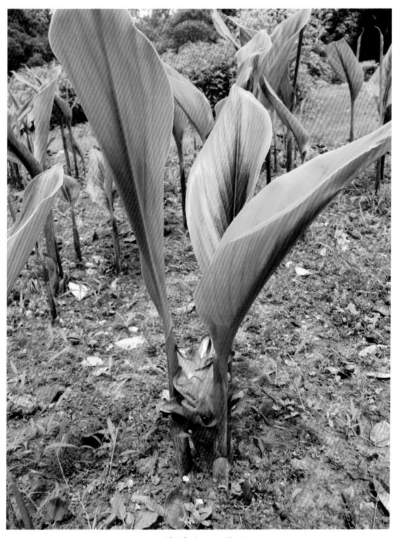

· 蓬莪术－花期

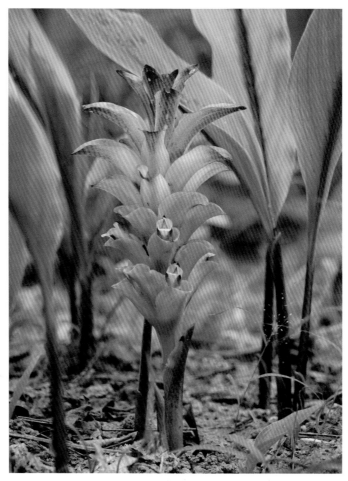

·广西莪术－花期

**生境分布**　参见"郁金"条。

**化学成分**　蓬莪术　根茎含吉马酮、$\beta$-榄香烯、$\alpha$-松油醇、樟脑、芳姜黄酮[1]、莪术酮、异石竹烯、表蓬莪术烯酮、莪术二酮、莪术醇[2]等。

广西莪术　根茎含表莪术酮、姜黄酮、吉马酮、莪术烯醇[3]、蓬莪术环二烯、蓬莪术环二烯酮、蓬莪术环氧酮、对羟基苯甲酸、对羟基桂皮酸[4]、$\beta$-谷甾醇棕榈酸酯、$\beta$-谷甾醇、月桂酸甘油酯、正十三烷酸单甘油酯、豆甾醇、羽扇豆醇、$\beta$-胡萝卜苷[5]等。

**药理作用**　1.对免疫功能的作用

莪术对环磷酰胺（CY）免疫抑制的小鼠免疫功能具有明显的改善作用。低、中、高剂量莪术能拮抗 CY 引起的小鼠脾萎缩和白细胞数量减少；高、中剂量莪术能提高免疫抑制小鼠的碳粒廓清指数、促进血清溶血素的生成及提高 ConA 诱导的脾淋巴细胞增殖反应，作用强度与剂量相关[6]。

2.抗病毒、抗肿瘤作用

莪术油能明显抑制新城疫 F48E9 毒株的增殖，降低鸡胚病死率，且效果明显高于盐酸金刚烷胺[7]。适当浓度的莪术醇能抑制 SGC7901 细胞增殖并诱导细胞发生凋亡，抑制磷酸化 Akt 以及增强 BAD 蛋白表达，其作用机制与下调 PI3 K/Akt 信号转导通路蛋白表达，上调其下游 BAD 表达有关[8]。莪术油对人肺腺癌细胞 A549 的增殖具有抑制作用，并呈时间、浓度依赖性，其作用是通过阻滞细胞周期及诱导凋亡和坏死来实现[9]；对体外鼻咽癌 CNE2 细胞具有明显增殖抑制和诱导凋亡的作用，其作用机制可能与下调 NF-κB 表达有关[10]。

3. 对胚胎发育的作用

莪术醇对斑马鱼胚胎的发育有一定影响，可导致斑马鱼畸形，明显降低其胚胎孵化率[11]。

4. 保肝作用

莪术提取物能改善 $CCl_4$ 所致大鼠肝损伤的纤维化程度，使大鼠血清 TP、ALB 水平明显升高，全血高、中、低切黏度及血浆黏度均明显下降，肝组织 Hyp 下降[12]。生、醋莪术均能不同程度减轻猪血清所致大鼠免疫性肝纤维化程度，其机制可能与抑制 HSC-T6 增殖，减少细胞外基质的生成并促进其降解有关[13]。

5. 对肾功能的作用

莪术煎剂灌胃对输尿管结扎肾间质纤维化模型大鼠的 CD8+T 细胞浸润、ECM 型胶原Ⅲ、Ⅳ及纤维连结蛋白（FN）、层黏连蛋白（LN）、α–平滑肌肌动蛋白（α–SMA）和转化生长因子 β（TGF–β）的表达均有显著性影响，提示莪术通过影响高凝状态促进 ECM 降解，减少 CD8+T 细胞浸润和影响 TGF–β 等细胞因子的产生，防止或减少 ECM 过度积聚，从而改善肾功能[14]。莪术对肾间质纤维化的延缓作用可能是通过抑制与纤维化关系最密切的细胞因子（如 $TGF-\beta_1$ 和核因子 NF–κB）的表达使成纤维细胞活性受到抑制，及通过下调 PAI-1 使细胞外基质合成受抑制来实现[15]。

6. 抗血小板凝聚和抗血栓作用

莪术二酮能抑制角叉菜胶致小鼠体内血栓形成，延长小鼠凝血时间、部分活化凝血活酶时间和凝血酶时间，并能抑制体内 ADP 诱导血小板聚集，提高 NO 含量，降低 P-selectin 水平和 $TXB_2/6-keto-PGF_{1\alpha}$，提示莪术二酮可能是莪术抗血栓的活性成分[16]。

7. 抗早孕作用

小白鼠经腹腔和皮下注射 600~900mg/kg 莪术油，其抗着床与抗早孕效果为 70%~90%；大白鼠腹腔注射复方莪术油的抗早孕效果为 77%；家兔腹腔注射 80mg/kg 莪术油的抗着床效果为 80%，经阴道注药 400mg/kg 的抗着床效果为 100%[17]。莪术醇浸膏及分离的萜类和倍半萜类化合物对大、小白鼠有明显的抗早孕作用，对孕狗也有一定的抗着床作用[18]。

8. 抗菌作用

莪术挥发油主要成分莪术醇具较强的体外抗真菌活性，对石膏样小孢子菌上海株、红色毛癣菌上海株的最低抑菌浓度（MIC）大于 50μl/ml，对白色念珠菌武汉株 32035、大脑状毛癣菌上海株的 MIC 为 50μl/ml，对其他菌种的 MIC 均小于 0.78μl/ml，最低杀菌浓度（MFC）同抑菌浓度[19]。广西莪术炮制前后对金黄色葡萄球菌、大肠杆菌和乙型溶血性链球菌均有较强的抗菌作用，生品对大肠杆菌的抑制作用稍强于醋煮品和醋炙品，醋煮品对乙型溶血性链球菌作用强于醋炙品，并显著强于生品[20]。

9. 镇痛抗炎作用

广西莪术醋煮品、醋炙品对冰醋酸所致的小鼠扭体反应有明显的抑制作用，镇痛率分别为醋煮品 60%，醋炙品 52%；广西莪术生品、醋煮品和醋炙品对小鼠热板致痛均具有不同程度的镇痛作用，其中生品给药后 30min 痛阈提高率为 98%；广西莪术醋煮品对二甲苯所致的小鼠耳郭肿胀有明显的抑制作用[21]。

10. 对胃肠平滑肌的作用

莪术对大鼠结肠平滑肌的收缩活动有兴奋作用，且与剂量呈正相关，其引起的收缩效应可被阿托品和维拉帕米阻断，但不受酚妥拉明影响[22]。

**附　注**　《中华人民共和国药典》（2020 年版　一部）收载温郁金（*C. wenyujin* Y. H. Chen et C. Ling）为莪术的另一基原植物。温郁金主产于浙江，在广西有少量栽培。

**参考文献**

［1］NURIZA R, 甘彦雄, 郑勇凤, 等.基于 GC-MS 对比分析印尼姜黄、姜黄、蓬莪术挥发油中的化学成分［J］.中药与临床, 2016, 7(2):20-22.

［2］魏杰, 李忠, 黄静, 等.SFME-GC-MS 法分析云南产姜黄和蓬莪术的挥发性成分［J］.云南大学学报(自然科学版), 2014, 36(3):405-411.

［3］廖彬汛, 罗俊, 潘年松, 等.黔产莪术不同炮制品中挥发油成分 GC-MS 分析［J］.基因组学与应用生物学, 2017, 36(11):4802-4810.

［4］朱凯, 李军, 罗桓, 等.广西莪术化学成分的分离与鉴定［J］.沈阳药科大学学报, 2009, 26(1):27-29.

［5］王柳萍, 梁灿明, 李月儿, 等.广西莪术化学成分研究［J］.广西中医药, 2016, 39(2):78-80.

［6］徐燕萍, 胡小庆, 湛学军, 等.莪术对免疫抑制小鼠免疫功能的影响［J］.山东医药, 2012, 52(4):51-53.

［7］王学理, 鄢长庆, 刘珂飞, 等.莪术油注射液鸡胚接种抗新城疫病毒的研究［J］.安徽农业科学, 2012, 40(4):2065-2066.

［8］徐立春, 王耀霞, 陈海燕.莪术醇对 SGC7901 细胞 Akt、P-Akt 及 BAD 表达水平影响的初步研究［J］.医学研究杂志, 2011, 40(12):44-47.

［9］王晓波, 牛建昭, 崔巍, 等.莪术油对人肺腺癌细胞 $A_{549}$ 增殖的影响［J］.中国中医药信息杂志, 2011, 18(9):41-43.

［10］王娟, 陈旭, 曾建红.莪术醇对鼻咽癌细胞 CEN2 增殖与凋亡的影响［J］.细胞与分子免疫学杂志, 2011, 27(7):790-792.

［11］田丽莉, 董建勇, 黄长江.莪术醇对斑马鱼胚胎发育的影响［J］.温州医学院学报, 2010, 40(6):557-559, 563.

［12］朱锐, 杨玲, 沈霖, 等.莪术提取物对肝纤维化大鼠血液流变学指标的影响［J］.中西医结合研究, 2009, 1(3):117-120.

［13］张季, 宋嫣, 王巧晗, 等.生、醋莪术对大鼠免疫性肝纤维化及 HSC-T6 增殖和 α-SMA, Procollagen Ⅰ 表达的影响［J］.中国中药杂志, 2017, 42(13):2538-2545.

［14］杜兰屏, 胡仲仪, 邓跃毅, 等.莪术对肾脏细胞外基质影响的实验研究［J］.上海中医药杂志, 2001, 6:38-40.

［15］刘迟, 郭刚, 胡仲仪.莪术对单侧输尿管梗阻大鼠肾间质纤维化的影响［J］.上海中医药杂志, 2006, 40(12):71-73.

［16］王秀, 夏泉, 许杜娟, 等.莪术中莪术二酮抗凝血和抗血栓作用的实验研究［J］.中成药, 2012, 34(3):550-553.

［17］安一心, 孙治, 徐永贵, 等.莪术止孕作用的实验研究［J］.生殖与避孕, 1983, 1:57-58, 47.

［18］陈梓璋, 杨德华, 周世清, 等.莪术提取物的抗早孕研究［J］.中草药, 1980, 11(9):409-411.

［19］李业荣, 桂蜀华, 李翠平, 等.莪术挥发油主要成分莪术醇的体外抗真菌活性研究［J］.广州中医药大学学报, 2011, 28(1):46-48.

［20］覃葆, 曾春晖, 荣玲芝, 等.不同炮制方法对广西莪术质量影响的研究［J］.时珍国医国药, 2009, 20(9):2247-2248.

［21］覃葆, 谢金鲜, 杨海玲, 等.不同炮制方法对广西莪术姜黄素成分及镇痛抗炎的影响［J］.中国实验方剂学杂志, 2011, 17(10):35-38.

［22］吕涛, 魏睦新.莪术对大鼠结肠平滑肌收缩的促进作用及机制［J］.世界华人消化杂志, 2009, 17(26):2718-2721.

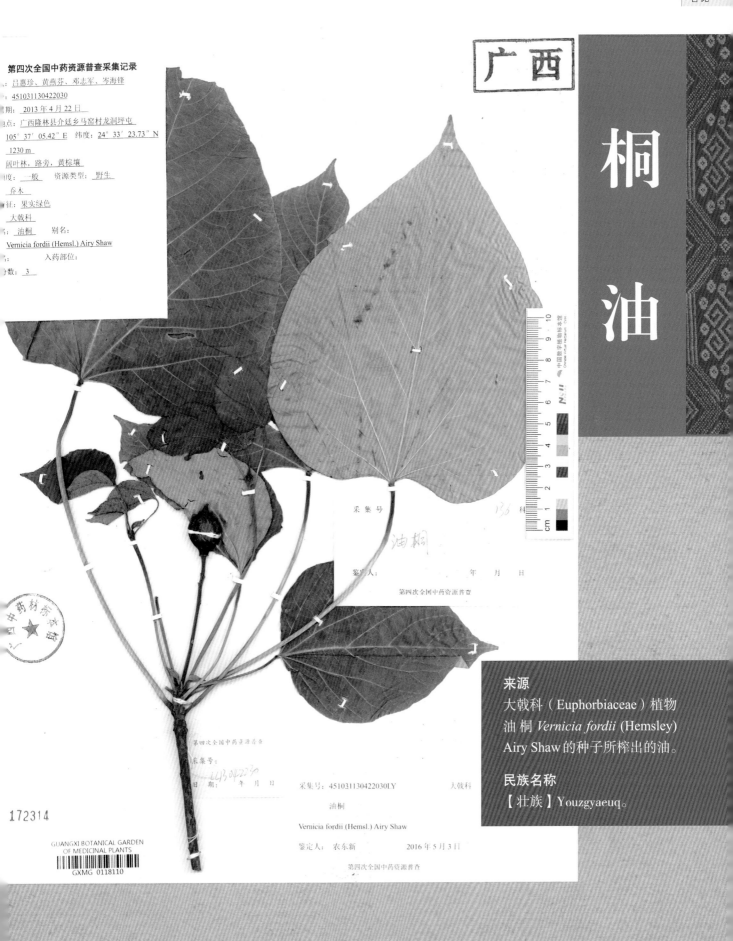

第四次全国中药资源普查采集记录

吕惠珍、黄燕芬、邓志军、岑海锋

451031130422030

2013 年 4 月 22 日

广西隆林县介廷乡马窑村龙洞坪屯

105° 37′ 05.42″ E　纬度：24° 33′ 23.73″ N

1230 m

阔叶林，路旁，黄棕壤

度： 一般　资源类型：野生

乔木

征：果实绿色

大戟科

名：油桐　别名：

Vernicia fordii (Hemsl.) Airy Shaw

：　入药部位：

数：3

广西

桐油

采集号 136 科

油桐

鉴定人：　　　年 月 日

第四次全国中药资源普查

第四次全国中药资源普查

采集号

日 期： 年 月 日

采集号：451031130422030LY　　大戟科

油桐

Vernicia fordii (Hemsl.) Airy Shaw

鉴定人：农东新　　2016 年 5 月 3 日

第四次全国中药资源普查

172314

来源

大戟科（Euphorbiaceae）植物
油桐 *Vernicia fordii* (Hemsley)
Airy Shaw 的种子所榨出的油。

民族名称

【壮族】Youzgyaeuq。

# 民族应用

【壮族】药用种子所榨出的油。桐油点灯，入竹筒熏治痈肿初起；用纱布浸桐油包患处，或将患指浸泡在桐油中，治指疗；先将石灰搅水澄清，取清水，入桐油数滴，急以竹搅之，半时起白色胶质，敷患处治火灼伤。有剧毒，内服用量宜小；外用适量，涂擦或敷患处。

**药材性状**　油状液体，浅黄色至棕色。气特异，味甘、辛。

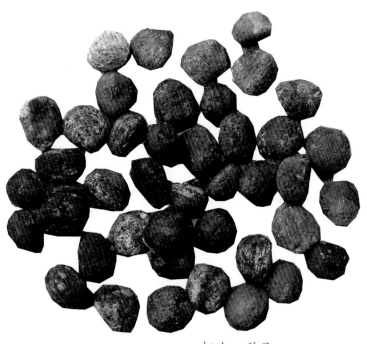

·桐油－种子

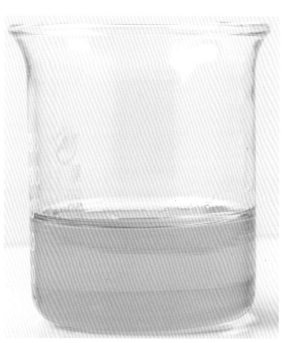

·桐油－油

**药用源流**　油桐树又称虎子桐、罂（子）桐。《本草拾遗》载："罂子桐子，压为油，毒鼠主死，摩疥癣虫疮毒肿。一名虎子桐，似梧桐，生山中。"《本草纲目》云："罂子，因实状似罂也。虎子，以其毒也。荏者，言其油似荏油也。"又载："桐油吐人，得酒即解。"《中华本草》记载桐油具有涌吐痰涎、清热解毒、收湿杀虫、润肤生肌的功效；主治喉痹，痈疡，疥癣，臁疮，烫伤，冻疮，皲裂。

| **分类位置** | 种子植物门 | 被子植物亚门 | 双子叶植物纲 | 大戟目 | 大戟科 |
|---|---|---|---|---|---|
| | Spermatophyta | Angiospermae | Dicotyledoneae | Eophorbiales | Euphorbiaceae |

**形态特征**　落叶乔木。高达 10m；树皮灰色，近光滑；枝条粗壮，无毛，具明显皮孔。叶卵圆形，全缘，稀 1~3 浅裂；叶柄与叶片近等长，几无毛，顶端有 2 枚扁平、无柄腺体。花雌雄同株；花瓣白色，具淡红色脉纹，倒卵形，顶端圆形，基部爪状；雄蕊 8~12 枚，2 轮；子房 3~5（~8）室，每室有 1 颗胚珠。核果近球状，果皮光滑；种子 3~4（~8）颗，种皮木质。

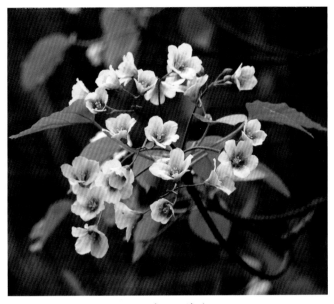

·油桐 – 花期

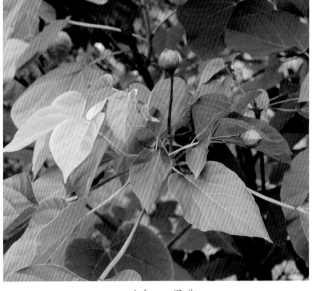

·油桐 – 果期

**生境分布** 通常栽培于海拔 1000m 以下的丘陵山地。分布于陕西、河南、江苏、安徽、浙江、江西、福建、湖南、湖北、广东、海南、广西、四川、贵州、云南等。广西全区各地均有栽培。

**化学成分** 油桐中主要含油酸、亚油酸、棕榈酸、十八酸、11- 二十烯酸、羟基 – 十八酸、9- 羰基 - 壬酸等脂肪酸[1]。

**药理作用** 对皮肤病的作用

油桐联合阿维 A 酸对轻、中度寻常型银屑病有较好的疗效，能显著降低皮损组织中 IL-23、IL-17、IL-22 和 TNF-α 水平及 Th17 细胞百分比，其机制可能与抑制皮损组织中 IL-23/Th17 信号通路的活性有关[2]。

**附 注** 《中华本草》记载油桐的种子（油桐子）、未成熟的果实（气桐子）、花（桐子花）、叶（油桐叶）、根（油桐根）亦可入药。油桐子具有吐风痰、消肿毒、利二便的功效，主治风痰喉痹，痰火瘰疬，食积腹胀，大小便不通，丹毒，疥癣，烫伤，急性软组织炎症，寻常疣；气桐子具有行气消食、清热解毒的功效，主治疝气，食积，月经不调，疔疮疖肿；桐子花具有清热解毒、生肌的功效，主治新生儿湿疹，秃疮，热毒疮，天泡疮，烧烫伤；油桐叶具有清热消肿、解毒杀虫的功效，主治肠炎，痢疾，痈肿，臁疮，疥癣，漆疮，烫伤；油桐根具有下气消积、利水化痰、驱虫的功效，主治食积痞满，水肿，哮喘，瘰疬，蛔虫病。

**参考文献**

［1］王宇.油桐种子化学成分及活性研究［D］.汉中：陕西理工大学，2017.

［2］宋欣，陈欢，周雯露，等.桐油联合阿维 A 酸对银屑病的疗效及其对 IL-23/Th17 信号通路的影响［J］.中国现代应用药学，2019, 36(22):2843-2847.

# 桃

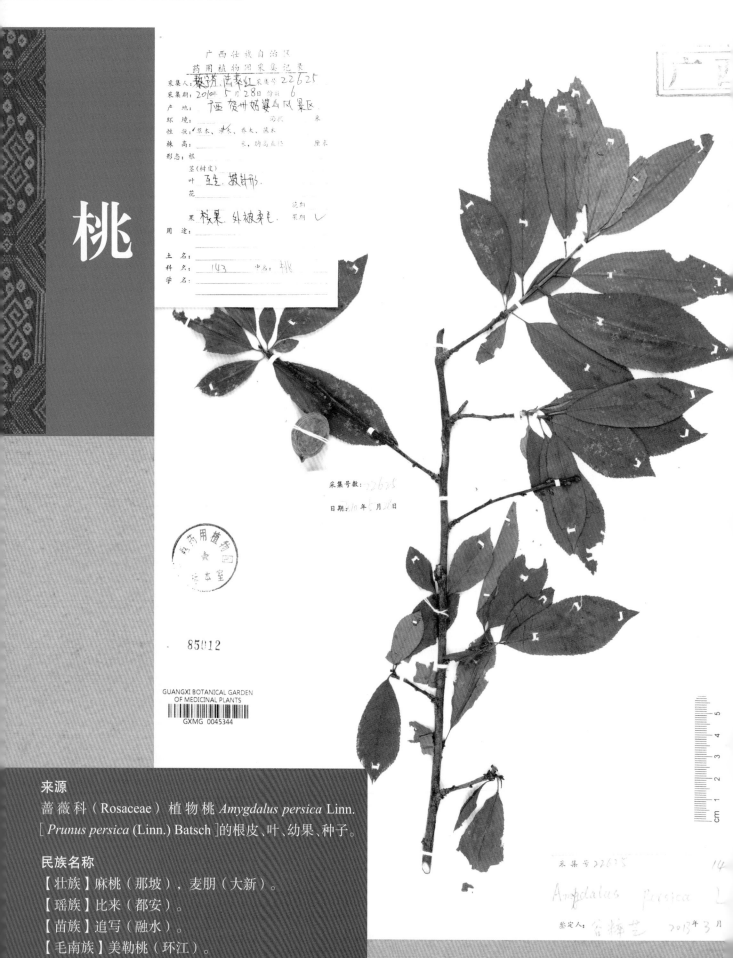

**来源**

蔷薇科（Rosaceae）植物桃 *Amygdalus persica* Linn.
[*Prunus persica* (Linn.) Batsch]的根皮、叶、幼果、种子。

**民族名称**

【壮族】麻桃（那坡），麦朋（大新）。

【瑶族】比来（都安）。

【苗族】追写（融水）。

【毛南族】美勒桃（环江）。

## 民 族 应 用

【壮族】药用叶、幼果和种子。叶水煎洗患处治阴道炎，宫颈炎；水煎调白酒适量，先热敷后泡患处治瘰病。幼果晒干后治小儿盗汗，肺结核，咯血。种子治闭经，痛经，产后腹痛，阑尾炎，便秘，狂犬咬伤。

【瑶族】药用叶。水煎服兼洗身，盖被发汗治劳累过度引起的全身不适；捣烂敷肚脐治脱肛。

【毛南族】药用根皮、种子。根皮捣烂用酒精浸泡，蘸药液塞患牙治龋齿痛。种子水煎服去瘀血。内服用量9~15g；外用适量。

**药材性状**　根皮呈卷曲筒状，长短宽窄不一；味苦，性平。叶多卷缩成条状，湿润展平后呈长圆状披针形，长 8~15cm，宽 2~3.5cm；先端渐尖，基部宽楔形，边缘具细锯齿或粗锯齿；上面深绿色，较光亮，下面色较淡。质脆。气微，味微苦。幼果果核已硬化者习称"瘪桃干"，未硬者习称"桃奴"；瘪桃干呈矩圆形或卵圆形，长 1.8~3cm，直径 1.5~2cm，厚 0.9~1.5cm；先端渐尖，呈鸟喙状，基部不对称，有的存有少数棕红色的果柄；表面黄绿色，具网状皱缩纹理，并密被黄白色柔毛；质坚硬，不易折断；破开，断面内果皮厚而硬化，腹缝线不明显，含未成熟种子1枚；气微弱，味微酸涩。桃奴呈扁压状卵形，较小，表面毛茸更多；质软，断面内果皮较薄，未硬化。种子呈扁长卵形，长1.2~1.8cm，宽0.8~1.2cm，厚0.2~0.4cm；表面黄棕色至红棕色，密布颗粒状突起；一端尖，中部膨大，另一端钝圆稍偏斜，边缘较薄；尖端一侧有短线形种脐，圆端有颜色略深不甚明显的合点，自合点处散出多数纵向维管束；种皮薄，子叶2，类白色，富油性；气微，味微苦。

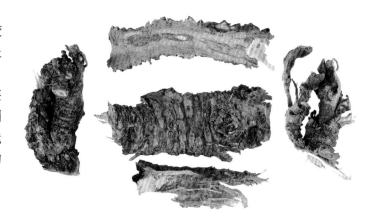

·桃－根皮

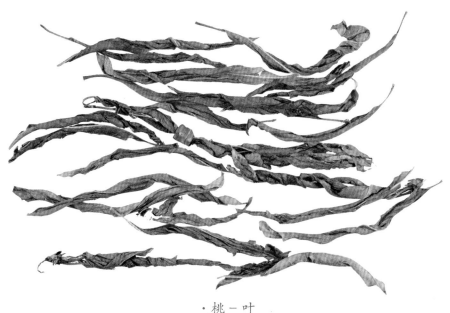

·桃－叶

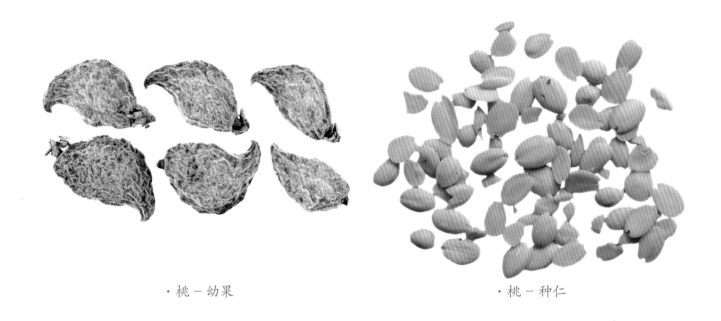

·桃－幼果          ·桃－种仁

**药用源流**　桃的药用始载于《神农本草经》，曰："桃核仁，味苦，平。主瘀血、血闭癥瘕；邪气；杀小虫。桃花，杀疰恶鬼；令人好颜色。桃枭，微温。主杀百鬼精物。桃毛，主下血瘕，寒热积聚，无子。桃蠹，杀鬼邪恶不详。生川谷。"《本草纲目》载："桃品甚多，易于栽种，且早结实。五年宜以刀劙其皮，出其脂液，则多延数年。其花有红、紫、白、千叶、二色之殊，其实有红桃、徘桃、碧桃、缃桃、白桃、乌桃、金桃、银桃、胭脂桃，皆以色名者也。有绵桃、油桃、御桃、方桃、匾桃、偏核桃，皆以形名者也。有五月早桃、十月冬桃、秋桃、霜桃，皆以时名者也。并可供食。惟山中毛桃，即尔雅所谓榹桃者，小而多毛，核枯味恶。其仁充满多脂，可入药用，盖外不足者内有余也。"指出桃种类繁多，有食用种和药用种之分，并认为桃仁"双仁者有毒，不可食"。《中华人民共和国药典》（2020年版　一部）记载桃的干燥成熟种子具有活血祛瘀、润肠通便、止咳平喘的功效；主治经闭痛经，癥瘕痞块，肺痈肠痈，跌扑损伤，肠燥便秘，咳嗽气喘。其干燥枝条具有活血通络、解毒杀虫的功效；主治心腹刺痛，风湿痹痛，跌打损伤，疮癣。

| **分类位置** | 种子植物门 | 被子植物亚门 | 双子叶植物纲 | 蔷薇目 | 蔷薇科 |
|---|---|---|---|---|---|
| | Spermatophyta | Angiospermae | Dicotyledoneae | Rosales | Rosaceae |

**形态特征**　乔木，高 3~8m。树皮暗红褐色，老时粗糙呈鳞片状。叶片长圆披针形、椭圆披针形或倒卵状披针形，叶缘具细锯齿或粗锯齿，齿端具腺体或无腺体；叶柄粗壮，常具 1 至数枚腺体。花单生，先于叶开放；花瓣长圆状椭圆形至宽倒卵形，粉红色，罕为白色；雄蕊 20~30；花柱几与雄蕊等长或稍短；子房被短柔毛。果实卵形、宽椭圆形或扁圆形；核大，表面具纵、横沟纹和孔穴。

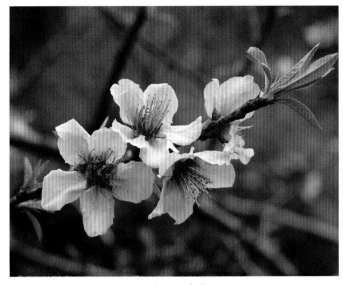

·桃-花期

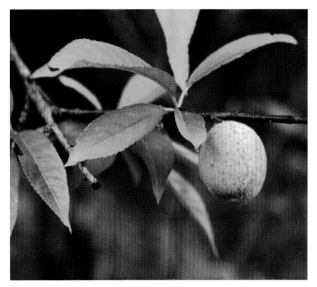

·桃-果期

**生境分布** 我国各省区广泛栽培。

**化学成分** 果肉含 2, 6- 二特丁基对甲基苯酚、环己烯异硫氰酸酯、乙酸异丁酯、棕榈酸、萜烯、2 – 丁烯基苯、烷烃、乙醛、3 – 甲基丁醛、己醛等挥发性成分[1]。种子含环己烯异硫氰酸酯、己醛、乙酸甲酯、3– 甲基丁醛、乙醇等挥发性成分[1];还含油酸、亚油酸、棕榈酸、硬脂酸、十二烷酸、十四烷酸等脂肪酸类成分,以及扁桃酸酰胺 –β– 龙胆二糖苷、扁桃酸 –β–D– 吡喃葡萄糖苷、野黑樱苷、prupersin B 等[2]。

**药理作用** 1. 抗凝血、抗血栓作用
桃仁乙醇提取物具有抗凝血作用,大、中剂量组小鼠出血时间和凝血时间均明显延长[3];桃仁石油醚部位的分离物能改变急性寒凝血瘀模型大鼠的血液黏、浓、凝、聚状态,具有显著的活血化瘀作用[4]。桃仁乙酸乙酯提取物具有显著的抗血栓作用,能延长小鼠的凝血时间,缓解二磷酸腺苷(ADP)诱导的小鼠肺栓塞所致呼吸窘迫症状,明显延长实验性大鼠血栓形成的时间[5]。
2. 抗炎作用
桃仁提取物对急性胰腺炎大鼠肠道屏障功能具有保护作用,其中,高剂量组能降低大鼠血清淀粉酶、D- 乳酸、DAO、血浆内毒素水平及 IL-6、IL-8、TNF-α 水平,降低大鼠小肠组织 HMGB1 mRNA 和蛋白表达水平,提高大鼠小肠黏膜厚度和绒毛高度[6]。
3. 护肝作用
桃仁乙醇提取物对急性肝损伤有一定的保护作用,能降低急性肝损伤小鼠血清中丙氨酸转氨酶(ALT)、天门冬氨酸转氨酶(AST)活性,降低肝匀浆 AST 活性和丙二醛含量,提高超氧化物歧化酶活性和谷胱甘肽含量,其作用机制可能与抗脂质过氧化作用有关[7]。桃仁提取物和虫草菌丝合用具有明确的抑制肝内胶原蛋白沉积和纤维组织增生以及促进纤维化肝脏结缔组织降解作用,可一定程度上预防实验性肝纤维化的形成,其机制是保护肝细胞、激活胶原酶[8]。
4. 抗肿瘤作用
桃仁总蛋白可明显改善荷瘤小鼠外周血 T 细胞亚群中 CD4+/CD8+ 细胞失衡状态,恢复机体正常免疫状态,诱导肿瘤细胞凋亡而发挥抗肿瘤作用[9]。白介素 –2(IL–2)、白介素 –4(IL–4)等可通过调节免疫系统的功能而发挥抗肿瘤的作用,是肿瘤生物治疗的重要制剂。桃仁蛋白能促

进 IL-2 和 IL-4 的分泌，刺激免疫功能，纠正失调[10]。桃仁乙醇提取物对小鼠 S180 移植性肿瘤的生长具有抑制作用，可减轻 S180 荷瘤小鼠的肿瘤质量，增加胸腺指数，提高 SOD 活性，降低 MDA 含量；大剂量时可提高脾脏指数和体质量[11]。

5. 对免疫系统的作用

炒桃仁总蛋白能够促进小鼠抗体形成细胞增加、血清溶血素生成，对内毒素（LPS）诱导的小鼠 B 细胞转化功能无协同刺激作用，具有刺激机体体液免疫作用[12]。

6. 其他作用

桃仁乙醇提取物能够促进黑色素瘤细胞酪氨酸酶蛋白的成熟、稳定及运输[13]。在小鼠月经样模型崩解期给予腹腔注射桃仁注射液，能使子宫内膜中的血管明显扩张，崩解的子宫内膜外缘红细胞渗出显著增强[14]。

**附　注**　《中华本草》记载桃果实上的毛、桃花、幼枝、桃根及桃树皮中分泌出来的树脂亦可入药。

**参考文献**

[1] 陈华君，马焕普，刘志民，等.两种温度条件下早熟桃果实中挥发性物质成分分析[J].植物生理学通讯，2005, 41(4):525-527.

[2] 卞晓坤，赵秋龙，黄楷迪，等.桃仁与山桃仁化学成分比较研究[J].药物分析杂志，2020, 40(1):123-131.

[3] 金松今，张红英，朴惠顺，等.桃仁乙醇提取物对小鼠出血时间和凝血时间的影响[J].延边大学医学学报，2010, 33(2):98-99.

[4] 尹立敏，王红艳，颜永刚.桃仁分离物对急性寒凝血瘀模型大鼠血液流变学和血常规水平的影响[J].陕西中医药大学学报，2016, 39(2):85-88, 106.

[5] 汪宁，刘青云，彭代银，等.桃仁不同提取物抗血栓作用的实验研究[J].中药材，2002, 25(6):414-415.

[6] 王桂华，兰涛，吴向军，等.桃仁提取物对急性胰腺炎大鼠肠道屏障功能及炎性反应的影响[J].中药材，2014, 37(12):2267-2270.

[7] 许贞爱，张红英，朴惠顺，等.桃仁提取物对小鼠急性肝损伤的保护作用[J].中国医院药学杂志，2011, 31(2):120-123.

[8] 徐列明，刘平，刘成，等.桃仁提取物合虫草菌丝抗肝纤维化的实验研究[J].中国中医药科技，1995, 2(1):18-20.

[9] 许惠玉，运晨霞，王雅贤.桃仁总蛋白对荷瘤鼠 T 淋巴细胞亚群及细胞凋亡的影响[J].齐齐哈尔医学院学报，2004, 25(5):485-487.

[10] 吕跃山，王雅贤，运晨霞，等.桃仁总蛋白对荷瘤鼠 IL-2、IL-4 水平的影响[J].中医药信息，2004, 21(4):60-61.

[11] 吴英花，张红英.桃仁乙醇提取物对小鼠移植性 S180 肿瘤的抑制作用[J].延边大学医学学报，2015, 38(4):283-285.

[12] 刘英，张伟刚，王雅贤，等.炒桃仁总蛋白对小鼠 B 细胞功能影响的实验研究[J].中医药学报，2001, 29(2):55-56.

[13] 孙秀坤，许爱娥.七种中药乙醇提取物及补骨脂素对人黑素瘤 YUGEN8 细胞酪氨酸酶的影响[J].中华皮肤科杂志，2006, 39(6):328-330.

[14] 陈西华，王尚明，王宁，等.桃仁在小鼠生理性月经样模型中对子宫内膜崩解的作用[J].中国计划生育学杂志，2019, 27(3):286-289.

广西药用植物园采集记录

人：黄长春，陈路妹　采集号：8811

期：1984.06.07　份数：2

：广西药用植物园

：_____海拔：_____

：灌木

：_____，胸高直径_____厘米

根：_____

茎（树皮）：_____

叶：_____

花：淡红色

果：幼果灰白色

：_____

：_____

：_____学名：_____

：_____

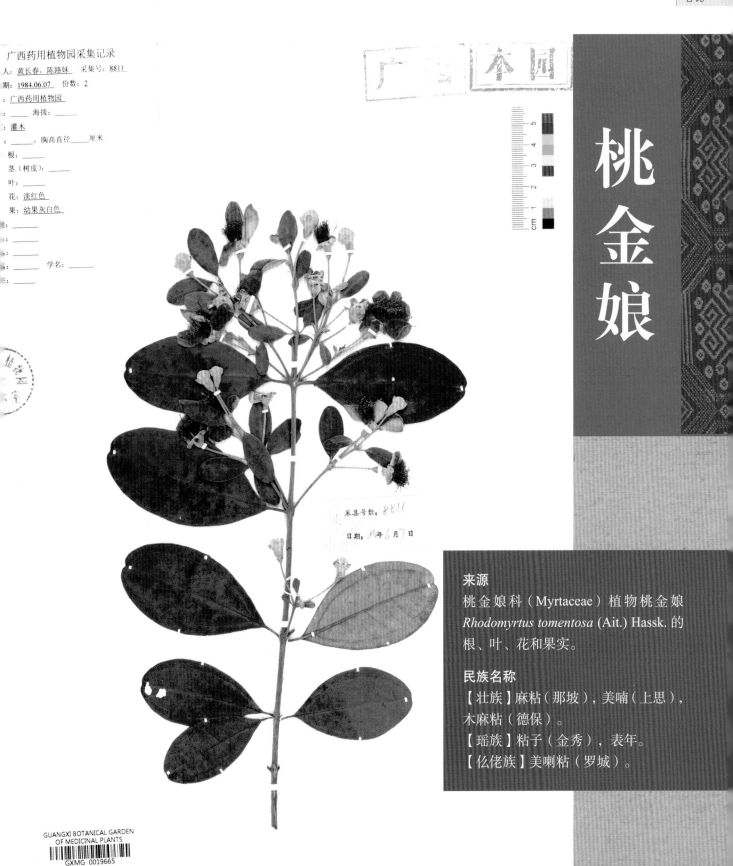

采集号数：8811

日期：84年6月7日

# 桃金娘

**来源**

桃金娘科（Myrtaceae）植物桃金娘 *Rhodomyrtus tomentosa* (Ait.) Hassk. 的根、叶、花和果实。

**民族名称**

【壮族】麻粘（那坡），美喃（上思），木麻粘（德保）。

【瑶族】粘子（金秀），表年。

【仫佬族】美喇粘（罗城）。

5423

采集号 8811　　　118 升

Rhodomyrtus tomentosa (Ait.) Hassk.

鉴定人：余丽莹　1998年8月25日

## 民 族 应 用

【壮族】药用根、叶、花、果实。根与猪肉炖服或水煎服或研粉冲开水服治黄疸型肝炎，慢性肝炎，痢疾，腹泻，贫血。成熟干燥果实与鸡肉煲服治妇女经期不调，白带过多；与瘦猪肉煎服治遗精。叶用于治疗痢疾，产后恶露不尽，跌打损伤，子宫脱垂。花用于治疗肺结核，各种血症。

【瑶族】药用根、果实。根与猪肉炖服或水煎服或研粉冲开水服治黄疸型肝炎，慢性肝炎，痢疾，腹泻。成熟干燥果实与鸡肉煲服治妇女经期不调，白带过多，贫血。

【仫佬族】药用根。与猪肉炖服或水煎服或研粉冲开水服治痢疾，腹泻。内服用量30~60g。

**药材性状** 根为不规则的块片或短段，直径0.5~4cm；外皮黑褐色，粗糙，常脱落，脱落处呈赭红色或棕红色，有粗糙的纵纹；质硬而致密，不易折断；断面淡棕色，中部颜色较深，老根可见同心性环纹。叶呈椭圆形或矩圆形，多皱缩卷曲，先端钝或短尖，基部楔形至钝形，边缘全缘；主脉和侧脉向下隆起，侧脉在近叶缘处连成边脉；叶柄长0.5~1.2cm；质脆易碎；气微香，味甘、微涩。花有长梗，具宿存花萼；花瓣5，湿润展开呈倒卵形。果实近卵形，长10~18mm，宽8~14mm；表面棕黑色或灰褐色，皱缩，密被灰色短茸毛，顶端平截，有5裂的宿存萼片；中央可见花柱脱落的痕迹，基部圆钝，有果柄脱落的疤痕；质硬；内果皮浅棕色，显颗粒性。种子多数，细小，近阔卵形，扁平，表面黄棕色，具密集的疣状突起；中央具中轴胎座柱一条。气微，味甘、涩。

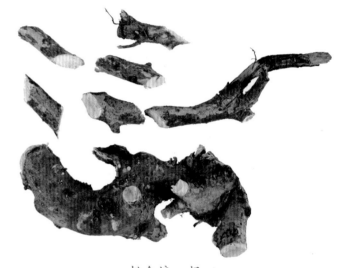

· 桃金娘－根

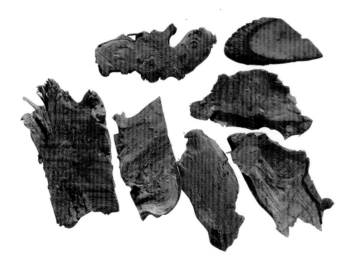

· 桃金娘－根

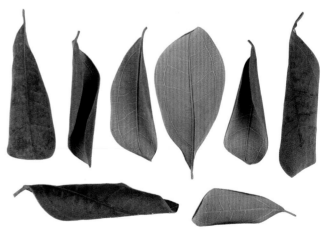

· 桃金娘－叶

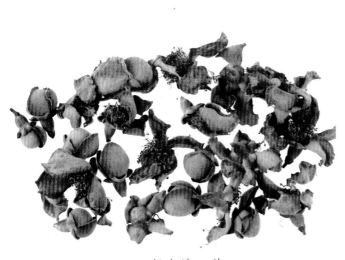

· 桃金娘 - 花

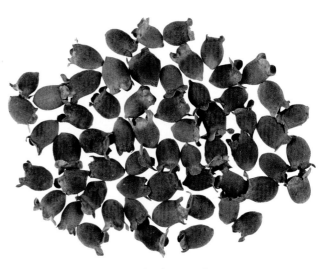

· 桃金娘 - 果实

**药用源流** 桃金娘又名倒捻子、海漆。宋代《苏沈内翰良方》载："儿童食之，或大便难通。叶皆白，如石苇之状。野人夏秋痢下，食其叶则已。"《本草纲目》载："按刘恂岭表录异云，倒捻子窠丛不大，叶如苦李。花似蜀葵，小而深紫，南中妇女多用染色。子如软柿，外紫内赤，无核，头上有四叶如柿蒂。食之必捻其蒂，故谓之倒捻子，讹而为都念子也。主治痰嗽哕气。暖腹脏，益肌肉。"《广西中药材标准》（第二册）记载其干燥成熟果实具有补血、滋养、安胎、止血、涩肠、固精的功效；主治病后血虚，神经衰弱，吐血，便血，痢疾，脱肛，耳鸣，遗精，血崩，月经不调，白带过多。

| 分类位置 | 种子植物门 | 被子植物亚门 | 双子叶植物纲 | 桃金娘目 | 桃金娘科 |
|---|---|---|---|---|---|
| | Spermatophyta | Angiospermae | Dicotyledoneae | Myrtales | Myrtaceae |

**形态特征** 灌木。叶对生，叶片椭圆形或倒卵形，长 3~8cm，宽 1~4cm，离基三出脉。花紫红色，直径 2~4cm；萼管倒卵形，长 6mm，有灰茸毛，萼裂片 5，近圆形，长 4~5mm，宿存；花瓣 5，倒卵形，长 1.3~2cm；雄蕊红色，长 7~8mm；子房下位，3 室。浆果卵状壶形，熟时紫黑色。种子每室 2 列。

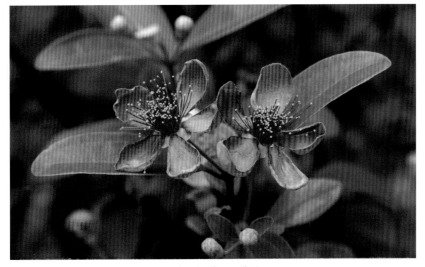

· 桃金娘 - 花期

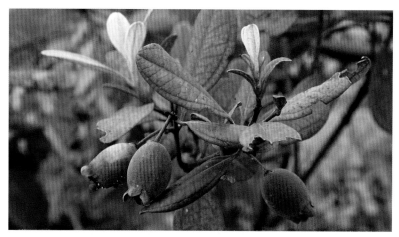

· 桃金娘 – 果期

**生境分布** 生于丘陵坡地，为酸性土指示植物。分布于台湾、福建、广东、广西、云南、贵州及湖南最南部。广西除桂北山区及石灰岩山地外，其余地区均有分布。

**化学成分** 根含 $2\alpha$, $3\beta$, 23- 三羟基齐墩果烷 –11, 13(18)- 二烯 –28- 酸、$3\beta$, 23- 二羟基齐墩果烷 –18-烯 –28- 酸、羽扇豆醇、白桦脂醇、白桦脂酸、无羁萜、$\beta$- 谷甾醇等成分[1]。叶含羽扇豆醇、杨梅素 –3–O–$\alpha$–L– 鼠李糖苷、rhodomyrtone、4, 8, 9, 10– 四羟基 –2, 3, 7– 三甲氧基蒽醌 –6-O–$\beta$–D– 葡萄糖苷、豆甾醇、山奈酚 –3–O–$\alpha$–L– 呋喃阿拉伯糖苷、杨梅素、23– 羟基委陵菜酸[2]、新生育酚、生育酚 – 对苯醌、生育酚 A、肉桂酸甲酯、柚皮素、槲皮素[3]、19–norergosta–5, 7, 9, 22–tetraene–3$\beta$–ol、lupeol、$\beta$– 香树脂醇、$\alpha$– 香树脂醇、$\beta$–sitostenone、对羟基苯乙酸甲酯[4]等。果实含没食子酸、原儿茶酸、儿茶素、鞣花酸、白藜芦醇、白皮杉醇等酚类物质[5,6]。

**药理作用** 1. 抗肿瘤作用

从桃金娘根中分离得到的 $3\beta$, 23- 二羟基齐墩果烷 –18- 烯 –28- 酸、羽扇豆醇、白桦脂酸、无羁萜等多种化合物对黑色素瘤 SK-MEI110 细胞均具有抑制活性，$3\beta$, 23- 二羟基齐墩果烷 –18-烯 –28- 酸和白桦脂酸的抑制活性优于阳性药顺铂[1]。

2. 抑菌作用

从桃金娘叶中分离得到的 rhodomyrtone 对金黄色葡萄球菌、蜡样芽孢杆菌和枯草芽孢杆菌具有显著的抗菌活性，MIC 为 0.78μg/ml[2]。

3. 抗氧化作用

桃金娘果实提取物对 DPPH 自由基具有清除活性，没食子酸可能是其抗氧化活性的主要物质基础[5]。

**参考文献**

［1］蔡云婷，耿华伟. 桃金娘根的化学成分研究［J］. 中药材，2016, 39(6):1303–1307.

［2］朱春福，刘洪新，贺峦，等. 桃金娘叶的化学成分研究［J］. 热带亚热带植物学报，2015, 23(1):103–108.

［3］周学明，刘洪新，陈寿，等. 桃金娘叶的化学成分研究［J］. 中草药，2016, 47(15):2614–2620.

［4］莫青胡，周先丽，周云，等. 桃金娘叶的化学成分研究［J］. 中药材，2020, 43(3):587–590.

［5］肖婷，崔炯谟，郭正红，等. 不同产地桃金娘果中 5 种酚类成分的测定及其抗氧化作用研究［J］. 中草药，2014, 45(18):2703–2706.

［6］银慧慧，刘伟，赵武，等. UPLC 法同时测定桃金娘果中 4 种酚类成分［J］. 中国兽药杂志，2019, 53(8):44–50.

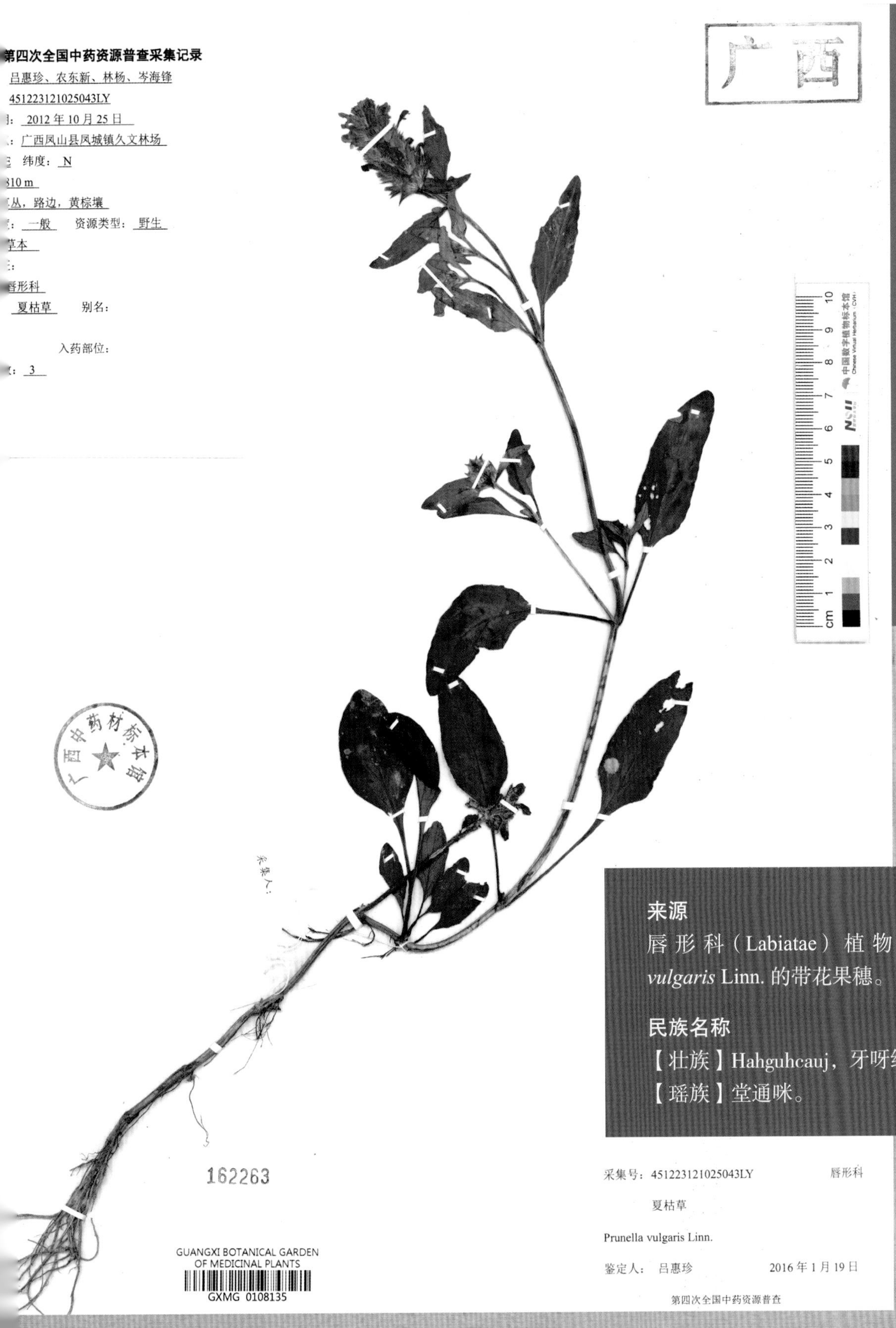

第四次全国中药资源普查采集记录

吕惠珍、农东新、林杨、岑海锋

451223121025043LY

：2012 年 10 月 25 日

：广西凤山县凤城镇久文林场

纬度：N

810 m

丛，路边，黄棕壤

一般　资源类型：野生

草本

唇形科

夏枯草　别名：

入药部位：

：3

广西

# 夏枯草

162263

GUANGXI BOTANICAL GARDEN
OF MEDICINAL PLANTS

GXMG 0108135

**来源**

唇形科（Labiatae）植物夏枯草 *Prunella vulgaris* Linn. 的带花果穗。

**民族名称**

【壮族】Hahguhcauj，牙呀结。

【瑶族】堂通咪。

采集号：451223121025043LY　　　唇形科

夏枯草

*Prunella vulgaris* Linn.

鉴定人：吕惠珍　　　2016 年 1 月 19 日

第四次全国中药资源普查

## 民 族 应 用

【壮族】药用带花果穗。用于治疗急性结膜炎，头痛，眩晕，黄疸，肺结核，高血压，瘰疬，甲状腺肿大，乳痈，乳腺癌，鹅口疮，口眼歪斜，崩漏，白带异常等。内服用量9~30g。

【瑶族】药用带花果穗。水煎服治高血压，头晕，肺结核，淋巴结结核，癫痫，尿道炎，膀胱炎，肾炎，瘰疬。内服用量9~15g。

**药材性状** 呈圆柱形，略扁，长1.5~8cm，直径0.8~1.5cm；淡棕色至棕红色。全穗由数轮至十数轮宿萼与苞片组成，每轮有对生苞片2片，呈扇形，先端尖尾状，脉纹明显，外表面有白毛。每一苞片内有花3朵，花冠多已脱落，宿萼二唇形，内有小坚果4枚，卵圆形，棕色，尖端有白色突起。体轻。气微，味淡。

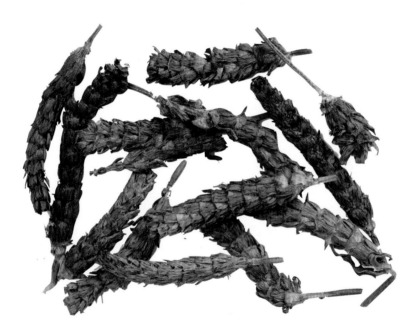

·夏枯草－带花果穗

**药用源流** 夏枯草的药用始载于汉代《神农本草经》，曰："夏枯草，味苦，辛，寒。主寒热；瘰疬；鼠瘘；头疮；破癥；散瘿结气；脚肿湿痹；轻身。一名夕句，一名乃东。生川谷。"《本草纲目》曰："原野间甚多，苗高一二尺许，其茎微方。叶对节生，似旋覆叶而长大，有细齿，背白多纹。茎端作穗，长一二寸，穗中开淡紫小花，一穗有细子四粒。"根据其描述，与今用之夏枯草一致。《中华人民共和国药典》（2020年版　一部）记载其干燥果穗具有清肝泻火、明目、散结消肿的功效；主治目赤肿痛，目珠夜痛，头痛眩晕，瘰疬，瘿瘤，乳痈，乳癖，乳房胀痛。

| 分类位置 | 种子植物门 | 被子植物亚门 | 双子叶植物纲 | 唇形目 | 唇形科 |
| --- | --- | --- | --- | --- | --- |
| | Spermatophyta | Angiospermae | Dicotyledoneae | Laminales | Labiatae |

**形态特征** 多年生草本。全株被稀疏糙毛，具匍匐根状茎。茎自基部多分枝，钝四棱形。叶卵状长圆形或卵圆形，先端钝，基部圆形、截形至宽楔形，下延至叶柄成狭翅；花序下方的一对苞叶似茎叶。轮伞花序密集组成顶生的穗状花序，花萼连齿长约 10mm，筒长 4mm，倒圆锥形，外面疏生刚毛；花冠略超出萼，长约 13mm；雄蕊 4，前对较长，均上升至上唇片之下，彼此分离；前对花丝前端 2 裂，1 裂片能育具花药，另 1 裂片钻形，后对花丝的不育裂片微瘤状突出。小坚果长圆状卵球形。

**生境分布** 生于荒坡、草地、溪边及路旁等湿润地上，海拔高可达 2100m。分布于陕西、甘肃、新疆、河南、湖北、湖南、江西、浙江、福建、台湾、广东、广西、贵州、四川及云南等。广西全区各地均有分布。

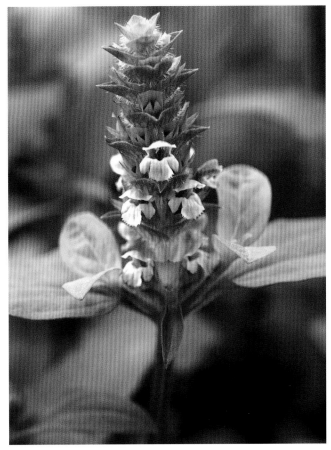

·夏枯草－花期

**化学成分** 果穗含大黄酚、2- 羟基 -3- 甲基蒽醌、汉黄芩素、α- 菠甾酮、β- 胡萝卜苷[1]，3β, 16α, 24- 三羟基齐墩果 -12- 烯 -28- 酸 -3-O-(6'-丁酰基 )-β-D- 吡喃葡糖苷、乌苏酸、2α, 3α- 二羟基乌苏 -12- 烯 -28- 酸、槲皮素、槲皮素 -3-O-β-D- 半乳糖苷、咖啡酸乙酯[2]。含挥发油，主要成分为十六烷酸、1, 6- 环癸酮二烯、9, 12- 十八碳 - 二烯酸等[3]。除去果穗的地上部位含齐墩果酸、白桦脂酸等成分[4]。全草主要含有槲皮素 -3-O-β-D- 葡萄糖苷、山奈酚 -3-O-β-D- 葡萄糖苷、2α, 3β, 24- 三羟基 -12- 烯 -28- 乌苏酸、芦丁、丹参素甲酯、丹参素乙酯[5]，齐墩果烷 -12- 烯 -28- 醛 -3β- 羟基、乌索烷 -12- 烯 -28- 醛 -3β- 羟基、齐墩果烷 -12- 烯 -3β, 28- 二羟基、β- 香树脂醇、豆甾 -7, 22- 二烯 -3- 酮[6]等。

**药理作用** 1. 降压作用

从夏枯草中提取的总皂苷对麻醉大鼠急性心肌梗死具有保护及降血压作用[7]；夏枯草水溶性成分灌胃可降低自发性高血压大鼠的动脉血压[8]；夏枯草氯仿提取物、正丁醇提取物和乙酸乙酯提取物对去甲肾上腺素引起的离体家兔胸主动脉的收缩均有明显的抑制作用，提示夏枯草具有舒张血管、降低血压的作用[9]；夏枯草提取物对自发性高血压大鼠的降压作用机理可能与降低血清 NE、ET 含量，增加血清 CGRP 含量有关[10]。

2. 降血糖作用

夏枯草提取物对肾上腺素高血糖小鼠给药，大（每天 450mg/kg）、小（每天 300mg/kg）剂量时降糖作用明显，较阳性对照组（金芪降糖片，每天 1.8g/kg）的降糖作用强；小剂量（每天 150mg/kg）给药可使四氧嘧啶高血糖小鼠血糖降低 34.8%，大剂量给药可降低 45.2%，表明夏枯草提取物对肾上腺素高血糖小鼠和四氧嘧啶所致高血糖小鼠具有明显的预防和保护作用[11]。长期服用夏枯草醇提物（PVE）能缓解糖尿病 ICR 小鼠体重下降和多饮多食症状，高剂量灌胃可使小鼠空腹血糖比实验初期降低 9.7%，高、低剂量灌胃均能明显降低糖尿病小鼠血清三酰甘油（TG）、胆固醇（TC）、低密度脂蛋白（LDL-C）含量，提高高密度脂蛋白（HDL-C）含量，表明 PVE 具有降血糖功效，对糖尿病小鼠血脂紊乱具有良好的调节作用[12]；夏枯草提取物对大鼠腹腔注射链脲佐菌素后的糖尿病并发肾脏病变也有一定的防治作用[13]。

### 3. 抗炎作用

夏枯草能抗金黄色葡萄球菌、大肠杆菌和铜绿假单胞菌混合感染引起的大鼠细菌性阴道炎，其效果与剂量相关，高剂量组（20g/kg）、中剂量组（10g/kg）、氧氟沙星组总有效率分别为 100%、70%、100%[14]。夏枯草提取物对巴豆油致小鼠耳肿胀有抑制作用，抑制效果呈剂量依赖性；对致炎剂（酵母液）引起的大鼠足跖肿胀有抑制作用[15]。

### 4. 免疫调节作用

夏枯草多糖具有良好的免疫增强活性，中、高剂量能显著提高免疫功能低下小鼠的脏器指数，增强腹腔巨噬细胞吞噬功能，促进溶血素水平及溶血空斑的形成[16]。夏枯草提取物对耐多药结核分枝杆菌（MDR-MTB）感染小鼠免疫功能具有调节作用，灌胃后可使小鼠血清中 IFN-γ、IL-12 含量明显升高，IL-10 含量明显下降；在 mRNA 表达水平，夏枯草灌胃模型组 IFN-γ、IL-12 和 GLS 表达明显升高，IL-10 表达明显下降，IL-4 变化不明显，提示夏枯草提取物可通过转录水平增强小鼠的细胞免疫功能[17]。

### 5. 抗肿瘤作用

夏枯草对人食管癌 Eca109 细胞的增殖[18]、人甲状腺癌细胞系 SW579 的生长[19]、二甲基苯并蒽（DMBA）诱发的金黄地鼠的炎症和口腔癌前病变的单纯增生[20]、乳腺癌细胞增殖[21]均具有不同程度的抑制作用。

### 6. 抑菌作用

夏枯草乙酸乙酯提取物对金黄色葡萄球菌、大肠杆菌、枯草芽孢杆菌、曲霉、根霉均有抑菌效果，其最小抑菌浓度小于 10mg/ml[22]。夏枯草总黄酮对金黄色葡萄球菌的抑制效果最为显著，MIC 为 1.25 mg /ml[23]。

### 7. 镇静、催眠作用

夏枯草醇提取物及其氯仿萃取部位和乙酸乙酯萃取部位均能明显减少小鼠自主活动次数，增加阈下剂量戊巴比妥钠致小鼠睡眠次数，延长阈上剂量戊巴比妥钠致小鼠睡眠时间，具有明显的镇静、催眠作用[24]。

### 8. 抗氧化作用

夏枯草多糖对 OH 自由基和 DPPH 自由基具有清除作用，对卵磷脂脂质过氧化损伤具有抑制作用。多糖浓度为 0.8mg/ml 时对 OH 自由基的清除率达 96.25%，浓度为 0.5mg/ml 时对 DPPH 自由基的清除率达 68.81%，一定范围内浓度越高清除能力越强；对卵磷脂脂质过氧化损伤的抑制作用与浓度呈正相关[25]。

**参考文献**

[1] 许道翠，刘守金，俞年军，等.夏枯草的果穗的化学成分研究[J].中国现代中药，2010，12(1):21-22, 46.

[2] 王祝举，赵玉英，涂光忠，等.夏枯草化学成分的研究[J].药学学报，1999，34(9): 679-681.

[3] 王海波，张芝玉，苏中武.国产3种夏枯草挥发油的成分[J].中国药学杂志，1994，29(11):652-653.

[4] QI J, HU Z F, LIU Z J, et al.Triterpenes from *Prunella vulgaris*[J].Chinese Journal of

Natural Medicines, 2009, 7(6):421-424.

［5］盖春艳，孔德云，王曙光.夏枯草化学成分研究［J］.中国医药工业杂志，2010, 41(8):580-582.

［6］孟正木，何立文.夏枯草化学成分研究［J］.中国药科大学学报，1995, 26(6): 329-331.

［7］王海波，张芝玉，苏中武，等.夏枯草总甙对麻醉大鼠急性心肌梗死的保护作用及降血压作用[J].中草药，1994(06):302-303, 335.

［8］游淑梅，朱玉婷.夏枯草对自发高血压大鼠血压的影响研究［J］.海峡药学，2011, 23(3):37-38.

［9］孙红，袁乘祥，刘波，等.不同浓度夏枯草提取物降压作用研究［J］.中国全科医学，2005, 8(21):1789-1790.

［10］闫玉冰，王磊，杨博鸿，等.夏枯草提取物对自发性高血压大鼠血压及血管活性物质的影响［J］.中华中医药学刊，2019, 37(7):1653-1656.

［11］陈淑利，徐声林，陈兵钊.夏枯草提取物降血糖作用的药理学研究［J］.中国现代应用药学，2001, 18(6):436-437.

［12］李晔，籍保平，郑杰，等.夏枯草提取物对链脲菌素致糖尿病 ICR 小鼠血糖及血脂影响［J］.食品科学，2006, 27(6):212-215.

［13］冯玛莉，贾力莉，武玉鹏，等.夏枯草醇提取物对实验性糖尿病肾脏病变的作用［J］.山西中医学院学报，2000, 2(1):7-9.

［14］林慧，梅全喜，林斌.夏枯草抗大鼠细菌性阴道炎模型实验研究［J］.山西中医学院学报，2011, 12(1):21-23.

［15］马德恩，王竹梅，马爱英，等.夏枯草的抗炎作用及其对免疫器官影响的研究[J].山西医药杂志，1983, 12(2):67-70.

［16］陆鹰，吴允孚，马前军.夏枯草多糖的体内免疫活性研究［J］.广东药学院学报，2011, 27(5): 502-505.

［17］陆军，秦蕊，叶松，等.夏枯草提取物对 MDR-MTB 感染小鼠细胞免疫功能的影响［J］.临床检验杂志，2012, 30(1):49-51.

［18］马丽萍，赵培荣，田爱琴，等.夏枯草对 Eca109 细胞的影响［J］.肿瘤基础与临床，2006, 19(3):199-200.

［19］杜宏道，付强，王强维，等.中药夏枯草对人甲状腺癌细胞系 SW579 的促凋亡作用［J］.现代肿瘤医学，2009, 17(2):212-214.

［20］李芳，孙正.夏枯草对实验性口腔癌化学预防作用的研究［J］.中国实用口腔科杂志，2009, 2(6):342-344.

［21］周新颖.夏枯草粗提取物抑制乳腺癌细胞增殖和逆转耐药的作用与机制初探[D].北京:中国医科大学，2006.

［22］杨力，杨志亮，贾桂云.夏枯草提取物的抑菌性能研究［J］.海南师范大学学报(自然科学版)，2013, 26(1):51-53.

［23］钟楚楚，赵晋彤，范宇，等.超声提取夏枯草总黄酮及抑菌活性研究[J].哈尔滨商业大学学报(自然科学版)，2019, 35(6):651-653.

［24］赵江丽，吴向阳，仰榴青，等，夏枯草镇静与催眠作用的初步研究［J］.时珍国医国药，2009, 20(2):443-444.

［25］熊双丽，李安林.夏枯草多糖的清除自由基及抗氧化活性［J］.食品研究与开发，2010, 31(11): 61-64.

# 破骨风

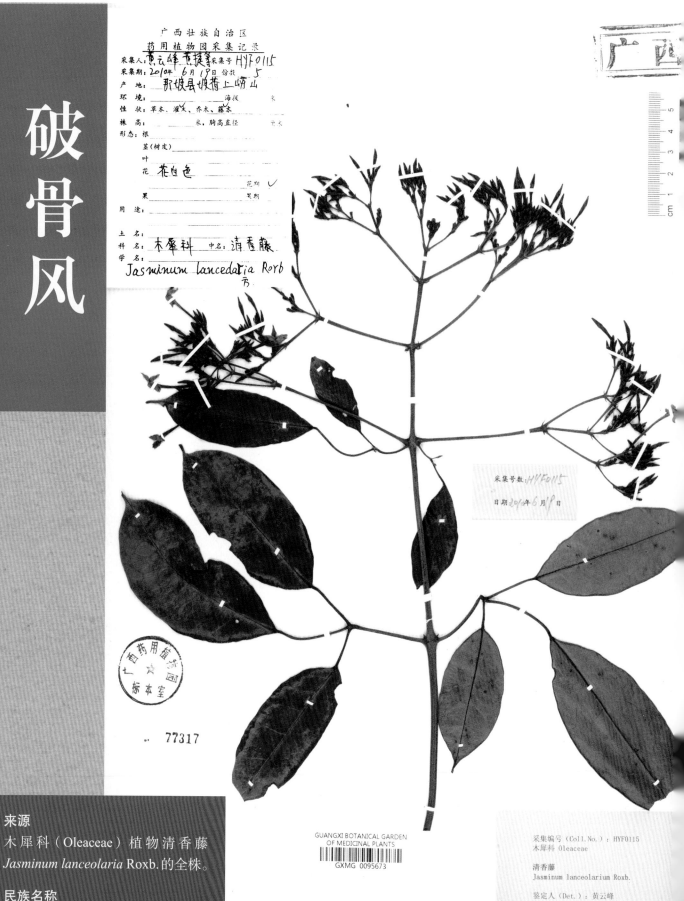

广西壮族自治区
药用植物园采集记录

采集人：萧云峰 蒋捷 采集号 HYF0115
采集期：2010年 6月 19日 份数 5
产　地：那坡县坡香上岣山
环　境：　　　　　　海拔
性　状：草本、灌木、乔木、藤本
株　高：　　　米，胸高直径
形态：根
　　　茎（树皮）
　　　叶
　　　花　花白色
　　　　　　　　　花期 ✓
　　　果　　　　　果期
用　途：

土　名：
科　名：木犀科　中名：清香藤
学　名：
Jasminum lancedaria Roxb.
芳

采集号数：HYF0115
日期2010年6月19日

77317

GUANGXI BOTANICAL GARDEN
OF MEDICINAL PLANTS
GXMG 0095673

采集编号（Coll. No.）：HYF0115
木犀科 Oleaceae

清香藤
Jasminum lanceolarium Roxb.

鉴定人（Det.）：黄云峰

## 来源
木犀科（Oleaceae）植物清香藤
*Jasminum lanceolaria* Roxb. 的全株。

## 民族名称
【瑶族】四花藤（巴马），排迸崩。

## 民族应用

【瑶族】药用全株。主治风湿性关节炎，类风湿关节炎，腰腿痛，跌打损伤，无名肿毒、痈疮肿毒，痈疮；捣烂敷伤口周围治吹风蛇咬伤。内服用量15~20g；外用适量。

**药材性状**　根呈圆柱形，稍弯曲，或有分枝，上端较粗，长6~30cm，直径0.3~2cm或更粗，表面灰黄色至棕黄色；体轻，质硬，易折断；断面纤维性，呈灰白色，外皮灰黄色至棕黄色，易与木质部分离。小枝呈圆柱形，表面灰绿色；断面纤维性，灰白色，有的中空；粗茎类方柱形，有的对边内凹，稍扭曲。叶革质，完整叶片呈卵状长圆形，长6~13cm，宽3~6cm，先端尾状渐尖，基部呈心形或圆形，两面均无毛，全缘，上表面黄褐色，下表面棕黄色，质脆。气微，味苦而涩。

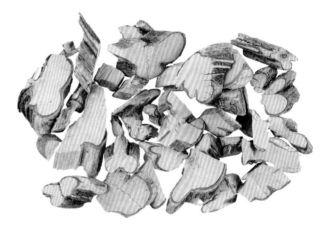

· 破骨风－根

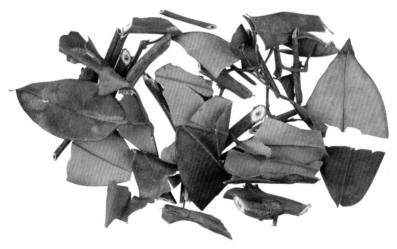

· 破骨风－枝叶

**药用源流**　《广西壮族自治区瑶药材质量标准　第一卷》（2014年版）记载其具有活血破瘀、理气止痛的功效；主治风湿痹痛，跌打损伤，外伤出血。

| **分类位置** | 种子植物门 | 被子植物亚门 | 双子叶植物纲 | 马钱目 | 木犀科 |
|---|---|---|---|---|---|
| | Spermatophyta | Angiospermae | Dicotyledoneae | Loganiales | Oleaceae |

**形态特征**　大型攀援灌木。叶对生或近对生，三出复叶；叶柄具沟，沟内常被微柔毛；叶片上面绿色，光亮，无毛或被短柔毛，下面色较淡，光滑或疏被至密被柔毛，具凹陷的小斑点。复聚伞花序，常排列呈圆锥状，顶生或腋生，花朵密集；花芳香；花冠白色，高脚碟状；花柱异长。果球形或椭圆形，黑色，干时橘黄色。

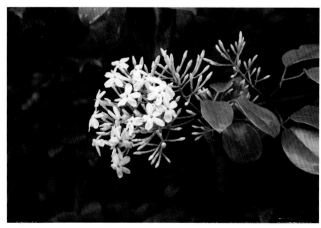

·清香藤-花期

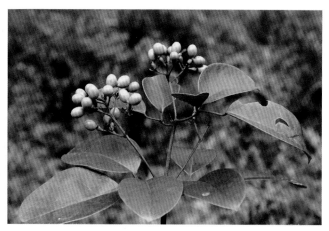

·清香藤-果期

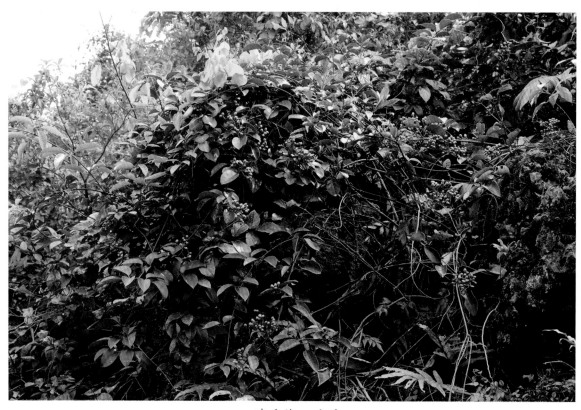

·清香藤-生境

**生境分布**　生于海拔2100m以下的山坡、灌丛、山谷密林中。分布于长江流域以南各省区以及台湾、陕西、甘肃等。广西主要分布在武鸣、融水、阳朔、临桂、全州、兴安、龙胜、资源、平乐、苍梧、蒙山、合浦、上思、东兴、钦州、平南、桂平、玉林、容县、博白、百色、德保、那坡、凌云、乐业、田林、隆林、贺州、昭平、河池、南丹、天峨、凤山、东兰、罗城、环江、都安、象州、金秀、崇左、宁明等。

**化学成分**　主要含有jaslanceoside A-H、10-hydroxyoleoside 11-methyl ester[1-3]等环烯醚萜类成分；(7S, 8R)9'-methoxyl-dehydrodi-coniferyl alcohol 4-O-β-D-glucopyranoside、(threo)-dihydro-dehydrodiconiferyl alcohol 4-O-β-D-glucopyranoside、medioresinol 4-O-β-D-glucopyranoside、pinoresinol 4-$O$-$\beta$-D-glucopyranoside、8-hydroxyepipinoresinol 4-$O$-$\beta$-D-glucopyranoside[1]、jasminlan A[3]、(-)-olivl 4″-$O$-$\beta$-D-glucopyranosie、丁香脂素-4,4'-$O$-双-$\beta$-D-葡萄糖苷、丁香脂素-4-$O$-$\beta$-D-葡萄糖苷、(+)-环橄榄树脂素、(+)-环橄榄树脂素-6-$\beta$-D-葡萄糖苷、(+)-环橄榄树脂素 4'-$O$-$\beta$-D-葡萄糖苷[3,4]、松脂素[6]等木脂素类成分；sinapic aldehyde 4-$O$-$\beta$-D-glucopyranoside、4-$O$-$\beta$-D-glucopyranosyl coniferyl aldehyde[1]、丁香苷、顺式对香豆酸、反式对香豆酸、阿魏酸、反式肉桂酸[3]、咖啡酸[6]等苯丙素类成分；破骨风苷 A、破骨风苷 B、5, 7, 3', 5'-tetrahydroxyflavanone、(2$S$)-5, 7, 3', 4'-tetrahydroxyflavan-5-$O$-$\beta$-D-gucopyranosie[3]等黄酮类成分；白桦脂酸、白桦脂醛、白桦脂醇、齐墩果酸[3]等三萜类成分；以及 $\beta$-谷甾醇、胡萝卜苷、二十九烷、甘露醇[3]、vanilloloside、$E$-松柏苷、3, 5-二甲基苯甲醇-4-$O$-$\beta$-D-吡喃葡萄糖苷、甲基松柏苷[5]、腺嘌呤核苷、$erythro$-1-(4-hydroxy-3-methoxyphenyl)-2-{4-[($E$)-3-hydroxy-1-propenyl]-2-methoxyphenoxy}-1, 3-propanediol、$threo$-1-(4-hydroxy-3-methoxyphenyl)-2-{4-[($E$)-3-hydroxy-1-propenyl]-2-methoxyphenoxy}-1, 3-propanediol[6]等成分。

**药理作用**

1. 抗血管生成

清香藤能减少鸡胚的二、三级血管生成，且对三级血管的抑制作用呈剂量依赖性[7]。

2. 抗炎、镇痛作用

清香藤水提取物能抑制二甲苯致小鼠耳郭肿胀和角叉菜胶致小鼠足肿胀，降低角叉菜胶致炎后血清中 TNF-$\alpha$、IL-1$\beta$ 和 PGE$_2$ 水平；还能减少醋酸致小鼠扭体次数，提高热板致疼痛反应痛阈值[8]。

3. 抗氧化作用

化合物 jasminlanoside A、(+)-环橄榄树脂素、(+)-环橄榄树脂素-6-$O$-$\beta$-D-葡萄糖苷、(+)-环橄榄树脂素-4'-$O$-$\beta$-D-葡萄糖苷具有清除 DPPH 自由基活性，以 (+)-环橄榄树脂素-4'-$O$-$\beta$-D-葡萄糖苷清除活性最强，其 IC$_{50}$ 为（0.148 ± 0.005）$\mu$mol/L[4]。

**参考文献**

[1] NING K Q , MENG D L , LOU L L, et al. Chemical constituents from the *Jasminum lanceolarium* Roxb [J]. Journal of Shenyang Pharmaceutical University, 2013, 51(4):297-300.

[2] SUN J M , ZHANG H, YANG J S. Analysis of secoiridoid glucosides in *Jasminum lanceolarium* Roxb. by HPLC-MS [J]. Chinese Journal of Natural Medicines, 2009, 7(6):436-439.

[3] 孙佳明.破骨风和山梗菜化学成分研究 [D].北京：中国协和医科大学，2007.

[4] 王雁冰，张辉，杨峻山，等.破骨风中木脂素类化合物的分离鉴定及抗氧化活性 [J].高等学校化学学报，2018, 39(9):1942-1947.

[5] 张毅，梁旭，张正锋，等.清香藤茎化学成分的分离与鉴定 [J].沈阳药科大学学报，2014, 31(8):610-612, 668.

[6] 张予川，楼丽丽，孟大利，等.清香藤化学成分的分离与鉴定 [J].沈阳药科大学学报，2010, 27(11):880-882, 892.

[7] 孙悦文，梁钢，唐燕霞.四种抗肝癌中药对鸡胚绒毛尿囊膜血管生成的影响 [J].中国当代医药，2013, 20(9):11-12.

[8] 黄健军，岑芳，邓刚.瑶药破骨风的水提工艺优化及其水提取物的抗炎镇痛作用研究 [J].中国药房，2018, 29(8):1052-1056.

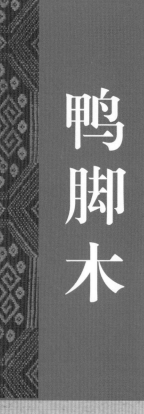

鸭脚木

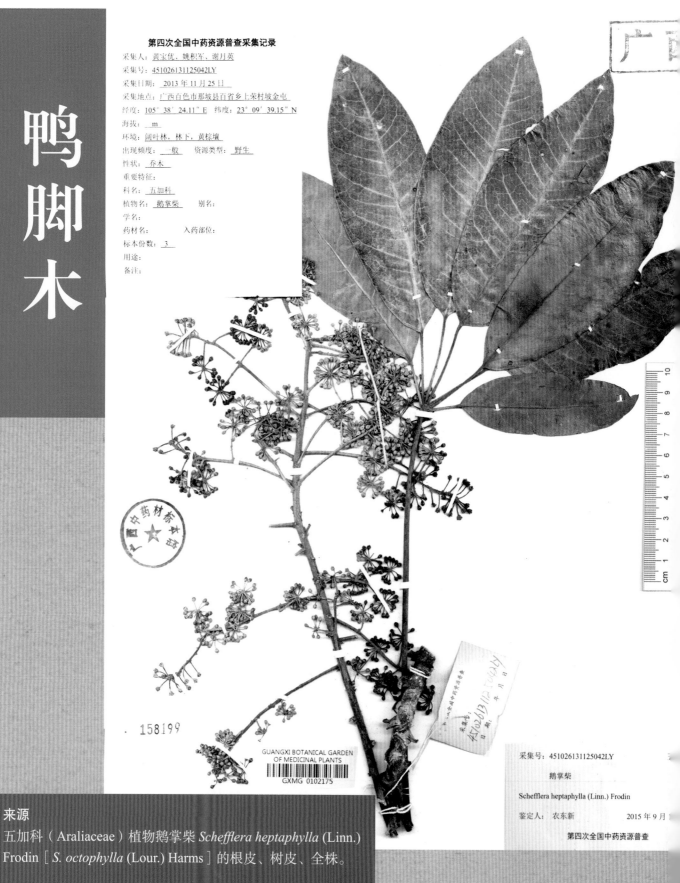

第四次全国中药资源普查采集记录

采集人： 黄宝优、姚积军、谢月英

采集号： 451026131125042LY

采集日期： 2013 年 11 月 25 日

采集地点： 广西百色市那坡县百省乡上荣村坡金屯

经度： 105°38′24.11″E  纬度： 23°09′39.15″N

海拔： m

环境： 阔叶林，林下，黄棕壤

出现频度： 一般  资源类型： 野生

性状： 乔木

重要特征：

科名： 五加科

植物名： 鹅掌柴  别名：

学名：

药材名：  入药部位：

标本份数： 3

用途：

备注：

158199

GUANGXI BOTANICAL GARDEN
OF MEDICINAL PLANTS

GXMG 0102175

采集号： 451026131125042LY

鹅掌柴

Schefflera heptaphylla (Linn.) Frodin

鉴定人： 农东新  2015 年 9 月

第四次全国中药资源普查

## 来源

五加科（Araliaceae）植物鹅掌柴 *Schefflera heptaphylla* (Linn.) Frodin［*S. octophylla* (Lour.) Harms］的根皮、树皮、全株。

## 民族名称

【壮族】大鸭脚木（天等）。

【瑶族】棵闭麦（都安），勒骚胆、鸭秀浆（金秀）。

## 民 族 应 用

【壮族】药用根皮、树皮。水煎服兼敷患处治风湿,骨折。

【瑶族】药用根皮、树皮或全株。根皮、树皮水煎服治高热,根皮、树皮或全株捣烂敷患处或调酒敷患处治跌打损伤,骨折。

内服用量9~30g;外用适量。

**药材性状**　根皮及树皮呈长圆筒形或长方形板片状或不规则板片状,厚2~8mm,外表面灰白色至暗灰色,粗糙,内表面灰黄色至灰棕色,光滑,具丝瓜络网纹。质疏松,木栓层易脱落;断面纤维性强,外层较易折断,内层较韧难折断,可层层剥离;气微香,味苦。小枝有皱纹,小叶柄和花序轴较长,小叶片纸质至革质,完整叶呈椭圆形、长椭圆形或倒卵状椭圆形,全株被星状毛或脱落。

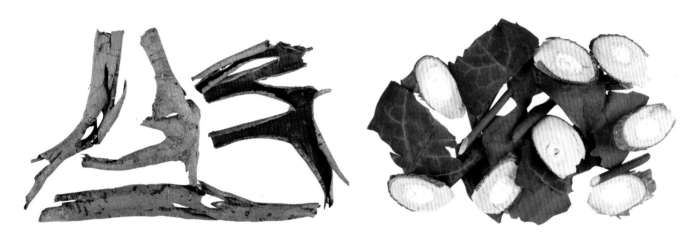

·鸭脚木－根皮　　　　　　　　　　　·鸭脚木－枝叶

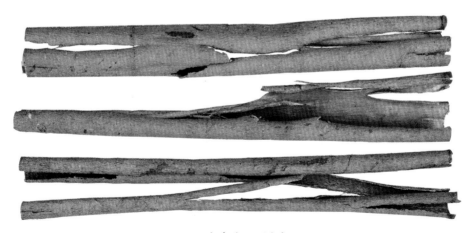

·鸭脚木－树皮

**药用源流**　《广西中药材标准》(1990年版)、《广西壮族自治区壮药质量标准　第二卷》(2011年版)和《广西壮族自治区瑶药材质量标准　第一卷》(2014年版)记载其具有发汗解表、祛风除湿、舒筋活络、消肿止痛的功效;主治感冒发热,咽喉肿痛,风湿关节痛,跌打损伤,骨折。

| 分类位置 | 种子植物门 | 被子植物亚门 | 双子叶植物纲 | 五加目 | 五加科 |
|---|---|---|---|---|---|
| | Spermatophyta | Angiospermae | Dicotyledoneae | Araliales | Araliaceae |

**形态特征** 乔木或灌木。小枝粗壮，干时有皱纹，幼时密生星状短柔毛。叶有小叶 6~9；小叶片纸质至革质，椭圆形、长圆状椭圆形或倒卵状椭圆形，侧脉 7~10 对，网脉不明显。圆锥花序顶生；分枝斜生，有总状排列的伞形花序几个至十几个，间或有单生花 1~2；伞形花序有花 10~15 朵；总花梗有星状短柔毛；小苞片小，宿存；花白色；花瓣开花时反曲，无毛；雄蕊 5~6，比花瓣略长；花柱合生成粗短的柱状；花盘平坦。果实球形，黑色，柱头头状。

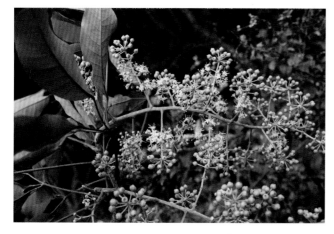

·鹅掌柴－花期

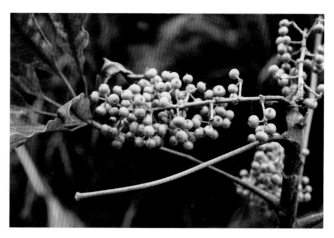

·鹅掌柴－果期

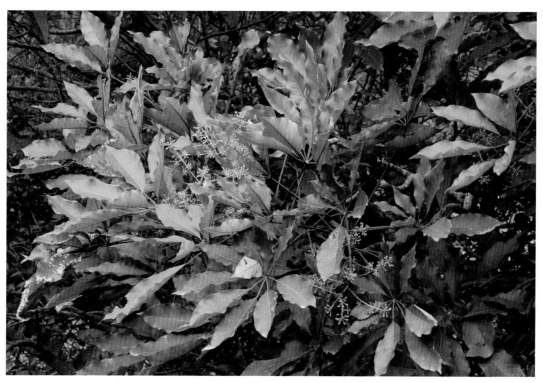

·鹅掌柴－植株

**生境分布** 生于海拔100~2100m的热带、亚热带地区常绿阔叶林，有时也生于阳坡上。分布于西藏、云南、广西、广东、浙江、福建、台湾等。广西主要分布在南宁、桂林、恭城、容县、平果、德保、靖西、凌云、隆林、龙州等。

**化学成分** 主要含有 3-*epi*-23- 羟基桦木酸、3α- 羟基 - 羽扇 -20(29)- 烯 -23, 28- 二酸、3α, 11α- 二羟基 - 羽扇 -20(29)- 烯 -23, 28- 二酸、3α- 乙酰基 - 羽扇 -20(29)- 烯 -23, 28- 二酸、3α- 羟基 - 羽扇 -20(29)- 烯 -23, 28- 二酸 -3-*O*-β-D- 葡萄糖苷、3α- 羟基 - 羽扇 -20(29)- 烯 -23, 28- 二酸 -28-*O*-α-L- 鼠李糖基 -(1 → 4)-*O*-β-D- 葡萄糖基 -(1 → 6)-β-D- 葡萄糖苷[1]、2α, 3β, 23α- 三羟基乌索 -12- 烯 -28- 酸 -28-*O*-β-D- 吡喃葡萄糖酯、3α- 羟基乌索 -12- 烯 -23, 28- 二酸 -28-*O*-α-L- 鼠李糖 (1 → 4)-β-D- 吡喃葡萄糖 (1 → 6)-β-D- 吡喃葡萄糖酯、积雪草苷[2]、白桦脂酮酸、3-*epi*- 白桦脂酸、白桦脂酸 -3-*O*- 硫酸酯、南五加萜酸、3α, 11α- 羟基 - 南五加萜酸、3-*epi*- 桦木酸 -3-*O*-β-D- 葡萄糖苷、南五加萜酸 -3-*O*-β-D- 葡萄糖苷、南五加萜酸 -28-*O*-α-L- 鼠李糖基 -(1 → 4)-*O*-β-D- 葡萄糖基 -(1 → 6)-β-D- 葡萄糖苷、白桦脂酮酸 -28-*O*-α-L- 鼠李糖基 -(1 → 4)-*O*-β-D- 葡萄糖基 -(1 → 6)-β-D- 葡萄糖苷[3]、7α, 11β-dihydroxy-2, 3-*seco*-lup-12(13), 20(29)-diene-2, 3, 28-trioic acid、3β-hydroxy-lup-20(29)- ene-23, 28-dioic acid、betulinic acid、12(13)-ene betulinic acid、betulinic acid glucoside[4]、scheffuroside D、scheffoleoside D、3-*epi*-betulinicacid-28-*O*-［α-L-rhamnopyranosyl (1 → 4) -*O*-β-D-glucopyranosyl (1 → 6)］-β-D-glucopyranoside、3-*O*-β-D-xylopyranosyl-(1 → 2) -*O*-β-D-glucuronopyranosyl-29-hydroxyoleanolic acid-28-*O*-β-D-glucopyranoside、枸骨苷 4[5]、3-oxo-urs-20-en-23, 28-dioic acid 28-*O*-α-L-rhamnopyranosyl-(1 → 4)-β-D-glucopyranosyl-(1 → 6)-β-D-glucopyranoside、3α-hydroxy-urs-20-en-23, 28-dioic acid 28-*O*-β-D-glucopyranosyl-(1 → 6)-β-D-glucopyranoside、3α-hydroxy-urs-20-en-23, 28-dioic acid 23-*O*-β-D- glucopyranosyl, 28-*O*-α-L-rhamnopyranosyl-(1 → 4)-β-D-glucopyranosyl-(1 → 6)-β-D-glucopyranoside、3-oxo-urs-12-en-24-nor-oic acid 28-*O*-α-L-rhamnopyranosyl-(1 → 4)-β-D-glucopyranosyl-(1 → 6)-β-D-glucopyranoside、3α-hydroxy-20β-hydroxyursan-23, 28-dioic acid δ-lactone 23-*O*-β-D-glucopyranoside[6]、异蒲公英赛醇、aleuritolic acid、3-oxofriedelan-28-oic acid、3β, 19α-dihydroxy-urs-12-ene-24, 28-dioic acid、积雪草酸[7]等三萜类成分；葵醇、十八烷醇、二十四烷酸、二十八烷酸、十六烷酸[2]等脂肪族类成分；还含有异香草醛、香草醛、2- 羟基 -4- 正辛氧基二苯甲酮[2]、3-(4- 羟基 -3- 甲氧基 )-2- 丙烯醛[5]等成分。挥发油主要含有 4- 萜品醇、(-)- 斯巴醇、氧化石竹烯、芳樟醇、桧烯、τ- 萜品烯、1- 甲基 -3- 异丙基苯、愈创烯、(-)2, 10- 萜二醇、β- 蒎烯、α- 蒎烯、莰烯[8]等成分。

**药理作用** 1. 抗炎、镇痛作用
鹅掌柴皮乙醇提取物能抑制二甲苯致小鼠耳郭肿胀和福尔马林所致的炎性疼痛反应，减少醋酸致小鼠扭体次数，提高热板致疼痛反应痛阈值，还能降低佐剂性关节炎大鼠足跖部炎症因子水平，改善足肿胀病理损伤[7]。鹅掌柴三萜成分及其单体化合物均有不同程度的抑制 LPS 诱导的 RAW264.7 细胞释放 NO 的作用，其三萜成分还能降低细胞中致炎因子 IL-1β、TNF-α、IL-6、NO 水平和提高抗炎因子 IL-10 的水平[3]。鹅掌柴鲜叶挥发油能减少醋酸所致小鼠的扭体次数，缓解二甲苯所致小鼠的耳郭肿胀程度[8]。

2. 抗氧化作用
鹅掌柴提取物能清除 DPPH 自由基和 OH 自由基，其清除率分别为 78.57% 和 74.99%；能抑制脂质体过氧化，其抑制率为 21.41%，还具有较强的还原能力和与 $Fe^{2+}$ 的络合能力[9]。

## 3. 抗菌、抗病毒作用

鹅掌柴叶总黄酮对金黄色葡萄球菌、大肠杆菌、白色念珠菌和青霉均具有抑菌效果，对大肠杆菌的抑制效果最强[10]。鹅掌柴不同溶剂提取物对青霉、曲霉、根霉都有一定的体外抑菌效果，其中以乙醇提取物活性最强，其对青霉 MIC、MBC 值分别为（1/5120）g/ml、（1/2560）g/ml，对曲霉的 MIC、MBC 均为（1/1280）g/ml，对根霉 MIC、MBC 值分别是（1/10）g/ml、（1/20）g/ml[11]。鹅掌柴皮乙醇提取物及其不同溶剂萃取物以及其化合物 3α–hydroxylup–20(29)–ene–23, 28–dioic acid、3–$epi$–betulinic acid 3–$O$–sulfate 对 RSV、H1N1、Cox B3、HSV–1 病毒均有抑制作用[12]。

## 4. 抗肿瘤作用

鹅掌柴叶挥发油能抑制 MCF7、A375 和 HepG2 肿瘤细胞增殖，其 $IC_{50}$ 分别为 7.3μg/ml、7.5μg/ml 和 6.9 μg/ml，其挥发油主要成分 (-)-$\beta$-pinene、(+)-$\beta$-pinene 对 MCF7、A375 和 HepG2 肿瘤细胞的 $IC_{50}$ 范围为 147.1~264.7μmol/L[13]。鹅掌柴三萜成分能抑制肝癌细胞 HuH7、HepG2 和 SMMC7721 增殖，其机制可能与通过调控 Bcl–2 家族蛋白的表达进而促进肝癌细胞凋亡有关[3]。

## 5. 抗胃溃疡作用

南五加萜酸对无水乙醇诱导大鼠急性胃溃疡具有保护作用，能减轻无水乙醇导致的大鼠胃黏膜损伤程度，提高血清或组织中 GSH、SOD、CAT、GSH–Px、IL–10、NP–SH 和 PGE$_2$ 含量或活力，降低 MDA、NO、TNF–α 和 IL–6 的水平，增加胃组织中 COX–1、COX–2 mRNA 表达量和 Hsp70、Bcl–2 蛋白表达量，降低 Bax 的蛋白表达量[3]。

## 6. 保肝作用

鹅掌柴三萜成分对 CCl$_4$ 致小鼠急性肝损伤具有保护作用，能调节肝损伤后的氧化应激状态，减轻损伤后的脂质过氧化，增强肝脏的抗氧化能力，抑制肝损伤效应因子 $CYP2E1$ 的过度表达[3]。

### 参考文献

[1] 庞素秋，孙爱静，王国权，等.鹅掌柴的化学成分研究 [J].中药材, 2016, 39(2):334–336.

[2] 陶曙红，曾凡林，陈艳芬，等.鸭脚木化学成分研究 [J].中草药, 2015, 46(21):3151–3154.

[3] 王国权.鹅掌柴三萜类成分及其主要药效学研究 [D].泉州：华侨大学, 2018.

[4] PANG S Q, SUN A J, WANG G Q, et al. Lupane–type triterpenoids from *Schefflera octophylla* [J]. Chemistry of Natural Compounds, 2016, 52(3): 432–435.

[5] 张慧.鸭脚木中总三萜的富集工艺及化学成分研究 [D].广州：广东药学院, 2014.

[6] WU C, DUAN Y H, TANG W, et al. New ursane–type triterpenoid saponins from the stem bark of *Schefflera heptaphylla* [J]. Fitoterapia, 2014, 92:127–132.

[7] CHEN Y, TAO S, ZENG F, et al. Antinociceptive and anti–inflammatory activities of *Schefflera octophylla* extracts [J]. Journal of Ethnopharmacology, 2015, 171:42–50.

[8] 庞素秋，金孝勤，孙爱静，等.鹅掌柴叶挥发油的成分分析及抗炎镇痛活性 [J].药学实践杂志, 2016, 34(1):56–58, 78.

[9] 郑亚军，陈良秋，龙翊岚.鹅掌柴提取物的抗氧化活性 [J].热带作物学报, 2009, 30(4):500–504.

[10] 黄素华，邱丰艳，林标声.鹅掌柴叶总黄酮的提取与抑菌活性的研究 [J].食品研究与开发, 2013, 34(24):68–70, 109.

[11] 谢建英，黄甫.鹅掌柴提取物的抗真菌活性研究 [J].广东化工, 2013, 40(15):14–15.

[12] LI Y L, JIANG R W, OOI L, et al. Antiviral triterpenoids from the medicinal plant *Schefflera heptaphylla* [J]. Phytotherapy Research, 2007, 21(5):466–470.

[13] LI Y L, YEUNG C M, CHIU L C M, et al. Chemical composition and antiproliferative activity of essential oil from the leaves of a medicinal herb, *Schefflera heptaphylla* [J]. Phytotherapy Research, 2010, 23(1):140–142.

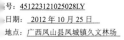

来源

鸭跖草科（Commelinaceae）植物鸭跖草 *Commelina communis* Linn. 的全草。

民族名称

【壮族】Gorumngaujbit。

广西

鸭跖草

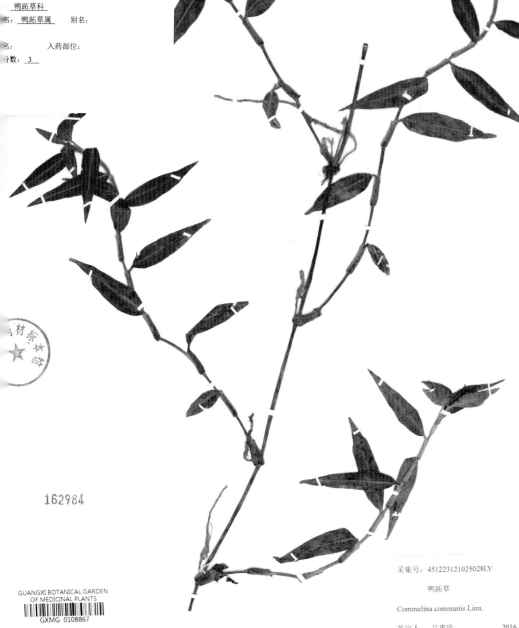

162984

采集号：451223121025028LY

鸭跖草科

鸭跖草

Commelina communis Linn.

鉴定人：吕惠珍 2016 年 1 月 28 日

第四次全国中药资源普查

## 民族应用

【壮族】药用全草。主治瘰疬，丹毒，猪头瘟，咽喉痛，黄疸，热痢，白带，水肿，淋病，血热脉漏。内服用量 9~15g，水煎服，或捣汁饮；外用适量，捣敷患处，或捣汁点喉。

**药材性状** 全草长至 60cm，黄绿色或黄白色，较光滑。茎有纵棱，直径约 2mm，多有分枝或须根，节稍膨大，节间长 3~9cm；质柔软，断面中心有髓。叶互生，多皱缩、破碎，完整叶片展平后呈卵状披针形或披针形，长 3~9cm，宽 1~2.5cm；先端尖，全缘，基部下延成膜质鞘，抱茎，叶脉平行。花多脱落，聚伞花序，总苞佛焰苞状，心形，两边不相连；花瓣皱缩，蓝色。气微，味淡。

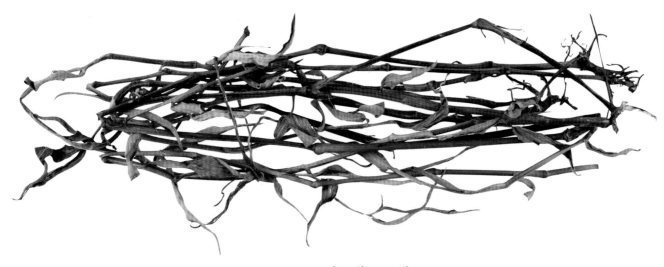

· 鸭跖草－全草

**药用源流** 始载于《本草拾遗》，记载："生江东、淮南平地，叶如竹，高一二尺，花深碧，有角如鸟嘴。北人呼为鸡舌草，亦名鼻斫草。吴人呼为跖，跖斫声相近也。一名碧竹子，花好为色。"《本草纲目》记载："竹叶菜处处平地有之。三四月生苗，紫茎竹叶，嫩时可食。四五月开花，如蛾形，两叶如翅，碧色可爱。结角尖曲如鸟喙，实在角中，大如小豆。豆中有细子，灰黑而皱，状如蚕屎。巧匠采其花，取汁作画色及彩羊皮灯，青碧如黛也。"以上所述及《植物名实图考》所附鸭跖草图绘与本种相符。《中华人民共和国药典》（2020 年版 一部）记载其具有清热泻火、解毒、利水消肿的功效；主治感冒发热，热病烦渴，咽喉肿痛，水肿尿少，热淋涩痛，痈肿疔毒。

| | 种子植物门 | 被子植物亚门 | 单子叶植物纲 | 鸭跖草目 | 鸭跖草科 |
|---|---|---|---|---|---|
| **分类位置** | Spermatophyta | Angiospermae | Monocotyledoneae | Commelinales | Commelinaceae |

**形态特征** 一年生披散草本。茎匍匐生根，多分枝，长可达 1m，下部无毛，上部被短毛。叶披针形至卵状披针形，长 3~9cm，宽 1.5~2cm。总苞片佛焰苞状，顶端短急尖，基部心形；聚伞花序，下面一枝仅有花 1 朵，具长约 8mm 的梗，不孕；上面一枝具花 3~4 朵，具短梗，几乎不伸出佛焰苞，花梗花期长仅 3mm，果期弯曲，长不过 6mm；萼片膜质，长约 5mm，内面 2 枚常靠近或合生；花瓣深蓝色。蒴果椭圆形，2 室，2 片裂。

**生境分布** 生于阴湿地。分布于云南、四川、甘肃以东的南北各省区。广西主要分布在柳州、融水、三江、临桂、兴安、永福、龙胜、恭城、苍梧、玉林、容县、北流、凌云、乐业、贺州、昭平、钟山、河池、金秀、龙州等。

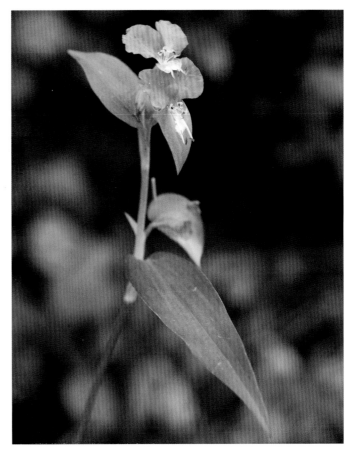

· 鸭跖草－花期

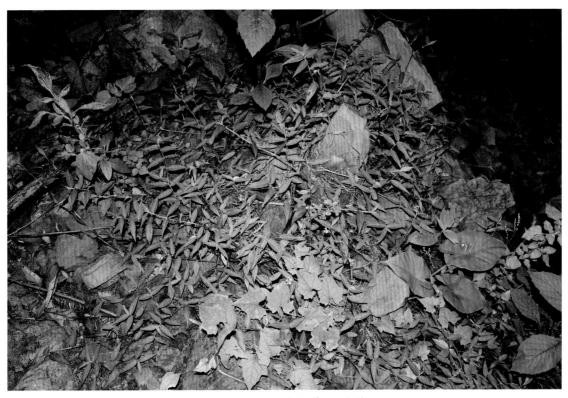

· 鸭跖草－生境

**化学成分**　主要含有荭草素、异荭草素、木犀草苷、木犀草素 –5–*O*–*β*–D– 葡萄糖苷、木犀草素 –4'–*O*–*β*–D– 葡萄糖苷、柯伊利素 –7–*O*–*β*–D– 葡萄糖苷、鸭跖黄素、木犀草素 –7– 甲醚基 –4'–*O*– 葡萄糖苷、牡荆素、异牡荆素、金丝桃苷、异槲皮苷、芦丁、当药黄素、3, 3', 4', 7– 四甲氧基黄酮、异鼠李素 –3–*O*–*β*–D– 葡萄糖苷、异鼠李素 –7–*O*–*β*–D– 葡萄糖苷、槲皮素、香叶木素、异鼠李素、异鼠李素 –3–*O*– 芸香糖苷、鸭跖黄酮苷、flavocommelinin A、当药素 –2''–*O*–*α*–L– 鼠李糖苷、芹菜素 –6–*C*–*α*–L– 鼠李糖苷、木犀草素、芹菜素、山柰酚、刺槐素[1]、当药素、水仙苷、当药素 –2''–*O*–*α*–L 鼠李糖苷[2]、异鼠李亭 –3–*O*–*β*–D– 葡萄糖、槲皮素 –3–*O*–*α*–L– 鼠李糖苷、异槲皮素[3]、金松双黄酮[4] 等黄酮类成分；没食子酸甲酯、绿原酸、4– 羟基 –2, 6– 二甲氧基 – 苯甲酸、3– 羟基 –4, 5– 二甲氧基 – 苯甲酸、丁香酸、香草酸、对羟基苯甲醛和阿魏酸、对羟基桂皮酸甲酯、香豆酸、原儿茶酸、原儿茶醛、对羟基苯甲酸、咖啡酸、苯甲酸、对羟基桂皮酸、壬二酸[1]、对香豆酸[3]、丁香醛、香草乙酮[4] 等酚酸类成分；7–*O*–*β*–D– 吡喃葡萄糖 –*α*– 野尻毒素、*α*– 野尻毒素、1– 脱氧野尻毒素、去甲哈尔满、腺嘌呤核苷[1] 等生物碱类成分；豆甾 –5–3*β*, 7*α*– 二醇、木栓酮[1]、*β*– 谷甾醇、*β*– 胡萝卜苷[3]、豆甾醇[4] 等甾醇类成分；还含有 N– 羟基苯乙基 –4– 羟基 –3– 甲氧基 – 苯丙酰胺、(E)–N–[4–(2– 羟基乙基) 苯基 ]–3–(4– 羟基 – 苯基 )– 丙烯酰胺、D– 甘露醇、3– 羧基吲哚、4, 4'– 二羟基 –3, 3'– 二甲氧基 –*β*– 异吐昔酸、2– 苯乙基 –*β*–D– 葡萄糖苷、commelinin B[1]、1, 2– 二氢 –6, 8– 二甲氧基 –7–1–(3, 5– 二甲氧基 –4– 羟基苯基 )–$N^1$, $N^2$– 双 –[2–(4– 羟基苯基) 乙基 ]–2, 3– 萘二甲酰胺、没食子酸甲酯、(7*S*, 8*R*)– 二氢脱氢二松柏醇 –9–*O*–*β*–D– 葡萄糖苷、土大黄苷[3]、银杏内酯 A、银杏内酯 B、(3*S*, 5*R*, 6*S*, 7*E*) –3, 5, 6–thriydroxy–7–megastigmen–9–one、3– 醛基吲哚、棕榈酸[4] 等成分。

**药理作用**　**1. 抗病毒作用**

鸭跖草提取物对单纯疱疹病毒Ⅰ型（HSV–1）、呼吸道合胞病毒（RSV）具有抑制作用[5]。鸭跖草水提取物在体外对流感病毒引起的细胞病变有明显抑制作用，其 $IC_{50}$ 为生药 4.25mg/ml，对流感病毒所致的小鼠肺部炎症有明显抑制作用，并能明显降低流感病毒感染小鼠的死亡率和延长其存活时间[6]。

**2. 抗氧化作用**

鸭跖草总黄酮具有清除 $O_2^-$ 自由基、DPPH 自由基、OH 自由基活性，其中对 $O_2^-$ 自由基的清除能力最强[7]。鸭跖草水提取物能降低高脂血症小鼠血清、肝脏和脑组织中 MDA 含量，提高 SOD、GSH–Px 活性[8]。

**3. 镇痛作用**

鸭跖草水溶部位能延长小鼠辐射热刺激甩尾潜伏期，减少小鼠扭体次数，延长扭体反应潜伏期，还能抑制小鼠福尔马林试验第一相和第二相反应，其镇痛作用可被纳洛酮部分拮抗，能使局部组织中 $PGE_2$、TNF–*α* 和 IL–6 含量减少[9]。

**4. 保肝作用**

鸭跖草水提取物对四氯化碳和乙醇所致肝损伤小鼠具有保护作用，能降低肝损伤小鼠血清谷丙转氨酶和谷草转氨酶活性[10]。

**5. 降血糖作用**

鸭跖草水提取物对肾上腺素和四氧嘧啶所致小鼠血糖升高均有抑制作用[11]。

**6. 降血脂作用**

鸭跖草水提取物可调节血脂代谢，降低高脂血症小鼠血清 TC 和 LDL–C 水平，升高 HDL–C 水平[8]。

### 7. 抗脑缺血作用

鸭跖草水提取物对小鼠脑缺血再灌注损伤具有保护作用，能减轻脑缺血再灌注后脑组织水肿、降低脑组织中 MDA 含量，提高 SOD 和 GSH-Px 活力，减轻大脑皮层及海马 CA1 区神经元损伤[12]。

**参考文献**

[1] 张霞. 基于液质联用技术的中药黄酮类成分的体内外代谢研究以及鸭跖草化学成分的定性定量分析 [D]. 石家庄：河北医科大学，2018.

[2] 康明芹. 鸭跖草黄酮类成分的研究 [D]. 沈阳：吉林大学，2008.

[3] 袁红娥. 鸭跖草和苍耳子的化学成分研究 [D]. 广州：暨南大学，2014.

[4] 徐丽，艾志福，曾令峰，等. 鸭跖草化学成分的研究 [J]. 中成药，2019，41(7):1592-1597.

[5] 袁琦，侯林，刘相文，等. 鸭跖草不同提取方法提取物的体外抗病毒实验研究 [J]. 中华中医药学刊，2017，35(7):1755-1758.

[6] 谭志荣，蒋友福，李沛波. 鸭跖草水提取物抗流感病毒的实验研究 [J]. 中国热带医学，2009，9(5):829-831.

[7] 潘冬梅，张巧萍，卢丽珠，等. 鸭跖草总黄酮的大孔树脂纯化工艺及抗氧化活性研究 [J]. 中国现代应用药学，2018，35(2):231-234.

[8] 王垣芳，杨美子，李祖成，等. 鸭跖草对高脂血症小鼠血脂代谢及抗氧化能力的影响 [J]. 中国实验方剂学杂志，2012，18(16):273-277.

[9] 李祖成，王月，赵峰，等. 鸭跖草镇痛活性部位筛选及作用机制研究 [J]. 中成药，2020，42(11):3021-3024.

[10] 张善玉，张艺莲，金在久，等. 鸭跖草对四氯化碳和乙醇所致肝损伤的保护作用 [J]. 延边大学医学学报，2001，24(2):98-100.

[11] 谭志荣. 鸭跖草水提取物降血糖作用的实验研究 [J]. 涟钢科技与管理，2010，1:61-63.

[12] 王垣芳，孙富家，刘同慎，等. 鸭跖草水提取物对小鼠脑缺血再灌注损伤的保护作用 [J]. 中药药理与临床，2011，27(3):67-70.

# 蚌兰

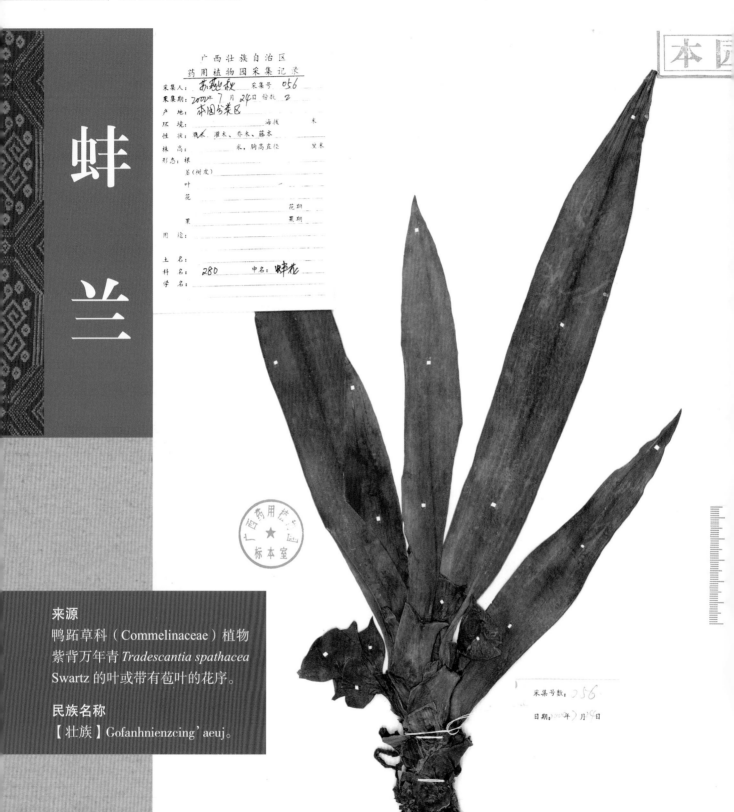

广西壮族自治区
药用植物园采集记录

采集人：苏聪秋　采集号：056
采集期：2000年7月24日　份数：2
产　地：本园分类区
环　境：　　　　　海拔　　　米
性　状：藤本、灌木、乔木、藤本
株　高：　　米，胸高直径　　里米
形　态：根
　　　　茎（相定）
　　　　叶
　　　　花
　　　　　　　　　　花期
　　　　　　　　　　果期
用　途：
土　名：
科　名：280　中名：蚌花
学　名：

**来源**

鸭跖草科（Commelinaceae）植物紫背万年青 *Tradescantia spathacea* Swartz 的叶或带有苞叶的花序。

**民族名称**

【壮族】Gofanhnienzcing' aeuj。

采集号数：056
日期：2000年3月24日

采集号：056　　　　　鸭跖草科

紫背万年青
*Tradescantia spathacea* Swartz
鉴定人：余丽莹　　2019年2月27日

# 民 族 应 用

【壮族】药用叶或带有苞叶的花序。水煎服或捣烂敷患处治呕血，咳血，便血，尿血，衄血等脉漏诸症，以及肺热燥咳，屙痢，跌打损伤。内服用量 9~30g（鲜者 30~60g）；外用适量。

**药材性状**　花全体小蚌形，扁而皱缩，紫褐色，高 1.5~2cm，宽 3~4cm，残存花序柄长 0.5~1cm，大型苞片内丛生多数花朵，常为卵形的花蕾，小花柄细长，柄基部有膜质小苞片，呈茶褐色，有的已结有蒴果，质柔韧。味甘、淡。

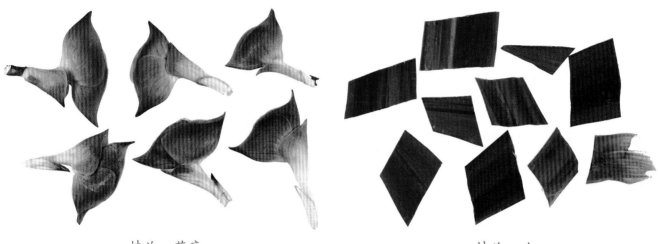

·蚌兰－花序　　　　　　　　　　　　　　·蚌兰－叶

**药用源流**　《岭南采药录》云："花形如蚌而小，紫红色，其花治便血、咳血，和猪肉煮汤服之，甚效，治血痢，则煎水饮之。"《中华本草》记载其具有清肺化痰、凉血止血、解毒止痢的功效；主治肺热咳喘，百日咳，咯血，鼻衄，血痢，便血，瘰疬。

| **分类位置** | 种子植物门 | 被子植物亚门 | 单子叶植物纲 | 鸭跖草目 | 鸭跖草科 |
|---|---|---|---|---|---|
| | Spermatophyta | Angiospermae | Monocotyledoneae | Commelinales | Commelinaceae |

**形态特征**　多年生草本。茎粗壮，多少肉质，高约 50cm，不分枝。叶互生而紧贴，披针形，长 10~30cm，宽 2~6cm，先端渐尖，基部扩大成鞘状抱茎，上面暗绿色，下面紫色。聚伞花序生于叶的基部，大部藏于叶内；苞片 2，蚌壳状，大而扁，长 3~4cm，淡紫色；萼片 3，长圆状披针形，分离，花瓣状；花瓣 3，分离；雄蕊 6，花丝被长毛；子房无柄，3 室。蒴果 2~3 室，室背开裂。

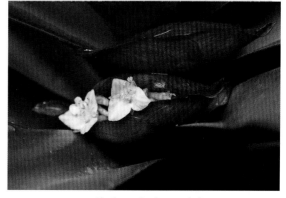

·紫背万年青－花期

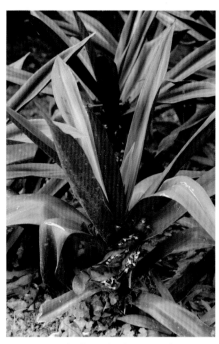

· 紫背万年青 - 植株

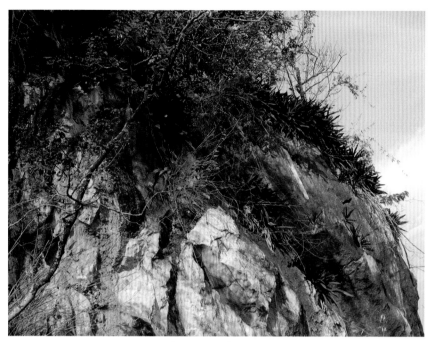

· 紫背万年青 - 生境

**生境分布** 为栽培品。我国广泛栽培，广西全区各地均有分布。

**化学成分** 紫背万年青主要含有阿魏酸、香草酸、glycosylated vanillic acid、绿原酸、p-coumaric、rhoeonin、anthocyanin pigment[1]等成分，还含有葡萄花酸、天竺葵醛、壬酸、羊脂酸、十一醛、棕榈酸、亚油酸、十三烷酸、十一酸、异香兰醛[2]等挥发油成分。

**药理作用** 1. 抗菌作用
紫背万年青提取物对李斯特菌、大肠杆菌、变形链球菌、白色念珠菌均有抑制作用[1]。
2. 抗肿瘤作用
紫背万年青水提取物能明显减少 DEN 和 2-AAF 诱导肝癌变模型大鼠癌前病灶数量、缩小癌前病灶平均体积[3]。紫背万年青水提取物、甲醇提取物和乙醇提取物均能抑制人结肠癌 HT29 细胞、人肝癌 HepG2 细胞和人前列腺癌 PC3 细胞增殖[4]。

**参考文献**

[1] REBECA G V, REBECA G G, BERTHA B D, et al. Antimicrobial activity of *Rhoeo discolor* phenolic rich extracts determined by flow cytometry [J]. Molecules, 2015, 20(10): 18685-18703.

[2] 黄丽莎，朱峰. 蚌兰花挥发油化学成分的GC/MS分析 [J]. 中药材, 2009, 32(1):65-66.

[3] TáBATA R R, MIREYA G, CARLOS A C, et al. Aqueous crude extract of *Rhoeo discolor*, a Mexican medicinal plant, decreases the formation of liver preneoplastic foci in rats [J].Journal of Ethnopharmacology, 2008, 115(3): 381-386.

[4] REBECA G V, RAúL F R O, SERGIO O S S, et al. Cancer cell specific cytotoxic effect of *Rhoeo discolor* extracts and solvent fractions [J]. Journal of Ethnopharmacology, 2016, 190:46-58.

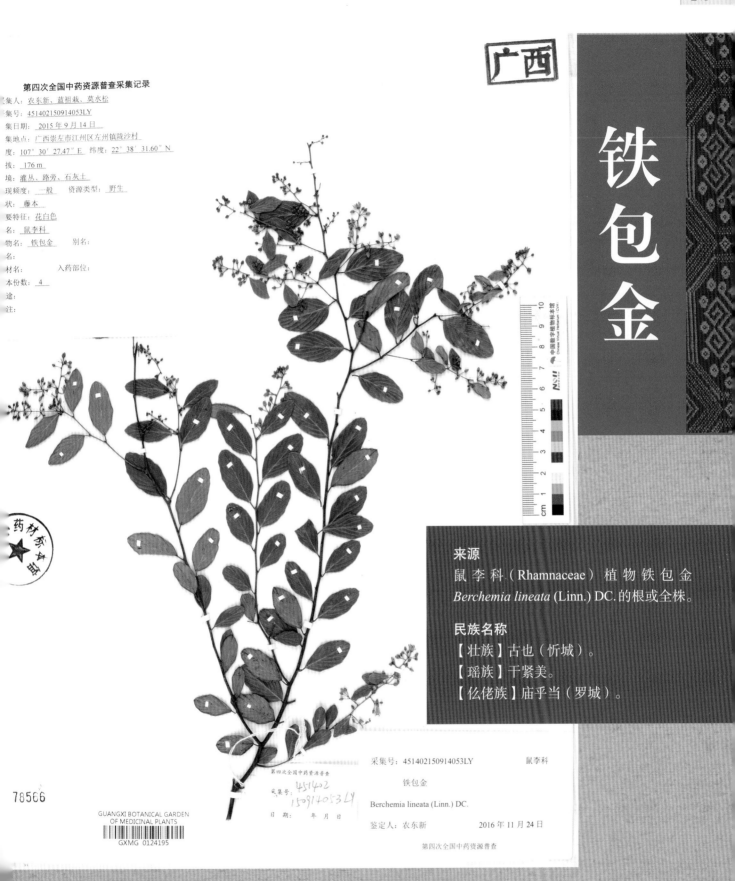

第四次全国中药资源普查采集记录

采集人：农东新、蓝祖栽、莫水松
采集号：451402150914053LY
采集日期：2015 年 9 月 14 日
采集地点：广西崇左市江州区左州镇陇沙村
经度：107° 30′ 27.47″ E  纬度：22° 38′ 31.60″ N
海拔：176 m
生境：灌丛、路旁、石灰土
出现频度：一般   资源类型：野生
性状：藤本
主要特征：花白色
科名：鼠李科
植物名：铁包金   别名：
药名：
药材名：   入药部位：
本份数：4
用途：
备注：

广西

铁包金

**来源**
鼠李科（Rhamnaceae）植物铁包金 *Berchemia lineata* (Linn.) DC. 的根或全株。

**民族名称**
【壮族】古也（忻城）。
【瑶族】干紧美。
【仫佬族】庙乎当（罗城）。

78586

GUANGXI BOTANICAL GARDEN
OF MEDICINAL PLANTS
GXMG 0124195

第四次全国中药资源普查
采集号：451402
150914053LY
日 期：   年 月 日

采集号：451402150914053LY       鼠李科

铁包金

*Berchemia lineata* (Linn.) DC.

鉴定人：农东新       2016 年 11 月 24 日

第四次全国中药资源普查

# 铁包金

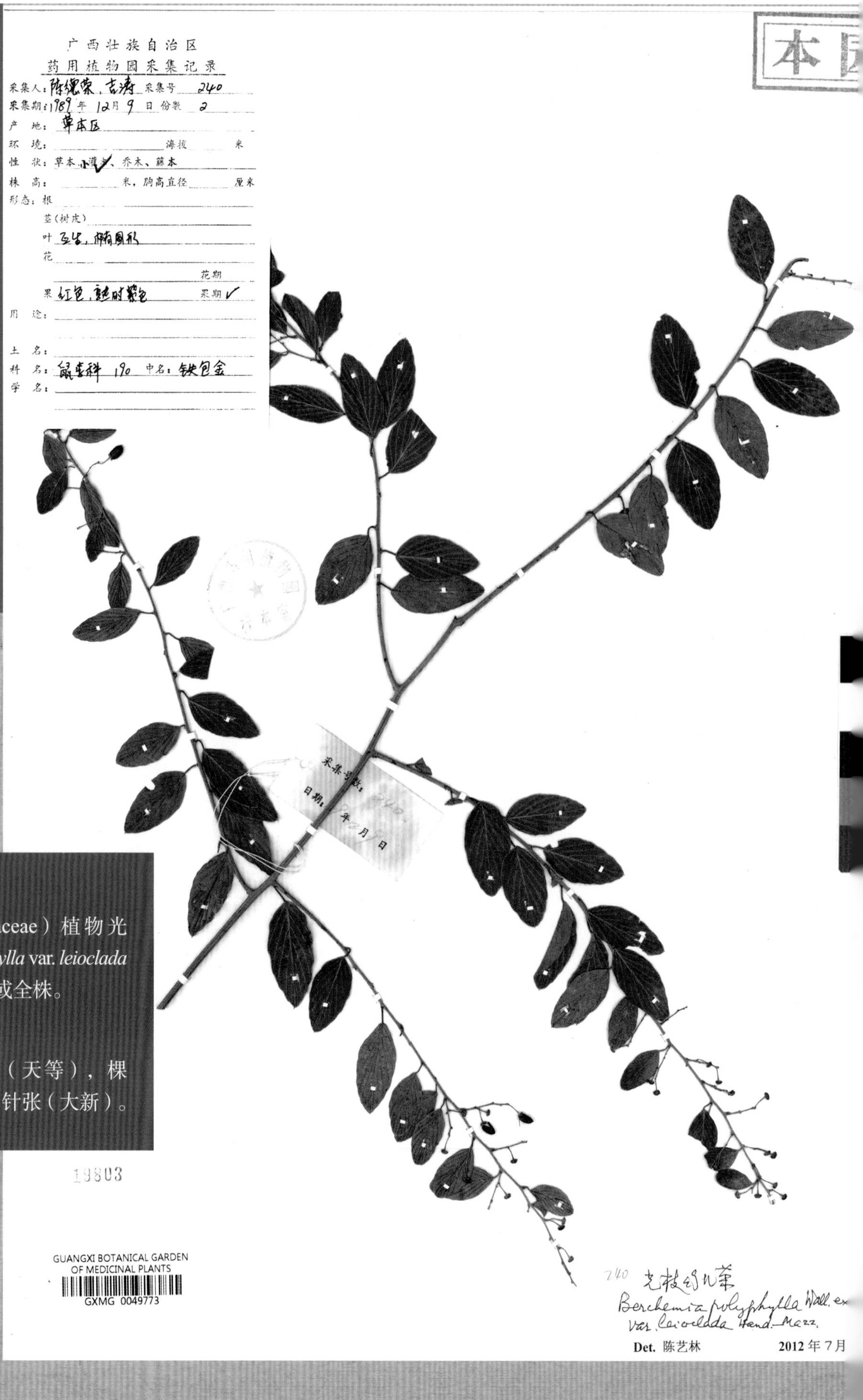

**来源**

鼠李科（Rhamnaceae）植物光枝勾儿茶 B. polyphylla var. leioclada Hand.-Mazz. 的根或全株。

**民族名称**

【壮族】勾屎鸟（天等），棵毫山（象州），叩针张（大新）。

## 民 族 应 用

铁包金

【壮族】药用根或全株。水煎服治疗黄疸型肝炎，捣烂敷患处治跌打损伤。

【瑶族】药用全株。主治肺结核，咳嗽咯血，衄血，吐血，黄疸型肝炎，慢性气管炎，精神分裂症，疔疮肿毒，毒蛇咬伤。内服用量15~60g，水煎服；外用适量，捣敷或研粉水调敷。

【仫佬族】药用根。与猪脚炖服治疗小儿生后两年仍未能走路。内服用量60g；外用适量。

光枝勾儿茶

【壮族】药用根、全株。根水煎服治肝炎，月经不调，肺结核，水煎服兼浸酒搽患处治阴疽；全株水煎服治黄疸型肝炎，小儿消化不良。内服用量9~15g；外用适量。

**药材性状** 根呈不规则纺锤形或圆柱形，弯曲分枝，多切成小段或厚片，直径5~35 mm，表面棕褐色、黑褐色或暗紫色，栓皮结实，有网状裂隙、纵皱纹及支根痕。质坚硬。断面木部甚大，纹理细密，黄色、黄棕色或橙黄色。气微，味淡涩。叶互生，有短柄，叶片卵圆形，顶处有芒尖，全缘，侧脉明显，纸质。气微，味微苦涩。

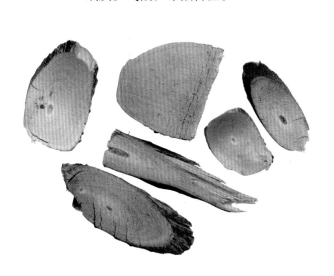

·铁包金－根

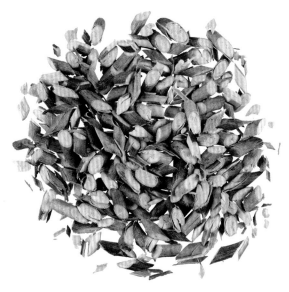

·铁包金－茎

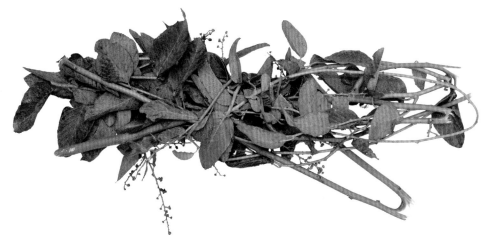

·铁包金－枝叶

**药用源流**　《广西中药材标准》（1990年版）和《广西壮族自治区壮药质量标准》（第二卷）记载铁包金的根具有散瘀、止血、止痛、镇咳、消滞的功效；主治肺结核咯血，黄疸型肝炎，腹痛，头痛，跌打损伤，痈疔疮疖，毒蛇咬伤。《中华人民共和国药典》（1977年版　一部）记载光枝勾儿茶的地上部分具有去痰止咳、活络止痛的功效；主治急、慢性支气管炎，小儿疳积，风湿关节痛。

| 分类位置 | 种子植物门 | 被子植物亚门 | 双子叶植物纲 | 鼠李目 | 鼠李科 |
|---|---|---|---|---|---|
| | Spermatophyta | Angiospermae | Dicotyledoneae | Rhamnales | Rhamnaceae |

**形态特征**　铁包金　藤状或矮灌木。叶纸质，矩圆形或椭圆形，长1.5~2cm，宽0.4~1.2cm，两面无毛，侧脉每边4~5（6）；叶柄长不超过2mm。花白色，无毛；花梗无毛，通常数个至10余个密集成顶生聚伞总状花序，或有时1~5个簇生于花序下部叶腋，近无总花梗；萼片条形或狭披针状条形。核果圆柱形，成熟时黑色或紫黑色，基部有宿存的花盘和萼筒。

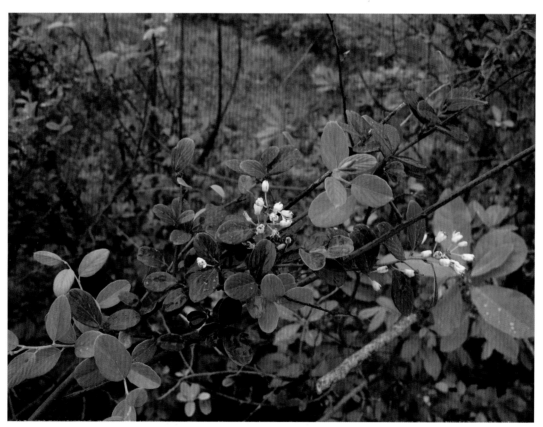

·铁包金－花期

光枝勾儿茶　藤状或矮灌木。小枝花序轴及果梗均无毛。叶纸质，卵状椭圆形、卵状矩圆形或椭圆形，长可达5.5cm，宽达3cm；叶柄长3~6mm，上面被疏短柔毛；叶片纸质，卵状椭圆形，先端圆形或锐尖，基部圆形，侧脉每边7~9条。花多数，鲜绿色或白色，无毛，通常2~10个簇生排成具短总梗的聚伞总状花序，或稀下部具短分枝的窄聚伞圆锥花序，花序顶生，萼片卵状三角形。核果近圆柱形。

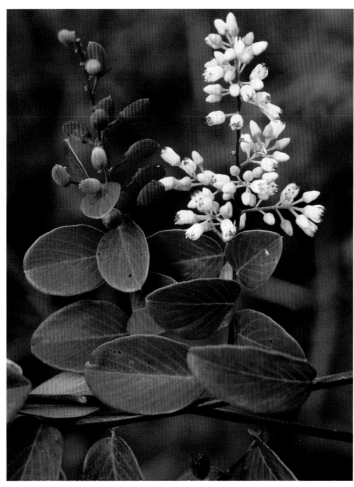

·光枝勾儿茶 - 花果期

**生境分布**　铁包金　生于低海拔的山野、路旁或开旷地上。分布于广东、广西、福建、台湾等。广西主要分布在贵港等。

光枝勾儿茶　生于海拔 100~2100m 的山坡、沟边灌丛或林缘。分布于陕西、四川、云南、贵州、广西、广东、福建、湖南、湖北等。广西主要分布在龙州等。

**化学成分**　铁包金　主要含有表没食子儿茶素、香树素、儿茶素、花旗松素、圣草酚、柚皮素、山柰酚、柚皮苷、柚皮素 -7-O-β-D- 葡萄糖苷、5- 羟基 -7-(2'- 羟丙基 )-2- 甲基色原酮、5, 7- 二羟基 -2-(2, 4- 二羟基戊基 )- 色原酮[1]、槲皮素、异鼠李素、quercetin 7-methyl ether[2]、(-)-(1'R, 2'S)-erythro-5-hydroxy-7-(1', 2'-dihydroxypropyl)-2-methyl-chromone、(+)- 香橙素、5-hydroxy-7-(2'-hydroxypropyl)-2-methyl-chromone、(+)- 花旗松素、(+)- 儿茶素、(+)- 表没食子儿茶素、5, 7-dihydroxy-2-methyl-chromone、5-methoxy-2-methyl-chromone[3]等黄酮类成分；红镰霉素 -6-O-β-D- 龙胆二糖苷、红镰霉素 -6-O-β-D- 吡喃葡萄糖苷、红镰霉素 -6-O-β-D-(6'-O- 乙酰基 )- 吡喃葡萄糖苷、红镰霉素、去甲基红镰霉素 -6-O- 吡喃葡萄糖 -(1-6)-O-β-D- 阿拉伯糖[1]等萘吡喃酮类成分；大黄素、大黄酚、大黄素甲醚、大黄素 -3-O-α-L- 鼠李糖苷[2]、floribundiquinone D、2- 乙酰大黄素甲醚[4]、芦荟大黄素、2,6- 二甲氧基对苯醌、floribundiquinone C、floribundiquinone A、大黄酚 -1-O-β-D- 葡萄糖苷[3]等蒽醌类成分；(-)- 丁香树脂、(+)-matairesinol、(+)-lyoniresinol、(+)-isolariciresinol[3]等萜类成分；以及没食子酸、龙胆酸[1]、异乔木萜醇、β- 谷甾醇[2]、羊齿烯醇、(+)-lyoniresinol-3α-O-β-D-glucopyranoside、β- 胡萝卜苷[3]、正十六烷酸、正十八烷酸、豆甾醇[4]等成分。

光枝勾儿茶 主要含有 5，7–二羟基 –2– 甲基色原酮、5，7–二羟基 –2– 甲基色原酮 –7–O-β–D–葡萄糖苷、槲皮素、芦丁[5]、木犀草素 –4'–O–β–D– 葡萄糖苷[6]等黄酮类成分；大黄素、大黄素 –3–O–α–L– 鼠李糖苷[6]、大黄酚、大黄素甲醚[7]、floribundiquinones A–D、大黄素甲醚 –8–O–β–D–葡萄糖苷、大黄素 –8–O–β–D– 葡萄糖苷、钝叶素[6]等蒽醌类成分；以及连翘脂素[5]、羊齿烯醇、蒲公英萜醇、β– 谷甾醇[7]、阿魏酸、齐墩果酸、单棕榈酸甘油酯[6]等成分。

**药理作用**　1. 保肝作用

铁包金对慢加急性肝衰竭具有防治作用，其作用机制可能与通过调节多功能蛋白 APE1 调控凋亡相关蛋白，减少肝细胞的凋亡有关[8]。铁包金提取物能明显降低 $CCl_4$ 致急性肝损伤小鼠血清中的 ALT、AST 活性，并升高血清中 TP 和 ALP 含量；还能降低异硫氰酸 –α– 萘酯致小鼠黄疸的血清中总胆红素含量和 ALT 活性[9]。

2. 抗炎、镇痛作用

铁包金提取物能明显抑制巴豆油引起的小鼠耳郭肿胀，减少醋酸所致小鼠扭体次数[10]。

3. 抗肿瘤作用

铁包金总黄酮能通过降低小鼠体内 p53、caspase-3 的表达和提升 TNF-α 蛋白的表达来抑制 S180 实体瘤小鼠肿瘤的生长[11]。

4. 抗氧化作用

光枝勾儿茶提取物具有清除 OH 自由基、DPPH 自由基和 $Fe^{3+}$ 还原的能力[12]。

5. 对 CYP3A4 酶作用

化合物红镰霉素 –6–O–α–L– 鼠李糖基 –(1–6)–O–β–D– 吡喃葡萄糖苷对人 CYP3A4 酶活性具有抑制作用[1]。

6. 对乙酰胆碱酯酶作用

化合物 floribundiquinone B 对乙酰胆碱酯酶有一定的抑制活性，其抑制率为 57.8%[6]。

**参考文献**

［1］蒋秀丽.铁包金化学成分及其 CYP450 酶抑制活性研究［D］.杭州：浙江工业大学，2019.

［2］张国利.铁包金化学成分研究［D］.武汉：湖北中医药大学，2011.

［3］沈玉霞.铁包金化学成分的研究［D］.武汉：中南民族大学，2011.

［4］曾晓君，胡颖，文晓琼，等.瑶药铁包金化学成分研究［J］.中药材，2012，35(2):223–225.

［5］杨娟，潘琪，魏东法，等.光枝勾儿茶化学成分研究（Ⅱ）［J］.中国药学杂志，2006，41(4):255–257.

［6］景永帅，杨娟，汪冶，等.光枝勾儿茶中蒽醌 – 苯并异色满苯醌二聚体成分［J］.中国药学杂志，2011，46(9):661–664.

［7］杨娟，段文峰，彭英，等.光枝勾儿茶化学成分研究（Ⅰ）［J］.中草药，2006，37(6):836–837.

［8］刁建新，马文校，戴凤翔，等.铁包金通过 APE1 调节凋亡相关蛋白防治慢加急性肝衰竭大鼠的作用［J］.中药新药与临床药理，2016，27(6):794–799.

［9］吴玉强，邓家刚，钟正贤，等.铁包金提取物抗肝损伤作用的研究［J］.时珍国医国药，2009，20(4):854–855.

［10］吴玉强，杨兴，邓家刚，等.铁包金提取物镇痛抗炎作用的研究［J］.时珍国医国药，2008，19(4):825–826.

［11］陈小龙.铁包金抗肿瘤作用的研究［D］.武汉：中南民族大学，2011.

［12］景永帅，吴兰芳，张振东，等.光枝勾儿茶提取物的抗氧化活性［J］.中国老年学杂志，2011，31(7):1179–1180.

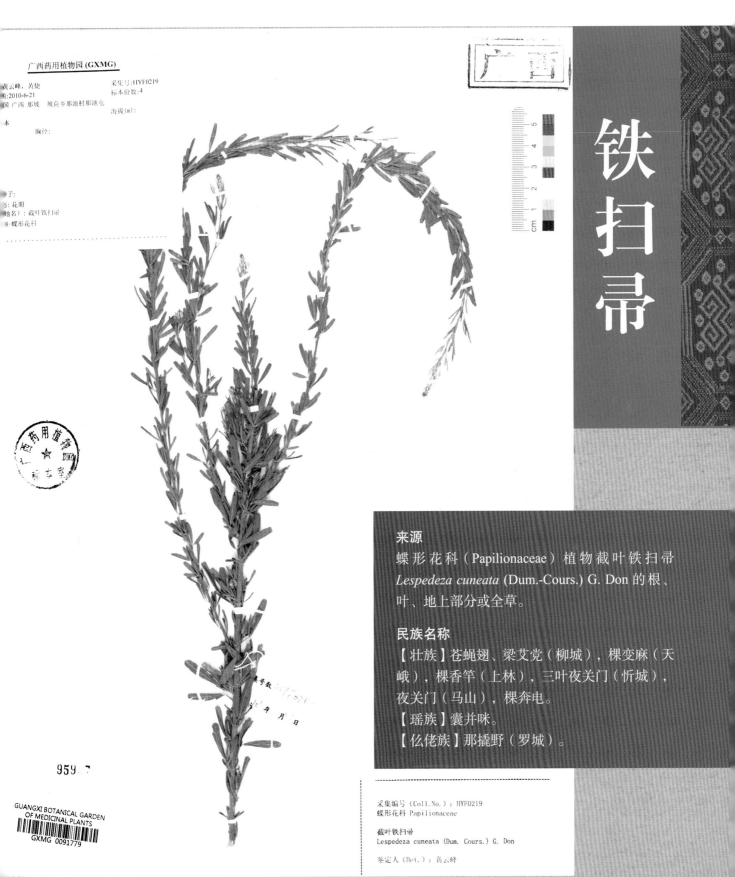

广西药用植物园 (GXMG)

黄云峰，黄捷
期:2010-6-21
国 广西 那城　城旁乡那池村那池屯

采集号:HYF0219
标本份数:4

沟拔(m):

本

胸径:

种子:

5: 花期

(地名）: 截叶铁扫帚

8-蝶形花科

广西药用植物
标本室

959.7

GUANGXI BOTANICAL GARDEN
OF MEDICINAL PLANTS

GXMG 0091779

铁扫帚

## 来源
蝶形花科（Papilionaceae）植物截叶铁扫帚
*Lespedeza cuneata* (Dum.-Cours.) G. Don 的根、
叶、地上部分或全草。

## 民族名称
【壮族】苍蝇翅、梁艾党（柳城），棵变麻（天
峨），棵香竿（上林），三叶夜关门（忻城），
夜关门（马山），棵奔电。
【瑶族】囊并咪。
【仫佬族】那撬野（罗城）。

采集编号（Coll.No.）：HYF0219
蝶形花科 Papilionaceae

截叶铁扫帚
*Lespedeza cuneata* (Dum. Cours.) G. Don

鉴定人（Det.）：黄云峰

## 民族应用

【壮族】药用根、地上部分、全草。根水煎服治骨鲠喉，腹泻，痢疾，小便不通，水煎取药液煮鸡蛋服治小儿疳积；地上部分治疳积，泄泻，痢疾，淋证，水肿，风火眼，咳嗽，毒蛇咬伤，风湿骨痛；全草水煎服治急性肠胃炎；与猪瘦肉煲服治小儿疳积。

【瑶族】药用地上部分。主治气管炎，哮喘，肠炎，腹泻，肝炎，消化不良，小儿疳积，肾炎水肿，结石，子宫脱垂，蛇虫咬伤。

【仫佬族】药用叶、全草。叶与半边莲捣烂敷伤口周围治毒蛇咬伤。全草水煎服治急性肠胃炎。内服用量 15~30g；外用适量。

**药材性状** 根长短不一。地上部分长 40~90cm。茎呈圆柱形，木质，多分枝，直径 2~6cm，表面灰棕色，具细纵纹，嫩枝密被白色细茸毛；质坚硬，不易折断，断面纤维性，淡黄色。叶细小，三出复叶互生，密集，多卷曲，小叶展开后呈倒披针形或线状楔形，全缘，黄绿色或灰绿色，长 5~15cm，宽 2~4cm，先端钝或呈截形，有小锐尖，上表面无毛，下表面被灰色紧贴的丝毛；叶柄极短，长不及 2mm。有的残留有腋生小花，呈黄棕色。荚果宽卵形或近球形，被伏毛。气微，味淡。

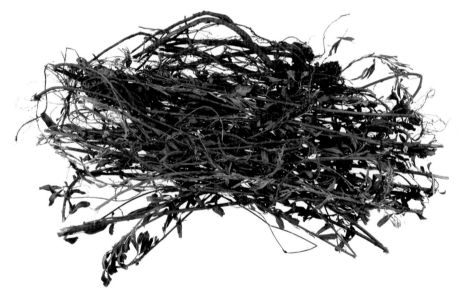

·铁扫帚 - 全草

**药用源流** 《全国中草药汇编》(上册 第二版)记载其根和全株具有清热利湿、消食除积、祛痰止咳的功效；主治小儿疳积，消化不良，胃肠炎，细菌性痢疾，胃痛，黄疸型肝炎，肾炎水肿，白带异常，口腔炎，咳嗽，支气管炎，带状疱疹，毒蛇咬伤。《广西壮族自治区壮药质量标准 第一卷》(2008 年版)和《广西壮族自治区瑶药材质量标准 第一卷》(2014 年版)记载其干燥地上部分具有补肝肾、益肺阴、散瘀消肿的功效；主治遗精，遗尿，白浊，白带异常，哮喘，胃痛，劳伤，小儿疳积，泄痢，跌打损伤，视力减退，目赤，乳痈。

| 分类位置 | 种子植物门 | 被子植物亚门 | 双子叶植物纲 | 豆目 | 蝶形花科 |
|---|---|---|---|---|---|
| | Spermatophyta | Angiospermae | Dicotyledoneae | Legumiales | Papilionaceae |

**形态特征** 小灌木。茎直立或斜升，被毛，上部分枝；分枝斜上举。叶密集，柄短；小叶楔形或线状楔形，长 1~3cm，宽 2~7mm，先端截形成近截形，具小刺尖，基部楔形，上面近无毛，下面密被伏毛。总状花序腋生，具 2~4 朵花；总花梗极短；小苞片卵形或狭卵形，先端渐尖，背面被白色伏毛，边具缘毛；花萼狭钟形，密被伏毛，5 深裂，裂片披针形；花冠淡黄色或白色，旗瓣基部有紫斑，有时龙骨瓣先端带紫色，翼瓣与旗瓣近等长，龙骨瓣稍长。荚果宽卵形或近球形，被伏毛。

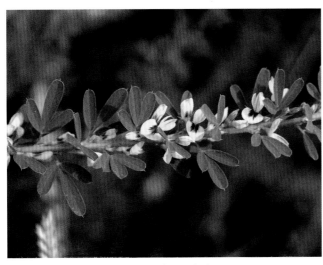
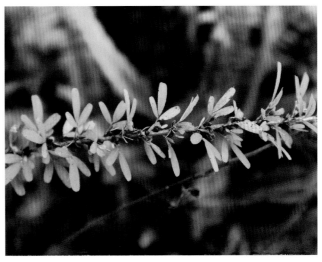

·铁扫帚 – 花期 　　　　　　　　　　　·铁扫帚 – 果期

**生境分布** 生于海拔 2100m 以下的山坡路旁。分布于陕西、甘肃、山东、台湾、河南、湖北、湖南、广东、四川、云南、西藏等。广西主要分布在邕宁、柳州、桂林、阳朔、兴安、平乐、苍梧、岑溪、贵港、玉林、容县、博白、百色、贺州、昭平、富川、河池、武宣、金秀、宁明等。

**化学成分** 主要含有黄酮类、木脂素类、挥发油类等化合物。黄酮类包括 2'- 羟基 -4', 6'- 二甲氧基查耳酮、7- 羟基 -5, 8- 二甲氧基二氢黄酮、山柰酚、异鼠李素、槲皮素、香叶木素、木犀草素、根皮素、淫羊藿素、木犀草苷、芦丁、山柰苷、淫羊藿苷[1]、6"-*O*-acetylisovitexin[2]、7-*O*-glucosyllaburnetin、山柰酚 -3-*O*-β-D- 半乳糖苷、山柰酚 -3-*O*-α-L- 鼠李糖苷、牡荆素、异牡荆素等[3]。木脂素类包括 (+)-(8S, 7'S, 8'S)-burselignan-9'-*O*-β-D- 葡萄糖苷、(+)-(8R, 7'S, 8'R)- 异落叶松脂醇 9'-*O*-β-D- 岩藻糖苷、(-)-(8S, 7'R, 8'R)- 甲氧基异落叶松脂醇 -9'-*O*-α-L- 鼠李糖苷[2]、aviculin、isolariciresinol-9-*O*-β-D-glucopyranoside、(+)-pinoresinol、(+)-syringaresinol、*erythro*-buddlenol C、colocasinol A、(+)-lariciresinol、(-)-secoisolariciresinolo-α-L-rhamnopyranoside、dihydrodehydrodiconifenyl alcohol 等[4]。挥发油类包括植酮、1- 辛烯 -3- 醇、十七烯、植物醇、邻苯二甲酸异丁基辛酯、棕榈酸甲酯[1]、4- 甲氧基 -6-(2- 丙基 )-1, 3- 苯并间二氧杂环戊烯、6, 10, 14- 三甲基 -2- 十五烷酮、雪松醇、N- 十六酸、亚油酸甲酯、亚油酸[5]、棕榈酸、反式 -2- 辛烯醇等[6]。此外还含有 4β, 10β- 香兰木二醇、柳杉二醇、(3R, 4R, 6S)-3, 6- 二羟基薄荷烯、丁香脂素、异嗪皮啶、儿茶酚、苯乙酸、香草酸、4- 羟基肉桂酸、环 (L- 丙氨酸 -L- 苯丙氨酸 )、癸二酸、3, 4- 二羟基苯甲酸、肉桂酸、4- 羟基 -3- 甲氧基苯乙醇、对羟基苯乙醇、3, 4- 二羟基苯乙醇、羟基酪醇乙酸酯、辛酸甲酯、β- 谷甾醇[1]、cuneataside E、cuneataside F、cunemegastigmane A-D[2]、正二十八烷醇、水杨酸、胡萝卜苷[7]、羽扇烯酮[8]等化合物。

**药理作用**　1. 对子宫的作用

截叶铁扫帚乙醇提取物对于已孕或经乙烯雌酚敏化的离体大鼠、小鼠、豚鼠和家兔子宫具有选择性的兴奋作用，但对未孕动物的离体子宫则无明显影响[9]。

2. 抗菌作用

铁扫帚提取物对福氏痢疾杆菌、肠炎沙门菌、大肠埃希菌、铜绿假单胞菌、变形杆菌、甲型副伤寒杆菌、丙型副伤寒杆菌以及三株不凝集弧菌等肠道病菌有杀灭和抑制作用，浓度越高，作用越强，特别对不凝集弧菌、福氏痢疾杆菌、丙型副伤寒杆菌、甲型副伤寒杆菌、肠炎杆菌具有较强的抑制作用，叶比茎及地上部分的抑菌作用强[10]。

3. 抗氧化作用

截叶铁扫帚根、枝、叶3个药用部位的提取物均有较好的清除 DPPH 自由基、清除 OH 自由基、螯合 $Fe^{2+}$ 的能力，表明其有一定的抗氧化作用。叶部位侧重于通过清除自由基发挥抗氧化的作用，而根部位则侧重通过螯合金属过渡离子，从而抑制自由基的过度产生来发挥作用[11]。

4. 抗糖尿病肾病作用

从截叶铁扫帚乙酸乙酯部位分离得到的黄酮类化合物在 $1 \times 10^{-4}$ mol/L 浓度下对高糖诱导的肾小球系膜细胞的增殖有较强的抑制作用，且在一定浓度范围内存在剂量依赖性，表明截叶铁扫帚具有一定的抗糖尿病肾病作用[1]。

5. 促胃肠动力作用

截叶铁扫帚水提取物和醇提取物灌胃给药均能使小鼠胃内容物残留率显著减少，小肠推进率明显增加，表明截叶铁扫帚水提取物和醇提取物均具有明显促进整体小鼠肠向下推进运动和胃排空的作用；其水提取物促进肠向下推进运动和胃排空的作用明显较醇提物强[12]。

**参考文献**

［1］曹平. 截叶铁扫帚的化学成分及抗糖尿病肾病活性研究［D］. 大理：大理大学，2017.

［2］张创峰. 截叶铁扫帚的化学成分及生物活性研究［D］. 北京：北京协和医学院，2016.

［3］周健，李创军，陈芳有，等. 截叶铁扫帚中黄酮类成分研究［J］. 药学学报，2019, 54(11): 2055-2058.

［4］欧庆平. 截叶铁扫帚中木脂素类化学成分研究［D］. 上海：上海交通大学，2015.

［5］朱晓勤，曾建伟，邹秀红，等. 截叶铁扫帚挥发油化学成分分析［J］. 福建中医学院学报，2010, 20(2):24-27.

［6］刘嘉萍，张兰胜. 云南产截叶铁扫帚不同药用部位挥发油成分研究［J］. 井冈山大学学报（自然科学版），2019, 40(1):99-102.

［7］张芳，张维民，邱丽筠. 铁扫帚化学成分研究［J］. 中国实用医药，2008, 3(30):53-55.

［8］唐超，潘年松，罗俊. 截叶铁扫帚提取物 GC-MS 分析［J］. 四川大学学报（自然科学版），2018, 55(3):643-648.

［9］黄衡，乐开礼，王琼琨. 截叶铁扫帚对子宫的作用［J］. 云南医学杂志，1965, 2:45.

［10］甘华盛，方爱琼. 铁扫帚抗肠道病菌有效部分的研究［J］. 广东医学，1983, 4(7):29-30.

［11］朱晓勤，郑孟苏，邹秀红，等. 截叶铁扫帚不同药用部位提取物体外抗氧化活性研究［J］. 时珍国医国药，2012, 23(1):166-168.

［12］钟卫华，梁生林. 截叶铁扫帚提取物促胃肠动力作用初探［J］. 井冈山大学学报（自然科学版），2020, 41(5):78-82.

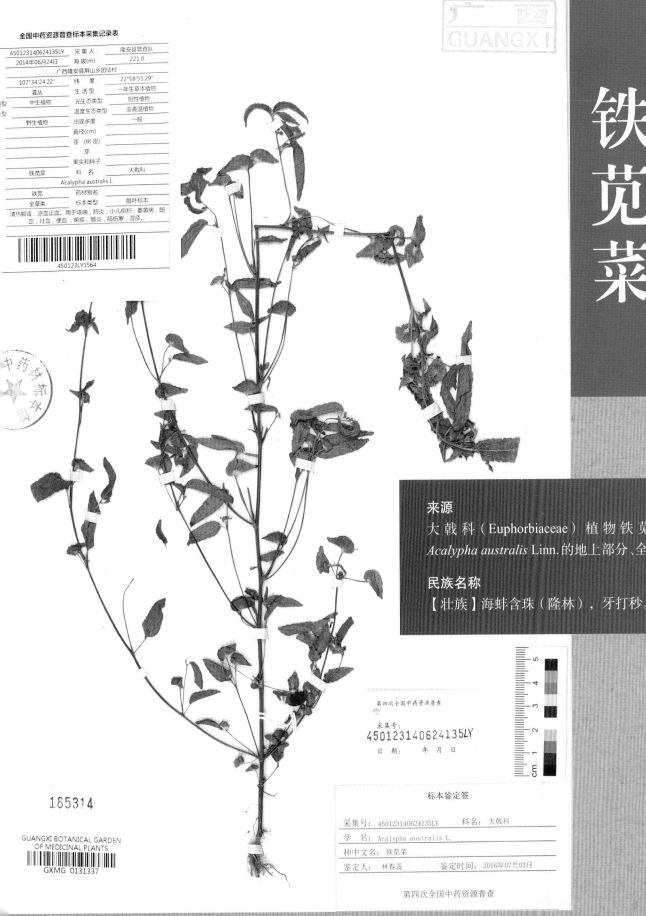

铁
苋
菜

来源

大 戟 科（Euphorbiaceae）植 物 铁 苋 菜
*Acalypha australis* Linn. 的地上部分、全草。

民族名称

【壮族】海蚌含珠（隆林），牙打秒。

## 民族应用

【壮族】药用地上部分、全草。地上部分主治痢疾，泄泻，疳积，咳嗽，咳血，便秘，尿血，崩漏，风疹，湿疹，出血，毒蛇咬伤。全草研粉与猪瘦肉蒸服治小儿疳积。内服用量 9~30g，外用鲜品适量，捣烂敷患处。

**药材性状**　根长短不一。地上部分长 20~40cm，全体被灰白色细柔毛，粗茎近无毛。茎类圆柱形，有分枝，表面棕色，有纵条纹；质硬，易折断，断面黄白色，有髓。叶互生，有柄；叶片多皱缩、破碎、完整者展平后呈卵形或卵状菱形，长 2.5~5.5cm，宽 1.2~3cm，黄绿色，边缘有钝齿。花序腋生，苞片三角状肾形，合时如蚌。蒴果小，三角状扁圆形。气微，味淡。

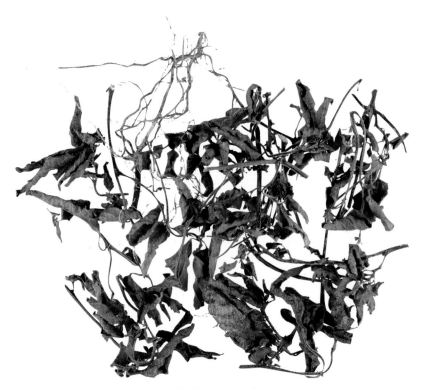

·铁苋菜－全草

**药用源流**　《全国中草药汇编》（第二版）记载其全草具有清热解毒、消积、止痢、止血的功效；主治肠炎，细菌性痢疾，阿米巴痢疾，小儿疳积，肝炎，疟疾，吐血，衄血，尿血，便血，子宫出血，痈疖疮疡，外伤出血，湿疹，皮炎，毒蛇咬伤。《中华人民共和国药典》（1977 年版　一部）和《广西壮族自治区壮药质量标准　第二卷》（2011 年版）记载其干燥地上部分具有清热解毒、利湿、收敛止血的功效；主治肠炎，痢疾，吐血，衄血，便血，尿血，崩漏，痈疖疮疡，皮炎湿疹。

| | 分类位置 | 种子植物门 | 被子植物亚门 | 双子叶植物纲 | 大戟目 | 大戟科 |
|---|---|---|---|---|---|---|
| | | Spermatophyta | Angiospermae | Dicotyledoneae | Eophorbiales | Euphorbiaceae |

**形态特征** 一年生草本。高 0.2~0.5m，小枝细长，被贴毛柔毛，毛逐渐稀疏。叶膜质，长卵形、近菱状卵形或阔披针形；基出脉 3 条，侧脉 3 对。雌雄花同序，花序腋生，稀顶生；雌花苞片 1~2（~4）枚，卵状心形；雄花生于花序上部，排列呈穗状或头状，雄花苞片卵形，雄花花蕾时近球形，无毛，花萼裂片 4 枚；雌花萼片 3 枚，长卵形，具疏毛；子房具疏毛，花柱 3 枚。蒴果具 3 个分果爿，果皮具疏生毛和毛基变厚的小瘤体；种子近卵状，种皮平滑，假种阜细长。

**生境分布** 生于海拔 1900m 以下的平原或山坡较湿润耕地和空旷草地，有时石灰岩山疏林下。分布于除西部高原或干燥地区外的全国大部分省区。广西全区各地均有分布。

**化学成分** 主要含有对羟基苯甲酸甲酯、4-羟基 -3- 甲氧基苯甲酸、原儿茶酸、水杨酸[1]、乙酸龙脑酯、龙脑、棕榈油酸乙酯、亚油酸、棕榈酸、柏木烷酮[2]、香草酸[3]、大黄素、$\beta$- 谷甾醇、毛地黄内酯、

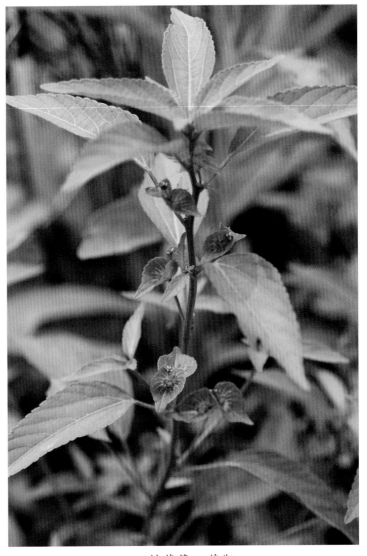

· 铁苋菜 - 花期

2, 6- 二氧甲基 -1, 4- 苯醌、烟酸、胡萝卜苷、没食子酸、芦丁、琥珀酸、短叶苏木酚[4]、白桦脂酸、齐墩果酸、3, 4- 二羟基苯甲酸甲酯、对羟基苯甲酸、表木栓醇、木栓酮、$\beta$- 香树酯醇、十八烷酸甘油酯[5]、原儿茶醛[6]、儿茶素、咖啡酸、杨梅素、柚皮素[7]、豆甾烷 -3, 6- 二酮、邻苯二甲酸二 (2- 乙基己酯)、$\beta$- 胡萝卜苷、2, 5- 二甲氧基苯甲酸、邻二苯酚、3- 甲氧基 -4- 羟基苯甲酸、3, 4- 二羟基苯甲酸、柯伊利素 -7-$O$-$\beta$-D- 吡喃葡萄糖苷、槲皮素、尿嘧啶、2- 甲基 -3- 羟基吡啶、正丁基 -$O$-$\beta$-D- 吡喃果糖苷[8]。

**药理作用** 1. 抗炎作用

铁苋菜可以显著改善溃疡性结肠炎（UC）模型大鼠的腹泻、便血、体重减轻、结肠黏膜溃疡糜烂、充血水肿等症状，组织病理学和结肠测定结果证实铁苋菜具有清除中性粒细胞的抗炎作用，与 SASP 的药效相当，证明铁苋菜对于溃疡性结肠炎具有一定的疗效[1]。利用 TNBS 诱导的 UC 大鼠模型对铁苋菜的药效物质基础进行追踪考察，发现醋酸乙酯萃取部位的药效较为显著[3]。铁苋菜提取物通过拮抗氧化、免疫调节、损伤修复作用缓解结肠炎大鼠炎症反应，减轻结肠损伤[9]。

## 2. 抑菌作用

从铁苋菜中分离得到的化合物 3, 4- 二羟基苯甲酸甲酯、对羟基苯甲酸、表木栓醇、木栓酮对秀丽隐杆线虫细菌感染模型显示出体内抗菌活性，并对结核杆菌有一定的抑制作用[5]。铁苋菜提取液对大肠杆菌、金黄色葡萄球菌、沙门菌均有明显的抑菌效果，其最低抑菌浓度分别 62.5mg/ml、15.62mg/ml 和 125mg/ml[10]；铁苋菜提取液对藤黄八叠球菌具有较好抑菌作用，以其乙酸乙酯提取液对藤黄八叠球菌的最低抑菌浓度最低（0.015625g/ml）[11]。铁苋菜甲醇、70% 乙醇和水 3 种提取物对大肠杆菌、金黄色葡萄球菌、表皮葡萄球菌、枯草芽孢杆菌、铜绿假单胞菌均有一定的抑制作用[12]。铁苋菜各萃取物均有较好抑菌效果，对革兰阳性菌抑菌效果优于革兰阴性菌，其中石油醚萃取物对大肠杆菌、表皮葡萄球菌和金黄色葡萄球菌抑制作用最佳，MIC 值分别为 0.625mg/ml、0.315mg/ml、1.250mg/ml[13]。

## 3. 抗氧化作用

铁苋菜甲醇、70% 乙醇和水 3 种提取物均有一定的清除 OH 自由基和 $O_2^-$ 自由基的能力与总抗氧化能力（T-AOC），其中 70% 乙醇提取物的抗氧化活性最强，它对 OH 自由基和 $O_2^-$ 自由基的清除能力以及 T-AOC 均高于甲醇和水提取物[12]。铁苋菜不同极性萃取物均有较好的清除 DPPH 自由基、NO 自由基和抑制 $\beta-$ 胡萝卜素漂白的效果，浓度为 2.0mg/ml 时，正丁醇萃取物清除 DPPH 自由基和抑制 $\beta-$ 胡萝卜素漂白能力最佳，DPPH 自由基清除率为 94.60%，$\beta-$ 胡萝卜素抑制率为 83.15%，乙酸乙酯萃取物清除 NO 自由基能力最强，清除率为 82.72%，表明铁苋菜具有较好的抗氧化作用[13]。铁苋菜黄酮提取液对羟基有一定的清除作用，且随着黄酮浓度增加，清除率逐渐上升[14]。铁苋菜各组分多糖亦有较强的抗氧化作用[15]。

## 4. 止血作用

铁苋菜浸膏粉给予家兔灌胃，可增加其血小板数量，提高循环内血小板聚集率，延长优球蛋白溶解时间，但不影响凝血酶原时间，提示铁苋菜止血作用机制与增加血小板数量和功能、抑制纤维蛋白溶解系统有关[16]。用铁苋菜全草制剂治疗多种病因所致子宫出血症 226 例，有效率达 76.99%，与止血敏对照组比较，两组疗效无显著性差异，说明该药对子宫出血的止血作用较好，可用于多种原因引起的子宫异常出血症[17]。炒炭能增强铁苋菜的止血作用并与止血成分没食子酸的含量无相关性[18]。铁苋菜炒炭宜选用中火炒制，可发挥出更好的止血作用[19]。

## 5. 抗病毒作用

铁苋菜中分离得到的芦丁和槲皮素对流感病毒神经氨酸酶显示出一定活性，其 $IC_{50}$ 分别为 97.2μmol/L 和 85.8μmol/L，表明芦丁和槲皮素可能是铁苋菜抗流感活性的成分之一[8]。铁苋菜乙醇提取物能明显减轻流感病毒所致小鼠肺部炎症，明显改善肺泡浸润、肺泡壁增厚等现象。铁苋菜乙醇提取物对 A 型流感病毒 NA 活性抑制效应明显，且剂量越大，抑制率越高[20]。

## 6. 止咳祛痰作用

铁苋菜水提取物能显著减少小鼠二氧化硫和氨水引起的咳嗽次数，显著延长其咳嗽的潜伏期，其高剂量组尤为显著，说明铁苋菜有明显的祛痰止咳作用[21]。

**参考文献**

［1］邓莉. 铁苋菜抗溃疡性结肠炎的药效、机制及药效物质基础研究［D］. 上海：第二军医大学，2005.

［2］王晓岚，邹多生，王燕军，等. 铁苋菜挥发性成分的 GC-MS 分析［J］. 药物分析杂志 .2006，26(10): 1423-1425.

［3］邓莉，李凤前，邹豪，等. 铁苋菜抗溃疡性结肠炎的有效成分［J］. 中成药，2007，29(7):969-971.

［4］王晓岚，郁开北，彭树林.铁苋菜地上部分的化学成分研究［J］.中国中药杂志，2008, 33(12): 1415-1417.

［5］景书灏.铁苋菜、白三叶草的化学成分及抗菌活性研究［D］.重庆：重庆大学，2010.

［6］黄文平，吴柳瑾，殷文静，等.铁苋菜中原儿茶酸和原儿茶醛含量的高效液相色谱法测定［J］. 时珍国医国药，2016, 27(7):1570-1572.

［7］罗庆红，周光明，廖安辉，等.超声辅助萃取－高效液相色谱同时测定铁苋菜中7种活性成分含量［J］.中华中医药杂志，2018, 33(12):5601-5605.

［8］詹济华.铁苋菜抗A型流感病毒活性及其物质基础研究［D］.湖南：湖南中医药大学，2018.

［9］贺方兴，李洪亮.铁苋菜提取物对大鼠溃疡性结肠炎结肠组织的实验研究［J］.赣南医学院学报， 2010, 30(3):342-343.

［10］梁曾恩妮，蒋道松，刘作梅，等.铁苋菜总黄酮提取工艺优化及其抑菌效果的初步鉴定［J］. 湖南农业科学，2008, 2:110-112.

［11］向秋玲.铁苋菜不同溶剂提取物抑菌作用的研究［J］.江苏农业科学，2010, 4:360-362.

［12］王春景，胡小梅，刘高峰，等.铁苋菜不同提取物的抗氧化性及抑菌活性［J］.光谱实验室， 2012, 29(3):1812-1816.

［13］尹显楼，詹济华，谭洋，等.铁苋菜不同极性萃取物的抗氧化及抑菌活性研究［J］.食品与机械， 2019, 35(6):172-176.

［14］王春景，刘高峰，李晶，等.铁苋菜黄酮类化合物的提取及清除OH自由基作用的研究［J］.光谱实验室，2010, 27(3):797-802.

［15］魏秀娟，向发椿，崔明筠，等.铁苋菜多糖体外抗氧化研究［J］.中国实验方剂学杂志，2013, 19(3):197-200.

［16］王美纳，林蓉，刘俊田，等.铁苋菜止血作用机理［J］.西北药学杂志，1996, 11(5):209-211.

［17］王晋源，杨养贤，周冬枝，等.铁苋菜治疗子宫出血的临床研究［J］.现代中医，1997, 1:9-10.

［18］李雪萱，赵鸿宾，孙晓惠，等.不同炒炭方法对铁苋菜止血及没食子酸含量的影响［J］.时珍国医国药，2015, 26(3):621-622.

［19］魏学军，李雪萱，赵鸿宾，等.炮制对铁苋菜止血作用及没食子酸含量的影响[J].华西药学杂志， 2015, 30(4):478-480.

［20］詹济华，孟英才，谭洋，等.铁苋菜乙醇提取物抗流感活性及其机理的初步研究［J］.天然产物研究与开发，2016, 28:1706-1711, 1751.

［21］李洪亮，丁冶青，孙立波，等.铁苋菜止咳祛痰作用的实验研究［J］.时珍国医国药，2009, 20(4): 856-857.

铁
轴
草

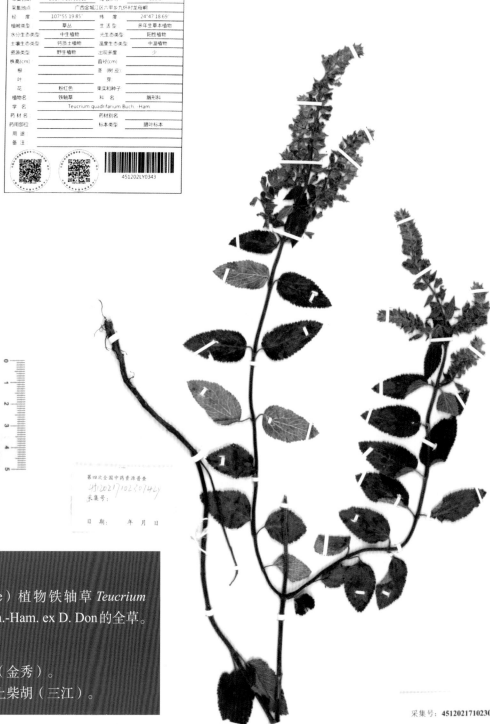

全国中药资源普查标本采集记录表

| 采 集 号 | 451202171023074LY | 采集人 | 彭玉德 莫连三 蒙丹挺 |
| 采集日期 | 2017年10月23日 | 海 拔(m) | 399.0 |
| 采集地点 | 广西金城江区六甲乡九怀村龙母屯 | | |
| 经　度 | 107°55′19.85″ | 纬　度 | 24°47′18.69″ |
| 植被类型 | 草丛 | 生活型 | 多年生草本植物 |
| 水分生态类型 | 中生植物 | 光照生态类型 | 阳性植物 |
| 土壤生态类型 | 钙质土植物 | 温度生态类型 | 中温植物 |
| 资源类型 | 野生植物 | 出现多度 | 少 |
| 株高(cm) | | 直径(cm) | |
| 根 | | 茎(树皮) | |
| 叶 | | 芽 | |
| 花 | 粉红色 | 果实和种子 | |
| 植物名 | 铁轴草 | 科　名 | 唇形科 |
| 学　名 | Teucrium quadrifarium Buch.-Ham. | | |
| 药材名 | | 药材别名 | |
| 药用部位 | | 标本类型 | 腊叶标本 |
| 用　途 | | | |
| 备　注 | | | |

451202LY0343

广西金城

第四次全国中药资源普查
451202171023074LY
采集号:
日期:　年 月 日

### 来源

唇形科（Labiatae）植物铁轴草 *Teucrium quadrifarium* Buch.-Ham. ex D. Don 的全草。

### 民族名称

【瑶族】杀列使（金秀）。
【侗族】梁欧、土柴胡（三江）。

中国中医科学院中药资源中心
标本馆

采集号: **451202171023074LY**

铁轴草

Teucrium quadrifarium Buch.-Ham.

鉴定人: 彭玉德　2020 年 5 月 29 日

第四次全国中药资源普查

# 民 族 应 用

【瑶族】药用全草。水煎服治感冒头痛，痧症。

【侗族】药用全草。水煎服治感冒头痛，痧症，肠炎，痢疾，吐血，便血。内服用量 60~90g。

**药材性状**　茎略呈方柱形，直径 2~4mm；表面棕紫色，密被锈色或金黄色长柔毛；质脆，易折断，断面白色，有髓。叶多皱缩，破碎，完整叶片展平后呈卵形或长卵形，长 3~7.5cm，宽 1.5~4cm，先端钝或急尖，基部近心形，上面被锈色柔毛，下面密被灰白色柔毛。气微香，味微苦、涩。

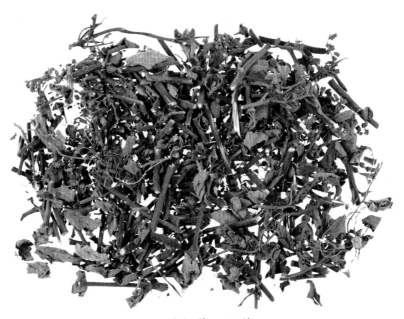

·铁轴草－全草

**药用源流**　《中华本草》记载其根、叶或全草具有祛风解暑、利湿消肿、凉血解毒的功效；主治风热感冒，中暑无汗，肺热咳喘，肺痈，热毒泻痢，水肿，风湿痛，劳伤，吐血，便血，乳痈，无名肿毒，风疹，湿疹，跌打损伤，外伤出血，毒蛇咬伤，蜂蜇伤。

| **分类位置** | 种子植物门 | 被子植物亚门 | 双子叶植物纲 | 唇形目 | 唇形科 |
| --- | --- | --- | --- | --- | --- |
| | Spermatophyta | Angiospermae | Dicotyledoneae | Laminales | Labiatae |

**形态特征**　半灌木。茎直立，基部常常聚结成块状，常不分枝，近圆柱形，被浓密向上的金黄色、锈棕色或艳紫色的长柔毛或糙毛。叶柄长一般不超过 1cm，向上渐近无柄；叶片卵圆形或长圆状卵圆形，长 3~7.5cm，宽 1.5~4cm，茎上部及分枝上的变小，先端钝或急尖，有时钝圆。假穗状花序由具 2 花的轮伞花序所组成，自茎的 2/3 以上叶腋内的腋生侧枝上及主茎顶端生出，因此在茎顶则俨如圆锥花序，序轴上被有与茎相同的长柔毛；苞片极发达，菱状三角形或卵圆形。花萼钟形，被长柔毛或短柔毛，萼齿 5，呈二唇形；花冠淡红色，外面极疏被短柔毛，散布淡黄色腺点，冠筒长为花冠长 1/3，唇片几与冠筒成直角；雄蕊稍短于花冠；花柱先端 2 浅裂。小坚果倒卵状近圆形，暗栗棕色，背面具网纹。

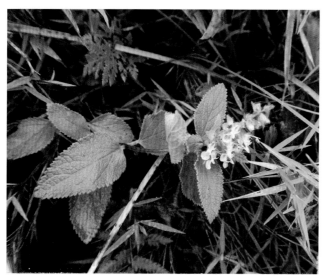

·铁轴草－花期

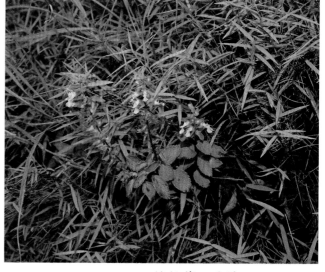

·铁轴草－生境

**生境分布** 生于海拔 350~2100m 的山地阳坡，林下及灌丛中。分布于福建、湖南、贵州、江西、广东、广西、云南等省区。广西全区各地均有分布。

**化学成分** 主要含有 teucvidin、teuflin[1]、12-epi-teucvidin、19-arceryl-teuspinin、teucvin[2]、金合欢素、5, 4', 5-三羟基-6, 2', -二甲氧基黄酮[3]、6, 2'-dimethoxy-5, 4', 5'-trihydroxyflavone[4]、柳穿鱼新苷、洋芹素[5]、sesquiterpene hydrocarbons、β-石竹烯、germacrene D、α-葎草烯、linalool 和 1-octen-3-ol[6]、莰烯、β-杜松烯、1, 8-桉叶素、4-松油醇、α-松油醇等[7]。

**附　注** 铁轴草杀虫效果显著，可作为一种新型的天然杀虫剂。

**参考文献**

[1]沈晓羽，谭中才，孙汉董.铁轴草的化学成分[J].云南植物研究，1990, 12(2):229-230.

[2]朱元元，李广义.铁轴草二萜成分的化学研究[J].药学学报，1993, 28(9): 679-683.

[3]朱元元，许岚.铁轴草黄酮成分的研究[J].中草药，2000, 31(5):334, 385.

[4]XIE N, MIN Z, ZHAO S. 6, 2'-dimethoxy-5, 4', 5'-trihydroxyflavone from *Teucrium quadrifarium*[J].中国药科大学学报，1990, 21(6):376.

[5]XIE N, MIN Z D, ZHAO S X, et al.Flavones from *Teucrium quadrifarium*[J].中国药科大学学报，1991, 22(4):200-202.

[6]MOHAN L, PANT C C, MELKANI A B, et al.Terpenoid composition of the essential oils of *Teucrium royleanum* and *T. quadrifarium*[J].Natural Product Communications, 2010, 5(6):939-942.

[7]LIU X C, LIU S L, LIU Z L.GC-MS analysis of the essential oil and insecticidal activity of *Teucrium quadrifarium* Buch.-Ham.(Lamiaceae) aerial parts against *Liposcelis bostrychophila*[J]. Journal of Essential Oil Bearing Plants, 2016, 19(7):1794-1800.

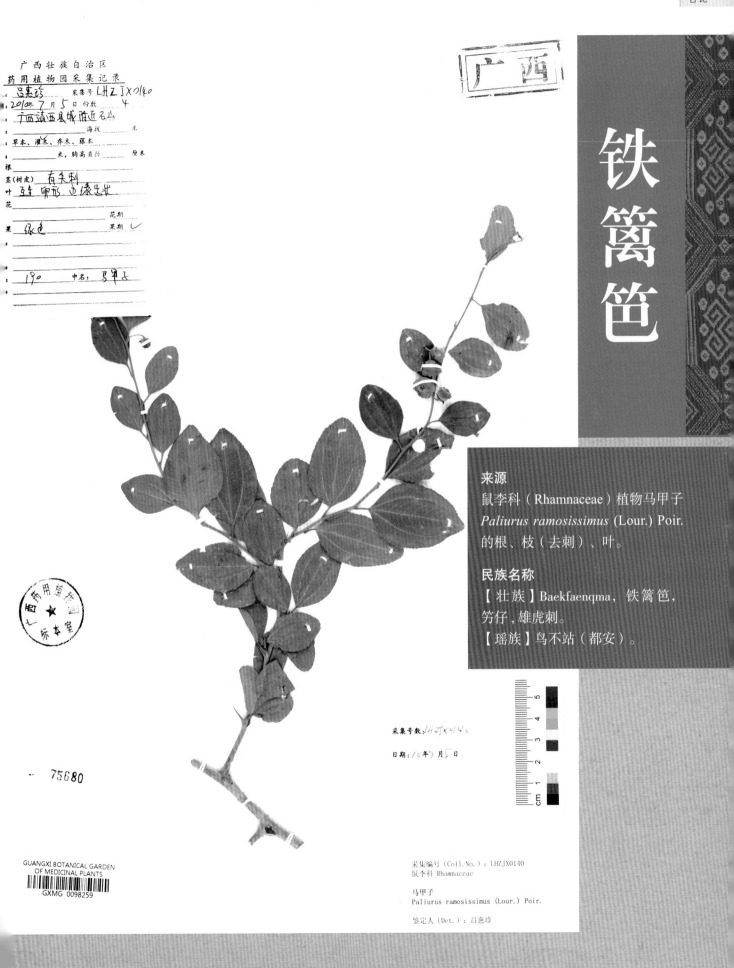

铁
篱
笆

**来源**
鼠李科（Rhamnaceae）植物马甲子
*Paliurus ramosissimus* (Lour.) Poir.
的根、枝（去刺）、叶。

**民族名称**
【壮族】Baekfaenqma，铁篱笆，
笏仔，雄虎刺。
【瑶族】鸟不站（都安）。

广西壮族自治区
药用植物园采集记录
吕惠珍    采集号 LHZJX0140
2010年 7 月 5 日 份数 4
广西靖西县城附近石山
海拔 米
草本、灌木、乔木、藤本
米，胸高直径 厘米
根
茎（树皮）有尖刺
叶 多年 卵形，边缘生状
花
花期
果 绿色    果期 ✓
190  中名：马甲子

采集号数：LHZJX0140
日期：10年7月5日

75680

采集编号（Coll. No.）：LHZJX0140
鼠李科 Rhamnaceae

马甲子
*Paliurus ramosissimus* (Lour.) Poir.

鉴定人（Det.）：吕惠珍

## 民族应用

【壮族】药用叶、根。鲜叶加红糖水捣烂外敷治疮疖肿痛，无名肿毒。根同猪肉煲服治肠风下血。根、叶水煎服治咽喉痛，头风痛，风湿痹痛，腹痛；水煎调酒服治狂犬咬伤；泡酒服治劳伤。内服用量6~30g；外用适量。

【瑶族】药用茎（去刺）、叶。捣烂水煎洗患处治皮肤溃疡。外用适量。

**药材性状**　根圆柱形，表面红棕色，有细纵皱纹，外皮易剥落，剥落处黄棕色，断面黄棕色，不整齐。气香，味辛辣。小枝褐色，被短柔毛。叶互生，叶基部有2个紫红色针刺，叶片纸质，宽卵形，卵圆形或圆形，先端钝或圆，基部宽楔形或近圆形，稍扁斜，边缘有细锯齿，上表面深绿色，下表面淡绿色，无光泽。气微，味淡。

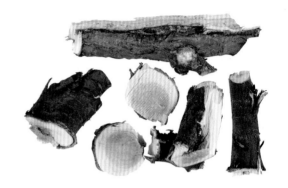

·铁篱笆－根

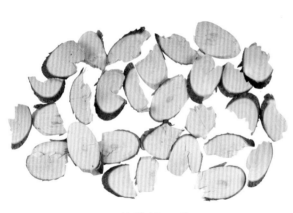

·铁篱笆－茎

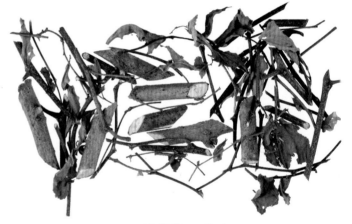

·铁篱笆－茎叶

**药用源流**　铁篱笆的药用始载于《植物名实图考》，曰："马甲子，江西处处有之。小树如菝葜，赭茎。大叶如柿叶，亦硬，面绿背淡，有赭纹。开小白花如枣花；结实形似鲹鱼，圆小如钱，生青熟赭，有扁核。青时味如枣而淡，熟即生蟛。小儿食之，土人采根治喉痛。"根据其描述及其附图，其原植物与本种相符。《草木便方》谓之棘刺树，云："铁篱巴茨疗疔疮，花涂金疮内漏伤，叶敷臁疮调麻油，苦平无毒消肿方。"《中华本草》记载其根具有祛风散瘀、解毒消肿的功效；主治风湿痹痛，跌打损伤，咽喉肿痛，痈疽。刺、花及叶具有清热解毒的功效；主治疔疮痈肿，无名肿毒，下肢溃疡，眼目赤痛。果实具有化瘀止血、活血止痛的功效；主治瘀血所致的吐血，衄血，便血，痛经，经闭，心腹疼痛，痔疮肿痛。

| **分类位置** | 种子植物门 | 被子植物亚门 | 双子叶植物纲 | 鼠李目 | 鼠李科 |
|---|---|---|---|---|---|
| | Spermatophyta | Angiospermae | Dicotyledoneae | Rhamnales | Rhamnaceae |

**形态特征** 灌木。小枝褐色或深褐色，被短柔毛，稀近无毛。叶互生，纸质，宽卵形、卵状椭圆形或近圆形，顶端钝或圆形，基部宽楔形、楔形或近圆形，稍偏斜，边缘具钝细锯齿或细锯齿，叶柄被毛，基部有 2 个紫红色斜向直立的针刺。腋生聚伞花序，被黄色绒毛；萼片宽卵形，花瓣匙形，短于萼片，花盘圆形，核果杯状，被黄褐色或棕褐色绒毛，周围具木栓质 3 浅裂的窄翅。果梗被棕褐色绒毛。种子紫红色或红褐色，扁圆形。

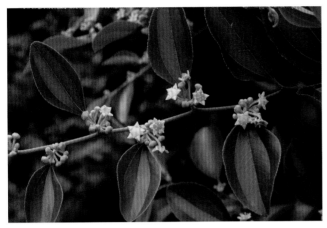 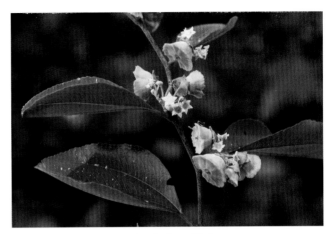

·马甲子 - 花期         ·马甲子 - 果期

**生境分布** 生于海拔 2000m 以下的山地和平原。分布于江苏、浙江、安徽、江西、湖南、湖北、福建、台湾、广东、广西、云南、贵州、四川等省区。广西全区各地均有分布。

**化学成分** 主要含有 2α-27-2(p-hydroxy *trans* cinnamoyloxy)–betulinic acid[1]、3β- 羟基 -27-(3, 4- 二羟基 ) 羽扇豆 -20(29)- 烯 -28- 酸、桦木酸、羽扇豆醇、27-O-*trans*-caffeoylcylicodiscic acid、美洲茶酸、24- 羟基美洲茶酸、二氢山奈酚、圣草素[2]、美洲茶三酸、(E)-2, 4- 二( 对羟基苯基 )-2- 烯 -l- 丁醇、stigmasteryl-3β-arachidate、5, 7- 二羟基香豆素、麦珠子酚、邻苯二甲酸二丁酯、3β, 20, 29-trihydroxy-lupan-28-oic acid[3]、γ- 谷甾酮、羽扇豆醇和 γ- 谷甾醇[4]、2α-O- 顺式对羟基肉桂酰基 -3α- 羟基 -27-O- 反式对羟基肉桂酰基白桦脂酸（马甲子素 A）、2α-O- 反式对羟基肉桂酰基 -3α- 羟基 -27-O- 顺式对羟基肉桂酰基白桦脂酸( 马甲子素 B ）、messagenic acid A、messagenic acid B、白桦脂醛、β- 谷甾醇[5]、22β, 24- 二羟基 -A(1)- 去甲 -2, 20(29)- 羽扇豆二烯 -27, 28- 二羧酸、大枣烯酸、3-O- 原儿茶酰美洲茶酸、2-O- 咖啡酰麦珠子酸、3-O- 咖啡酰麦珠子酸[6]、马甲子素[7]和白桦脂酸等[8]。

**药理作用** 1. 镇咳祛痰作用

马甲子中的黄酮苷对氨引咳小白鼠具有显著的镇咳祛痰作用，R 值为 148%~179%，镇咳作用的强度与剂量成正比[9]。马甲子醇提取物和水提取物均具有明显的镇咳和祛痰作用，醇提取物比水提取物作用强，且醇提取物呈现良好的量效关系[10]。

2. 抗肿瘤作用

从马甲子中分离得到的白桦脂酸型三萜类化合物 2α-27-2(p-hydroxy trans cinnamoyloxy)–betulinic acid 具有较好的抗肿瘤活性[1]。马甲子乙酸乙酯提取部位可显著抑制体内 H22 和 S180 肿瘤的生长，并对特异性免疫有抑制作用[11]。马甲子乙酸乙酯部位对肝癌 HepG2、胃癌 MGC803、宫颈癌 HeLa 细胞均有明显抑制作用，呈一定量效关系，$IC_{50}$ 分别为 23.68μg/ml、24.91μg/ml、75.32μg/ml；其乙醇提取物和石油醚部位对 3 种肿瘤细胞均有一定抑制作用；正丁醇部位和水提取物的抑制作用不明显。

乙酸乙酯部位对 S180 荷瘤小鼠的体内抗肿瘤作用明显，中剂量的抑瘤效果与环磷酰胺相当，抑瘤率达 49.38%，表明马甲子具有较好的抗肿瘤作用，且乙酸乙酯部位的抗肿瘤活性最强[12]。

3. 抗菌作用

马甲子叶正丁醇、乙酸乙酯部位的提取物对金黄色葡萄球菌、枯草芽孢杆菌、大肠埃希菌、沙门菌均具有不同程度的抑菌效果，其中乙酸乙酯部位对 4 种细菌均具有明显抑制效果，其 MIC 值分别为 0.714g/L、0.714g/L、0.357g/L、0.357g/L；石油醚、三氯甲烷和水部位无抑菌效果。说明马甲子叶具有一定的抑菌作用，正丁醇、乙酸乙酯部位是马甲子叶的有效抑菌部位[13]。

4. 抗炎作用

马甲子乙酸乙酯提取物具有抗炎作用，可减轻硫酸葡聚糖钠所致实验性小鼠结肠炎（UC）病变严重程度，其作用可能与下调 TNF-α 等炎性因子分泌有关[14]。马甲子片可减轻实验性结肠炎病理反应，提示其对炎性肠病（inflammatory bowel disease，IBD）有潜在治疗作用，其机制可能与提高 Th2 水平有关[15]。

**参考文献**

［1］宋联强.马甲子抗肿瘤活性成分的分离鉴定及提取纯化工艺研究［D］.成都：成都中医药大学，2015.

［2］陈晨，罗观堤，胡荣，等.马甲子的化学成分研究（英文）［J］.Journal of Chinese Pharmaceutical Sciences，2016，25（2）:111-115.

［3］陈晨.马甲子化学成分的研究［D］.扬州：扬州大学，2016.

［4］马怡，赵玉丹，江滔，等.气相色谱－质谱联用测定马甲子果脂溶性成分［J］.湖北农业科学，2016，55(5):1281-1283.

［5］卢辛未，谢莹，王京，等.马甲子叶中两个新化合物［J］.有机化学，2017，37:520-525.

［6］陈晨，罗观堤，付宏征.马甲子的三萜类成分研究［J］.中草药，2017，48(1):36-41.

［7］谢莹，卢辛未，谭镭，等.UPLC 法测定马甲子药材中马甲子素和 messagenic acid B［J］.中国测试，2017，43(4):48-51.

［8］任娟，孙兴，阮佳，等.马甲子总三萜中 2 种成分油水分配系数的测定［J］.中成药，2019，41(5):965-969.

［9］韦国锋，覃道光，黄志文.马甲子镇咳祛痰作用及其化学成分的提取分离［J］.右江民族医学学报，1998，2:176-177.

［10］韦国锋，覃道光，黄志文.马甲子镇咳祛痰作用的研究［J］.数理医药学杂志，1999，12(2):165-166.

［11］余悦，白筱璐，雷玲，等.马甲子急性毒性抗肿瘤作用及对免疫功能影响的初步研究［J］.四川中医，2016，34(8):53-56.

［12］高媛，宋联强，樊梅，等.马甲子叶提取物的抗肿瘤活性研究［J］.华西药学杂志，2015，30(3):303-305.

［13］何颖，董珊，张春.马甲子叶抑菌有效部位的筛选［J］.中国实验方剂学杂志，2015，21(7):159-162.

［14］余悦，白筱璐，雷玲，等.马甲子抗溃疡性结肠炎的实验研究［J］.中药药理与临床，2016，32(2):121-124.

［15］白筱璐，周静，胡竟一，等.马甲子对实验性结肠炎的干预及 Th1/Th2 漂移相关作用机理研究［J］.中药药理与临床，2019，35(4):116-119.

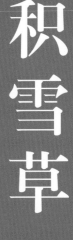

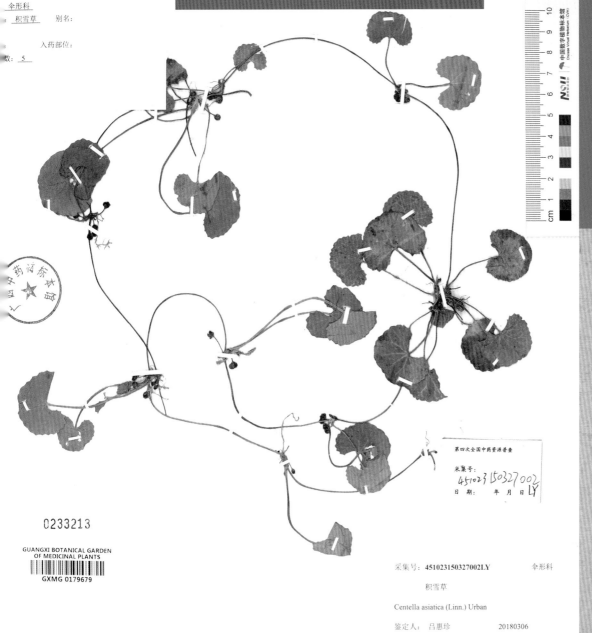

## 来源
伞形科（Umbelliferae）植物积雪草 *Centella asiatica* (Linn.) Urb. 的全草。

## 民族名称
【壮族】北铎（桂平），撒诺（大新）。
【瑶族】糖产米（金秀）。
【仫佬族】马奴（罗城）。
【侗族】骂东先（三江）。
【苗族】奥写、厕八杀、乌根中（融水）。
【毛南族】莴连（环江）。

广西

积雪草

第四次全国中药资源普查采集记录

人：吕惠珍、林杨、莫连兰、班宝珍
号：451023150327002LY
期：20150327
点：广西平果县榜圩镇六里村达洪江水库水坝
E  纬度：N
269 m
草丛，阳坡，黄棕壤
度：一般   资源类型：野生
草本
征：花紫色
伞形科
积雪草   别名：
入药部位：
数：5

0233213

采集号：451023150327002LY     伞形科

积雪草

*Centella asiatica* (Linn.) Urban

鉴定人：吕惠珍     20180306

第四次全国中药资源普查

采集号：
451023150327002LY
日  期：  年 月 日

## 民 族 应 用

【壮族】药用全草。水煎服或捣烂冲开水服治感冒发热，肾炎，湿热痢疾，肠胃炎，毒疮。

【瑶族】药用全草。水煎服或捣烂冲开水服治感冒发热。

【仫佬族】药用全草。捣烂取汁服治小便刺痛；捣烂调第二次洗米水并加入食盐少许服治胃炎，小儿发热。

【侗族】药用全草。水煎服或捣烂冲开水服治木薯中毒，农药中毒，尿路感染；捣烂敷患处治骨折。

【苗族】药用全草。捣烂调米汤敷患处治小儿疔疮；水煎服或捣烂冲开水服治木薯中毒，食物中毒；捣烂敷患处治无名肿毒，带状疱疹。

【毛南族】药用全草。水煎服或捣烂冲开水服治感冒发热。

内服用量 15~30g；外用适量。

**药材性状**　常卷缩成团状。根圆柱形，长 2~4cm，直径 1~1.5mm；表面浅黄色或灰黄色。茎细长弯曲，黄棕色，有细纵皱纹，节上常着生须状根。叶片多皱缩、破碎，完整者展平后呈近圆形或肾形，直径 1~4cm；灰绿色，边缘有粗钝齿；叶柄长 3~6cm，扭曲。伞形花序腋生，短小。双悬果扁圆形，有明显隆起的纵棱及细网纹，果梗甚短。气微，味淡。

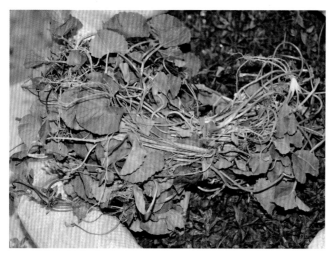
·积雪草－全草（鲜）

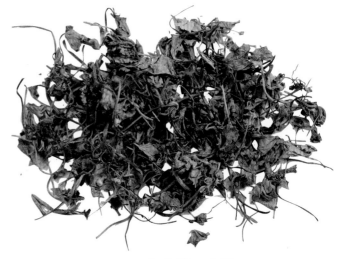
·积雪草－全草

**药用源流**　积雪草之名始载于《神农本草经》，曰："积雪草，味苦，寒。主大热，恶疮、痈疽、浸淫、赤熛皮肤赤，身热。生川谷。"《本草纲目》载："积雪草即胡薄荷，乃薄荷之蔓生者尔。"又《臞仙庚辛玉册》云："地钱，阴草也。生荆、楚、江、淮、闽、浙间，多在宫院寺庙砖砌间，叶圆似钱，引蔓铺地，香如细辛，不见开花也。"根据描述可能为唇形科植物活血丹 *Glechoma longituba* (Nakai) Kupr.，即连钱草，有可能为同名异物。《植物名实图考》云："今江西、湖南阴湿地极多。圆如五铢钱，引蔓铺地。"并附图有二，其一原植物与本品相符。《中华人民共和国药典》（2020 年版　一部）记载其具有清热利湿、解毒消肿的功效；主治湿热黄疸，中暑腹泻，石淋血淋，痈肿疮毒，跌扑损伤。

| 分类位置 | 种子植物门 | 被子植物亚门 | 双子叶植物纲 | 伞形目 | 伞形科 |
|---|---|---|---|---|---|
| | Spermatophyta | Angiospermae | Dicotyledoneae | Umbellales | Umbelliferae |

**形态特征**　多年生草本。茎匍匐，细长，节上生根。叶片膜质至草质，圆形、肾形或马蹄形，长 1~2.8cm，宽 1.5~5cm，边缘有钝锯齿，基部阔心形，两面无毛或在背面脉上疏生柔毛。掌状脉 5~7，两面隆起，脉上部分叉。伞形花序梗 2~4 个，聚生于叶腋，有或无毛；苞片通常 2，卵形，膜质；每一伞形花序有花 3~4，聚集呈头状；花瓣卵形，紫红色或乳白色，膜质；花丝短于花瓣，与花柱等长。果实两侧扁压，圆球形，基部心形至平截形，长 2.1~3mm，宽 2.2~3.6mm，每侧有纵棱数条，棱间有明显的小横脉，网状，表面有毛或平滑。

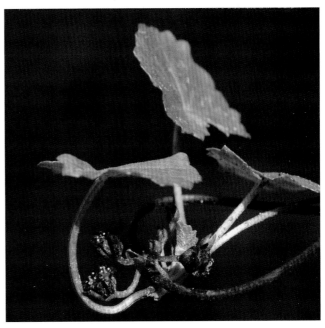

·积雪草－花期

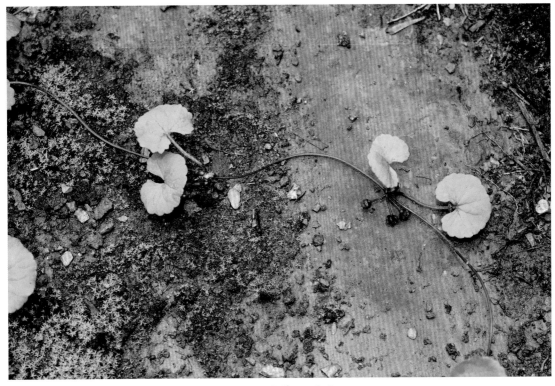

·积雪草－果期

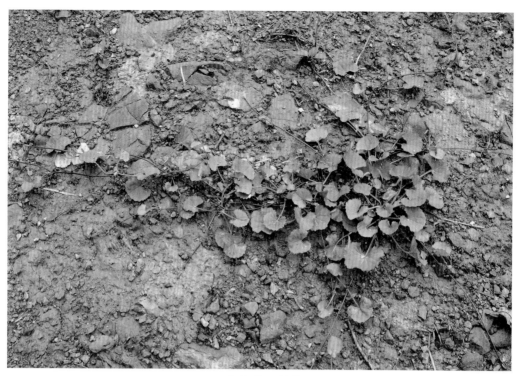

·积雪草－植株

**生境分布**  生于海拔 200~1900m 的阴湿草地或水沟边。分布于陕西、江苏、安徽、浙江、江西、湖南、湖北、福建、台湾、广东、广西、四川、云南等。广西全区各地均有分布。

**化学成分**  主要含有 β- 谷甾醇、胡萝卜苷、积雪草酸、香草酸、积雪草苷[1]、二十六醇辛酸酯、山奈酚、槲皮素、丁二酸、羟基积雪草酸、terminolic acid、积雪草二糖苷、羟基积雪草苷、积雪草苷 B[2]、阿魏酸二十二酯、bayogenin、3β-6β-23-trihydroxy-olean-12-en-28-oic acid、3β-6β-23-trihydroxyurs-12-en-28-oic acid、D-gulonic acid[3]、积雪草单糖苷、6β- 羟基积雪草酸、α-L- 鼠李糖[4]、3, 4- 二羟基苯甲酸、绿原酸、1, 5- 二氧咖啡酰奎宁酸、3, 5- 二氧咖啡酰奎宁酸、石竹烯、长叶烯[5]、正二十七烷、2, 4, 6- 三叔丁基苯、月桂酸、对羟基苯甲酸、豆甾醇 -3-O-β-D- 葡萄糖、积雪草苷 A、万寿菊素[6]、(E)-β- 金合欢烯、大根香叶烯 D、α- 菖蒲二烯、香树烯[7]、α- 石竹烯、石竹烯氧化物、反式 -β- 金合欢烯[8]等成分。

**药理作用**  1. 抗抑郁作用

积雪草总苷可以降低抑郁症大鼠的血清皮质酮水平，增加脑内 5-HT、NE 和 DA 及其代谢产物的含量。积雪草总苷元可以显著改善慢性应激抑郁大鼠模型的行为学和神经内分泌变化，垂直运动得分增加，血浆皮质醇（CORT）和促肾上腺皮质激素（ACTH）含量降低。表明积雪草总苷元具有一定的抗抑郁活性，该抗抑郁活性可能与改善下丘脑 – 垂体 – 肾上腺轴功能和增加胺神经递质的水平有关[9, 10]。

2. 抗氧化作用

积雪草有显著的抗氧化作用。积雪草挥发油对 DPPH 自由基显示较强的抗氧化性，随着挥发油浓度的提高其抗氧化性越强。积雪草挥发油中主要成分倍半萜类很可能是产生抗氧化效果的主要成分[8]。积雪草挥发油能明显清除 OH 自由基、DPPH 自由基和 ABTS+ 自由基，其 $IC_{50}$ 分别为 0.5629mg/ml、2.6643mg/ml 和 0.6683mg/ml[11]。

### 3. 抗肿瘤作用

积雪草具有一定的抗肿瘤作用。积雪草中提取的活性成分积雪草苷具有抗人骨肉瘤 Saos2 细胞活性的作用，通过调控 PI3K/AKT/GSK-3β 信号通路和抑制氧化应激抑制细胞生长，诱导细胞凋亡[12]。积雪草酸（AA）可抑制人肝癌 SMMC7721 细胞体外增殖及裸鼠移植瘤体内生长，其机制可能与 AA 诱导非 p53 依赖的线粒体途径的凋亡有关[13]。积雪草总苷能明显抑制 A549 肺癌细胞所诱导的肿瘤生长，使部分肿瘤细胞坏死、溶解、消失，其机制可能与提高 IL-2、TNF-α 的含量有关[14]。

### 4. 肾保护作用

复方积雪草对 IgA 肾病（IgAN）大鼠有肾保护作用，其作用机制可能与抑制肾组织肿瘤坏死因子 α（TNF-α）及巨噬细胞移动抑制因子（MIF）的表达有关[15]。积雪草苷能显著改善单侧输尿管梗阻大鼠肾功能，其可能通过抑制肾间质结缔组织生长因子（CTGF）、胶原 III（Col III）的表达，从而对肾间质纤维化起到防治作用[16]。积雪草颗粒在肾缺血再灌注损伤中发挥重要作用，可减轻血液再灌注后肾脏细胞的凋亡，保护肾功能[17]。

### 5. 对心血管系统的作用

积雪草中提取的活性成分积雪草苷（AC）对大鼠离体心脏缺血再灌注损伤、大鼠急性心肌缺血及在体兔心肌缺血再灌注损伤具有一定的预防和保护作用。羟基积雪草苷（MC）对心肌缺血再灌注损伤有保护作用，并可多靶向保护心肌缺血再灌注损伤[18]。

### 6. 抑菌作用

积雪草苷对 37 株标准及临床分离菌株显示出较强的抗菌活性，尤其对各种耐药细菌，包括耐甲氧西林的金葡球菌（MRSA）、表葡菌（MRSE），耐 5 种氨基糖苷类抗生素、产钝化酶的粪肠球菌、产 β- 内酰胺酶、产超广谱 β- 内酰胺酶的大肠埃希菌、肺炎克雷伯杆菌和醋酸钙不动杆菌，以及耐哌拉西林的铜绿假单胞菌的 MIC 值与三金片相近。积雪草苷对小鼠膀胱上行性肾感染大肠埃希菌 26 的清除细菌作用较强，表明积雪草苷具有良好的体内、外抗菌活性，尤其对于泌尿系统感染[19]。

### 7. 促进创面愈合作用

积雪苷霜软膏治疗眼镜蛇咬伤局部创面临床疗效确切，并可改善全身炎症反应[20]。积雪草苷可通过提高 CyclinB1、PCNA 的表达促进烧伤创面的愈合；可通过抑制 NF-κB 主要亚基 p65 蛋白的核转运来抑制炎症反应的过度表达[21]。

### 8. 保肝作用

积雪草苷能够抑制肝脏的脂肪性病变，缓解高脂血症模型金黄地鼠的肝脏受损程度[22]。积雪草苷缓解高脂血症模型金黄地鼠脂肪性病变的作用可能与增强肝脏抗氧化作用、降低血脂及肝脂有关[23]。

### 9. 肺保护作用

积雪草苷可减轻高氧导致的新生大鼠肺部炎症损伤，改善支气管肺发育不良症状，且存在剂量依赖性。其作用机制可能与下调 miR-155 表达、上调 SOCS1 表达有关[24]。积雪草苷可以抑制 TGF-β1 诱导肺泡上皮细胞增殖活性和 EMT，减少细胞分泌炎症因子，调控细胞因子的表达，具有一定的抗肺纤维化作用[25]。积雪草苷还对平阳霉素诱导的大、小鼠肺纤维化具有保护作用，其机制可能与下调 TGF-β1 mRNA 表达、抑制炎症细胞因子激活有关[26]。

**参考文献**

[1] 何明芳，孟正木，沃联群. 积雪草化学成分的研究 [J]. 中国药科大学学报，2000, 31(2): 91-93.

[2] 张蕾磊，王海生，姚庆强，等. 积雪草化学成分研究 [J]. 中草药，2005, 36(12):1761-1763.

［3］于泉林，高文远，张彦文，等．积雪草化学成分研究［J］.中国中药杂志，2007, 32(12):1182-1184.

［4］刘瑜，赵余庆．积雪草化学成分的研究［J］.中国现代中药，2008, 10(3):7-9.

［5］徐丽丽．积雪草化学成分的分离纯化及结构鉴定［D］.大连：辽宁师范大学，2012.

［6］李亚楠，李志辉，霍丽妮，等．积雪草化学成分的研究［J］.广西中医药，2015, 38(2):78-80.

［7］张伟，张娟娟，尹震花，等.HS-SPME-GC-MS法快速检测积雪草挥发性成分［J］.中国药房，2016, 27(33):4710-4711.

［8］何婷婷．壮药积雪草挥发油成分分析及其抗氧化研究［J］.广东化工，2016, 43(11):51-52.

［9］陈瑶，韩婷，芮耀诚，等．积雪草总苷对实验性抑郁症大鼠血清皮质酮和单胺类神经递质的影响［J］.中药材，2005, 28(6):492-496.

［10］曹尉尉，徐江平，赵娜萍，等．积雪草总苷元对慢性应激抑郁大鼠的影响［J］.药学实践杂志，2012, 30(2):121-124.

［11］刘桦．积雪草抗抑郁成分的质量控制与石竹烯的药动学研究［D］.上海：第二军医大学，2013.

［12］吴倩，江波．积雪草苷对人骨肉瘤Saos2细胞凋亡的影响［J］.现代药物与临床，2019, 34(8):2262-2267.

［13］苏棋．积雪草酸对人肝癌SMMC7721细胞体内外增殖和凋亡的影响［D］.南宁：广西医科大学，2019.

［14］姚锦英．积雪草总苷抗A549肺癌细胞诱导的肿瘤的实验研究［J］.中国临床药理学与治疗学，2015, 25(4):384-387.

［15］包自阳，朱彩凤，孙玥，等．复方积雪草对IgA肾病大鼠肿瘤坏死因子α及巨噬细胞移动抑制因子表达的影响［J］.中华中医药杂志，2019, 34(8):3731-3735.

［16］王策．积雪草苷对单侧输尿管梗阻大鼠肾纤维化影响的研究［J］.中医临床研究，2017, 9(20):1-4.

［17］汪绪祥，王锁刚，翟琼瑶，等．积雪草颗粒对肾缺血再灌注损伤模型大鼠的保护作用［J］.中医学报，2020, 35(5):1045-1049.

［18］李桂桂．积雪草苷和羟基积雪草苷抗心肌缺血及缺血再灌注损伤作用和机制研究［D］.北京：中国人民解放军军事医学科学院，2007.

［19］张胜华，余兰香，甄瑞贤，等．积雪草苷的抗菌作用及对小鼠实验性泌尿系统感染的治疗作用［J］.中国新药杂志，2005, 15(20):1746-1749.

［20］曾蕾莉，郭立新，陈斌，等．积雪苷霜软膏治疗眼镜蛇咬伤局部创面疗效观察［J］.新乡医学院学报，2019, 36(5):427-430.

［21］吴燕文．积雪草苷治疗烧伤创面的作用机制研究［D］.南京：南京中医药大学，2019.

［22］林辰曦．积雪草苷对血脂调节及肝脏保护作用研究［D］.厦门：厦门大学，2018.

［23］林辰曦，陈煜，陈凌，等．积雪草苷对高脂血症金黄地鼠脂质调节及肝脏保护作用研究［J］.中国中西医结合杂志，2019, 39(4):475-479.

［24］麦朗君，符学兴，何罡，等．积雪草苷对高氧致新生大鼠支气管肺发育不良的保护作用及其机制研究［J］.中国当代儿科杂志，2020, 22(1):71-76.

［25］刘涛，魏海龙，李伟，等．积雪草苷对TGF-β1诱导的肺泡上皮细胞增殖和Vimentin蛋白表达影响［J］.中国免疫学杂志，2019, 35(1):25-29.

［26］朱德伟，沈云辉．积雪草苷对平阳霉素诱导的大、小鼠肺纤维化的保护作用［J］.上海中医药大学学报，2020, 34(6):41-46.

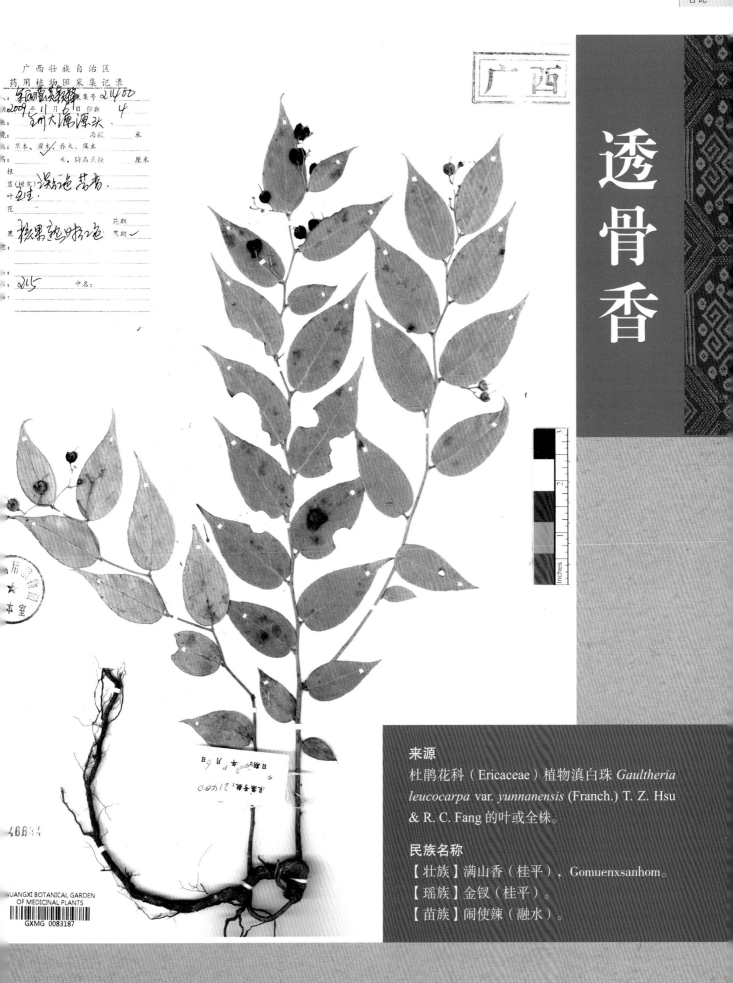

透骨香

**来源**

杜鹃花科（Ericaceae）植物滇白珠 *Gaultheria leucocarpa* var. *yunnanensis* (Franch.) T. Z. Hsu & R. C. Fang 的叶或全株。

**民族名称**

【壮族】满山香（桂平），Gomuenxsanhom。

【瑶族】金钗（桂平）。

【苗族】闹使辣（融水）。

透骨香

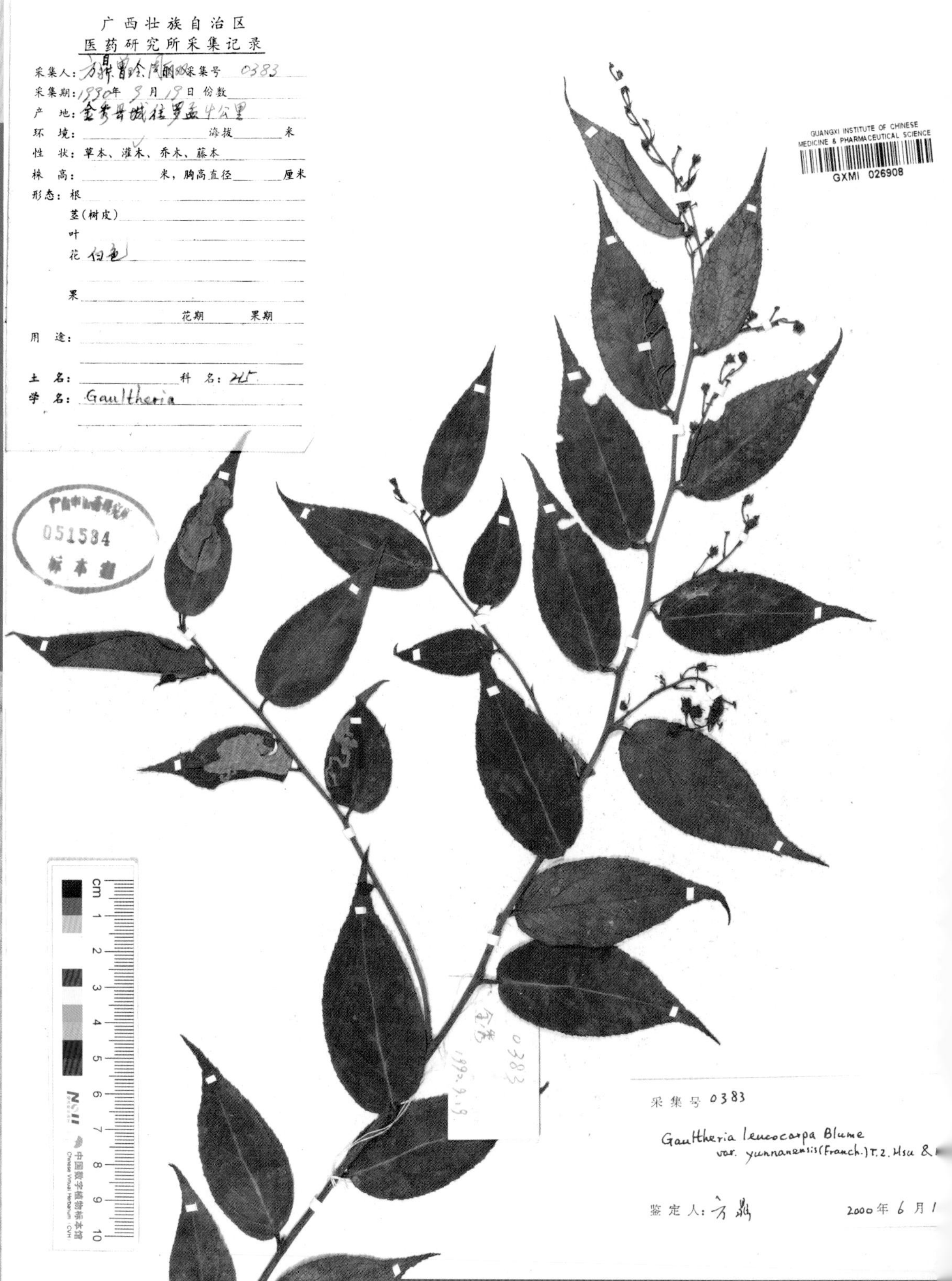

广西壮族自治区
医药研究所采集记录

采集人：方鼎曾金陵莫邓明 采集号 0383
采集期：1980年 8 月 19 日 份数
产 地：金秀县城往罗孟40公里
环 境： 海拔 米
性 状：草本、灌木、乔木、藤本
株 高： 米，胸高直径 厘米
形 态：根
茎（树皮）
叶
花 白色
果
花期 果期
用 途：
土 名： 科 名：杜
学 名：Gaultheria

051534

采集号 0383

Gaultheria leucocarpa Blume
var. yunnanensis (Franch.) T. Z. Hsu &

鉴定人：方鼎 2000年 6 月 1

来源
杜鹃花科（Ericaceae）植物毛滇白珠 *G. leucocarpa*
var. *crenulata* (Kurz) T. Z. Hsu 的叶或全株。

民族名称
【壮族】满山香（桂平），Gomuenxsanhom。
【瑶族】金钗（桂平）。
【苗族】闹使辣（融水）。

## 民 族 应 用

【壮族】药用茎叶。叶捣烂醋炒敷患处治落枕。茎叶具有祛风邪、除湿毒、散瘀血、通火路、消水肿、通气道、止咳化痰的功效，主治风湿骨痛，跌打损伤，手足麻木，屈伸不利，水臌，水肿，咳嗽痰多。

【瑶族】药用全株。水煎服治急性肠炎，痧症；兼外洗和外搽患处治风湿痹痛。

【苗族】药用全株。水煎服治尿闭。

内服用量 30~60g；外用适量。

**药材性状** 茎呈圆柱形，直径 0.2~0.8cm；表面灰棕色至灰褐色，具细纵皱纹及叶痕；体轻易折断，断面黄白色。完整叶片卵状长圆形，长 6~13cm，宽 3~5cm，先端尾状渐尖，基部心形或圆形，边缘有细锯齿。气微香，味淡。

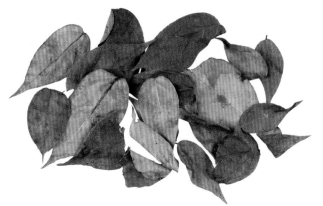

· 透骨香 - 叶（滇白珠）

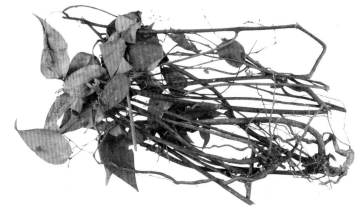

· 透骨香 - 全株（滇白珠）

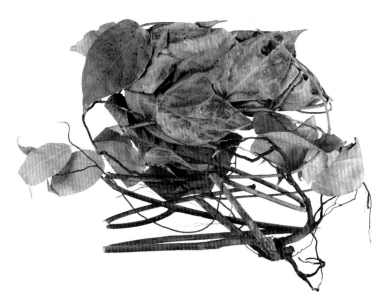

· 透骨香 - 全株（毛滇白珠）

**药用源流** 《广西壮族自治区壮药质量标准　第二卷》（2011 年版）记载其地上部分具有祛风除湿、散寒止痛、活血通络、化痰止咳的功效；主治风湿痹痛，胃寒疼痛，跌打损伤，咳嗽多痰。

| 分类位置 | 种子植物门 | 被子植物亚门 | 双子叶植物纲 | 杜鹃花目 | 杜鹃花科 |
|---|---|---|---|---|---|
| | Spermatophyta | Angiospermae | Dicotyledoneae | Ericales | Ericaceae |

**形态特征**　滇白珠　常绿灌木。叶卵状长圆形，稀卵形、长卵形，革质，有香味，先端尾状渐尖，尖尾长达 2cm，基部钝圆或心形，边缘具锯齿，两面无毛，背面密被褐色斑点，中脉在背面隆起，在表面凹陷，侧脉弧形上举。总状花序腋生，序轴被柔毛，花 10~15 朵；苞片卵形，凸尖，被白色缘毛；花萼裂片 5，卵状三角形，钝头，具缘毛；花冠白绿色，钟形；雄蕊 10；子房球形，被毛，短于花冠。浆果状蒴果球形，黑色。

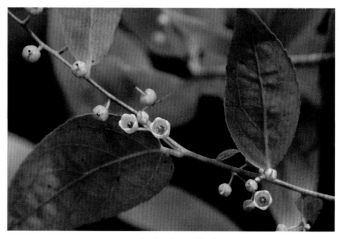

· 滇白珠 – 花期

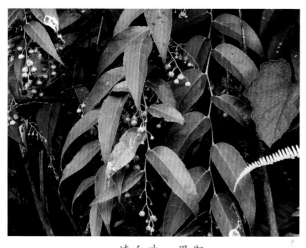

· 滇白珠 – 果期

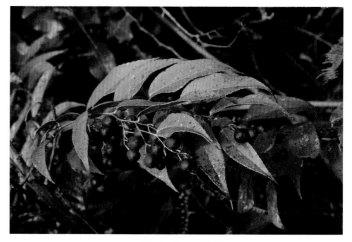

· 滇白珠 – 果期

毛滇白珠　与滇白珠的区别为小枝、叶柄、花序轴、花梗均被刚毛，叶背和叶边缘密被短刚毛或腺毛。

**生境分布**　滇白珠　生于低海拔至 2100m 的山上。分布于长江流域及其以南各省区。广西主要分布在鹿寨、融安、三江、临桂、兴安、资源、蒙山、平南、德保、凌云、乐业、隆林、贺州、昭平、钟山、富川、罗城、金秀等。
毛滇白珠　生于低海拔至 2100m 的山上。分布于广西、云南等。广西主要分布在武鸣、马山、上林、融安、融水、三江、临桂、全州、兴安、永福、龙胜、资源、平乐、恭城、平南、桂平、那坡、乐业、田林、隆林、昭平、钟山、南丹、天峨、罗城、金秀等。

**化学成分**　主要含有龙胆酸甲酯、水杨酸甲酯、白珠树苷[1]、水杨酸甲酯 -2-O-β-D- 吡喃葡萄糖苷、冬绿苷、水杨酸甲酯 -2-O-β-D- 吡喃木糖基 (1 → 2)［O-β-D- 吡喃木糖基 (1 → 6)］-O-β-D- 吡喃葡萄糖苷[2]、methyl salicylate 2-O-β-D-glucopyranoside[3] 等有机酸甲酯类成分；长寿花糖苷、芍药苷[2]、熊果酸[3]、3β, 12-dihydroxy-13-acetyl-8, 11, 13-podocarpatriene、12, 19-dihydroxy-13-acetyl-8, 11, 13-podocarpatriene、4, 12-dihydroxy-13-acetyl-19-nor-8, 11, 13- podocarpatriene、8β, 18-dihydroxy-9(11), 13-abietadien-12-one、gaultheria acid、18-hydroxyferruginol、gaultheronoterpene、12-hydroxydehydroabietic acid[4]、3β- 乙酰基 -12, 25- 二烯 - 达玛烷、3β- 乙酰氧基 -20(29)- 羽扇烯 -28- 醛、3β- 乙酰齐墩果酸、3β- 羟基 -20(29)- 羽扇烯 -28- 醛[9] 等萜类成分；滇白珠素 A、滇白珠素 B[1]、9-salicyl-(+)-isolariciresinol、gaultheroside G、(+)-syringaresinol、(+)-pinoresinol、(+)-lyoniresinol、gaultheroside A、(+)-isolariciresinol[5]、(+)-lyoniresinol、(-)-5'- 甲氧基异落叶松树脂醇[7] 等木脂素类成分；槲皮素 -3-O-β-D 葡萄糖醛酸苷、山柰酚 -3-O-β-D- 葡萄糖醛酸苷[1]、ginkgetin、myricetin[3]、(+)- 儿茶素、原花色素 A2、芦丁、槲皮素[8] 等黄酮类成分；香草酸、2, 5- 二羟基苯甲酸、3, 4- 二甲氧基肉桂酸、阿魏酸、绿原酸[2]、3, 4, 5- 三甲氧基苯甲酸、乙酰丁香酸[7]、水杨酸、原儿茶酸[8] 等酚酸类成分；乙基 -O-β-D- 吡喃木糖苷、乙基 -O-β-D- 吡喃木糖基 (1 → 6)-O-β-D- 吡喃葡萄糖苷、甲基 -O-β-D- 吡喃木糖基 (1 → 6)-O-β-D- 吡喃葡萄糖苷[2] 等醇苷类成分；以及 4- 羟基 -2, 6- 二甲氧基苯基 -O-β-D- 葡萄糖苷、3- 甲氧基 -1H- 吡咯[2]、6-ethyl-5-hydroxy-2, 7-dimethoxy-1, 4-naphthoquinone、gaultheriadiolide、胡萝卜苷[3]、大黄素甲醚、6- 乙基 -5- 羟基 -2, 7- 二甲氧基 -1, 4- 萘醌、对苯二酚、β- 胡萝卜苷、β- 谷甾醇、丁二酸[6]、东莨菪素、棕榈酸[7]、β- 乙酰谷甾醇、豆甾醇[9] 等成分。还含有邻苯二甲酸二异丁酯、(Z)-5- 丁基二氢 -4- 甲基 -2( 三氢 )- 呋喃酮、十二烷酸、正癸酸、亚油酸、(E)-3- 甲基 -4- 辛醇、十五烷酸、香叶基丙酮[10] 等挥发性成分。

**药理作用**　1. 抗炎作用

滇白珠正丁醇提取液 30% 乙醇洗脱部分能减轻大鼠关节肿胀程度，有明显的抗大鼠佐剂性关节炎作用[11]。滇白珠具有治疗急性痛风性关节炎的作用，能降低踝关节关节液 $K^+$、多巴胺、去甲肾上腺素、5- 羟色胺及血清前列腺素 $E_2$、白三烯含量[12]。透骨香挥发油微乳能抑制二甲苯致小鼠耳郭肿胀[13]。

2. 镇痛作用

透骨香挥发油微乳制剂能提高小鼠热板法致痛的痛阈，减少醋酸致小鼠扭体反应次数[13]。

3. 抗菌作用

滇白珠叶油对大肠杆菌的抗菌浓度为 0.3125%，对金黄色葡萄球菌的抗菌浓度为 5%[14]。

4. 抗氧化作用

滇白珠提取物乙酸乙酯萃取部位和氯仿萃取部位对 $ABTS^+$ 自由基具有较强的清除能力[15]。

5. 对胃肠道的作用

滇白珠醇提取物能抑制幽门结扎型胃溃疡，其作用机制可能与减少胃酸分泌有关；还能抑制乙醇型胃溃疡，其作用机制可能与抑制脂质过氧化反应，减轻自由基损伤作用有关[16]。滇白珠提取物能减少小鼠胃排空和小肠推进率，抑制大鼠离体回肠痉挛性收缩，提高小肠吸收 D- 木糖水平[17]。

6. 其他作用

滇白珠提取物能减少蓖麻油造成小鼠腹泻的次数[17]。滇白珠水提取物具有改善慢性阻塞性肺疾病作用，其作用机制可能与诱导 Nrf2 的表达，升高 HO-1 的表达有关[18]。

**参考文献**

[1] 折改梅, 李东宸, 张宇, 等. 滇白珠地上部分的化学成分研究 [J]. 北京中医药大学学报, 2010, 33(1):62-63, 72.

[2] 何婷, 赵怡程, 李鹏跃, 等. 滇白珠抗炎镇痛活性部位的化学成分研究 [J]. 中草药, 2017, 48(17):3469-3474.

[3] LI J, LI F, LU Y Y, et al. A new dilactone from the seeds of *Gaultheria yunnanensis* [J]. Fitoterapia, 2010, 81(1):35-37.

[4] GAO Y P, SHEN Y H, XU X K, et al. Diterpenoids from *Gaultheria yunnanensis* [J]. Phytochemistry Letters, 2014, 8:6-9.

[5] GAO Y P, SHEN Y H, XU X K, et al. Two novel lignans from *Gaultheria yunnanensis* [J]. Journal of Asian Natural Products Research, 2014, 16(7):724-729.

[6] 谢威, 樊丁珲, 尹丽, 等. 滇白珠种子抗炎化学成分的研究 [J]. 林产化学与工业, 2015, 35(2):142-146.

[7] 张治针, 果德安, 李长龄, 等. 滇白珠化学成分的研究（Ⅰ）[J]. 中草药, 1998, 29(8):508-510.

[8] 张治针, 果德安, 李长龄, 等. 滇白珠化学成分的研究（Ⅱ）[J]. 中草药, 1999, 30(3):167-169.

[9] 张治针, 果德安, 李长龄, 等. 滇白珠化学成分的研究（Ⅲ）[J]. 中草药, 1999, 30(4):247-250.

[10] 蒲健, 晏婷, 蒯晴叶, 等. GC-MS法分析透骨香根和茎叶中挥发性成分的差异 [J]. 中国药房, 2020, 31(14):1695-1699.

[11] 熊玉兰, 肖冰, 马小军, 等. 滇白珠抗风湿性关节炎活性成分研究 [J]. 中国中药杂志, 2009, 34(19):2516-2519.

[12] 陈应康, 佘福强, 刘大腾, 等. 苗药透骨香抗急性痛风性关节炎作用的实验研究 [J]. 中药材, 2016, 39(9):2118-2121.

[13] 黄聪, 王云峰, 邓炜. 透骨香微乳镇痛抗炎作用的实验研究 [J]. 贵阳中医学院学报, 2012, 34(2):18-20.

[14] 王岳峰, 姚宁, 唐波. 滇白珠叶油抗菌活性的实验研究 [J]. 陕西中医, 2005, 26(12):1385-1386.

[15] 李东宸, 郭志琴, 吕海宁, 等. 民族药滇白珠的体外抗氧化活性研究 [J]. 中医药学报, 2010, 38(6):62-66.

[16] 苏华, 何飞, 韦桂宁, 等. 滇白珠醇提物预防大鼠胃溃疡的实验研究 [J]. 中医药导报, 2020, 26(11):23-26, 32.

[17] 何飞, 韦桂宁, 苏华, 等. 滇白珠提取物对胃肠功能以及止泻作用研究 [J]. 中医药导报, 2016, 22(9):20-23.

[18] 王小莉. 滇白珠水提物对慢性阻塞性肺疾病大鼠Nrf2和HO-1的影响 [J]. 海峡药学, 2017, 29(10):18-21.

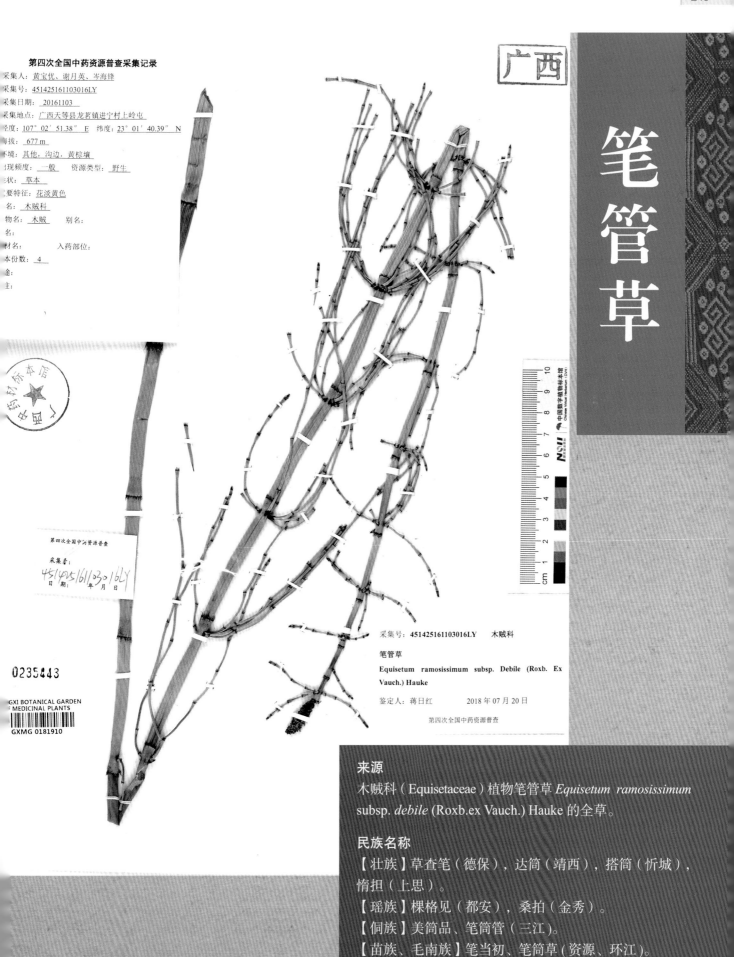

第四次全国中药资源普查采集记录

采集人：黄宝优、谢月英、岑海锋

采集号：451425161103016LY

采集日期：20161103

采集地点：广西天等县龙茗镇进宁村上岭屯

经度：107°02′51.38″ E 纬度：23°01′40.39″ N

海拔：677 m

环境：其他、沟边、黄棕壤

出现频度：一般 资源类型：野生

性状：草本

主要特征：花淡黄色

科名：木贼科

植物名：木贼 别名：

族名：

药材名： 入药部位：

标本份数：4

备注：

记录：

广西

笔管草

采集号：451425161103016LY 木贼科

笔管草

Equisetum ramosissimum subsp. Debile (Roxb. Ex Vauch.) Hauke

鉴定人：蒋日红 2018 年 07 月 20 日

第四次全国中药资源普查

0235443

GXI BOTANICAL GARDEN
F MEDICINAL PLANTS

GXMG 0181910

第四次全国中药资源普查

采集号：

日期： 年 月 日

451425161103016LY

## 来源

木贼科（Equisetaceae）植物笔管草 *Equisetum ramosissimum* subsp. *debile* (Roxb.ex Vauch.) Hauke 的全草。

## 民族名称

【壮族】草查笔（德保），达筒（靖西），搭筒（忻城），惰担（上思）。

【瑶族】棵格见（都安），桑拍（金秀）。

【侗族】美筒品、笔筒管（三江）。

【苗族、毛南族】笔当初、笔筒草（资源、环江）。

## 民族应用

【壮族】药用全草。水煎服治大便秘结，哮喘，急性肾炎，尿路结石；水煎服少量后洗身治小儿自汗；捣烂敷患处治骨折。

【瑶族】药用全草。水煎服治尿路感染，黄疸型肝炎，沙淋，白浊，胃痛，咳嗽。

【侗族】药用全草。水煎服治大便秘结，哮喘，急性肾炎，尿路结石，肾结石。

【苗族】药用全草。水煎服治白喉，咽喉痛，黄疸型肝炎。

【毛南族】药用全草。水煎服治泪囊炎，眼痛有翳膜。

内服用量 15~45g；外用适量。

**药材性状**　长条状，茎呈圆柱形，直径 0.2~0.5cm；表面粗糙，淡绿色至黄绿色，有纵沟，节间长 5~8cm，中空，节部有分枝。叶鞘呈短筒状，紧贴于茎，鞘肋背面平坦，鞘齿膜质，先端钝头，基部平截，有一黑色细圈。气微，味淡。

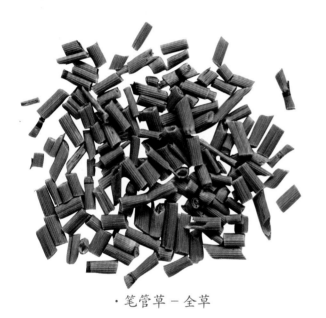

· 笔管草 – 全草

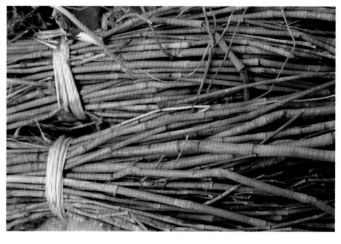

· 笔管草 – 全草（鲜）

**药用源流**　《广西壮族自治区壮药质量标准　第二卷》（2011 年版）记载其具有疏风散热、明目退翳、止血的功效；主治风热目赤，目生云翳，迎风流泪，肠风下血，痔血，血痢，崩漏，脱肛。

| | 蕨类植物门 | 木贼纲 | 木贼目 | 木贼科 |
|---|---|---|---|---|
| **分类位置** | Pteridophyta | Equisetinae | Equisetales | Equisetaceae |

**形态特征**　大中型草本植物。根茎直立或横走，黑棕色，节和根密生黄棕色长毛或光滑无毛。地上枝多年生；枝一型，高可达 60cm 或更多，中部直径 3~7mm，节间长 3~10cm，绿色，成熟主枝有分枝；主枝鞘筒短，顶部略为黑棕色；鞘齿膜质，早落或有时宿存，扁平，两侧有明显的棱角，齿上气孔带明显或不明显。孢子囊穗短棒状或椭圆形，长 1~2.5cm，中部直径 0.4~0.7cm，顶端有小尖突，无柄。

**生境分布**　生于海拔3200m以下的森林、林缘、灌木下、草地、河岸和小溪。分布于陕西、甘肃、山东、江苏、上海、安徽、浙江、江西、福建、台湾、河南、湖北、湖南、广东、香港、广西、海南、四川、重庆、贵州、云南、西藏等。广西全区各地均有分布。

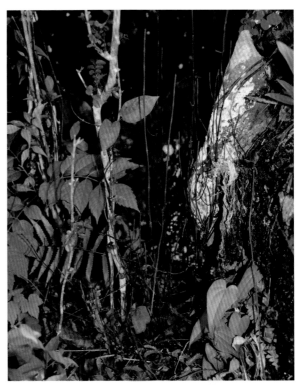

· 笔管草 – 植株

**化学成分**　主要含有 blumenol A、corchoinoside C、sammangaoside A、(3S, 5R, 6R, 7E, 9S)-megastigmane-7-ene-3-hydroxy-5, 6-epoxy-9-O-β-D-glucopyranoside、山奈酚-3, 7-双葡萄糖苷、camelliaside C、山奈酚-3-O-β-槐糖苷、clematine[1]、debilosides A–C[2]、(3S, 5R, 6S, 7E, 9S)-megastigman-7-ene-5, 6-epoxy-3, 9-diol-3, 9-O-β-D-diglucopyranoside、macarangioside D、(6R, 9S)-3-oxo-α-ionol-9-O-β-D-glucopyranoside、debiloside B、kaempferol-3-O-sophoroside、kaempferol-3, 7-O-β-D-diglucopyranoside、kaempferol 3-O-sophoroside-7-O-β-D-glucopyranoside、phenylethyl-O-β-D-glucopyranoside、(Z)-3-hexenyl-O-β-D-glucopyranoside、(7S, 8R)-dehydrodiconiferyl-4-O-β-D-glucopyranoside、L-tryptophan[3]、debilitriol、debilignanoside、equisetumine、coumaric acid、p-hydroxybenzoic acid、ferulic acid、equisetumoside B、5-hydroxymethyl-2-furfuraldehyde、guaiacylglycerol-β-coniferyl ether、(+)-lariciresinol-9-O-β-D-glucopyranoside、thymidine[4]等成分。

**药理作用**　降血脂作用

笔管草活性成分ED-I可调节高脂血症小鼠血脂异常，并可促进HepG2细胞低密度脂蛋白受体mRNA的表达[5]。笔管草水提取物能降低正常大鼠血清TC和TG水平，降低实验性高脂血症兔血清TC水平[6]。

**参考文献**

[1]许小红，阮宝强，蒋山好，等.笔管草中Megastigmane及黄酮苷类化学成分（英文）[J].中国天然药物，2005, 3(2):35-38.

[2]XU X H, TAN C H, JIANG S H, et al. Debilosides A–C: Three new megastigmane glucosides from *Equisetum debile* [J]. Helvetica Chimica Acta, 2006, 89(7):1422-1426.

[3]KANCHANAPOOM T, OTSUKA H, RUCHIRAWAT S. Megastigmane glucosides from *Equisetum debile* and *E. diffusum* [J]. Chemical & Pharmaceutical Bulletin, 2007, 55(8):1277-1280.

[4]TAN J M, QIU Y H, TAN X Q, et al. Chemical constituents of *Equisetum debile* [J]. Journal of Asian Natural Products Research, 2011, 13(9):811-816.

[5]陈志奎.笔管草活性成分ED-I调血脂作用及机制研究[D].福州：福建医科大学，2005.

[6]吴国土，薛玲，黄自强.笔管草水提物对大鼠及高脂家兔的降脂作用[J].福建医科大学学报，2004, 38(1):59-63.

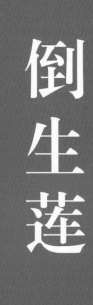

# 倒生莲

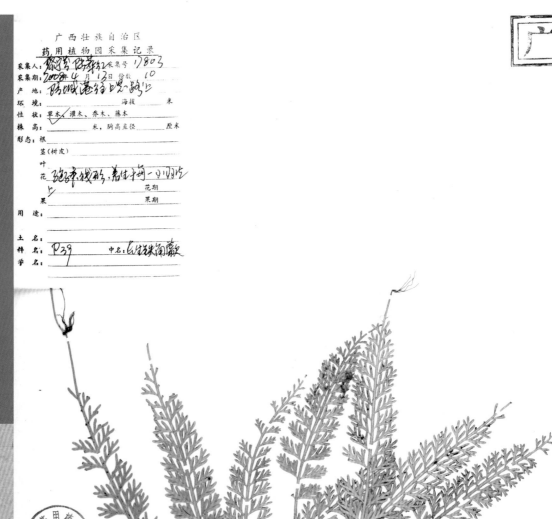

**来源**

铁角蕨科（Aspleniaceae）植物长叶铁角蕨 *Asplenium prolongatum* Hook. 的全草。

**民族名称**

【壮族】Godaujsenglienz。

【瑶族】石上风。

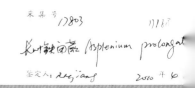

## 民 族 应 用

【壮族】药用全草。用于跌打损伤，筋骨疼痛，龙路不通所致之吐血、衄血，痹证之关节疼痛、屈伸不利，肺痨。内服用量 15~30g；外用适量。

【瑶族】药用全草。用于风湿痹痛，腰痛，咳嗽痰多，胸满，衄血、吐血、血崩、乳汁不通、尿路感染、跌打损伤。内服用量 15~30g，水煎服或浸酒服；外用捣敷。

**药材性状** 根茎短，顶端有披针形鳞片，并有多数须根。叶柄压扁；叶片条状披针形，长 10~25cm，宽 3~4.5cm，二回深羽裂，羽片矩圆形，长 1.3~2cm，宽 8~10mm，裂片狭条形，钝头，全缘，有 1 条小脉，先端有小囊，表面皱缩；叶轴先端延伸成鞭状。孢子囊群沿叶脉上侧着生，囊群盖长圆形，膜质。质稍韧。气微，味微苦。

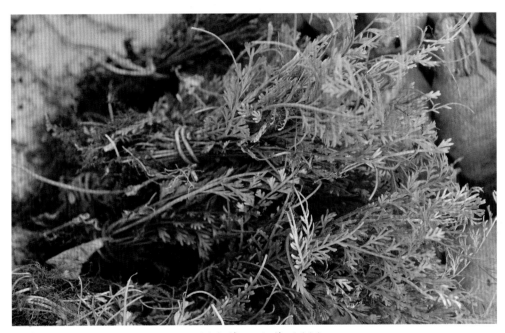

· 倒生莲－全草（鲜）

**药用源流** 《中华本草》记载其具有清热除湿、化瘀止血的功效；主治咳嗽痰多，风湿痹痛，肠炎痢疾，尿路感染，乳腺炎，吐血，外伤出血，跌打损伤，烧烫伤。

| 分类位置 | 蕨类植物门 | 蕨纲 | 真蕨目 | 铁角蕨科 |
|---|---|---|---|---|
| | Pteridophyta | Filicopsida | Eufilicales | Aspleniaceae |

**形态特征** 植株高 20~40cm。根状茎直立，顶端有披针形鳞片。叶簇生；叶柄干后压扁；叶片线状披针形，尾头，二回羽状，近肉质，干后草绿色；叶轴与叶柄同色，顶端往往延长成鞭状而生根；小羽片互生，矩圆形，上侧有 2~5 片，下侧 0~4 片，长 4~10mm，宽 1~1.5mm；裂片与小羽片同形而较短，每小羽片或裂片有小脉 1 条，先端有水囊。孢子囊群狭线形，深棕色，每小羽片或裂片 1 枚，生小脉中部上侧边；囊群盖狭线形，灰绿色，膜质，全缘，开向叶边，宿存。

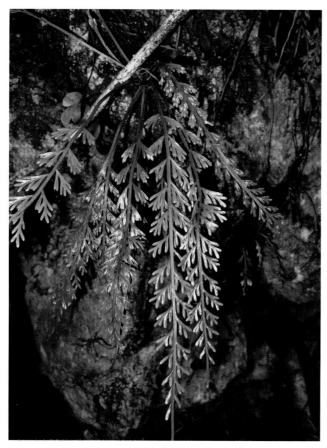

·长叶铁角蕨－植物

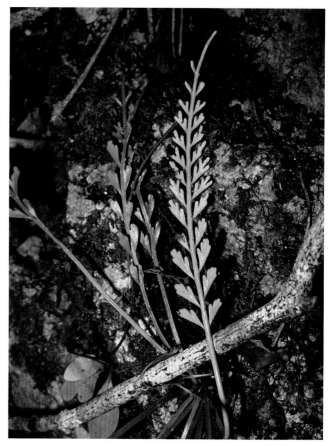

·长叶铁角蕨－孢子叶

**生境分布**　附生于海拔 150~1800m 的林中树干上或潮湿岩石上。分布于甘肃、浙江、江西、福建、台湾、湖北、湖南、广东、广西、四川、贵州、云南等。广西全区各地均有分布。

**化学成分**　主要含 2- 氨基庚二酸、4- 羟基 -2- 氨基庚二酸[1]、山奈酚 -3- 鼠李糖苷 -7-O- [6- 阿魏酰葡萄糖基 (1 → 3) 鼠李糖苷[2]等成分。

**药理作用**　抗炎、镇痛作用

长叶铁角蕨挥发油具有抗炎镇痛作用，能抑制二甲苯所致小鼠耳郭肿胀、角叉菜胶所致小鼠足肿胀和小鼠腹腔毛细血管通透性，降低 CMC-Na 所致小鼠腹腔白细胞游走，还能抑制醋酸所致小鼠扭体反应，升高热板法实验小鼠的痛阈值[3]。

**参考文献**

[1] MURAKAMI N, FURUKAWA J, OKUDA S, et al. Stereochemistry of 2-aminopimelic acid and related amino acids in three species of *Asplenium* [J]. Phytochemistry, 1985, 24(10):2291-2294.

[2] MIZUO M, YOSUKE K, MUNEKAZU I, et al. Kaempferol 3-rhamnoside-7- [6-feruloylglucosyl (1 → 3)rhamnoside] from *Asplenium prolongatum* [J]. Phytochemistry, 1990, 29(8):2742-2743.

[3] 梁爽，谢冬养，夏敏昌，等 . 瑶药长叶铁角蕨挥发油萃取工艺优化及其抗炎镇痛活性研究 [J]. 中药新药与临床药理，2019, 30(10):1172-1177.

广西

倒扣草

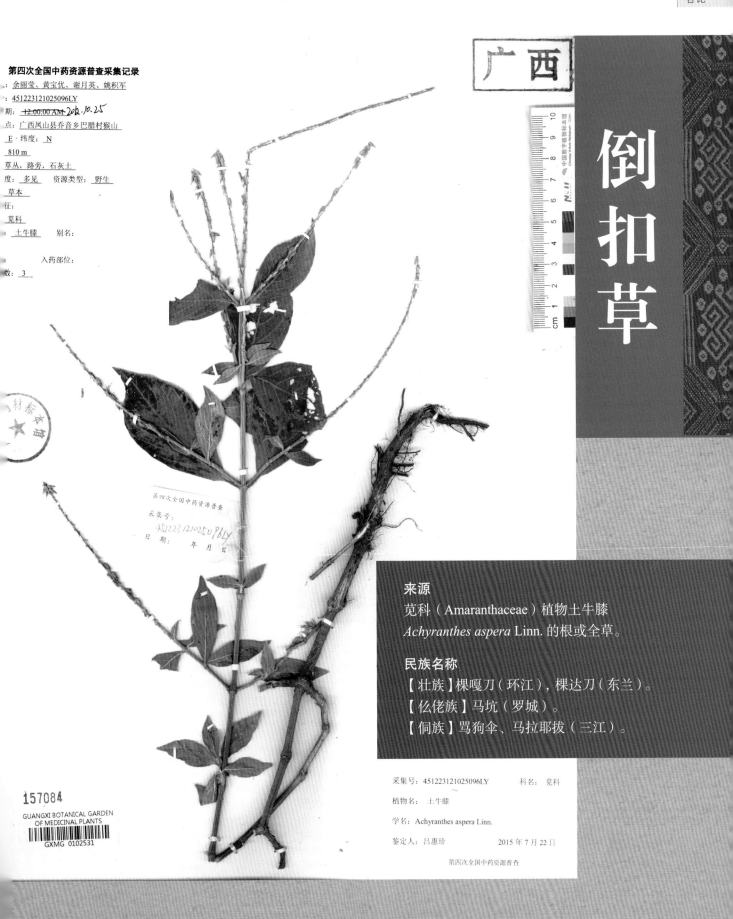

第四次全国中药资源普查
采集号：451223121025096LY
日　期：　年　月　日

**来源**
苋科（Amaranthaceae）植物土牛膝
*Achyranthes aspera* Linn. 的根或全草。

**民族名称**
【壮族】棵嘎刀（环江），棵达刀（东兰）。
【仫佬族】马坑（罗城）。
【侗族】骂狗伞、马拉耶拔（三江）。

采集号：451223121025096LY　　科名：苋科

植物名：土牛膝

学名：Achyranthes aspera Linn.

鉴定人：吕惠珍　　　2015 年 7 月 22 日

第四次全国中药资源普查

## 民 族 应 用

【壮族】药用全草。水煎服治肾炎水肿，白浊，风湿性关节炎。

【仫佬族】药用根、全草。根水煎冲蜜糖服治痢疾。全草水煎服治鱼骨鲠喉。

【侗族】药用根。研粉吹入喉部治蛾喉；浸酒服兼捣烂调酒敷患处治跌打，风湿。内服用量 15~30g；外用适量。

**药材性状**　根呈圆柱形，弯曲，表面灰黄色。茎呈类圆柱形，嫩枝略呈方柱形，有分枝，长 40~100cm，直径 0.5~0.8cm；表面紫棕色或褐绿色，有纵棱，节膨大，嫩枝被短柔毛；质脆，易折断，断面黄绿色。叶对生，有柄；叶片皱缩卷曲，展平后呈卵圆形或长椭圆形，长 3~10cm，宽 1.5~5cm；先端急尖或钝，基部狭，全缘；上表面深绿色，下表面灰绿色，两面均被柔毛。穗状花序细长，花反折如倒钩。胞果卵形，黑色。气微，味甘。

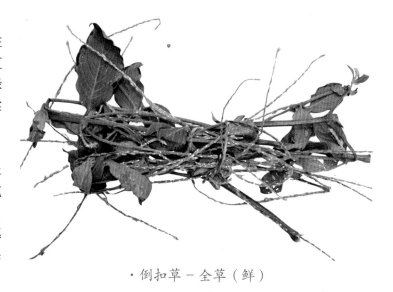

·倒扣草－全草（鲜）

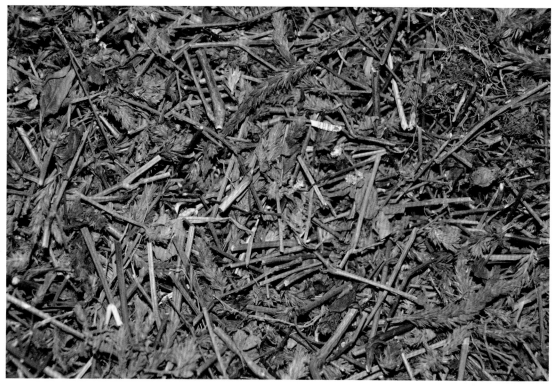

·倒扣草－全草（干）

**药用源流** 土牛膝的药用始载于《本草图经》，曰："今福州人单用土牛膝根，洗净，切，焙干，捣，下筛，酒煎，温服，云治妇人血块极致。"《滇南本草》记载："红牛膝，一名杜牛膝，又名鸡豚草。性微寒，味酸、辛……入肝脾二经……治妇人逆经，当期恶寒，怯冷发热，腹痛，胸肋气胀，错经妄行，吐血衄血，咳痰带血……"以上所述与本种相符。《广西壮族自治区壮药质量标准　第一卷》（2011年版）记载其全草具有解表清热、利湿的功效；主治外感发热，咽喉肿痛，烦渴，风湿性关节痛。

| 分类位置 | 种子植物门 | 被子植物亚门 | 双子叶植物纲 | 藜目 | 苋科 |
|---|---|---|---|---|---|
| | Spermatophyta | Angiospermae | Dicotyledoneae | Chenopodiales | Amaranthaceae |

**形态特征** 多年生草本，高 20~120cm。叶宽卵状倒卵形或椭圆状矩圆形，顶端圆钝，具突尖。穗状花序顶生，长 10~30cm，花期后反折；小苞片刺状，基部两侧各有 1 个薄膜质翅；退化雄蕊顶端截状或细圆齿状，具分枝流苏状长缘毛。胞果卵形，长 2.5~3mm。种子卵形，长约 2mm，棕色。

**生境分布** 生于海拔 800~2100m 的山坡疏林或村庄附近空旷地。分布于湖南、江西、福建、台湾、广东、广西、四川、云南、贵州等。广西全区各地均有分布。

**化学成分** 主要含有 β- 蜕皮甾酮、牛膝甾酮、水龙骨甾酮 B[1]、pterosterone、rubrosterone、24(28)-ecdysterone、achyranthesterone A[2] 等甾酮类成分；N- 反式阿魏酰酪胺、N- 顺式阿魏酰酪胺、N- 顺式阿魏酰 -3- 甲氧基酪胺、N- 反式阿魏酰 -3- 甲氧基酪胺[1]、3- 吲哚甲醛、3- 吲哚甲酸、4-(2- 甲酰基 -5- 甲氧基甲基 -1- 氢 - 吡咯 -1- 基 ) 丁酸[3]、cuscohygrine[4] 等生物碱类成分；5, 2'- 二甲氧基 -6- 甲氧甲基 -7-

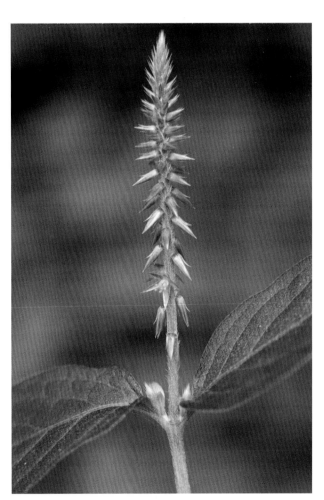

· 土牛膝 - 花期

羟基 - 异黄酮[1]、土牛膝酮 A[3]、eupatorin[4] 等黄酮类成分；竹节参皂苷Ⅳa、竹节参皂苷Ⅰ[1]、竹节参皂苷 -1[3] 等皂苷类成分；C16 sphinganine、glucosylsphingosine、C8-dihydroceramide、phytosphingosine、N-stearoyl-D-sphingosine[4] 等鞘脂类成分；以及齐墩果酸、党参内酯、3- 羟基 -1-(4- 羟基 -3, 5- 二甲氧基苯基 )-1- 丙酮、2-(2- 苯氧乙氧基 ) 乙醇[3]、Nε, nε, nε-trimethyllysine、argphegln、leupeptin、naproxen、butorphanol、10-keto tridecanoic acid、2-benzoyl-5-methoxybenzoquinone、(Z)-N-(2-hydroxyethyl)icos-11-enamide、N-(2-hydro xyethyl)icosanamide、N-(3-oxo-octanoyl)-homoserine lactone、2E, 4Z, 6Z, 8Z-decatetraenedioic acid、N-(2-hydroxyethyl) oleamide、docosanedioic acid、 hexacosanedioic acid、rhapontin、3-hydroxylidocaine glucuronide、1-octadecanoyl-rac-glycerol、1-hexadecanoyl-sn-glycerol、3-deoxy-3-azido-25-hydroxyvitamin D3、10-deoxymethymycin、3, 7-epoxycaryophyllan-6-one、cetrimonium、byssochlamic acid、cetylpyridinium、*p*-hydroxymexiletine[4]等成分。还含有蛋氨酸、赖氨酸、精氨酸、丝氨酸、丙氨酸、缬氨酸、亮氨酸、苏氨酸[5]等氨基酸类成分。

**药理作用**  1. 抗炎作用

土牛膝醇提取物及其 *β*- 蜕皮甾酮、牛膝甾酮、水龙骨甾酮 B、*N*- 反式阿魏酰酪胺等单体成分均能抑制 LPS 诱导 RAW264.7 细胞释放 NO，其中以 *N*- 反式阿魏酰酪胺的抑制活性最强[1]。土牛膝正丁醇部分提取物对巴豆油所致的小鼠耳郭肿胀和鸡蛋清所致大鼠足跖肿胀均有明显的抑制作用[6]。

2. 抗肿瘤作用

土牛膝根丙酮提取物中的组分对人宫颈癌 HeLa 细胞的增殖具有抑制作用，其抑制率可达 90% 以上[4]。

3. 抗菌、抗病毒作用

土牛膝提取物对 HIV-1 病毒具有抑制作用[7]。土牛膝根和茎的水提取物对变异链球菌均有抑制作用[8]。

4. 抗氧化作用

土牛膝水提取物、甲醇提取物均能清除 DPPH 自由基，其半清除率 $IC_{50}$ 分别为 105.58μg/ml、126.50 μg/ml[9, 10]。

5. 利尿作用

土牛膝叶的乙醚、乙酸乙酯、乙醇和水提取物均能提高大鼠的尿量和 $Na^+$、$K^+$、$Cl^-$ 浓度[11]。

6. 降血脂作用

土牛膝乙醇提取物和水提取物均能降低高胆固醇诱导的高血脂血症模型小鼠的血脂水平，能降低大鼠血清中 HDL、LDL、TG 和 TC 水平[12]。

7. 降血糖作用

土牛膝水煮液及其所含齐墩果酸、多糖对正常小鼠空腹血糖无明显降低作用，能明显降低四氧嘧啶糖尿病模型小鼠的空腹血糖水平[13, 14]。

8. 抗生育作用

土牛膝能引起睾丸间质细胞变性，收缩和破坏生精小管，阻断精囊和前列腺分泌物，减少附睾腔内精子数量，降低血清睾酮水平[15]。

9. 其他作用

土牛膝具有升高外周血血小板和抑制外周血白细胞的作用[16]。土牛膝根的甲醇提取物对 $CCl_4$ 诱导的大鼠肝损伤具有保护作用[17]。土牛膝甲醇提取物对脑缺血再灌注损伤大鼠具有保护作用，其作用机制可能与抗氧化和抗炎作用有关[10]。

**参考文献**

［1］欧阳文，罗懿钒，李震，等.土牛膝抗炎成分分离、鉴定与含量测定研究［J］.天然产物研究与开发，2020, 32(7):1171-1181.

［2］欧阳文，罗懿钒，程思佳，等.湘产土牛膝中蜕皮甾酮类化合物分离与鉴定［J］.湖南中医药大学学报，2018, 38(10):1129-1132.

［3］欧阳文，罗懿钒，程思佳，等.土牛膝中 1 种新异黄酮的分离与鉴定［J］.中草药，2018,

49(14):3208-3212.

［4］NAFISEHSADAT O, KAILAS D D, RAJKUMAR B B.Anticancer potentials of leaf, stem, and root extracts of *Achyranthes aspera* L［J］. Notulae Scientia Biologicae, 2020, 12(3):546-555.

［5］TAMANNA T, MANGESH K, ASHA G, et al. Determination of amino acid contents in *Achyranthes aspera*, *Cissus quadrangularis* and *Moringa oleifera*［J］.Indian Journal of Scientific Research，2017, 7(2):47-50.

［6］万胜利.土牛膝及其制剂活性成分及检验方法研究［D］.长沙:湖南中医药大学, 2013.

［7］PALSHETKAR A, PATHARE N, JADHAV N, et al. *In vitro* anti-HIV activity of some Indian medicinal plant extracts［J］. BMC Complementary Medicine and Therapies, 2020, 20(1):1-11.

［8］ROMA Y, RADHIKA R, ABHISHEK Y, et al. Evaluation of antibacterial activity of *Achyranthes aspera* extract against *Streptococcus mutans*: An *in vitro* study［J］. Journal of Advanced Pharmaceutical Technology & Research, 2016, 7(4):149-152.

［9］BRIJYOG, SINGH L P, KUMAR S, et al. Phytochemical screening and antioxidant potential of *Anacardium occidentale*, *Achyranthes aspera*, and *Aegle marmelos*［J］. Asian Journal of Pharmaceutical and Clinical Research, 2019, 12(8):202-205.

［10］GOLLAPALLE L V, MARIKUNTE V V, NUNNA B L H, et al. *Achyranthes aspera* Linn. alleviates cerebral ischemia-reperfusion-induced neurocognitive, biochemical, morphological and histological alterations in Wistar rats［J］. Journal of Ethnopharmacology, 2019, 228:58-59.

［11］PRASHANT D W, ASHUTOSH U, M.K K. Evaluation of diuretic activity of *Achyranthes aspera* leaves extracts［J］. Research Journal of Pharmacy and Technology 2018, 11(12):5394-5396.

［12］Sarvesh C N, Fernandes J, Janadri S, et al. Antihyperlipidemic activity of *Achyranthes aspera* Linn leaves on cholesterol induced hyperlipidemia in rats［J］. Research Journal of Pharmacy and Technology, 2017, 10(1):200-204.

［13］魏得良，黄志芳，黄志红，等.土牛膝水煮液对正常及四氧嘧啶糖尿病模型小鼠血糖的影响［J］. 中外医疗, 2010, 29(24):8-9.

［14］马文杰，魏得良，黄志芳，等.土牛膝提取物对正常及四氧嘧啶糖尿病模型小鼠血糖的影响［J］. 当代医学, 2010, 16(30):4-5.

［15］ABU H M G S, BEENA K, SONU C, et al. Suppression of fertility in male rats by hydroethanolic extract of *Achyranthes aspera*［J］.Journal of Applied Pharmacy, 2014, 6(2):156-165.

［16］尹华月，程耀堂，袁平凡，等.土牛膝对血小板减少大鼠模型调节作用的研究［J］.中国社区医师, 2020, 36(26):5-6.

［17］NAHIAN F F, ZAKIA S S. Assesment of hepatoprotective activity of roots and barks of *Achyranthes aspera* in carbon tetrachloride-induced hepatotoxicity in rats［J］. Malaysian Journal of Halal Research 2018, 1(2):16-18.

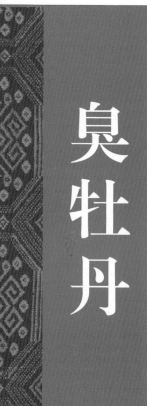

臭牡丹

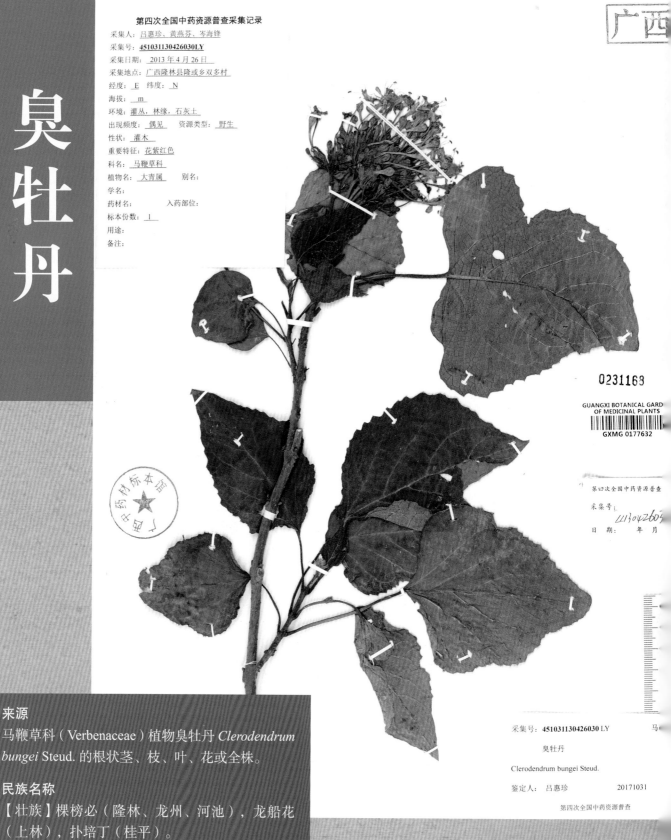

第四次全国中药资源普查采集记录

采集人：吕惠珍、黄燕芬、岑海锋
采集号：451031130426030LY
采集日期：2013 年 4 月 26 日
采集地点：广西隆林县隆或乡双多村
经度：E 纬度：N
海拔： m
环境：灌丛，林缘，石灰土
出现频度：偶见 资源类型：野生
性状：灌木
重要特征：花紫红色
科名：马鞭草科
植物名：大青属 别名：
学名：
药材名： 入药部位：
标本份数： 1
用途：
备注：

0231168

第四次全国中药资源普查
采集号：111304260
日 期： 年 月

采集号：451031130426030 LY
臭牡丹
Clerodendrum bungei Steud.
鉴定人：吕惠珍 20171031
第四次全国中药资源普查

## 来源

马鞭草科（Verbenaceae）植物臭牡丹 *Clerodendrum bungei* Steud. 的根状茎、枝、叶、花或全株。

## 民族名称

【壮族】棵榜必（隆林、龙州、河池），龙船花（上林），扑培丁（桂平）。

【瑶族】咖茎（都安），牡丹细（金秀）。

【侗族】美思嫩（三江）。

【苗族】鸟喊（融水），牡丹（龙胜）。

【京族】腊埋（防城）。

# 民 族 应 用

【壮族】药用根状茎、全株。根状茎水煎服治风湿关节痛，下颌脱位；与猪膀胱煎服治子宫脱垂。全株水煎服治风湿疼痛，跌打内伤，白浊。

【瑶族】药用根状茎、枝、叶、花。根状茎水煎服治肺结核；泡酒服治阳痿；与猪膀胱煎服治子宫脱垂；与猪尾椎骨煎服治风湿腰痛。枝、叶水煎服治尿路感染；兼用叶烘热蘸药液搽身治水肿。花研粉纳入猪七寸内煮烂服治内痔大便出血。

【侗族】药用根状茎、叶。根状茎水煎服或与鸡肉炖服治病后体弱；与猪肉煎服兼用叶捣烂调米酒托敷治脱肛。

【苗族】药用根状茎、叶。根状茎与猪脚或鸡肉炖服治小儿疳积，身体虚弱；浸酒服治跌打损伤；浸酒搽患处治跌打外伤。叶捣烂敷患处治跌打肿痛。

【毛南族】药用叶。水煎洗患处治皮肤瘙痒。

【京族】药用根状茎、叶。根状茎水煎服或与猪膀胱煎服治子宫脱垂，闭经。叶捣烂敷患处治疮疖。

【彝族】药用根状茎、全株。根状茎与肉类同煎，产妇分娩后服可预防子宫脱落。全株捣烂榨汁调蜜糖外涂兼用叶托敷脱出部位治脱肛，子宫脱垂。

内服用量 15~30g；外用适量。

**药材性状**　根状茎圆柱形，长短不一，直径 0.5~2.2cm，外表灰黄色，稍扭曲，具纵皱纹，分枝状，常附有细小的侧根；质坚硬，不易折断；断面皮部棕黄色，菲薄，木质部较宽，乳白色，中央有较小的髓；气微，味淡。茎呈圆柱形，长短不一，直径 3~12mm；表面灰棕色至灰褐色，皮孔明显突起，点状或稍呈纵向延长，节处具凹点状叶痕；质硬，不易折断；切断面皮部棕色，菲薄，木部灰黄色，髓部白色，有光泽；气微臭，味苦、辛。叶多皱缩，破碎，纸质；完整者展平后呈宽卵形，长 8~20cm，宽 5~15cm，顶端渐尖，基部截形或心形；表面棕褐色至棕黑色，疏被短柔毛，下表面色稍淡，无毛或仅脉上有毛，基部脉腋处可见黑色疤痕状的腺体，边缘有锯齿；叶柄黑褐色，长 3~6cm，弯曲，有纵皱纹；无臭，味淡。

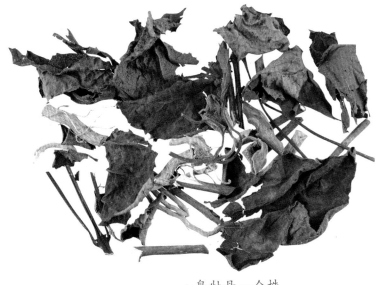

·臭牡丹－全株

**药用源流**　臭牡丹的药用始载于《本草纲目拾遗》，曰："叶形与臭梧桐相同，但薄而糙，气亦臭，五月开花成朵，一蒂百花，色粉红。洗痔疮治疗，脱肛。"《植物名实图考》记载："云：一名臭枫根，一名大红袍。高可三四尺，圆叶有尖，如紫荆叶而薄，又似油桐叶而小，梢端叶颇红。就梢叶内开五瓣淡紫花成攒，颇似绣球，而须长如聚针。"以上所述及附图与本种相符。《常用壮药生药学质量标准研究》记载其具有活血散瘀、消肿解毒、祛风湿、降血压的功效；主治痈疽，疔疮，乳腺炎，关节炎，湿疹，牙痛，痔疮，脱肛，风湿痹痛，高血压病。

| 分类位置 | 种子植物门 | 被子植物亚门 | 双子叶植物纲 | 马鞭草目 | 马鞭草科 |
|---|---|---|---|---|---|
| | Spermatophyta | Angiospermae | Dicotyledoneae | Verbenales | Verbenaceae |

**形态特征** 灌木。植株有臭味，花序轴、叶柄密被柔毛。小枝近圆形，皮孔明显。叶纸质，宽卵形或卵形，顶端尖或渐尖，基部宽楔形、截形或心形，边缘具粗或细锯齿，基部脉腋有数个盘状腺体。伞房状聚伞花序顶生；苞片叶状，披针形或卵状披针形；小苞片披针形；花萼钟状，被短柔毛及少数盘状腺体，萼齿三角形或狭三角形；花冠淡红色、红色或紫红色，裂片倒卵形。核果熟时蓝黑色。

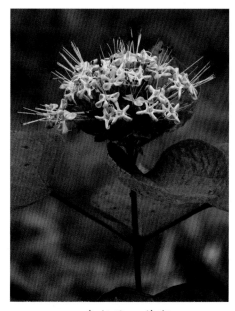

·臭牡丹 - 花期

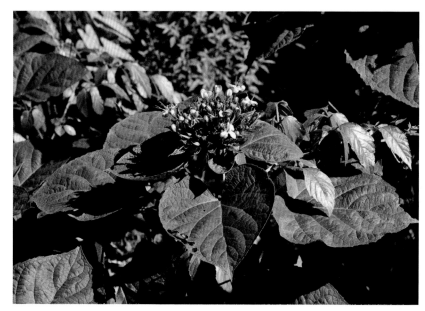

·臭牡丹 - 花期

**生境分布** 生于海拔2100m以下的山坡、林缘、沟谷、路旁、灌丛润湿处。分布于华北、西北、西南以及江苏、安徽、浙江、江西、湖南、湖北、广西等。广西主要分布在兴安、龙胜、凌云、隆林、南丹、金秀等。

**化学成分** 主要含有去咖啡酰基毛蕊花糖苷、肉苁蓉苷F、R-紫葳新苷Ⅱ、S-紫葳新苷Ⅱ、异紫葳新苷Ⅱ、dehydroacetoside、oxoacteoside、oxoisoacteoside、acteoside、isoacteoside[1]、毛蕊花糖苷、异类叶升麻苷、kankanoside G、cistanoside C、crenatoside isomer、plantainoside C、乙酰麦角甾苷、cuneataside、martinoside、osmanthuside[2]、赪桐苷A、trichotomoside[3]、异麦角甾苷、3''-O-乙酰马蒂罗苷、2''-O-乙酰马蒂罗苷、马蒂罗苷、米团花苷A、trichotomoside、异马蒂罗苷、darendoside B、phlomisethanoside、darendoside A[4]、clerodendronoside、jionoside C、leucosceptoside A、cistanoside D、campneoside I[5]等苯乙醇苷类成分；二氢杨梅素、杨梅素、5, 6, 7, 4'-四羟基黄酮、5, 7, 8, 4'-四羟基黄酮、芹菜素、5, 6, 7-三羟基-4'-甲氧基黄酮、5, 7-二羟基-4'-甲氧基黄酮[2]等黄酮类成分；没食子酸、香草酸、原儿茶酸、对羟基苯甲酸、咖啡酸[2]、山橘脂酸[3]等酚酸类成分；11, 12, 16S-trihydroxy-7-oxo-17(15 → 16), 18(4 → 3)-diabeo-abieta-3, 8, 11, 13-tetraen-18-oic acid[3]、木栓

酮、蒲公英赛醇、白桦脂酸[4]、12-*O*-β-D-glucopyranosyl-3, 11, 16-trihydroxyabieta-8, 11, 13-triene、3, 12-*O*-β-D-diglucopyranosyl-11, 16-dihydroxyabieta-8, 11, 13-triene、19-*O*-β-D-carboxyglucopyranosyl-12-*O*-β-D-glucopyranosyl-11, 16-dihydroxyabieta-8, 11, 13-triene、19-hydroxyteuvincenone F、uncinatone[6]等萜类成分；谷甾醇、豆甾醇、赤桐甾醇、22-去氢赤桐甾醇[4]等甾醇类成分；以及琥珀酸、5, 7-二羟基色原酮、16-*O*-β-D-glucopyranosyl-3β-20-epoxy-3-hydroxyabieta-8, 11, 13-triene[2]、12*S*\*, 13*R*\*-dihydroxy-9-oxo-octadeca-10(*E*)-enoic acid、4'-*O*-methylscutellarein、butylitaconic acid、neroplomacrol、hexylitaconic acid[3]、malyngic acid[4]等成分。还含有芳樟醇、α-松油醇、邻苯二甲酸二异丁酯、棕榈酸、叶绿醇、亚油酸、二十七烷[7]等挥发性成分。

**药理作用**　1. 抗肿瘤作用

臭牡丹苯乙醇苷、黄酮、萜类成分均能抑制人肺腺癌 A549 细胞的增殖、迁移与侵袭，其黄酮类成分还能抑制裸鼠移植瘤的生长，其作用机制可能是通过调节瘤组织中 β-catenin、vimentin、*E*-cadherin、GSK-3β、p-GSK-3β 蛋白的表达从而阻断肿瘤局部的上皮间质转化[8]。臭牡丹总黄酮可明显抑制人胃癌 SGC7901 细胞的增殖、迁移和侵袭，其作用机制可能与阻滞 Keap1-Nrf2-ARE 信号通路的信号传导，抑制通路蛋白及 mRNA 合成有关[9]。

2. 镇痛作用

臭牡丹可明显降低坐骨神经分支选择性损伤所致神经病理性痛大鼠的机械痛敏，其机制可能与抑制促炎细胞因子与 NF-κB 信号通路有关[10, 11]。臭牡丹提取物能减少醋酸致小鼠扭体反应次数[12]。

3. 抗炎作用

臭牡丹醌类化合物能降低 LPS 刺激下气道上皮细胞 5-LOX 的表达[13]。臭牡丹提取物能抑制小鼠腹腔毛细血管炎性渗出，抑制二甲苯所致小鼠耳郭肿胀[12]。臭牡丹中的大黄素能减轻臭氧应激引起的气道炎症和气道高反应性，其作用机制可能与抑制肺内 NF-κB、TLR-4 及 MyD88 通路的表达有关[14]。

4. 抗菌作用

125g/L 的臭牡丹水提物对大肠杆菌、白色念珠菌、酵母菌、伤寒杆菌、副伤寒甲杆菌、金黄色葡萄球菌具有较强的抑制作用[15]。

5. 镇静催眠作用

臭牡丹乙醇提取物能抑制小鼠自发活动，缩短小鼠阈上剂量和阈下剂量戊巴比妥钠的入睡时间并延长小鼠的睡眠持续时间[16]。

6. 保肝作用

臭牡丹大黄素能减轻小鼠急性肝衰竭的炎症反应，减轻肝细胞坏死和凋亡，其机制可能与抑制 ERS 相关信号分子有关[17]。

7. 免疫调节作用

臭牡丹可提高免疫抑制小鼠的免疫器官指数和增强巨噬细胞吞噬功能，使免疫抑制小鼠降低 CD4+ T 细胞数量、升高 CD8+ T 细胞数量、CD4+/ CD8+ T 细胞数量明显降低至正常值[15]。

8. 其他作用

臭牡丹中的去咖啡酰基毛蕊花糖苷、肉苁蓉苷 F、咖啡酸、R-紫葳新苷 Ⅱ 等化合物均具有清除 DPPH 自由基的活性[1]。臭牡丹总黄酮可抑制血小板源性生长因子诱导的血管平滑肌细胞增殖、迁移及表型转换，其作用机制可能与调节 Wnt/β-catenin 信号通路有关[18]。臭牡丹根提取液能够完全抑制坐骨神经动作电位的产生，可逆性阻滞动作电位传导；对小鼠还有明显浸润麻醉作用，而且呈可逆性麻醉[19]。

**参考文献**

［1］邓清平，侯光菌.DPPH-HPLC-QTOF-MS/MS 快速筛选和鉴定臭牡丹中抗氧化活性成分［J］.华中师范大学学报（自然科学版），2018, 52(6):816-821.

［2］黄小龙，方良子，舒骏，等.臭牡丹降糖有效部位化学成分研究［J］.中华中医药杂志，2020, 35(6):3178-3183.

［3］张贵杰，代禄梅，张斌，等.臭牡丹的化学成分研究［J］.中国中药杂志，2017, 42(24):4788-4793.

［4］刘青，胡海军，杨颖博，等.臭牡丹根化学成分研究［C］.2013 全国中药与天然药物高峰论坛暨第十三届全国中药和天然药物学术研讨会论文集，2013:81.

［5］李友宾，李军，李萍，等.臭牡丹苯乙醇苷类化合物的分离鉴定［J］.药学学报，2005, 40(8):722-727.

［6］LIU S, ZHU H, ZHANG S, et al. Abietane diterpenoids from *Clerodendrum bungei*［J］. Journal of Natural Products, 2008, 71(5):755-759.

［7］李培源，霍丽妮，邓超澄，等.臭牡丹挥发油化学成分的 GC-MS 分析［J］.广西中医药，2010, 33(4):56-57.

［8］余娜，唐林，谢壮鑫，等.臭牡丹不同提取物的抗肿瘤活性筛选及其对裸鼠移植瘤中 EMT 相关蛋白的影响［J］.中药药理与临床，2020, 36(4):124-131.

［9］孟鑫，李振想，姜孝奎.臭牡丹总黄酮通过 Keap1/Nrf2/ARE 信号通路对胃癌 SGC7901 细胞增殖、迁移和侵袭的影响［J］.现代肿瘤医学，2019, 27(22):3967-3972.

［10］江茜，王英，黄诚.臭牡丹对 SNI 诱导的神经病理性痛大鼠模型痛敏行为的影响［J］.赣南医学院学报，2017, 37(4):505-508.

［11］江茜，王英，黄诚.臭牡丹通过促炎细胞因子和 NF-κB 缓解大鼠神经病理性疼痛［J］.中国疼痛医学杂志，2018, 24(5):336-342.

［12］周红林，刘建新，周俐，等.臭牡丹提取物抗炎镇痛抗过敏作用的实验研究［J］.中国新药杂志，2006, 15(23):2027-2029.

［13］张立文.臭牡丹有效成分的提取及其细胞保护和抗炎机制研究［D］.长沙：中南大学，2013.

［14］曾丹，刘莉，谭眉灵，等.臭牡丹大黄素对臭氧应激小鼠模型 TLR4/MyD88/NF-κB 信号通路的调节作用［J］.中药新药与临床药理，2018, 29(5):581-585.

［15］张蜀艳，蒲建萍，李政，等.臭牡丹提取物体外抑菌及免疫毒理学研究［J］.中国免疫学杂志，2019, 35(14):1694-1698, 1707.

［16］黄卫华，钟文敏，王德胜，等.臭牡丹乙醇提取物对小鼠睡眠功能和自发活动的影响［J］.中国医院用药评价与分析，2017, 17(10):1313-1314, 1318.

［17］寇小妮，解新科，郝明霞，等.臭牡丹大黄素对急性肝衰竭小鼠生化指标及肝细胞内质网应激的影响［J］.中国中医急症，2019, 28(10):1712-1715, 1720.

［18］段军仓，王有鹏，王飞，等.臭牡丹总黄酮对 PDGF 诱导下血管平滑肌细胞增殖、迁移及表型转换的影响及机制［J］.中药材，2020, 43(9):2258-2263.

［19］刘建新，周青，连其深，等.臭牡丹根提取液的局部麻醉作用［J］.赣南医学院学报，2001, 21(4):366-368.

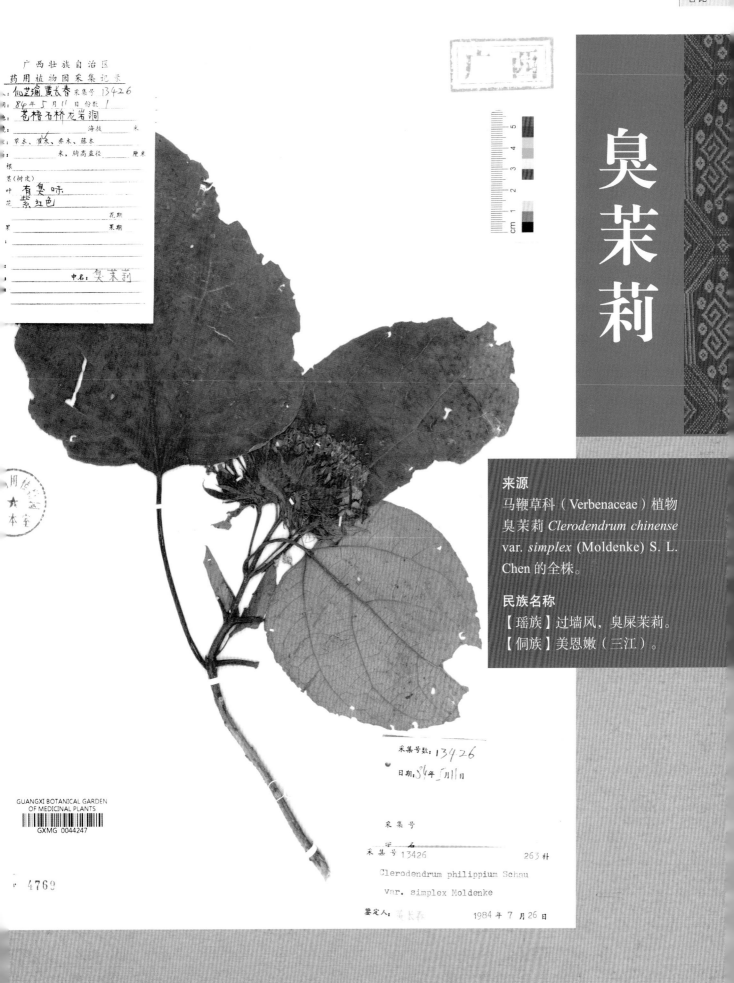

臭茉莉

**来源**
马鞭草科（Verbenaceae）植物
臭茉莉 *Clerodendrum chinense*
var. *simplex* (Moldenke) S. L.
Chen 的全株。

**民族名称**
【瑶族】过墙风，臭屎茉莉。
【侗族】美恩嫩（三江）。

采集号数：13426
日期：84年5月11日

采集号

采集号 13426　　　　263科

Clerodendrum philippium Schau
Var. simplex Moldenke

鉴定人：　　　　　1984 年 7 月 26 日

4769

## 民 族 应 用

【瑶族】药用全株。用于治疗风湿骨痛，腰腿痛，关节疼痛，跌打损伤，骨折，脚气，水肿，黄疸型肝炎，支气管炎，肺结核，肺脓疡，高血压，子宫脱垂，脱肛，月经不调，白带异常，痔疮烧烫伤。内服用量30~60g，水煎服或水、酒各半煎服；外用适量捣敷或取汁涂。

【侗族】药用全株。水煎服治神经衰竭，病后体弱，小儿营养不良，肠炎，痢疾。内服用量15g。

**药材性状**　根呈圆柱形，表面土黄色，具纵皱纹，有分枝或突起侧根痕。茎表面棕褐色，有细纵皱纹及多数黄褐色点状皮孔。叶多皱缩破碎，完整者展平呈宽卵形，长9~20cm，宽8~18cm，边缘有粗齿，表面棕褐色或棕绿色，疏被短柔毛；质脆，易碎；叶柄细长。气臭，味微苦。

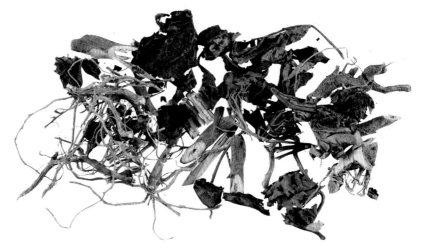

·臭茉莉－全株

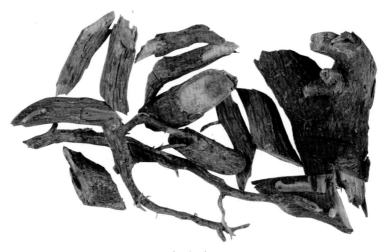

·臭茉莉－根

**药用源流**　《生草药性备要》记载："不入服。洗疥癞、风肿。"《广西壮族自治区瑶药材质量标准　第一卷》（2008年版）记载其具有祛风湿、强筋骨、活血消肿的功效；主治风湿痹痛，脚气水肿，跌打损伤，血瘀肿痛，痔疮脱肛，痒疹疥疮，慢性骨髓炎。

| 分类位置 | 种子植物门 | 被子植物亚门 | 双子叶植物纲 | 马鞭草目 | 马鞭草科 |
|---|---|---|---|---|---|
| | Spermatophyta | Angiospermae | Dicotyledoneae | Verbenales | Verbenaceae |

**形态特征**　植物体被毛较密。伞房状聚伞花序较密集，花较多，苞片较多，花单瓣，较大；花萼长 1.3~2.5cm，萼裂片披针形，长 1~1.6cm；花冠白色或淡红色，花冠管长 2~3cm，裂片椭圆形，长约 1cm。核果近球形，径 8~10mm，成熟时蓝黑色，宿萼增大包果。

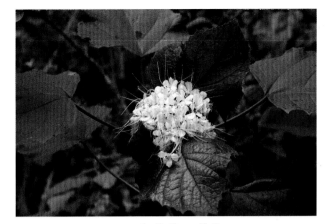

·臭茉莉－花期

**生境分布**　生于海拔 650~1500m 的林中或溪边。分布于云南、广西、贵州等。广西主要分布在马山、平果、靖西、那坡、凌云、乐业、隆林、天峨、东兰、都安、龙州等。

**化学成分**　主要含有 taraxer–3β–yl octacosanoate、taraxerol、myricadiol、friedelin、quinovic acid 3–β–D–glucopyranoside、clerosterol 3–β–O–[β–D–glucoside]、22–dehydroclerosterol、11, 12, 14–trihydroxyabieta–8, 11, 13–trien–7–one、uncinatone、clerodenone A、9–hydroxytridecyl docosanoate、tetracosanoic acid、indolyl–3–carboxylic acid、clerodenoside A[1]等成分。还含有辛烯 –3– 醇、顺 –3– 己烯 –1– 醇、芳樟醇、β– 金合欢烯、二十七烷、植醇、己醇、反 –2– 己烯 –1– 醇[2]等挥发油成分。

**药理作用**　1. 抗炎作用

化合物 uncinatone 和 clerodenone A 能抑制 LPS 诱导 RAW264.7 细胞释放 NO，其 $IC_{50}$ 分别为 12.50μmol/L、3.18μmol/L[1]。

2. 抗氧化作用

臭茉莉总黄酮能清除 DPPH 自由基和 $ABTS^+$ 自由基[3]。

3. 抗菌作用

臭茉莉正丁醇提取物对表皮葡萄球菌、金黄色葡萄球、伤寒杆菌及铜绿假单胞菌均有抑菌作用，其中对金黄色葡萄球菌的抑菌活性最强，其最低抑菌浓度（MIC）及最低杀菌浓度（MBC）均为 0.5 mg/ml，对金黄色葡萄球菌的抑菌靶点可能为细胞膜、细胞壁、三羧酸（TCA）循环关键酶、蛋白质和遗传物质等[4]。

**附　注**　与本品功用相似的有同属植物臭牡丹 *C. bungei* Steud、尖齿臭茉莉 *C. lindleyi* Decne. ex Planch. 及重瓣臭茉莉 *C. chinense* (Osbeck) Mabb.。主要鉴别点是臭牡丹的花萼长 2~6mm，萼齿长 1~3mm，尖齿臭茉莉的花萼长 10~15mm，萼齿长 4~10mm；臭茉莉的花单瓣，花冠管伸出花萼；花萼长 15~25mm，萼齿长 7~16mm；重瓣臭茉莉的花重瓣，花冠管不伸出花萼。

**参考文献**

[1] YUE J R, FENG D Q, XU Y K. A new triterpenoid bearing octacosanoate from the stems and roots of *Clerodendrum philippinum* var. *simplex* (Verbenaceae) [J]. Natural Product Research, 2015, 29(13):1–7.

[2] 纳智. 臭茉莉叶挥发油化学成分的研究 [J]. 中国野生植物资源, 2006, 25(5):59–60.

[3] 喻录容，黄鹤，何先元，等. 臭茉莉叶总黄酮抗氧化作用及月周期变化规律研究 [J]. 时珍国医国药, 2018, 29(6):1293–1295.

[4] 罗泽萍，潘立卫，覃玥. 臭茉莉正丁醇提取物抑菌活性研究 [J]. 食品工业科技, 2019, 40(12):128–133, 140.

臭

草

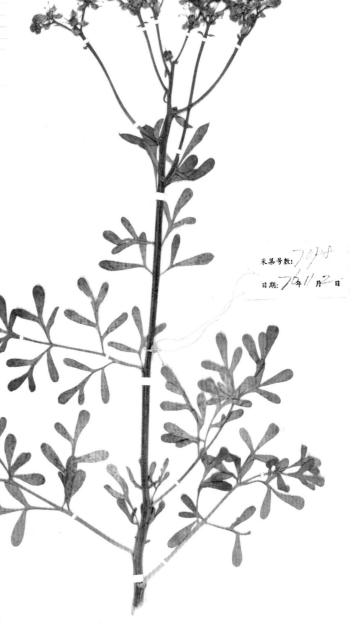

广西壮族自治区
医药研究所采集记录

采集人： 黄爱才   采集号 7098
采集期： 76 年 11 月 2 日 份数 1
产　地： 本园栽
环　境： 海拔 米
性　状： 草本、灌木、乔木、藤本 直立
株　高： 1 米，胸高直径 厘米
形　态： 根

    茎（树皮） 绿色
    叶 浅绿 味嗅
    花 黄色 味臭

                     花期
  果               果期

用　途：

土　名：
科　名：     中名：
学　名：

采集号数： 7098
日期： 76年11月2日

采集号 7098         1

Ruta graveolens L.

鉴定人         1999 年 8 月

## 来源

芸香科（Rutaceae）植物芸香 *Ruta graveolens* Linn. 的全草。

## 民族名称

【壮族】Goyinzyanghcauj, Go, ngaihhaeu。

## 民 族 应 用

【壮族】药用全草。主治小儿惊风，感冒发热，热毒疮疡，暑湿吐泻，跌打损伤，湿疹，小便不利，牙痛，月经不调，疝气，泄泻，瘰疬，蛇、蝎、蜈蚣咬伤，衄血，便血。内服用量 3~9g，鲜品内服用量 15~30g，水煎服；外用适量，捣敷患处，或塞鼻。

**药材性状** 全草长约 15~70cm，棕黄色或灰绿色，全体密布微凸的棕色小腺点。中、下部茎圆柱形，上部茎有 2~5 棱，直径 0.2~0.8cm，老茎木质化；表面具纵向细密的皱纹；质轻，易折断；断面棕黄色，略呈纤维性，少量粉尘飞扬，髓部占大部分，淡黄白色。叶互生，稍卷缩，2~3 回羽状复叶，羽片及小叶片互生或对生，小叶片长椭圆、长卵形、长倒卵形，或 2~3 深裂至全裂；叶下面色较浅；草质，不易碎。特异香气浓烈，易逸散，久贮减弱，味苦辛。

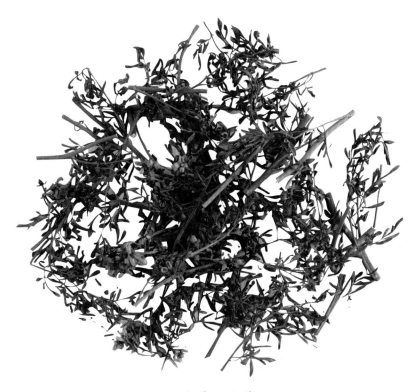

·臭草－全草

**药用源流** 始载于《本草补》，曰："泰西既产香草，复产臭草。虽熏、蕕不同，而效用则一。其树仅高尺余，开小黄花，摘花蕊，阴干待用，与茎叶同功。结子成熟，裂分四房，每房子数粒……以手捋之，便臭气拂拂，亦非污秽朽腐可比也。"《生草药性备要》记载："味苦、臭，性寒。消百毒肿，散大疮，理蛇伤，撞酒服效。"《广西药用植物名录》记载其具有清热解毒、行气止痢的功效；主治高热，小儿惊风，头痛，毒蛇咬伤，跌打损伤。

| 分类位置 | 种子植物门 | 被子植物亚门 | 双子叶植物纲 | 芸香目 | 芸香科 |
| --- | --- | --- | --- | --- | --- |
| | Spermatophyta | Angiospermae | Dicotyledoneae | Rutale | Rutaceae |

**形态特征**　植株高达 1m，各部有浓烈特殊气味。叶二至三回羽状复叶，灰绿或带蓝绿色。花金黄色，花径约 2cm；萼片 4 片；花瓣 4 片；雄蕊 8 枚，花初开放时与花瓣对生的 4 枚贴附于花瓣上，与萼片对生的另 4 枚斜展且外露，较长，花盛开时全部并列一起，挺直且等长。果长 6~10mm，由顶端开裂至中部，果皮有凸起的油点；种子甚多，肾形，长约 1.5mm，褐黑色。

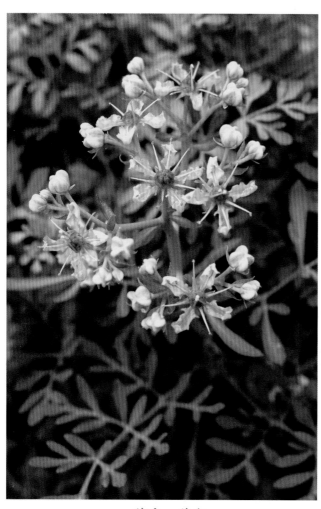 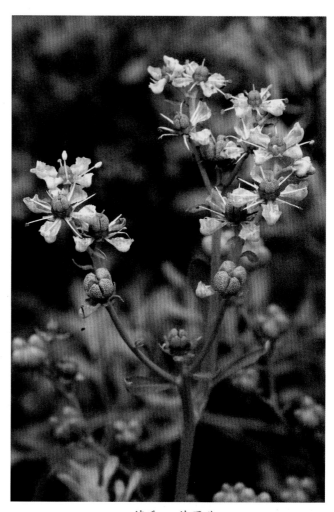

·芸香 - 花期　　　　　　　　　　　　　　·芸香 - 花果期

**生境分布**　为栽培品。我国南北方均有栽培。广西南宁、柳州、全州、梧州、苍梧、桂皮、玉林、来宾、宁明等有栽培。

**化学成分**　主要含有 rutamarin、香柑内酯、花椒毒素、O-methyl-daphnoretin、isopimpinellin[1]、chalepin、rutaretin[2] 等香豆素类成分；香草木宁碱、茵芋碱[1]、2-aryl-4-(1H)-quinolone alkaloid graveoline、2, 2-heptyl-4(1H)-quinolone、2-octyl-4(1H)-quinolone、2-decyl-4(1H)-quinolone、2-nonyl-4(1H)-quinolone[2]、4-hydroxy-2-decylquinoline、4-hydroxy-2-undecylquinoline、graveoline、graveolinine、arborinine、chalepin、1-methyl-2-decyl-4(1H)-quinolone、1-methyl-2-nonyl-4(1H)-quinolone、1-methyl-2-undecyl-4(1H)-quinolone、dihydroevocarpine、1-methyl-2-dodecyl-4(1H)-quinolone[3]、(4S)1, 4-dihydro-4-methoxy-1, 4-dimethyl-3-(3-methylbut-2-enyl)quinoline-2, 7-diol[4] 等生物碱类成分；rutin[1]、槲皮素 -3-O-β-D- 吡喃葡萄糖苷、槲皮素 -3-O-α-L- 吡喃鼠李糖苷、山柰酚 -3-O-β-D- 吡喃葡萄糖苷、异鼠李素、槲皮素、山柰酚[4] 等黄酮类成分；

咖啡酸、阿魏酸[4]、绿原酸、迷迭香酸、*N*-coumaric acid[5]等酚酸类成分；以及 2-undecanone、2-nonanone[1]等成分。臭草精油中还含有 geijerene、(*Z, E*)-α-farnesene、α-farnesene、2-undecanol、2-acetate、2-nonanol、2-methyl butyl ester、2-undecanol, propyl ester、2-undecanol, 2-methyl propyl ester、2-undecanol, 2-methyl butyl ester、4-(1, 3-benzodioxol-5-yl)butan-2-yl acetate、6-(1, 3-benzodioxol-5-yl)hexan-2-yl acetate、8-(1, 3-benzodioxol-5-yl)octan-2-ol、tridecan-2-ol、8-(1, 3-benzodioxol-5-yl)octan-2-yl acetate、8-phenyl-2-octanone、6-(1, 3-benzodioxol-5-yl)hexan-2-one、8-(1, 3-benzodioxol-5-yl)octan-2-one[6]等成分。

**药理作用**

1. 抗菌、杀虫作用

芸香对蜡样芽孢杆菌、大肠杆菌、单核细胞增生李斯特菌、黄色微球菌、铜绿假单胞菌和金黄色葡萄球菌均有抑菌作用[7]，其甲醇提取物对变异链球菌和远缘链球菌也有抑菌作用[8]。芸香生物碱具有杀灭曼氏血吸虫作用[3]。

2. 抗肿瘤作用

芸香及其 2-undecanone、2-nonanone、vinblastine sulfate 单体化合物均能抑制人乳腺癌 MCF7 细胞、人宫颈癌 HeLa 细胞、急性 T 细胞白血病 Jurkat 细胞、人膀胱癌 T24 细胞和人结肠癌 HT29 细胞增殖，并诱导癌细胞凋亡[7]。芸香能抑制荷瘤 S180 小鼠肿瘤的生长，其作用机制可能与降低 c-Myc、极光激酶 A 和上调抑癌因子 Chk-2 以及 CD 95 的表达有关[9]。

3. 抗氧化作用

芸香乙醇提取物具有较高的 DPPH 自由基清除能力、铁还原能力、活性氧清除能力和抗脂质过氧化能力，其 $IC_{50}$ 分别为（$3.27 \pm 0.03$）mg/ml、（$3.58 \pm 0.05$）mg/ml、（$3.87 \pm 0.04$）mg/ml 和（$4.77 \pm 0.04$）mg/ml[10]。

4. 抗炎、解热、镇痛作用

芸香甲醇提取物能抑制角叉菜胶诱导大鼠足肿胀和大肠杆菌致小鼠发热反应，能减少醋酸致小鼠扭体反应次数，提高小鼠热板反应的痛阈值[11]。芸香乙醇提物和水提物具有抑制 5-LOX 和 15-LOX 活性，其 $IC_{50}$ 分别为（$4.25 \pm 0.05$）mg/ml、（$5.15 \pm 0.05$）mg/ml 和（$4.15 \pm 0.05$）mg/ml、（$4.66 \pm 0.05$）mg/ml[10]。

5. 对肾的保护作用

芸香水提取物对异烟肼 / 利福平造成的肾损伤具有保护作用，其作用机制可能与减轻炎症反应和氧化应激以及增强抗氧化防御系统有关[12]。

6. 抗胃溃疡

70% 乙醇芸香提取物对吲哚美辛和幽门结扎造成的胃溃疡具有保护作用[13]。

7. 其他作用

芸香具有抑制血管生成作用，其水提取物可通过调节 MEK-ERK1/2 信号通路，抑制细胞网络的形成[14]。芸香提取物及其化合物芦丁能提高大鼠空间学习和记忆能力[15]。芸香正丁醇部位具有收缩离体子宫的作用[4]。

---

**参考文献**

［1］MANCUSO G, BORGONOVO G, SCAGLIONI L, et al. Phytochemicals from *Ruta graveolens* activate TAS2R bitter taste receptors and TRP channels involved in gustation and nociception［J］. Molecules (Basel, Switzerland), 2015, 20(10): 18907-18922.

［2］IVANKA K, ANTOANETA I, BOZHANA M, et al. Alkaloids and coumarins from *Ruta graveolens*［J］. Monatshefte für Chemie/Chemical Monthly, 1999, 130(5): 703-707.

［3］ LARA S A C, LUCAS S Q, ISMAEL J A J, et al. *In Vitro* schistosomicidal activity of the alkaloid-rich fraction *from Ruta graveolens* L. (Rutaceae) and its characterization by UPLC-QTOF-MS［J］. Evidence-Based Complementary and Alternative Medicine, 2019, (10):1-9.

［4］ JOSLINE Y S, SAYED A E T, EMAD M H, et al. New quinoline alkaloid from *Ruta graveolens* aerial parts and evaluation of the antifertility activity［J］. Natural Product Research, 2014, 28(17):1-8.

［5］ MELNYK M, VODOSLAVSKYI V, OBODIANSKYI M. Research of phenolic compounds of *Ruta graveolens* L. and *Stellaria media* (L.)Vill［J］. Asian Journal of Pharmaceutical and Clinical Research, 2018, 11(9): 152-156.

［6］ LI Y, DONG G, BAI X, et al. Separation and qualitative study of *Ruta graveolens* L. essential oil components by prep-GC, GC-QTOF-MS and NMR［J］. Natural Product Research, 2020:1-4.

［7］ EMAN A M, HOSAM O E, DIAA O E A, et al. Elevated bioactivity of *Ruta graveolens* against cancer cells and microbes using seaweeds［J］. Processes, 2020, 8(1):1-15.

［8］ HAMZAH S, SANKARASETTY V, RAMASAMY S, et al. Determination of antibacterial activity and metabolite profile of *Ruta graveolens* against *Streptococcus mutans* and *Streptococcus sobrinus*［J］. Journal of Laboratory Physicians, 2018, 10(3):320-325.

［9］ SUJATA L, SHALINI S, RITAM C, et al. Therapeutic management of peritoneal ascitic sarcomatosis by *Ruta graveolens*:A study in experimental mice［J］. Pathology Research and Practice, 2018, 214(9):1282-1290.

［10］ GIRESHA A S, ANITHA M G, DHARMAPPA K K. Phytochemical composition, antioxidant and *in-vitro* anti-inflammatory activity of ethanol extract of *Ruta graveolens* L.leaves［J］. International Journal of Pharmacy and Pharmaceutical Sciences, 2015, 7(11):272-276.

［11］ LOONAT F, AMABEOKU G J. Antinociceptive, anti-inflammatory and antipyretic activities of the leaf methanol extract of *Ruta graveolens* L. (Rutaceae) in mice and rats［J］. African Journal of Traditional, Complementary and Alternative Medicines, 2014, 11(3):173-181.

［12］ AYMAN M M, OMNIA E H, MOUSA O G. *Ruta graveolens* protects against isoniazid/ rifampicin-induced nephrotoxicity through modulation of oxidative stress and inflammation［J］. Global Journal of Biotechnology and Biomaterial Science, 2016, 2(1):8-13.

［13］ MOHD T, HEFAZAT H S, MOHD K, et al. Protective effect of hydro-alcoholic extract of *Ruta graveolens* Linn. leaves on indomethacin and pylorus ligation-induced gastric ulcer in rats［J］. Journal of Ayurveda and Integrative Medicine, 2016, 7(1):38-43.

［14］ MARIA T G, ROSITA R, OLGA P, et al. *Ruta graveolens* water extract inhibits cell-cell network formation in human umbilical endothelial cells via MEK-ERK1/2 pathway［J］. Experimental Cell Research, 2018, 364(1):1-9.

［15］ ASGHARIAN S, HOJJATI M R, AHRARI M, et al. *Ruta graveolens* and rutin, as its major compound: investigating their effect on spatial memory and passive avoidance memory in rats.［J］. Pharmaceutical Biology, 2020, 58(1):447-453.

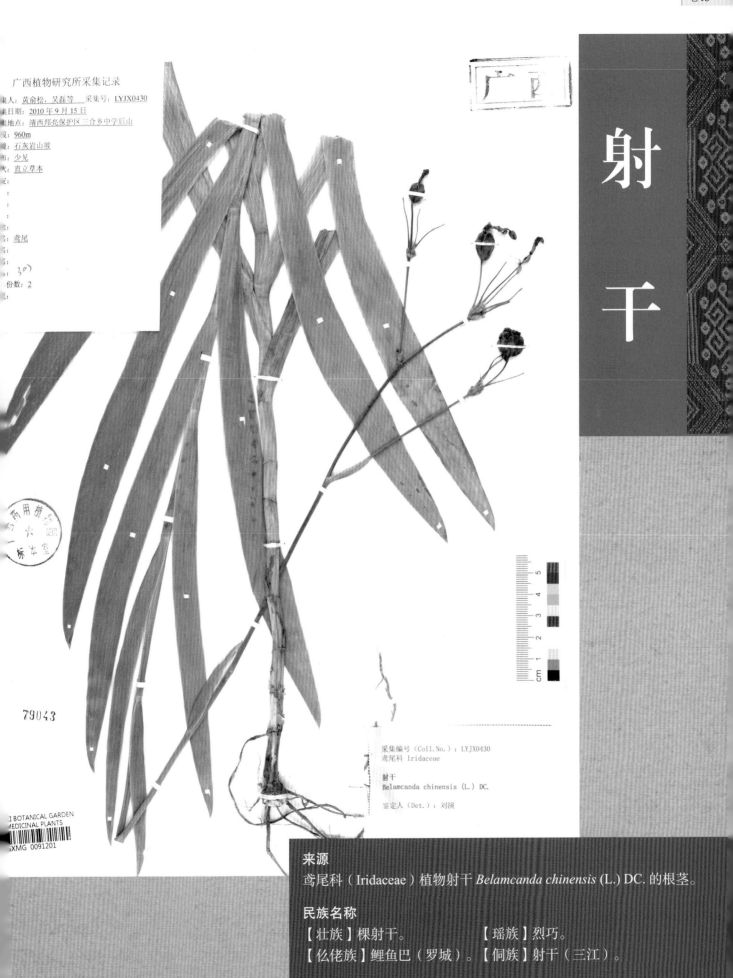

广西植物研究所采集记录

采集人：黄俞松，吴磊等　采集号：LYJX0430
采日期：2010 年 9 月 15 日
采地点：靖西邦亮保护区 三合乡中学后山
：960m
境：石灰岩山坡
布：少见
式：直立草本

：鸢尾

份数：2

79043

射干

鸢尾科 Iridaceae

射干
Belamcanda chinensis (L.) DC.

采集编号（Coll. No.）：LYJX0430

鉴定人（Det.）：刘演

BOTANICAL GARDEN
MEDICINAL PLANTS

GXMG 0091201

**来源**

鸢尾科（Iridaceae）植物射干 *Belamcanda chinensis* (L.) DC. 的根茎。

**民族名称**

【壮族】棵射干。　　　　　【瑶族】烈巧。

【仫佬族】鲤鱼巴（罗城）。【侗族】射干（三江）。

## 民 族 应 用

【壮族】药用根茎。主治咽痛，咳嗽，哮喘，鸡骨鲠喉。内服用量 3~10g。

【瑶族】药用根茎。主治咽喉肿痛，扁桃体炎，支气管炎，急性黄疸型肝炎，便秘，闭经，胎盘滞留，鸡骨鲠喉，乳腺炎，跌打损伤。内服用量 1~6.5g，水煎服或捣汁服；外用适量捣敷或水煎洗。

【仫佬族】药用根茎。水煎服治疗咽喉肿痛。内服用量 9~30g。本品有小毒，内服宜慎。

【侗族】药用根茎。水煎服治疗便秘。

**药材性状**　根茎呈不规则结节状，长 3~10cm，直径 1~2cm；表面黄褐色、棕褐色或黑褐色，皱缩，有较密的环纹。上面有数个圆盘状凹陷的茎痕，偶有茎基残存；下面有残留细根及根痕。质硬，断面黄色，颗粒性。气微，味苦、微辛。

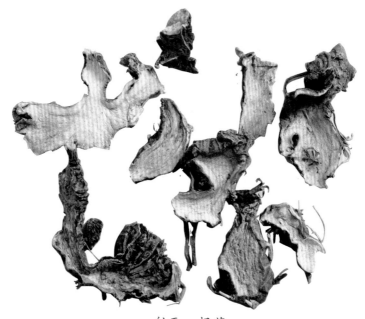

·射干－根茎

**药用源流**　始载于《神农本草经》，列为下品，曰："一名乌扇，一名乌蒲。味苦，平，有毒。治欬逆上气，喉痹，咽痛，不得消息，散结气，腹中邪逆，食饮大热。"《本草拾遗》记载："射干、鸢尾，按此二物相似，人多不分……本草射干是草，即人间所种为花卉，亦名凤翼，叶如鸟翅，秋生红花赤点。鸢尾亦人间多种，苗低下于射干，如鸢尾，春夏生紫碧花者是也。"《本草图经》记载："今在处有之，人家庭院间亦多种植，春生苗，高二三尺，叶似蛮姜，而狭长横张。疏如翅羽状，故一名乌翣，谓其叶耳。叶中抽茎，似萱草而强硬。六月开花，黄红色，瓣上有细纹。秋结实作房，中子黑色。根多须，皮黄黑，肉黄赤。"《本草乘雅半偈》记载："冬至后宿根生芽，至二三月始抽苗，高二三尺，近根之茎，有节若竹。离根三四寸，横铺翠叶，狭长疏整，宛如翅羽，故名乌翣，又名凤翼。六七月叶中抽茎似萱而强硬，出淡红萼，开红赭花，亦有蜜色者，瓣有细文，间黄紫黑斑点。次蚤互相交纽如结，结落作房，中子黑褐。"以上所述与本种相符。《中华人民共和国药典》（2020 年版　一部）记载其具有清热解毒、消痰、利咽的功效；主治热毒痰火郁结，咽喉肿痛，痰涎壅盛，咳嗽气喘。

| **分类位置** | 种子植物门 | 被子植物亚门 | 单子叶植物纲 | 鸢尾目 | 鸢尾科 |
|---|---|---|---|---|---|
| | Spermatophyta | Angiospermae | Monocotyledoneae | Iridales | Iridaceae |

**形态特征** 多年生草本。根状茎为不规则的块状；须根多数，带黄色。叶互生，嵌叠状排列，剑形，无中脉。花序顶生，叉状分枝，每分枝的顶端着生数朵花；花橙红色，散生紫褐色的斑点；花被裂片6，2轮排列，外轮花被裂片倒卵形或长椭圆形，内轮3片略短而狭；雄蕊3，着生于外花被裂片基部，花药外向开裂。蒴果倒卵形或长椭圆形。种子圆球形，黑紫色，有光泽，着生在果轴上。

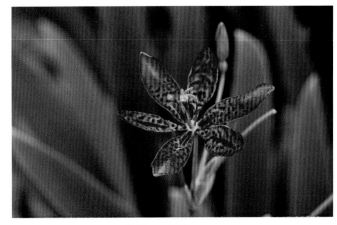

·射干－花期

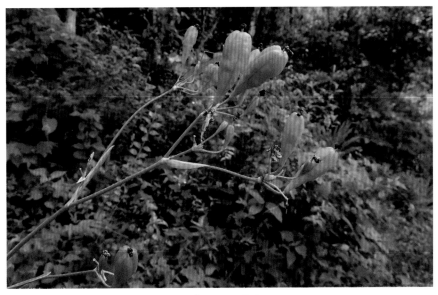

·射干－果期

**生境分布** 生于海拔较低的林缘或山坡草地，在海拔2000m左右的西南山区处也可生长。分布于吉林、辽宁、河北、山西、山东、河南、安徽、江苏、浙江、福建、台湾、湖北、湖南、江西、广东、广西、陕西、甘肃、四川、贵州、云南、西藏等。广西主要分布在南宁、隆林、马山、宾阳、柳州、融水、三江、桂林、临桂、全州、兴安、灌阳、资源、恭城、蒙山、贵港、桂平、玉林、博白、百色、那坡、凌云、西林、贺州、昭平、钟山、富川、天峨、金秀、宁明、龙州等。

**化学成分** 主要含有射干苷、鸢尾甲苷A、鸢尾甲苷B、野鸢尾苷、鸢尾黄素、鸢尾甲黄素B、鸢尾甲黄素A、野鸢尾黄素、次野鸢尾黄素、白射干素[1]、鸢尾苷元、鸢尾苷[2]、2''-O-鼠李糖基异牡荆素、2''-O-鼠李糖基当药素、异牡荆素、当药素[3]、鸢尾黄酮新苷A、染料木素、染料木苷、樱黄素[4]、5,7,4'-三羟基-3',5'-二甲氧基黄酮、木犀草素、5,7,4'-三羟基二氢黄酮、异鼠李素[5]、德鸢尾素、二甲基鸢尾苷元[6]、异野鸢尾苷[7]、3'-羟基鸢尾苷[8]、草夹竹桃苷[9]、槲皮素、山奈酚、4',5,6-三羟基-7-甲氧基异黄酮[10]、芹菜素[11]等黄酮类成分；以及芒果苷[2]、香草乙酮、对羟基苯乙酮、β-谷甾醇、β-胡萝卜苷[5]、异阿魏酸[8]、莽草酸、没食子酸、熊果酸、白桦脂醇、betulonic acid、betulone[10]、5-羟甲基糠醛、4-羟基-3-甲氧基苯甲酸、白藜芦醇、腺苷[11]、罗布麻宁、尿嘧啶核苷、环阿廷醇[12]等成分。

**药理作用**　1.抗炎、镇痛作用

射干提取物对二甲苯致小鼠耳肿胀和蛋清致大鼠足跖肿胀均有抑制作用，能明显减少小鼠扭体反应次数[13,14]。射干中鸢尾苷、野鸢尾苷、鸢尾黄素、野鸢尾黄素、次野鸢尾黄素及白射干素单体成分对脂氧合酶5-LOX均有抑制作用，其中野鸢尾黄素抑制率近100%，鸢尾黄素91.7%，野鸢尾苷50%[15]。

2.抗菌作用

射干提取物对肺炎链球菌、铜绿假单胞菌有较强的抑菌活性，对金黄色葡萄球菌、大肠埃希菌、无乳链球菌、化脓链球菌、痢疾志贺菌也有抑菌作用，还能降低金黄色葡萄球菌酵母悬液引起的小鼠死亡率[16]。

3.抗病毒作用

射干不同有效成分对疱疹病毒Ⅰ、呼吸道合胞病毒、柯萨奇16病毒、腺病毒3型、疱疹病毒Ⅱ及腺病毒7型均具有不同程度的对抗作用[17]。射干对流感病毒FM1株、腺病毒Ⅲ型致细胞病变有抑制作用，对疱疹病毒Ⅰ有一定延迟作用[18]。

4.抗肿瘤作用

射干乙醇提取物能抑制肺癌细胞的锚定非依赖性生长能力和侵袭能力，下调肺癌细胞中microRNA-21的表达水平[19]。射干提取物能抑制荷瘤S180小鼠肿瘤的生长[20]。

5.免疫调节作用

射干水煎液可以拮抗环磷酰胺所致的小鼠免疫抑制，对小鼠的免疫功能有调节作用[21]。射干提取物对非特异性免疫功能和特异性免疫功能都有增强作用，可增强小鼠网状内皮细胞的吞噬功能，促进抗体溶血素的产生[22]。

6.对呼吸系统的作用

射干具有止咳祛痰作用，其提取物能明显延长氨水引起的小鼠咳嗽潜伏期、降低2min内小鼠咳嗽次数，增加小鼠气管酚红排泌量[23]。射干提取物可明显改善支气管哮喘患者肺功能，其肺功能指标FEV1和PEF明显得到改善[24]。射干提取物含药血清可拮抗His引起的气管平滑肌收缩反应[25]。射干能抑制沙尘颗粒物对咽部组织的炎症损伤反应，其作用机制可能是通过调节TNF-α受体介导的信号转导途径、下调NF-κB的表达水平而发挥作用[26]。射干提取物能改善慢性咽炎，其作用机制可能与降低血清中IgE水平，并抑制血清中IL-4的表达有关[27]。

7.抗骨质疏松作用

射干总黄酮、射干醇提取物对雌激素缺乏诱导的大鼠骨质疏松有一定的保护作用，能明显改善大鼠因雌激素缺乏引起的骨矿丢失，提高骨矿密度（BMD）和骨矿含量（BMC），改善骨骼力学性能[28]。射干总黄酮对维甲酸造成的骨质疏松具有改善作用，可剂量依赖性地增加骨质疏松大鼠骨密度、改善骨生物力学指标以及骨小梁厚度，并具有性激素及促性腺激素样作用[29]。

**参考文献**

［1］姜鸿，王光函，辛旭阳，等.UPLC法测定射干药材中10个异黄酮类成分的含量［J］.中国药房，2019，30(23):3216-3220.

［2］张杰，曾铖，常义生，等.射干化学成分研究［J］.安徽农业科学，2015，43(24):57-59.

［3］张良，邓玉林，张玉奎，等.射干叶中黄酮碳苷的分离纯化与结构鉴定［J］.北京理工大学学报，2010，30(10):1249-1251,1260.

［4］张良，张玉奎，陈艳，等.射干叶中异黄酮类化学成分的研究［J］.天然产物研究与开发，2011，23(1):69-71.

［5］冯传卫，沈刚，陈海生.中药射干的化学成分分析［J］.第二军医大学学报，2010，31(10):1120-1122.

［6］吉文亮，秦民坚，王峥涛.射干的化学成分研究（Ⅰ）［J］.中国药科大学学报，2001，32(3):39-41.

［7］邱鹰昆，高玉白，徐碧霞，等.射干的化学成分研究［J］.中国药学杂志，2006, 41(15):1133-1135.

［8］邱鹰昆，高玉白，徐碧霞，等.射干异黄酮类化合物的分离与结构鉴定［J］.中国药物化学杂志，2006, 16(3):175-177.

［9］刘延吉，吴波，张阳，等.中药射干毒性成分分析［J］.沈阳农业大学学报，2011, 42(4): 491-493.

［10］LIU M C, YANG S J, JIN L H, et al. Chemical constituents of the ethyl acetate extract of *Belamcanda chinensis* (L.) DC roots and their antitumor activities［J］. Molecules, 2012, 17(5):6156-6159.

［11］张伟东，王晓娟，杨万军，等.射干的化学成分研究［J］.中国医院药学杂志，2011, 31(6):435-436.

［12］伍实花，张国刚，左甜甜，等.射干化学成分的分离与鉴定［J］.沈阳药科大学学报，2008, 25(10):796-799.

［13］卞娅，刘孟生，张丽媛，等.射干、鸢尾不同部位6种活性成分定量分析及抗炎作用初探［J］.中国中药杂志，2018, 43(1):119-122.

［14］李国信，秦文艳，齐越，等.射干提取物抗炎及镇痛药理实验研究［J］.实用中医内科杂志，2008, 22(1):3-4.

［15］康愿涛，邹桂欣，尤献民，等.射干异黄酮成分对5-脂氧合酶的作用研究［J］.中药与临床，2015, 6(1):43-44, 53.

［16］秦文艳，赵金明，齐越，等.射干提取物体内体外抑菌作用的研究［J］.中国实验方剂学杂志，2011, 17(4):147-150.

［17］徐倩.射干不同有效成分体外抗病毒药效学作用分析［J］.亚太传统医药，2015, 11(18):9-10.

［18］韩杨，孔红，李宜平.射干的抗病毒实验研究［J］.中草药，2004, 35(3):72-74.

［19］王振飞，刘丽，陈永霞，等.射干提取物抑制肺癌细胞恶性行为的研究［J］.国医论坛，2018, 33(2):57-59.

［20］陈靖，吴成举，柴纪严.射干提取物体内抗肿瘤作用研究［J］.北方药学，2013, 10(5):72.

［21］林久茂，王瑞国，郑良朴.射干对小鼠免疫功能的影响［J］.福建中医学院学报，2005, 15(3):39-40.

［22］赵金明，秦文艳，齐越，等.射干提取物对小鼠免疫功能的影响［J］.实验动物科学，2011, 28(3):11-13.

［23］李国信，齐越，秦文艳，等.射干提取物止咳祛痰药理实验研究［J］.实用中医内科杂志，2008, 22(2):3-4.

［24］邝军，郭光云，张立波，等.射干提取物对支气管哮喘患者肺功能的影响［J］.中国医疗前沿，2009, 4(21):2, 27.

［25］甘雨，乔敏，张宏，等.射干提取物含药血清对豚鼠离体气管平滑肌收缩功能的影响［J］.中国实验方剂学杂志，2012, 18(7):164-166.

［26］刘雨娟，王莉，姚兰，等.TNF-α介导的NF-κB通路在沙尘导致大鼠慢性咽炎中的作用及射干对其影响［J］.中国老年学杂志，2018, 38(17):4254-4256.

［27］尤献民，邹桂欣，赵金明，等.射干提取物对慢性咽炎家兔血清中白细胞介素-4和免疫球蛋白E表达的影响［J］.中国药业，2016, 25(7):3-4.

［28］冯汉林，严启新.射干提取物抗雌激素缺乏大鼠骨质疏松的研究［J］.现代药物与临床，2012, 27(3):209-213.

［29］严启新，赵文娟，殷明，等.射干总黄酮抗维甲酸所致大鼠骨质疏松症的影响［J］.中药药理与临床，2012, 28(2):56-58.

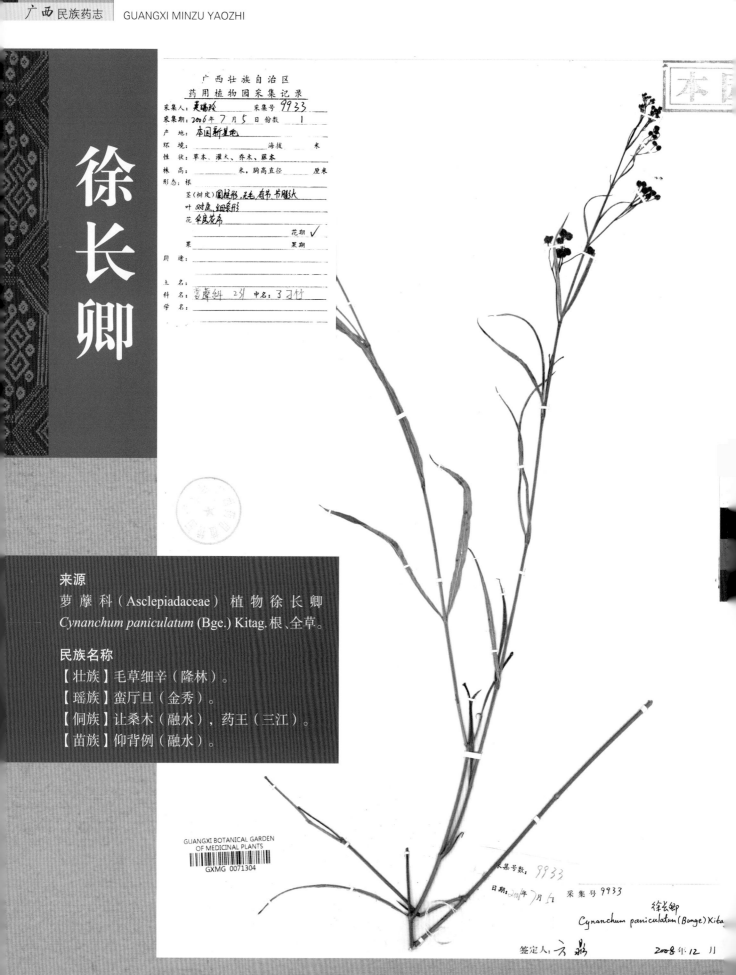

徐长卿

广西壮族自治区
药用植物园采集记录

采集人：莫瑞玲　　采集号 9933
采集期：2006年 7月 5日 份数 1
产　地：本园新基地
环　境：　　　　　　海拔　　　米
性　状：草本、灌木、乔木、藤本
株　高：　　　米，胸高直径　　厘米
形　态：根
　茎（树皮）圆柱形，无毛，有节，节膨大
　叶 对生，细条形
　花 伞房花序
　　　　　　　　花期 ✓
　果　　　　　　果期
用　途：
土　名：
科　名：萝摩科 2引 中名：了刁竹
学　名：

### 来源
萝 蘑 科 （Asclepiadaceae）植物徐长卿
*Cynanchum paniculatum* (Bge.) Kitag. 根、全草。

### 民族名称
【壮族】毛草细辛（隆林）。
【瑶族】蛮厅旦（金秀）。
【侗族】让桑木（融水），药王（三江）。
【苗族】仰背例（融水）。

采集号数：9933
日期：2006年 7月 5　采集号 9933

徐长卿
*Cynanchum paniculatum* (Bunge) Kita

签定人：方鼎　　2008年 12 月

## 民族应用

【壮族】药用根、全草。根水煎服治消化不良。全草水煎服治胃肠炎，胃痛，风湿骨痛，水煎服兼外搽（或外敷）伤口周围治毒蛇咬伤。

【瑶族】药用根、全草。根水煎服治胃痛，遗精，痛经，毒蛇咬伤。全草水煎服治痢疾；水煎服或浸酒服治跌打损伤；水煎服兼外搽（或外敷）伤口周围治毒蛇咬伤。

【侗族】药用根、全草。根水煎服治胃痛，风湿骨痛，腹泻，毒蛇咬伤。全草水煎服兼外搽（或外敷）伤口周围治毒蛇咬伤。

【苗族】药用根。水煎服治胃痛。

内服用量3~15g；外用适量。本品有小毒，内服宜慎。

**药材性状** 根茎呈不规则柱状，有盘节，长0.5~3.5cm，直径2~4mm；有的顶端带有残茎，细圆柱形，长约2cm，直径1~2mm，断面中空；根茎节处周围着生多数根；根呈细长圆柱形，弯曲，长10~16cm，直径1~1.5mm；表面淡黄白色至淡棕黄色或棕色，具微细的纵皱纹，并有纤细的须根；质脆，易折断，断面粉性，皮部类白色或黄白色，形成层环淡棕色，木部细小。气香，味微辛凉。茎纤细。完整叶呈线形至披针形。

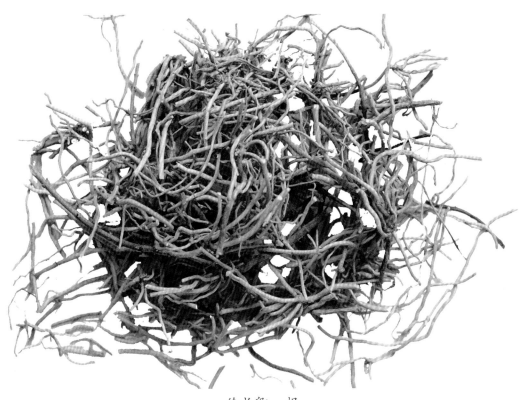

·徐长卿－根

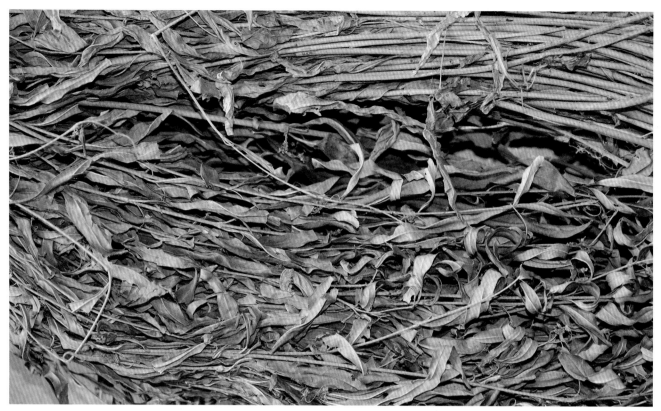

·徐长卿－全草

**药用源流**　始载于《神农本草经》，列为上品，曰："徐长卿，一名鬼督邮。味辛，温，无毒。治百物鬼精，蛊毒，疫疾，邪恶气，温疟。久服强悍轻身。生山谷。"《本草经集注》记载："鬼督邮之名甚多。今世用徐长卿者，其根正如细辛，小短扁扁尔，气亦相似。"《新修本草》记载："此药，叶似柳，两叶相当有光润，所在川泽有之。根如细辛，微粗长而有臊昔刀切气。"《本草图经》记载："三月生青苗；叶似小桑，两两相当，而有光润；七、八月著子，似萝藦而小；九月苗黄，十月而枯，根黄色，似细辛微粗长，有臊气。"以上所述与本种相符。《中华人民共和国药典》（2020 年版一部）记载其具有祛风、化湿、止痛、止痒的功效；主治风湿痹痛，胃痛胀满，牙痛，腰痛，跌扑伤痛，风疹，湿疹。

| **分类位置** | 种子植物门 | 被子植物亚门 | 双子叶植物纲 | 夹竹桃目 | 萝藦科 |
|---|---|---|---|---|---|
| | Spermatophyta | Angiospermae | Dicotyledoneae | Apocynales | Asclepiadaceae |

**形态特征**　多年生直立草本。根须状，多至 50 余条。叶对生，纸质，披针形至线形，长 5~13cm，宽 5~15mm，两端锐尖，两面无毛或叶面具疏柔毛，叶缘有边毛。圆锥状聚伞花序生于顶端的叶腋内，长达 7cm，着花 10 余朵；花冠黄绿色，近辐状，裂片长可达 4mm，宽 3mm；副花冠裂片 5；花粉块每室 1 个，下垂；子房椭圆形；柱头五角形，顶端略突起。蓇葖果单生，披针形，向端部长渐尖。种子长圆形，种毛白色绢质。

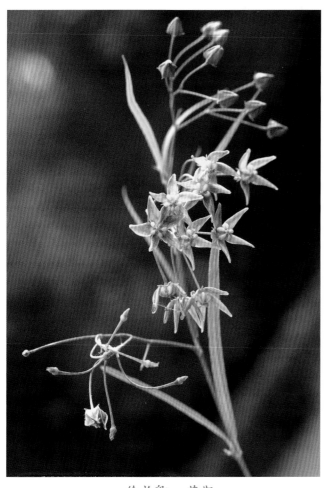 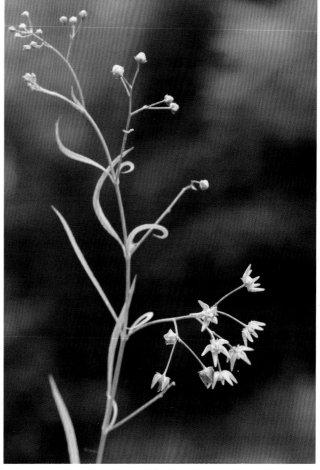

·徐长卿－花期　　　　　　　　　　·徐长卿－花期

**生境分布**　生长于向阳山坡及草丛中。分布于辽宁、内蒙古、山西、河北、河南、陕西、甘肃、四川、贵州、云南、山东、安徽、江苏、浙江、江西、湖北、湖南、广东、广西等。广西主要分布在融水、三江、桂林、全州、资源、玉林、容县、隆林、金秀等。

**化学成分**　主要含有白前苷 A、白前苷元 A、白前苷元 C、白前苷元 A 3-$O$-$\beta$-D- 吡喃夹竹桃糖苷、白前苷元 C 3-$O$-$\beta$-D- 吡喃黄花夹竹桃糖苷、徐长卿苷 A、3$\beta$, 14$\beta$- 二羟基 - 孕甾 -5- 烯 -20- 酮 -3-D-$\beta$-D- 葡萄吡喃糖苷、华北白前苷元 B 3-$O$-$\beta$-D- 吡喃夹竹桃糖苷、白薇苷 A、新白薇苷元 A、新白薇苷元 F、新白薇苷元 F 3-$O$-$\beta$-D- 夹竹桃糖吡喃糖[1,2]、paniculatumoside H、paniculatumoside I[3]、caudatin、kidjolanin、deacylmetaplexigenin[4]、徐长卿苷 D-G、白薇苷 B[5]、paniculatumosides A-B[6]、glaucogenin A 3-$O$-$\beta$-D-cymaropyranoside[7]、大理白前苷 A、cynanoside K、cynanoside J、hirundigoside C、stauntoside O、白薇苷 D-E、atratcynoside B[9]等 C$_{21}$ 甾体类成分；3- 甲氧基 -4, 5- 亚甲二氧基 - 苯乙酮、3, 5- 二甲氧基 -4- 羟基苯乙酮、2, 5- 二羟基 -4- 甲氧基苯乙酮、2, 4- 二羟基苯乙酮、2, 5- 二羟基苯乙酮、3- 羟基苯乙酮、对羟基苯乙酮、丹皮酚、异丹皮酚、罗布麻宁[1]、香草乙酮、2- 羟基 -5- 甲氧基苯乙酮[4]等苯乙酮类成分；肉桂酸、对甲氧基苯甲酸、苯甲酸[1]、4-hydroxy-3, 5-dimethoxybenzoic acid、4-hydroxy-3, 5-dimethoxy-benzoic acid[7]等有机酸类成分；$\alpha$- 香树脂醇、$\beta$- 香树脂醇、羽扇豆醇、蒲公英甾醇、熊果酸、齐墩果酸、山楂酸[4]等三萜类成分；5, 7- 二羟基 -6- 甲氧基黄酮、5, 7- 二羟基 -8- 甲氧基黄酮[7]、山柰酚 -3-$O$-$\beta$-D-

吡喃葡萄糖 (1 → 2)-α-L- 吡喃阿拉伯糖苷、山奈酚 -7-O-(4″, 6″- 二对羟基肉桂酰基 -2″, 3″- 二乙酰基 )-β-D- 吡喃葡萄糖苷[8]、橙皮苷、柚皮素、川橙皮素、橘红素[9]等黄酮类成分；以及间甲基苯酚、β- 谷甾醇、胡萝卜苷[1]、antofine、 14-hydroxyantofine、5-O-demethylantofine[4]、N-(N-benzoyl-S-phenylalaninyl)-S-phenylalaninol benzoate、5-(hydroxymethyl)-1-isopentyl-1H-pyrrole-2-carbaldehyde、20-hydroxy-4, 6-diene-gestrol-3-one、mono-terpenes、pavonisol[7]、牡丹酚苷 A、丹皮酚原苷、santamarin、annobraine、落叶松脂醇、α- 细辛醚、7-angelyheliotridine、尿苷、(2S, E)-N-[ 2- 羟基 -2-( 4- 羟基苯 ) 乙酯 ] 阿魏酰胺[8]、丁香脂素、(-)- 南烛木树脂酚、5- 甲氧基 -(+)- 异落叶松脂素、(+)- 异落叶松脂醇、2- 羟甲基 -5- 羟基吡啶、邻苯二甲酸二丁酯[9]等成分。还含有邻羟基苯乙酮、植醇、L- 抗坏血酸 -2, 6- 二棕榈酸酯、1- 甲氧基 -4- 丙烯基 - 苯、2- 己烯醛、2- 正戊基呋喃[10]等挥发性成分。

**药理作用**　1. 抗炎、镇痛作用

徐长卿丹皮酚能抑制骨癌痛大鼠的机械痛和热痛，上调骨癌痛大鼠 DRG 神经元静息膜电位的绝对值、诱发动作电位的去极化电流阈值和动作电位爆发的阈值，降低去极化电流诱发的 DRG 神经元动作电位发放的频率，还能抑制骨癌痛大鼠 DRG 上 TRPV1 总蛋白和膜蛋白的表达，下调骨癌痛大鼠 DRG 神经元上 TRPV1 的功能[11]。徐长卿与红茴香合用能协同提高小鼠热板反应的痛阈值和小鼠扭体、耳郭肿胀的抑制率[12]。

2. 抗肿瘤作用

徐长卿中的化合物 paniculatumoside I、cynatratoside A 和 neocynapanogenin F 3-O-β-D-oleandropyranoside 能抑制 SMMC7721 细胞增殖[3]；cynanside A、cynanside B 能抑制人恶性黑色素瘤 SK-MEL-2 细胞增殖，其 $IC_{50}$ 分别为 26.55μmol/L、17.36μmol/L[13]；cynatratoside B 能抑制 HL60、HT29、PC3 和 MCF7 细胞增殖，其 $IC_{50}$ 分别为 8.3μmol/L、7.5μmol/L、34.3μmol/L 和 19.4μmol/L[5]。

3. 抗病毒作用

徐长卿不同溶剂提取部位在体外对水痘带状疱疹病毒（VZV）有一定杀伤作用，能抑制 VZV 在非洲绿猴肾 Vero 细胞中的增殖[14]。徐长卿水提取物具有抑制 HBV 病毒作用，能抑制 HepG2.2.15 细胞分泌 HBsAg 和 HBeAg[15]。

4. 抗蛇毒作用

徐长卿丹皮酚原苷可以有效抑制尖吻蝮蛇毒引起的出血、水肿、肌肉组织坏死以及尖吻蝮蛇毒水解纤维蛋白原活性和 PLA2 活性，其作用机制可能与丹皮酚原苷能与蛇毒中金属蛋白酶和 PLA2 发生相互作用，从而抑制尖吻蝮蛇毒组织损伤有关[16]。

5. 抗结肠炎作用

徐长卿能有效改善三硝基苯磺酸 / 乙醇法诱导的大鼠结肠炎，其机制可能与降低 TNF-α、IL-1β 水平有关[17]。

6. 神经保护作用

化合物 2, 3-dihydroxy-4-methoxyacetophenone 对谷氨酸诱导海马 HT22 细胞损伤具有神经保护作用，当浓度为 10μmol/L 时有效率可达 47.55%[18]。

7. 其他作用

徐长卿丹皮酚能在一定程度上抑制骨性关节炎软骨细胞的过度凋亡，其对损伤关节软骨的修复作用可能与调节 p53 和 Bcl-2 的表达有关[19]。徐长卿多糖有明显对抗 $^{60}$Co 辐射引起的小鼠胸腺、脾缩小和骨髓 DNA 降低的作用，同时也能对抗 $^{60}$Co 辐射或 CTX 引起的白细胞降低[20]。

**参考文献**

［1］李翼鹏.徐长卿的化学成分研究［D］.太原:山西大学,2014.

［2］褚文希.徐长卿逆转肿瘤多药耐药作用物质基础研究［D］.青岛:青岛大学,2016.

［3］YU H L, LONG Q, YI W F, et al. Two new $C_{21}$ steroidal glycosides from the roots of *Cynanchum paniculatum*［J］. Natural Products and Bioprospecting, 2019, 9(3):209-214.

［4］NIU Y L, CHEN X, WU Y, et al. Chemical constituents from *Cynanchum paniculatum* (Bunge) Kitag［J］. Biochemical Systematics and Ecology, 2015, 61:139-142.

［5］ZHAO D, FENG B M, CHEN S F, et al. $C_{21}$ steroidal glycosides from the roots of *Cynanchum paniculatum*［J］. Fitoterapia, 2016, 113:51-57.

［6］LI S L, TAN H, SHEN Y M, et al. A pair of new $C_{21}$ steroidal glycoside epimers from the roots of *Cynanchum paniculatum*［J］. Journal of Natural Products, 2004, 67(1):82-84.

［7］唐攀,陈洁,晏英,等.黔产徐长卿根茎化学成分及抗烟草花叶病毒活性［J］.天然产物研究与开发,2020,32(6):989-994,1064.

［8］付明,王登宇,胡兴,等.徐长卿化学成分研究［J］.中药材,2015,38(1):97-100.

［9］邹传生,袁铭铭,吴西,等.徐长卿正丁醇部位化学成分研究［J］.中药材,2020,43(3):606-611.

［10］徐小娜,蒋军辉.GC-MS联用技术分析徐长卿挥发性化学成分［J］.南华大学学报(自然科学版),2011,25(2):84-88.

［11］赫锦锦,方东.徐长卿丹皮酚对骨癌痛大鼠镇痛作用的研究［J］.中国药理学通报,2020,36(11):1526-1531.

［12］王曙东,刘文雅,江再茂,等.红茴香与徐长卿的协同镇痛抗炎作用研究［J］.解放军药学学报,2013,29(3):256-258.

［13］CHUNG S K, J Y O, SANG U C, et al. Chemical constituents from the roots of *Cynanchum paniculatum* and their cytotoxic activity［J］. Carbohydrate Research, 2013, 381:1-5.

［14］徐宏峰,张耕,王富乾,等.徐长卿6个提取部位体外抗水痘带状疱疹病毒作用研究［J］.中国药房,2014,25(39):3659-3662.

［15］谢斌,刘妮,赵日方.徐长卿水提物抗乙型肝炎病毒的体外实验研究［J］.中国热带医学,2005,5(2):196-197,233.

［16］和七一,熊广均,李博,等.中草药徐长卿(*Cynanchum paniculatum*)治疗毒蛇咬伤的分子机制研究［J］.中国科学:生命科学,2017,47(2):218-229.

［17］贺海辉,沈洪,朱宣宣,等.徐长卿对三硝基苯磺酸诱导的大鼠结肠炎的作用［J］.世界华人消化杂志,2012,20(24):2237-2242.

［18］JIN B W, CHUL Y K, HYE J Y, et al. Neuroprotective compounds isolated from *Cynanchum paniculatum*［J］. Archives of Pharmacal Research, 2012, 35(4):617-621.

［19］吴琪,任婕.徐长卿丹皮酚对兔膝关节软骨细胞凋亡及相关基因的影响［J］.湖北中医药大学学报,2016,18(2):11-14.

［20］朱世权,蔡文秀,薛玲等.徐长卿多糖的分离纯化及其抗辐射和升高白细胞的作用［J］.中草药,2010,41(1):103-106.

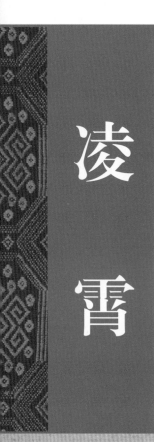

凌霄

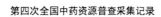

第四次全国中药资源普查采集记录

采集人：<u>恭城县普查队</u> 采集号：<u>450332150618016LY</u>

采集日期：<u>2015 年 06 月 18 日</u>

采集地点：<u>广西桂林市恭城县恭城镇燕岩村燕岩山</u>

经度：<u>110°49′48.58″</u> 纬度：<u>24°49′29.58″</u>

海拔：<u>237</u>

环境：<u>灌丛、路旁</u>

出现频度：<u>偶见</u> 资源类型：<u>栽培</u>

性状：<u>藤本</u>

重要特征：<u>花红色</u>

科名：

植物名：<u>凌霄</u> 别名：

学名：

药材名：　　入药部位：

标本份数：<u>4</u>

用途：

备注：<u>遗传材料 2 份</u>

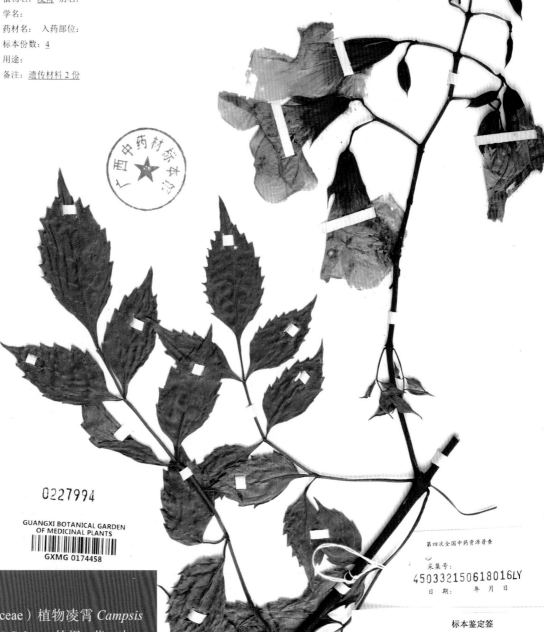

0227994

GUANGXI BOTANICAL GARDEN
OF MEDICINAL PLANTS

GXMG 0174458

第四次全国中药资源普查

采集号：
450332150618016LY

日期：　　年 月 日

标本鉴定签

采集号：450332150618016LY　　科名：紫葳科

学名：Campsis grandiflora (Thunb.) K. Schumann

种中文名：凌霄

鉴定人：陆昭岑　　鉴定时间：2015年11月08日

第四次全国中药资源普查

## 来源

紫葳科（Bignoniaceae）植物凌霄 *Campsis grandiflora* (Thunb.) Schum. 的根、茎、叶、花或全株。

## 民族名称

【壮族】华岭秀。

【瑶族】上树蜈蚣（恭城），别扛美。

# 民 族 应 用

【壮族】药用花、根。花主治月经不调，经闭，癥瘕，乳痛，风疹，荨麻疹，瘙痒，痤疮，疮疥，酒糟鼻。根主治风湿痹痛，跌打损伤，骨折，脱臼，急性胃肠炎。

【瑶族】药用根、茎、叶、花或全株。根、茎、叶、花主治感冒发热，胃痛，胃肠炎，跌打损伤，骨折。全株水煎服治上吐下泻。内服用量15~20g。

**药材性状** 花多皱缩卷曲，黄褐色或棕褐色，完整花朵长4~5cm；萼筒钟状，长2~2.5cm，裂片5，裂至中部，萼筒基部至萼齿尖有5条纵棱；花冠先端5裂，裂片半圆形，下部联合呈漏斗状，表面可见细脉纹，内表面较明显；雄蕊4，着生在花冠上，2长2短，花药个字形，花柱1，柱头扁平。气清香，味微苦、酸。

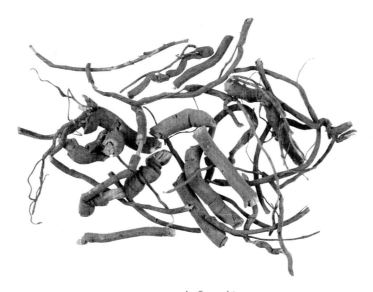

· 凌霄－根

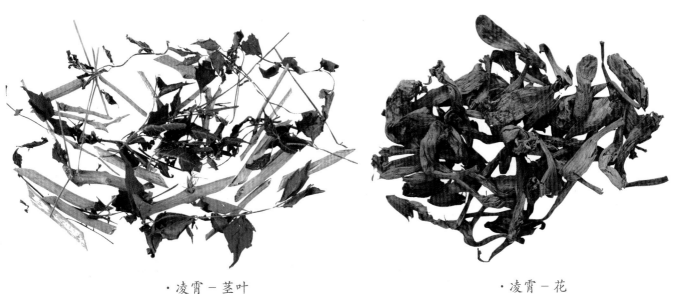

· 凌霄－茎叶　　　　　　　　　　　· 凌霄－花

**药用源流** 本品始载于《神农本草经》，列为中品，原名紫葳，曰："紫葳，一名芙华，一名陵苕。味酸，微寒，无毒。治妇人产乳余疾，崩中癥瘕，血闭寒热，羸弱，养胎。生西海川谷及山阳。"《本草图经》曰："紫葳，凌霄花也……今处处皆有，多生山中，人家园圃抑或种莳。初作藤蔓生，依大木，岁久延引至巅而有花，其花黄赤，夏中乃盛。"《本草衍义》云："紫葳，今蔓延而生，谓之为草，又有木身，谓之为木，又须物而上。然干不逐冬毙，亦得木之多也……然其花赭黄色。"《本草纲目》记载："凌霄野生，蔓才数尺，得木而上，即高数丈，年久者藤大如杯。春初生枝，一枝数叶，尖长有齿，深青色。自夏至秋开花，一枝十余朵，大如牵牛花，而头开五瓣，赭黄色，有细点，秋深更赤。八月结荚如豆荚，长三寸许，其子轻薄如榆仁、马兜铃仁。其根长亦如兜铃根状。"《植物名实图考》在蔓草类中亦有收载。以上所述及其所附图绘与本种相符。《中华人民共和国药典》（2020年版 一部）记载其花具有活血通经、凉血祛风的功效；主治月经不调，经闭癥瘕，产后乳肿，风疹发红，皮肤瘙痒，痤疮。

| 分类位置 | 种子植物门 | 被子植物亚门 | 双子叶植物纲 | 紫葳目 | 紫葳科 |
|---|---|---|---|---|---|
| | Spermatophyta | Angiospermae | Dicotyledoneae | Bignoniales | Bignoniaceae |

**形态特征** 攀援藤本。茎木质，以气生根攀附于他物之上。叶对生，奇数羽状复叶；小叶卵形至卵状披针形。顶生疏散的短圆锥花序；花萼钟状，分裂至中部，裂片披针形；花冠内面鲜红色，外面橙黄色；雄蕊着生于花冠筒近基部，花丝线形，细长，花药黄色，"个"字形着生，花柱线形，2裂。蒴果顶端钝。

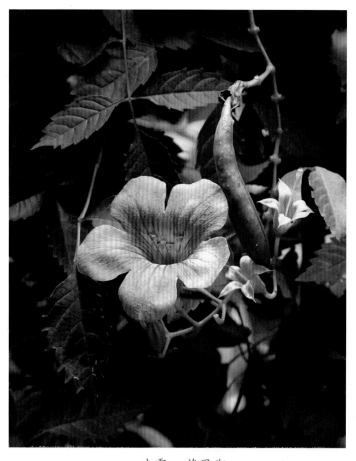

·凌霄－花果期

**生境分布** 分布于长江流域各地，以及河北、山东、河南、福建、广东、广西、陕西等。广西主要分布在南宁、融水、桂林、临桂、全州、兴安、龙胜、资源、苍梧、贺州、南丹等。

**化学成分** 主要含有 ampsino、7-O-(Z)-p-coumaroylcachineside V、ixoroside、campsiside、7-O-(E)-p-coumaroylcachineside I、cachineside I、5-hydroxycampenoside、5-hydroxycampsiside[1]、cachinol、1-O-methyl cachinol[2] 等环烯醚萜类成分；齐墩果酸、熊果酸、熊果醛、山楂酸、科罗索酸、23-hydroxyursolic acid、阿江榄仁酸[3]、常春藤皂苷元、委陵菜酸、myrianthic acid[4]、α-，β- 香树脂醇[5] 等三萜类成分；以及 acteoside、leucosceptoside A[1]、三十一烷醇、β- 谷甾醇、15- 巯基 -2- 十五烷酮、芹菜素、胡萝卜苷、桂皮酸、acteoside[5]、麦角甾苷、异麦角甾苷[6]、campsion、campsiketalin[7]、1, 4-dihydroxy-3, 4-(epoxyethano)-5-cyclohexene、cornoside[8]、acteoside、cleroindicin B、rengyol、isorengyol[9] 等成分。还含有 2, 2, 3, 4- 四甲基戊烷、3- 甲基四氢呋喃、7- 甲基辛烷 -1, 3, 4- 二甲基庚烷、4- 甲基 -3- 乙基己烷、2, 3, 4- 三甲基己烷、壬烷、2, 4, 6- 三甲基辛烷、十六烷酸甲酯、十六烷酸乙酯、顺 - 十八碳烯 -9- 醛、十四碳炔 -13- 酸甲酯、2, 6, 8- 三甲基癸酸甲酯、4, 6, 10, 14- 四甲基十五碳酸甲酯、1- 环戊基十一碳酸甲酯、2, 6, 10- 三甲基十一碳酸甲酯[10] 等挥发油成分。

**药理作用** 1. 对脑缺血再灌注作用

凌霄花总黄酮对短暂性脑缺血再灌注大鼠有一定的保护作用，其作用可能与降低神经元特异性烯醇化酶水平，升高抗炎细胞因子 IL-10、TGF-β 1 的水平，抑制 NF-κ B/iNOS-COX-2 信号通路的激活有关[11, 12]。

2. 对血液系统的作用

凌霄花水提取物、醇提取物及水提取醇沉上清液能延长小鼠血浆复钙时间和小鼠出血时间[13]。凌霄花粗提取物能加快老龄大鼠血流速度，扩张小血管管径，增加毛细血管网交叉点，抑制红细胞和血小板聚集，降低血液黏度，改善红细胞功能[14]。凌霄花对 HEL 诱导的血瘀症状具有改善作用[9]。凌霄叶中的三萜类化合物能抑制肾上腺素诱导的血小板聚集[4]。

3. 抗炎作用

凌霄 50% 乙醇提取物能抑制花生四烯酸（AA）和佛波酯（TPA）诱导的小鼠耳肿胀[15]。

4. 抗氧化作用

凌霄 50% 乙醇提取物能抑制 $H_2O_2$ 诱导人真皮成纤维细胞损伤和 DNA 断裂，降低 LDH 水平，还能清除 DPPH 自由基和活性氧，其 $IC_{50}$ 分别为 20μg/ml、52μg/ml[15]。凌霄花乙酸乙酯提取物能抑制 $H_2O_2$ 诱导 PC12 细胞损伤[16]。

5. 抗病毒作用

凌霄花水提取物具有体外抗 HIV-1 病毒活性，其作用机制可能与抑制逆转录酶活性有关[17]。

6. 抗抑郁作用

凌霄花乙酸乙酯提取物能缩短强迫游泳实验中大鼠不动时间和降低小鼠悬尾实验累计不动时间[16]。

7. 抗生育作用

凌霄花具有抗生育作用，其丙酮∶甲醇（1∶1）提取部位能增强孕小鼠离体子宫肌条的收缩强度[5]。

**附　注** 凌霄属植物凌霄和美洲凌霄均被《中华人民共和国药典》（2020 年版　一部）以凌霄花为药名收载，二者药用功效基本一致。

**参考文献**

［1］HAN X H, OH J H, HONG S S, et al. Novel iridoids from the flowers of *Campsis grandiflora*［J］. Archives of Pharmacal Research, 2012, 35(2):327-332.

［2］JIN J, LEE S, LEE Y, et al. Two new non-glycosidic iridoids from the leaves of *Campsis grandiflora*［J］. Planta Medica, 2005, 71(6):578-580.

［3］KIM D H, HAN K M, CHUNG I S, et al. Triterpenoids from the flower of *Campsis grandiflora* K. Schum. as human Acyl-CoA: cholesterol acyltransferase inhibitors［J］. Archives of Pharmacal Research, 2005, 28(5):550-556.

［4］JIN J L, LEE Y Y, HEO J E, et al. Anti-platelet pentacyclic triterpenoids from leaves of *Campsis grandiflora*［J］. Archives of Pharmacal Research, 2004, 27(4):376-380.

［5］赵谦, 廖矛川, 郭济贤. 凌霄花的化学成分与抗生育活性(英文)［J］. 天然产物研究与开发, 2002, 14(3):1-6.

［6］李洁, 杨玉兰, 任爱农, 等. 凌霄花 HPLC-ELSD 指纹图谱的研究［J］. 药物分析杂志, 2016, 36(4):632-638.

［7］KIM D H, HAN K M, BANG M H, et al. Cyclohexylethanoids from the flower of *Campsis grandiflora*［J］. Bulletin of the Korean Chemical Society, 2007, 28(10):1851-1853.

［8］KIM D H, OH Y J, HAN K M, et al. Development of biologically active compounds from edible plant sources XIV. Cyclohexylethanoids from the flower of *Campsis grandiflora* K. Schum.［J］. Journal of Applied Biological Chemistry, 2005, 48(1):35-37.

［9］HISAE O, EMIKO I, MEGUMI S, et al. Effect of the dried flowers of *Campsis grandiflora* on stagnant blood syndrome［J］. Natural Product Communications, 2019, 14(9):1-5.

［10］朱满洲, 刘金旗, 刘劲松, 等. 凌霄根挥发油的气相色谱-质谱分析［J］. 安徽中医学院学报, 1999, 18(1):3-5.

［11］方晓艳, 吴宿慧, 王琳琳, 等. 凌霄花总黄酮对脑缺血再灌注损伤大鼠的保护作用［J］. 中国实验方剂学杂志, 2016, 22(16):109-113.

［12］方晓艳, 左艇, 王灿, 等. 凌霄花总黄酮对脑缺血再灌注损伤大鼠 NF-κB/iNOS-COX-2 信号通路的影响［J］. 中华中医药杂志, 2016, 31(8):3321-3324.

［13］田璐璐, 方昱, 祝德秋. 凌霄花提取物抗凝血活性部位研究［J］. 药物评价研究, 2014, 37(1):17-20.

［14］李建平, 侯安继. 凌霄花粗提物对老龄大鼠微循环的影响［J］. 医药导报, 2007, 26(2):136-138.

［15］CUI X Y, KIM J H, ZHAO X, et al. Antioxidative and acute anti-inflammatory effects of *Campsis grandiflora* flower［J］. Journal of Ethnopharmacology, 2006, 103(2):223-228.

［16］YU H C, WU J, ZHANG H X, et al. Antidepressant-like and anti-oxidative efficacy of *Campsis grandiflora* flower［J］. Journal of Pharmacy & Pharmacology, 2016, 67(12):1705-1715.

［17］YU Y B. Inhibitory effects of *Campsis grandiflora* on HIV-1 reverse transcriptase, HIV-1 protease and α-glucosidase［J］. Korean Journal of Plant Resources, 2012, 25(2):169-175.

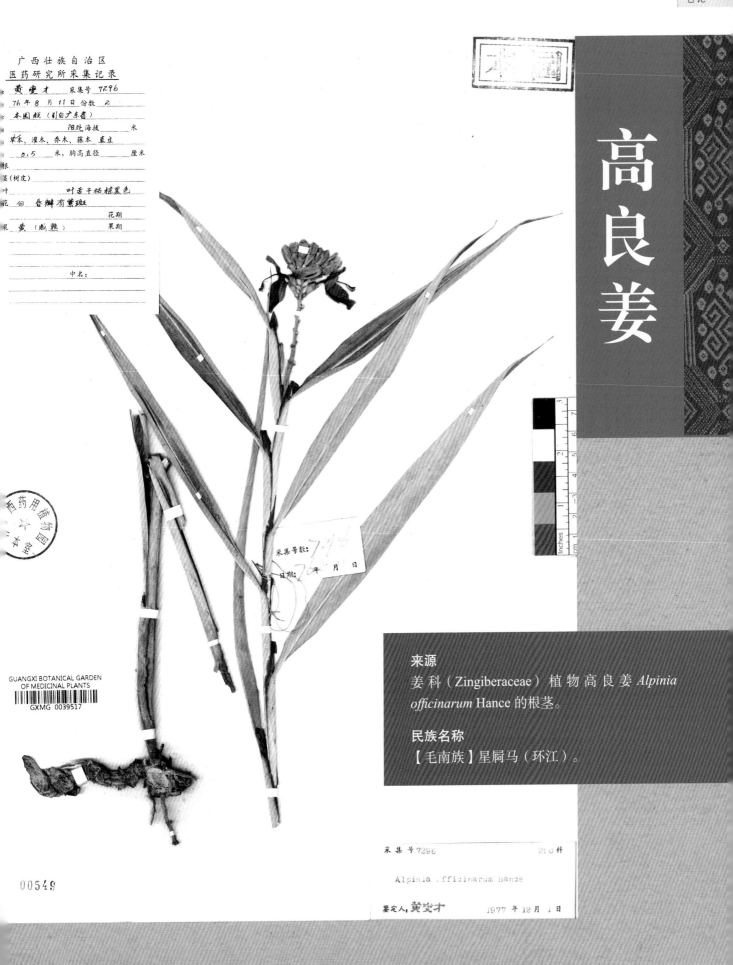

广西壮族自治区
医药研究所采集记录

黄爱才　采集号 7296
76 年 8 月 11 日 份数 2
本园栽（引自广东省）
　　　　　阳处海拔　　　米
草本、灌木、乔木、藤本　直立
0.5 米，胸高直径　　厘米
根
茎（树皮）
叶　叶舌干枯棕黑色
花 白　唇瓣有紫斑
　　　　　　　花期
果 黄（成熟）　果期

　　　中名：

采集号数：7?
日期：　年　月　日

高良姜

来源
姜科（Zingiberaceae）植物高良姜 *Alpinia officinarum* Hance 的根茎。

民族名称
【毛南族】星屙马（环江）。

采集号 7296　　　　　2?0科

Alpinia officinarum hance

鉴定人，黄爱才　　1977 年 12 月 1 日

00549

## 民 族 应 用

【毛南族】药用根茎。水煎服治胃痛。内服用量9g。

**药材性状** 圆柱形，多弯曲，有分枝，长5~9cm，直径1~1.5cm。表面棕红色至暗褐色，有细密的纵皱纹和灰棕色的波状环节，节间长0.2~1cm，一面有圆形的根痕；质坚韧，不易折断，断面灰棕色或红棕色，纤维性，中柱约占1/3。气香，味辛辣。

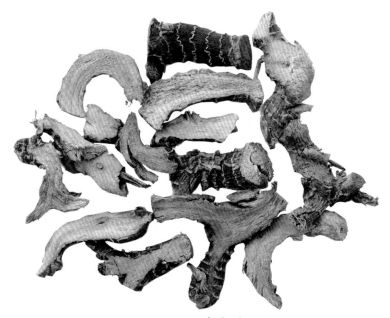

· 高良姜 – 根茎

**药用源流** 始载于《名医别录》，列为中品，记载："大温。主治暴冷，胃中冷逆，霍乱腹痛。"《本草图经》记载："春生，茎叶如姜苗而大，高一、二尺许，花红紫色如山姜。"其所述及其所附"詹州高良姜"图绘与本种相似。《中华人民共和国药典》（2020年版　一部）记载其具有温胃止呕、散寒止痛的功效；主治脘腹冷痛，胃寒呕吐，嗳气吞酸。

| **分类位置** | 种子植物门 | 被子植物亚门 | 单子叶植物纲 | 姜目 | 姜科 |
| --- | --- | --- | --- | --- | --- |
| | Spermatophyta | Angiospermae | Monocotyledoneae | Zingiberales | Zingiberaceae |

**形态特征** 株高40~110cm，根茎延长，圆柱形。叶片线形，长20~30cm，宽1.2~2.5cm，顶端尾尖，基部渐狭，两面均无毛，无柄；叶舌薄膜质，披针形，不2裂。总状花序顶生，直立，花序轴被绒毛；小苞片极小，小花梗长1~2mm；花萼管长8~10mm，顶端3齿裂，被小柔毛；花冠管较萼管稍短，裂片长圆形，长约1.5cm，后方的一枚兜状；唇瓣卵形，长约2cm，白色而有红色条纹，花丝长约1cm，花药长6mm；子房密被绒毛。果球形，熟时红色。

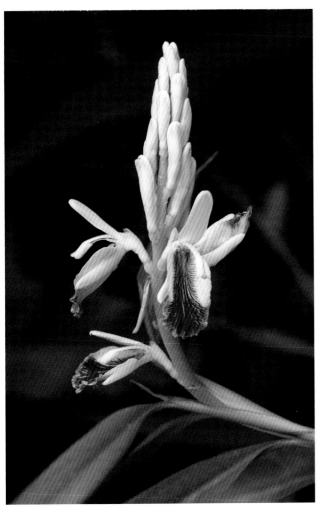

·高良姜－花期

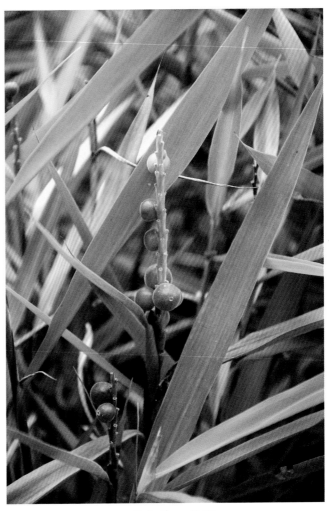

·高良姜－果期

**生境分布** 生于荒坡灌丛或疏林中，或栽培。分布于广东、广西等省区。广西主要分布在桂东南。

**化学成分** 主要含有高良姜素、高良姜素 –3– 甲醚、乔松素、二氢高良姜醇、山柰酚[1]、白杨素、杨芽黄素、芹菜素、高良姜素 –3–O– 甲醚、金合欢素、山柰素、槲皮素、异鼠李素、芦丁[2]、乔松素 –5– 甲醚[3]、山柰素 –4'– 甲醚、5, 7, 3', 4'– 四甲氧基儿茶素[4]、异槲皮苷[7]等黄酮类成分；益智酮甲、益智醇、六氢姜黄素、hannokinol[2]、5– 乙氧基 –7– (4– 羟基 –3– 甲氧基苯基 )–1– 苯基 –3– 庚酮、5– 羟基 –1, 7– 二苯基 –3– 庚酮、(E)–7–(4– 羟基 –3– 甲氧基苯基 )–1– 苯基庚 –4– 烯 –3– 酮、1, 7– 二苯基 –3, 5– 庚二酮、1, 7– 二苯基 –4– 烯 –3– 庚酮、5– 羟基 –1, 7– 二苯基 –4, 6– 反式二烯 –3– 庚酮[3]、1-(4-hydroxyphenyl)-7-phenylheptane-3, 5-diol、5R-5-hydroxy-7-( 4-hydroxy-3-methoxyphenyl) -1-phenyl-3-heptanone、(5S) -5-hydroxy-7-(4-hydroxyphenyl)-1-phenylheptan-3-one、(5R)-5-methoxy-7-(4-hydroxy-3-methoxyphenyl)-1-phenyl-3-heptanone、5R-5-hydroxy-1, 7-diphenyl-3-heptanone[4]、officinaruminanes C–E、反式 –1, 7– 二苯基 –4, 6– 二烯 –3– 庚酮、7-(4″ -hydroxy-3″ -methoxyphenyl)-1-phenylhept-4-en-3-one、5-hydroxy-7-(4″ -hydroxy-3″ -methoxyphenyl)-1-phenyl -3-heptanone、1, 7– 二苯基 –5– 醇 –3– 庚酮、1, 7– 二苯基 –4– 烯 –3– 庚酮、hexahydrocurcumi、1, 7-bis(4-hydroxyphenyl)heptane-3, 5-diol、3, 5-heptanediol, 1-(4-hydroxy-3-methoxyphenyl)- 7-(4-hydroxyphenyl)、5-hydroxy-3-

platyphyllone、5-［4-hydroxy-6-(4-hydroxyphenethyl)tetra-hydro-2*H*-pyran-2-yl］-3-methoxybenzene-1, 2-diol、alpinoid[5]、2, 5-呋喃-1-(4"-羟基-3"-甲氧基)-苯基-7-苯基庚烷[6]等二苯庚烷类成分；(*E*)-labda-8(17), 12-dien-15, 16-olide、turraeanin G、hydroxycineole-10-*O*-*β*-D-glucopyranoside[5]等萜类成分；姜油酮、反式-阿魏酸甲酯、反式-2-丙烯酸, 3-(4-羟基-3-甲氧基苯基)-二十二烷酯、香草醛、香草醇、4-hydroxybenzyl alcohol[5]、对羟基苯甲醛、3-甲氧基-4-甲基-苯甲醛、4-(4'-羟基-3'-甲氧基苯基)-2-丁酮、原儿茶醛、原儿茶酸[6]、邻苯二甲酸二丁酯、对甲氧基苯酚、5-羟甲基糠醛[7]等酚类成分；乙基-*β*-D-吡喃葡萄糖苷、尿嘧啶核苷、2, 6-二甲氧基-4-羟基苯酚-1-*O*-葡萄糖苷、staphylionoside D、3, 5-二甲氧基-4-羟基-苯甲酸-7-*O*-*β*-D-葡萄糖酯[6]、正丁基-*β*-D-吡喃果糖苷[7]等糖苷类成分；以及*β*-谷甾醇[5]、省沽油紫罗苷D[7]等成分。高良姜中还含有1, 8-cineole、butyric anhydride、4-terpineo、*α*-terpineol、allo-aromadendrene、*α*-bergamotene、*β*-selinene、*β*-caryophyllene、caryophyllene oxide、viridiflorol、globulol、epi-cubenol、t-cadinol、camphene、*β*-pinene、*α*-pinene[8]等挥发性成分。

**药理作用**　**1. 抗肿瘤作用**

高良姜素可抑制乳腺癌细胞MCF7的增殖及迁移，并促其凋亡，其作用机制可能与降低Wnt/β-catenin信号转导通路活性有关[9]。高良姜素对肿瘤MCF7、A549、MGC803、PC3、A875、HeLa、HepG2细胞均有不同程度的抑制作用，其中对肿瘤MCF7细胞最敏感，其24 h与48 h的$IC_{50}$为38.76μmol/L、20.43μmol/L[10]。

**2. 抗氧化作用**

高良姜具有清除DPPH自由基活性，其清除活性强弱与高良姜总黄酮和总多酚含量呈正相关[11]。高良姜二苯基庚烷类成分能提高氧化损伤HepG2细胞存活率，延长小鼠负重游泳时间[12]。高良姜中的槲皮素、山柰酚、高良姜素、山柰素均具有清除DPPH自由基、$ABTS^+$自由基和金属离子以及抗脂质过氧化能力，其中以槲皮素作用最强[13]。

**3. 降血糖作用**

高良姜有效部位能降低高脂饲料联合链脲佐菌素-烟酰胺诱导的2型糖尿病小鼠血糖水平，改善糖耐量[14]。

**4. 对胃肠道的作用**

高良姜提取分离的不同部位水提取物、80%乙醇洗脱物对无水乙醇、阿司匹林诱导的小鼠胃溃疡具有改善作用，其抗溃疡作用可能与减少血浆GAS、IL-1、TNF-α浓度，提高血浆COX-2、$PEG_2$浓度有关[15]。高良姜各活性组分均可直接抑制离体肠肌张力和非竞争性拮抗乙酰胆碱，其中黄酮类组分效果最强[16]。

**5. 抗菌作用**

高良姜提取物对金黄色葡萄球菌、蜡样芽孢杆菌、副溶血性弧菌、苏云金芽孢杆菌、枯草芽孢杆菌、沙门菌、希瓦菌、大肠杆菌均有抑菌作用[17]。高良姜中的槲皮素对枯草芽孢杆菌和金黄色葡萄球菌具有抑菌作用[13]。

**6. 降尿酸作用**

高良姜乙酸乙酯部位能抑制黄嘌呤氧化酶活性，降低小鼠体内尿酸水平[18]。高良姜水提取物、醇提取物、挥发油、总黄酮可通过促进尿酸排泄和抑制尿酸生成的方式降低高尿酸血症小鼠的血清尿酸水平[19, 20]。

**7. 抗炎、镇痛、解热作用**

高良姜素对臭氧所致慢性阻塞性肺疾病小鼠气道炎症具有抑制作用，其机制可能与调节Nrf2-

Keap1 抗氧化系统有关[21]。高良姜素可降低哮喘小鼠 TNF-α 的表达,减轻哮喘小鼠气道炎症[22]。高良姜总黄酮对热刺激、乙酸、甲醛所诱发的小鼠疼痛均有一定的抑制作用[23]。高良姜醇提取物对 2,4- 二硝基苯酚、干酵母、内毒素致大鼠发热有解热作用,对二甲苯致小鼠耳肿胀有明显的抑制作用[24]。

8.其他作用

高良姜粗多糖有较好的体外结合胆固醇胶束能力和体外结合胆酸盐能力[25]。高良姜提取物可改善糖尿病大鼠的认知能力,减轻海马病理改变[26]。高良姜素具有抗脑缺血作用,能提高缺血性脑卒中大鼠脑线粒体 $Na^+$–$K^+$–ATP 酶和 $Ca^{2+}$–$Mg^{2+}$–ATP 酶活性,缓解缺血脑细胞的能量代谢障碍[27]。高良姜和生姜联用能抵抗顺铂引起的呕吐[28]。

**参考文献**

[1] 张晗,徐良雄,吴萍,等.高良姜地上部分黄酮类成分的研究[J].热带亚热带植物学报,2014, 22(1):89-92.

[2] 谭银丰,李海龙,李友宾,等.高良姜叶中的化学成分[J].中国实验方剂学杂志,2015, 21(3):37-40.

[3] 祝永仙,李尚秀,赵升逵,等.高良姜的化学成分研究[J].云南民族大学学报(自然科学版),2013, 22(4):239-241, 252.

[4] 赵玲,杨博,梁敬钰.高良姜根茎的化学成分及抗口腔菌活性测定[J].武汉工业学院学报,2012, 31(3):6-9.

[5] 马小妮.高良姜化学成分及其抗癌活性研究[D].广州:广东药科大学,2016.

[6] 魏晴.高良姜化学成分及细胞毒活性研究[D].哈尔滨:黑龙江中医药大学,2015.

[7] 魏娜,王勇,魏晴,等.高良姜正丁醇萃取部位化学成分研究[J].中国现代中药,2018, 20(1):26-28.

[8] ZHANG L Y, PAN C X, OU Z R, et al. Chemical profiling and bioactivity of essential oils from *Alpinia officinarum* Hance from ten localities in China[J]. Industrial Crops & Products, 2020, 153:112583.

[9] 李永峰,钱祥,石磊,等.高良姜素对乳腺癌细胞 MCF7 增殖及迁移的影响[J].中国临床药理学杂志,2020, 36(20):3283-3285, 3290.

[10] 罗焱,刘丹.高良姜素对不同肿瘤细胞抑制作用[J].吉林中医药,2020, 40(7):948-950.

[11] 万红霞,胡玉玫,贾强,等.10 种广东药食两用植物的抗氧化和抗增殖活性评价[J].食品工业科技,2020,12:1-9.

[12] 林振鹏,李媛婷,廖小丹,等.高良姜提取物不同组分的抗氧化活性比较[J].广东医科大学学报,2017, 35(6):606-609, 613.

[13] 汪光华,唐树平,彭名军,等.高良姜中 4 种黄酮化合物的体外抗氧化能力及抑菌活性研究[J].食品与机械,2017, 33(5):168-172.

[14] 程守前,陈永康,王勇,等.高良姜有效部位对高脂饲料联合 STZ- 烟酰胺诱导的 2 型糖尿病小鼠血糖的影响[J].时珍国医国药,2017, 28(7):1610-1612.

[15] 魏娜,谭银丰,魏晴,等.高良姜不同提取部位对实验性胃溃疡的影响及作用机理研究[J].海南医学院学报,2015, 21(2):158-160.

[16] 程远,李近,廖小丹,等.高良姜不同活性部位对兔离体肠管平滑肌的影响[J].广东医学院学报,2015, 33(6):649-652.

[17] 李钟美,黄和.高良姜提取物抑菌活性及稳定性研究[J].食品与机械,2016, 32(2):55-59.

［18］费强，薛稳来，赵耀鑫，等.超声酶解提取高良姜中高良姜素及降尿酸活性研究［J］.食品研究与开发，2018, 39(20):50-56.

［19］薛雪梅，徐鑫，尹超，等.高良姜不同提取物降尿酸及对黄嘌呤氧化酶抑制作用的实验研究［J］.长江大学学报（自科版），2017, 14(24):1-3, 22.

［20］薛雪梅，徐鑫，尹超，等.高良姜总黄酮降尿酸作用研究［J］.湖南中医杂志，2018, 34(2):143-145.

［21］王晓月，葛爱，孙培莉，等.高良姜素对臭氧所致COPD气道炎症的影响［J］.南京医科大学学报（自然科学版），2016, 36(6):700-704.

［22］谷奕诺，吴艳玲.高良姜素对哮喘小鼠气道炎症及肿瘤坏死因子-α表达的影响［J］.中国老年学杂志，2017, 37(5):1096-1097.

［23］梁万年，江涛，陈艳芬，等.高良姜总黄酮对大鼠内脏高敏感性模型及镇痛作用研究［J］.中国实验方剂学杂志，2013, 19(7):263-267.

［24］严波，白筱璐，胡竟一，等.高良姜的解热和抗炎作用［J］.中药药理与临床，2013, 29(1):85-87.

［25］廖坤梅，白天禾，陈楚华，等.高良姜粗多糖体外降胆固醇效果研究［J］.农产品加工，2017(10):4-6, 17.

［26］虞道锐，王涛，姬立平，等.高良姜提取物对糖尿病脑病大鼠认知功能障碍及海马病理改变的影响［J］.海南医学院学报，2016, 22(17):1929-1932.

［27］黄志英，孙文利，张晓旭，等.高良姜素对缺血性脑卒中大鼠脑线粒体代谢相关酶的影响［J］.世界中医药，2015, 10(3):394-398.

［28］王玉霞，郭兴科，李圆圆，等.高良姜与生姜组合物的抗肿瘤止呕作用［J］.泰山医学院学报，2016, 37(7):735-737.

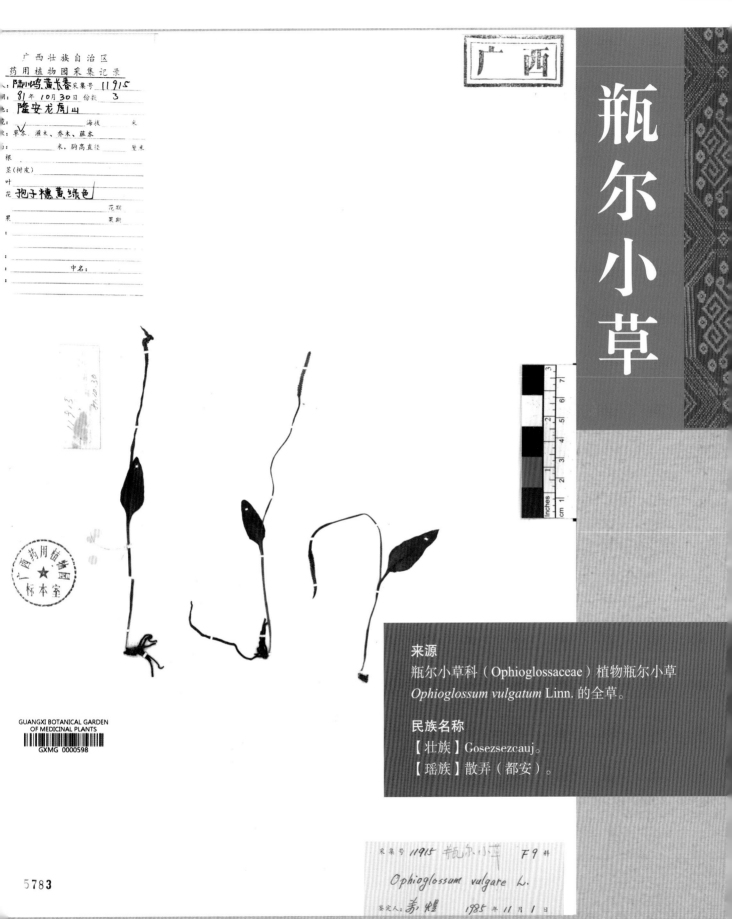

广西壮族自治区
药用植物园采集记录

人: 陆小鸿、黄荣春 采集号 11915
月: 81 年 10 月 30 日 份数 3
地: 隆安龙虎山
: 海拔 米
: 草本、灌木、乔木、藤本
: 米，胸高直径 厘米
根
茎（树皮）
叶
花 孢子穗黄绿色
花期
果 果期
: 中名:

GUANGXI BOTANICAL GARDEN
OF MEDICINAL PLANTS
GXMG 0000598

广西
瓶尔小草

**来源**

瓶尔小草科（Ophioglossaceae）植物瓶尔小草
*Ophioglossum vulgatum* Linn. 的全草。

**民族名称**

【壮族】Gosezsezcauj。
【瑶族】散弄（都安）。

采集号 11915 瓶尔小草 F9
*Ophioglossum vulgare L.*
鉴定人: 苏煜 1985 年 11 月 1 日

## 民 族 应 用

【壮族】药用全草。主治蛇虫咬伤，疮疖痈肿，血热脉漏。内服用量 9~15g，水煎服，或研末服；外用适量，捣敷患处，或研末调敷。

【瑶族】药用全草。水煎服治肺炎。内服用量 15g。

**药材性状** 全草呈卷缩状。根茎短，根多数，肉质，具纵沟，深棕色。叶通常 1 枚，总柄长 9~20cm，营养叶从总柄基部以上 6~9cm 处生出，皱缩，展开后呈卵状长圆形或狭卵形，长 3~6cm，宽 2~3cm，先端钝或稍急大，基部楔形下延，微肉质，两面均淡褐黄色，叶脉网状。孢子叶线形，自总柄顶端生出；孢子囊穗长 2.5~3.5cm，先端尖，孢子囊排成 2 列，无柄。质地柔韧，不易折断。气微，味淡。

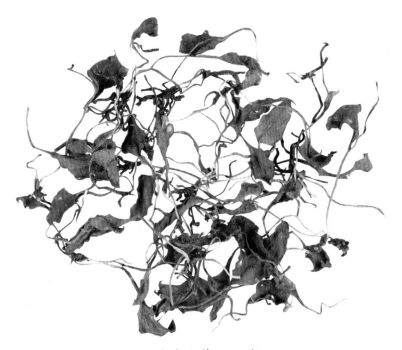

· 瓶尔小草－全草

**药用源流** 《滇南本草图说》记载瓶尔小草，曰："性温，味淡。主治筋络消气，散瘰疬马刀，结核鼠疮、溃烂脓血不止。补气，益虚调元。搽癣疮，小儿黄水疮。妇人阴痒生虫，洗之良。"《百草镜》收载瓶尔小草，名独叶一枝枪，曰："生山原，清明时发苗，谷雨后死，长二三寸，一叶一花，叶如橄榄，花似锥。"《植物名实图考》记载："瓶尔小草生云南山石间。一茎一叶，高二三寸。叶似马蹄有尖，光绿无纹，就茎作小穗，色绿，微黄，贴叶如著。"以上所述及其附图与本种相符。《中华本草》记载其具有清热凉血、解毒镇痛的功效；主治肺热咳嗽，肺痈，肺痨吐血，小儿高热惊风，目赤肿痛，胃痛，疔疮痈肿，蛇虫咬伤，跌打肿痛。

| 分类位置 | 蕨类植物门 | 蕨纲 | 瓶尔小草目 | 瓶尔小草科 |
| --- | --- | --- | --- | --- |
| | Pteridophyta | Filicopsida | Ophioglossales | Ophioglossaceae |

**形态特征** 根状茎短而直立，具一簇肉质粗根，如匍匐茎一样向四面横走。叶通常单生，总叶柄长 6~9cm，深埋土中，下半部为灰白色；营养叶为卵状长圆形或狭卵形，长 4~6cm，宽 1.5~2.4cm，先端钝圆或急尖，基部急剧变狭并稍下延，无柄，微肉质到草质，全缘，网状脉明显。孢子叶长 9~18cm 或更长，自营养叶基部生出，孢子穗先端尖，远超出于营养叶之上。

**生境分布** 生于林下，垂直分布高达海拔 2100m。分布于长江下游各省、湖北、四川、陕西、贵州、云南、台湾、西藏等。广西主要分布在武鸣、柳州、融安、桂林、临桂、全州、永福、平乐、梧州、灵山、陆川、博白、靖西、凌云、凤山、都安、龙州等。

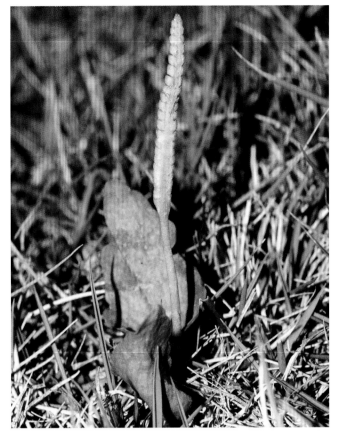

·瓶尔小草－孢子叶

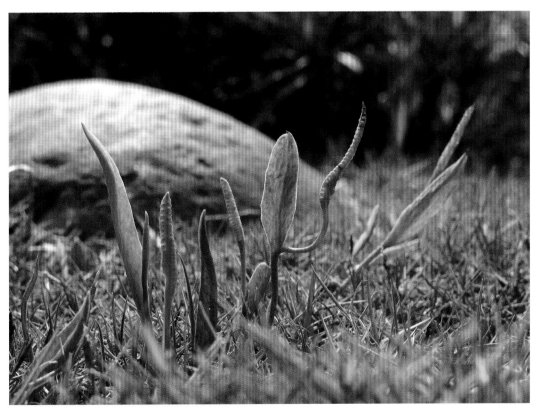

·瓶尔小草－植株

**化学成分**　主要含有 3-*O*-methylquercetin 7-*O*-diglucoside 4'-*O*-glucoside[1]、quercetin-3-*O*-［(6-caffeoyl)-*β*-glucopyranosyl(1 → 3) *α*-rhamnopyranoside］-7-*O*-*α*-rhamnopyranoside、quercetin-3-*O*- methyl ether、kaempferol-3-*O*-［(6-caffeoyl)-*β*-glucopyranosyl (1 → 3) *α*-rhamnopyranoside］- 7-*O*-*α*-rhamnopyranoside[2]等成分。

**药理作用**　1. 伤口愈合作用

瓶尔小草中的 quercetin-3-*O*-［(6-caffeoyl)-*β*-glucopyranosyl(1 → 3) *α*-rhamnopyranoside］-7-*O*-*α*-rhamnopyranoside、kaempferol-3-*O*-［(6-caffeoyl)-*β*-glucopyranosyl (1 → 3) *α*-rhamnopyrano-side］-7-*O*-*α*-rhamnopyranoside、quercetin-3-*O*-methyl ether[2]、1, 2-di-*O*-linolenoyl-3-*O*-*β*-D-galactopyranosyl-glycerol 能促进伤口愈合[2,3]。

2. 抗衰老作用

瓶尔小草提取物能有效抑制 UV 对人成纤维细胞的辐射损伤，清除自由基，并抑制 MMP-1 的表达[4]。

3. 抗氧化作用

瓶尔小草多糖有较强的抗氧化活性，其清除 DPPH 自由基、OH 自由基的半抑制浓度（$IC_{50}$）分别为 0.029mg/ml 和 0.454mg/ml[5]。瓶尔小草总黄酮具有清除 DPPH 自由基、$O_2^-$ 自由基和还原能力，当浓度均为 1.0 mg/ml 时，对 DPPH 自由基清除率为 90%[6]。

4. 抗炎作用

瓶尔小草内生真菌能抑制 LPS 刺激小鼠小胶质细胞株 BV2 细胞释放 TNF-α[7]。

**参考文献**

［1］MARKHAM K R, MABRY T J, VOIRIN B. 3-*O*-methylquercetin 7-*O*-diglucoside 4'-*O*-glucoside from the fern, *Ophioglossum vulgatum*［J］.Phytochemistry, 1969, 8(2):469 - 472.

［2］MARCO C, StTEFANO T, BBRUNO B, et al. Flavonoid oligoglycosides from *Ophioglossum vulgatum* L. having wound healing properties［J］. Planta Medica, 2012, 78(15):1639-1644.

［3］MARCO C, BRUNO B, GIULIO G, et al. Keratinocyte wound healing activity of galactoglycerolipids from the fern *Ophioglossum vulgatum* L.［J］. Journal of Natural Medicines, 2014, 68(1): 31-37.

［4］KIM J H, OH J Y, LEE G S, et al. Inhibitory effect of *Ophioglossum vulgatum* on free radical and MMP expression in UV-irradiated human dermal fibroblasts［J］.Journal of the Society of Cosmetic Scientists of Korea, 2009, 35(4):287-292.

［5］贺银菊，杨再波，彭莘媚，等.响应面优化瓶尔小草多糖超声提取工艺及体外抗氧化活性［J］.中国食品添加剂，2020, 31(9):19-27.

［6］许海棠，赵彦芝，张金彦，等.响应面法提取瓶尔小草总黄酮及其抗氧化活性［J］.食品科技, 2017, 42(2):215-220.

［7］林婧，蔡巧燕，林久茂，等.瓶尔小草内生真菌代谢产物的体外抗神经炎症活性［J］.福建中医药大学学报, 2013, 23(3):32-34.

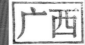

粉

葛

来源

蝶形花科（Papilionaceae）植物粉葛 *Puerarin thomsonii* Benth.［*Pueraria montana* var. *thomsonii* (Benth.) M. R. Almeida］的块根、藤茎、花。

民族名称

【瑶族】台忍，葛根，粉葛。

【壮族】Gogad。

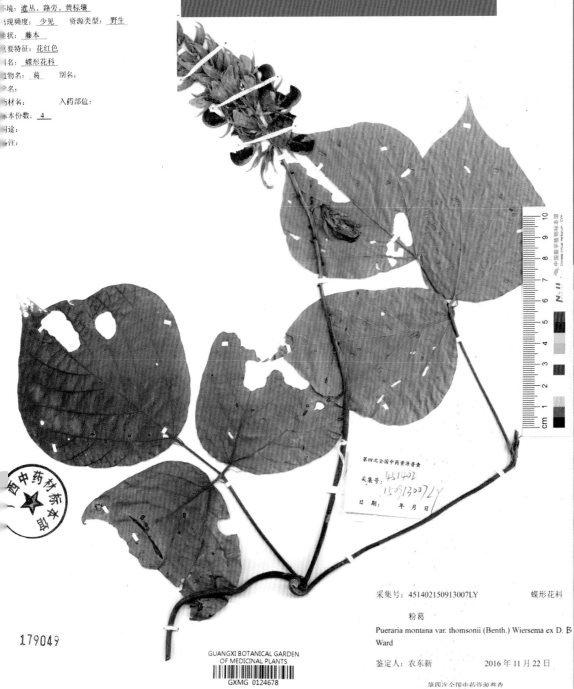

第四次全国中药资源普查采集记录

集人：彭玉德、谢月英、莫连兰

集号：451402150913007LY

集日期：2015 年 9 月 13 日

集地点：广西崇左市江州区那隆镇六卜屯

度：107° 36′ 55.03″ E　纬度：22° 49′ 45.75″ N

拔：465 m

境：灌丛、路旁、黄棕壤

现频度：少见　资源类型：野生

状：藤本

要特征：花红色

名：蝶形花科

物名：葛　别名：

名：

材名：　入药部位：

本份数：4

途：

注：

第四次全国中药资源普查

采集号：451402

150913007LY

日期：年月日

179049

GUANGXI BOTANICAL GARDEN
OF MEDICINAL PLANTS

GXMG 0124678

采集号：451402150913007LY　　蝶形花科

粉葛

*Pueraria montana* var. *thomsonii* (Benth.) Wiersema ex D. B.
Ward

鉴定人：农东新　　　2016 年 11 月 22 日

第四次全国中药资源普查

## 民 族 应 用

【瑶族】药用块根、藤茎、花。块根主治伤寒，温热头痛项强，烦热口渴，泄泻，痢疾，痘疹不透，高血压，心绞痛，耳聋。藤茎治痈肿，喉痹。花治酒精中毒，呕逆吐酸，吐血，便血。内服用量6~9g，水煎服。

【壮族】药用根。用于感冒发热，乙脑，流脑，发热口渴，泄泻，痘疹初起未透，有机磷中毒，化解酒毒。

**药材性状**　块根呈圆柱形，半圆柱形或类纺锤形，长12~15cm，直径4~8cm；有的为纵切或斜切的厚片，大小不一；表面黄白色或淡棕色，未去外皮的呈灰棕色；质硬，体重，富粉性，横切面可见由纤维形成的浅棕色同心性环纹，纵切面可见由纤维形成的数条纵纹；气微，味微甜。花蕾呈不规则的扁长圆形或三角形，花萼黄绿色至灰绿色，萼齿显著长于萼筒，上面裂片长12~16mm，下面3裂片最长的可达20mm；花冠紫色或灰紫色，久置后呈黄白色至深黄色；5片，旗瓣中央缺刻深1.0~1.9mm，基部有二短圆形耳状突起；翼瓣长椭圆状，长5~20mm，宽3~5mm，基部两侧附属体呈不对称的耳状突起；弦侧基部附属体不明显，稍呈突起；花药长1~1.5mm，宽0.2~1mm；雌蕊具毛。藤茎带毛。

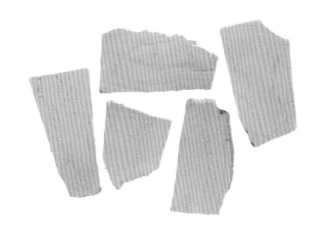

·粉葛－块根

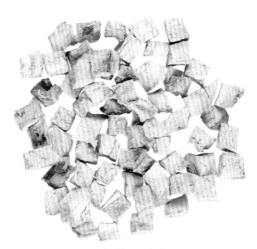

·粉葛－块根

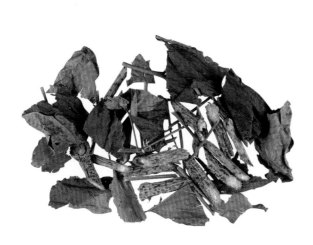

·粉葛－藤茎

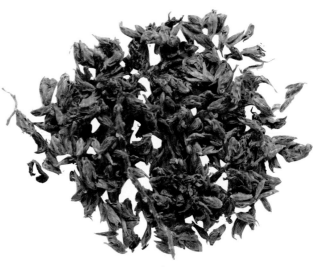

·粉葛－花

**药用源流**　以"葛根"之名始载于《神农本草经》，列为中品，曰："一名鸡齐根。味甘，平，无毒。治消渴，身大热，呕吐，诸痹，起阴气，解诸毒。"《本草经集注》曰："即今之葛根。人皆蒸食之。……南康、庐陵间最胜，多肉而少筋，干美，但为药用之，不及此间尔。"指出葛根有品种之分。《本草图经》记载："生汶山川谷，今处处有之，江浙尤多。春生苗，引藤蔓，长一二丈，紫色；叶颇似楸叶而青，七月著花，似豌豆花，不结实；根形如手臂，紫黑色，五月五日午时采根，暴干。以入土深者为佳。今人多以作粉食之，甚益人。下品有葛粉条，即谓此也。"所述"引藤蔓，长一二丈""叶颇似楸叶"及"似豌豆花"之特征与葛 *P. montana* (Loureiro) Merrill 相符；所述食用性应指粉葛或食用葛 *P. edulis* Pampan.。《本草纲目》记载："葛有野生，有家种。其蔓延长，取治可作绤绤。其根外紫内白，长者七八尺。其叶有三尖，如枫叶而长，面青背淡。其花成穗，累累相缀，红紫色。其荚如小黄豆荚，亦有毛。其子绿色，扁扁如盐梅子核，生嚼腥气，八、九月采之。"明确指出葛根有野生和家种之分，所述"其叶有三尖，如枫叶而长"应指食用葛。《植物名实图考》载"有种生、野生二种"，并附有葛根图绘，其中"葛（一）"图与粉葛相符。历版药典多将粉葛、野葛作为葛根药材基原，2005 年版将粉葛、野葛分列收载和使用。《中华人民共和国药典》（2020 年版　一部）记载粉葛的干燥根具有解肌退热、生津止渴、透疹、升阳止泻、通经活络、解酒毒的功效；主治外感发热头痛，项背强痛，口渴，消渴，麻疹不透，泄泻，热痢，眩晕头痛，中风偏瘫，胸痹心痛，酒毒伤中。

| **分类位置** | 种子植物门 | 被子植物亚门 | 双子叶植物纲 | 豆目 | 蝶形花科 |
|---|---|---|---|---|---|
| | Spermatophyta | Angiospermae | Dicotyledoneae | Legumiales | Papilionaceae |

**形态特征**　粗壮藤本。顶生小叶菱状卵形或宽卵形，侧生的斜卵形，长、宽 10~13cm，先端急尖或具长小尖头，基部截平或急尖，全缘或具 2~3 裂片，两面被黄色粗伏毛。花冠长 16~18mm；旗瓣近圆形。

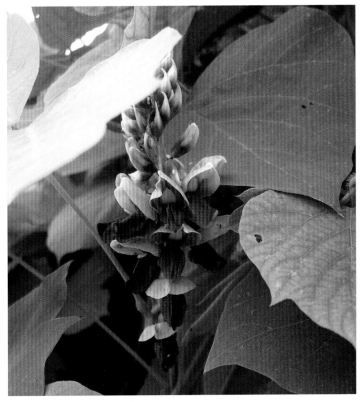

·粉葛－花期

**生境分布** 生于山野灌丛或疏林中，或栽培。分布于云南、四川、西藏、江西、广西、广东、海南等。广西主要分布在南宁、全州、资源、上思、容县、百色、金秀、龙州等。

**化学成分** 主要含有葛根素、大豆苷、染料木苷、大豆素、染料木素、刺芒柄花素[1]、大豆苷元、芒柄花黄素、鹰嘴豆芽素、异甘草素[2]、4',7-二甲基鸢尾黄素、鸢尾甲黄素A、尼泊尔鸢尾异黄酮、irilin D、7-甲基鸢尾黄素、鸢尾黄素、鸢尾苷、葛花苷、木犀草素、芹菜素[3]、6''-O-乙酰鸢尾苷、鸢尾黄素-7-O-β-D-木糖-(1→6)-β-D-吡喃葡萄糖苷、尼泊尔鸢尾异黄酮-7-O-β-D-葡萄糖苷、毛蕊异黄酮-7-O-β-D-吡喃葡萄糖苷、黄豆黄素、黄豆黄苷、紫藤碱、6''-O-乙酰染料木苷、6''-β-D-木糖染料木苷、降紫香苷、异鸢尾黄素-7-O-β-D-吡喃葡萄糖苷[4]等黄酮类成分；葛花皂苷Ⅲ、菜豆皂苷Ⅳ、槐花皂苷Ⅰ、赤豆皂苷Ⅰ、葛花皂苷Ⅰ、野蓝靛草皂苷Ⅰ、槐花皂苷Ⅲ、槐花皂苷Ⅱ、相思子皂醇A-3-O-α-L-吡喃鼠李糖-(1→2)-β-D-吡喃半乳糖-(1→2)-β-D-吡喃葡萄糖醛酸、大豆皂苷Ⅲ、大豆皂苷Ⅱ、黄芪皂苷Ⅷ、大豆皂苷Ⅰ、山鬡豆皂苷[4]等皂苷类成分；以及香草酸[4]等成分。

**药理作用**　1. 抗氧化作用

粉葛对DPPH自由基、ABTS$^+$自由基有一定的清除能力和铁离子还原能力[5]。粉葛各溶剂提取物均具有不同程度的清除DPPH自由基的活性，其活性大小顺序为：乙醇提取物＞丙酮提取物＞乙酸乙酯提取物＞氯仿提取物＞石油醚提取物[6]。

2. 降糖降脂作用

粉葛和石斛具有体内协同降糖降脂作用，能降低高糖高脂诱导的果蝇模型的三酰甘油和海藻糖水平[7]。

3. 神经保护作用

化合物大豆苷元和染料木素能降低6-羟基多巴胺对神经生长因子诱导分化的PC12细胞的毒性作用，其作用机制可能与抑制caspase-8和caspase-3的激活有关[8]。

**参考文献**

[1]程江华，张继刚，王灼琛，等.HPLC法同时测定安徽产野葛、粉葛中6种异黄酮成分[J].保鲜与加工，2017，17(5):107-112.

[2]李昕，潘俊娴，陈士国，等.不同生长期野葛与粉葛的活性成分及体外抗氧化活性研究[J].中国食品学报，2017，17(10):220-226.

[3]常欣，袁园，谢媛媛，等.粉葛花黄酮类化学成分研究[J].中国药物化学杂志，2009，19(4):284-287.

[4]曲佳琳.粉葛花化学成分及其活性成分鸢尾苷大鼠体内代谢的研究[D].沈阳：沈阳药科大学，2014.

[5]李昕，潘俊娴，陈士国，等.不同生长期野葛与粉葛的活性成分及体外抗氧化活性研究[J].中国食品学报，2017，17(10):220-226.

[6]刘琳，李生茂，袁斌，等.野葛和粉葛不同溶剂提取物清除DPPH自由基活性的比较[J].中国民族民间医药，2016，25(17):18-21.

[7]许子杨，敬思群，林映君，等.石斛与粉葛体外体内降糖降脂协同作用研究[J].食品与机械，2020，36(1):181-185.

[8]LIN C M, LIN R D, CHEN S T, et al. Neurocytoprotective effects of the bioactive constituents of *Pueraria thomsonii* in 6-hydroxydopamine (6-OHDA)-treated nerve growth factor (NGF)-differentiated PC12 cells[J]. Phytochemistry, 2010, 71(17):2147-2156.

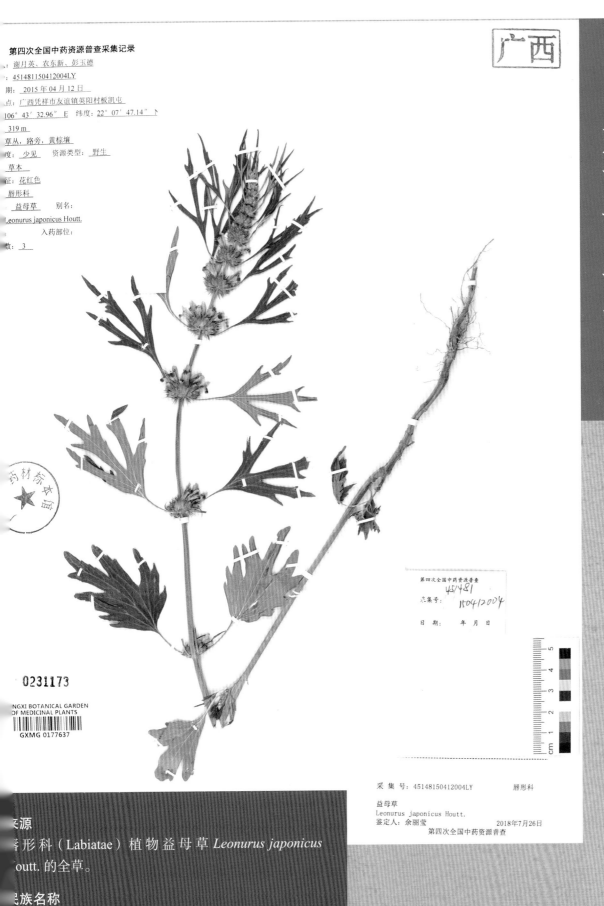

第四次全国中药资源普查采集记录

谢月英、农东新、彭玉德

451481150412004LY

期: 2015 年 04 月 12 日

点: 广西凭祥市友谊镇英阳村板凯屯

106° 43′ 32.96″ E　纬度: 22° 07′ 47.14″

319 m

草丛，路旁，黄棕壤

度: 少见　资源类型: 野生

草本

证: 花红色

唇形科

益母草　别名:

Leonurus japonicus Houtt.

入药部位:

数: 3

0231173

NGXI BOTANICAL GARDEN
OF MEDICINAL PLANTS

GXMG 0177637

益母草

第四次全国中药资源普查

45481

采集号: 150412004

日　期: 　年　月　日

采集号: 45148150412004LY　　唇形科

益母草
Leonurus japonicus Houtt.
鉴定人: 余丽莹　　　　2018年7月26日
第四次全国中药资源普查

### 来源

唇形科（Labiatae）植物益母草 *Leonurus japonicus* Houtt. 的全草。

### 民族名称

【壮族】益母草（马山）。

【瑶族】培碰暖。

【仫佬族】马凉丹（罗城）。

## 民 族 应 用

【壮族】药用全草。水煎服治急性肾炎。

【瑶族】药用全草。主治月经不调，月经过多，血崩，胎动不安，产后腹痛，产后贫血，头晕，附件炎，动脉硬化症，急性肾炎，肾炎水肿，跌打损伤，毒蛇咬伤。内服用量15~30g，水煎服；外用适量捣敷。

【仫佬族】药用全草。水煎服治痛经；水煎冲黄糖服治妇女产后贫血。

**药材性状** 鲜益母草幼苗期无茎，基生叶圆心形，5~9浅裂，每裂片有2~3钝齿。花前期茎呈方柱形，上部多分枝，四面凹下成纵沟，长30~60cm，直径0.2~0.5cm；表面青绿色；质鲜嫩，断面中部有髓；叶交互对生，有柄；叶片青绿色，质鲜嫩，揉之有汁；下部茎生叶掌状3裂，上部叶羽状深裂或浅裂成3片，裂片全缘或具少数锯齿。气微，味微苦。干后茎表面灰绿色或黄绿色；体轻，质韧，断面中部有髓。叶片灰绿色，多皱缩、破碎，易脱落。轮伞花序腋生，小花淡紫色，花萼筒状，花冠二唇形。切段者长约2cm。

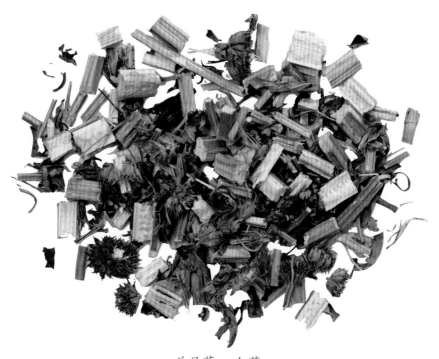

· 益母草 – 全草

**药用源流** 以茺蔚子一名始载于《神农本草经》，列为上品，曰："一名益母，一名益明，一名大札。味辛，微温，无毒。主明目，益精，除水气。久服轻身。血逆，大热，头痛，心烦。"《本草图经》云："叶似荏，方茎白华，华生节间……而苗叶上节节生花，实似鸡冠，子黑色，茎作四方棱，五月采。"《本草纲目》记载："茺蔚近水湿处甚繁，春初生苗如嫩蒿，入夏长三四尺，茎方如黄麻茎。其叶如艾叶而背青，一梗三叶，叶有尖歧。寸许一节，节节生穗，丛簇抱茎。四五月间，穗内开小花，红紫色，亦有微白色者。每萼内有细子四粒，粒大如同蒿子，有三棱，褐色……其草生时有臭气，夏至后即枯，其根白色……此草有白花、紫花二种，茎叶子穗皆一样，但白者能入气分，红者能入血分……"以上所述及《植物名实图考》所附图绘，与本种相符。《中华人民共和国药典》（2020年版 一部）记载其具有活血调经、利尿消肿、清热解毒的功效；主治月经不调，痛经经闭，恶露不尽，水肿尿少，疮疡肿毒。

| 分类位置 | 种子植物门 | 被子植物亚门 | 双子叶植物纲 | 唇形目 | 唇形科 |
|---|---|---|---|---|---|
| | Spermatophyta | Angiospermae | Dicotyledoneae | Laminales | Labiatae |

**形态特征** 一年生或二年生草本。茎直立，钝四棱形。叶轮廓变化很大，茎下部叶卵形，掌状 3 裂，裂片上再分裂；茎中部叶菱形，较小，通常分裂成 3 个或偶有多个长圆状线形的裂片；花序最上部的苞叶近于无柄，全缘或具稀少牙齿。轮伞花序腋生；花冠粉红至淡紫红色；雄蕊 4，花丝疏被鳞状毛；花柱丝状，先端相等 2 浅裂。小坚果长圆状三棱形，光滑。

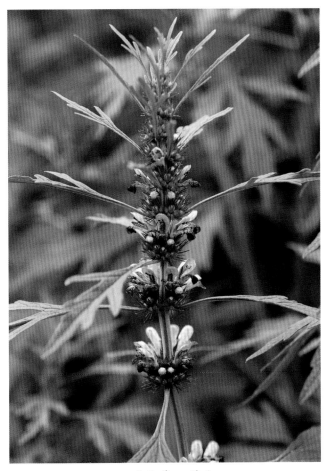

· 益母草 - 花期

**生境分布** 生于多种生境，尤以阳处为多，海拔可高达 2100m。分布于全国各地。广西全区各地均有分布。

**化学成分** 主要含有 16-oxo-leoheteronone A、15-methoxyleoheteronin B、sibiricinone A、sibiricinone B、galeopsin、hispanone、leoheterin B、leoheterin、heteronone B、(+)-copalol、8, 9-*seco*-hispanlone、villenol、13*E*-labda-7, 13-diene-15-ol、leopersin A、3α-acetoxy-7β-hydroxy-9α, 13；15, 16-diepoxy-15β-methoxylabdan-6-one、3α-acetoxy-7β-hydroxy-9α, 13；15, 16-diepoxy-15α-methoxylabdan-6-one[1]、leonjapone A、leonjapone E-H、leonjapone J-K、leonjapone N、leonjapone P-Q、15, 16-epoxy-7-hydroxy-6, 9-dioxo-8, 9-*seco*-labdan-13(14)-ene-16, 15-olide、6β, 9-epoxy-9α, 15-dimethoxy-7-

oxo-8, 9-*seco*-labdan-13(14)-ene-16, 15-olide、6$\beta$, 9-epoxy-9$\alpha$-methoxy-7-oxo-8, 9-*seco*-labdan-13(14)-ene-16, 15-olide、3$\alpha$-acetoxy-15-ethoxy-6, 13-dihydroxy-15, 16-epoxylabda-5(6), 8(9)-diene-7-one、(3$\alpha$, 7$\beta$, 9$\alpha$, 15$\beta$)-3-(acetyoxy)-9, 13,15, 16-diepoxy-15-ethoxy-7-hydroxylabdan-6-one[2]等二萜类成分；槲皮素 -3-*O*-$\beta$-D- 葡萄糖苷、金丝桃苷、槲皮素 -3-*O*- 芸香糖苷、槲皮素 -3-*O*- 刺槐糖苷、2'''-syringylrutin、山柰酚 -3-*O*-$\beta$-D- 吡喃葡萄糖苷、山柰酚 -3-*O*-$\beta$-D- 吡喃半乳糖苷、山柰酚 -3-*O*-$\beta$- 刺 槐 双 糖 苷、kaempferol 3-neohesperidoside、apigenin-7-*O*-$\beta$-D-glucopyranoside[3]、芹菜素、tiliroside、山柰酚 -3-*O*-( 6''-*O*- 顺式对香豆酰基 )-$\beta$-D- 吡喃葡萄糖苷、山柰酚 -3-*O*- 芸香糖苷[4]、芦丁[5]等黄酮类成分；(24S)-4, 28- 豆甾二烯 -24- 醇 -3- 酮、壬二酸单 $\beta$- 谷甾醇酯、24R-5$\alpha$- 豆甾烷 -3, 6- 二酮、(3$\beta$, 7$\alpha$)- 豆甾烷 -5- 烯 -3, 7- 二醇、$\beta$- 谷甾醇、$\beta$- 谷甾酮[6]等甾体类成分；28- 降羽扇豆烷 -20(29)- 烯 -3$\beta$, 17$\beta$- 二醇、羽扇豆醇、白桦脂酸、二氢白桦脂酸、(20S)-3$\beta$- 羟基 -29- 氧代羽扇豆烷 -28- 羧酸、毛栲素 D、(24R)- 环菠萝蜜烷 -24, 25- 二醇 -3$\beta$- 肉豆蔻酸酯、$\alpha$- 香树脂醇、齐墩果酸[6]等三萜类成分；(-)- 戈米辛 K$_1$、戈米辛 J、芝麻素、佛手柑内酯、花椒毒素、异茴芹内酯、异栓翅芹醇、异欧前胡素、橙皮内酯水合物、异橙皮内酯、九里香酮、橙皮油内酯烯酸、欧芹酚甲醚[6]等木脂素及香豆素类成分；以及地黄苷、反式阿魏酸、4- 羟基 -2, 6- 二甲氧基苯基 -$\beta$-D- 吡 喃 葡 萄 糖 苷、phenethyl-$\beta$-D-glucopyranoside、ajugoside、(3S, 6E)-8-hydroxylinalool 3-*O*-$\beta$-D-glucopyromoside、blumenol A、(3R, 9R)-9-*O*-$\beta$-D-glucopyranosyl-3-hydroxy-7, 8-didehydro-$\beta$-ionol[4]、薰衣草叶苷、苯甲酸、邻羟基苯甲酸、丁香酸、腺苷[5]、(-)- 十九碳 -5, 6- 二烯酸甲酯、十八碳 -5, 6- 二烯酸甲酯、二十一烷酸、花生酸、二十七烷酸、肉豆蔻酸甲酯[7]、(E)-4-hydroxy-dodec-2-enedioic acid、益母草碱、水苏碱、次黄苷、鸟苷、左旋色氨酸、苯丙氨酸[8]等成分。还含有蒎烯、蘑菇醇、桉树脑、罗勒烯、左旋樟脑、壬醛、辛酸乙酯、癸醛、a- 荜澄茄油烯、1- 石竹烯、大根香叶烯 D、双环吉马烯、d- 杜松烯、氧化石竹烯[9]等挥发性成分。

**药理作用** 1. 抗肿瘤作用
化合物槲皮素 -3-*O*- 洋槐双糖苷、芦丁、异槲皮苷、金丝桃苷、槲皮素、芹菜素、苯甲酸对人白血病 K562 细胞具有不同程度的抑制活性，其 IC$_{50}$ 值分别为 17.29mg/L、21.56mg/L、21.67mg/L、24.12mg/L、6.3mg/L、10.4mg/L、116.5mg/L[10]。

2. 对子宫的作用
益母草总生物碱可增加薄型子宫内膜大鼠子宫内膜 VEGF 和 Ang-2 蛋白表达量，促进子宫内膜的血管生成，增加子宫内膜的厚度，且在一定范围内呈浓度依赖性[11]。益母草注射液可能通过开放 Ca$^{2+}$ 通道增强离体子宫平滑肌对益母草注射液的敏感性，并通过促进能量代谢发挥对缺血再灌注子宫的保护作用[12]。益母草中的水苏碱、胆碱和葫芦巴碱对子宫活动呈现兴奋作用，其效应与动物种属有关，且对子宫的作用不存在协同或拮抗作用[13]。益母草注射液联合宫缩素可有效降低剖宫产产妇出血量，提高止血效果，且对患者凝血功能影响较小，可增强子宫收缩能力，促进子宫复旧，效果优于单独缩宫素治疗[14]。益母草浸膏可促进产后子宫复原，促进子宫内膜的增生、修复，对产后子宫内膜炎起到保护和改善作用，其作用机制可能与抑制炎症因子的表达，降低氧自由基损伤，降低子宫内膜的细胞凋亡和 6-K-PGF1$\alpha$ 的表达，升高 TXB2 的表达有关[15]。

3. 对心脑血管的作用
益母草水煎液和益母草水煎醇沉液均能延长小鼠凝血时间[16]。益母草主要有效成分盐酸水苏碱和盐酸益母草碱联合应用对心肌缺血再灌注损伤大鼠的心脏收缩和舒张功能有较好的改善作用，能保护缺血再灌注心肌，其作用机制可能与减少心肌酶漏出、改善心功能和抗氧化有关[17]。益母草碱对实验性脑损伤大鼠具有脑保护作用，可以改善脑梗死后的神经损伤，减少脑梗死体积，降低大鼠的氧化应激反应，其作用机制可能与调节 PI3K/AKT/NF-κB 信号通路有关[18]。益母草对人脐静脉血管内皮 HUVECS 细胞以及斑马鱼血管生成的影响具有双向作用，与其不同的药效物质相关[19]。益母草碱可有效改善慢性脑缺血大鼠认知功能，其机制可能与调控缺血后炎症反应有关[20]。

4. 抗氧化作用

益母草总生物碱对 DPPH 自由基和 ABTS+ 自由基均有一定的清除作用，$IC_{50}$ 值分别为（35.981±0.935）μg/ml、（86.279±2.159）μg/ml[21]。

5. 抗炎镇痛作用

益母草能延长小鼠对热刺激疼痛反应潜伏期，减少小鼠 10min、20min 内扭体次数，减轻二甲苯所致的小鼠耳郭肿胀和角叉菜致大鼠足跖肿胀[22]。益母草碱对 LPS 诱导的小鼠腹腔巨噬细胞的炎症反应具有调控作用，其作用机制可能与调节 TLR4/NF-κB 信号通路相关[23]。

6. 对肾脏的作用

益母草碱能改善多柔比星引起的肾损害，其作用机制可能与抑制氧化应激和炎症反应有关[24]。

7. 降血脂作用

益母草能降低高血脂大鼠的体重，降低 TC、TG、LDL-C 水平，提高 HDL-C 含量[25]。

8. 其他作用

益母草提取液能提高小鼠耐缺氧及抗疲劳能力，增强运动能力[26]。盐酸益母草碱可通过下调 IκBα、PI3K 和 Akt 蛋白的磷酸化从而抑制 IκBα、PI3K 和 Akt 蛋白活性，抑制破骨细胞生成[27]。

**参考文献**

[1] 秦静，陈子豪，刘建昆，等.益母草中的二萜类化合物研究[J].西北药学杂志，2018，33(4):427-432.

[2] 刘瑞雪.益母草和山中平树化学成分研究[D].昆明：云南大学，2019.

[3] 邓屾，王涛，吴春华，等.益母草黄酮类成分的分离与鉴定[J].中国药物化学杂志，2013，23(3):209-212,234.

[4] 张祎，邓屾，李晓霞，等.益母草化学成分的分离与结构鉴定Ⅱ[J].中国药物化学杂志，2013，23(6):480-485.

[5] 张琳，蔡晓菡，高慧媛，等.益母草化学成分的分离与鉴定[J].沈阳药科大学学报，2009，26(1):15-18,26.

[6] 周勤梅.益母草的化学成分研究[D].成都：成都中医药大学，2014.

[7] 周勤梅，彭成，蒙春旺，等.益母草中脂肪族化合物的研究[J].中草药，2015，46(9):1283-1286.

[8] 邓屾，刘丽丽，陈玥，等.益母草化学成分研究Ⅲ[J].天津中医药大学学报，2014，33(6):362-365.

[9] 刘梦菲，卢金清，江汉美，等.HS-SPME-GC-MS 分析益母草及其伪品夏至草的挥发性成分[J].中医药导报，2018，24(16):47-50.

[10] 丛悦，郭敬功，王天晓，等.益母草的化学成分及其抗人白血病 K562 细胞活性研究[J].中国中药杂志，2009，34(14):1816-1818.

[11] 万秋园，赵文娜，吴晓玲，等.益母草总生物碱对大鼠薄型子宫内膜 VEGF 和 Ang-2 表达的影响[J].临床和实验医学杂志，2019，18(24):2606-2610.

［12］蔡红霞，丁妍，邢宇.益母草注射液对缺血再灌注大鼠离体子宫能量代谢及子宫活动力的影响［J］.实用药物与临床，2019, 22(5):456-460.

［13］代良萍，谢晓芳，孙晨，等.益母草注射液生物碱单体配伍对离体子宫收缩活动的影响［J］.天然产物研究与开发，2016, 28(10):1633-1638.

［14］戴素蓉，刘雁，李星国，等.益母草注射液联合缩宫素对子宫收缩能力及产后出血的影响［J］.世界中医药，2018, 13(12):3053-3057.

［15］陈晓燕，冉华阳，张锦安.益母草浸膏对产后子宫内膜炎作用功效的实验研究[J].中国中医急症，2017, 26(1):50-52, 64.

［16］柳卫国，朱先超，宁康健.益母草对小鼠凝血时间的影响［J］.当代畜牧，2018(27):44-45.

［17］李承平，轩翠平，袁建龙，等.益母草有效成分配伍抗大鼠心肌缺血再灌注损伤作用研究［J］.中国医院药学杂志，2019, 39(7):708-712.

［18］杜帅，刘佳，刘婷，等.基于PI3K/AKT/NF-κB信号通路探讨益母草碱对缺血性脑卒中大鼠脑组织病理变化的影响［J］.中国动脉硬化杂志，2019, 27(10):853-861.

［19］何育霖，刘娟，周飞，等.益母草不同活性组分对血管生成的调节作用［J］.中华中医药杂志，2018, 33(10):4386-4388.

［20］郑志君，王贤英，梁辉.益母草碱对慢性脑缺血大鼠认知功能的影响［J］.中成药，2018, 40(9):2045-2048.

［21］周飞，周勤梅，蒲忠慧，等.益母草总生物碱的提取工艺及抗氧化活性研究［J］.时珍国医国药，2019, 30(10):2348-2352.

［22］王丽娟，张丽，王勇，等.益母草镇痛抗炎作用的实验研究［J］.时珍国医国药，2009, 20(3):645-646.

［23］王凤侠，崔莹，姚峻.益母草碱对LPS诱导小鼠腹腔巨噬细胞炎症反应的调控作用［J］.免疫学杂志，2020, 36(11):970-975.

［24］孙涛，袁斌.益母草碱对多柔比星致小鼠肾损伤的保护作用［J］.医学研究生学报，2018, 31(12):1267-1271.

［25］姜瑜，王研，和甜甜，等.益母草对高血脂大鼠的降血脂作用［J］.辽东学院学报(自然科学版)，2019, 26(4):257-260.

［26］朱齐宁，崔静.益母草提取液对小鼠抗疲劳、耐缺氧能力的影响［J］.岭南师范学院学报，2017, 38(6):110-113.

［27］张怡，田坤明.盐酸益母草碱对破骨细胞生成的作用及机制研究［J］.现代医药卫生，2018, 34(20):3215-3217.

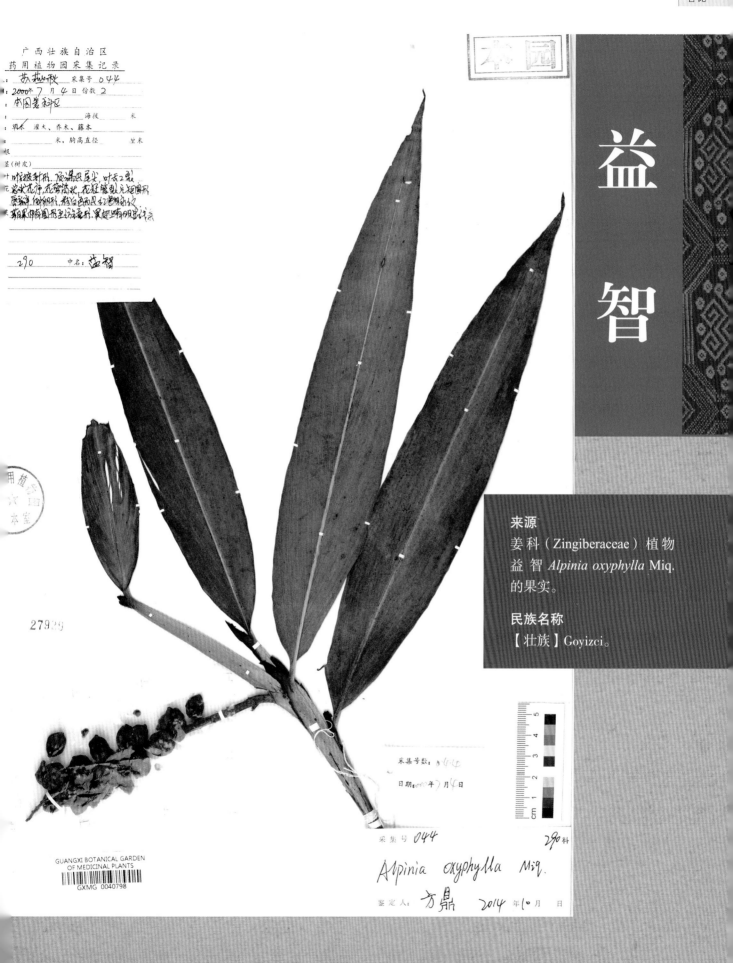

益智

来源
姜科（Zingiberaceae）植物
益智 *Alpinia oxyphylla* Miq.
的果实。

民族名称
【壮族】Goyizci。

广西壮族自治区
药用植物园采集记录

苏楷如秋    采集号 044
2000年 7 月 4 日 份数 2

中名：益智

27929

采集号 044              290科

*Alpinia oxyphylla* Miq.

鉴定人：方鼎    2014 年 10 月   日

# 民 族 应 用

【壮族】药用果实。主治腹冷痛，中寒吐泻，多唾，遗精，小便余沥。内服用量 3~10g。

**药材性状** 果实呈椭圆形，两端略尖，长 1.2~2cm，直径 1~1.3cm。表面棕色至灰棕色，有纵向凹凸不平的突起棱线 13~20 条，顶端有花被残基，基部常残存果梗；果皮薄而稍韧，与种子紧贴。种子集结成团，中有薄膜将种子团分 3 瓣，每瓣有种子 6~11 粒。种子呈不规则扁圆形，略有钝棱，直径约 3mm，表面灰褐色或灰黄色，外被淡棕色膜质的假种皮；质硬，胚乳白色。有特异香气，味辛，微苦。

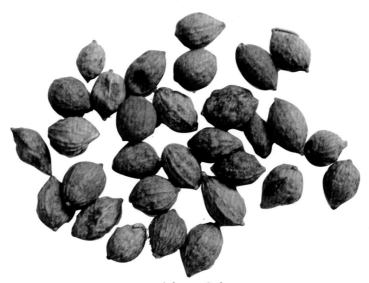

·益智－果实

**药用源流** 以益智子一名始载于《南方草木状》，记载："益智子，如笔毫，长七八分，二月花，色如莲。着实，五六月熟。味辛，杂五味中芬芳，亦可盐曝。出交趾、合浦。"《本草图经》记载："叶似蘘荷，长丈余。其根傍生小枝，高七八寸，无叶，花萼作穗，生其上，如枣许大。皮白，中人黑，人细者佳。含之摄涎唾。"《本草纲目》记载："今之益智子形如枣核，而皮及仁，皆似草豆蔻云。"以上所述及其所附图绘与本种相符。《中华人民共和国药典》（2020 年版 一部）记载其具有暖肾固精缩尿、温脾止泻摄唾的功效；主治肾虚遗尿，小便频数，遗精白浊，脾寒泄泻，腹中冷痛，口多唾涎。

| 分类位置 | 种子植物门 | 被子植物亚门 | 单子叶植物纲 | 姜目 | 姜科 |
| --- | --- | --- | --- | --- | --- |
| | Spermatophyta | Angiospermae | Monocotyledoneae | Zingiberales | Zingiberaceae |

**形态特征** 株高 1~3m。茎丛生。叶片披针形，长 25~35cm，宽 3~6cm，顶端渐狭，具尾尖，基部近圆形，边缘具脱落性小刚毛；叶舌膜质，2 裂。总状花序在花蕾时全部包藏于一帽状总苞片中，花序轴被极短的柔毛；大苞片极短，膜质，棕色；花萼筒状；花冠裂片长圆形，白色；唇瓣倒卵形，长约 2cm，粉白色而具红色脉纹，先端边缘皱波状；子房密被绒毛。蒴果鲜时球形，干时纺锤形，被短柔毛，果皮上有隆起的维管束线条，顶端有花萼管的残迹。种子不规则扁圆形，被淡黄色假种皮。

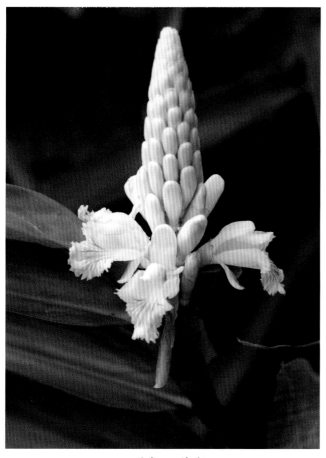

·益智－花期

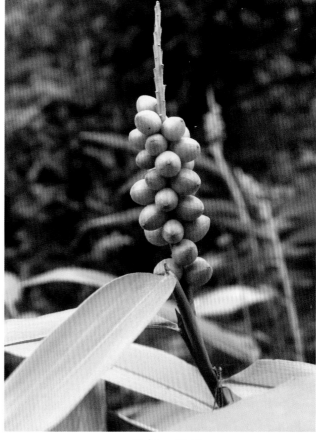

·益智－果期

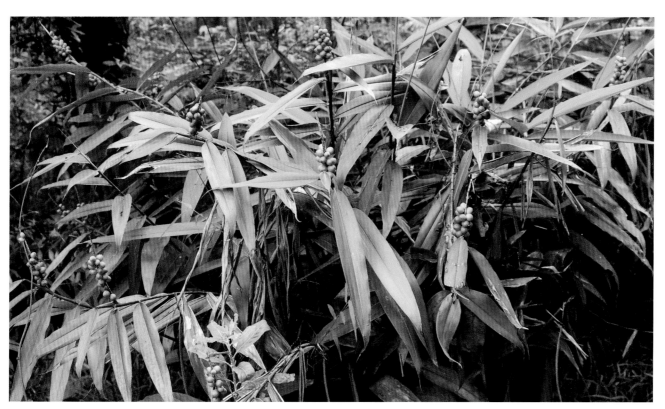

·益智－植株

**生境分布** 生于林下阴湿处或栽培。分布于广东、广西、云南、福建等。广西主要分布在浦北、桂平、陆川等。

**化学成分** 果实主要含有 3, 5- 二羟基 -7, 4'- 二甲氧基黄酮、白杨素、杨芽黄素、山柰酚、黄芩素、汉黄芩素、杨梅素[1]、rhamnocitrin[2]、(-)- 表儿茶素、(+)- 儿茶素[3] 等黄酮类成分；益智酮甲、1-(3', 5''- 二羟基 -4''- 甲氧基苯 )-7- 苯基 -3- 庚酮[1]、邻苯二甲酸 - 双 (2'- 乙基庚基 ) 酯、1-(4'- 羟基苯基 )-7-(3''- 甲氧基 -4''- 羟基苯基 )-4- 烯 -3- 庚酮、5-dehydroxy-hexahydrodemethoxycurcumin B、(*E*)-1-(4''-hydroxy-3-methoxy-phenyl)-7-(4-hydroxy-phenyl)-hept-4en-3-one、5-hydroxy-7-(4''-hydroxy-3''-methoxyphenyl)-1-phenyl-3-heptanone、dihydrogingerenone B[4]、(*E*)-1-(4'-hydroxy-3'-methoxyphenyl)-7-(4''-hydroxy-phenyl)-hept-4-en-3-one、1, 5-epoxy-3-hydroxy-1-(4-hydroxy-3, 5-dimethoxyphenyl)-7-(4-hydroxy-3-methoxyphenyl) heptanes[5] 等二苯庚烷类成分；teuhetenone A、齐墩果酸[1]、(1*R*, 4*R*, 10*R*)-1*β*, 4*α*-dihydroxy-11, 12, 13-trinor-5, 6-eudesmen-7-one、1*β*, 4*β*, 7*β*-trihydroxyeudesmane、bullatantriol[4]、(1*R*, 4*R*, 10*R*)-1*β*, 4*α*- 二羟基 -4*β*, 10*β*- 二甲基 -11, 12, 13- 降碳桉叶烷型倍半萜、3*α*, 4*α*, 8*β*- 三羟基 -3*β*- 甲基 -6*β*- 异丙基 -14- 降碳杜松烷倍半萜、3*α*, 4*α*, 7- 三羟基 -4*β*, 10*α*- 二甲基 -7- 乙酰基 -13- 降碳桉叶烷型倍半萜、(4*Z*)-3, 7-dimethyl-4-octene-1, 2, 3, 6, 7-pentaol、(4*E*)-3, 7-dimethyl-4-octene-1, 2, 3, 6, 7-pentaol、(3*E*)-3, 7-dimethyl-3-octene-1, 2, 5, 6, 7-pentaol、oxyphyllenone A、1*β*, 4*β*-dihydroxy-11, 12, 13-trinor-8, 9-eudesmen-7-one、teucrenone[2]、7-epi-teucrenone B、11-hydroxy-valenc-1(10)-en-2-one、圆柚酮、12-hydroxynootkatone[6] 等萜类成分；原儿茶酸、香草酸[1]、5-hydroxy-6-(3', 4'-dihydroxy-4'-methylpentyl)pyridine-2-carboxylic acid、乙酰丙酸[2]、棕榈酸[6] 等有机酸类成分；2-*O*-*β*-D-glucosyl-(1*S*)-phenylethylene glycol、(*S*)-1-phenylethy1-*β*-D-glucopyranoside、1-methyl butyl-*β*-D-glucopyranoside、staphylionoside D、benzyl-1-*O*-*β*-D-glucopyranoside、*β*-D-glucopyranoside, [4-(1-hydroxy-1-methylethyl) phenyl] methy1、butyl *β*-D-fructopyranoside、uridine、thymidine、*β*-D-glucopyranoside, 2-hydroxy-5-methoxyphenyl[3] 等糖苷类成分；以及芒果苷、*β*- 谷甾醇[1]、十五甲基四十烷、1-tetratriacontanol、胡萝卜苷[2]、2-acetamido-2, 3-dideoxy-D-threo-hex-2-enono-1, 4-lactone[2] 等成分。茎叶中含有良姜素、杨芽黄素、白杨素、芹菜素、刺槐素、5- 羟基 -4', 7- 二甲氧黄酮、山柰酚 -4'-*O*- 甲醚、5, 7, 4'- 三甲氧基黄酮、乔松素、球松素、二氢山柰酚[7] 等黄酮类成分，以及对羟基桂皮酸、香草酸、原儿茶酸、对羟基苯甲酸、肉豆蔻酸、棕榈酸、*β*- 谷甾醇棕榈酸酯、花生酸、二十二烷酸、二十八烷酸[8] 等有机酸类成分。叶含有 1, 8- 桉叶素、isogeraniol、桃金娘烯醛、*β*- 柠檬醛、香叶醇、*α*- 柠檬醛、*β*- 蒎烯、月桂烯、(+) -4-carene、*γ*- 松油烯、罗勒烯、*β*- 榄香烯、*α*-bergamotene、*α*- 姜烯、*β*- 双十一烯、*β*- 倍半水芹烯、*α*- 姜黄烯[9] 等挥发油成分。

**药理作用** 1. 缩尿作用

益智醇提物、益智果仁醇提物、益智大孔树脂 90% 洗脱物和圆柚酮可减少水负荷多尿模型大鼠 2h 大鼠尿量，延长大鼠首次排尿时间，并降低血清 CRH 的含量，其中以圆柚酮为代表的倍半萜类成分可能是益智缩尿的物质基础[10]。

2. 益智作用

益智仁挥发油能改善东莨菪碱导致的小鼠学习记忆障碍，其作用机制可能与其调节 AChE、ChAT 活性来增强胆碱能神经功能及抗氧化损伤有关[11]。益智提取物能够改善阿尔兹海默病模型小鼠认知状况，其效果和多奈哌齐效果接近[12]。

### 3. 神经保护作用

益智中的白杨素、圆柚酮能诱导骨髓间充质干细胞向神经细胞分化[13]。益智中的原儿茶酸能抑制鱼藤酮诱导的 PC12 细胞凋亡，其可能机制与增强细胞内源性抗氧化酶的活力，抑制活性氧的产生，阻止 caspase-3 的激活途径有关[14]。

### 4. 抗炎、抗氧化作用

益智醇提取物能抑制鸡蛋清导致的小鼠肿胀，降低炎症组织 $PGE_2$ 含量，抑制醋酸所致小鼠毛细血管通透性增高和小鼠体内脂质过氧化反应[12]。

### 5. 免疫调节作用

益智仁可提高大鼠的吞噬指数、吞噬率以及 NK 细胞活性，提示益智仁对体液免疫和细胞免疫均有一定的提高作用[15]。益智仁可通过 ConA 诱导脾淋巴细胞的增殖来刺激免疫活性细胞的分化、增殖，提高机体的细胞免疫能力[16]。

### 6. 抗糖尿病肾病作用

益智仁能降低糖尿病肾病小鼠的血糖、尿素氮、尿白蛋白、尿肌酐水平，抑制氧化应激反应，改善肾脏病理状态，并通过调节代谢组学及肠道微生物的功能，发挥抗糖尿病肾病作用[17]。益智仁水煎液可降低糖尿病肾病小鼠血糖水平，减少尿微量白蛋白的排泄[18]。

### 7. 抗肿瘤作用

益智仁乙酸乙酯提取物能抑制胆管癌 TFK1 细胞株增殖和侵袭，其作用机制可能与抑制 IL-6/STAT3 信号通路有关[19]。

### 8. 其他作用

益智叶挥发油对光甘草定具有明显的透皮促透作用[9]。益智可能通过调节血浆肌酐、四碘甲状腺原氨酸水平发改善大鼠肾阳虚症状[20]。益智乙酸乙酯提取物具有抗肝纤维化作用，其作用机制可能与抗氧化应激、下调 $TGF\beta_1$/Smad 信号通路有关[21]。

**参考文献**

[1] 石峥.益智仁乙酸乙酯部位的化学成分及白杨素的活性研究[D].成都：西南交通大学，2019.

[2] 谢彬彬.中药益智化学成分的研究[D].北京：北京协和医学院，2014.

[3] 常青鲜，王宗权，贾继明.益智仁水提物的化学成分研究（Ⅰ）[J].中国现代应用药学，2014，31(5):549-551.

[4] 王亚玲.益智仁乙酸乙酯部位化学成分及生物活性的研究[D].郑州：郑州大学，2019.

[5] 侯蕾，王亚玲，王文锦，等.益智仁化学成分研究[J].中草药，2020，51(2):315-320.

[6] 龚晓猛.益智仁盐灸后石油醚部位药效成分分离与药效验证[D].成都：成都中医药大学，2017.

[7] 李洪福，谭银丰，王勇，等.益智茎叶中黄酮类化学成分研究[J].天然产物研究与开发，2014，26(7):1038-1042.

[8] 李洪福，谭银丰，王勇，等.海南益智茎叶中有机酸类化学成分[J].中国实验方剂学杂志，2014，20(6):96-99.

[9] 赵鸿峥，骆骄阳，孔维军，等.益智叶挥发油的化学成分和促透皮作用研究[J].中药材，2017，40(12):2864-2869.

[10] 李永辉，谭银丰，袁贵林，等.益智不同提取物对水负荷多尿模型大鼠缩尿作用的研究[J].海南医学，2015，26(8):1105-1107.

[11] 马俊俏，吴勇，周俊璇，等.益智仁挥发油对东莨菪碱致小鼠学习记忆障碍的改善作用研究[J].

中国药房，2018, 29(22):3074-3078.

[12] 赵嘉宝，苏航，齐钰，等. 益智乙醇提取物抗炎抗氧化及改善小鼠认知状况活性研究 [J]. 时珍国医国药，2017, 28(5):1057-1059.

[13] 赵骞. 益智仁健脑的神经保护作用药效物质筛选 [D]. 成都：西南交通大学，2017.

[14] 刘叶明，郑甜甜，徐美娟，等. 益智仁中的原儿茶酸对鱼藤酮损伤 PC12 细胞的保护作用 [J]. 辽宁大学学报（自然科学版），2016, 43(1):61-67.

[15] 刘天虎. 益智仁对大鼠的免疫调节作用 [J]. 临床检验杂志（电子版），2019, 8(2):98-99.

[16] 田纪祥，钟俊武. 益智仁对小鼠的免疫调节作用的研究 [J]. 世界最新医学信息文摘，2018, 18(90):87.

[17] 倪雅丽. 基于肠道菌群与代谢组学分析益智仁治疗糖尿病肾病的作用机制 [D]. 海口：海南医学院，2019.

[18] 宗玉涵，杨可以，岳显武，等. 益智仁水煎液对糖尿病肾病小鼠的作用 [J]. 中国中医药现代远程教育，2020, 18(7):100-102.

[19] 陈益耀，陈轶，何周桃，等. 益智仁乙酸乙酯提取物对胆管癌 TFK1 细胞株的实验研究 [J]. 中国临床药理学杂志，2020, 36(22):3670-3673.

[20] 温彦宁，宋飞飞，秦贞苗，等. 益智提取物对肾阳虚大鼠的作用 [J]. 今日药学，2015, 25(1):5-7.

[21] 陈益耀，陈轶，何周桃，等. 益智提取物对大鼠肝纤维化的防治作用 [J]. 热带医学杂志，2018, 18(6):725-728, 840.

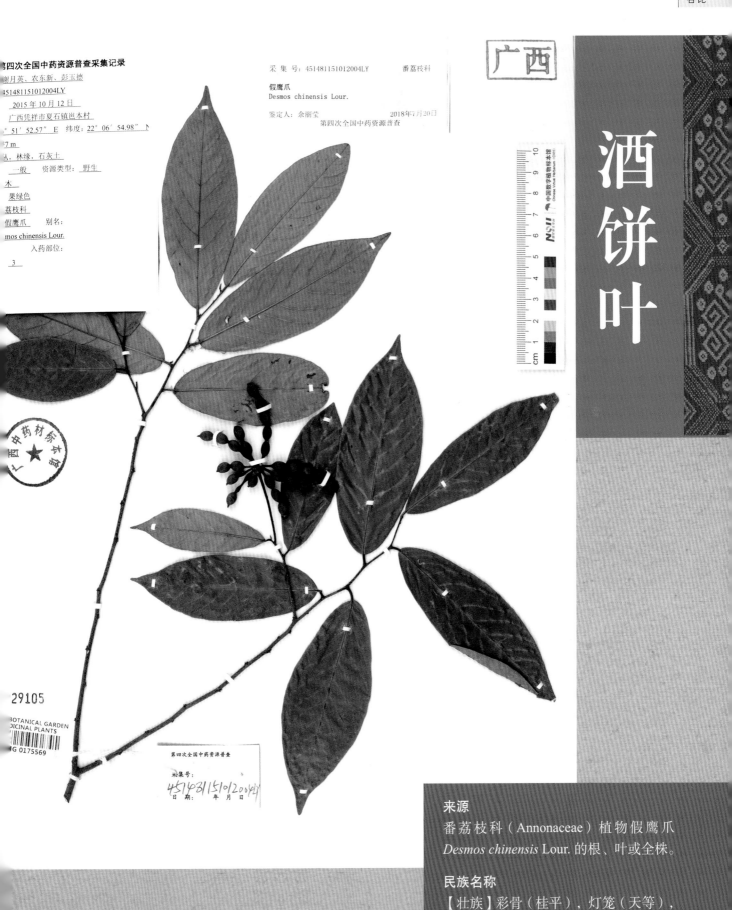

第四次全国中药资源普查采集记录

谢月英、农东新、彭玉德

451481151012004LY

2015 年 10 月 12 日

广西凭祥市夏石镇岜本村

°51′52.57″ E　纬度：22°06′54.98″ N

7 m

丛，林缘，石灰土

一般　资源类型：野生

木

果绿色

荔枝科

假鹰爪　别名：

mos chinensis Lour.

入药部位：

3

29105

BOTANICAL GARDEN
DICINAL PLANTS

G 0175569

采 集 号：451481151012004LY　　番荔枝科

假鹰爪
Desmos chinensis Lour.

鉴定人：余丽莹　　　　2018年7月20日
第四次全国中药资源普查

广西

酒饼叶

第四次全国中药资源普查

采集号：

451481151012004LY

日期：　年　月　日

来源

番荔枝科（Annonaceae）植物假鹰爪
*Desmos chinensis* Lour. 的根、叶或全株。

民族名称

【壮族】彩骨（桂平），灯笼（天等），
实乒（扶绥），棵漏挪。
【瑶族】鸡爪风，结扭崩。

## 民 族 应 用

【壮族】药用根、叶、全株。根浸酒服或与猪骨煲服治风湿痹痛，产后腰痛。叶主治痹痛，水肿，产后腹痛，跌打损伤，风湿，骨痛，疟疾，水肿，跌打损伤，风疹，疥癣，烂脚。全株水煎服治风湿关节痛；加酸醋煎服治鱼骨鲠喉。内服用量 15~50g；外用适量。

【瑶族】药用叶。主治消化不良，产后腹痛，风湿性关节炎，类风湿关节炎，跌打损伤，疟疾，水肿，鱼骨鲠喉，皮肤顽癣。内服用量 15~30g；外用适量。

**药材性状** 根圆柱形，稍弯曲或有分枝；直径 0.5~2cm；表面棕黑色，具细皱纹。质硬，不易折断，断面皮部暗黄棕色，木部淡黄棕色；气微香，味淡、微涩。枝皮半筒状或条片状，直径约 1cm，厚约2mm，外表面浅棕色，具细纵皱纹和横裂纹，并有众多黄棕色点状皮孔，栓皮脱落处显暗黄棕色，有明显弯曲的纵向棱线，内表面黄棕色，具细密纵皱纹；质稍脆，易折断，断面纤维性；气微香，味微辣。叶薄纸质，稍卷曲或破碎，灰绿色至灰黄色。完整叶片呈长圆形至椭圆形，顶端钝或急尖，基部为圆形或稍偏斜，全缘；质脆；气微，味苦。

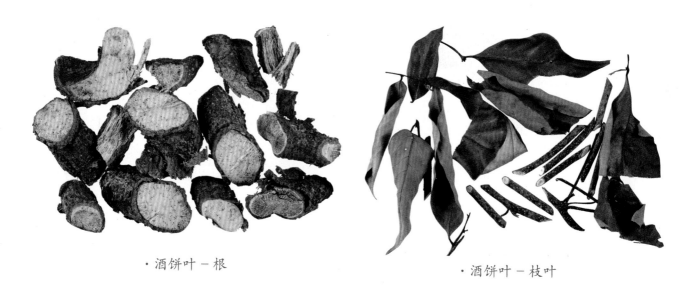

· 酒饼叶 - 根　　　　　　　　　　　　　　· 酒饼叶 - 枝叶

**药用源流** 《中华本草》记载其根具有祛风止痛、行气化瘀、杀虫止痒的功效；主治风湿痹痛，跌打损伤，产后瘀滞腹痛，消化不良，胃痛腹胀，疥癣。其枝皮具有止痛、杀虫的功效；主治风湿骨痛，疥癣。其叶具有祛风利湿、化瘀止痛、健脾和胃、截疟杀虫的功效；主治风湿痹痛，水肿，泄泻，消化不良，脘腹胀痛，疟疾，风疹，跌打损伤，疥癣，烂脚。《广西壮族自治区壮药质量标准　第二卷》（2011 年版）和《广西壮族自治区瑶药材质量标准　第一卷》（2014 年版）记载其叶具有祛风利湿、化瘀止痛、健脾和胃、截疟杀虫的功效；主治风湿痹痛，产后瘀滞腹痛，水肿，泄泻，完谷不化，脘腹胀痛，疟疾，风疹，跌打损伤，疥癣，烂脚。

| 分类位置 | 种子植物门 | 被子植物亚门 | 双子叶植物纲 | 番荔枝目 | 番荔枝科 |
|---|---|---|---|---|---|
| | Spermatophyta | Angiospermae | Dicotyledoneae | Annonales | Annonaceae |

**形态特征**　直立或攀援灌木。有时上枝蔓延，除花外，全株无毛；枝皮粗糙，有纵条纹，有灰白色凸起的皮孔。叶薄纸质或膜质，长圆形或椭圆形，少数为阔卵形，长 4~13cm，宽 2~5cm，顶端钝或急尖，基部圆形或稍偏斜，上面有光泽，下面粉绿色。花黄白色，单朵与叶对生或互生；萼片卵圆形，外面被微柔毛；外轮花瓣比内轮花瓣大，长达 9cm，宽达 2cm，顶端钝，两面被微柔毛；雄蕊长圆形，药隔顶端截形；心皮长圆形，柱头近头状，向外弯，顶端 2 裂。果有柄，念珠状，内有种子 1~7 颗。种子球状。

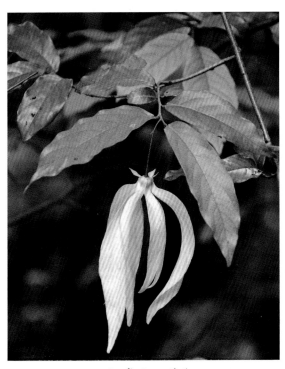

· 假鹰爪 - 花期

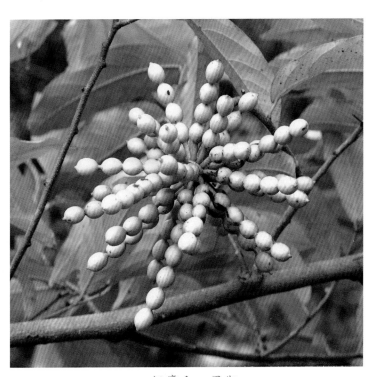

· 假鹰爪 - 果期

**生境分布**　生于丘陵山坡、林缘灌木丛中或低海拔旷地、荒野及山谷等。分布于广东、广西、云南和贵州等。广西主要分布在南宁、柳州、桂林、梧州、藤县、钦州、贵港、平南、桂平、玉林、陆川、博白、北流、百色、西林、河池、扶绥、龙州、天等、大新等。

**化学成分**　根含有 4, 7- 二羟基 -5- 甲氧基 -6- 甲基 -8- 醛基黄烷和 5, 7- 二羟基 -6, 8- 二甲基双氢黄酮[1]。种子含有 lawinal、desmosal、desmethoxymatteucinol、unonal、isounonal、desmosflavone、尿囊酸、琥珀酸、胡萝卜苷、$\beta$- 谷甾醇和硬脂酸[2]。叶含有 (2R, 3R)5, 7, 3'4'- 四羟基二氢黄酮醇 -3-O-$\alpha$-L- 吡喃鼠李糖苷、5, 7- 二羟基色原酮 -3-O-$\alpha$-L- 吡喃鼠李糖苷、莕宁黄酮和黄芩素 -7- 甲醚[3]。枝中含有 3, 9, 11- 三甲氧基 -1, 2- 亚甲二氧基氧化阿朴菲、oxoanolobin、黄芩素 -7- 甲醚和 $\beta$- 谷甾醇[4]。鲜花挥发油的主要成分有芳樟醇、香茅醇、反 - 香叶醇、香叶酸甲酯、(2Z)-3, 7- 二甲基 -2, 6- 辛二烯酸乙酯、$\beta$- 石竹烯、$\alpha$- 石竹烯、大根香叶烯 D、匙叶桉油烯醇和 $\alpha$- 石竹烯氧化物等[5]。茎叶挥发油的主要成分为烯类、萘类、醇类以及苯类[6]；果实挥发油的主要成分为蒎烯、苧烯、松油烯、石竹烯、吉马烯等萜烯、倍半萜烯以及倍半萜烯醇类化合物，倍半萜烯为假鹰爪果实挥发油中的主要成分[7]。此外，假鹰爪中还含有 5, 7- 二羟基 -8- 甲酰基 -6- 二甲基黄酮（unonal）、5,7- 二羟基 -6, 8- 二甲基双氢黄酮、去甲氧杜鹃花素 -7- 甲醚、苯甲酸、豆甾醇[8]、isounonal-7-methyl ether、chinendihydrochalcone[9]、grandiuvarone A 和 grandiuvarone B[10]等成分。

**药理作用** 抗肿瘤作用

假鹰爪茎皮中分离出的化合物 chinendihydrochalcone 对 MOLT3 癌细胞具有细胞毒活性，$IC_{50}$ 值是 7.16μg/ml[9]。

**参考文献**

［1］赵晶.假鹰爪根的化学成分［J］.云南植物研究，1992，14(1):97-100.

［2］鞠建华，余竞光.假鹰爪种子化学成分的研究［J］.中国中药杂志，1999，24(7):418-421.

［3］施敏锋，潘勤，闵知大.假鹰爪叶的化学成分研究［J］.中国药科大学学报，2003，34(8):503-505.

［4］刘雪婷，张琼，梁敬钰，等.假鹰爪枝中新的氧化阿朴菲生物碱［J］.中国天然药物，2004，2(4):205-207.

［5］宋晓虹，熊原，周钶达，等.假鹰爪鲜花挥发油成分研究［J］.天然产物研究与开发，2008，20:846-851.

［6］关水权，吕春健，严寒静.假鹰爪茎叶的鉴别和挥发油成分研究［J］.中药材，2010，33(5):703-706.

［7］柴玲，刘布鸣，林霄，等.假鹰爪果实挥发油化学成分研究[J].香料香精化妆品，2016，2:13-16.

［8］吴久鸿，蓝传青，毛士龙，等.假鹰爪化学成分研究（Ⅱ）［J］.中草药，2000，31(8):567-569.

［9］TUNTIPALEEPUN M, CHAKTHONG S, PONGLIMANONT C, et al.Antifungal and cytotoxic substances from the stem barks of *Desmos chinensis*［J］.Chinese Chemical Letters, 2012, 23(5):587-590.

［10］ZHI Q Q, YAN Q H, WANG Q, et al.Purification and characterization of two grandiuvarones from *Desmos chinensis* leaves and their antimicrobial activities［J］.Natural Product Research, 2020，(34):1105-1112.

广西

海杜果

**来源**
夹竹桃科（Apocynaceae）植物海
杜果 *Cerbera manghas* Linn. 的茎。

**民族名称**
【壮族】Haijmangzgoj。

第四次全国中药资源普查采集记录

黄雪彦、潘春柳、孺峥

450502200410239LY

期：20200410

点：北海市涠洲岛相思水库

E   纬度：N

丛、林缘、其他

丑：一般   资源类型：野生

木

：花白色

竹桃科

海杜果   别名：

erbera manghas L.

入药部位：

用途：

0278348

XI BOTANICAL GARDEN
MEDICINAL PLANTS

GXMG 0224852

第四次全国中药资源普查
45 0502
采集号：200410239LY
日   期：   年 月 日

采集号：450502200410239LY   夹竹桃科

海杜果

Cerbera manghas L.

鉴定人：余丽莹      2021 年 3 月 29 日

第四次全国中药资源普查

## 民 族 应 用

【壮族】药用茎。有大毒，用于催吐，下泻。内服宜慎。

**药材性状**　茎呈圆柱形，表面棕褐色，具纵向粗皱纹及稀疏圆形高突的皮孔。叶痕半月形、突起；横断面皮部棕褐色，木部黄褐色，髓部较大，表面可见干后变黑的乳汁。质坚韧，不易折断。

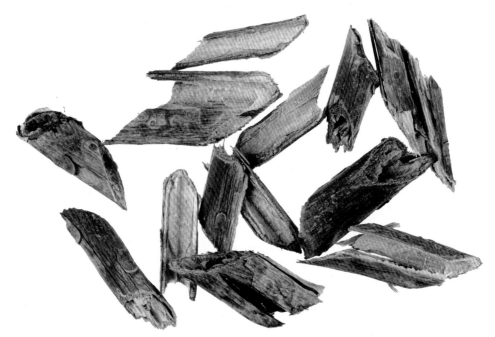

· 海杧果 – 茎

**药用源流**　《全国中草药汇编》（下册　第二版）记载其树液具有催吐、泻下的功效。

| 分类位置 | 种子植物门 | 被子植物亚门 | 双子叶植物纲 | 夹竹桃目 | 夹竹桃科 |
|---|---|---|---|---|---|
| | Spermatophyta | Angiospermae | Dicotyledoneae | Apocynales | Apocynaceae |

**形态特征**　乔木。全株具丰富乳汁。叶厚纸质，倒卵状长圆形或倒卵状披针形，稀长圆形，顶端钝或短渐尖，基部楔形，长 6~37cm，宽 2.3~7.8cm，无毛。花白色，芳香；总花梗和花梗绿色，无毛，具不明显的斑点；花萼裂片长圆形或倒卵状长圆形，顶端短渐尖或钝，向下反卷，黄绿色，两面无毛；花冠筒圆筒形，上部膨大，下部缩小，喉部染红色，具 5 枚被柔毛的鳞片，花冠裂片白色，背面左边染淡红色，倒卵状镰刀形，顶端具短尖头；雄蕊着生在花冠筒喉部，花药卵圆形；无花盘；心皮 2，离生，无毛，花柱丝状，柱头球形，基部环状，顶端浑圆而 2 裂。核果双生或单个，阔卵形或球形，外果皮纤维质或木质，未成熟绿色，成熟时橙黄色。种子通常 1 颗。

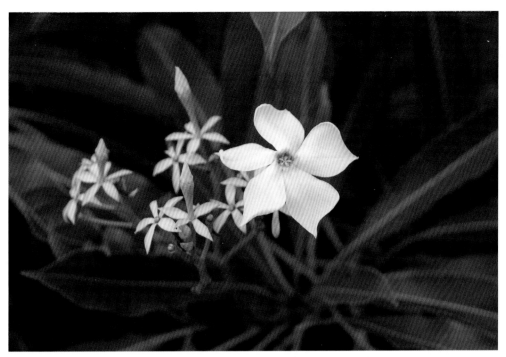

· 海杧果 – 花期

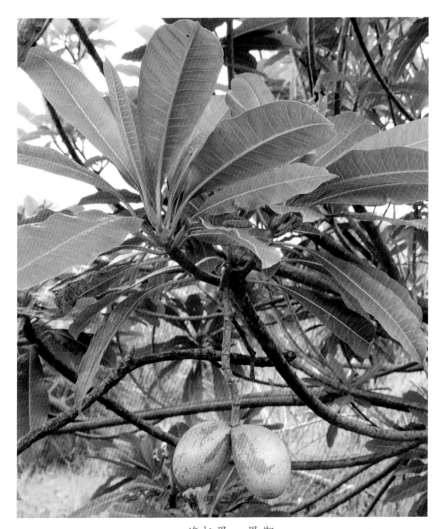

· 海杧果 – 果期

**生境分布** 生于海边或近海边湿润的地方。分布于广东、广西、台湾、海南。广西主要分布在合浦、东兴、钦州、浦北等。

**化学成分** 海杧果中含有 4-(3-hydroxybutan-2-yl)-3, 6-dimethylbenzene-1, 2-diol、4-(3-hydroxybutan-2-yl)-3-methyl-6-acetylbenzene-1, 2-diol、3, 4, 5-trimethyl-1, 2-benzenediol[1]、间羧基苯乙酸、对羟基苯甲酸、原儿茶酸、对羟基桂皮酸、间羧基苯甲酸、香草酸、丁二酸[2]、(-)-17$\beta$-neriifolin、17$\beta$-digitoxigenin-$\beta$-D-glucosyl-(1 → 4)-$\alpha$-L-thevetoside、cerbinal、coniferaldehyde、(-)-olivil、(+)-cycloolivil、8-hydroxypinoresinol[3]、nerifolin[4]等成分。此外，根茎的挥发性成分主要由甾醇、烷烃、烯烃、醇醛、酸、酯等组成，其中以脂肪酸、烯醇、烯酸类和烷烃类为主，主要脂肪酸有肉豆蔻酸、棕榈酸、硬脂酸、油酸、亚油酸[5, 6]。

**药理作用** 1. 抗菌作用
海杧果中分离得到的 4-(3-hydroxybutan-2-yl)-3, 6-dimethylbenzene-1, 2-diol 和 3, 4, 5-trimethyl-1, 2-benzenediol 均具有抗耐甲氧西林金黄色葡萄球菌的活性，表明海杧果具有一定的抗菌作用[1]。
2. 抗氧化作用
海杧果根的乙醇粗提物和甲醇部分具有抗氧化活性，而茎的各部分提取物自由基清除能力都较弱。从海杧果根中分离得到的 3 个木脂素 DPPH 自由基清除能力较强。以上表明海杧果具有一定的抗氧化作用[3]。
3. 抗肿瘤作用
海杧果具有一定的抗肿瘤作用，其乙醇粗提取物和甲醇部分对人慢性髓原白血病细胞（K562）、人肝癌细胞（SMMC）和人胃癌细胞（SGC7901）均具有较强的细胞毒活性，且甲醇部分活性显著[3]。海杧果种子提取物 nerifolin 可通过阻滞 S 期抑制人肝癌细胞系 HepG2 细胞的增殖，通过 caspase-3 依赖途径诱导其凋亡[4]。
4. 毒副作用
海杧果具有一定的毒性。果实稍微多食即可致命。海杧果的毒性在于海杧果毒素，其分子结构与异羟洋地黄毒苷（一种强心剂）非常相似，会阻断钙离子在心肌中的传输通道，造成中毒者迅速死亡[7]。

**参考文献**
［1］韩壮，梅文莉，崔海滨，等.红树植物海杧果内生真菌 *Penicillium* sp. 中的抗菌活性成分［J］.高等学校化学学报，2008, 29(4):749-752.
［2］张小坡，裴月湖，刘明生，等.海杧果叶中有机酸类成分研究［J］.中草药，2010, 41(11):1763-1765.
［3］李海燕.海杧果化学成分研究［D］.海口：海南大学，2010.
［4］陈若华，蒲瑾，戴焱焱，等.海杧果种子提取物 nerifolin 对人肝癌细胞系 HepG2 增殖和凋亡的影响［J］.中国肿瘤生物治疗杂志，2011, 18(1):51-54.
［5］李海燕，王茂媛，王建荣，等.海杧果根的挥发性成分分析［J］.中药材，2010, 33(1):64-66.
［6］李海燕，王茂媛，邓必玉，等.海杧果茎的挥发性成分研究［J］.时珍国医国药，2010, 21(7):1676-1677.
［7］杜士杰，朱文.海杧果的毒性研究及其开发利用［J］.亚热带植物科学，2006, 35(4):79-81.

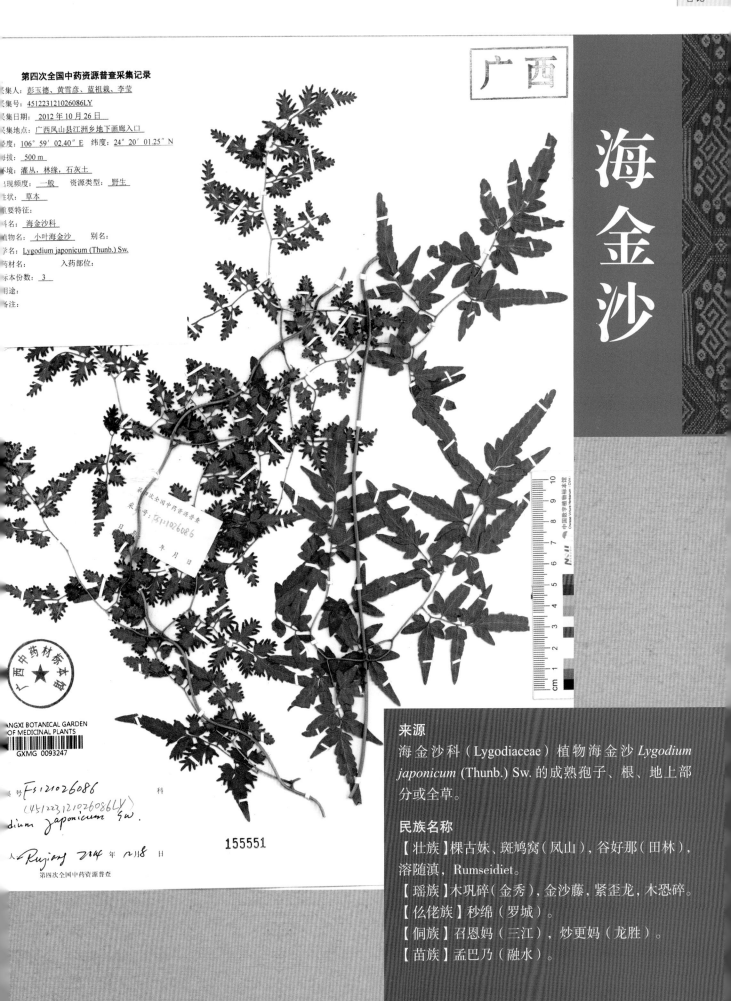

第四次全国中药资源普查采集记录

采集人：彭玉德、黄雪彦、蓝祖栽、李莹

采集号：451223121026086LY

采集日期：2012 年 10 月 26 日

采集地点：广西凤山县江洲乡地下画廊入口

经度：106°59′02.40″E　纬度：24°20′01.25″N

海拔：500 m

生境：灌丛、林缘、石灰土

出现频度：一般　资源类型：野生

性状：草本

重要特征：

科名：海金沙科

植物名：小叶海金沙　别名：

学名：Lygodium japonicum (Thunb.) Sw.

药材名：　入药部位：

标本份数：3

用途：

备注：

广西

海金沙

155551

来源

海金沙科（Lygodiaceae）植物海金沙 *Lygodium japonicum* (Thunb.) Sw. 的成熟孢子、根、地上部分或全草。

民族名称

【壮族】棵古妹、斑鸠窝（凤山），谷好那（田林），溶随滇，Rumseidiet。

【瑶族】木巩碎（金秀），金沙藤，紧歪龙，木恐碎。

【仫佬族】秒绵（罗城）。

【侗族】召恩妈（三江），炒更妈（龙胜）。

【苗族】孟巴乃（融水）。

# 民 族 应 用

【壮族】药用成熟孢子、根、全草。成熟孢子主治淋证，黄疸，白带异常。根主治胎动不安，肺炎，感冒高热，乙型脑炎，急性胃肠炎，痢疾，黄疸型肝炎，尿路感染，膀胱结石，风湿腰腿痛，乳腺炎，腮腺炎，睾丸炎，蛇咬伤，月经不调。全草水煎服治黄疸型肝炎，肾盂肾炎，尿路感染，尿路结石，捣烂敷患处治骨折。

【瑶族】药用地上部分、全草。地上部分主治尿路感染，淋浊，结石，肾炎水肿，肾炎，感冒，小儿肺炎，小儿麻痹后遗症，骨折，鼻出血，外伤出血。全草水煎服兼洗身治小儿肺炎；捣烂敷患处治外伤出血；还可治疗尿路感染或结石，肾炎水肿，肾盂肾炎，小儿麻痹后遗症，肢筋挛缩，骨折，鼻出血。

【仫佬族】药用全草。水煎洗患处兼热敷患处治筋肢挛缩；捣烂敷患处治外伤出血；水煎洗身治小儿麻痹后遗症。

【侗族】药用全草。水煎服治肾盂肾炎，石淋；水煎洗患处兼热敷患处治肢筋挛缩。

【苗族】药用全草。水煎洗患处兼热敷患处治肢筋挛缩。

【毛南族】药用全草。水煎服治尿路感染，尿路结石。

【彝族】药用全草。研粉冲开水服兼敷患处治骨髓炎。

内服用量9~15g；外用适量。

**药材性状** 根须状，众多，黑褐色细长，弯曲不直，具细密的纤维根；质硬而韧，略有弹性，较难折断，断面淡黄棕色。根状茎细长。不规则分枝状，茶褐色，常残留有禾秆色细茎干；气微，味淡。地上部分呈缠绕团状，黄棕色至棕色，茎直径 1~1.5mm。完整叶展开为 1~2 回羽状复叶，两面均被细柔毛；不育羽叶尖呈三角形，通常与能育羽片相似；小羽片 2~4 对，互生，卵圆形；2 回小羽片 2~3 对，互生，卵状三角形，掌状分裂；末回小羽片有短柄或无柄，不经关节着生，通常掌状 3 裂，中央裂片短而阔，顶端钝，基部近心形；边缘有锯齿或不规则分裂；叶纸质，中脉及侧脉上有稀疏短毛。能育羽片呈卵状三角形，末回小羽片边缘有疏生流苏状孢子囊穗。孢子呈囊梨形，环带位于小头；成熟孢子呈粉末状，棕黄色或浅棕黄色。体轻，手捻有光滑感，置手中易由指缝滑落。气微，味淡。

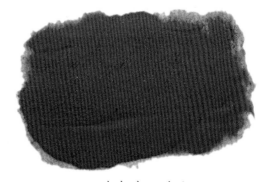

·海金沙 - 孢子

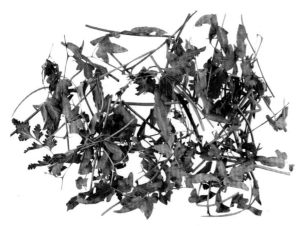

·海金沙 - 全草

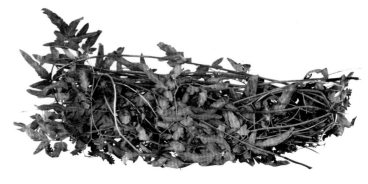

·海金沙 - 全草

**药用源流**　海金沙的药用始载于《嘉祐本草》，云："海金沙，主通利小肠。得栀子、马牙消、蓬沙共疗伤寒热狂。出黔中郡。七月收采。生作小株，才高一二尺。收时全科于日中暴之，令小干，纸衬，以杖击之，有细沙落纸上，旋收之，且暴且击，以沙尽为度。用之或丸或散。"《本草图经》曰："海金沙，生黔中山谷，湖南亦有。初生作小株，高一二尺。七月采得，日中暴令干，以纸衬，击取其沙，落纸上，旋暴旋击，沙尽乃止。主通利小肠，亦入伤寒热狂药，今医治小便不通、脐下满闷。"《本草纲目》载："其色黄如细沙也。谓之海者，神异之也。俗名竹园荽，象叶形也。江浙、湖湘、川陕皆有之，生山林下。茎细如线，引于竹木上，高尺许。其叶细如园荽叶而甚薄，背面皆青，上多皱文。皱处有沙子，状如蒲黄粉，黄赤色，不开花，细根坚强。其沙及草皆可入药。方士采其草取汁，煮砂、缩贺。治湿热肿满，小便热淋、膏淋、血淋、石淋茎痛，解热毒气。"《植物名实图考》曰："海金沙，嘉祐本草始著录，江西、湖南多有之。俚医习用，如本草纲目主治。"根据以上描述及附图，应为本品。《中华人民共和国药典》（2020年版　一部）记载其成熟孢子具有清利湿热、通淋止痛的功效；主治热淋，石淋，血淋，膏淋，尿道涩痛。

| **分类位置** | 蕨类植物门 | 蕨纲 | 真蕨目 | 海金沙科 |
| --- | --- | --- | --- | --- |
| | Pteridophyta | Filicopsida | Eufilicales | Lygodiaceae |

**形态特征**　植株高攀达1~4m。叶轴上面有二条狭边，羽片多数，对生于叶轴上的短距两侧，平展。不育羽片尖三角形，长宽几相等，10~12cm或较狭，柄长1.5~1.8cm，同羽轴一样多少被短灰毛，两侧并有狭边，二回羽状；叶纸质，两面沿中肋及脉上略有短毛，侧脉直达锯齿。能育羽片卵状三角形，长宽几相等，二回羽状；孢子囊穗穗长2~4mm，往往长远超过小羽片的中央不育部分，排列稀疏，暗褐色，无毛。

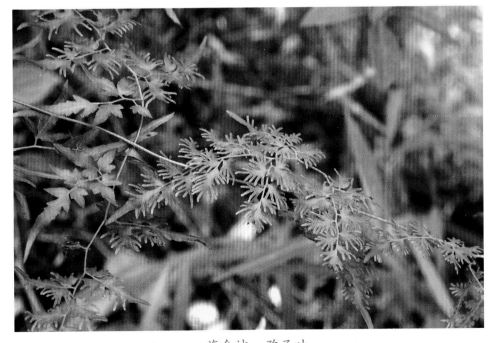

· 海金沙 - 孢子叶

**生境分布**　多生于山坡林边、灌丛、草地及溪谷丛林中。分布于江苏、浙江、安徽、福建、台湾、广东、香港、广西、湖南、贵州、四川、云南、陕西等。广西全区各地均有分布。

**化学成分**　主要含有蒙花苷、香叶木苷、acacetin 7-*O*-(6'-*O*-α-L-rhamnopyranosyl)-β-sophoroside、山奈酚-3-*O*-芸香糖苷、(6*S*, 9*R*)-6-羟基-3-酮-α-紫罗兰醇-9-*O*-β-D-葡萄糖苷、3-甲氧基-4-羟基苯甲酸、正二十五烷酸、正二十六烷酸[1]、(24*R*)-stigmastan-3β, 5α, 6β-triol 3-*O*-β-D-glucopyranoside、6-*O*-*p*-coumaroyl-D-glucopyranose、6-*O*-caffeoyl-D-glucopyranose、1-*O*-(*E*)-caffeoyl-β-D-gentiobiose[2]、3, 4-二羟基苯甲酸 4-*O*-β-D-(4'-甲氧基)-吡喃葡萄糖苷、原儿茶酸、acacetin 7-*O*-(6''-*O*-α-L-rhamnopyranosyl)-β-sophoroside、芹菜素 6, 8-二-*C*-β-D-葡萄糖、小麦黄素 7-*O*-β-D-吡喃葡萄糖苷、2-anilino-1, 4-naphthoquinone[3]、木栓酮、22-羟基何柏烷、2α-羟基乌苏酸、胡萝卜苷、丁二酸、山奈酚-3-*O*-α-L-吡喃鼠李糖-7-*O*-α-L-吡喃鼠李糖苷[4]、苯甲酸、芹菜素、3, 4-dihydroxybenzoic acid 4-*O*-(4'-*O*-methyl)-β-D-glucopyranoside、罗汉松甾酮 C、邻苯二甲酸二异辛酯[5]、2-isopropyl-7-methly-6-hydroxy-α-(1, 4) naphthoquinone、β-蜕皮甾酮、2α-羟基乌苏酸、芹菜素-7-*O*-β-D-葡萄糖苷、3, 4-dihydroxybenzoic acid 4-*O*-(4'-*O*-methyl)-β-D-glucopyranoside、pantoyllactone-β-D-glucopyranoside[6]和咖啡酸[7]等。

**药理作用**　1. 抑菌作用

海金沙提取物对藤黄球菌、乙型溶血性链球菌、枯草芽孢杆菌和金黄色葡萄球菌均有抑菌活性，其水提取物和醇提取物对四种受试菌种的最低抑菌质量分数分别为 25%、12.5%、12.5%、25% 和 3.12%、1.56%、6.25%、3.12%[8]。海金沙具有良好的抑菌作用。抑菌活性物质主要分布于具有一定极性的乙醚和乙酸乙酯中，石油醚萃取对抑菌活性的贡献不大，但可作为纯化抑菌活性成分的方法；提取物对酸、高温、紫外线均有较好的稳定性，但在强碱条件下失去抑菌活性[9]。

2. 对泌尿系统的作用

海金沙提取液可以抑制 COD 晶体向热力学更稳定态的 COM 晶体转变，该抑制作用随提取液浓度增大而增强，且 COD 晶体尺寸随其浓度增大而减小，从而有利于抑制草酸钙结石[10]。海金沙可降低肾组织草酸含量，保护肾组织上皮细胞，减少尿钙、磷、尿酸分泌，增加尿镁水平，增加排尿量，从而抑制结石形成。其作用机制可能与海金沙增加尿中结石抑制物，减少促进结石形成的因素，利尿及抗氧化物损伤有关[11]。

3. 抗氧化作用

海金沙具有一定的抗氧化作用。海金沙 95% 乙醇、乙酸乙酯、丙酮、乙酸、氯仿、甲醇提取物对 DPPH 自由基、OH 自由基和 $O_2^-$ 自由基均有一定程度的清除自由基活性作用，不同溶剂提取物对自由基的清除作用有差别，其中 95% 乙醇提取物对 3 种自由基清除效果最好[12]。海金沙总黄酮提取物对花生油具有良好的 OH 自由基清除能力，能够有效保护植物油脂不被氧化变质[13]。海金沙黄酮具有明显的体外抗氧化活性，对 OH 自由基、$O_2^-$ 自由基、烷基自由基均有一定的清除作用，但其清除能力弱于维生素 C、芦丁和槲皮素；对油脂抗氧化作用强于二丁基羟基甲苯和维生素 C，浓度为 1.04mg/ml 对烷基自由基的清除能力与维生素 C 作用相当；在实验范围内其抗氧化活性呈现明显量效关系[14]。

4. 对烫伤的作用

海金沙全草脂溶性成分治疗水烫伤有显著疗效，可有效治疗小鼠烫伤，缩短创面脱痂愈合时间，而水溶性成分药液则与对照组无统计学差异[15]。

5. 对生殖系统的作用

海金沙可显著抑制实验性大鼠前列腺增生体积和前列腺湿重[16]。

6. 抗病毒作用

海金沙具有一定的抗病毒作用，可显著抑制传染性支气管炎病毒（IBV）的增殖[17]。

7.抑制血管生成作用

海金沙总黄酮能明显减少鸡胚血管生成，并明显减少新生血管密度增长率及数目[18]。海金沙正丁醇组及正丁醇黄酮组能够降低鸡胚血管新生密度和迁移面积，从而抑制鸡胚血管新生[19]。

**参考文献**

[1] 张雷红，殷志琦，范春林，等.海金沙地上部分的化学成分[J].中国天然药物，2006，4(2):154-155.

[2] 张雷红，范春林，张现涛，等.海金沙草中一个新的甾体苷类化合物的分离和结构鉴定[J].中国药科大学学报，2006，37(6):491-493.

[3] 张雷红，范春林，叶文才，等.海金沙草黄酮及酚酸类化学成分的研究[J].中药材，2008，31(2):224-226.

[4] 朱邻遐，张国刚，王胜超，等.海金沙根的化学成分研究[J].中国药物化学杂志，2008，18(4):291-293.

[5] 陈丽娟，董淑华，潘春媛，等.海金沙根的化学成分[J].沈阳药科大学学报，2010，27(4):279-281.

[6] 陈丽娟.海金沙根正丁醇层化学成分研究[D].沈阳:沈阳药科大学，2011.

[7] 兰星，李钊文.不同产地海金沙藤咖啡酸含量研究[J].大众科技，2020，22(1):29-31.

[8] 欧阳玉祝，唐赛燕，秦海琼，等.海金沙提取物体外抑菌性能研究[J].中国野生植物资源，2009，28(3):41-44.

[9] 杨斌，陈功锡，唐克华，等.海金沙提取物抑菌活性研究[J].中药材，2011，34(2):267-272.

[10] 王润霞，王秀芳，谢安建，等.海金沙提取液抑制草酸钙结石的化学基础研究[J].通化师范学院学报，2010，31(4):1-4，8.

[11] 胡露红，卞荆晶，吴晓娟.海金沙提取物对实验性大鼠肾草酸钙结石形成的影响[J].医药导报，2011，30(8):1007-1010.

[12] 黄永光，李康，李坤平，等.海金沙不同溶剂提取物清除自由基活性的研究[J].安徽农业科学.2009，37(19): 8989-8991.

[13] 车少林，欧阳玉祝，唐赛燕，等.海金沙总黄酮提取物对花生油抗氧化稳定性影响[J].湘南学院学报，2009，30(5):60-63.

[14] 王桃云，陈娟，彭志任，等.海金沙黄酮体外抗氧化活性研究[J].食品工业科技，2010，31(3): 193-195，199.

[15] 陈亮.海金沙全草脂溶性成分治疗水烫伤实验研究[J].中国药业，2011，20(4):32-33.

[16] 边虹铮，王乐，陈晶.海金沙对大鼠实验性前列腺增生的影响[J].佳木斯职业学院学报，2018，6:401-402.

[17] 付雪娇.海金沙诱导H1299细胞抗禽传染性支气管炎病毒的机理[D].荆州:长江大学，2018.

[18] 熊艳梅，亓翠玲，李勇，等.海金沙总黄酮对鸡胚血管生成的影响的研究[J].食品与药品，2015，17(1):27-30.

[19] 袁俏冰，何晓东，何伟，等.海金沙草对鸡胚血管新生的抑制作用[J].广东药学院学报，2016，32(2):248-252.

# 海桐皮

**来源**

蝶形花科（Papilionaceae）植物刺桐 *Erythrina variegata* Linn. 的根、树皮或嫩叶。

**民族名称**

【壮族】枯桐（上林），埋桐（扶绥），美桐（大新、那坡、德保），Haijdungzbiz。

【瑶族】棵当（都安）。

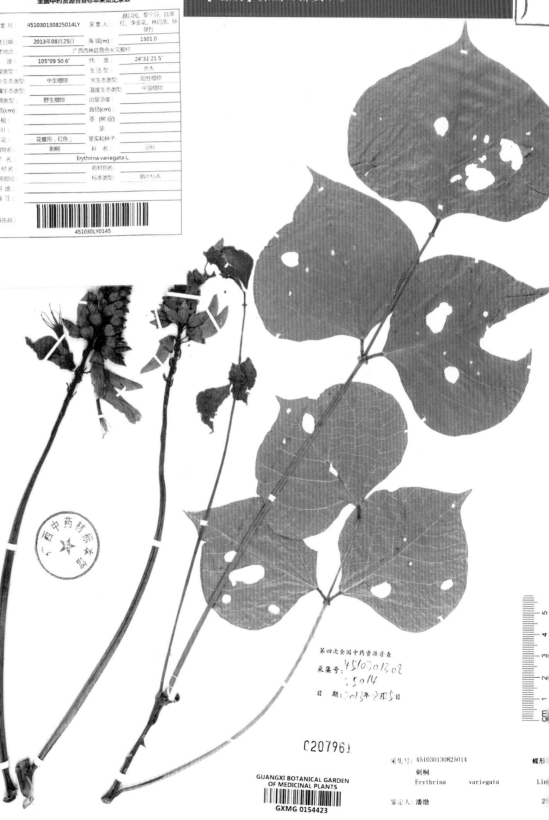

全国中药资源普查标本采集记录表

| 采集号： | 451030130825014LY | 采集人： | 赵以民、黎宇弘、陆翠红、李金花、林启洗、钟壁科 |
| 采集日期： | 2013年08月25日 | 海拔(m)： | 1301.0 |
| 采集地点： | 广西西林县普合乡文雅村 | | |
| 经度： | 105°09'50.6" | 纬度： | 24°31'21.5" |
| 植被类型： | | 生活型： | 乔木 |
| 水分生态类型： | 中生植物 | 光生态类型： | 阳性植物 |
| 土壤生态类型： | | 温度生态类型： | 中温植物 |
| 资源类型： | 野生植物 | 出现多度： | |
| 株高(cm)： | | 直径(cm)： | |
| 根： | | 茎（树皮）： | |
| 叶： | | 芽： | |
| 花： | 花蝶形，红色 | 果实和种子： | |
| 植物名： | 刺桐 | 科　名： | 豆科 |
| 学　名： | Erythrina variegata L | | |
| 药材名： | | 药材别名： | |
| 药用部位： | | 标本类型： | 腊叶标本 |
| 用　途： | | | |
| 备　注： | | | |
| 条形码： | | | |

451030LY0145

第四次全国中药资源普查

采集号: 45103013.08 25014

日　期: 2013年8月25日

(20796)

GUANGXI BOTANICAL GARDEN
OF MEDICINAL PLANTS

GXMG 0154423

采集号: 451030130825014　　蝶形

刺桐

Erythrina　variegata　Lin

鉴定人: 潘勃

## 民族应用

【壮族】药用根、树皮、嫩叶。根水煎服治消化不良，驱虫。树皮水煎服治风湿跌打，脱肛，痔疮，捣烂浸酒搽患处治骨折。嫩叶切碎与鸡蛋煮服治痢疾；捣烂煨热敷托患处（将子宫推入后敷药）治子宫脱垂。

【瑶族】药用树皮。水煎服兼洗身治发冷发热。

内服用量 15~30g；外用适量。

**药材性状**　根表面褐色。树皮呈半筒状或板状，两边略卷曲，厚 0.3~1.5cm。外表面黄绿色至棕黑色，未除去栓皮者，栓皮粗糙，有黄色皮孔，老树皮的栓皮厚可达 8mm，刺常随栓皮脱落而除去，仅留下椭圆形的刺痕，钉刺基部圆形或纵向椭圆形，直径 0.5~1cm，表面光滑，刺的顶部尖而扁。内表面浅黄色至浅黄棕色，较平坦有细纵纹，质硬，易纵裂，不易折断，断面纤维性，浅棕色，断面呈裂片状。气微臭，味淡。嫩叶膜质，完整小叶宽卵形或菱状卵形，先端渐尖而钝，基部宽楔形或截形，小叶柄基部有一对腺体状的托叶。

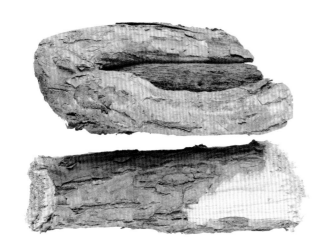
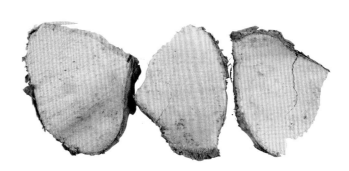

·海桐皮－根

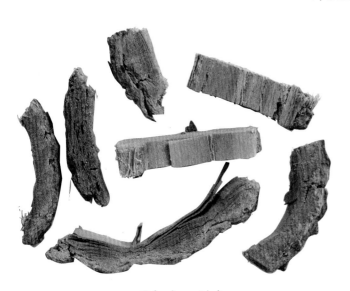

·海桐皮－树皮

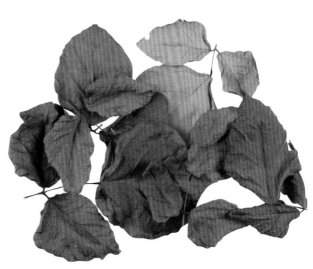

·海桐皮－嫩叶

**药用源流**　海桐皮的药用始载于《南方草木状》，曰："刺桐，其木为材，三月三时，布叶繁密，后有花赤色，间生叶间，旁照他物，皆朱殷，然三五房凋，则三五复发，如是者竟岁，九真有之。"《本草图经》云："海桐皮，出南海已南山谷，今雷州及近海州郡亦有之。叶如手大，作三花尖。皮若梓白皮而坚韧，可作绳，入水不烂。不拘时月采之。古方多用浸酒治风蹶。"《本草纲目》载："海桐皮有巨刺，如鼍甲之刺，或云即刺桐皮也。木皮去风杀虫。煎汤，洗赤目。"根据以上描述及附图，与今之刺桐相符。《中华人民共和国药典》（1977 年版　一部）记载其树皮具有祛风湿、通络、止痛的功效；主治腰膝肩臂疼痛，皮肤湿疹。

| 分类位置 | 种子植物门 | 被子植物亚门 | 双子叶植物纲 | 豆目 | 蝶形花科 |
|---|---|---|---|---|---|
| | Spermatophyta | Angiospermae | Dicotyledoneae | Legumiales | Papilionaceae |

**形态特征**　大乔木。树皮灰褐色，枝有明显叶痕及短圆锥形的黑色直刺，髓部疏松，颓废部分成空腔。羽状复叶具 3 小叶，常密集枝端；托叶披针形，早落；叶柄通常无刺，小叶膜质，宽卵形或菱状卵形，长宽 15~30cm，基脉 3 条，侧脉 5 对；小叶柄基部有一对腺体状的托叶。总状花序顶生，长 10~16cm，上有密集、成对着生的花；花萼佛焰苞状，口部偏斜，一边开裂；花冠红色，旗瓣椭圆形，长 5~6cm，宽约 2.5cm，先端圆，瓣柄短；翼瓣与龙骨瓣近等长；龙骨瓣 2 片离生，雄蕊 10，单体；子房被微柔毛；花柱无毛。荚果黑色，肥厚，种子间略缢缩，稍弯曲，先端不育。种子肾形，暗红色。

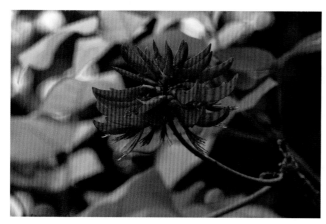

· 刺桐－花期

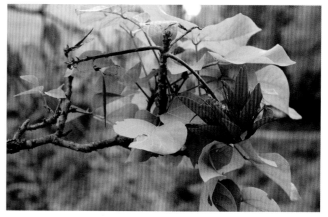

· 刺桐－花期

**生境分布**　生于树旁或近海溪边，或栽于公园。分布于台湾、福建、广东、广西等。广西主要分布在南宁、上林、临桂、梧州、贵港、玉林、北流、靖西、那坡等。

**化学成分**　茎皮中主要含有 5, 4'- 二羟基 -8-(3, 3- 二甲基烯丙基 )-2'', 2''- 二甲基吡喃［5, 6：6, 7］异黄酮、豆甾醇、erythrinasinate B、3- 羟基 -2', 2'- 二甲基吡喃［5, 6：9, 10］紫檀烷、5, 7- 二羟基 -8-(3, 3- 二甲基烯丙基 )- 二氢黄酮、5, 4'- 二羟基 -2'', 2''- 二甲基吡喃［5, 6：6, 7］异黄酮、5, 7, 4'- 三羟基 -6, 8- 二 (3, 3- 二甲基烯丙基 ) 异黄酮、5, 2', 4'- 三羟基 -8-(3, 3- 二甲基烯丙基 )-2'', 2''- 二甲基吡喃［5, 6：6, 7］异黄酮和 5, 4'- 二羟基 -6-(3, 3- 二甲基烯丙基 )-2'', 2''- 二甲基吡喃［5, 6：7, 8］异黄酮等成分[1]。此外还含有 erythrivarine A-B、erytharbine、erythrocarine、8-oxo-erythraline、8-oxo-11β-methoxyerythraline、erythratine、11-methoxyerythratine、epierythratine、erythraline N-oxide、11β-methoxyerythraline N-oxide、

11$\beta$-hydroxyerythratinone、erysotrine $N$-oxide、erysodine、8-oxoerythraline epoxide、epierythratidine、11$\beta$-hydroxyerythratidine、erysotrine、erysotramidine、8$\alpha$-(2-oxopropyl)-erysotrine、erythraline、8$\alpha$-acetatemethoxyerythraline、erythrinine、11$\beta$-methoxyerythraline、erythriarborine、8$\alpha$-carbomethoxyerythrinine、8$\alpha$-(2-oxopropyl)-erythraline 和 cristanines B 等生物碱成分[2]。

**药理作用**　**1. 抗氧化作用**

刺桐各部位均具有一定的 DPPH 自由基清除能力和总抗氧化能力。对 DPPH 自由基的清除作用和总抗氧化作用能力为：乙酸乙酯提取物＞正丁醇提取物＞水提取物＞二氯甲烷部位。刺桐乙酸乙酯提取物的抗氧化活性可能与其黄酮类成分密切相关[3]。

**2. 抗肿瘤作用**

刺桐提取物在体外对肿瘤细胞增生具有抑制作用，在体内的抗肿瘤药效实验中也表现出明显的抗肿瘤活性。随着海桐皮提取物加入量的增加，G- 四链体的熔点（Tm）逐步提高，其对 G- 四链体结构具有很好的稳定作用。海桐皮提取物的抗肿瘤活性与其 G- 四链体稳定能力具有一定的相关性，可通过稳定 G- 四链体结构，进而抑制端粒酶的活性，破坏肿瘤细胞的永生化，最终导致肿瘤细胞凋亡[4]。

**3. 抗骨质疏松作用**

刺桐具有一定的抗骨质疏松作用，其异黄酮类化合物对成骨细胞具有显著的增殖促进作用[5]。

**4. 对膝骨性关节炎的作用**

海桐皮汤熏蒸可显著减少实验性兔膝关节骨性关节炎软骨细胞凋亡，从而延缓关节软骨的退变，具有促进软骨修复的作用[6]。关节腔内注射玻璃酸钠联合海桐皮汤治疗膝骨性关节炎（KOA），可有效降低关节液内炎症因子水平，减轻关节疼痛，改善膝关节功能，疗效优于单纯西药治疗[7]。加减海桐皮汤熏洗能有效地降低膝关节骨性关节炎患者的视觉模拟评分法（VAS）评分，有效改善患者的疼痛[8]。

**参考文献**

［1］李晓莉，王乃利，姚新生. 刺桐化学成分的研究［J］. 中草药.2005, 36(7): 975-978.

［2］赵浩恩. 两种刺桐属植物的生物碱成分研究［D］. 合肥：安徽中医药大学，2018.

［3］孙孟琪，齐瑶，宋凤瑞，等. 中药刺桐抗氧化成分的分离与活性评价研究［J］. 中华中医药学刊，2010, 28(8):1762-1765.

［4］张虹，向俊锋，谭莉，等. 海桐皮提取物的抗肿瘤活性及其机制研究［J］. 药学学报，2009, 44 (12): 1359-1363.

［5］李晓莉. 刺桐（*Erythrina variegata* L.）抗骨质疏松活性成分的研究［D］. 沈阳：沈阳药科大学，2004.

［6］赖震，石仕元，费骏，等. 海桐皮汤熏蒸对兔实验性膝骨关节炎软骨细胞凋亡的影响［J］. 中华中医药学刊，2013, 31(1):161-163.

［7］蓝子江，毛琦，吴元元，等. 海桐皮汤治疗膝骨性关节炎临床研究［J］. 新中医，2020, 52(17):38-40.

［8］姜益常，崔向宇，王宝玉，等. 加减海桐皮汤熏洗对膝骨性关节炎患者 VAS 评分的影响［J］. 中医药学报，2020, 48(8):43-47.

# 宽筋藤

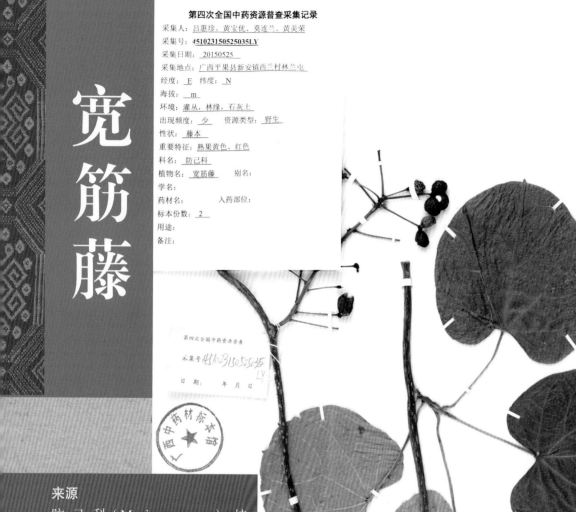

第四次全国中药资源普查采集记录

采集人：吕惠珍、黄宝优、莫连兰、黄美荣
采集号：451023150525035LY
采集日期：20150525
采集地点：广西平果县新安镇西兰村林兰屯
经度：E 纬度：N
海拔：m
环境：灌丛，林缘，石灰土
出现频度：少 资源类型：野生
性状：藤本
重要特征：熟果黄色、红色
科名：防己科
植物名：宽筋藤 别名：
学名：
药材名： 入药部位：
标本份数：2
用途：
备注：

第四次全国中药资源普查
采集号 451023150525035
LY
日期： 年月日

0231592

GUANGXI BOTANICAL GARDEN
OF MEDICINAL PLANTS

GXMG 0178058

## 来源

防 己 科（Menispermaceae） 植
物中华青牛胆 *Tinospora sinensis*
(Lour.) Merr. 的根、藤茎或全株。

## 民族名称

【壮族】棵钩温（柳城），宽筋藤，
勾丛，伸筋藤。
【瑶族】红堆梅（金秀），青九牛，
青坐翁。
【仫佬族】猫马（罗城）。
【毛南族】缪硬（环江）。

采集号：**451023150525035LY** 防己

中华青牛胆

Tinospora sinensis (Lour.) Merr.

鉴定人：吕惠珍 20180714

第四次全国中药资源普查

## 民 族 应 用

【壮族】药用根、藤茎或全株。藤茎主治跌打损伤，风湿骨痛，半身不遂，肝硬化腹水。根、藤茎或全草水煎服兼洗患处治风湿。藤茎水煎冲酒服治阳痿。内服用量9~15g；外用适量。

【瑶族】药用藤茎。水煎服、取药液冲酒服、配猪骨头炖服、水煎洗或鲜叶捣敷患处治痹痛，腰痛，腰肌劳损，坐骨神经痛，跌打损伤，偏瘫，骨折，无名肿毒，痈疮肿毒，乳腺炎，乳腺增生。内服用量15~30g；外用适量。

【仫佬族】药用根、藤茎或全草。水煎服兼洗患处治风湿，脑膜炎后遗症，半身麻痹。

【毛南族】药用根、藤茎或全草。水煎服兼洗患处治跌打伤筋。内服用量15g；外用适量。

**药材性状**　根表面土黄色至褐色。藤茎多为长圆柱形的段或片，表面具明显纵皱纹，皮孔稀疏，白色，类圆形突起，栓皮薄，纸质，棕黄色或灰棕色，多破裂向外卷曲，易脱落露出黄色皮部；切面有菊花纹。质坚，不易折断，断面不平坦，黄白色，有较多针孔（导管）；气微，味微苦。完整叶阔卵状近圆形，顶端骤尖，基部深心形至浅心形，两面被毛。

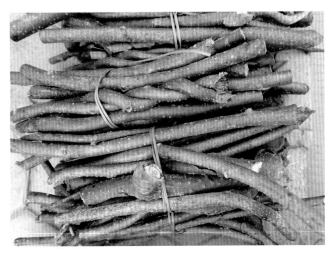

· 宽筋藤－藤茎（鲜）

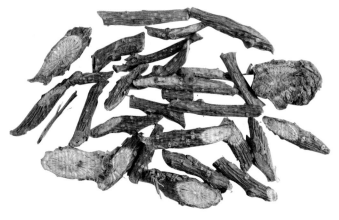

· 宽筋藤－根、茎

**药用源流**　宽筋藤始载于《生草药性备要》，云："宽筋藤，味甜，性和。消肿，除风湿，浸酒饮，舒筋活络。其根，治气结疼痛、损伤、金疮，治内伤，去痰止咳，治痈疽。挛手足，用热饭同敷甚效。一名大炭葛。"《广西壮族自治区壮药质量标准　第一卷》（2008年版）和《广西壮族自治区瑶药材质量标准　第一卷》（2014年版）记载其藤茎具有舒筋活络、祛风止痛的功效；主治风湿痹痛，腰肌劳损，坐骨神经痛，跌打损伤。

| | 种子植物门 | 被子植物亚门 | 双子叶植物纲 | 小檗目 | 防己科 |
|---|---|---|---|---|---|
| **分类位置** | Spermatophyta | Angiospermae | Dicotyledoneae | Berberidales | Menispermaceae |

**形态特征**　藤本。枝稍肉质，嫩枝绿色，有条纹，被柔毛，老枝肥壮，具褐色、膜质、通常无毛的表皮，皮孔凸起。叶纸质，阔卵状近圆形，很少阔卵形，长 7~14cm，宽 5~13cm，顶端骤尖，基部深心形至浅心形，两面被短柔毛，背面甚密。总状花序先叶抽出，雄花序单生或有时几个簇生；雌花序单生。核果红色，近球形，果核半卵球形，长达 10mm，背面有棱脊和许多小疣状凸起。

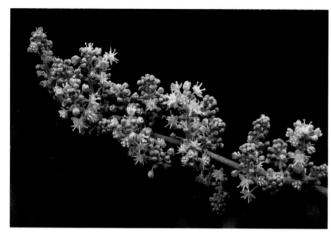
・中华青牛胆－花期

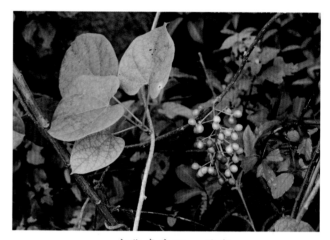
・中华青牛胆－果期

**生境分布**　生于林中，也常见栽培。分布于广东、广西和云南三省区之南部。广西主要分布在桂南。

**化学成分**　主要含有植物醇、邻苯二甲酸二乙酯、3-己烯-1-醇[1]、中华青牛胆木脂苷 C、中华青牛胆木脂苷 D、裂环异落叶松脂醇 9-O-β-吡喃葡萄糖苷、(+)-松脂醇-4-O-β-D-吡喃葡萄糖苷、(+)-丁香脂素、tanegoside A、(E)-3-[(2, 3-*trans*)-2-(4-hydroxy-3-methoxyphenyl)-3-hydroxymethyl-2,3-dihydrobenzo（b）（1, 4）dioxin-6-yl]-N-(4-hydroxy-phenethyl)acrylamide、银钩花胺酰 B、反式-N-p-香豆酰基酪胺、N-反式-阿魏酰酪胺、N-反式-咖啡酰酪胺、克罗酰胺 K、顺式-克罗酰胺 K[2]、环-(缬-酪)二肽、环-(异亮-丙)二肽、酪氨酸、脯氨酸、苯甲醇-O-β-D-吡喃葡萄糖苷、4, 4'-dimethoxy-3'-hydroxy-7, 9':7, 9'-diepoxylignan-3-O-D-glucopyranoside、丁香脂素-4'-O-β-葡萄糖苷、tinosinen、tinosineside B、槲皮素、芦丁、异鼠李素[3]、对羟基苯甲醛、香草醛、香草乙酮、异莨菪亭、香草酸、丁香酸、伪巴马汀、*trans*-N-coumaroyltyramine、*trans*-N-feruloyltyramine、*trans*-N-feruloyl-3'-O-methyldopamine[4]、紫丁香苷、corchoionoside C、3, 4-二甲氧基苯基-β-D-吡喃葡萄糖苷、肉桂醇-O-β-D-吡喃葡萄糖苷、3, 4, 5-三甲氧基苯酚-β-D-吡喃葡萄糖苷、benzyl-β-D-glucopyranoside、3, 5-二甲氧基苯甲酸-4-O-β-D-葡萄糖苷、1, 4-dihydroxymethyl-2, 5-dimethoxy benzene、1-[2-(furan-2-yl)-2-oxoethyl]pyrrolidin-2-one、cordysinin B、lyciumide A、酪氨酸、环(亮氨酸-异亮氨酸)、表丁香树脂醇和(+)-syringaresinol-4'-O-β-D-glucopyranoside[5]等化合物。

**药理作用**　1. 抗辐射作用

中华青牛胆的乙醇提取物能促进辐照小鼠骨髓造血功能的恢复，具有一定的抗辐射作用[6]。

2. 镇痛、抗炎作用

中华青牛胆水提取液能显著减少冰醋酸刺激引起的小鼠扭体反应次数，显著缩短甲醛致痛小鼠在第Ⅰ时相、第Ⅱ时相的舔足及抖足累积时间；还能显著抑制二甲苯引起的小鼠耳郭肿胀度和冰醋酸刺激引起的小鼠腹腔毛细管通透性增加[7]。中华青牛胆水提取物可有效降低炎性疼痛大鼠对温度和机械刺激的高敏感性，其抗炎镇痛机制与其降低外周炎性因子的产生及抑制NMDA受体表达有关[8]。

**3. 抗疲劳、耐缺氧作用**

中华青牛胆水提取液能显著延长小鼠呼吸停止时间及游泳力竭时间，明显降低小鼠运动后的血清乳酸含量和小鼠运动后的血清尿素氮含量，表明中华青牛胆具有一定的抗疲劳、耐缺氧作用[9]。

**4. 改善关节炎作用**

中华青牛胆对关节炎具有一定的改善和治疗作用，可明显改善类风湿关节炎（CIA）大鼠足掌及踝关节肿胀度，缓解疼痛，明显减轻滑膜增生，减少炎细胞浸润及血管翳的形成，并改善软骨病变损伤[10]。中华青牛胆还能不同程度改善佐剂性关节炎（AA）大鼠脾脏组织的病理损害，降低脾脏组织病理改变程度评分[11]。

**参考文献**

[1] 黄克南.GC-MS法测定中华青牛胆挥发油的化学成分[J].广西中医药, 2014, 37(1):79-80.

[2] 蒋欢, 黄诚伟, 廖海兵, 等.中华青牛胆中2个新的木脂素葡萄糖苷[J].中草药, 2018, 49(10):2336-2344.

[3] 塔娜, 熊慧, 刘思思, 等.宽筋藤化学成分的研究[J].中药材, 2018, 41(3):620-623.

[4] 杨光忠, 李庆庆, 徐晓诗, 等.藏药宽筋藤化学成分的研究[J].中南民族大学学报(自然科学版), 2019, 38(4):547-550.

[5] 詹煌, 陈佳倩, 朱梦贞, 等.宽筋藤正丁醇部位的化学成分研究[J].中草药, 2020, 51(3):594-598.

[6] 段伟, 毕良文, 李文辉.宽筋藤对辐射损伤小鼠造血功能的影响[J].中国辐射卫生, 2008, 17(2):138-140.

[7] 吴凤荣, 曾聪彦, 戴卫波, 等.宽筋藤水提取液镇痛抗炎作用的实验研究[J].中华中医药学刊, 2016, 34(7):1775-1777.

[8] 马丹, 张硕峰, 李颖慧, 等.藏药宽筋藤对炎性疼痛大鼠血清中炎性细胞因子及脊髓中NMDA受体表达的影响[J].北京中医药大学学报, 2019, 42(7):584-591.

[9] 杨凤雯, 韦秋菊, 刘雪婷, 等.宽筋藤对小鼠抗疲劳、耐缺氧作用研究[J].右江医学, 2020, 48(1):23-27.

[10] 格桑次仁, 韦益飞, 白文婷, 等.藏药宽筋藤抗胶原诱导大鼠类风湿性关节炎的药理作用研究[J].中药新药与临床药理, 2017, 28(3):327-331.

[11] 曾聪彦, 吴凤荣, 戴卫波, 等.宽筋藤对类风湿关节炎模型大鼠关节肿胀及脾脏组织病理学的影响[J].中药材, 2017, 40(2):462-465.

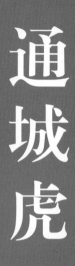

# 通城虎

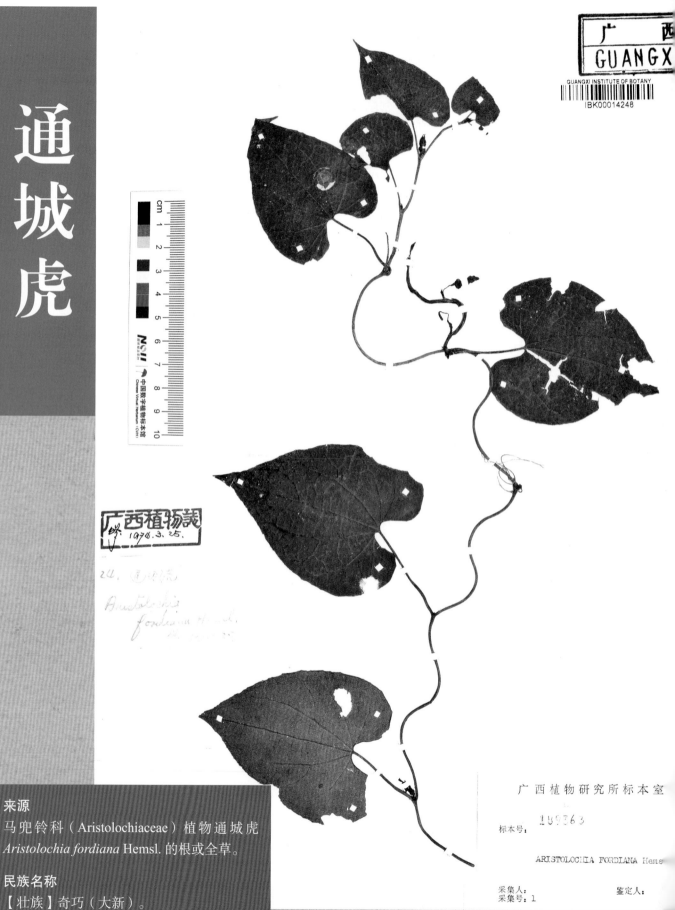

**来源**

马兜铃科（Aristolochiaceae）植物通城虎
*Aristolochia fordiana* Hemsl. 的根或全草。

**民族名称**

【壮族】奇巧（大新）。

【瑶族】通城虎（龙胜），天然草（恭城）。

## 民 族 应 用

【壮族】药用根或全草。捣烂敷伤口周围治吹风蛇咬伤；捣烂敷患处治跌打损伤；水煎含咽治喉炎。内服用量 1.5~3g；外用适量。

【瑶族】药用根或全草。捣烂敷伤口周围治吹风蛇咬伤；水煎服治风湿痛，腹痛。

**药材性状** 根呈圆柱形，稍弯曲，表面灰棕色，有横向环纹及细根，切面较平坦，木部黄色。茎圆柱形，可见纵棱。叶皱缩成团，薄革质，展开后卵状心形或卵状三角形，全缘，基出脉 3~5 条，网脉细密明显，叶脉上具毛，顶端长渐尖或短渐尖，基部心形，两侧裂片近圆形，叶柄长 2~4cm，上面具纵槽，基部膨大。气辛香，味辛。

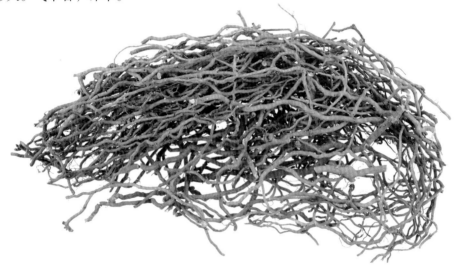

· 通城虎 - 根

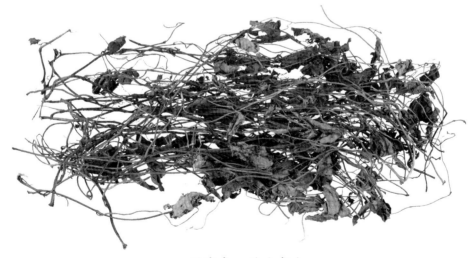

· 通城虎 - 地上部分

**药用源流** 《广西中药资源名录》记载其主治小儿惊风，感冒发热，心胃气痛，风湿骨痛，跌打损伤，毒蛇咬伤。《广西中草药》记载其具有祛风止痛、消肿解毒的功效；主治心胃气痛，风湿骨痛，跌打损伤，小儿惊风，毒蛇咬伤。《中华本草》记载其具有祛风、镇痛、消肿、解毒的功效；主治风湿骨痛，胃脘痛，腹痛，咽喉炎，小儿惊风，跌打损伤，毒蛇咬伤。

| 分类位置 | 种子植物门 | 被子植物亚门 | 双子叶植物纲 | 马兜铃目 | 马兜铃科 |
|---|---|---|---|---|---|
| | Spermatophyta | Angiospermae | Dicotyledoneae | Aristolochiales | Aristolochiaceae |

**形态特征** 草质藤本。茎干后具纵棱，无毛。叶卵状心形或卵状三角形，长 10~12cm，宽 5~8cm，背面仅网脉上密被茸毛，茸毛与网脉成垂直方向，上面无毛。总状花序长达 4cm，有花 3~4 朵或有时仅一朵，腋生，苞片和小苞片卵形或钻形；花被管基部膨大呈球形，外面绿色；檐部一侧极短，边缘有时向下翻，另一侧延伸成舌片；舌片卵状长圆形；花药卵形，合蕊柱 6 裂。蒴果长圆形或倒卵形，成熟时由基部向上 6 瓣开裂。种子卵状三角形。

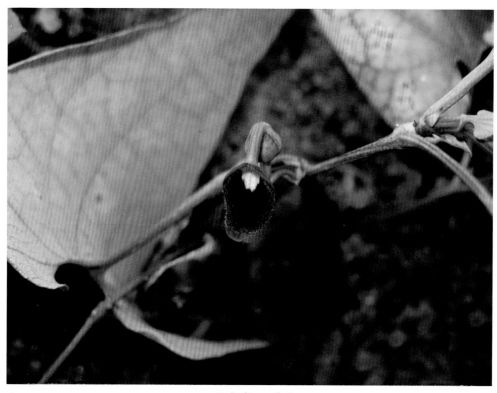

· 通城虎 – 花期

**生境分布** 生于山谷林下灌丛中和山地石隙中。分布于广西、广东、江西、浙江、福建等。广西主要分布在武鸣、马山、上林、苍梧、岑溪等。

**化学成分** 主要含有 (2*R*, 3*S*)–2, 3–dihydro–2–(3, 4–methylenedioxyphenyl)–3–methyl–5–(*E*)– propenylbenzofuran、(2*R*, 3*S*)–2, 3–dihydro–2–(3, 4–methylenedioxyphenyl)–7–methoxy–3–methyl–5–(*E*)–propenylbenzofuran、(2*R*, 3*S*)–2, 3–dihydro–2–(3, 4–dimethoxyphenyl)–3–methyl–5–(*E*)–propenylbenzofuran、(2*R*, 3*S*)–2, 3–dihydro–2–(3, 4–methylenedioxyphenyl)–3–methylbenzofuran–5–carboxamide、(2*R*, 3*R*)–2, 3–dihydro–2–(4–methoxyphenyl)–3–methylbenzofuran–5–carbaldehyde、(2*S*, 3*S*)–2, 3–dihydro–2–(4–methoxyphenyl)–3–methylbenzofuran–5–carbaldehyde、(2*R*, 3*R*)–2, 3–dihydro–2–(3, 4–dimethoxyphenyl)–3–methyl–5–(*E*)–propenylbenzofuran、(2*S*, 3*S*)–2, 3–dihydro–2–(3, 4–dimethoxypheny–l)–

3-methyl-5-(*E*)-propenylbenzofuran、(2*R*, 3*R*)-2, 3-dihydro-2-(4-hydroxyphenyl)-7-methoxy-3-methyl-5-(*E*)-propenylbenzofuran、(7*R*, 8*S*)-erythro-3, 4-methylenedioxy-7-acetoxy-8-*O*-4'-neolignan-7'(*E*)-ene、(-)-licarin B、 (+)-licarin B、(7*S*, 8*S*)-3, 4-methylenedioxy-4', 7-epoxy-8,3'-neolignan-7'(*E*)-ene、(+)-conocarpan、parakmerin A、(+)-licarin A、eupomatenoid-5 、eupomatenoid-4、eupomatenoid-7、eupomatenoid-6、eupomatenoid-13、verrucosin、netandrin B、(2*R*, 3*S*)-2, 3-dihydro-2-(3, 4-methylenedioxyphenyl)- 3-methylbenzofuran-5-carbaldehyde[1]、fordianoside、arabinothalictoside、6-*O*-*p*-coumaroyl-*β*-fructofuranosyl-(2 → 1)-*α*-D-glucopyranoside、4-[formyl-5-(hydroxymethyl)-1*H*-pyrrol-1-yl] butanoic acid[2]等成分。还含有 (-)- 莰烯、4-蒈烯、冰片、甲酸冰片酯、三亚甲基环庚烷、1(7), 8(10)- 对薄荷二烯 -9- 醇、*β*- 乙酸松油酯、*β*-石竹烯、白菖烯、反式 -*α*- 香柠檬醇、*δ*- 杜松萜烯、喇叭烯氧化物 -（Ⅱ）、8, 9- 去氢环长叶烯、*γ*- 雪松烯、桉叶油醇、乙酸冰片酯、*α*- 荜澄茄油烯、*α*- 衣兰油烯[3]等挥发油成分。根含马兜铃酸 A、7- 羟基马兜铃酸、木兰花碱等，马兜铃总酸性成分含量为 0.60%[4]。

**药理作用**　1. 抗炎、镇痛作用
通城虎能减少醋酸所致小鼠扭体反应次数，提高小鼠的痛阈值，还能抑制二甲苯所致小鼠耳郭肿胀、角叉菜胶引起的大鼠足趾肿胀和醋酸所致小鼠腹腔毛细血管通透性增加[5]。
2. 抗蛇毒作用
通城虎对内皮素 -1（ET-1）和蛇毒 S6b 引起小鼠急性死亡有明显的保护作用，其醇提取物对 ET-1 引起的主动脉环收缩有明显的拮抗作用[6]。
3. 神经保护作用
通城虎中的木脂素类化合物可通过激活 Nrf2/ HO-1 信号通路，提高 Bax 蛋白的表达，从而发挥对谷氨酸诱导损伤 HT22 细胞的保护作用[1]。

**附　注**　本品含有马兜铃酸，具有引起急性肾衰竭的毒性作用，长期服用或服用量过大，会导致肾功能损害。

**参考文献**

[1] TANG G H, CHEN Z W, LIN T T, et al. Neolignans from *Aristolochia fordiana* prevent oxidative stress-induced neuronal death through maintaining the Nrf2/HO-1 pathway in HT22 cells [J]. Journal of Natural Products, 2015, 78(8):1894-1903.

[2] ZHOU Z B, LUO J G, PAN K, et al. A new alkaloid glycoside from the rhizomes of *Aristolochia fordiana* [J]. Natural product research, 2014, 28(14):1065-1069.

[3] 冀晓雯, 陈乾平, 胡营, 等. 通城虎不同部位挥发油成分的 GC-MS 分析 [J]. 中药材, 2017, 40(12): 2870-2873.

[4] 冯毓秀, 林寿全, 张秀琴. 国产马兜铃属的植物和生药研究: 资源利用 [J]. 药学学报, 1983, 18(4):291-298.

[5] 韦健全, 罗莹, 黄健, 等. 通城虎镇痛抗炎作用及急性毒性的实验研究 [J]. 中国老年学杂志, 2011, 31(20):3960-3962.

[6] 王峰, 杨连春, 刘敏, 等. 抗蛇毒中草药拮抗 ET-1 和 S6b 作用的初步研究 [J]. 中国中药杂志, 1997, 22(10):44-46, 64-65.

通草

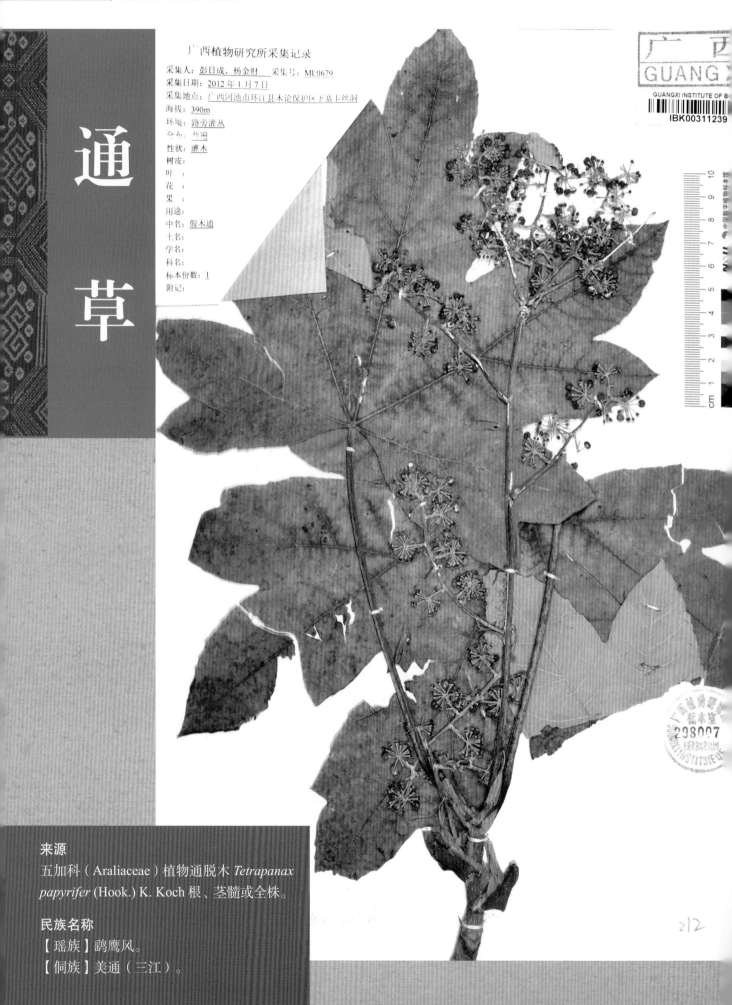

广西植物研究所采集记录

采集人：彭日成、杨金财　采集号：ML0679
采集日期：2012 年 1 月 7 日
采集地点：广西河池市环江县木论保护区卜蓉卡丝洞
海拔：　390m
环境：　路旁灌丛
俗名：普遍
性状：　灌木
树皮：
叶：
花：
果：
用途：
中名：假木通
土名：
学名：
科名：
标本份数：1
附记：

IBK00311239

298007

**来源**

五加科（Araliaceae）植物通脱木 *Tetrapanax papyrifer* (Hook.) K. Koch 根、茎髓或全株。

**民族名称**

【瑶族】鹞鹰风。

【侗族】美通（三江）。

212

## 民 族 应 用

【瑶族】药用根、茎髓或全株。主治高热惊风，肺热咳嗽，尿路感染，水肿，尿路结石，闭经，哺乳期缺乳，食积饱胀。根内服用量30~60g，茎髓内服用量3~6g，水煎服。

【侗族】药用茎髓。水煎服治难产，小便不利，肾炎水肿。内服用量3g。

**药材性状** 根圆柱形，表面黄褐色，具纵皱纹。茎髓呈圆柱形，长20~40cm，直径1~2.5cm。表面白色或淡黄色，有浅纵沟纹；体轻，质松软，稍有弹性，易折断，断面平坦，显银白色光泽，中部有直径0.3~1.5cm的空心或半透明的薄膜，纵剖面呈梯状排列，实心者少见。气微，味淡。完整叶掌裂，叶下面被厚绒毛。

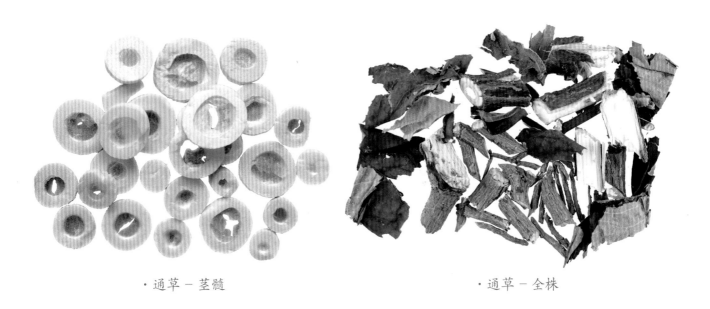

· 通草－茎髓                    · 通草－全株

**药用源流** 通草之名始载于《神农本草经》，《名医别录》《新修本草》均有记载，但其基原植物为木通科木通。以通脱木为通草始见于《本草拾遗》，记载："通脱木，无毒。花上粉，主诸虫疮，野鸡病，取粉纳疮中。生山侧，叶似蓖麻，心中有瓤，轻白可爱，女工取以饰物。"《本草图经》首次认识到通草与木通有别，曰："今人谓之木通。而俗间所谓通草，乃通脱木也。此木生山侧，叶如蓖麻，心空，中有瓤，轻白可爱，女工取以饰物。"《本草纲目》记载："有细细孔，两头皆通，故名通草，即今所谓木通也。今之通草，乃古之通脱木也。"《植物名实图考》在山草类中也有木通和通草并称为一项："《拾遗》曰通脱木，形状功用似《图经》，其叶茎中空，梢间作苞，开白花如枇杷。此草植生如木，颇似水桐，冬时茎亦不枯。《本草纲目》云蔓生，殊误，今入于山草类。"以上所述及其所附图绘与本种相符。《中华人民共和国药典》（2020年版　一部）记载其茎髓具有清热利尿、通气下乳的功效；主治湿热淋证，水肿尿少，乳汁不下。

| **分类位置** | 种子植物门 | 被子植物亚门 | 双子叶植物纲 | 五加目 | 五加科 |
| --- | --- | --- | --- | --- | --- |
| | Spermatophyta | Angiospermae | Dicotyledoneae | Araliales | Araliaceae |

**形态特征** 常绿灌木或小乔木。叶掌状 5~11 裂，每 1 裂片又有 2~3 个小裂片，上面无毛，下面被白色厚绒毛；叶柄粗壮，托叶与叶柄基部合生，锥形。圆锥花序长 50cm 或更长；伞形花序直径 1~1.5cm，有花多数；花梗密生白色星状绒毛；花淡黄白色；花瓣 4，稀 5，三角状卵形；花柱先端反曲。果球形，紫黑色。

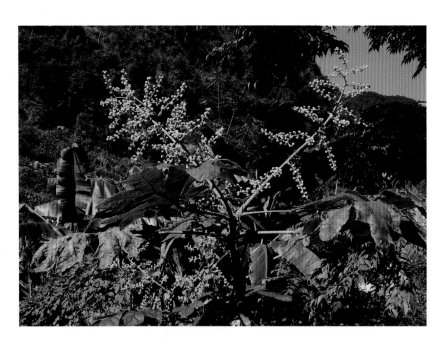

· 通脱木 - 花期

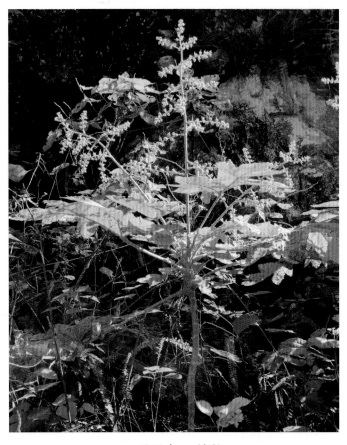

· 通脱木 - 植物

**生境分布**　生于海拔2100m以下的向阳肥厚土壤上，有时栽培于庭园中。分布于陕西、广西、广东、云南、四川、贵州、湖南、湖北、江西、福建、台湾等。广西主要分布在融安、凌云、乐业、田林、隆林等。

**化学成分**　主要含有 (3S, 8E, 22E)-hydroxystigmast-8, 22-diene-7, 11-dione、stigmasterol、β-sitos-terol、stigmasta-7, 22-diene-3β-ol、stigmasta-7-ene-3β-ol、stigmasta-5, 22-diene-3β, 7α-dio、stigmasta-5-ene-3β, 7α-diol、stigmasta-4, 22-diene-3β, 6β-diol、stigmasta-4-ene-3β, 6β-diol、3β-hydroxystigmasta-4, 22-diene-6-one、stigmastane、stigmasta-5, 22-diene-3-O-β-D-glucopyranoside、stigmasta-5-ene-3-O-β-D-glucopyranoside、stigmasta-5, 22-diene-7-one-3-O-β-D-glucopyranoside、stigmasta-5-ene-7-one-3-O-β-D-glucopyranoside、stigmasta-7-ene-3-O-β-D-glucopyranoside[1]、通草皂苷A、通草皂苷B、胡萝卜苷[2]等甾体类成分；papyriogenin A、epipapyriogenin C、papyriogenin D、papyriogenin E、papyriogenin E'、epipapyriogenin C-3-O-β-D-glucopyranoside、11-O-butylpapyrioside LⅡ c、papyrioside LⅡ[3]、3α, 21β, 22α-trihydroxy-11, 13(18)-oleanadien-28-oic acid、3-epi-papyriogenin C、21-O-acetyl-21-hydroxy-3-oxo-11, 13(18)-oleanadien-28-oic acid、3β-hydroxy-21-oxo-11, 13(18)-oleanadien-28-oic acid methyl ester、3α-hydroxy-28-norolean-11, 13(18), 17(22)-trien-21-one、28-norolean-11, 13(18), 17(22)-trien-3, 21-dione、papyriogenin C[4]、papyrioside LA-LH[5,6]、papyrioside L-Ⅱ b、papyrioside L-Ⅱ c、papyrioside L-Ⅱ d[7]等三萜类成分；kaempferol 7-O-(2-E-p-coumaroyl-α-L-rhamnoside)、kaempferol 7-O-(2, 3-di-E-p-coumaroyl-α-L-rhamnoside)、3, 7, 4'-tri-O-acetylkaempferol、山奈酚、紫云英苷、阿福豆苷[8]等黄酮类成分；还含有通草神经酰胺、葱木脑苷、N-(2'-羟基二十四碳酰基)-1, 3, 4-三羟基-2-氨基-Δ[8, 9]-(E)-十八烯[2]、1, 2, 3-trimethoxybenzene、反式肉桂酸、肉桂醇、5-formylbenzofuran、香豆素、二氢香豆素[8]等成分。

**药理作用**　1. 抗氧化作用
通脱木多糖能提高小鼠全血 SOD 活力[9]。通脱木具有清除 DPPH 自由基活性，其 $IC_{50}$ 为 63.25μg/ml[10]。

2. 抗衰老作用
通脱木多糖能降低小鼠血清和肝脏中 LPO 含量及小鼠心、脑组织中 LF 含量[9]。

3. 抗肥胖作用
通脱木提取物对胰脂肪酶具有一定抑制活性，且呈剂量依赖性，还能抑制 3T3-L1 前脂肪细胞的分化、脂质积累和降低三酰甘油含量，其抗肥胖机制可能与调节 C/EBPα、C/EBPβ、PPARγ 蛋白的表达有关[10]。

4. 泌乳作用
通脱木能通过提高小鼠泌乳相关内分泌激素水平及上调乳腺组织催乳素受体、雌激素受体α、雌激素受体β和生长激素受体的表达，进而促进小鼠乳腺泌乳[11]。

5. 促乳糖合成作用
适当浓度通脱木提取物可提高奶牛乳腺上皮细胞增殖能力，并通过上调乳腺上皮细胞 GLUT1、GLUT8、HKⅡ、β-4GALT1 和 α-LA 的 mRNA 表达，促进乳腺上皮细胞合成乳糖[12]。

6. 利尿作用
通脱木具有明显的利尿作用，能促进大鼠尿中钾离子的排出[13]。

### 7.抗炎、解热作用

通脱木能抑制大鼠角叉菜胶性足肿胀，对啤酒酵母（或角叉菜胶）所致的大鼠发热有解热作用[14]。

**附　注**　常以茎髓入药，据《中华本草》记载其根、花、花粉亦可入药。根具有清热利水、行气消食、活血下乳的功效；主治水肿，淋证，食积饱胀，痞块，风湿痹痛，月经不调，乳汁不下。花蕾具有疏肝行气的功效，主治疝气。花粉具有解毒散结、去腐生肌的功效；主治疮肿，瘰疬，痔疮。

**参考文献**

［1］XU J L, GU L H, WANG Z T, et al. Seventeen steroids from the pith of *Tetrapanax papyriferus*［J］. Journal of Asian Natural Products Research, 2016, 18(12):1131–1137.

［2］李进.通草及白芍总苷的化学研究［D］.北京：中国协和医科大学，2002.

［3］NAMKI C, HYE M E, WOO K H, et al. Inhibition of nitric oxide production in BV2 microglial cells by triterpenes from *Tetrapanax papyriferus*［J］. Molecules, 2016, 21(4):459.

［4］HO J C, CHEN C M, ROW L C. Oleanane-type triterpenes from the flowers, pith, leaves, and fruit of *Tetrapanax papyriferus*［J］.Phytochemistry, 2007, 68(5):631–635.

［5］KOJIMA K, SARACOGLU I, MUTSUGA M, et al. Triterpene Saponins from *Tetrapanax papyriferum* K.KOCH［J］.Chemical and Pharmaceutical Bulletin, 1996, 44(11):2107–2110.

［6］MUTSUGA M, KOJIMA K, SARACOGLU I, et al. Minor saponins from *Tetrapanax papyriferum*［J］.Chemical & Pharmaceutical Bulletin, 1997, 45(3):552–554.

［7］AMAGAYA S, TAKEDA T, OGIHARA Y, et al. Further studies on glycosides from the leaves of *Tetrapanax papyriferum*［J］.Chemischer Informationsdienst, 1979, 10(50):2044–2047.

［8］HO J C, CHEN C M, ROW L C. Flavonoids and benzene derivatives from the flowers and fruit of *Tetrapanax papyriferus*［J］. Journal of Natural Products, 2005, 68, 1773–1775.

［9］曾南，沈映君，贾敏如，等.通草及小通草多糖抗氧化作用的实验研究［J］.中国中药杂志，1999, 24(1):3–5.

［10］AE P J, SUK J K, YOUNG L J, et al. Anti-oxidative and anti-obesity activities of *Tetrapanax papyriferus* and *Siegesbeckia pubescens* extracts and their synergistic anti-obesity effects［J］. Microbiology and Biotechnology Letters, 2013, 41(3):341–349.

［11］刘莉莉，冯丽丽，王博.通草对泌乳期小鼠泌乳性能及泌乳相关内分泌激素的影响［J］.河南农业科学，2020, 49(6):150–156.

［12］刘莉莉，王博，蒋倩倩.通草提取物对奶牛乳腺上皮细胞乳糖合成及相关基因表达的影响［J］.东北农业大学学报，2020, 51(1):57–64.

［13］贾敏如，沈映君，蒋麟，等.七种通草对大鼠利尿作用的初步研究［J］.中药材，1991, 14(9):40–42.

［14］沈映君，曾南，贾敏如，等.几种通草及小通草的抗炎、解热、利尿作用的实验研究［J］.中国中药杂志，1998, 23(11):3–5.

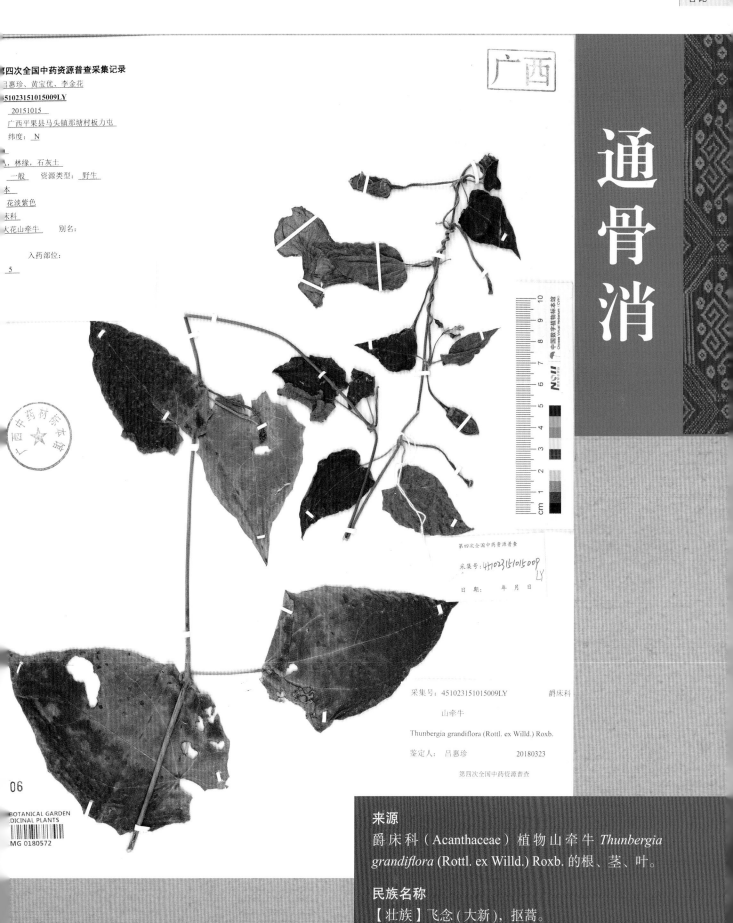

广 西

# 通骨消

采集号： 451023151015009LY

日　期：　　年月日

采集号：451023151015009LY　　　爵床科

山牵牛

Thunbergia grandiflora (Rottl. ex Willd.) Roxb.

鉴定人：吕惠珍　　　　　20180323

第四次全国中药资源普查

## 来源

爵床科（Acanthaceae）植物山牵牛 *Thunbergia grandiflora* (Rottl. ex Willd.) Roxb. 的根、茎、叶。

## 民族名称

【壮族】飞念（大新），抠蒿。
【瑶族】绿九牛。

# 民 族 应 用

【壮族】药用根、茎、叶。根水煎服或浸酒服治脱肛，子宫脱垂，跌打肿痛，风湿关节痛，四肢酸软。茎、叶捣烂酒炒敷患处治骨折；水煎洗患处治外伤感染。内服用量15~30g；外用适量。

【瑶族】药用根、茎、叶。主治风湿性关节炎，腰肌劳损，四肢痹痛，跌打损伤，骨折。根、茎内服用量15~60g，水煎或浸酒服，或外洗。叶外用适量，捣敷。

**药材性状**　根圆柱形，稍肉质，表面灰黄色，具明显纵皱纹，有的皮部横向断离出木部；质韧，内皮淡紫色，易与木部剥离；木部坚韧，黄棕色或黄白色；气微，味微甘。藤茎圆柱形，被柔毛，具纵皱纹，灰色至灰褐色。单叶对生，多皱缩，完整者展平后阔卵形，两面粗糙，被毛，灰黄色。气微，味甘微辛。

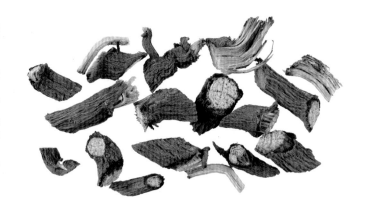

·通骨消－根

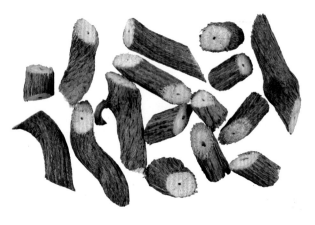

·通骨消－茎

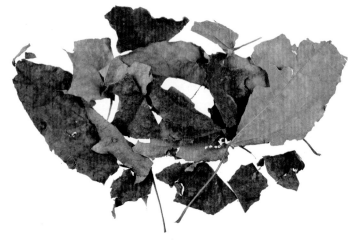

·通骨消－叶

**药用源流**　《广西药用植物名录》记载其根、叶、花、种子主治跌打损伤，风湿，疮疡肿毒，痛经。《广西中药志》记载其根具有祛风、驳骨的功效；主治风湿，跌打，接骨。《广西本草选编》记载其根具有舒筋活络、散瘀消肿的功效；主治经期腹痛，腰肌劳损，风湿关节痛，小儿麻痹后遗症，外伤出血。《中华本草》记载其根具有祛风通络、散瘀止痛的功效；主治风湿痹痛，痛经，跌打肿痛，骨折，小儿麻痹后遗症。记载其茎叶具有活血止痛、解毒消肿的功效；主治跌打损伤，疮疖，蛇咬伤。

| 分类位置 | 种子植物门 | 被子植物亚门 | 双子叶植物纲 | 马鞭草目 | 爵床科 |
|---|---|---|---|---|---|
| | Spermatophyta | Angiospermae | Dicotyledoneae | Verbenales | Acanthaceae |

**形态特征**　攀援灌木。分枝较多，小枝条稍 4 棱形，后逐渐复圆形，主节下有黑色巢状腺体及稀疏多细胞长毛。叶片卵形、宽卵形至心形，通常 5~7 脉。花在叶腋单生或成顶生总状花序；花梗被短柔毛，花梗上部连同小苞片下部有巢状腺形；冠檐蓝紫色；雄蕊 4，花药不外露，药隔突出成一锐尖头，药室不等大，基部具弯曲长刺。子房近无毛，花柱无毛，柱头近相等，2 裂，对折。蒴果被短柔毛。

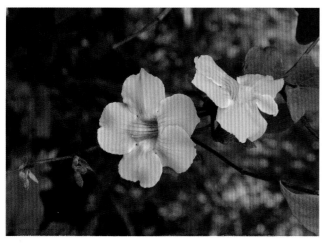 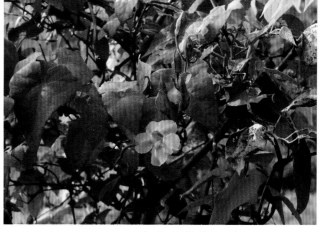

　　　　　·山牵牛－花期　　　　　　　　　　　　　·山牵牛－植株

**生境分布**　生于山地灌丛。分布于广西、广东、海南、福建等。广西全区各地均有分布。

**化学成分**　根主要含有 methyl salicylate、nonylcyclopropane、2, 2', 5, 5', tetramethyl 1, 1'-biphenyl、1- hexadecanol、(Z)9, 17 octadecadienal、(Z) 7 tetradecenal、pentadecanal、(E)3-eicosene、hexadecane[1] 等挥发油成分。叶主要含有 3-octanol、3, 7-dimethyl 1, 6-octadien-3-ol、2-methoxy-3-(2-propenyl) phenol、1-(2, 6, 6-trimethyl-1, 3-cyclohexa-2-buten-1-one、4-(2, 6, 6, -trimethyl-1-cyclohexen-3-buten-2-one、phytol、tetradecenal、N-pentadecanol、hexadecanal、cis-9-hexadecenal、pentadecanal、N-hexadecanoic acid[1] 等挥发油成分。

**药理作用**　1. 抗氧化作用

山牵牛叶提取物能清除 DPPH 自由基和 OH 自由基，还能抗脂质过氧化，其 $IC_{50}$ 分别为（10.50 ± 0.68）μg/ml、（24.98 ± 1.39）μg/ml、（21.84 ± 0.91）μg/ml[2]。

2. 抗胆碱酯酶作用

山牵牛叶提取物对乙酰和丁酰胆碱酯酶具有一定的抑制活性[2]。

3. 溶栓作用

山牵牛叶提取物对血凝块的体外溶解率为（19.56 ± 2.98）%[3]。

**参考文献**

［1］MBACHU K A, MORONKOLA D O. Compositions of *Thunbergia grandiflora* leaf and root essential oils［J］. Journal of Advances in Medical and Pharmaceutical Sciences, 2017, 15(1):1-8.

［2］UDDIN M, ALAM M N, BISWAS K, et al. *In vitro* antioxidative and cholinesterase inhibitory properties of *Thunbergia grandiflora* leaf extract［J］. Cogent Food & Agriculture, 2016, 2(1):1-11.

［3］ALAM M N, BIOZID M, ISLAM R, et al. *In-vitro* comparative study of cytotoxic and thrombolytic effects of methanolic extract of Cissus pentagona and *Thunbergia grandiflora* (Roxb.) leaves［J］. Journal of Coastal Life Medicine, 2015, 3(9):724-727.

桑

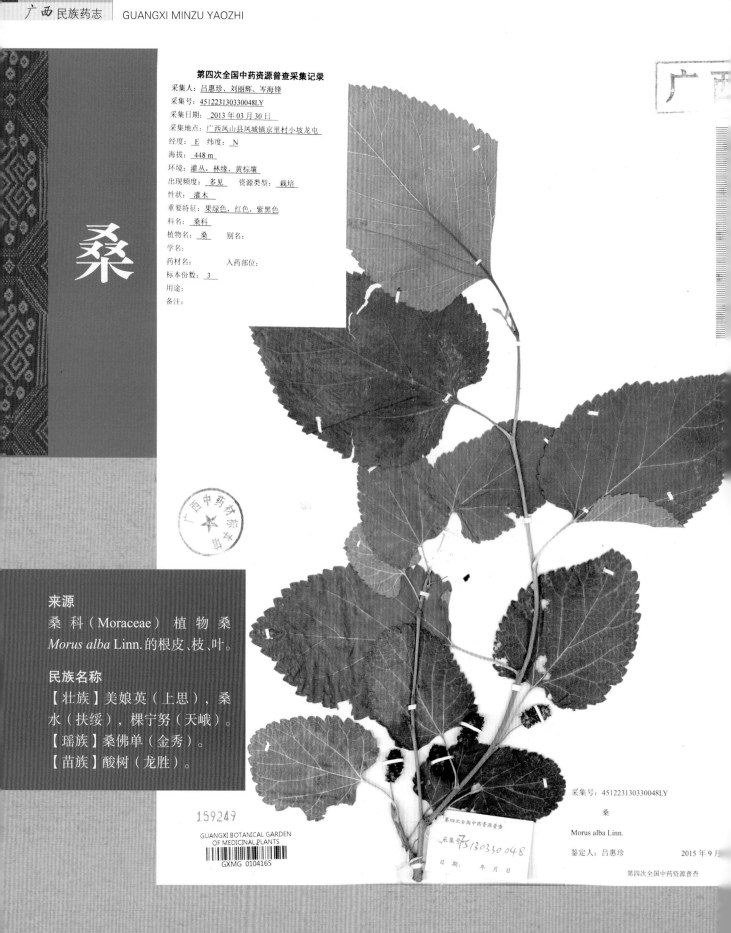

**第四次全国中药资源普查采集记录**

采集人：<u>吕惠珍、刘丽辉、岑海锋</u>
采集号：<u>451223130330048LY</u>
采集日期：<u>2013 年 03 月 30 日</u>
采集地点：<u>广西凤山县凤城镇京里村小坡龙屯</u>
经度：<u>E</u> 纬度：<u>N</u>
海拔：<u>448 m</u>
环境：<u>灌丛、林缘、黄棕壤</u>
出现频度：<u>多见</u> 资源类型：<u>栽培</u>
性状：<u>灌木</u>
重要特征：<u>果绿色，红色，紫黑色</u>
科名：<u>桑科</u>
植物名：<u>桑</u> 别名：
学名：
药材名： 入药部位：
标本份数：<u>3</u>
用途：
备注：

**来源**

桑 科（Moraceae） 植 物 桑
*Morus alba* Linn. 的根皮、枝、叶。

**民族名称**

【壮族】美娘英（上思），桑
水（扶绥），棵宁努（天峨）。
【瑶族】桑佛单（金秀）。
【苗族】酸树（龙胜）。

采集号：451223130330048LY

桑

Morus alba Linn.

鉴定人：吕惠珍 2015 年 9 月

第四次全国中药资源普查

## 民 族 应 用

【壮族】药用根皮、枝、叶。根皮、叶水煎服治咳嗽、感冒。枝水煎服治风湿。叶水煎服治小儿发热；水煎先乘热熏患处，至药液凉时再洗患处治腮腺炎。

【瑶族】药用根皮、叶。水煎服治咳嗽，感冒；水煎洗患处治水肿。

【苗族】药用根皮。捣烂调少量白酒敷患处治关节脱臼。内服用量9~15g。

**药材性状** 根呈扭曲的卷筒状、槽状或板片状，长短宽窄不一，厚1~4mm；外表面白色或淡黄白色，较平坦，有的残留橙黄色或棕黄色鳞片状粗皮；内表面黄白色或灰黄色，有细纵纹；体轻，质韧，纤维性强，难折断，易纵向撕裂，撕裂时有粉尘飞扬；气微，味微甘。枝呈长圆柱形，少有分枝，长短不一，直径0.5~1.5cm；表面灰黄色或黄褐色，有多数黄褐色点状皮孔及细纵纹，并有灰白色略呈半圆形的叶痕和黄棕色的腋芽；质坚韧，不易折断，断面纤维性；切片厚0.2~0..5cm，皮部较薄，木部黄白色，射线放射状，髓部白色或黄白色；气微，味淡。干燥叶多皱缩、破碎；完整者有柄，叶片展平后呈卵形或宽卵形，长8~15cm，宽7~13cm，先端渐尖，基部截形、圆形或心形，边缘有锯齿或钝锯齿，有的不规则分裂；上表面黄绿色或浅黄棕色，有的小疣状突起；下表面颜色稍浅，叶脉突出，小脉网状，脉上被疏毛，脉基具簇毛；质脆；气微，味淡、微苦涩。

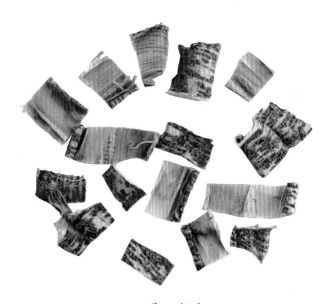

·桑－根皮

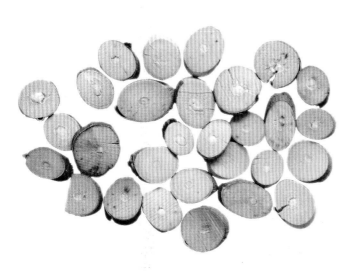

·桑－枝

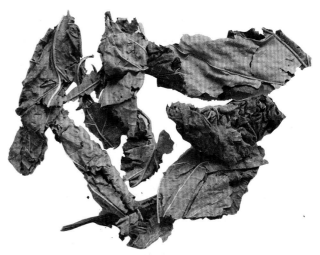

·桑－叶

**药用源流** 《神农本草经》收载了桑叶，列为中品，附于桑根白皮下，记载："叶。主除寒热，出汗。"《本草图经》记载："桑叶以夏秋再生者为上，霜后采之，煮汤淋渫手足，去风痹殊胜。"《本草纲目》收载于木部灌木类，记载："桑有数种，有白桑，叶大如掌而厚；鸡桑，叶花而薄；子桑，先椹而后叶；山桑；叶尖而长。"以上所述及其所附图绘，白桑与本种相符。《中华人民共和国药典》（2020年版 一部）记载其叶具有疏散风热、清肺润燥、清肝明目的功效；主治风热感冒，肺热燥咳，头晕头痛，目赤昏花。

| 分类位置 | 种子植物门 | 被子植物亚门 | 双子叶植物纲 | 荨麻目 | 桑科 |
|---|---|---|---|---|---|
| | Spermatophyta | Angiospermae | Dicotyledoneae | Urtcales | Moraceae |

**形态特征** 乔木或灌木。叶卵形或广卵形，先端急尖、渐尖或圆钝，基部圆形至浅心形，边缘锯齿粗钝，有时叶为各种分裂，背面沿脉有疏毛，脉腋有簇毛；叶柄具柔毛；托叶披针形，外面密被细硬毛。花单性，腋生或生于芽鳞腋内；柱头内侧具乳头状突起。聚花果卵状椭圆形，成熟时红色或暗紫色。

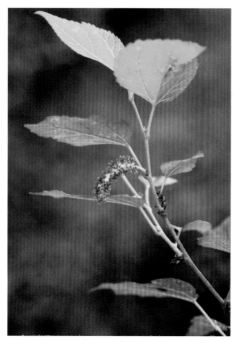

· 桑 - 花期（雄花）

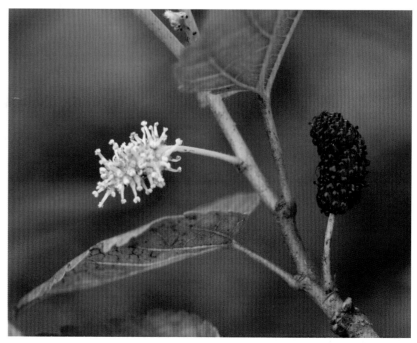

· 桑 - 花果期（雌花）

**生境分布** 为栽培品。分布于东北至西南各省区，西北直至新疆均有栽培。广西全区各地均有分布。

**化学成分** 主要含有 3- 阿拉伯糖葡糖基槲皮素、槲皮素 $-3-O-\beta-D-$ 葡萄糖 $-(1\rightarrow2)-\beta-D-$ 葡萄糖苷、木犀草素 $-3-O-\beta-D-$ 槐糖苷、槲皮素 $-3-O-\alpha-$ 鼠李糖 $-\beta-$ 葡萄糖 $-\alpha-$ 鼠李糖苷、芦丁、异槲皮苷、槲皮素 $-3-O-6''-$ 乙酰基葡萄糖苷、山奈酚 $-3-O-$ 芸香糖苷、紫云英苷、山奈酚 $-3-O-6''-$ 乙酰基葡萄糖苷、鸢尾甲黄素 B、芹菜素 $-7-O-$ 芸香糖苷[1]、morusyunnansin I、morusyunnansin H、morusyunnansin J、morusyunnansin K、morusyunnansin L、morusyunnansin M、morusyunnansin N、(2S)-7,2'-dihydroxy-4'-methoxy-8-prenylflavan、

(2*S*)-2', 4'-dihydroxy-7-methoxy-8-prenylflavan、2', 4, -dihydroxy-7-methoxy-8-hydroxyethylflavan、morachalcone A、isobavaehaleone、2, 4, 2', 4'-tetrahydroxychalcone、euchrenone a7、morin、山奈酚、norartoearpetin[2]、山奈酚-3, 7-二-*O*-D-吡喃糖苷、金丝桃苷、异鼠李素-3-*O*-葡萄糖苷[3]等黄酮类成分；柠檬酸、苹果酸、(2, 5-二羟基苯甲酸酯)-1-葡萄糖、隐绿原酸、新绿原酸、绿原酸[1]、diisobutyl phthalate、dibutyl phthalate、9, 16-dioxo-10, 12, 14-octadecatrienoic acid[2]、异绿原酸、4-咖啡酰奎宁酸甲酯[3]等酚酸类成分；桑呋喃 J[1]、wittifuran X、3', 5'-dimethoxy wittifuran Y、wittifuran Y、wittifuran Z、5-hydroxyethyl moracin M、moracin E、moracin I、moracin M、moracin N、moracin X、moracin C、moracin D、moracin V[2]等苯丙呋喃类成分；东莨菪苷[3]、1-脱氧野尻霉素、荞麦碱、3-表荞麦碱、1, 4-双脱氧-1, 4-亚氨基-D-阿拉伯糖醇、打碗花精 $B_2$、1, 4-双脱氧-1, 4-亚氨基-(2-氧-*β*-D-吡喃葡糖基)-D-阿拉伯糖醇[4]等生物碱类成分；苯丙氨酸、天冬氨酸、亮氨酸、甘氨酸、谷氨酸、丙氨酸、赖氨酸、苏氨酸、脯氨酸、精氨酸、酪氨酸[5]等氨基酸类成分；由甘露糖、鼠李糖、葡萄糖、半乳糖、木糖和阿拉伯糖组成的多糖[6]。还含有 loliolide[2]、5, 7-二羟基香豆素-7-*O*-*β*-D-吡喃葡萄糖苷[3]、*β*-谷甾醇、*β*-胡萝卜苷、大黄素甲醚、7-羟基香豆素、豆甾醇[7]、植物醇、环二十八烷、棕榈酸、*α*-亚麻酸、亚麻酸乙酯、硬脂酸、*α*-生育酚[8]等成分。

**药理作用** 1. 抗糖尿病及其并发症作用

桑叶水提取物与醇提取物具有协同降血糖作用，可提高糖尿病小鼠体内抗氧化酶活性，修复胰岛与肝脏氧化损伤，改善胰岛素效应细胞的抵抗效应[9]。桑叶提取物可降低 2 型糖尿病大鼠血糖水平及总胆固醇、三酰甘油、低密度脂蛋白水平，其作用机制与调节 IRS-1/PI3K/GLUT4 信号通路有关[10]。桑叶总黄酮能减轻 1 型糖尿病小鼠肾间质纤维化水平，其机制可能与抑制 PI3K/Akt/mTOR 信号通路的激活有关[11]。桑叶总黄酮能降低 2 型糖尿病大鼠血清中 TC、TG 和 ALT 水平，增加肝糖原含量，提高肝脏中 GK 的活性，减轻肝脏的脂肪变性、空泡变性和炎细胞浸润，改善肝脏病理变化[12]。

2. 抗菌、抗病毒作用

桑叶醇提取物对枯草芽孢杆菌、大肠杆菌有明显的抑制作用[13]。桑叶不同溶剂萃取物对金黄色葡萄球菌、枯草芽孢杆菌、大肠杆菌、沙门菌、普通变形杆菌均有抑制作用，其中以石油醚部位抑菌活性最强[14]。桑叶乙醇提取物能抑制呼吸道合胞病毒的吸附和生物合成，还能直接杀死病毒[15]。

3. 抗肿瘤作用

桑叶水提取物和醇提取物均能抑制人肺癌 A549 细胞、人肝癌 HepG2 细胞、人胃癌 SGC7901 细胞、人乳腺癌 MCF7 细胞增殖[16]。桑叶能抑制乳腺癌肿瘤血管内皮细胞增殖并诱导其凋亡，影响其细胞周期的分布，并抑制乳腺癌肿瘤血管内皮细胞生长因子受体-2 的表达[17]。

4. 抗氧化作用

桑叶黄酮能抑制 D-半乳糖致衰老小鼠体内过氧化物的生成，清除体内的自由基，提高衰老小鼠的抗氧化能力[18]。桑叶黄酮具有较强的体外抗氧化能力和还原能力，其清除 DPPH 自由基和 OH 自由基的 $IC_{50}$ 分别为 0.0363mg/ml、0.7063mg/ml[19]。桑叶生物碱可能通过调控 Nrf2/Keap1 氧化应激信号通路发挥对 D-Gal 诱导的小鼠蛋白氧化损伤的保护作用[20]。

5. 免疫调节作用

桑叶提取物能促进小鼠脾脏 B、T 淋巴细胞的增殖[21]。桑叶多糖具有提高免疫活性的作用，可调节免疫分子与免疫细胞[22]。

### 6. 降血脂作用

桑叶 1- 脱氧野尻霉素可通过调节葡萄糖、三酰甘油代谢关键酶蛋白的表达，促进血糖、血脂的转运代谢[23]。桑叶水提取物可降低高脂饮食小鼠肝脏系数及脂肪系数，并降低高脂饮食小鼠血脂水平，使肝脏 HMG-COA 和 LCAT 活性降低，提高 CYP7A1 活性，并抑制肝脏胆汁酸的积累，促进胆汁酸的排出[24]。

### 7. 抗肥胖作用

桑叶 1- 脱氧野尻霉素对高脂饮食诱导的肥胖小鼠具有抗肥胖的作用，其作用机制可能与增强棕色脂肪活性有关[25]。桑叶提取物对食源性肥胖大鼠有减肥作用，其作用机制可能与通过上调脂肪 p-AMPKα 表达，下调 PPARγ、C/EBPα 及 LPL 表达，抑制前脂肪细胞分化为成熟脂肪细胞，减小脂肪细胞体积有关[26]。

### 8. 保肝作用

桑叶生物碱可改善小鼠肝纤维化程度，其机制可能与抗氧化、抗炎有关[27]。桑叶生物碱对高脂饮食导致的肝损伤有良好的改善作用，其机制可能与调节炎症因子 TNF-α、IL-10 和细胞凋亡因子 Bax、Bcl-2 的 mRNA 表达水平有关[28]。

### 9. 其他作用

桑叶总黄酮对缺血再灌注损伤心肌有明显的保护作用，其机制可能与提高心肌 SOD 活性、清除自由基、增强抗氧化能力有关[29]。桑叶具有抗焦虑作用，可降低行为学实验后的小鼠大脑中 NE、DA、5-HT 含量，其物质基础可能为 γ- 氨基丁酸[30]。桑叶多糖组分能延长活化部分凝血活酶时间和凝血酶时间[31]。桑叶多糖对盐酸林可霉素诱导小鼠肠道菌群失调具有调节作用[32]。

**参考文献**

［1］刘金玲，李文姣，王韧，等.基于 UPLC-Q-TOF/MS 技术的桑叶化学成分快速识别分析［J］.中国中医药信息杂志，2018, 25(2):69-73.

［2］李明.桑叶和桑枝的化学成分及生物活性研究［D］.济南：山东大学，2017.

［3］唐明敏，田恒康，杨文宁，等.桑叶水提取物及其含药血清化学成分分析［J］.中国实验方剂学杂志，2016, 22(9):25-29.

［4］尚磊，欧阳臻，赵明，等.HPLC-MS-MS 分析桑叶总生物碱组成及含量［J］.中国实验方剂学杂志，2014, 20(2):47-51.

［5］王芳，乔璐，张庆庆，等.桑叶蛋白氨基酸组成分析及营养价值评价［J］.食品科学，2015, 36(1):225-228.

［6］圣志存，陈晓兰.安徽产地桑叶多糖分离纯化、结构鉴定与抗氧化活性研究［J］.中国食品添加剂，2020, 31(1):59-67.

［7］杨艳.桑叶的化学成分研究［J］.园艺与种苗，2012, (3):24-25, 33.

［8］刘凡，陈佳佳，廖森泰，等.桑叶提取物抑菌活性及其成分分析［J］.食品工业科技，2013, 34(1):117-120.

［9］鱼晓敏，安馨，鲁慧，等.桑叶水提取物与醇提取物对糖尿病小鼠的协同降血糖效应［J］.卫生研究，2018, 47(3):432-436.

［10］蔡晟宇，李佑生.桑叶提取物调控 IRS-1/PI3K/GLUT4 通路影响 2 型糖尿病胰岛素抵抗机制研究［J］.新中医，2020, 52(1):1-6.

［11］王文文，张赛，朱晓卉，等.桑叶总黄酮对 1 型糖尿病小鼠肾间质纤维化的防治作用及机制［J］.中国药理学通报，2017, 33(9):1278-1285.

［12］谭林，刘冬恋，杨春梅，等.桑叶总黄酮对2型糖尿病模型大鼠肝脏的保护作用［J］.食品工业科技，2016, 37(8):340-343.

［13］王世宽，张代芳，陈欲云.桑叶多糖提取及抑菌实验研究［J］.四川理工学院学报(自然科学版)，2016, 29(6):1-5.

［14］刘凡，陈佳佳，廖森泰，等.桑叶提取物抑菌活性及其成分分析［J］.食品工业科技，2013, 34(1):117-120.

［15］黄筱钧.桑叶乙醇提取物体外对呼吸道合胞病毒的抑制作用［J］.中国实验方剂学杂志，2014, 20(22):169-171.

［16］盛晨鸣，施晓艳，丁泽贤，等.桑叶不同提取物对肿瘤细胞的细胞毒性作用［J］.贵阳中医学院学报，2019, 41(2):30-33, 45.

［17］王志雄，高剑文，缪伟伟.桑叶对乳腺癌肿瘤血管内皮细胞抑制作用的研究［J］.河南大学学报(自然科学版)，2015, 45(2):197-201.

［18］何东与.桑叶黄酮对衰老模型小鼠抗氧化能力影响的探究［J］.山西农经，2017, (22):80-81.

［19］张月，唐钦悦，代娟，等.桑叶黄酮提取物制备及其体外抗氧化作用研究［J］.中国食品添加剂，2020, 31(9):47-52.

［20］杨忠敏，沈以红，黄先智，等.桑叶生物碱粗提取物对D-半乳糖诱导的小鼠蛋白氧化损伤的改善作用［J］.食品科学，2020, 41(17):182-187.

［21］陈晓兰，杨海峰，瞿静雯，等.不同桑叶提取物对小鼠脾脏淋巴细胞增殖能力的影响［J］.中国畜牧兽医，2017, 44(12):3598-3604.

［22］李维.桑叶多糖对小鼠免疫调节作用的影响［J］.江西农业，2016, (13):110-111.

［23］李有贵，钟石，朱俭勋，等.桑叶1-脱氧野尻霉素(DNJ)对高脂血症小鼠糖脂代谢的影响［J］.蚕业科学，2017, 43(4):662-670.

［24］邹莉芳，王玲，丁晓雯，等.桑叶水提取物预防小鼠高脂血症的作用研究［J］.食品安全质量检测学报，2016, 7(8):3039-3045.

［25］李晴晴，王妍，刘灿，等.桑叶提取物DNJ对HFD小鼠的抗肥胖作用研究［J］.食品界，2020, (8):104-107.

［26］吴雯，梁凯伦，陈波，等.桑叶提取物对食源性肥胖大鼠的减肥作用及机制研究［J］.中国中药杂志，2017, 42(9):1757-1761.

［27］王祖文，沈以红，黄先智，等.桑叶生物碱对肝纤维化小鼠抗氧化能力及炎症因子水平的影响［J］.食品科学，2020, 41(17):202-207.

［28］王祖文，杨忠敏，杨敏，等.桑叶生物碱对高脂饮食诱导小鼠肝损伤的改善作用及机理［J］.食品科学，2019, 40(19):210-216.

［29］蔡智慧，尹丽.桑叶总黄酮预处理对大鼠缺血再灌注损伤心肌抗氧化作用的研究［J］.氨基酸和生物资源，2015, 37(4):24-27.

［30］罗旭梅，夏爽，刘汉儒，等.桑叶抗焦虑作用研究［J］.中兽医医药杂志，2014, 33(3):24-27.

［31］张入飞，蔡为荣，谢亮亮，等.桑叶多糖的分离纯化及其抗凝血活性的研究［J］.安徽工程大学学报，2015, 30(2):27-31.

［32］陈涟昊，张霞，孙世芳，等.桑叶多糖调节小鼠肠道菌群失调的研究［J］.现代药物与临床，2015, 30(6):633-636.

桑寄生

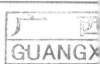

### 全国中药资源普查标本采集记录表

| 采 集 号： | 450123140625011LY | 采 集 人： | 隆安县普查队 |
| 采集日期： | 2014年06月25日 | 海 拔(m)： | 284.0 |
| 采集地点： | 广西隆安县敏阳乡东信村 | | |
| 经　　度： | 107°49'53.58" | 纬　　度： | 23°10'31.24" |
| 植被类型： | 灌丛 | 生 活 型： | 灌木 |
| 水分生态类型： | 中生植物 | 光生态类型： | 耐阴植物 |
| 土壤生态类型： | | 温度生态类型： | 亚高温植物 |
| 资源类型： | 野生植物 | 出现多度： | 一般 |
| 株高(cm)： | | 直径(cm)： | |
| 根： | | 茎 (树皮)： | |
| 叶： | | 芽： | |
| 花： | | 果实和种子： | |
| 植物名： | 桑寄生 | 科　名： | 桑寄生科 |
| 学　名： | Taxillus chinensis (DC.) Danser | | |
| 药材名： | 桑寄生 (叶) | 药材别名： | |
| 药用部位： | 叶类 | 标本类型： | 腊叶标本 |
| 用途： | 有止痛，化痰，止咳，补血，清热，安胎，强筋骨，祛风湿的功效。 | | |
| 备　注： | | | |
| 条形码： | | | |

450123LY1585

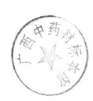

采集号
450123140625011LY
日　期：　　年　月　日

184961

GXMG 0130984

**标本鉴定签**

| 采集号： | 450123140625011LY | 科名： | 桑寄生科 |
| 学　名： | Taxillus chinensis (DC.) Danser | | |
| 种中文名： | 桑寄生 | | |
| 鉴定人： | 林春蕊 | 鉴定时间： | 2016年09月18日 |

第四次全国中药资源普查

## 来源

桑寄生科（Loranthaceae）植物桑寄生 *Taxillus sutchuenensis*（Lecomte）Danser 的带叶茎枝或全株。

## 民族名称

【瑶族】双亮变，橙树寄生，水青冈寄生。

广西

桑寄生

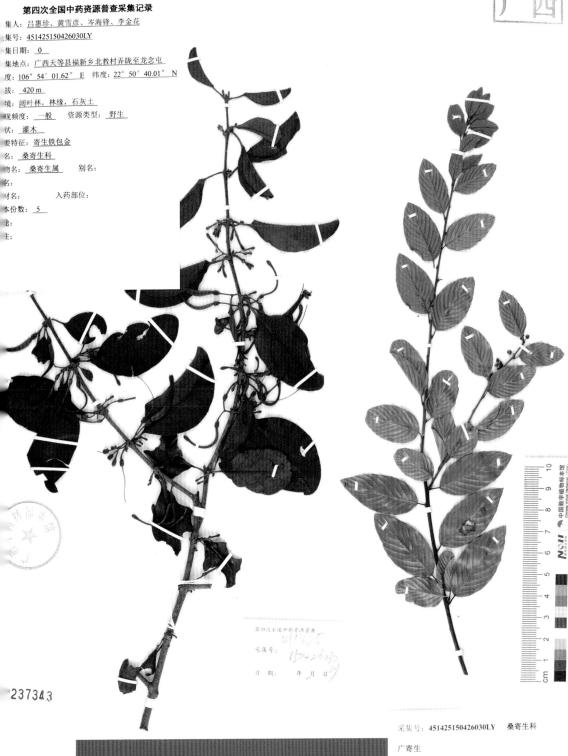

第四次全国中药资源普查采集记录

集人：吕惠珍、黄雪彦、岑海锋、李金花

集号：451425150426030LY

集日期：0

集地点：广西天等县福新乡北教村弄陇至龙念屯

度：106°54′01.62″ E　纬度：22°50′40.01″ N

拔：420 m

境：阔叶林，林缘，石灰土

现频度：一般　资源类型：野生

状：灌木

要特征：寄生铁包金

名：桑寄生科

物名：桑寄生属　别名：

名：

才名：　入药部位：

本份数：5

仓：

主：

237343

采集号：451425150426030LY　桑寄生科

广寄生

*Taxillus chinensis* (DC.) Danser

鉴定人：彭玉德　　2018 年 07 月 26 日

第四次全国中药资源普查

## 来源

桑寄生科（Loranthaceae）植物广寄生 *Taxillus chinensis* (DC.) Danser 的带叶茎枝或全株。

## 民族名称

【壮族】棵想。

## 民族应用

【壮族】常用广寄生带叶茎枝。具有祛风毒、除湿毒、通龙路、补虚、安胎的功效；主治胃痛，痹痛，腰膝酸痛，体虚，眩晕，胎动不安，崩漏，缺乳，阳痿，遗精，跌打损伤，痈疮。内服用量9~15g。

【瑶族】常用桑寄生全株。主治腰膝酸痛，筋骨痿软，脚气病，胎漏，血崩，乳汁不通。内服用量9~18g，水煎或浸酒服。

**药材性状** 茎枝呈圆柱形，长3~4cm，直径0.2~1cm，表面红褐色或灰褐色，具细纵纹，并有多数细小突起的棕色皮孔，嫩枝有的可见棕褐色茸毛；质坚硬，断面不整齐，皮部红棕色，木部色较浅。叶多卷曲，具短柄；叶片展平后呈卵形或椭圆形，长3~8cm，宽2~5cm；表面黄褐色，幼叶被细茸毛，先端钝圆，基部圆形或宽楔形，全缘；革质。气微，味涩。

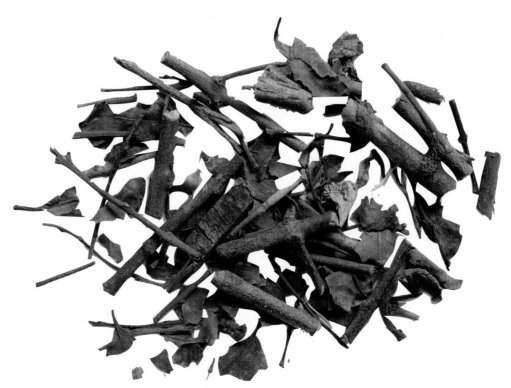

·桑寄生－全株（广寄生）

**药用源流** 始载于《神农本草经》，原作"桑上寄生"，记载："一名寄屑，一名寓木，一名宛童。味苦，无毒。主腰痛，小儿背强，痈肿，安胎，充肌肤，坚发齿，长须眉。其实，明自，轻身，通神。"《名医别录》记载："桑上寄生，味甘、无毒。主治金创，去痹，女子崩中，内伤不足，产后余疾，下乳汁，一名笃。生弘农桑树上。三月三日采茎、叶，阴干。"《新修本草》记载："桑上寄生，寄生槲、榉柳、水杨、枫等树上，子黄，大如小枣子。惟虢州有桑上者，子汁甚黏，核大似小豆，叶无阴阳，如细柳叶而厚肌。茎粗短……且寄生实，九月始熟而黄，今称五月实赤，大如小豆，此是陶未见之。"《本草图经》记载："叶似橘而厚软，茎似槐枝而肥脆；三、四月生花，黄白色；六、七月结实，黄色如小豆大。"《本草纲目》曰："寄生高者二三尺。其叶圆而微尖，厚而柔，面青而光泽，背淡紫而有茸。人言川蜀桑多，时有生者，他处鲜得。须自采或连桑采者乃可用。世俗多以杂树上者充之，气性不同，恐反有害也。按《郑樵通志》云，寄生有两种，一种大者，叶如石榴叶，一种小者，叶如麻黄叶。其子皆相似，大者曰茑，小者曰女萝。今观蜀本韩氏所说，亦是两种，与郑说同。"以上所述，古代所用的桑寄生，系来源于桑寄生科不同属的数种植物。《中华人民共和国药典》（2020年版　一部）记载广寄生带叶茎枝具有祛风湿、补肝肾、强筋骨、安胎元的功效；主治风湿痹痛，腰膝酸软，筋骨无力，崩漏经多，妊娠漏血，胎动不安，头晕目眩。

| **分类位置** | 种子植物门 | 被子植物亚门 | 双子叶植物纲 | 檀香目 | 桑寄生科 |
| --- | --- | --- | --- | --- | --- |
| | Spermatophyta | Angiospermae | Dicotyledoneae | Santalales | Loranthaceae |

**形态特征**　广寄生　灌木。嫩枝、叶密被锈色星状毛，有时具疏生叠生星状毛，枝、叶变无毛；小枝灰褐色，具细小皮孔。叶对生或近对生，厚纸质，卵形至长卵形。伞形花序，1~2个腋生或生于小枝已落叶腋部，具花1~4朵，通常2朵，花序和花被星状毛；苞片鳞片状；花褐色，花托椭圆状或卵球形；副萼环状；花冠花蕾时管状；花柱线状，柱头头状。果椭圆状或近球形，果皮密生小瘤体，具疏毛，成熟果浅黄色。

桑寄生　灌木。嫩枝、叶密被褐色或红褐色星状毛，有时具散生叠生星状毛，小枝黑色，无毛，具散生皮孔。叶近对生或互生，革质，卵形、长卵形或椭圆形。总状花序，1~3个生于小枝叶腋，常具花2~5朵，密集呈伞形，花序和花均密被褐色星状毛；苞片卵状三角形；花红色，花托椭圆状；花冠花蕾时管状，披针形；副萼环状，具4齿；花柱线状，柱头圆锥状。果椭圆状，两端均圆钝，黄绿色，果皮具颗粒状体，被疏毛。

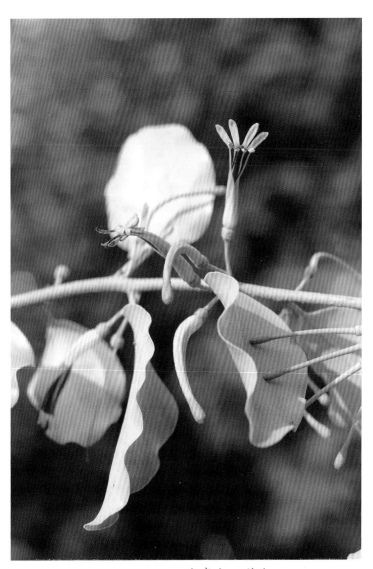

·广寄生－花期

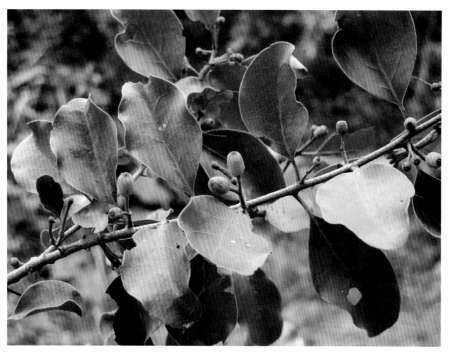

· 广寄生 - 果期

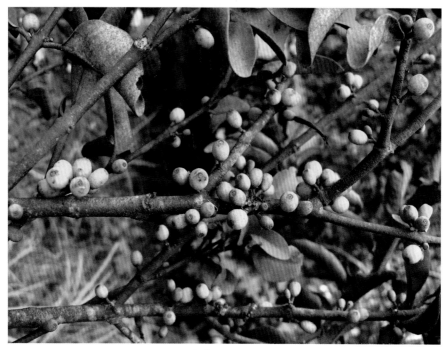

· 桑寄生 - 果期

**生境分布** 广寄生　生于海拔400m以下的平原或低山常绿阔叶林中，寄生于桑树、桃树、李树、龙眼、荔枝、杨桃、油茶、油桐、橡胶树、榕树、木棉、马尾松、水松等多种植物上。分布于广西、广东、福建等。广西主要分布在南宁、梧州、钦州、玉林等。

桑寄生　生于海拔500~1900m山地阔叶林中，寄生于桑树、梨树、李树、梅树、油茶、厚皮香、漆树、核桃，或栎属、柯属、水青冈属、桦属、榛属等植物上。分布于云南、四川、甘肃、陕西、山西、河南、贵州、湖北、湖南、广西、广东、江西、浙江、福建、台湾等。广西主要分布在桂北、桂中等。

**化学成分**　广寄生　主要含有 adynerigenin odorotriose 或其异构体、gitoxigenin oleatrioside 或其异构体、$\Delta^{16}$-adynerigenin odorotriose 或其异构体、gentiobiosyl nerigoside 或其异构体、gitoxigenin oleatrioside 或其异构体、digitoxigenin $\beta$-oleatrioside 或其异构体、夹竹桃苷 A、夹竹桃苷、欧夹竹桃苷乙、strospeside 或其异构体、verodoxin 或其异构体[1] 等强心苷类成分；还含有苯甲醛、桉树脑、壬醛、里哪醇、橙花叔醇、$\beta$- 红没药烯、芳姜黄烯、$\gamma$- 姜黄烯、反式 -$\beta$- 金合欢烯、$\alpha$- 姜烯、$\alpha$- 香柠檬烯、水芹醛、苯乙烯、2- 戊基呋喃、$(E, E)$-2, 4- 庚二烯醛[2] 等挥发性成分。

桑寄生　主要含有 isosakuranetin、homoeriodictyol-7-$O$-$\beta$-D-glycoside、viscumneoside I、quercetin 3, 3', 4'-trimethyl ether、kaempferol-3, 7-bisrhamnoside、(3$S$)-3-hydroxy-1,7-bis(4-hydroxy-phenyl)-6$E$-hepten-5-one、(+)-hannokinol、齐墩果酸、meso-hannokinol、tremulacin[3] 等成分。

**药理作用**　1. 抗炎、镇痛作用

广寄生水提取物能降低冰醋酸所致小鼠腹腔毛细血管通透性增加，降低二甲苯致小鼠耳郭肿胀率，减少羧甲基纤维素诱导白细胞游出数量，降低棉球肉芽肿指数[4]。广寄生浸膏能延长小鼠的疼痛反应时间，减少小鼠的扭体次数，缓解乙酸所致小鼠腹腔毛细血管通透性的增高，减轻二甲苯所致小鼠的耳郭肿胀程度[5]。

2. 抗肿瘤作用

广寄生提取物能抑制人结肠癌 HT29 细胞的增殖、侵袭及迁移，其作用机制可能与抑制 PI3K/AKT 信号通路有关[6]。桑寄生不同萃取物在体外对 K562 细胞有抑制增殖的作用，其中以乙酸乙酯部位抑制作用最明显，其抑制率达 80.07%[7]。

3. 抗氧化作用

广寄生总黄酮能清除 DPPH 自由基，其 $IC_{50}$ 为 32.31μg/ml[8]。

4. 抗糖尿病及其并发症作用

桑寄生醇提取物具有改善 2 型糖尿病模型小鼠高血糖水平及肝肾并发症、保护肝肾功能的作用，其机制可能与提高免疫功能、上调抗凋亡相关因子、下调促凋亡及促炎相关因子的表达，从而维持肝细胞功能状态、减轻肾细胞受损程度有关[9]。广寄生总黄酮能降低高血糖小鼠的高血糖水平，降低小鼠血清 TC 和 TG 水平并提高血清中 HDL-C 含量[10]。

5. 降血压作用

广寄生能增强原发性高血压大鼠血清中 SOD 活性，促进 NO 释放，降低血浆中 Ang Ⅱ 和 ET-1 水平[11]。

6. 抗骨质疏松症作用

广寄生通过促进 OPG 蛋白表达和降低 IL-1 水平发挥对卵巢切除所致的大鼠骨质疏松症的治疗作用[12]。广寄生总黄酮可改善维甲酸、去势模型大鼠的骨质疏松，能提高大鼠左股骨骨密度、骨干重、骨湿重 / 骨长度、骨湿重 / 骨直径、子宫系数等指标[13]。

7. 其他作用

广寄生水煎液可诱导 T- 框蛋白 2（Tbx2）和骨形成蛋白 2（BMP-2）mRNA 和蛋白表达促进肢芽软骨的发育[14]。广寄生醇提取物能抑制乙醇诱导大鼠胃黏膜中环氧化酶的活性[15]。广寄生总黄酮能改善佐剂关节炎模型的关节肿胀[16]。

**附　　注**　药材桑寄生品种复杂，只有寄生桑树上者才是真正的桑寄生或称桑上寄生，生于其他树上者，统称为杂寄生。药材桑寄生曾以茶寄生、广寄生远销国内外，集散地主要为广州。

**参考文献**

[1] 刘人源，黄蜚颖，郭敏，等.基于 UPLC-Q-TOF-MS/MS 技术的夹竹桃寄主及其桑寄生强心苷成分相关性研究 [J].中国中药杂志，2019，44(11):2283-2291.

[2] 霍昕，高玉琼，杨嘉，等.桑寄生挥发性成分研究 [J].生物技术，2008，18(2):47-49.

[3] YANG L Y, LIN J, ZHOU B, et al. Activity of compounds from *Taxillus sutchuenensis* as inhibitors of HCV NS3 serine protease [J]. Natural Product Research, 2017, 31(4):1-5.

[4] 易春霞，洪正善，谭柳萍，等.桑寄生抗炎作用的初步实验研究 [J].药学研究，2019，38(2):70-72, 94.

[5] 巨鲜婷.桑寄生浸膏的抗炎和镇痛作用研究 [J].杨凌职业技术学院学报，2012，11(2):5-7.

[6] 冯海洋，刘卓，付志璇.桑寄生提取物对人结肠癌 HT29 细胞侵袭迁移的影响及作用机制 [J].浙江医学，2020，42(7):666-669, 758.

[7] 苏娣，梁毅，周欣欣，张瑾.桑寄生有效部位对白血病细胞株 K562 抑制作用的研究 [J].湖北中医药大学学报，2011，13(2):12-15.

[8] 杨再波，杨胜峦，龙成梅，等.桑寄生中总黄酮的含量测定及抗氧化活性研究 [J].食品研究与开发，2012，33(3):120-122.

[9] 罗泽萍，李丽，潘立卫，等.桑寄生醇提取物改善 2 型糖尿病模型小鼠血糖水平及其肝肾并发症的作用及机制研究 [J].中国药房，2019，30(6):796-801.

[10] 陈晓琪，蒙田秀，方紫薇，等.桑寄生总黄酮降糖效果初步研究 [J].海峡药学，2020，32(7):25-26.

[11] 张慧，黄蜚颖，刘人源，等.不同寄主桑寄生药材对原发性高血压大鼠降压作用的影响 [J].中成药，2018，40(2):249-254.

[12] 董佳梓，鞠大宏，贾朝娟，等.桑寄生、枸杞子、桑椹对去卵巢大鼠骨质疏松症的治疗作用及其机理探讨 [J].中国中医基础医学杂志，2010，16(6):483-486.

[13] 王红丽.桑寄生总黄酮补肝肾、强筋骨作用及药性研究 [D].郑州:河南中医药大学，2018.

[14] 刘星，李丽娟，徐秀英，等.桑寄生水煎液对小鼠胚胎肢芽生长发育及 Tbx2 和 BMP-2 基因表达影响 [J].毒理学杂志，2017，31(2):109-114.

[15] 徐清，龙启才，邱建波.桑寄生、雷公藤醇提取物对大鼠胃黏膜环氧化酶的影响 [J].中国医药导报，2011，8(23):22-23.

[16] 管俊.桑寄生总黄酮祛风湿功效物质及归经研究 [D].郑州:河南中医药大学，2017.

十一画

球兰

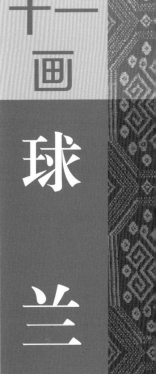

广西植物研究所标本馆

集日期 2008-6-13

集人/采集号 中植联广西队 1488

集地 广西巴马县西山乡弄友村

经:  北纬:
境 坡变

650 m 性状 藤本
m

文名
名 Hoya
定人
定日期

科名 Asclepiadaceae

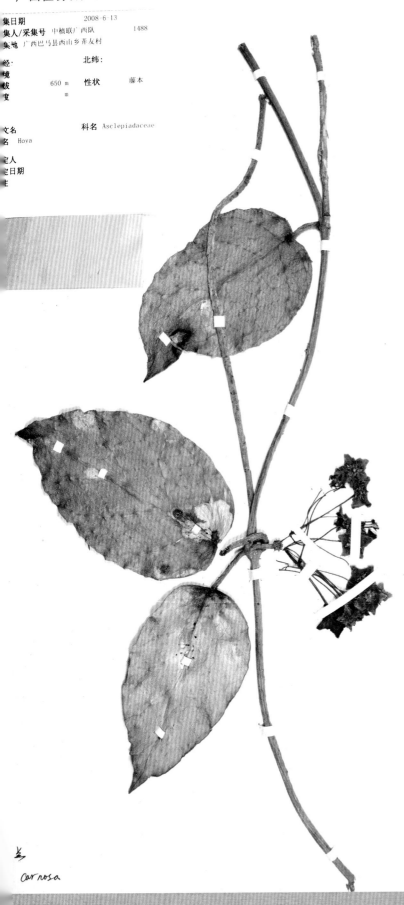

268842
HERBARIUM

carnosa

## 来源

萝藦科（Asclepiadaceae）植物球兰 *Hoya carnosa* (Linn. f.) R. Br. 的全株。

## 民族名称

【瑶族】千斤虽（金秀）。

## 民 族 应 用

【瑶族】药用全株。水煎服或与猪肉煲服治风湿骨痛，产妇乳汁不通。内服用量15g，有小毒，内服宜慎。

**药材性状** 茎圆柱形，表面灰白色、橙黄色或黄褐色，具细纵棱，节上有气生根；质脆，易折断；断面深黄色，强纤维性，中空。叶多破碎，薄革质，棕黄色，完整者展平后呈卵状椭圆形，长 3~12cm，宽 3~4cm，先端钝，基部宽楔形，全缘。气微，味苦涩。

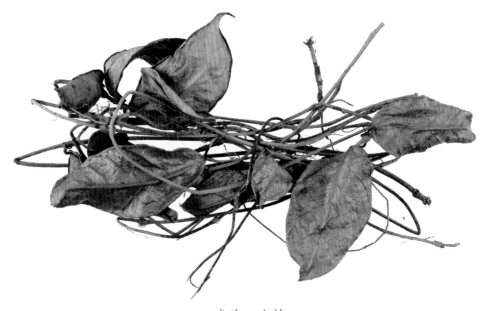

·球兰－全株

**药用源流** 以玉叠梅之名始载于《赣州志》。《植物名实图考》曰："玉蝶梅产赣州，蔓生，紫藤厚叶，面青有肋纹，背白光滑如纸，圃中多植之。赣州志作玉叠梅，云各邑皆花白色，藤本。"《中华本草》记载其具有清热化痰、解毒消肿、通经下乳的功效；主治流行性乙型脑炎，肺热咳嗽，睾丸炎，中耳炎，乳腺炎，痈肿，瘰疬，关节肿痛，产妇乳汁少，乳络不通。《广西壮族自治区瑶药材质量标准　第一卷》（2014年版）记载其地上部分具有清热解毒、消肿止痛的功效；主治肺热咳嗽，急性扁桃体炎，急性睾丸炎，跌打肿痛，骨折，疮疖肿痛。

| 分类位置 | 种子植物门 | 被子植物亚门 | 双子叶植物纲 | 夹竹桃目 | 萝藦科 |
|---|---|---|---|---|---|
| | Spermatophyta | Angiospermae | Dicotyledoneae | Apocynales | Asclepiadaceae |

**形态特征** 攀援灌木，附生于树上或石上。茎节上生气根。叶对生，肉质，卵圆形至卵圆状长圆形，长 3.5~12cm，宽 3~4.5cm，顶端钝，基部圆形；侧脉不明显，约有 4 对。聚伞花序伞形状，腋生，着花约 30 朵；花白色，直径 2cm；花冠辐状，花冠筒短，裂片外面无毛，内面多乳头状突起；副花冠星状，外角急尖，中脊隆起，边缘反折而成 1 孔隙，内角急尖，直立；花粉块每室 1 个，伸长，侧边透明。蓇葖线形，光滑，长 7.5~10cm。种子顶端具白色绢质种毛。

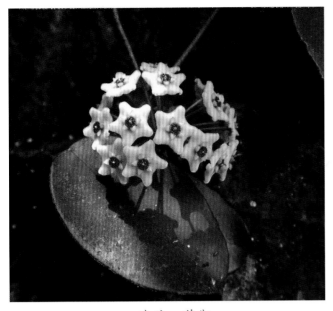

·球兰－花期

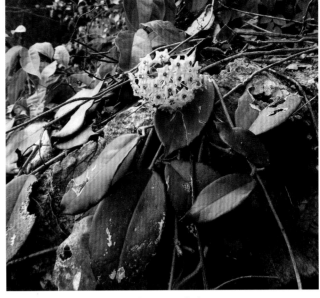

·球兰－花期

**生境分布** 生于平原或山地附生于树上或石上；常栽培于庭园中。分布于云南、广西、广东、福建、台湾等。广西主要分布在百色、德保、那坡、乐业、金秀、宁明、龙州等。

**化学成分** 茎含苦绳苷元 P、苦绳苷元 A、17$\beta$- 牛奶菜宁、drebyssogenin J、直立牛奶菜六醇、11，12-二 –$O$– 乙酰苦绳苷元 P、11，12- 二 –$O$– 乙酰基 –17$\beta$– 牛奶菜宁、8- 羟基 – 苦绳苷元 A、5，6- 二脱氢非洲白前苷元、11，12- 二 –$O$– 乙酰直立牛奶菜六醇、樱花苷元[1]，低聚糖（A–C）[2]。叶含有机酸、糖（多糖及其苷类）、黄酮类、香豆素（内酯及其苷类）、甾体（三萜类）等成分[3]。

**药理作用** 1. 抗氧化作用
球兰粗皂苷具有一定的抗氧化能力，对 $O_2^-$ 自由基的最大清除率为 63.20%[3]。
2. 溶血作用
球兰粗皂苷具有溶血特性，最低溶血浓度为 2mg/ml，浓度越大对红细胞的破坏程度越大[3]。
3. 止咳祛痰作用
球兰粗皂苷能延长浓氨水引咳小鼠的咳嗽潜伏期，减少 3min 内咳嗽次数，增加痰液分泌量[3]。
4. 抑菌作用
球兰不同部位提取物均具有一定的抑菌活性，茎水提取液和 80% 乙醇提取液对嗜水气单胞菌的抑菌效果最好；叶汁对易损气单胞菌的抑菌效果最好；叶 80% 乙醇提取液对海安气单胞菌的抑菌效果最好；叶水提取液对大肠埃希菌的抑菌效果最好[4]。

**参考文献**

[1] 龚苏晓，江纪武 . 球兰中的娠烷和娠烷苷 [J]. 国外医学（中医中药分册），2000, 22(5):312-313.

[2] YOSHIKAWA K, NISHINO H, ARIHARA S, et al.Oligosaccharides from *Hoya carnosa* [J].Journal of Natural Products, 2000, 63(1):146-148.

[3] 陈炳华 . 球兰体外抑菌作用及球兰粗皂苷部分活性研究 [D]. 福州：福建农林大学，2011.

[4] 刘景乐，陈炳华，黄少君，等 . 中草药球兰的体外抑菌效果观察 [A]. 福建省畜牧兽医学术年会论文集 [C]. 福建省畜牧兽医学会，2010:275-278.

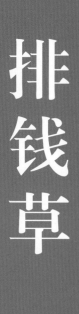

# 排钱草

GUANGXI BOTANICAL
OF MEDICINAL PL
GXMG 0124

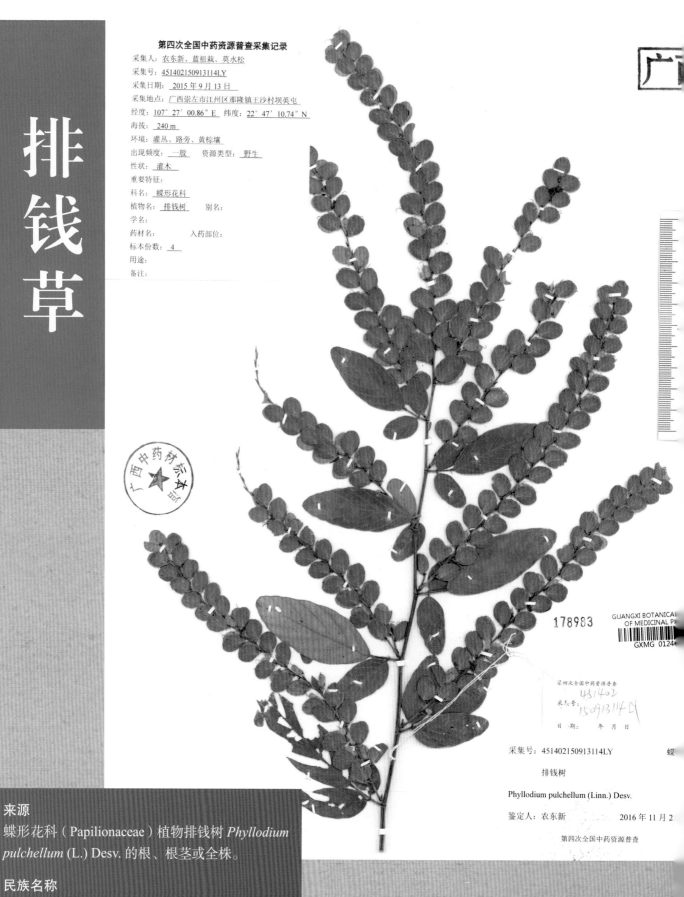

第四次全国中药资源普查采集记录

采集人：农东新、蓝祖栽、莫水松

采集号：451402150913114LY

采集日期：2015 年 9 月 13 日

采集地点：广西崇左市江州区那隆镇王沙村坝英屯

经度：107° 27′ 00.86″ E　纬度：22° 47′ 10.74″ N

海拔：240 m

环境：灌丛、路旁、黄棕壤

出现频度：一般　资源类型：野生

性状：灌木

重要特征：

科名：蝶形花科

植物名：排钱树　别名：

学名：

药材名：　入药部位：

标本份数：4

用途：

备注：

178983

采集号：451402150913114LY

采号号：15091311 4 LY

451402

日 期：　年 月 日

采集号：451402150913114LY　蝶

排钱树

*Phyllodium pulchellum* (Linn.) Desv.

鉴定人：农东新　2016 年 11 月 2

第四次全国中药资源普查

## 来源

蝶形花科（Papilionaceae）植物排钱树 *Phyllodium pulchellum* (L.) Desv. 的根、根茎或全株。

## 民族名称

【壮族】壤等钱。

【瑶族】串钱草，钱排草，叠钱草，仅紧崩。

## 民 族 应 用

【壮族】药用根或根茎。用于治疗黄疸，子宫脱垂，肝脾肿大，感冒，风湿骨痛，跌打损伤。内服用量 15~30g。

【瑶族】药用全株。水煎服或浸酒服治感冒发热，痢疾，月经不调，闭经，白带过多，子宫脱垂，膀胱结石，肝炎，肝脾肿大，肝硬化腹水，关节炎，跌打损伤，骨折。内服用量 15~60g。

**药材性状** 根圆柱形，有分枝，直径 0.3~2cm，稍扭曲；表面灰棕色至红棕色，有时栓皮外层脱落，露出棕黄色的内层；质硬，不易折断；断面黄白色。茎圆柱形，直径 0.5~1cm，表面灰紫红色，密被圆点状皮孔，被疏短柔毛；质脆，易折断；断面黄白色，髓部小。叶多皱缩，展平后可见小叶 3 枚，顶生小叶比侧生小叶大 1 倍，边缘波浪状。花序由多数圆形、状如排钱的叶状苞片组成，内有荚果 2 节，有长缘毛。气微，味淡、涩。

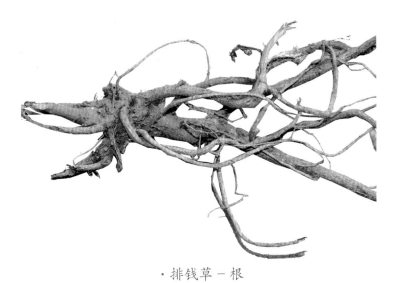

·排钱草－根

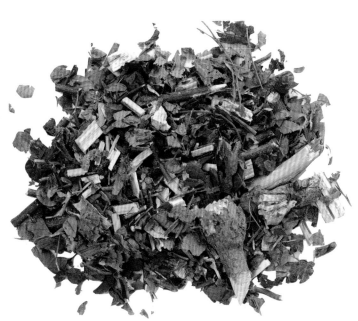

·排钱草－全株

**药用源流** 以龙鳞草之名载于《生草药性备要》，曰："味淡苦，性平。消风热，浸酒。去瘀生新，治小儿马牙疳，又治跌打。一名亚婆钱，又名午时合。"《中华本草》记载其根具有化瘀消癥、清热利水的功效；主治腹中癥瘕，肋痛，黄疸，臌胀，湿热痹证，月经不调，闭经，痛疽疔疮，跌打肿痛。其地上部分具有清热解毒、祛风行水、活血消肿的功效；主治感冒发热，咽喉肿痛，牙疳，风湿痹痛，水肿，臌胀，肝脾肿大，跌打肿痛，毒虫咬伤。

| **分类位置** | 种子植物门 | 被子植物亚门 | 双子叶植物纲 | 豆目 | 蝶形花科 |
|---|---|---|---|---|---|
| | Spermatophyta | Angiospermae | Dicotyledoneae | Legumiales | Papilionaceae |

**形态特征** 灌木。小叶革质，顶生小叶卵形，椭圆形或倒卵形，侧生小叶基部偏斜，边缘稍呈浅波状，上面近无毛，下面疏被短柔毛；小托叶钻形，密被黄色柔毛。伞形花序有花 5~6 朵，藏于叶状苞片内，叶状苞片排列成总状圆锥花序状；叶状苞片圆形，略被短柔毛及缘毛；花冠白色或淡黄色。荚果通常有荚节 2，成熟时无毛或有疏短柔毛及缘毛。

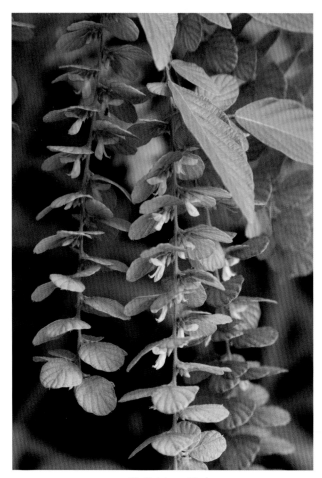

·排钱树－花期

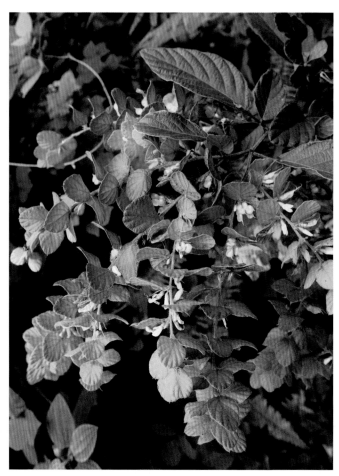

·排钱树－花果期

**生境分布**　生于海拔 160~2000m 的丘陵荒地、路旁或山坡疏林中。分布于福建、江西、广东、海南、广西、云南、台湾等。广西全区各地均有分布。

**化学成分**　地上部分含羟基苯甲酸、原儿茶酸、原儿茶酸甲酯、原儿茶酸乙酯、没食子酸乙酯、对香豆酸、咖啡酸乙酯、地芰普内酯、尿苷、熊果苷、胡萝卜苷[1]。全株含生物碱[2]。根含酚类物质 pulchelstyrene E、pulcheloid B、pulchelstyrene F[3]。

**药理作用**　1. 抗氧化作用

排钱树提取物及其复方三草胶囊对 $O_2^-$ 自由基有明显的清除作用，其清除率随加入量增加而升高[4]。

2. 保肝作用

排钱树根提取物对四氯化碳（$CCl_4$）诱导的食蟹猴肝纤维化具有防治作用，可明显改善肝功能，减少肝细胞坏死，降低纤维化程度[5]。排线树总生物碱能显著提高免疫性肝纤维化大鼠血清 IFN-γ 的含量，改善肝组织纤维化程度[6]；能显著下调人肝星状细胞 Lx-2 分泌 TGF-β1[7]。

**参考文献**

［1］范亚楚，郭中龙，信兰婷，等.排钱草化学成分的研究［J］.中成药，2017, 39(6):1195-1198.

［2］GHOSAL S, BANERJEE, S K, BHATTACHARYA S K, et al.Chemical and pharmacological evaluation of *Desmodium pulchellum*［J］. Planta Medica, 1972, 21(4):398-409.

［3］ZONG Y, ZHONG M, LI D M, et al. Phenolic constituents from the roots of *Phyllodium pulchellum*［J］.Journal of Asian Natural Products Research, 2014, 16(7):741-746.

［4］韦英群，钟鸣，张树球，等.排钱草及其复方三草胶囊对 $O_2^-$ 的影响［J］.现代中西医结合杂志，2003, 12(8):795-796.

［5］刘雪萍，韦启球，李振明，等.排钱草对食蟹猴肝纤维化的影响［J］.中国实验方剂学杂志，2017, 23(24):133-140.

［6］黄林芸，钟鸣，杨增艳，等.排钱草总生物碱对肝纤维化大鼠血清干扰素-γ 和肝脏组织病理学的影响［J］.2006, 13(2):101-102.

［7］黄洁玲，钟鸣，余胜民.排钱草总生物碱对人肝星状细胞增殖及肝纤维化相关胶原蛋白、细胞因子的影响［J］.中国实验方剂学杂志，2013, 19(13):283-286.

# 接骨木

全国中药资源普查标本采集记录表

| | | | |
|---|---|---|---|
| 采集号： | 451027130315037 | 采集人： | 凌云普查队 |
| 采集日期： | 2013年03月15日 | 海拔(m)： | 1200.0 |
| 采集地点： | 玉洪乡乐里村委后山 | | |
| 经 度： | 106°25'44.97" | 纬 度： | 24°32'29.09" |
| 植被生态类型： | 阔叶林 | 生活型： | 灌木 |
| 水分生态类型： | | 光生态类型： | |
| 土壤生态类型： | | 温度生态类型： | |
| 资源类型： | 野生植物 | 出现多度： | |
| 株高(cm)： | | 直径(cm)： | |
| 根： | | 茎（树皮）： | |
| 叶： | | 芽： | |
| 花： | | 果实和种子： | |
| 植物名： | 接骨木（原变种） | 科 名： | 忍冬科 |
| 学 名： | Sambucus williamsii Hance var. williamsii | | |
| 药材名： | | 药材别名： | |
| 药用部位： | | 标本类型： | 腊叶标本 |
| 用 途： | | | |
| 备 注： | | | |
| 条形码： | | | |

451027LY0857

171358

GUANGXI BOTANICAL GARDEN
OF MEDICINAL PLANTS

GXMG 0117154

采集号：451027130315037  233. 忍冬科 Caprif
接骨木
Sambucus williamsii Hance

鉴定人：严克俭  鉴定时间：2015 年 0
第四次全国中药资源普查

## 来源

忍冬科（Caprifoliaceae）植物接骨木
*Sambucus williamsii* Hance 的根、叶或全株。

## 民族名称

【壮族】棵麻风（象州）。
【瑶族】接骨风。

# 民 族 应 用

【壮族】药用根、叶。根水煎服兼用根或叶捣烂敷患处治疯狗咬伤。内服用量30g；外用适量。

【瑶族】药用全株。用于治疗风湿性关节炎，风湿骨痛，急慢性肾炎，跌打损伤，骨折。内服用量15~30g；外用适量，捣烂敷患处。

**药材性状** 根圆柱形。味苦、甘，性平。茎枝圆柱形，直径5~12cm。表面绿褐色，有纵条纹及棕黑色点状突起的皮孔，有的皮孔呈纵长椭圆形，长约1cm。皮部剥离后呈浅绿色至浅黄棕色。体轻，质硬。切片呈长椭圆形，厚约3mm，切面皮部褐色，木部浅黄白色至浅黄褐色，有环状年轮和细密放射状的白色纹理。髓部疏松，海绵状。体轻，气无，味微苦。叶边缘具不整齐锯齿。味辛、苦，性平。

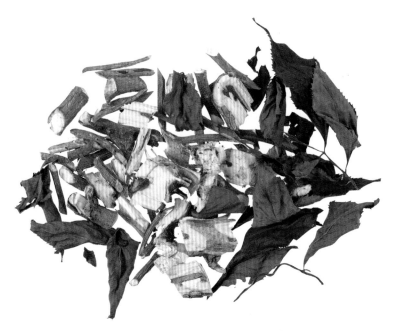

·接骨木－全株

**药用源流** 接骨木的药用始载于《新修本草》，曰："味甘、苦，平，无毒。主折伤，续筋骨，除风痒龋齿。可为浴汤。叶如陆英，花亦相似。但作树高一二丈许，木轻虚无心。斫枝插便生，人家亦种之。一名木蒴藋，所在皆有之。"《中华本草》记载其根具有祛风除湿、活血舒筋、利尿消肿的功效；主治风湿疼痛，痰饮，黄疸，跌打瘀痛，骨折肿痛，急慢性肾炎，烫伤。其茎枝具有祛风利湿、活血、止血的功效；主治风湿痹痛，痛风，大骨节病，急慢性肾炎，风疹，跌打损伤，骨折肿痛，外伤出血。其叶具有活血舒筋、止痛、利湿的功效；主治跌打骨折，筋骨疼痛，风湿疼痛，痛风，脚气病，烧烫伤。

| 分类位置 | 种子植物门 | 被子植物亚门 | 双子叶植物纲 | 败酱目 | 忍冬科 |
|---|---|---|---|---|---|
| | Spermatophyta | Angiospermae | Dicotyledoneae | Valerianales | Caprifoliaceae |

**形态特征** 落叶灌木或小乔木。枝具明显皮孔，髓部浅褐色。羽状复叶，小叶柄、小叶片下面及叶轴均光滑无毛。花与叶同出，圆锥形聚伞花序顶生；萼筒杯状，萼齿三角状披针形，稍短于萼筒；花冠蕾时带粉红色，开后白色或淡黄色，筒短；雄蕊与花冠裂片等长；子房3室，柱头3裂。果实红色，极少蓝紫黑色。

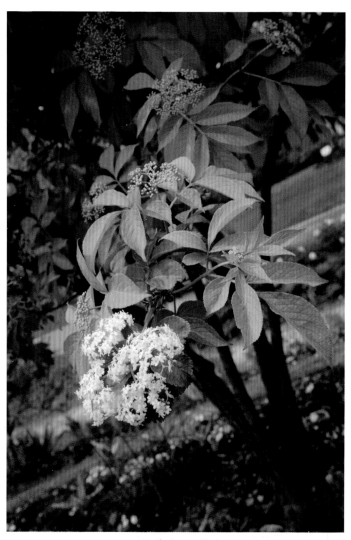

·接骨木－花期

**生境分布** 生于海拔540~1600m的山坡、灌丛、沟边、路旁、宅边等地。分布于黑龙江、吉林、河北、山西、甘肃、山东、江苏、安徽、福建、湖南、广东、广西、四川、贵州、云南等，广西主要分布在融水、桂林、全州、资源、那坡、乐业、富川、金秀等。

**化学成分** 根皮含 $\alpha$-莫诺苷、$\beta$-莫诺苷、山栀子苷A、$\beta$-谷甾醇[1]，马钱子苷、7-脱氢马钱子苷、7-甲酸裂环马钱子苷、獐牙菜苷、松柏醇-9-$O$-$\beta$-D-葡萄糖苷[2]等。茎枝含棕榈酸蛇麻脂醇酯、熊果酸、$\alpha$-香树脂醇、三十烷酸[3]、白桦醇、白桦酸、齐墩果酸、$\alpha$-香树脂醇[4]，以及异落叶松树脂醇、burselignan、lyoniresinol、5-甲氧基-异落叶松树脂醇、环橄榄树脂素等木脂素类成分[5]。叶含鲨烯、十七烷酸对羟基苯乙酯、正二十五烷醇、正三十五烷醇、植醇、胡萝卜苷、槲皮素、槲皮素-3-$O$-$\beta$-D-葡萄糖苷等[6]。果实含川芎哚、3-羧基川芎哚、1,2,3,4-四氢-1-甲基$\beta$-咔啉-3-羧酸、红景天苷、松柏苷、芦丁等[7]。

**药理作用**　1. 抗炎、镇痛作用

接骨木可抑制二甲苯致小鼠耳肿胀和蛋清致大鼠足肿胀，可使热板法引起的小鼠痛阈值明显增加，具有明显的抗炎镇痛作用[8]。接骨木根皮的木脂素组分在对抗早期及急性抗炎作用中起主导作用[9]。

2. 促进骨折愈合作用

接骨木中的三萜皂苷元类化合物（白桦醇、白桦酸）及木脂素类化合物对类成骨 UMR106 细胞的增殖具有促进作用[4,10]。家兔桡骨骨折模型分析提示接骨木通过促进胶原合成和无机盐的沉积，提高骨痂质量，从而促进骨折愈合[11]。

3. 抗氧化作用

接骨木花色苷对 OH 自由基具有清除活性，浓度越高清除能力越强[12]。接骨木叶片的乙酸乙酯、氯仿、正丁醇及水四种极性萃取组分对 DPPH 自由基和 ABTS+ 自由基均有一定的清除活性，以乙酸乙酯萃取组分的清除活性最高[13]。

4. 抑菌作用

接骨木生物碱、木脂素、皂苷、花色苷提取物对大肠杆菌、金黄色葡萄球菌、枯草芽孢杆菌、铜绿假单胞菌均有一定的抑菌作用，其中木脂素的抑菌效果较强，花色苷的抑菌效果最弱[12]。

5. 保肝作用

接骨木果油对小鼠急性肝损伤具有一定保护作用，能降低小鼠血清 GPT 活性、GOT 活性、肝脏 MDA 含量，提高 SOD 活性及 GSH-Px 活性[14]。

6. 降血脂作用

接骨木果油 4g/kg 灌胃 2 周，能明显降低正常大鼠总胆固醇、三酰甘油、低密度脂蛋白及动脉硬化指数[15]。

7. 抗病毒作用

接骨木花色苷对猪传染性胃肠炎病毒具有抑制作用，50μg/ml 的接骨木花色苷抗病毒活性最大[16]。

8. 耐缺氧作用

接骨木油经小鼠腹腔注射给药，能明显提高小鼠在常压缺氧条件下的耐缺氧能力，延长小鼠平均存活时间[17]。

**附　注**　《中华本草》记载同属植物西伯利亚接骨木（毛接骨木 *S. sibirica* Nakai）及西洋接骨木（*S. nigra* L.）亦作接骨木入药。西伯利亚接骨木产于新疆；西洋接骨木原产于欧洲，山东、江苏、上海等地民间和庭园引种栽培。

**参考文献**

［1］宋丹丹，杨炳友，杨柳，等.接骨木根皮的化学成分研究［J］.中医药信息，2014,31(3):4-6.

［2］杨炳友，宋丹丹，韩华，等.接骨木根皮的化学成分研究（Ⅰ）［J］.中草药，2014, 45(10):1367-1372.

［3］郭学敏，章玲，全山丛，等.接骨木化学成分的研究［J］.中草药，1998, 29(11):727-729.

［4］杨序娟，王乃利，黄文秀，等.接骨木中的三萜类化合物及其对类成骨细胞 UMR106 的作用［J］. 沈阳药科大学学报，2005, 22(6):449-452, 457.

［5］欧阳富，刘远，肖辉辉，等.接骨木中木脂素类化学成分研究［J］.中国中药杂志，2009, 34(10):1225-1227.

［6］赵湘婷.中药接骨草化学成分研究［D］.兰州：兰州理工大学，2014.

［7］唐振球，王新国，杨炳友，等.接骨木果实化学成分的分离与结构鉴定［J］.中国药物化学杂志，

2017, 27(3):225-229.

[8] 董培良，闫雪莹，匡海学，等.接骨木根皮抗炎镇痛作用的实验研究 [J].中医药学报，2008，36(5):18-20.

[9] 林晓影，杨炳友，何娅雯，等.接骨木根皮促进骨折愈合有效部位拆分及抗炎作用的研究 [J].中医药信息，2016, 33(3):29-32.

[10] 许蒙蒙，段营辉，肖辉辉，等.接骨木中的木脂素类化学成分及其对 UMR106 细胞增殖作用的影响 [J].中国中药杂志，2014, 39(14):2684-2688.

[11] 韩华，杨炳友，夏永刚，等.接骨木根皮促进骨折愈合的初步药理机制研究 [J].中国药师，2013, 16(4):482-485.

[12] 刘楚含.接骨木不同部位中活性成分的提取及活性研究 [D].长春:吉林农业大学，2018.

[13] 苏新芳，闫晓荣，闫桂琴.接骨木叶黄酮提取工艺及体外抗氧化活性研究 [J].食品工业科技，2016, 37(16):242-247.

[14] 鲁柏辰，赵敏，杨晓宇，等.接骨木油对小鼠急性肝损伤的预防保护作用 [J].卫生研究，2018, 47(3):437-439, 464.

[15] 胡荣，洪海成，马德宝，等.接骨木果油降血脂作用研究 [J].北华大学学报(自然科学版)，2000, 1(3):218-221.

[16] 雷用东，王丹，童军茂，等.接骨木花色苷组成及抗猪传染性胃肠炎病毒(TGEV)活性分析 [J].农业生物技术学报，2013, 21(10):1185-1192.

[17] 刘铮，吴静生，王敏伟，等.接骨木油的降血脂和抗衰老作用研究 [J].沈阳药科大学学报，1995, 12(2):127-129.

广西

菝葜

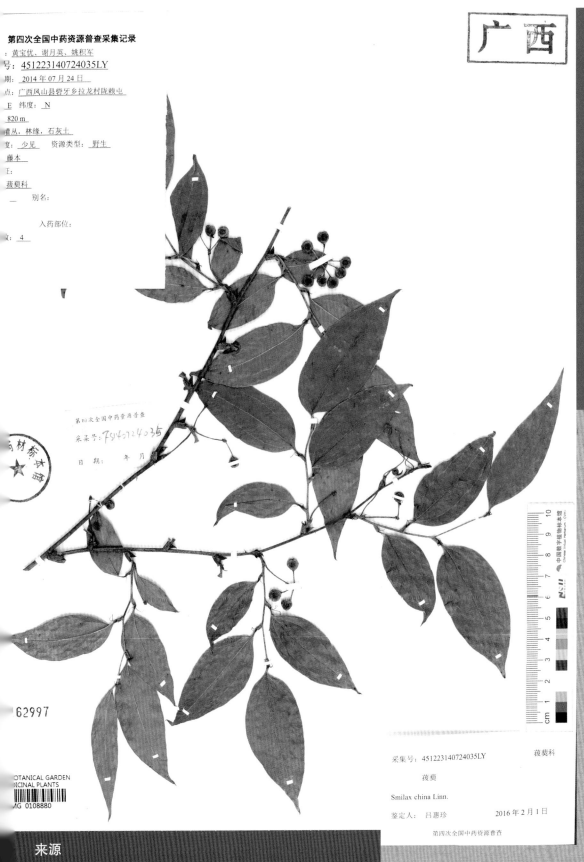

**第四次全国中药资源普查采集记录**

：黄宝优、谢月英、姚积军

号：451223140724035LY

期：2014 年 07 月 24 日

点：广西凤山县砦牙乡拉龙村陇赖屯

E　纬度：　N

820 m

灌丛，林缘，石灰土

复：少见　资源类型：野生

藤本

王：

菝葜科

——　别名：

入药部位：

又：4

第四次全国中药资源普查

采集号：451223724035

日期：　年月

62997

BOTANICAL GARDEN
DICINAL PLANTS

MG 0108880

采集号：451223140724035LY　　菝葜科

菝葜

Smilax china Linn.

鉴定人：吕惠珍　　　　2016 年 2 月 1 日

第四次全国中药资源普查

## 来源
菝葜科( Smilacaceae )植物菝葜 *Smilax china* Linn. 的根茎。

## 民族名称
【壮族】金刚刺。

【瑶族】勤羊刚。

## 民 族 应 用

【壮族】药用根茎。用于治疗风湿关节痛，跌打损伤，扁桃腺炎，肠炎，痢疾，糖尿病，乳糜尿，白带多，淋浊等。内服用量 30~60g；水煎服或酒水各半煎服。

【瑶族】药用根茎。用于治疗风湿骨痛，肠炎腹泻，感冒发热，肾炎，白浊，痈疮肿毒，外伤出血。内服用量 15~30g，水煎服；外用适量，鲜叶捣敷。

**药材性状**　根茎为不规则块状或弯曲扁柱形，有结节状隆起，长 10~20cm，直径 2~4cm。表面黄棕色至紫棕色，具圆锥状突起的茎基痕，并残留坚硬的刺状须根残基或细根。质坚硬，难折断，断面呈棕黄色或红棕色，纤维性，可见点状维管束和多数小亮点。切片呈不规则形，厚 0.3~1cm，边缘不整齐，切面粗纤维性；质硬，折断时有粉尘飞扬。气微，味微苦、涩。

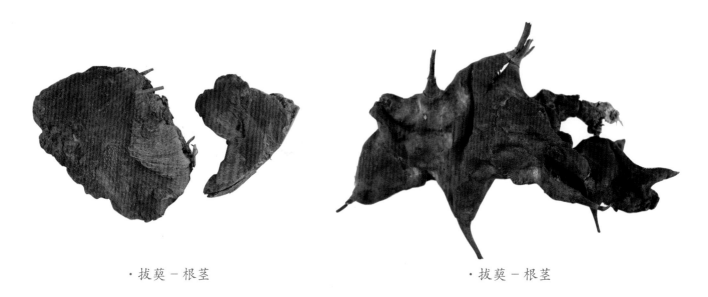

·拔葜－根茎　　　　　　　　　　　·拔葜－根茎

**药用源流**　拔葜的药用始载于《名医别录》，曰："味甘，平、温，无毒。主治腰背寒痛，风痹。益血气，止小便利。生山野。二月、八月采根，暴干。"《本草图经》曰："旧不载所出州土，但云生山野，今近京及江、浙州郡多有之。苗茎成蔓，长二三尺，有刺；其叶如冬青、乌药叶，又似菱叶差大；秋生黄花，结黑子，樱桃许大；其根作块，赤黄色。江浙间人呼为金刚根。浸赤汁以煮粉，食云，啖之可以辟瘴。其叶以盐捣，敷风肿恶疮等，俗用有效。田舍贫家，亦取以酿酒，治风毒脚弱，痹满上气，殊佳。"从其附图上看，"江州拔葜"与今用之拔葜相符。《本草蒙筌》在草薢项下记载："拔葜与草薢相乱。时人每呼白拔葜者，即草薢也。拔葜别种，亦系蔓生。俗呼金刚根，又呼鳖儿挽根。延发山野地。采根秋月，切片曝干。"说明古时存在名称混淆现象。《中华人民共和国药典》（2020 年版　一部）记载拔葜的根茎具有利湿去浊、祛风除痹、解毒散瘀的功效；主治小便淋浊，带下量多，风湿痹痛，疔疮痈肿。

| 分类位置 | 种子植物门 | 被子植物亚门 | 单子叶植物纲 | 百合目 | 拔葜科 |
| --- | --- | --- | --- | --- | --- |
| | Spermatophyta | Angiospermae | Monocotyledoneae | Liliales | Smilacaceae |

**形态特征**　攀援灌木。根茎粗厚，坚硬，为不规则的块状。茎长 1~3m，疏生刺。叶互生，薄革质或坚纸质，圆形、卵形或其他形状，基部宽楔形至心形，下面淡绿色，较少苍白色，有时具粉霜；叶柄具狭鞘，几乎都有卷须，少有例外，脱落点位于靠近卷须处。花单性，雌雄异株；伞形花序常呈球形，生于叶尚幼嫩的小枝上，具十几朵或更多的花；花序托稍膨大，近球形，较少稍延长，具小苞片；花黄绿色；雄蕊长约为花被片的 2/3，花药比花丝稍宽，常弯曲；雌花与雄花大小相似，有 6 枚退化雄蕊。浆果熟时红色，有粉霜。

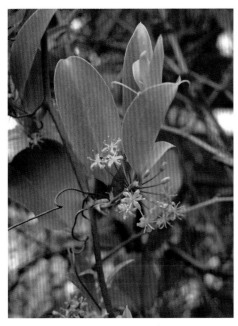
·菝葜－雄花

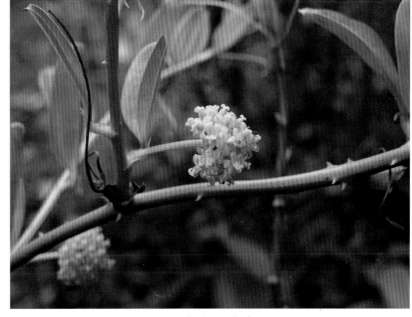
·菝葜－雌花

**生境分布**　生于海拔 2000m 以下的林下、灌丛中、路旁、河谷或山坡上。分布于山东、江苏、浙江、台湾、江西、安徽、河南、湖北、四川、云南、广东、广西等。广西全区各地均有分布。

**化学成分**　根茎主要含 borassoside B、薯蓣皂苷、原薯蓣皂苷、22-O-甲基原薯蓣皂苷、isonarthogenin 3-O-α-L-rhamnopyranosyl (1-2)-O-［α-L-rhamnopyranosyl-(1-4)］-β-D-glucopyranoside、diosgenin-3-O-［α-L-rha (1-3)-α-L-rha (1-4)-α-L-rha (1-4)］-β-D-glucopyranoside[1]，二氢山柰酚、3，5，4'-三羟基芪（白藜芦醇）、3，5，2'，4'-四羟基芪、二氢山柰酚-3-O-α-L-鼠李糖苷（黄杞苷）、槲皮素-4'-O-β-D-葡萄糖苷[2]，inchonain Ib、二氢槲皮素、儿茶素、棕榈酸、β-胡萝卜苷[3]等。

**药理作用**　1. 抗炎、镇痛作用

100g 生药/kg 剂量的菝葜提取液对蛋清致大鼠足趾肿胀、甲醛致小鼠足肿胀、醋酸致小鼠腹腔毛细血管通透性增高及二甲苯致小鼠耳郭肿胀均具有明显的抑制作用，对炎症晚期（慢性炎症）也有一定的抑制作用[4]。菝葜提取物对冰醋酸致小鼠扭体具有镇痛作用，还可显著抑制小鼠棉球肉芽形成及角叉菜胶致大鼠足肿胀[5]。落新妇苷、花旗松素、槲皮素等 12 个单体成分均具有抗炎及免疫调节作用，可能是菝葜抗炎有效部位群发挥作用的主效成分[6]。

2. 降血糖作用

菝葜煎剂对实验性糖尿病小鼠的血糖有明显的抑制作用，小鼠灌胃菝葜煎剂连续 3 天或 6 天，能显著对抗肾上腺素和葡萄糖引起的小鼠血糖升高，降低四氧嘧啶糖尿病小鼠的血糖浓度，明显增加肝糖原含量[7]。

### 3. 抗肿瘤作用

菝葜乙酸乙酯部位对 H22 荷瘤小鼠有一定的抑瘤作用。其中、高剂量组能明显减少小鼠瘤质量，提高血清中 VEGF、NOS 水平，增强瘤组织的血管通透性，降低 CD31 表达水平；低剂量组能明显减少小鼠瘤质量，增强瘤组织血管通透性。其作用机制可能与降低荷瘤小鼠血清中 VEGF 与 NOS 水平、使肿瘤血管正常化和抑制肿瘤新生血管形成有关[8]。

### 4. 抗氧化作用

菝葜乙酸乙酯、正丁醇、水、石油醚等萃取相均具有不同程度的抗氧化活性，乙酸乙酯相的抗氧化能力最强[9]。

### 5. 抗菌作用

菝葜乙酸乙酯、正丁醇、水、石油醚等萃取相均具有不同程度的抑菌活性，乙酸乙酯相的抑菌效果最好，浓度为 80 mg/ml 时对金黄色葡萄球菌、枯草芽孢杆菌、沙门菌和大肠杆菌抑菌圈直径大小分别为（13.6 ± 0.12）mm、（13.2 ± 0.10）mm、（12.9 ± 0.07）mm 和（12.5 ± 0.01）mm[9]。

### 6. 其他作用

菝葜对便秘型肠易激综合征模型大鼠有明显的治疗作用，能降低模型大鼠血清 5-HT 和血浆生长抑素（SS）含量，升高血浆 P 物质（SP）含量，提高模型大鼠结肠 SS、SP 和脊髓 SP 免疫组化染色的平均灰度值以及结肠 5-HT 免疫组化染色平均灰度值，并且能够减少模型大鼠结肠 MC 计数[10]。菝葜醇提取物能改善动脉粥样硬化大鼠血管动脉壁的结构紊乱和纹理不清，改善肝小叶结构和肝细胞脂肪变性情况，减轻大鼠主动脉和肝脏组织中脂质沉积情况，其作用机制可能与抑制 NLRP3 信号通路有关[11]。

**参考文献**

［1］徐燕，王海燕，蒋家月，等.菝葜中的甾体皂苷及其细胞毒活性［J］.中国实验方剂学杂志，2011, 17(11):92-96.

［2］冯锋，柳文媛，陈优生，等.菝葜中黄酮和芪类成分的研究［J］.中国药科大学学报，2003(2):119-121.

［3］赵钟祥，冯育林，阮金兰，等.菝葜化学成分及其抗氧化活性的研究［J］.中草药, 2008, 39(7):975-977.

［4］李苏翠，舒孝顺，杨祥良.菝葜根茎活性部位的抗炎作用及其对环氧化酶活性影响的研究［J］.亚太传统医药, 2009, 5(7):16-21.

［5］陈秀芬，任广聪，曲国玉，等.贵州产菝葜属及肖菝葜属 8 个品种镇痛及抗炎作用研究［J］.中药药理与临床, 2010, 26(6):63-66.

［6］宋小英，罗丹，叶晓川，等.菝葜抗炎有效部位群的效应成分研究［J］.湖北中医药大学学报, 2017, 19(3):1-6.

［7］马世平，卫敏，郭健，等.菝葜对小鼠血糖和肝糖原的影响［J］.中国现代应用药学, 1998, 15(5):5-7.

［8］吴先闯，宋卫中，宋晓勇，等.菝葜乙酸乙酯部位对 H22 荷瘤小鼠的抑瘤作用及其机制研究［J］.中国药房, 2016, 27(31):4370-4372.

［9］帅丽乔娃.菝葜提取物的抑菌抗氧化作用以及纯化绿原酸和落新妇苷的工艺研究［D］.南昌:江西农业大学, 2015.

［10］马腾飞，王业秋，张宁，等.菝葜治疗便秘型肠易激综合征作用机制的实验研究［J］.中国药理学通报, 2012, 28(1):109-114.

［11］蒋思怡.菝葜抗动脉粥样硬化作用及机制研究［D］.武汉:湖北中医药大学, 2019.

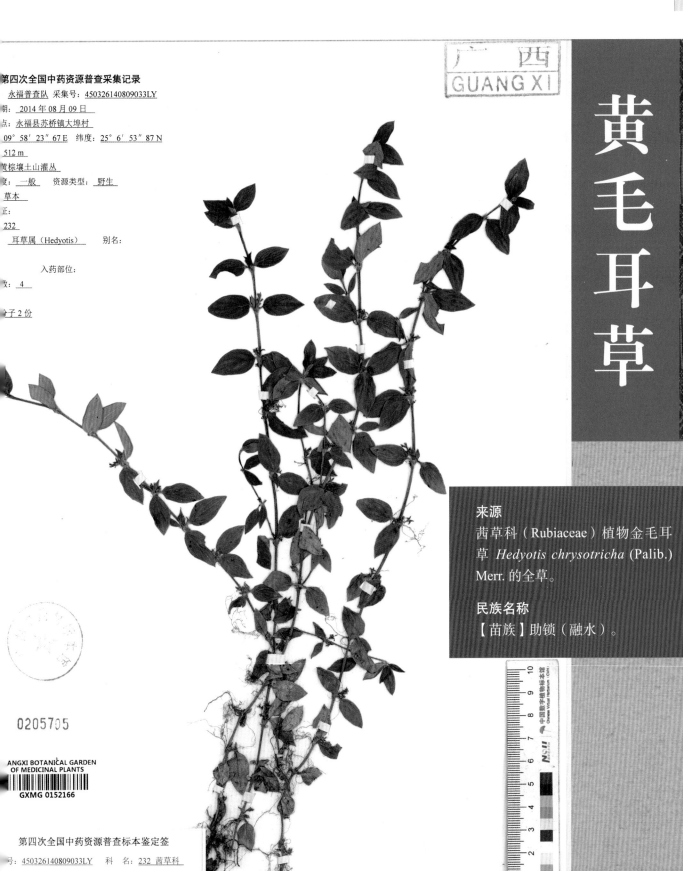

第四次全国中药资源普查采集记录

永福普查队 采集号：450326140809033LY

期：2014 年 08 月 09 日

点：永福县苏桥镇大埠村

09°58′23″67 E　纬度：25°6′53″87 N

512 m

黄棕壤土山灌丛

度：一般　　资源类型：野生

草本

正

232

耳草属（Hedyotis）　　别名：

入药部位：

数：4

子 2 份

第四次全国中药资源普查标本鉴定签

号：450326140809033LY　　科　名：232 茜草科

名：Hedyotis chrysotricha (Palib.) Merr.

名：金毛耳草

人：陆昭岑　鉴定日期：2017 年 06 月 06 日

# 黄毛耳草

**来源**

茜草科（Rubiaceae）植物金毛耳草 *Hedyotis chrysotricha* (Palib.) Merr. 的全草。

**民族名称**

【苗族】助锁（融水）。

## 民 族 应 用

【苗族】药用全草。水煎洗患处治跌打损伤引起的筋脉强直。外用适量。

**药材性状**　全体被黄色或灰白色柔毛。茎细，稍扭曲，表面黄绿色或绿褐色，有明显纵沟纹；节上有残留须根；质脆，易折断。叶对生，叶片多向外卷曲，完整者展平后呈卵形或椭圆状披针形，长 1~2.2cm，宽 5~13mm，全缘，上面绿褐色，下面黄绿色；两面均被黄色柔毛，托叶短，合生；叶柄短。蒴果球形，被疏毛，直径约 2mm。气微、味苦。

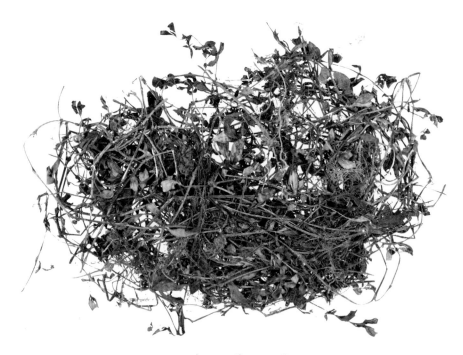

·黄毛耳草 - 全草

**药用源流**　《中华本草》记载其具有清热利湿、消肿解毒的功效；主治湿热黄疸，泄泻，痢疾，带状疱疹，肾炎水肿，乳糜尿，跌打肿痛，毒蛇咬伤，疮疖肿毒，血崩，白带异常，外伤出血。

| 分类位置 | 种子植物门 | 被子植物亚门 | 双子叶植物纲 | 茜草目 | 茜草科 |
|---|---|---|---|---|---|
| | Spermatophyta | Angiospermae | Dicotyledoneae | Rubiales | Rubiaceae |

**形态特征**　多年生披散草本。被金黄色硬毛。叶对生，具短柄，薄纸质，阔披针形、椭圆形或卵形，长 20~28mm，宽 10~12mm，顶端短尖或凸尖，基部楔形或阔楔形，上面疏被短硬毛，下面被浓密黄色绒毛，脉上被毛更密；托叶短合生，上部长渐尖，边缘具疏小齿，被疏柔毛。聚伞花序腋生，有花 1~3 朵，被金黄色疏柔毛，近无梗；花冠白或紫色。果近球形，成熟时不开裂，内有种子数粒。

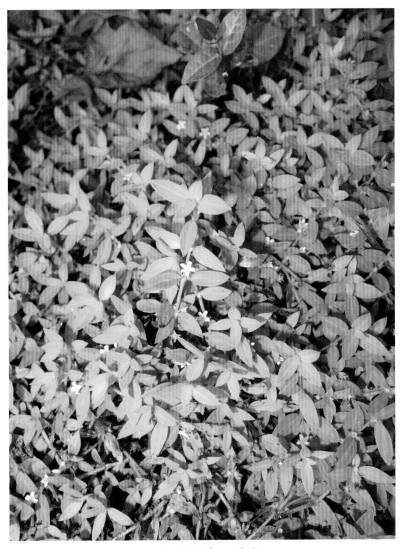

·金毛耳草－花期

**生境分布** 生于山谷杂木林下或山坡灌木丛中。分布于浙江、江苏、江西、福建、湖南、广东、广西等。广西主要分布融水、桂林、临桂、全州、龙胜、玉林、博白、象州、金秀、崇左、大新等。

**化学成分** 全草含车叶草苷、熊果酸、白桦脂酸、齐墩果酸、$\beta$-谷甾醇、棕榈酸十六醇酯、三十二羧酸[1]、咖啡酸、东莨菪内酯、2,6-二甲氧基对苯醌、七叶内酯、异落叶松树脂醇、胡萝卜苷、异鼠李素-3-芸香糖苷、水仙

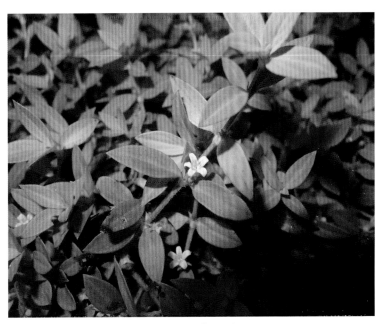

·金毛耳草－花期

苷、芦丁[2]，异鼠李素 -3-$O$- ［6-$O$-α-L-（鼠李糖基）］-β-D- 葡萄糖苷[3]，黄毛耳草蒽醌、6- 甲氧基 -7- 羟基香豆素、紫丁香脂素[4]，(24$R$)-stigmastane-3β, 5α, 6β-triol、24ξ-ethylcholest-22$E$-ene-3β, 5α, 6β-triol、5-stigmasten-3β, 7β-diol、豆甾醇、hyptatic acid B、6β-hydroxyursolic acid、车叶草酸、京尼平苷[5]，乌索酸[6]，鸡屎藤苷甲酯、去乙酰车叶草酸、马钱子素、去乙酰车叶草苷、6β- 羟基京尼平[7]等。

**药理作用**　1. 抗肿瘤作用

从金毛耳草中分离得到单体化合物 (24$R$)-ergostane-3β, 5α, 6β-triol 对人肝癌 SK-HEP-1 细胞株有一定的细胞毒性，其半抑制浓度 $IC_{50}$ 为 88.1μmol/L[8]。

2. 抗氧化作用

金毛耳草三萜浸膏及其分离得到的纯化物熊果酸和齐墩果酸对 OH 自由基具有很强的清除能力，浓度越大清除率越高[9]。

**参考文献**

［1］方乍浦，杨义芳，周贵生 . 黄毛耳草化学成分的分离与鉴定［J］. 中国中药杂志，1992，17(2):98-100, 127.

［2］彭江南，冯孝章，梁晓天 . 耳草属植物的化学研究Ⅷ . 黄毛耳草化学成分的分离和鉴定［J］. 中草药，1999, 12(3):170-172.

［3］尚海涛 . 液质联用分析黄毛耳草中的黄酮类化合物［J］. 畜牧与饲料科学，2009, 30(6):26-28.

［4］林隆泽，张金生，胥传凤，等 . 金毛耳草蒽醌的分离和鉴定［J］. 植物学报，1988, 30(6):670-672.

［5］杨娇，范海贞，阮铃杰，等 . 黄毛耳草化学成分及其中车叶草苷和京尼平苷的含量测定研究［J］. 药学研究，2020, 39(7):377-384.

［6］陈武，邹盛勤，李开泉 . 黄毛耳草中乌索酸的分离制备及定量分析［J］. 宜春学院学报，2005, 27(2):1-4.

［7］彭江南，冯孝章，李光玉，等 . 耳草属植物的化学研究 I. 黄毛耳草中环烯醚萜苷的分离和鉴定［J］. 药学学报，1997, 32(12):908-913.

［8］叶淼 . 几种植物的化学成分及其生物活性研究［D］. 上海：华东师范大学，2012.

［9］尹智军 . 黄毛耳草中三萜的提取纯化及其活性的研究［D］. 合肥：安徽农业大学，2015.

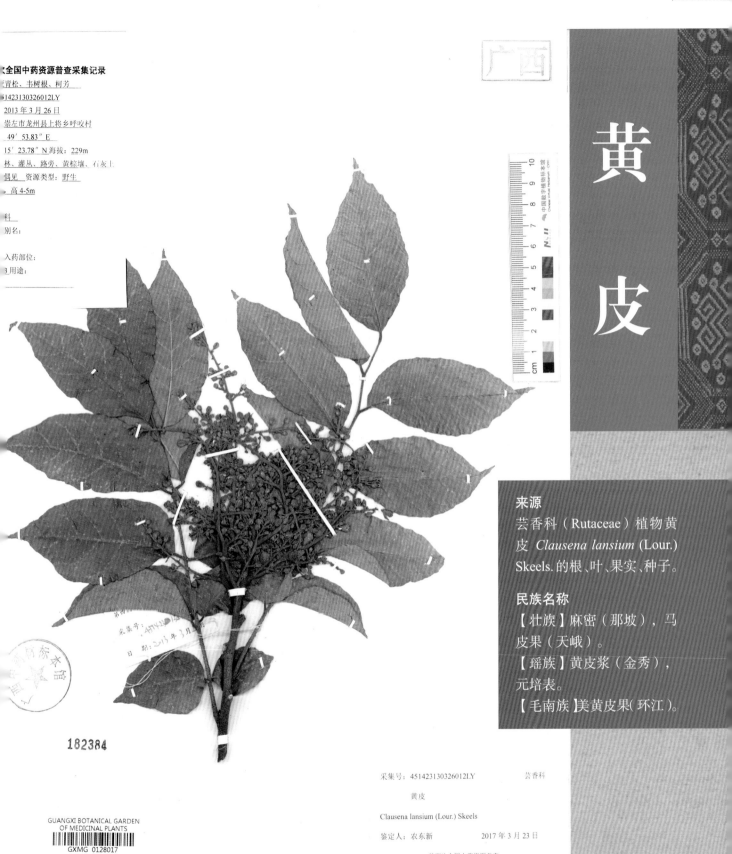

## 黄皮

广西

x全国中药资源普查采集记录

清松、韦树根、柯芳
1423130326012LY
2013 年 3 月 26 日
崇左市龙州县上将乡呼咬村
49′ 53.83″ E
15′ 23.78″ N 海拔：229m
林、灌丛、路旁、黄棕壤、石灰土
偶见　资源类型：野生
高 4-5m

科
别名：

入药部位：
用途：

**来源**
芸香科（Rutaceae）植物黄皮 *Clausena lansium* (Lour.) Skeels. 的根、叶、果实、种子。

**民族名称**
【壮族】麻密（那坡），马皮果（天峨）。
【瑶族】黄皮浆（金秀），元培表。
【毛南族】美黄皮果（环江）。

采集号：451423130326012LY　　芸香科
黄皮
*Clausena lansium* (Lour.) Skeels
鉴定人：农东新　　2017 年 3 月 23 日
第四次全国中药资源普查

## 民 族 应 用

【壮族】药用叶、种子。叶水煎服治胃痛，预防感冒。种子水煎服治胃痛。

【瑶族】药用根、叶、果实、种子。果实治痰喘咳嗽，食积胀满。种子治胃痛，腹部痉挛性疼痛，睾丸疼痛，疝气，小儿头疖，蛇虫咬伤。根治胃痛，腹痛，疝气，黄疸。叶治感冒发热，咳嗽哮喘，小便不利。果实、叶内服用量 15~30g，果核内服用量 6~12g，根内服用量 30~60g，水煎服；外用种子适量捣敷或磨水涂敷，或用叶适量水煎洗。

【毛南族】药用叶。水煎服治胃痛，预防感冒。内服用量 15~30g。

**药材性状** 根圆柱形，表面褐色。叶皱缩，破碎，黄绿色至深绿色，完整者呈阔卵形或卵状椭圆形，密布细小半透明油点及疏柔毛，先端急尖或短渐尖，基部楔形至圆形；气香，味微苦辛。果实呈类圆形，直径 0.8~2.3cm，外表面黄褐色或深绿色，具有皱纹，果肉较薄；气微，味辛、略苦。种子呈扁平卵圆形，长 10~15mm，宽 5~9mm，厚 3~5mm，表面上部 2/3 呈棕黄色，具不规则的皱纹，下部 1/3 呈棕色，较光滑；种脐位于顶端略尖而稍弯向一侧，近椭圆形，另端圆钝，合点位于基部，与种脐同一侧面；种脊略突起，自种脐通向合点；种皮薄而脆，往往破碎脱落；子叶 2 枚，土黄色，肥厚；质脆，易折断；断面较平；胚极小，无胚孔；气微，味辛、微苦。

·黄皮－根

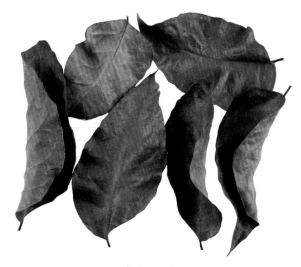

·黄皮－叶

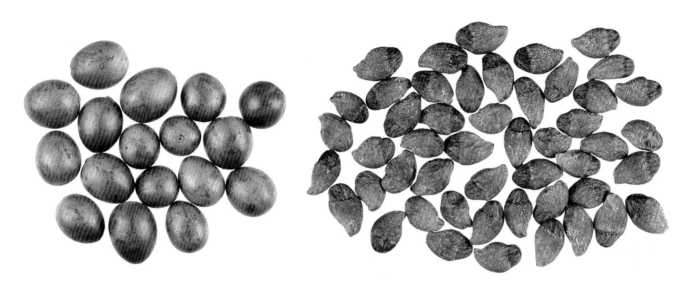

·黄皮－果实 　　　　　　　　　　　　　　　·黄皮－种子

**药用源流**　《岭外代答》记载："黄皮子，如小枣，甘酸，佳味稍耐久，可致远。"《本草纲目》引《海槎录》云："出广西横州。状如楝子及小枣而味酸。"《本草纲目拾遗》记载黄皮果，并引《广志》云："黄皮果状如金弹，六月熟，其浆酸甘，似葡萄。与荔枝餍饫，以黄皮果解之。"又引《广东通志》云："黄皮果大如龙眼，又名黄弹子，皮黄白，有微毛，瓤白如肪，有青核数枚，甚酸涩。"《生草药性备要》记载："黄皮皮。消风肿，去疳癫，散热积。煲酒服，通小便，解污秽。核治疝气。"《植物名实图考》记载："能消食。桂林以为酱，以浆酸甘似葡萄，食荔枝餍饫，以此解之。"以上所述及其所附图绘与本种相符。《广西中药材标准》（1990年版）记载其种子具有理气、消滞、散结、止痛的功效；主治食滞胃痛，睾丸肿痛。《广西中药材标准》（第二册）记载其叶具有疏风解表，除痰行气的功效；主治感冒发热，咳嗽哮喘，气胀腹痛，疟疾，小便不利，热毒疥癫。《中华本草》记载其根具有行气止痛的功效；主治气滞胃痛，腹痛，疝痛，风湿骨痛，痛经。其果实具有行气、消食、化痰的功效；主治食积胀满，脘腹疼痛，疝痛，痰饮咳喘。

| **分类位置** | 种子植物门 | 被子植物亚门 | 双子叶植物纲 | 芸香目 | 芸香科 |
| --- | --- | --- | --- | --- | --- |
| | Spermatophyta | Angiospermae | Dicotyledoneae | Rutale | Rutaceae |

**形态特征**　小乔木。小枝、叶轴、花序轴，尤以未张开的小叶背脉具凸起的细油点。叶有小叶5~11片，卵形或卵状椭圆形，基部近圆形或宽楔形，两侧不对称，边缘波浪状或具浅的圆裂齿，叶面中脉常被短细毛。圆锥花序顶生；花蕾圆球形，有5条稍凸起的纵脊棱；花萼裂片阔卵形；花瓣长圆形；雄蕊10枚，长短相间；子房密被直长毛。果圆形、椭圆形或阔卵形，长1.5~3cm，淡黄色至暗黄色，果肉乳白色，有种子1~4粒；子叶深绿色。

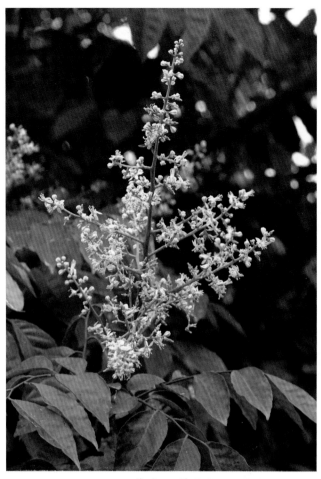

·黄皮－花期　　　　　　　　　　　　　·黄皮－果期

**生境分布**　为栽培品种。分布于台湾、福建、广东、海南、广西、贵州、云南、四川等。广西全区各地均有分布。

**化学成分**　茎主要含有异紫花前胡苷、紫花前胡苷、decuroside Ⅳ、3, 4- 二甲氧基苯基 -β-D- 吡喃葡萄糖苷、丁香酸葡萄糖苷、2-(4- 羟基 -3- 甲氧基苯 )- 乙醇 -1-O-β-D- 吡喃葡萄糖苷、4- 羟基 -2- 甲氧基 - 苯基 -β-D- 吡喃葡萄糖苷、4- 羟基 -2, 6- 二甲氧基 - 苯基 -β-D- 吡喃葡萄糖苷[1]、β- 腺苷、伞形花内酯 -7-O-α-L- 鼠李糖基 -(1''-6')-β-D- 葡萄糖苷、haploperoside A、伞形花内酯 -7-O-β-D- 芹糖基 -(1''-6')-β-D- 葡萄糖苷、marmesinin、苯甲基 -O-β-D- 芹糖基 -(1''-6')-β-D- 葡萄糖苷、苯甲基 -O-β-D- 吡喃葡萄糖苷、对羟基苯丙酸、β-hydroxypropiovanillone、反式对羟基桂皮酸[2]、1, 1', 1'', 1''', 1'''- 三十碳内五酰胺、4- 羟基 -2, 6- 二甲氧基苯酚 -6'-O- 紫丁香酰 -β-D- 吡喃葡萄糖苷、4- 羟基 -2, 6- 二甲氧基苯酚 -6'-O- 香草酰 -β-D- 吡喃葡萄糖苷、4- 羟甲基 -2- 甲氧基苯酚 -6'-O- 紫丁香酰 -β-D- 吡喃葡萄糖苷、4- 羟基 -2- 甲氧基苯酚 -6'-O- 紫丁香酰 -β-D- 吡喃葡萄糖苷、紫丁香苷、松柏苷、3, 4, 5- 三甲氧基苯酚 -O-β-D- 吡喃葡萄糖苷、tinotuberide、(E)- 异松柏苷、苯乙基 -O-β-D- 吡喃葡萄糖苷、araliopsine、geibalansine、全缘喹诺酮、γ- 花椒碱[3]等成分。

果实主要含有 dehydrodiferulate dimethyl ester、scopoletin、ferulic acid、2-methoxy-4-(2-propenyl) phenyl-β-D-glucose、methyl 3-(2-O-β-D-glucopyranosyl-4-hydroxyphenyl) propanoate、syringin[4]

等成分，以及由阿拉伯糖、葡萄糖、半乳糖、甘露糖组成的多糖[5]。

果核主要含有 N-甲基桂皮酰胺、桂皮酰胺、黄皮新肉桂酰胺 A、黄皮新肉桂酰胺 B、dihydroalatamide、黄皮酰胺、(2E)-3-phenyl-2-propenoic acid-2-oxo-2-phenylethyl ester、3-苄基香豆素、4-hydroxy-4-methyl-2-cyclohexen-1-one、胡萝卜苷、β-谷甾醇[6]、(4R*, 6R*)-6-羟基胡椒酮、(4S*, 6R*)-6-羟基胡椒酮、(1S*, 2S*, 4R*)-1-methyl-4-(prop-l-en-2-yl) cyclohexane-1, 2-diol、subamone、methyl (1R*, 2R*, 2'Z)-2-(5'-hydroxy-pent-2'-enyl)-3-oxo-cyclopentane acetate、5-hydroxy-4-phenyl-5H-furan-2-one、黑麦草内酯、xylogranatinin、2, 6-dihydroxyhumula-3(12), 7(13), 9(E)-triene、xanthoxol、ligballinol[7]等成分。

叶主要含有 clausenalansamides C-G、clausenaline G、(-)-ζ-clausenamide、phytene-1, 2-diol、(±)-5-(4-methylphenyl)-r-valerolactone、clausenalansamide A、imperatorin、wampetin、N-phene-thylcinnaamide、lansiumamide B、lansamide I、loliolide、(+)-(S)-dehydrovomifoliol、7-hydro-xycoumarin、xanthotoxol、8-geranyloxypsolaren、β-sitosteryl-3-O-glucopyranoside、quercetin-3-O-rutinoside、β-sitosterol、madolin A、(2-hydroxyphenyl)acetic acid methyl ester、mukonine、heneicosa-5, 8, 11, 14-tetraenoic acid、4-hydroxybenzaldehyde、O-methylmukonal、clausine G、methyl pheophorbide a、(10S)-hydroxypheophorbide a、3-formyl-6-methoxy-carbazole、benzoic acid、(3R, 6R, 7E)-3-hydroxy-4, 7-megastigmadien-9-one、clausenalansamide B、dehydrololiolide、(6R, 7E)-4, 7-megastigmadien-3, 9-dione、(2S, 3S)-2, 3-dihydroxy-3-phenylpropanoic acid methylester、2, 3-dihydroxy-N-methyl-3-phenyl-N-(2-phenylethyl)propionic acid amide、4-hydroxycinnamic acid、(E)-3-(4-hydroxy-3-methoxyphenyl)prop-2-enoate、methyl trans-4-hydroxycinnamate[8]等成分。

枝叶还含有 claulansiums A-B、1'-O-methylclaulamine B、clauraila D、3-formylcarbazole、carbazole-3-carboxylic acid、mukoeic acid[9]、claulansines U-W、(-)-(2'R)-claulamine A、claulamine A[10]、clauselansiumines A-B、mahanimbine、mahanine、murrayamine B、murrastinine A、pyrayafoline D、O-methylpyrayafoline D、murrayamine C、murrayamine J、murrayamine N、murrayakonine C[11]等生物碱类成分。

黄皮叶及树皮还含有石竹烯、苷香烯、(E)-β-金合欢烯、葎草烯、β-雪松烯、姜黄烯、β-红没药烯、α-法尼烯、γ-榄香烯、植物醇、棕榈酸、檀香醇、α-红没药醇、β-红没药醇、氧化石竹烯、反橙花叔醇[12]等挥发油成分。

**药理作用**　1. 抗氧化作用

黄皮枝条、果皮、果肉和种子提取部位均具有清除 DPPH 自由基、ABTS+ 自由基、OH 自由基和过氧化氢的作用，其活性强弱与多酚含量相关，其中以枝条的抗氧化活性最强[13]。黄皮果核多糖对 DPPH 自由基与 ABTS+ 自由基清除能力分别为（0.51±0.03）μg Vc/μg、（0.57±0.02）μg Vc/μg[14]。

2. 抗菌作用

黄皮叶乙酸乙酯、无水乙醇、丙酮提取物对金黄色葡萄球菌、大肠杆菌、枯草芽孢杆菌、白色葡萄球菌、四联微球菌、蜡状芽孢杆菌均有明显抑菌作用，其中乙酸乙酯提取物对大肠杆菌、白色葡萄球菌的最小抑菌浓度为 3.2mg/ml，对金黄色葡萄球菌、蜡状芽孢杆菌、枯草芽孢杆菌的最小抑菌浓度为 6.3mg/ml，对四联微球菌的最小抑菌浓度为 12.5mg/ml[15]。黄皮化合物 claulansine K、nerol oxide-8-carboxlic acid、3-甲酰基咔唑、3-甲酰基-6-甲氧基咔唑、claulansine J、2", 3"-dihydroxyanisolactone、8-羟基呋喃香豆素、7-羟基香豆素和对羟基肉桂酸甲酯对金黄色葡萄球菌有抑制活性[16]。黄皮叶及树皮挥发油对白假丝酵母菌、热带假丝酵母菌、光滑假丝酵母菌、克柔假丝酵母菌及近平滑假丝酵母菌均有抑菌作用[12]。

3. 保肝作用

黄皮果提取物对小鼠慢性酒精中毒所致肝损伤具有保护作用，其作用机制可能与提高 SOD 和谷胱甘肽活性、促进自由基清除、降低 NF-κB 表达有关[17]。黄皮叶醇提取物能明显降低高脂性脂肪肝大鼠血清中 TC、TG、LDL-C 及 ALT、AST 的水平，减轻肝脏的病理损害[18]。

### 4. 止咳祛痰平喘作用

黄皮叶具有止咳、祛痰、平喘作用，其石油醚萃取物、二氯甲烷萃取物能延长小鼠咳嗽潜伏期并减少 2 min 内咳嗽次数；其二氯甲烷萃取物、乙酸乙酯萃取物及水提取物能增加小鼠气管酚红排泌量；其石油醚萃取物能减少哮喘小鼠支气管肺泡灌洗液中白细胞总数、嗜酸性粒细胞比例及中性粒细胞比例[19]。

### 5. 抗肿瘤作用

化合物 lansine 对人肝癌细胞（BEL7402）、人胃癌细胞（SGC7901）和慢性髓原白血病细胞（K562）的生长均具有抑制活性，化合物 wampetin 对人肝癌细胞（BEL7402）的生长具有抑制活性[16]。黄皮果果核挥发油能抑制 B16-F10 细胞增殖，并诱导其凋亡，其机制与抑制细胞内 NF-κB P65 蛋白表达，降低其磷酸化水平，激活 Bcl-2/Bax/caspase-3 信号通路有关[20]。

### 6. 抗炎作用

黄皮叶提取物能有效减少哮喘大鼠的炎症反应，其作用机制可能与通过调节 Th1/Th2 细胞因子的平衡，从而减轻炎症细胞浸润有关[21]。黄皮叶提取物能通过介导 TLR4/MyD88/TRAF6 信号通路中 MyD88 依赖信号通路抑制 LPS 诱导 RAW264.7 细胞释放 TNF-α[22]。

### 7. 抗过敏作用

黄皮叶不同溶剂提取物均具有抑制透明质酸酶活性，其活性成分可能为酚类和黄酮类成分[23]。

### 8. 其他作用

黄皮叶可降低 2 型糖尿病模型大鼠 FBG 水平，提高口服葡萄糖的耐受性，提高胰岛素水平，降低血脂的含量，同时能升高模型大鼠血清中 SOD、CAT 和 GSH 活性并降低 MDA、NO 的水平，缓解胰腺病理变化[24]。黄皮果果核挥发油供试液具有抗 UV 所致真皮病变和改善 UV 照射所引起的表皮增厚及皱褶产生等表皮病变的作用[25]。黄皮果胶具有抗疲劳作用，能延长小鼠力竭游泳时间，降低力竭游泳后的小鼠血乳酸、丙二醛和血尿素氮水平，升高乳酸脱氢酶活力及肝/肌糖原[26]。

## 参考文献

［1］柳航，郭培，张东明.黄皮茎化学成分的研究［J］.中成药，2017, 39(6):1203-1206.

［2］刘洁，李创军，杨敬芝，等.黄皮茎枝的化学成分研究［J］.药学研究，2016, 35(3):125-128, 184.

［3］刘洁，李创军，杨敬芝，等.黄皮茎枝化学成分研究［J］.中草药，2016, 47(1):32-37.

［4］AO H, JIA X H, DONG L H, et al. A new benzofuran glycoside from the fruit of *Clausena lansium*［J］. Natural Product Research, 2020(1):1-7.

［5］文攀，裴志胜，朱婷婷，等.黄皮果肉可溶性膳食纤维制备工艺优化及单糖组成和结构表征［J］.食品工业科技，2020, 41(21):29-36.

［6］申文伟，李雯，王国才，等.黄皮核的化学成分［J］.暨南大学学报（自然科学与医学版），2012, 33(5):506-509.

［7］陈惠琴，范玉娇，蔡彩虹，等.黄皮种子的化学成分及生物活性研究［J］.中草药，2019, 50(2):324-329.

［8］SHEN D Y, KUO P C, HUANG S C, et al. Constituents from the leaves of *Clausena lansium* and their anti-inflammatory activity［J］. Journal of Natural Medicines, 2017, 71(1):96-104.

［9］PENG W W, ZHENG L X, JI C J, et al.Carbazole alkaloids isolated from the branch and leaf extracts of *Clausena lansium* [J].Chinese Journal of Natural Medicines, 2018, 16(7):509-512.

[10] SUN X Y, MA J, LI C J, et al. Carbazole alkaloids with bioactivities from the stems of *Clausena lansium* [J]. Phytochemistry Letters, 2020, 38:28-32.

[11] LIU Y P, GUO J M, WANG X P, et al. Geranylated carbazole alkaloids with potential neuroprotective activities from the stems and leaves of *Clausena lansium* [J]. Bioorganic Chemistry, 2019, 92:103278.

[12] 陈锦萍, 何海超, 蔡航, 等. 海南产黄皮叶及树皮挥发油成分与抗假丝酵母菌活性的相关性研究 [J]. 食品研究与开发, 2019, 40(18):31-38.

[13] 李奕星, 袁德保, 陈娇, 等. 黄皮不同部位提取物的抗氧化活性 [J]. 贵州农业科学, 2015, 43(5):75-78.

[14] 刘永, 余嘉敏. 黄皮果核多糖提取优化与抗氧化活性的研究 [J]. 包装与食品机械, 2019, 37(6):14-17.

[15] 贾桂云, 关红旗, 韩玉兰, 等. 黄皮叶超声提取物的抑菌性能研究 [J]. 海南师范大学学报 (自然科学版), 2017, 30(1):19-23.

[16] 邓会栋. 黄皮果皮中的生物活性成分研究 [D]. 海口: 海南大学, 2014.

[17] 官堂明, 刘德承, 叶华, 等. 黄皮果提取物对小鼠慢性酒精性肝损伤的保护作用 [J]. 广东医科大学学报, 2017, 35(3):254-257, 262.

[18] 李晓波, 张荣, 王宁生, 等. 黄皮叶提取物对非酒精性脂肪肝大鼠的降脂保肝作用研究 [J]. 中药新药与临床药理, 2012, 23(4):405-408.

[19] 黄桂红, 邓航, 陈薇, 等. 黄皮叶萃取物镇咳、祛痰及平喘作用研究 [J]. 天津医药, 2013, 41(3):234-237.

[20] 廖雪华, 甘育鸿, 梅思, 等. 黄皮果果核挥发油对小鼠黑色素瘤 B16-F10 细胞增殖和凋亡的影响 [J]. 食品研究与开发, 2019, 40(5):35-41.

[21] 黄桂红, 韦江红, 陈薇, 等. 黄皮叶提取物对哮喘大鼠血清及肺组织 Th1/Th2 平衡的调节作用[J]. 中国实验方剂学杂志, 2015, 21(19):97-100.

[22] 李娟, 刘天旭, 蒋国君, 等. 黄皮叶提取物对 TNF-α 分泌的影响及其机制 [J]. 实用医学杂志, 2016, 32(3):367-370.

[23] 赵丰丽, 李洁莱, 杨健秀. 黄皮叶不同溶剂提取物抗过敏活性研究 [J]. 食品工业科技, 2009, 1:110-112, 115.

[24] 黄小桃, 李颖仪, 郑侠, 等. 黄皮叶对链脲佐菌素诱导的糖尿病大鼠的作用及机制研究 [J]. 中药新药与临床药理, 2014, 25(6):651-656.

[25] 彭志红, 吴科锋, 黄燕霞, 等. 黄皮果果核挥发油抗 UV 致小鼠皮肤光老化损伤的实验研究[J]. 日用化学工业, 2018, 48(6):326-329.

[26] 王娟, 贺莹莹, 韦寿莲, 等. 黄皮果胶对力竭游泳小鼠的抗疲劳功效 [J]. 中国科技论文, 2015, 10(24):2884-2887.

# 黄花夹竹桃

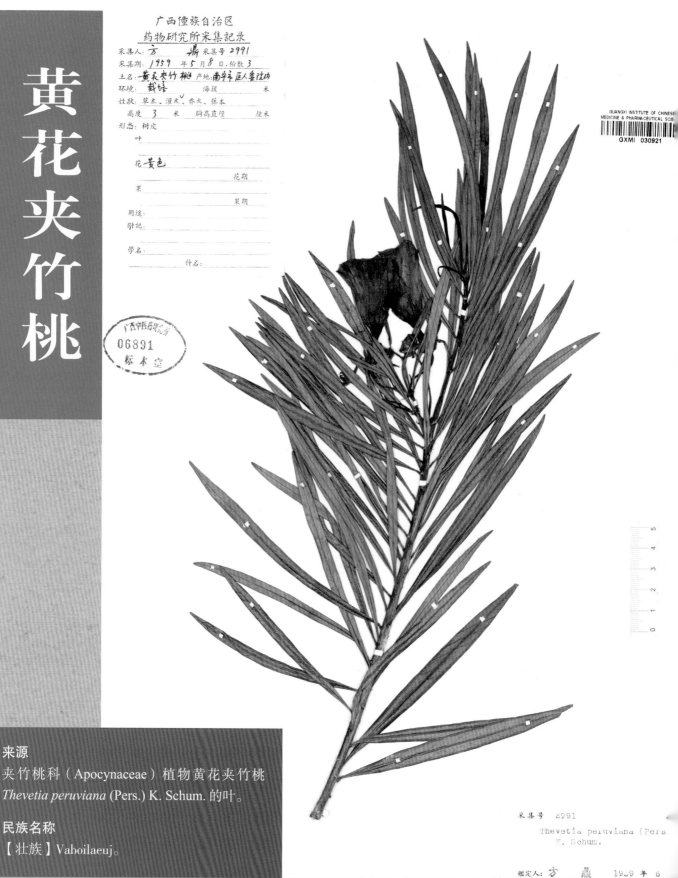

广西僮族自治区
药物研究所采集记录

采集人：方　鼎　采集号 2991
采集期：1959 年 5 月 8 日，份数 3
土名：黄花夹竹桃　产地：南宁市区人委院内
环境：栽培　　海拔　　米
性状：草本、灌木、乔木、藤本
高度 3 米　胸高直径　　厘米
形态：树皮
　叶
　花 黄色
　　　　　花期
　果
　　　　　果期
用途：
附记：
学名：
　　　　　什名：

06891
标本室

GUANGXI INSTITUTE OF CHINESE
MEDICINE & PHARMACEUTICAL SCIE
GXMI 030921

采集号　2991
Thevetia peruviana (Pers
K. Schum.

鉴定人：方　鼎　1959 年 5

**来源**

夹竹桃科（Apocynaceae）植物黄花夹竹桃
*Thevetia peruviana* (Pers.) K. Schum. 的叶。

**民族名称**

【壮族】Vaboilaeuj。

# 民 族 应 用

【壮族】药用叶。主治蛇头疔。

**药材性状**　叶片向外卷曲成筒状，完整叶片呈条形，长 10~15cm，展开宽 0.5~1.2cm，全缘，近无柄。上表皮黄绿色，下表皮浅黄绿色；两面光滑无毛；叶背面主脉突出；腹面呈槽形；质脆而易碎。气微，味苦。

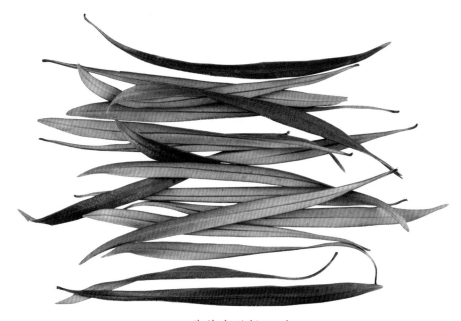

· 黄花夹竹桃－叶

**药用源流**　《广西药用植物名录》记载其果实具有强心、利尿的功效。《中华本草》记载其叶具有解毒消肿的功效；主治蛇头疔。其果仁具有强心、利尿消肿的功效；主治各种心脏病引起的心力衰竭，阵发性室上性心动过速，阵发性心房纤颤。其叶具有解毒消肿的功效；主治蛇疔。

| **分类位置** | 种子植物门 | 被子植物亚门 | 双子叶植物纲 | 夹竹桃目 | 夹竹桃科 |
| --- | --- | --- | --- | --- | --- |
| | Spermatophyta | Angiospermae | Dicotyledoneae | Apocynales | Apocynaceae |

**形态特征**　乔木，高可达 5m。全株具丰富乳汁。叶互生，线形或线状披针形，光亮，全缘。花大，黄色，具香味，聚伞花序顶生；花萼 5 裂，绿色；花冠漏斗状，花冠喉部具 5 枚被毛鳞片；雄蕊着生于花冠筒的喉部；子房 2 裂，柱头圆形，端部 2 裂。核果扁三角状球形，内果皮木质，生时绿色而亮，干时黑色。种子 2~4 颗。

**生境分布**　生于干热地区，路旁、池边、山坡疏林下。分布于台湾、福建、广东、广西、云南等。广西主要分布在南宁、柳州、桂林、梧州、合浦等。

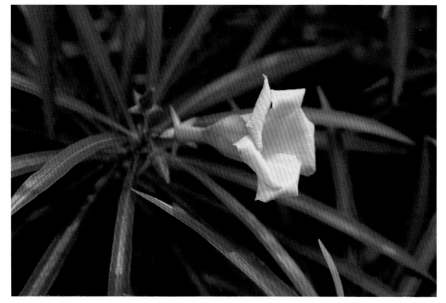
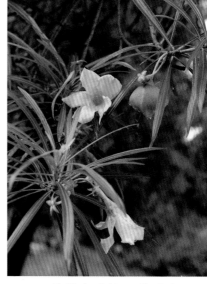

·黄花夹竹桃－花期　　　　　　　　　　·黄花夹竹桃－花果期

**化学成分**　主要含有 digitoxigenin 3–O–β–D–galactosyl–(1 → 4)–α–L–thevetoside、5α–thevetiogenin 3–O–β–D–glucosyl–(l → 4)–α–L–thevetoside、thevetioside A、thevetioside C、thevetioside F、acetylthevetin C、thevetin C[1]、黄花夹竹桃黄夹苷 B、黄夹次苷 D、黄花夹竹桃次苷甲、黄夹臭蚁醛苷、黄花夹竹桃次苷乙、单乙酰次苷乙[2] 等强心苷类成分；pervianoside I– Ⅲ、kaempferol 3–O–［β–D–glucopyranosyl–(1 → 2)–β–D–galactopyranoside］、quercetin 3–O–［(6–O–sinapoyl)–β–D–glucopyranosyl–(1 → 2)–β–D–galactopyranoside］、quercetin 3–O–［(6–O–feruloyl)–β–D–glucopyranosyl–(1 → 2)–β–D–galactopyranoside］、quercetin 3–O–［β–D–glucopyranosyl–(1 → 2)–β–D–glucopyranoside］、kaempferol 3–O–［β–D–glucopyranosyl–(1 → 2)–β–D–glucopyranoside］、kaempferol 3–O–{β–D–glucopyranosyl–(1 → 2)–［α–L–rhamonopyranosyl–(1 → 6)］–β–D–galactopyranoside}[3]、kaempferol 3–glucosyl(1 → 4)［6″–sinapoylglucosyl］(1 → 2) galactoside、3–［2″–sinapoylglucosyl］(1 → 4)［6″–sinapoylglucosyl］(1 → 2)galactosideand、quercetin 3–［6″–sinapoylglucosyl］(1 → 2) galactoside、山奈酚、quercetin 3–glucosyl(1 → 2)galactoside[4] 等黄酮类成分。花精油中含有 sesquirosefuran、1–nonadecene、(E)–5–eicosene、bis (2–ethylhexyl) phthalate、1H–cyclopenta［a］pentalen–7–ol、urs–12–en–24–oic acid, 3–oxo–methyl ester、2, 4, 6, 7, 8, 8a–hexahydro–5(1H)‑azulenone、β–amyrin[5] 等成分。

**药理作用**　1. 抗肿瘤作用

黄花夹竹桃茎、叶、花、果实、种子提取物均能抑制人乳腺癌 MDA–MB231 细胞增殖，其中以种子和花提取物活性最强[6]。黄花夹竹桃甲醇提取物能抑制腹水瘤 EAC 小鼠瘤体的生长，其抗肿瘤机制可能与提高机体抗氧化系统有关[7]。黄花夹竹桃强心苷降解产物在体外能抑制人口腔上皮癌细胞株 KB₃₋₁ 及其多药耐药亚株 KBV1、人宫颈癌细胞株 HeLa、人鼻咽癌细胞株 CNE、人白血病细胞 K562、人结直肠腺癌细胞株 HCT15 的增殖，其中黄花夹竹桃二糖苷在荷瘤裸鼠模型上能明显抑制 KB₃₋₁、HCT15、NCI–H460 和 HeLa 瘤体的生长，其作用机制与黄花夹竹桃二糖苷能将细胞周期阻滞在 $G_2/M$ 期，诱导肿瘤细胞凋亡有关[8]。黄花夹竹桃花乙醇提取物可通过内源途经和外源途经增强 TNF–α 和 TRAIL 诱导人宫颈癌 HeLa 细胞凋亡[9]。

2. 抗菌作用

黄花夹竹桃叶提取物对大肠杆菌、金黄色葡萄球菌、鼠伤寒沙门菌有抑菌作用[10]。

### 3. 抗病毒作用

化 合 物 quercetin 3-*O*-［(6-*O*-sinapoyl)-*β*-D-glucopyranosyl-(1→2)-*β*-D-galactopyranoside］、quercetin 3-*O*-［(6-*O*-feruloyl)-*β*-D-glucopyranosyl-(1→2)-*β*-D-galactopyranoside］、quercetin 3-*O*-［*β*-D-glucopyranosyl-(1→2)-*β*-D-glucopyranoside］、kaempferol 3-*O*-{*β*-D-glucopyranosyl-(1→2)-［*α*-L-rhamonopyranosyl-(1→6)］-*β*-D-galactopyranoside} 均具有抗 HIV-1 活性，其 IC$_{50}$ 分别为 33μmol/L、20μmol/L、41μmol/L、38μmol/L[3]。

### 4. 抗生育作用

黄花夹竹桃叶提取物具有抗生育作用，能收缩子宫，降低黄体酮和孕激素水平[11]。

**附　注**　本品有大毒，应在医师指导下使用。

**参考文献**

［1］CHENG H Y, TIAN D M, TANG J S, et al. Cardiac glycosides from the seeds of *Thevetia peruviana* and their pro-apoptotic activity toward cancer cells［J］. Journal of Asian Natural Products Research, 2016, 18(9):1-11.

［2］文屏，郭巧技，黄晓炜，等.黄花夹竹桃中强心苷类成分的UPLC-QTOF/MS快速鉴定［J］.中国民族医药杂志, 2013, 19(4):45-46.

［3］SUPINYA T, NORIO N, MASAO H, et al. Flavanone and flavonol glycosides from the leaves of *Thevetia peruviana* and their HIV-1 reverse transcriptase and HIV-1 integrase inhibitory activities［J］. Chemical and Pharmaceutical Bulletin, 2002, 50(5):630-635.

［4］FUMIKO A, YUKIKO I, TATSUO Y, et al. Flavonol sinapoyl glycosides from leaves of *Thevetia peruviana*［J］. Phytochemistry, 1995, 40(2):577-581.

［5］KHANG P V, MAI X T, PHU H H, et al. Extraction, chemical compositions, and cytotoxic activities of essential oils of *Thevetia peruviana*［J］. Toxicological & Environmental Chemistry, 2020, 102:1-4.

［6］RAJHANS S, BHADRESHA K, YADAV D K, et al. Anticancer efficacy of *Thevetia peruviana* (Pers.) K. Schum. extracts on triple negative human breast cancer cell line［J］. European Journal of Medicinal Plants, 2020, 31(1):64-69.

［7］HALDAR S, KARMAKAR I, CHAKRABORTY M, et al. Antitumor potential of *Thevetia peruviana*on ehrlich's ascites carcinoma-bearing mice［J］. Journal of Environmental Pathology Toxicology & Oncology, 2015, 34(2):105-113.

［8］田汝华.黄花夹竹桃强心苷降解产物抗肿瘤活性研究［D］.广州:广州中医药大学, 2013.

［9］MANAGIT C, SAKURAI H, SAIKI I. Ethanolic extract of *Thevetia peruviana* flowers enhances TNF-*α* and TRAIL-induced apoptosis of human cervical cancer cells via intrinsic and extrinsic pathways［J］. Oncology Letters, 2017, 13(4):2791-2798.

［10］ZEBENAY G, MOHD S A, DELELEGN W, et al. Antibacterial potential of *Thevetia peruviana leaf* extracts against food associated bacterial pathogens［J］.Journal of Coastal Life Medicine, 2015, 3(2):150-157.

［11］SAMANTA J, BHATTACHARYA S, RANA A C. Antifertility activity of *Thevetia peruviana* (Pers.)K.Schum leaf in female Sprague-Dawley rat［J］. Indian Journal of Pharmacology, 2016, 48(6):669-674.

# 黄花倒水莲

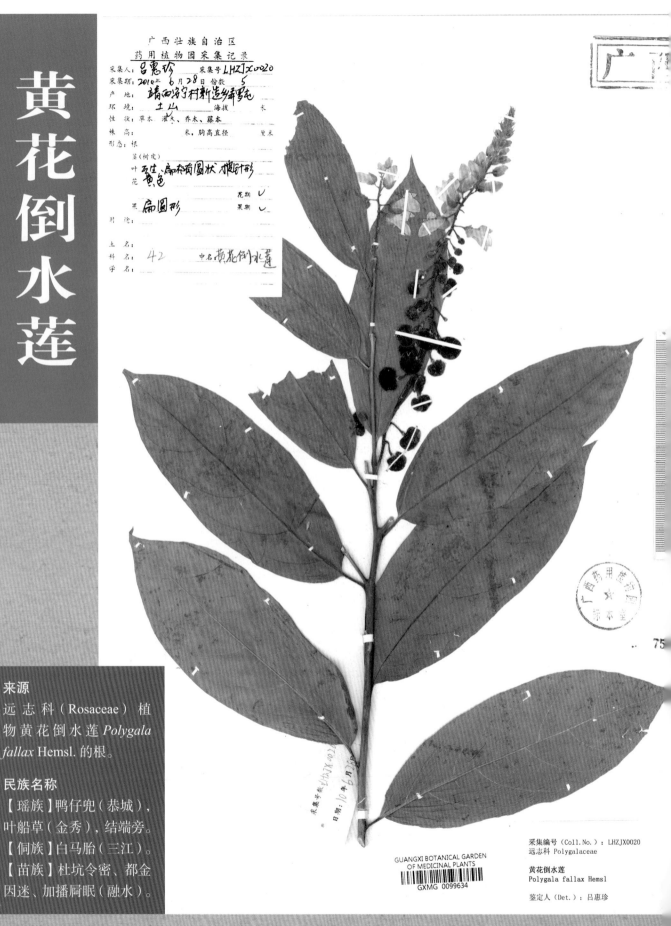

广西壮族自治区
药用植物园采集记录

采集人：吕惠珍　采集号：LHZJX0020
采集期：2010年 6 月 28 日　份数　5
产　地：靖西禄峒村新造乡舞雪屯
环　境：土山　海拔　米
性　状：草本、灌木、乔木、藤本
株　高：　米，胸高直径　厘米
形　态：根
　　　　茎（树皮）
叶　互生、扁有圆状、椭针形
花　黄色　花期 ㄴ
果　扁圆形　果期 ㄴ
用　途：
土　名：
科　名：42　中名 黄花倒水莲
学　名：

GUANGXI BOTANICAL GARDEN
OF MEDICINAL PLANTS

GXMG 0099634

采集编号（Coll. No.）：LHZJX0020
远志科 Polygalaceae

黄花倒水莲
Polygala fallax Hemsl

鉴定人（Det.）：吕惠珍

75

## 来源

远志科（Rosaceae）植
物黄花倒水莲 *Polygala
fallax* Hemsl. 的根。

## 民族名称

【瑶族】鸭仔兜（恭城），
叶船草（金秀），结端旁。
【侗族】白马胎（三江）。
【苗族】杜坑令密、都金
因迷、加播屙眠（融水）。

## 民 族 应 用

【壮族】药用根。水煎服或与鸡肉炖服治神经衰弱。

【瑶族】药用根。水煎服或与鸡肉、瘦猪肉炖服治产后虚弱，贫血头晕，肝炎，肺痨咳嗽，肾炎水肿，月经不调，闭经，痛经，带下病，肾虚腰痛，肝脾肿大，子宫脱垂，脱肛，乳蛾，扁桃体炎。

【侗族】药用根。与猪脚煲服治跌打损伤引起风湿骨痛。内服用量 9~60g。

【苗族】药用根。水煎服或与鸡肉炖服治产后或病后身体虚弱，神经衰弱，月经不调。

**药材性状**　呈圆柱形，稍弯曲，直径 0.5~4cm。表面灰黄色或灰棕色，具明显的纵皱纹，有细根痕及圆点状皮孔，质坚韧，不易折断。断面皮部棕黄色，木部具环纹及放射状纹理。气微，味甘。

**药用源流**　《广西壮族自治区瑶药材质量标准　第一卷》（2008 年版）记载其根具有补益、强壮、祛湿、散瘀的功效；主治产后或病后体虚，急性、慢性肝炎，腰腿酸痛，子宫脱垂，脱肛，神经衰弱，月经不调，尿路感染，风湿痛，跌打损伤。

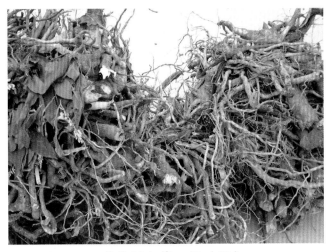

· 黄花倒水莲 - 根（鲜）

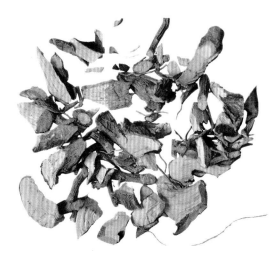

· 黄花倒水莲 - 根

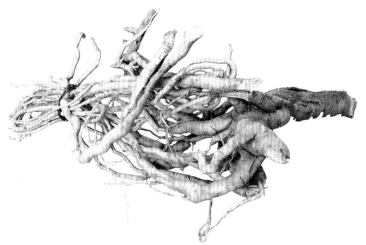

· 黄花倒水莲 - 根（鲜）

| 分类位置 | 种子植物门 | 被子植物亚门 | 双子叶植物纲 | 远志目 | 远志科 |
|---|---|---|---|---|---|
| | Spermatophyta | Angiospermae | Dicotyledoneae | Polygalales | Rosaceae |

**形态特征**　灌木或小乔木，高 1~3 m。根粗壮，多分枝，表皮淡黄色。枝密被短柔毛。单叶互生，膜质，叶披针形至椭圆状披针形，长 8~20cm，宽 4~6.5cm。总状花序顶生或腋生，直立，花后延长可达 30cm，下垂，被短柔毛；萼片 5，早落，外面 3 枚小，不等大，上面 1 枚盔状；花瓣正黄色，3 枚，侧生花瓣长圆形，先端几乎截形，基部内侧无毛；鸡冠状附属物具柄；雄蕊 8，花药卵形。蒴果阔倒心形至圆形，绿黄色，直径 1~1.4cm，具半同心圆状凸起的棱，无翅。种子圆形，密被白色短柔毛。

**生境分布**　生于海拔 360~1650m 的山谷林下水旁荫湿处。分布于江西、福建、湖南、广东、广西、云南等。广西主要分布在上林、武鸣、马山、融水、桂林、阳朔、临桂、灵川、兴安、永福、龙胜、恭城、苍梧、上思、浦北、平南、玉林、容县、凌云、隆林、贺州、昭平、钟山、富川、凤山、罗城、环江、金秀等。

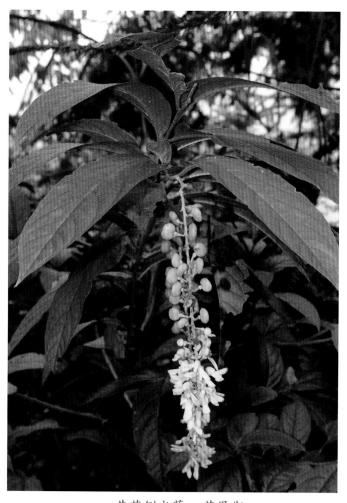

· 黄花倒水莲 – 花果期

**化学成分**　主要含有 1, 3- 二羟基 -2- 甲基𠮿酮、1, 3- 二羟基 -2- 甲氧基𠮿酮、1- 甲氧基 -2, 3- 亚甲二氧基𠮿酮、1, 7- 二羟基 -2, 3- 亚甲二氧基𠮿酮、1, 3- 二羟基𠮿酮[1]、3- 羟基 -1, 2- 二甲氧基𠮿酮、1, 6, 7- 三羟基 -2, 3- 二甲氧基𠮿酮、7- 羟基 -1- 甲氧基 -2, 3- 亚甲二氧基𠮿酮、1, 3, 7- 三羟基 -2- 甲氧基𠮿酮[2]、1- 羟基 -2, 4- 二甲氧基𠮿酮、1, 2, 3- 三甲氧基𠮿酮、6- 羟基 -1- 甲氧基 -2, 3- 亚甲二氧基𠮿酮[3]、3- 羟基 -1, 4- 二甲氧基𠮿酮[4]、1, 3, 6- 三羟基 -2, 7- 二甲氧基𠮿酮[5]、1, 8- 二羟基 -3, 7- 二甲氧基𠮿酮[6]等𠮿酮类成分；常春藤皂苷元[3]、远志皂苷、reinioside C、reinioside A[7]、黄花倒水莲皂苷 A、细叶远志皂苷元[8]等皂苷类成分；24- 乙基 - 豆甾 -7, (E)-22- 二烯 -3- 醇[1]、豆甾醇、β- 谷甾醇[3]、豆甾 -7, 22- 二烯 -3- 醇[7]等甾醇类成分；aralia cerebroside[7]、3-O- [ 4-O-(α-L- 吡喃鼠李糖 -)- 阿魏酰 ] -β-D- 呋喃果糖 -(2 → 1)-(4, 6- 二 -O- 苯甲酰 )-α-D- 吡喃葡萄糖苷、1-O-β-D- 吡喃葡萄糖 -(2S, 3S, 4R, 8E)- 2- [ (2'R)-2'- 羟基棕榈酰胺 ]-8- 十八烯 -1, 3, 4- 三醇、1-O-β-D- 吡喃葡萄糖 -(2S, 3S, 4R, 8E)-2- [ (2'R)-2'- 羟基二十四烷酰胺 ]-8- 十八烯 -1, 3, 4- 三醇[6]等糖苷类成分；以及棕榈酸、对羟基苯甲醛、对羟基苯甲酸、原儿茶酸甲酯[1]、芥子酸、阿魏酸[8]、软脂酸单甘油酯[6]等成分。

**药理作用**　1. 免疫调节作用

黄花倒水莲提取物能增加小鼠的体重和胸腺重量及胸腺指数[9]。黄花倒水莲总皂苷能增强小鼠的细胞免疫功能，能提高 Th 细胞亚群的数量、IL- 2 生成的水平和 Th/Ts 细胞亚群的比值[10]。

2. 保肝作用

黄花倒水莲多糖能降低 $CCl_4$ 致急性肝损伤小鼠血清 ALT、AST、MDA 水平，提高 SOD、GSH-Px 活性，并降低肝组织中 TNF-α、IL-1β、IL-6 含量，改善肝组织病变[11]。

3. 抗炎作用

黄花倒水莲水提取液对二甲苯所致小鼠耳郭肿胀及组织胺引起小鼠皮肤毛细血管通透性增加均有抑制作用，对 6- 三硝基氯苯诱导小鼠耳郭迟发型变态反应诱导相和攻击相也有抑制作用[12]。

4. 抗氧化作用

黄花倒水莲醇提物及各萃取物均具有清除 $ABTS^+$ 自由基、DPPH 自由基和 OH 自由基活性，其中以乙酸乙酯部位抗氧化活性最强，其活性成分可能为多酚类化合物[13]。

5. 调脂作用

黄花倒水莲具有降血脂作用，其水提取液能降低小鼠血液中总胆固醇、三酰甘油、高密度脂蛋白、低密度脂蛋白的水平[14]。黄花倒水莲总皂苷能降低鹌鹑饵食性高脂血症模型小鼠血清中 TC、TG 和 LDL-C 及 MDA 水平和肝组织中 TC、TG 含量，升高血清中 HDL-C 和 NO 含量和提高 SOD 活性[15]。

6. 降血糖作用

黄花倒水莲乙酸乙酯部位对 α- 葡萄糖苷酶具有较强的抑制活性，其 $IC_{50}$ 为（0.064±0.013）mg/ml，其活性成分可能为多酚类化合物[13]。

7. 抗病毒作用

化合物 1, 3- 二羟基 -2- 甲基𠮷酮、1, 3- 二羟基𠮷酮、1, 3- 二羟基 -2- 甲氧基𠮷酮在体外有一定的抗单纯疱疹 1 型病毒（HSV-1）和柯撒奇 B3 型病毒（Cox B3）的活性[1]。

8. 对血液系统的作用

黄花倒水莲总苷能抑制高分子右旋糖酐血瘀模型和高脂血症造成血液流变学指标的改变，降低血液黏度，改善血液循环[16]。黄花倒水莲水提取物能扩张小鼠耳郭微血管，增加毛细血管开放数[17]。黄花倒水莲具有抗凝血作用，其总皂苷可抑制 $FeCl_3$ 诱导的大鼠颈总动脉血栓形成，剂量依赖性地延长质控血浆活化部分凝血活酶时间和凝血酶时间[18]。

9. 抗肿瘤作用

黄花倒水莲乙酸乙酯部位能抑制 HepG2 细胞增殖，其作用机制可能与促进 Bax 的表达，抑制 Bcl2 的表达，下调 AKT 和 ERK 的表达有关[19]。

10. 其他作用

黄花倒水莲具有耐缺氧作用，其水提取物能延长常压耐缺氧条件下小鼠的存活时间、断头小鼠的喘息时间和皮下注射异丙肾上腺素的小鼠在常压缺氧条件下的生存时间[20]。黄花倒水莲提取物对无水乙醇、阿司匹林、水浸应激和利血平诱导的小鼠胃黏膜损伤均有抑制作用[21]。黄花倒水莲提取物对辐射所致小鼠的造血系统和免疫器官损伤有一定的防护作用[22]。黄花倒水莲可通过下调 miR-369，靶向激活 AKT1 活性，保护 LPS 诱导的大鼠心肌细胞损伤[23]。

**附　注**　同属植物荷包山桂花（黄花远志）（*Polygala arillata* Buch.-Ham. ex D. Don）常与本品混淆。

**参考文献**

[1] 李药兰，戴杰，黄伟欢，等.黄花倒水莲化学成分及其抗病毒活性研究[J].中草药，2009, 40(3):345-348.

[2] 林黎琳，黄锋，陈四保，等.黄花倒水莲的化学成分及抗氧化活性研究[J].中国中药杂志， 2005, 30(11):827-830.

[3] 朱丹妮，李丽，朱瑶俊，等.黄花倒水莲化学成分研究[J].中国药科大学学报，2003,

34(3):28-30.

[4]黄朝辉,徐康平,周应军,等.黄花倒水莲的一个新山酮[J].药学学报,2004,39(9):752-754.

[5]黄朝辉,徐康平,曾光尧,等.黄花倒水莲的化学成分研究[J].中草药,2004,35(4):25-26.

[6]黄朝辉,徐康平,周应军,等.黄花倒水莲化学成分研究[J].天然产物研究与开发,2005,17(3):298-300.

[7]李进华,李丽,王静蓉,等.黄花倒水莲化学成分研究Ⅱ[J].中国药科大学学报,2004,35(2):13-16.

[8]钟吉强,狄斌,冯锋.黄花倒水莲的化学成分[J].中草药,2009,40(6):844-846.

[9]何勇,李洪亮,卑占宇,等.黄花倒水莲提取物对小鼠免疫器官的影响[J].赣南医学院学报,2006,26(6):828-829.

[10]李卫真.黄花倒水莲总皂苷对小鼠T细胞亚群和IL-2的影响[J].中国中药杂志,2002,27(3):62-64.

[11]曹后康,韦日明,张可锋,等.黄花倒水莲多糖对四氯化碳致急性肝损伤小鼠的保护作用[J].中药材,2018,41(1):203-206.

[12]寇俊萍,马仁强,朱丹妮,等.黄花倒水莲水提取液的活血、抗炎作用研究[J].中药材,2003,26(4):268-271.

[13]姚志仁,李豫,朱开梅,等.黄花倒水莲不同极性部位抗氧化和降血糖活性研究[J].食品工业科技,2020,41(7):55-59,64.

[14]李良东,李洪亮,范小娜,等.黄花倒水莲提取物抗血脂作用的研究[J].时珍国医国药,2008,19(3):650.

[15]李浩,王秋娟,袁林,等.黄花倒水莲总皂苷对鹌鹑高脂血症模型的调脂作用[J].中国天然药物,2007,5(4):289-292.

[16]李浩,王秋娟,朱丹妮.黄花倒水莲总苷对血瘀大鼠和高脂血症家兔血液流变学指标的影响[J].中国实验方剂学杂志,2007,13(11):21-23.

[17]寇俊萍,马仁强,朱丹妮,等.黄花倒水莲水提液的活血、抗炎作用研究[J].中药材,2003,26(4):268-271.

[18]李昱.黄花倒水莲总皂苷的抗凝血作用及基于网络药理学的机制研究[D].长沙:湖南师范大学,2020.

[19]YAO Z R, LI Y, WANG Z W, et al. Research on anti-hepatocellular carcinoma activity and mechanism of *Polygala fallax* Hemsl[J]. Journal of Ethnopharmacology, 2020, 260(5):113062.

[20]朱秋萍,李洪亮,范小娜.黄花倒水莲水提取物耐缺氧作用的研究[J].赣南医学院学报,2007,27(4):510-511.

[21]李洪亮,肖海,范小娜,等.黄花倒水莲提取物对实验性胃黏膜损伤的保护作用[J].时珍国医国药,2007,18(6):1318-1319.

[22]王晓平,黄翔,赵仕花.黄花倒水莲对辐射损伤小鼠防护作用的研究[J].中国实验方剂学杂志,2013,19(19):234-237.

[23]代天,杨萍,赵谦,等.黄花倒水莲下调miR-369对LPS诱导大鼠心肌细胞损伤的保护机制研究[J].中国免疫学杂志,2020,36(20):2462-2467.

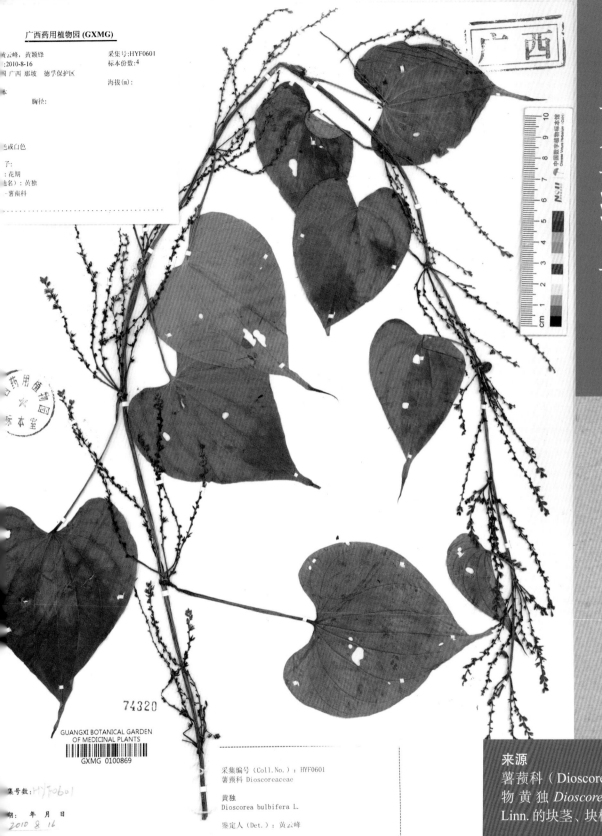

广西药用植物园 (GXMG)

黄云峰，黄颖锋　　　　　采集号:HYF0601
:2010-8-16　　　　　　　标本份数:4
国 广西 那坡　德孚保护区
　　　　　　　　沟拔(m):
本
　　胸径:

茎或白色
子:
:花期
独名):黄独
-薯蓣科

广西

黄药子

74320

GUANGXI BOTANICAL GARDEN
OF MEDICINAL PLANTS

GXMG 0100869

集号数:HYF0601

期: 年月日
2010 8 16

采集编号 (Coll.No.)：HYF0601
薯蓣科 Dioscoreaceae

黄独
Dioscorea bulbifera L.

鉴定人 (Det.)：黄云峰

**来源**
薯蓣科（Dioscoreaceae）植
物 黄 独 *Dioscorea bulbifera*
Linn. 的块茎、块根、珠芽。

**民族名称**
【壮族】Goyazbyah。
【瑶族】叶台诺。
【苗族】摄那后（融水）。

## 民族应用

【壮族】药用块茎。主治瘰疬，瘿瘤，疝气，喉痹，痈肿，毒蛇咬伤，肿瘤，呕血，鼻衄，咯血，百日咳，肺热咳喘。

【瑶族】药用块茎、珠芽。水煎服或研末开水送服或浸酒服治百日咳，地方性甲状腺肿，急慢性支气管炎，哮喘，衄血，吐血，胃癌，食道癌，瘰疬，疝气，痈肿疮疖，卵巢囊肿，毒蛇咬伤。内服用量3~30g。

【苗族】药用块根。浸酒服治卵巢囊肿，毒蛇咬伤。内服用量（每240g干药浸酒1.5kg饮用）30~50ml。

**药材性状**　块茎多为横切厚片，圆形或近圆形，直径2.5~7cm，厚0.5~1.5cm。表面棕黑色，皱缩，有众多白色、点状突起的须根痕，或有弯曲残留的细根，栓皮易剥落；切面黄白色至黄棕色，平坦或凹凸不平。质坚脆，易折断，断面颗粒状，并散有橙黄色麻点。气微，味苦。

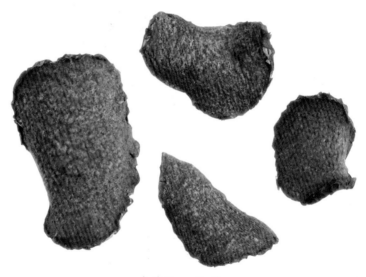

·黄药子－块茎

**药用源流**　始载于《千金月令》，载有"万州黄药子"，用以治疗瘿疾。《本草原始》记载："蔓生，叶似薄荷而色青黄。茎赤有节，节有枝相当。"并引《图略》曰："皮紫黑色，多须，每须处有白眼，肉色黄。"《植物名实图考》记载"山慈姑"，曰："江西、湖南皆有之，非花叶不相见者，蔓生绿茎，叶如蛾眉豆叶而圆大，深纹多皱，根大如拳，黑褐色，四周有白须长寸余，蓬茸如蝟。"以上所述及所附图绘与本种相符。《中华人民共和国药典》（1963年版　一部）记载其具有凉血、降火、消瘿、解毒的功效；主治诸般疮肿，喉痹，瘿气，蛇犬咬毒。

| 分类位置 | 种子植物门 | 被子植物亚门 | 单子叶植物纲 | 薯蓣目 | 薯蓣科 |
|---|---|---|---|---|---|
| | Spermatophyta | Angiospermae | Monocotyledoneae | Dioscoreales | Dioscoreaceae |

**形态特征** 缠绕草质藤本。块茎卵圆形或梨形，通常单生，少分枝，表面密生须根。茎左旋，光滑无毛。叶腋内有紫棕色珠芽，表面有圆形斑点。单叶互生；叶片宽卵状心形或卵状心形。雄花序穗状，雄花单生，花被片披针形，新鲜时紫色，雄蕊6枚；雌花序与雄花序相似。蒴果反折下垂，三棱状长圆形，表面被紫色小斑点，无毛。

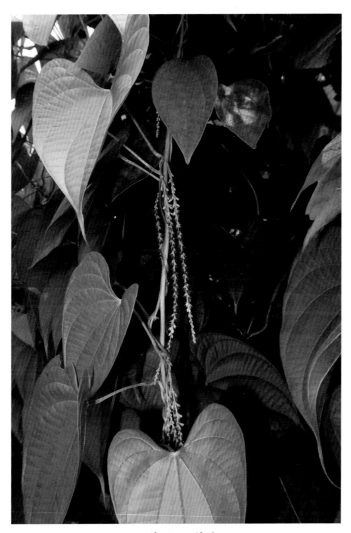

·黄独－花期

**生境分布** 生于河谷边、山谷阴沟或杂木林边缘，有时房前屋后或路旁的树荫下也能生长。分布于河南、安徽、江苏、浙江、江西、福建、台湾、湖北、湖南、广东、广西、陕西、甘肃、四川、贵州、云南、西藏等。广西全区各地均有分布。

**化学成分** 主要含有槲皮素、7, 3', 4'-三羟基-3, 5-二甲氧基黄酮、3, 5, 3'-三甲氧基槲皮素、山奈酚、7, 4'-二羟基-3, 5-二甲氧基黄酮、3, 7-二甲氧基-5, 4'-二羟基黄酮、3, 7-二甲氧基-5, 3', 4'-三羟基黄酮、5, 7, 3', 4'-四羟基黄烷-3-醇[1]、3, 5, 7, 4'-四羟基黄酮、3, 5, 7, 3', 4'-五羟基黄酮、表儿茶素、儿茶素、5, 7-二羟基-3, 4'-二甲氧基黄酮[2]、3, 5-二甲氧基山奈酚、山核桃素、山奈酚-3-O-β-D-吡喃半乳糖苷、山奈酚-3-O-β-D-吡喃葡萄糖苷[3]、杨梅素[4]等黄酮类成分；黄独素N、黄独素O、黄独素P、12-epidiosbulbin B、黄独素A-G、doisbulbinoside G[1]、8-表黄独素E[5]、黄独乙素[6]、黄独素L[4]等二萜类成分；β-谷甾醇、豆甾醇、薯蓣皂苷元、diosbulbisin A–D、胡萝卜苷、薯蓣次苷甲、diosbulbiside A–B[1]等甾体类成分；2, 7- 二羟基 –3, 4- 二甲氧基菲、2, 7- 二羟基 –4- 甲氧基菲、3, 5, 4'- 三羟基联苄[5]、7- 羟基 –2, 3, 4- 三甲氧基菲、3- 羟基 –2, 4, 7- 三甲氧基 –9, 10- 二氢菲、3- 羟基 –4, 5- 二甲氧基联苄、3, 5- 二羟基 –4- 甲氧基联苄[6]、7- 羟基 –2- 甲氧基 –9, 10- 二氢菲 –1, 4- 二酮、2, 3, 7- 三羟基 –4- 甲氧基菲[2]、latifolin、4- 甲氧基菲 –2, 3, 7- 三醇、2', 3- 二羟基 –5- 甲氧基联苄[7]、2, 3, 5, 7- 四羟基菲、2, 3, 5, 7- 四羟基二氢菲、5, 7- 二甲氧基 –2, 6- 二羟基菲、密茎贝母兰醌 A[4]、2, 3'- 二羟基 –4', 5'- 二甲氧基联苄[8]等芪类成分；1, 7- 双 –(4- 羟基苯基 )–4E, 6E– 庚二烯 –3- 酮、1, 7- 双 –(4- 羟基苯基 )–1E, 4E, 6E– 庚三烯 –3- 酮、6- 乙氧基 –1H– 嘧啶 –2, 4- 二酮[5]等二芳基庚烷类成分；以及batatasin Ⅲ、thunalbene、大黄素、5, 2', 3'-tetrahydroxy–3–methoxybibenzyl、diobulbinone A、异香草酸、methyl eucomate、n–butyl eucomate、planchol A、1–linolenoylglycerol、1–linoleoylglycerol[1]、6- 羟基 –2, 10, 10- 三甲氧基 –9- 蒽酮、壬二酸、二十五烷酸 –α- 单甘油酯[5]、pteryxin、praeruptorin A、3- 羟基 –β- 突厥酮、(6S, 9S)– 吐叶醇、(6S, 9R)–吐叶醇、blumenol B[6]、N- 甲基 –2- 吡咯烷酮、橙黄胡椒酰胺、3, 4- 二羟基苯甲酸乙酯、4, 5- 二氢布卢门醇 A、C- 藜芦酰乙二醇、teasperol、吐叶醇、Z–6, 7- 环氧藁本内酯、对羟基苯乙酸甲酯、3, 4- 二羟基苯甲酸、胡萝卜苷、甲基红果酸、3, 4- 二羟基苯甲酸甲酯[2]、异落叶松树脂醇、柴胡色原酮 A[4]、正二十酸单甘油酯、山萮酸、去甲基山药素 Ⅳ、阿魏酸二十二酯、原儿茶酸、腺苷[8]等成分。

**药理作用**

1. 抗肿瘤作用

黄独醇提取物对裸鼠胃癌移植瘤模型有明显的抑瘤作用，其作用机制可能与下调细胞因子 IL–8 和sICAM–1 的表达有关[9]。黄独醇提取物能抑制人胃癌 MGC803 细胞增殖和侵袭，并诱导癌细胞凋亡，其作用机制可能与抑制 FABP–5 mRNA 和蛋白的表达有关[10]。

2. 抗炎作用

黄独甲醇提取物具有抑制 LPS 诱导的巨噬细胞 NO 生成和 iNOS mRNA 的表达作用[11]。黄独乙醇提取物能抑制二甲苯诱发的小鼠耳郭肿胀，其抗炎作用机制可能与抑制炎症组织内炎症因子 $PGE_2$合成有关[12]。

3. 抗菌作用

黄独水煎液对金黄色葡萄球菌、大肠杆菌、白色念珠菌具有较强的抑菌作用，其中有机溶剂提取液的抑菌作用优于水煎液[13]。

4. 抗病毒作用

黄独中的 myricetin、2, 4, 6, 7-tetrahydroxy–9, 10-dihydrophenanthrene、槲皮素 –3–O–β–D– 吡喃葡萄糖苷、槲皮素 –3–O–β–D– 半乳糖苷对病毒 HIV–1 整合酶具有抑制作用，其 $IC_{50}$ 分别为3.15μmol/L、14.20μmol/L、19.39μmol/L、21.80μmol/L[14]。

5. 抗氧化作用

黄独水提取物和醇提取物具有清除 DPPH 自由基和 OH 自由基、抗脂质过氧化和还原能力，其抗氧化活性强弱与其含有的酚酸和黄酮类成分有关[15]。

6. 抗肺纤维化作用

黄独可减轻博莱霉素导致的大鼠肺纤维化的进程，其作用机制可能与调节氧化反应、抑制TGF–β1、TNF–α、VEGF 的表达、促进 PPARγ 生成等有关[16]。

**附 注** 黄药子有小毒，中毒症状及解决方法参考白薯莨。

**参考文献**

［1］汤莹.黄独和腺梗豨莶内生真菌芸薹生链格孢化学成分及药理活性研究［D］.武汉：华中科技大学，2015.

［2］王国凯，郑娟，郁阳，等.黄药子乙酸乙酯部位化学成分研究［J］.中国药学杂志，2018，53(21):1815-1820.

［3］黄开毅，张冬松，高慧媛，等.黄独的化学成分［J］.沈阳药科大学学报，2007，24(3): 145-147.

［4］乔欣.黄药子与白桂木化学成分的研究［D］.上海：复旦大学，2011.

［5］刘劲松，高卫娜，郑娟，等.黄独鲜块根化学成分研究［J］.中国中药杂志，2017，42(3):510-516.

［6］罗国勇，郎天琼，周敏，等.黄药子的化学成分研究［J］.天然产物研究与开发，2017，29(9):1504-1511.

［7］李来明，李国强，吴霞，等.黄药子芪类化学成分的研究［J］.中草药，2014,45(3):328-332.

［8］王刚，林彬彬，刘劲松，等.黄药子化学成分研究［J］.中国中药杂志，2009，34(13):1679-1682.

［9］陈翔，吴曙辉，袁杰，等.黄药子醇提取物对人胃癌裸鼠移植瘤的生长和血清 IL-8 及 sICAM-1 表达的影响［J］.湖南中医杂志，2013，29(7):123-125.

［10］郑彬，孙峰.黄药子醇提取物对人胃癌细胞凋亡及 FABP-5 表达的影响［J］.中国临床药理学与治疗学，2016，21(3):252-258.

［11］刘佳，王蝉，刘培，等.黄药子甲醇提取物对 LPS 诱导的小鼠腹腔巨噬细胞释放 NO 及 iNOS 表达的影响［J］.贵阳中医学院学报，2008，30(2):79-80.

［12］王君明，王再勇，刘海，等.黄药子乙醇提取物抗炎活性研究［J］.中医学报，2010，25(6):1127-1129.

［13］胡俊峰，马永德，宋跃.黄药子水煎液体外抗细菌作用的初步研究［J］.黑龙江医药，2007，20(1):13-15.

［14］CHANIAD P, WATTANAPIROMSAKUL C, PIANWANIT S, et al. Anti-HIV-1 integrase compounds from *Dioscorea bulbifera* and molecular docking study［J］. Pharmaceutical Biology, 2016:1-9.

［15］刘新，杨海，夏雪奎，等.黄药子体外抗氧化活性研究［J］.中药材，2010，33(10):1612-1614

［16］宋绍洋.黄药子对博莱霉素所致肺纤维化大鼠的作用机制研究［D］.济南：山东中医药大学，2016.

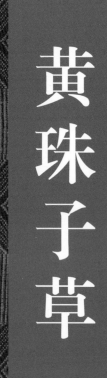

黄珠子草

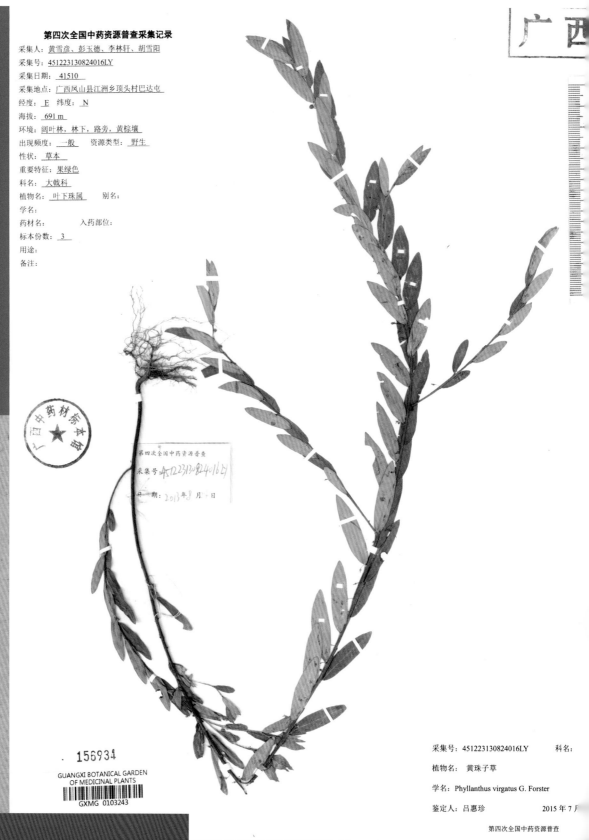

第四次全国中药资源普查采集记录

采集人：黄雪彦、彭玉德、李林轩、胡雪阳
采集号：451223130824016LY
采集日期：41510
采集地点：广西凤山县江洲乡顶头村巴达屯
经度：E　纬度：N
海拔：691 m
环境：阔叶林，林下，路旁，黄棕壤
出现频度：一般　资源类型：野生
性状：草本
重要特征：果绿色
科名：大戟科
植物名：叶下珠属　别名：
学名：
药材名：　入药部位：
标本份数：3
用途：
备注：

156934

GUANGXI BOTANICAL GARDEN
OF MEDICINAL PLANTS

GXMG 0103243

采集号：451223130824016LY　　科名：

植物名：黄珠子草

学名：Phyllanthus virgatus G. Forster

鉴定人：吕惠珍　　　　2015 年 7 月

第四次全国中药资源普查

**来源**

大戟科（Euphorbiaceae）植物黄珠子草
*Phyllanthus virgatus* Forst. F 的根或全草。

**民族名称**

【壮族】Rumgangjbya，Nya'ndukgyaj。

## 民 族 应 用

【壮族】药用根或全草。主治肠炎，肾炎，尿路感染，小儿疳积，骨鲠喉，乳腺炎。内服用量 9~15g；外用适量。

**药材性状**　全株长可达 60cm；茎基部具窄棱；全株无毛。叶线状披针形、长圆形或狭椭圆形，顶端有小尖头；几无叶柄。蒴果扁球形，果梗丝状，萼片宿存。

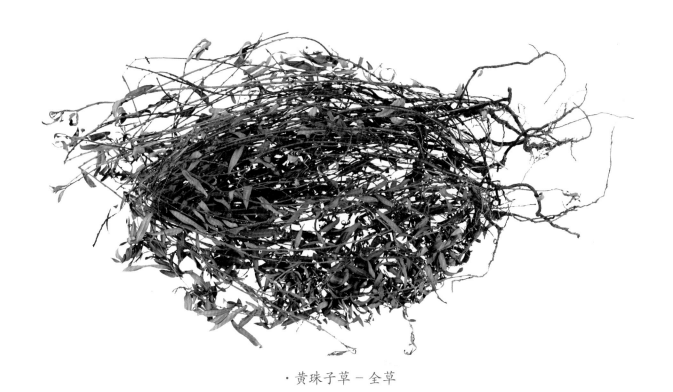

· 黄珠子草 – 全草

**药用源流**　《广西本草选编》记载其全草具有清热散结、健胃消积的功效；主治小儿疳积，乳腺炎。《中华本草》记载其具有健脾消积、利尿通淋、清热解毒的功效；主治疳积，痢疾，淋病，乳痈，牙疳，毒蛇咬伤。

| | 种子植物门 | 被子植物亚门 | 双子叶植物纲 | 大戟目 | 大戟科 |
|---|---|---|---|---|---|
| **分类位置** | Spermatophyta | Angiospermae | Dicotyledoneae | Eophorbiales | Euphorbiaceae |

**形态特征**　一年生草本。叶片近革质，线状披针形、长圆形或狭椭圆形，基部圆而稍偏斜。通常 2~4 朵雄花和 1 朵雌花同簇生于叶腋；雄花 3，花丝分离；花盘腺体 6，长圆形；雌花花萼深 6 裂；花盘圆盘状，不分裂；子房圆球形，3 室，具鳞片状凸起，花柱分离，2 深裂，反卷。蒴果扁球形，有鳞片状凸起。

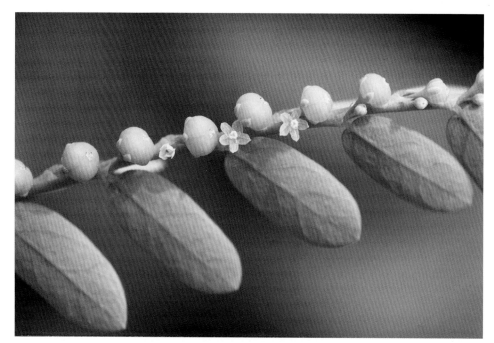

·黄珠子草－花果期

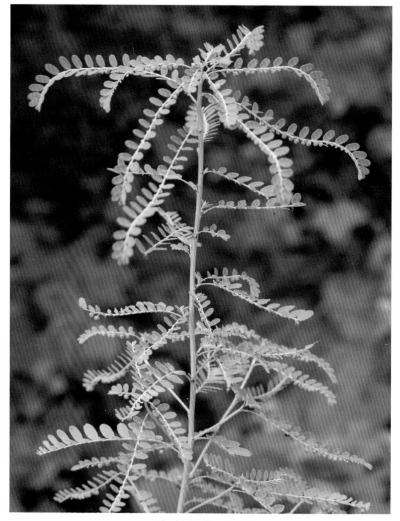

·黄珠子草－植株

**生境分布**　生于平原至海拔 1350m 的山地草坡、沟边草丛或路旁灌丛中。分布于河北、山西、陕西、华东、华中、华南和西南等。广西全区各地均有分布。

**化学成分**　主要含有槲皮素 -3-O- 葡萄糖苷、槲皮素 -3-O- 鼠李葡萄糖苷[1]、香草醛、$\beta$- 胡萝卜苷、$\beta$- 谷甾醇、芦丁[2]、短叶苏木酚、8, 9- 单环氧短叶苏木酚[3]、苯甲酸、棕榈酸、硬脂酸、9-octadecenoic acid[4]等成分。

**药理作用**　1. 抗菌作用

黄珠子草具有抑菌作用，其叶乙醇提取物对大肠杆菌、金黄色葡萄球菌的抑制率分别为 89.78%、100%，其根乙醇提取物对大肠杆菌抑制率达 90.04%[2]。

2. 保肝作用

黄珠子草成分短叶苏木酚和 8, 9- 单环氧短叶苏木酚对急慢性肝损伤具有保护作用，其作用机制与对抗自由基脂质过氧化及改善血液循环有关[3]。

3. 抗糖尿病作用

黄珠子草甲醇提取物能改善 2 型糖尿病小鼠空腹血糖、血红蛋白、糖化血红蛋白和胰岛素水平，降低总胆固醇、三酰甘油、高密度脂蛋白胆固醇、低密度脂蛋白胆固醇、极低密度脂蛋白胆固醇水平[4]。

4. 抗病毒作用

黄珠子草具有抗 HBV 病毒作用，其水提取物能抑制 2215 细胞分泌 HBsAg、HBeAg[5]。

5. 抗氧化作用

黄珠子草提取物具有清除 DPPH 自由基和抑制亚油酸氧化活性[6]。

6. 抗肿瘤作用

黄珠子草提取物能抑制人肝癌 HepG2 细胞增殖[6]。

**参考文献**

[1] 谢珊，贾宪生，杨基森．黄珠子草的化学成分研究 [J]．贵州医药，2001, 25(5):469-470.

[2] 张云．黄珠子草化学成分及其抑菌活性研究 [D]．咸阳：西北农林科技大学，2009.

[3] 牛晓峰，贺浪冲，范特，等．黄珠子草有效成分短叶苏木酚及 8, 9- 单环氧短叶苏木酚对大鼠肝损伤的保护作用 [J]．中国中药杂志，2006, 31(18):1529-1532.

[4] HASHIM A, KHAN M S, AHMAD S. Alleviation of hyperglycemia and hyperlipidemia by *Phyllanthus virgatus* forst extract and its partially purified fraction in streptozotocin induced diabetic rats [J]. EXCLI Journal, 2014, 13:809-824.

[5] 陈征途，朱宇同，方宏勋，等．三种叶下珠属植物在体外细胞培养中抗 HBV 作用的初步研究 [J]．广州中医药大学学报，1997, 14(2):39-41.

[6] POOMPACHEE K, CHUDAPONGSE N. Comparison of the antioxidant and cytotoxic activities of *Phyllanthus virgatus* and *Phyllanthus amarus* extracts [J].Medical Principles & Practice International Journal of the Kuwait University Health ence Centre, 2012, 21(1):24-29.

# 黄疸树

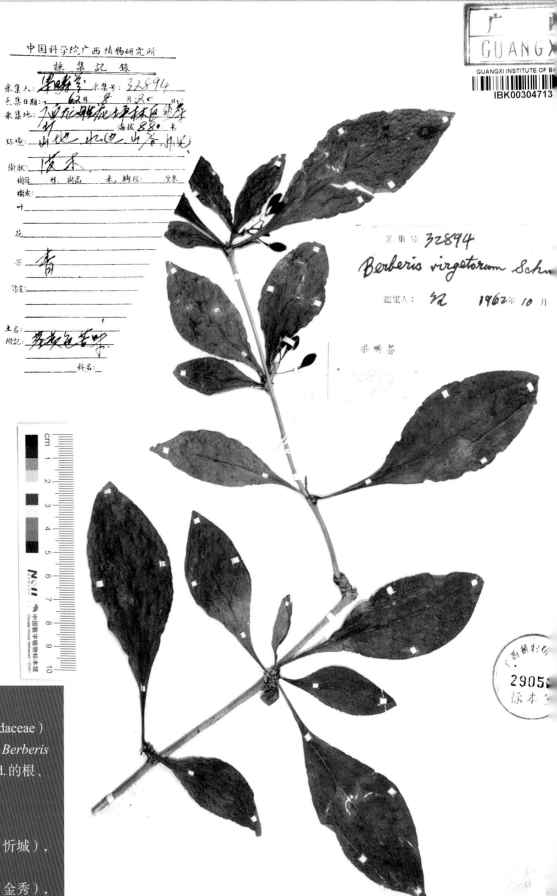

中国科学院广西植物研究所
採 集 記 録
采集人: 采集号: 32894
采集日期: 62年 月 日
采集地: 海拔 880 米
环境: 山地、北边、山谷、小坑
舍状: 茂木
树龄: 竹, 树高, 米, 胸径: 毫米
糊皮:
叶:
花:
果: 青
種:
土名:
附記:
科名:

采集号 32894
Berberis virgetorum Schn
鑑定人: 朱 1962年 10月
采晴芬

IBK00304713

GUANGXI
GUANGXI INSTITUTE OF B

## 来源
小檗科（Berberidaceae）
植物庐山小檗 *Berberis virgetorum* Schneid. 的根、茎或全株。

## 民族名称
【壮族】土黄连（忻城），
往连（龙州）。
【瑶族】旺李葭（金秀），
元林端。

## 民 族 应 用

【壮族】药用根、茎或全株。水煎服治咽喉炎，肠炎，痢疾。

【瑶族】药用根、茎或全株。根、茎治肠炎，痢疾，上呼吸道感染，尿路感染，肾炎，胃热痛，肺结核，眼结膜炎，疮疡溃烂。根、茎或全株水煎服治肠炎，痢疾，胃热痛，黄疸型肝炎，肺结核，水煎洗患眼治急性结膜炎。内服用量 10~20g；外用适量。

**药材性状** 主根圆柱形，直径 4~5cm，侧根及支根扭曲；表面土黄色至灰棕色，栓皮易呈片状脱落而露出棕黄色的皮部；质地坚硬，断面强纤维性，鲜黄色。茎呈圆柱形，直径达 5cm；表面灰棕色，有不整齐略弯曲的沟纹，并见少数小型皮孔；茎上部多分枝，枝直径 3~5mm，有数条纵棱，针刺较多，单个或 2~3 分叉；气微，味极苦。完整叶长圆状菱形，先端尖或钝，基部楔形下延。

**药用源流** 《中华本草》记载其茎和根具有清湿热、解毒的功效；主治湿热泻痢，黄疸，胆囊炎，口疮，咽喉肿痛，火眼目赤，湿热淋浊，湿疹，丹毒，疮疡肿毒，烫火伤。

| **分类位置** | 种子植物门 | 被子植物亚门 | 双子叶植物纲 | 小檗目 | 小檗科 |
|---|---|---|---|---|---|
| | Spermatophyta | Angiospermae | Dicotyledoneae | Berberidales | Berberidaceae |

**形态特征** 落叶灌木，高 1.5~2m。幼枝紫褐色，老枝灰黄色，具条棱，无疣点；茎刺单生，偶有三分叉，腹面具槽。叶薄纸质，长圆状菱形，长 3.5~8cm，宽 1.5~4cm，先端急尖、短渐尖或微

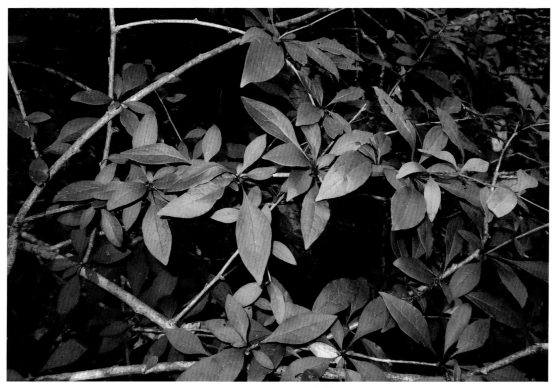

· 庐山小檗－植株

钝，基部楔形，渐狭下延；叶柄长 1~2cm。总状花序具 3~15 朵花，长 2~5cm；花梗细弱，长 4~8mm，无毛；苞片披针形，先端渐尖；花黄色；萼片 2 轮；花瓣椭圆状倒卵形，基部缢缩呈爪，具 2 枚分离长圆形腺体。浆果长圆状椭圆形，长 8~12mm，直径 3~4.5mm，熟时红色，顶端不具宿存花柱，不被白粉。

**生境分布**　生于海拔 250~1800m 的山坡、山地灌丛中、河边、林中或村旁。分布于江西、浙江、安徽、福建、湖北、湖南、广西、广东、陕西、贵州等。广西主要分布在兴安、金秀等。

**化学成分**　主要含有黄疸树素[1]、(-)-6,7-dimethylenedioxy-3', 4'-dirnethoxyl-α-carbonyl-2'- carboxyl-benzylisoquinoline[2] 和小檗碱、小檗胺、药根碱、异粉防己碱等成分。

**药理作用**　治疗传染性肝炎作用

庐山小檗具有一定的治疗传染性肝炎作用。庐山小檗煎剂对传染性肝炎有显著的疗效，而且对肝硬化也有一定的作用[3]。

**参考文献**

[1] 吴知行，胡之璧，金蓉鸾，等.黄疸树的研究 [J].南京药学院学报，1960，5:1-9.

[2] LIU C H, BEECHER C W W. A benzylisoquinoline alkaloid from *Berberis virgetorum* [J]. Journal of Natural Products, 1995, 58(7):1100-1102.

[3] 戴倜然.用黄疸树煎剂治疗传染性肝炎初步观察报告 [J].江苏中医，1980，3:12-13.

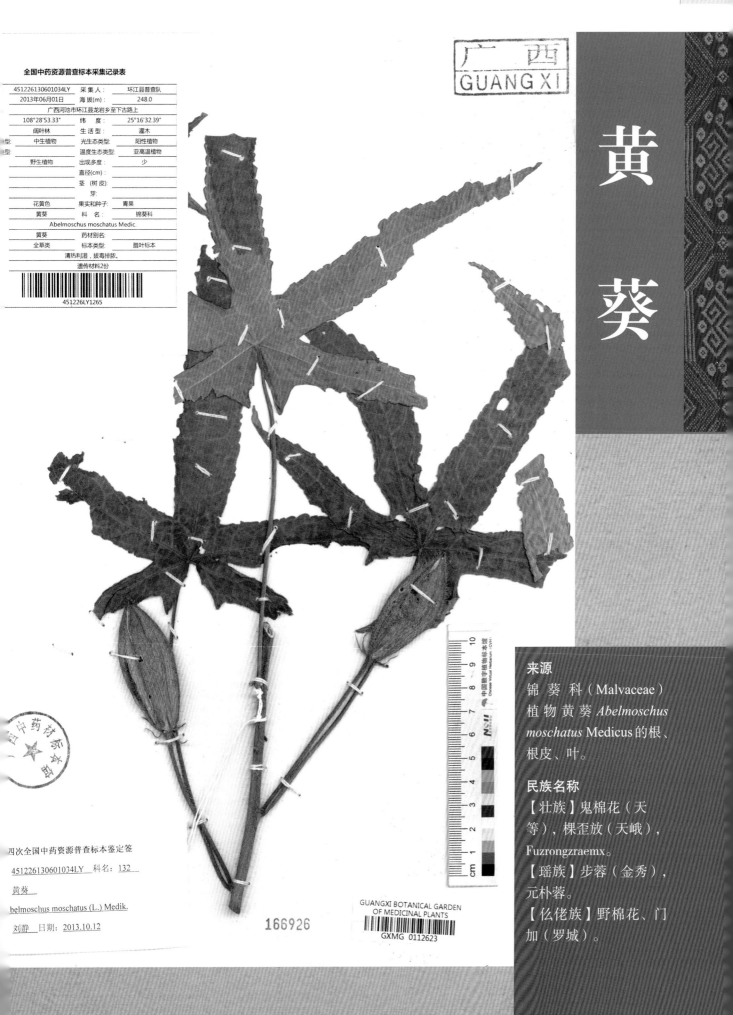

黄
葵

**全国中药资源普查标本采集记录表**

| 451226130601034LY | 采集人： | 环江县普查队 |
|---|---|---|
| 2013年06月01日 | 海拔(m)： | 248.0 |
| 广西河池市环江县龙岩乡至下古路上 | | |
| 108°28′53.33″ | 纬 度： | 25°16′32.39″ |
| 阔叶林 | 生活型： | 灌木 |
| 型： 中生植物 | 光生态类型： | 阳性植物 |
| 型： | 温度生态类型： | 亚高温植物 |
| 野生植物 | 出现多度： | 少 |
| | 直径(cm)： | |
| | 茎 (树皮)： | |
| | 芽： | |
| 花黄色 | 果实和种子： | 青果 |
| 黄葵 | 科 名： | 锦葵科 |
| Abelmoschus moschatus Medic. | | |
| 黄葵 | 药材别名： | |
| 全草类 | 标本类型： | 腊叶标本 |
| 清热利湿，拔毒排脓。 | | |
| 遗传材料2份 | | |

451226LY1265

四次全国中药资源普查标本鉴定签

451226130601034LY 科名：132

黄葵

belmoschus moschatus (L.) Medik.

刘静 日期：2013.10.12

166926

**来源**

锦 葵 科（Malvaceae）
植 物 黄 葵 *Abelmoschus*
*moschatus* Medicus 的根、
根皮、叶。

**民族名称**

【壮族】鬼棉花（天
等），棵歪放（天峨），
Fuzrongzraemx。
【瑶族】步蓉（金秀），
元朴蓉。
【仫佬族】野棉花、门
加（罗城）。

# 民 族 应 用

【壮族】药用根、根皮。根主治产后乳汁不通，高热不退，肺热咳嗽，痢疾，便秘，跌打损伤，腮腺炎。根皮酒、水各半煎服治产后发冷发热、捣烂敷患处治疮疖脓肿。

【瑶族】药用根、根皮、叶。根、叶水煎服或捣敷或用三花酒浸或茶油外涂治高热不退，肺热咳嗽，产后发冷发热，乳汁不通，乳腺炎，尿路结石，白浊，白带异常，大便秘结，水肿，疮疖，皮肤化脓性炎症，烧烫伤。根皮水煎服治感冒。

【仫佬族】药用根皮。根皮与牛肉炒熟服治痢疾；捣烂敷患处治奶疮。内服用量6~15g；外用适量。

**药材性状**　根类圆柱形或圆锥形，略弯曲。长 10~38cm，直径 0.2~2.5cm；表面灰棕色，根头部多横长或点状皮孔样的突起，下面具细皱纹，部分栓皮剥离。质硬而脆，易折断；折断面皮部纤维状，木部不平坦，具放射状纹理；气微，味淡，嚼之有黏滑感。完整叶掌状 5~7 深裂，裂片披针形至三角形，边缘具不规则锯齿。

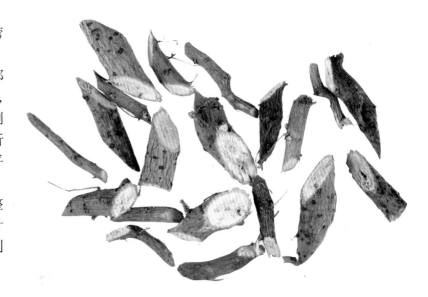

·黄葵－根

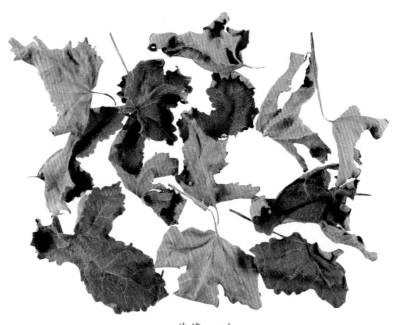

·黄葵－叶

**药用源流**　黄葵以"罗裙博"之名载于《生草药性备要》，云："罗裙博，味辛，性温。消肿去风，止咳祛痰。一名赶风莎。"《全国中草药汇编》（下册）记载其根、叶、花具有清热利湿、拔毒排脓的功效；根主治高热不退，肺热咳嗽，产后乳汁不通，大便秘结，阿米巴痢疾，尿路结石；叶外用治痈疮肿毒，瘰疬，骨折；花外用治烧烫伤。《中华本草》记载其全株具有清热解毒、下乳通便的功效；主治高热不退，肺热咳嗽，痢疾，大便秘结，产后乳汁不通，骨折，痈疮脓肿，无名肿毒及水火烫伤。

| **分类位置** | 种子植物门 | 被子植物亚门 | 双子叶植物纲 | 锦葵目 | 锦葵科 |
| --- | --- | --- | --- | --- | --- |
| | Spermatophyta | Angiospermae | Dicotyledoneae | Malvales | Malvaceae |

**形态特征**　一年生或二年生草本，高 1~2m。被粗毛。叶通常掌状 5~7 深裂，裂片披针形至三角形，边缘具不规则锯齿，偶有浅裂似槭叶状，基部心形，两面均疏被硬毛；托叶线形。花单生于叶腋间；花梗长 2~3cm，被倒硬毛；小苞片 8~10，线形，长 10~13mm；花萼佛焰苞状，5 裂，常早落；花黄色，内面基部暗紫色；花柱分枝 5，柱头盘状。蒴果长圆形，长 5~6cm，顶端尖，被黄色长硬毛；种子肾形，具腺状脉纹，具麝香味。

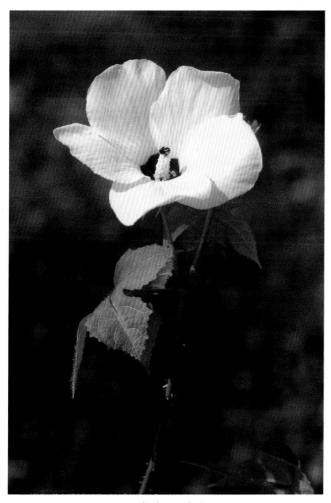

·黄葵－花期

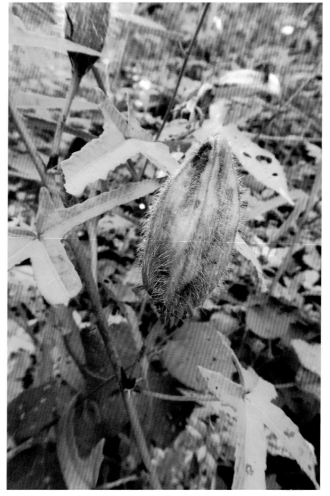

·黄葵－果期

**生境分布** 生于平原、山谷、溪涧旁或山坡灌丛中。分布于台湾、广东、广西、江西、湖南、云南等。广西主要分布在南宁、阳朔、兴安、梧州、苍梧、岑溪、灵山、贵港、平南、桂平、博白、隆林、贺州、昭平、钟山、都安、金秀、龙州等。

**化学成分** 籽中主要含有酯类、烯烃类、醇类、醛酮类、酸类等挥发性成分，相对含量较高的成分为乙酸金合欢酯、氧代环十七碳-8-烯-2-酮、棕榈酸、黄葵内酯、乙酸月桂酯、乙酸癸酯、合金欢醇、亚油酸等[1,2]。叶中含有$\beta$-谷甾醇、$\beta$-谷甾醇-$\beta$-D-葡萄糖苷。花中含有$\beta$-谷甾醇、杨梅树皮素、杨梅树皮素-葡萄糖苷，干果壳种含有$\beta$-谷甾醇等[3]。此外还含有杨梅素[4]等成分。

**药理作用** 1.抗氧化作用

黄葵具有一定的抗氧化作用。黄葵籽挥发油对ABTS+自由基具有较好的清除能力，清除率随着反应时间的增加而增加，最高达到78.3%[1]。

2.降血糖作用

黄葵所含成分杨梅素对链脲佐菌素诱导的糖尿病大鼠具有降血糖作用，可通过提高对葡萄糖的利用率来降低糖尿病大鼠的血糖[4]。杨梅素还可通过增强IRS-1相关的PI3激酶介导的受体后胰岛素信号和肥胖Zucker大鼠肌肉中GLUT4的活性来改善胰岛素敏感性。杨梅素可作为抗糖尿病药物开发的模型物质[5]。

3.抗肿瘤作用

黄葵提取物对人类结肠癌COLO205和视网膜母细胞瘤Y79等癌细胞株具有潜在的抗增殖活性[6]。

**参考文献**

［1］李培源，苏炜，霍丽妮，等.黄葵籽挥发油化学成分及其抗氧化活性研究［J］.时珍国医国药.2012,23(3):603-604.

［2］侯鹏娟，郭鹏，茹琦，等.黄葵籽中挥发性成分的GC-MS分析研究［J］.食品科技，2017,42(2):281-285.

［3］覃迅云，罗金裕，高志刚，等.中国瑶药学［M］.北京：民族出版社，2002:201-202.

［4］LIU I M, LIOU S S, LAN T W, et al.Myricetin as the active principle of *Abelmoschus moschatus* to lower plasma glucose in streptozotocin-induced diabetic rats［J］.Planta medica.2005, 71(7):617-621.

［5］LIU I M, TZENG T F, LIOU S S, et al. Improvement of insulin sensitivity in obese zucker rats by myricetin extracted from *Abelmoschus moschatus*［J］. Planta Medica, 2007, 73(10): 1054-1060.

［6］GUL M Z, BHAKSHU L M, AHMAD F, et al.Evaluation of *Abelmoschus moschatus* extracts for antioxidant, free radical scavenging, antimicrobial and antiproliferative activities using *in vitro* assays［J］. Complementary and Alternative Medicine, 2011, 11:64-75.

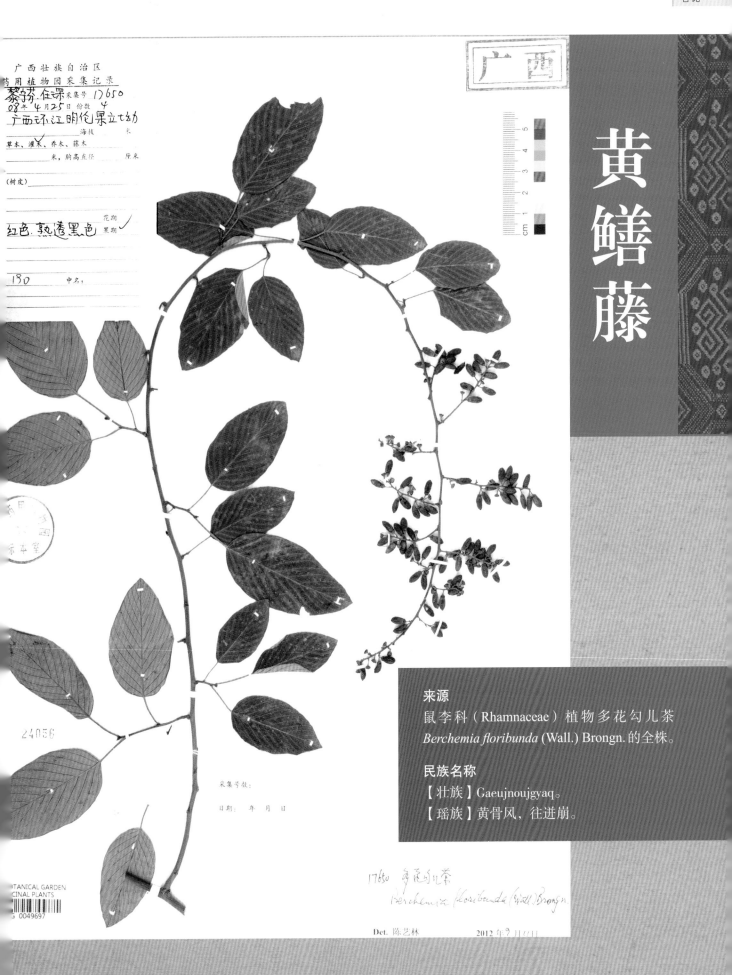

广西

黄鳝藤

**来源**

鼠李科（Rhamnaceae）植物多花勾儿茶
*Berchemia floribunda* (Wall.) Brongn. 的全株。

**民族名称**

【壮族】Gaeujnoujgyaq。
【瑶族】黄骨风，往进崩。

17650 多花勾儿茶
Berchemia floribunda (Wall.) Brongn

Det. 陈艺林 2012年9月7日

## 民 族 应 用

【壮族】药用全株。主治肺结核咳嗽，内伤咳血，肝炎，肝硬化腹水，黄疸，小儿胎毒，月经不调，风湿痹痛。内服用量 30~60g；外用适量。

【瑶族】药用全株。主治肝炎，肝硬化腹水，月经不调，闭经，痛经，胃痛，腹痛，风湿性关节炎，类风湿关节炎，肺结核，蛔虫病，蛲虫病，钩虫病，乳腺炎，乳腺增生，跌打损伤，蛇虫咬伤。内服用量 15~30g；外用适量。

**药材性状**　根呈不规则纺锤形或圆柱形，粗细不一；表面棕褐色至褐色，有网状裂隙、纵皱纹及枝根痕；质坚硬，断面皮部黄棕色，木部宽，黄色。茎呈圆柱形，多分枝；表面黄绿色，略光滑，无毛；质脆，易折断，断面皮部黄棕色，木部淡棕色，髓白色。叶互生，黄褐色，多皱缩，展平后呈卵形至卵状椭圆形，两面稍突起。气微，味微涩。

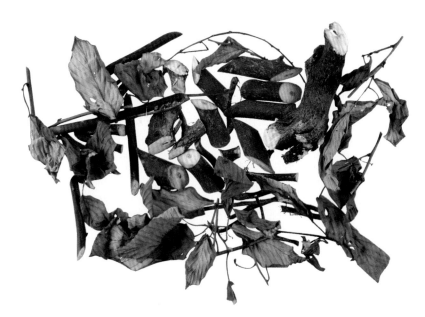

· 黄鳝藤 - 全株

**药用源流**　黄鳝藤的药用始载于《植物实名图考》蔓草类，云："黄鳝藤，产宁都。长茎黑褐色，根纹斑驳，起粟黑黄如鳝鱼形，故名。叶如薄荷，无锯齿而劲。主治漂蛇毒。"此外又在木类载有紫罗花一条，云："紫罗花，生云南。子如枸杞。土医云，产妇煎浴，却筋骨痛。一名蛇藤。"根据所述形态及附图，其特征均与现多花勾儿茶一致。《中华本草》记载其茎、叶或根具有祛风除湿、活血止痛的功效；主治风湿痹痛，胃痛，痛经，产后腹痛，跌打损伤，骨关节结核，骨髓炎，小儿疳积，肝炎，肝硬化。《广西壮族自治区瑶药材质量标准　第一卷》（2014 年版）记载其具有清热、凉血、利尿、解毒的功效；主治衄血，黄疸，风湿腰痛，经前腹痛，风毒流注，伤口红肿。

| 分类位置 | 种子植物门 | 被子植物亚门 | 双子叶植物纲 | 鼠李目 | 鼠李科 |
|---|---|---|---|---|---|
| | Spermatophyta | Angiospermae | Dicotyledoneae | Rhamnales | Rhamnaceae |

**形态特征** 藤状或直立灌木。幼枝黄绿色，光滑无毛。叶纸质，上部叶较小，卵形或卵状椭圆形至与卵状披针形，顶端锐尖，下部叶较大，椭圆形至矩圆形，顶端钝或圆形，稀短渐尖，基部圆形，稀心形，上面无毛，下面无毛或仅沿脉基部被疏短柔毛，侧脉每边9~12条，两面稍凸起。花多数，通常数个簇生排成顶生宽聚伞圆锥花序，或下部兼腋生聚伞总状花序，花序轴无毛或被疏微毛；萼三角形；花瓣倒卵形，雄蕊与花瓣等长。核果圆柱状椭圆形，有时顶端稍宽，基部有盘状的宿存花盘。

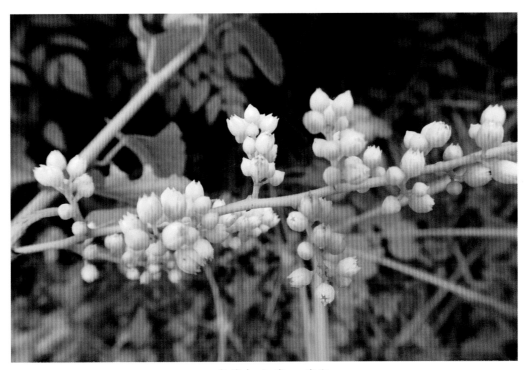

· 多花勾儿茶－花期

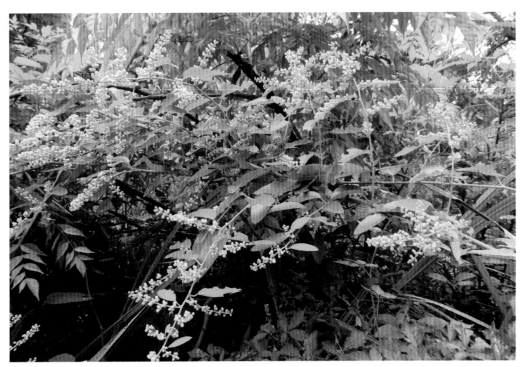

· 多花勾儿茶－植株

**生境分布**　生于海拔 2600m 以下的山坡、沟谷、林缘、林下或灌丛中。分布于山西、陕西、甘肃、河南、安徽、江苏、浙江、江西、福建、广东、广西、湖南、湖北、四川、贵州、云南、西藏等。广西全区各地均有分布。

**化学成分**　主要含有多花二醌 A–E、2–乙酰大黄素甲醚、10–(chrysophanol–7'–yl)–10–hydroxychrysophanol–9–anthrane、大黄素甲醚、大黄酚、长孺孢素、芦荟大黄素、xanthorin、(2R, 3R)–3, 3', 5, 5', 7–pentahydroxyflavanone、羽扇豆醇、β–谷甾醇、胡萝卜苷、长链脂肪醇、1, 5, 8–trihydroxy–3–methyl–anthraquinone[1, 2]、berchemiaside A–B、quercetin–3–O–(2–acetyl–α–L–arabinofuranoside、eriodictyol、aromadendrin、trans–dihydroquercetin、cis–dihydroquercetin、山柰酚、kaempferol–3–O–α–L–arabinofuranoside、槲皮素、quercetin–3–O–α–L–arabinofuranoside、quercetin 3'–methyl ether, 3–O–α–L–arabinofuranoside、maesopsin[3]、香橙素 4'–O–β–D–吡喃葡萄糖苷、红镰霉素 6–龙胆二糖苷、对羟基苯甲酸、3, 4–二羟基苯甲酸[4]和儿茶素[5]等成分。

**药理作用**　1. 保肝作用

多花勾儿茶乙醇提取物的乙酸乙酯层和正丁醇层对半乳糖胺引起的肝细胞损伤具有明显的保护活性，细胞存活率达到了 38.0%，从其提取物中分离得到的多花二醌 C 和多花二醌 D 具有较强的保肝活性，细胞存活率分别达到了 81.0% 和 76.0%[1]。根的乙醇提取物分离得到的多花二醌 A–D、大黄酚对 D–半乳糖胺诱导的 WB–F344 大鼠肝表皮细胞毒性抑制率为 15.8%~64.0%[2]。

2. 抗白血病作用

多花勾儿茶中分离得到的山柰酚和 maesopsin 对人白血病细胞 CCRF–CEM 及其耐药亚系 CEM/ADR5000 活性有明显的抑制作用，其 $IC_{50}$ 值分别为 14.0μmol/L、5.3μmol/L、10.2μmol/L 和 12.3 μmol/L，表明多花勾儿茶具有一定的抗白血病作用[3]。

3. 抗氧化作用

多花勾儿茶果实和叶多酚均具有较好的体外抗氧化功效，对 $O_2^-$ 自由基清除时，果实多酚显示出比叶多酚更强的清除能力[6]。

**参考文献**

[1] 魏鑫. 多花勾儿茶的化学成分及生物活性研究 [D]. 北京: 中国协和医科大学中国医学科学院, 2007.

[2] WEI X, JIANG J S, FENG Z M, et al. Anthraquinone–benzisochromanquinone dimers from the roots of Berchemia floribunda [J]. Chemical & Pharmaceutical Bulletin, 2008, 56(9):1248–1252.

[3] WANG Y F, CAO J X, EFFERTH T, et al. Cytotoxic and new tetralone derivatives from Berchemia floribunda (Wall.) Brongn [J]. Chemistry & Biodiversity, 2006, 3:646–653.

[4] 肖丽丽. 黄鳝藤化学成分及质量标准的研究 [D]. 南昌: 南昌大学, 2013.

[5] 姚姝凤, 唐克华, 刘小攀, 等. 多花勾儿茶中儿茶素的提取分离与 HPLC 测定 [J]. 吉首大学学报（自然科学版）, 2015, 36(3):82–89.

[6] 姚姝凤, 成江, 刘小攀, 等. 响应面法优化多花勾儿茶果实多酚提取工艺及其抗氧化活性研究 [J]. 安徽农业科学, 2017, 45(5):124–128.

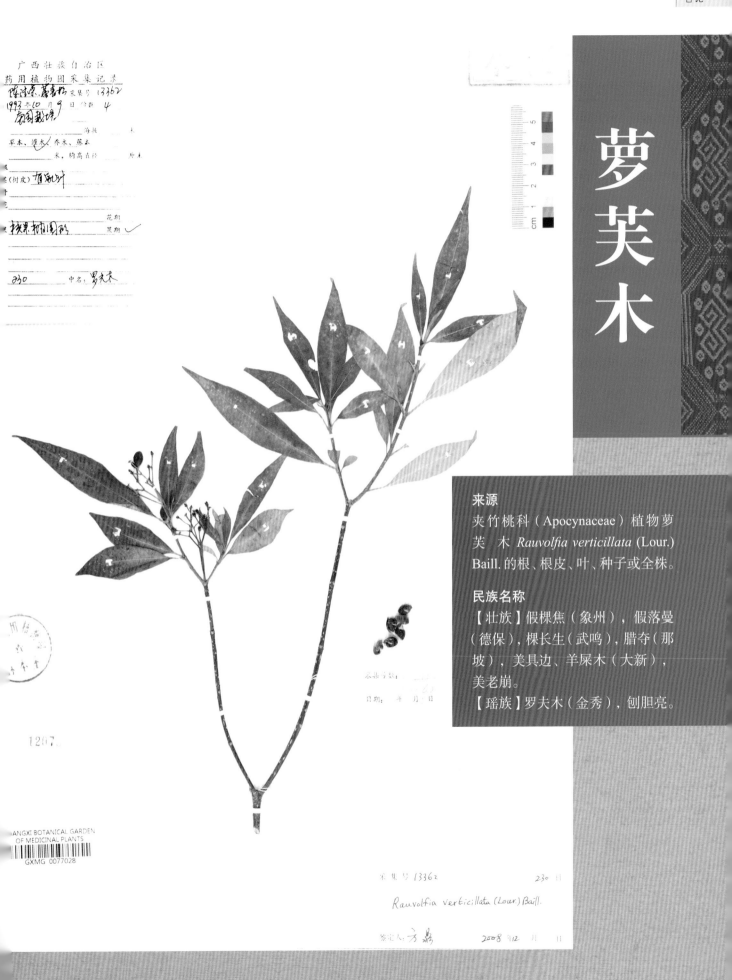

萝芙木

**来源**
夹竹桃科（Apocynaceae）植物萝
芙 木 *Rauvolfia verticillata* (Lour.)
Baill. 的根、根皮、叶、种子或全株。

**民族名称**
【壮族】假棵焦（象州），假落曼
（德保），棵长生（武鸣），腊夺（那
坡），美具边、羊屎木（大新），
美老崩。
【瑶族】罗夫木（金秀），刨胆亮。

*Rauvolfia verticillata* (Lour.) Baill.

## 民族应用

【壮族】药用根、根皮、叶、种子或全株。根或根皮研末调茶油搽患处治疥癣。叶捣烂调酒炒热敷患处治闭合性骨折。种子水煎服治肝炎。全株水煎服治高血压，肝炎，肝硬化，肾炎腹水，跌打内伤，感冒，疟疾，眩晕，咽痛，痛疮，疔疮，咳血，尿血，水肿，毒蛇咬伤。

【瑶族】药用根、根皮、全株。根或根皮水煎服治冠心病。全株治高热不退，高血压，眩晕，失眠，痧症，腹痛吐泻，肺结核，胆囊炎，急性黄疸型肝炎，咽喉痛，痈肿，疥疮，跌打损伤，毒蛇咬伤。
内服用量 15~30g；外用适量。

**药材性状**　根呈圆锥形，略弯曲，长 15~35cm，直径 1~3cm；表面灰棕色或灰棕黄色，具浅纵沟及裂纹，外皮易脱落，露出暗棕色皮部或淡黄色木部；质坚硬，不易折断；切断面皮部窄，灰棕色，木部占极大部分，淡黄色。茎圆柱形，下部直径 0.5~2.5cm，向上渐细，表面灰褐色或灰绿色，散生多数灰白色类圆形凸起的皮孔及细纵纹，小枝可见 3~4 叶轮生或 2 叶对生的叶柄痕，断面纤维性，皮部棕褐色，木部淡黄色，中心髓部细小。叶多脱落皱缩破碎，上面深绿色，下面绿色或灰绿色，完整者展平后呈椭圆状或狭椭圆状披针形，长 3~13cm，宽 1~3.5cm，先端渐尖，基部渐狭成楔形，全缘，叶脉背面隆起，叶柄长 0.5~1.0cm。气微，味苦。

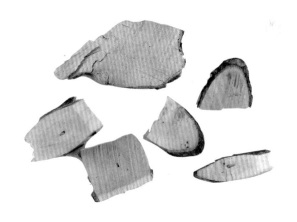

·萝芙木－根

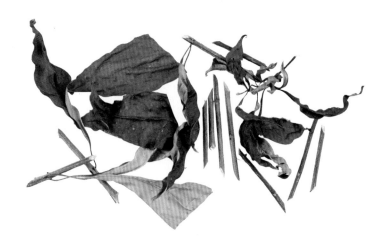

·萝芙木－茎叶

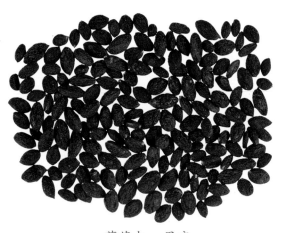

·萝芙木－果实

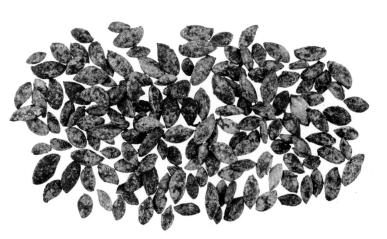

·萝芙木－种子

**药用源流**　《广西中药材标准》（第二册）记载其根和茎具有清风热、降肝火、消肿毒的功效；主治感冒发热，咽喉肿痛，高血压头痛眩晕，痧症腹痛吐泻，风痒疮疥，肝炎，肾炎腹水，跌打内伤，蛇伤。《广西壮族自治区壮药质量标准　第一卷》（2008 年版）载其全株具有清风热、降肝火、消肿毒的功效；主治感冒发热，咽喉肿痛，高血压头痛眩晕，痧症腹痛吐泻，风痒疮疥，肝炎，肾炎腹水，跌打损伤，毒蛇咬伤。

| | 种子植物门 | 被子植物亚门 | 双子叶植物纲 | 夹竹桃目 | 夹竹桃科 |
|---|---|---|---|---|---|
| **分类位置** | Spermatophyta | Angiospermae | Dicotyledoneae | Apocynales | Apocynaceae |

**形态特征**　灌木。多枝，树皮灰白色；幼枝绿色，被稀疏的皮孔。叶膜质，3~4 叶轮生，稀为对生，椭圆形，长圆形或稀披针形，渐尖或急尖，基部楔形或渐尖，长 2.6~16cm，宽 0.3~3cm。伞形式聚伞花序；花小，白色；花萼 5 裂，裂片三角形；花冠高脚碟状，花冠筒圆筒状，中部膨大；雄蕊着生于冠筒内面的中部，花药背部着生，花丝短而柔弱。核果卵圆形或椭圆形。种子具皱纹；胚小，子叶叶状，胚根在上。

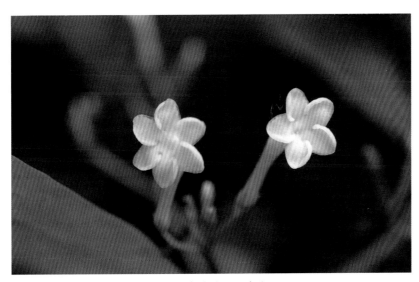

· 萝芙木－花期

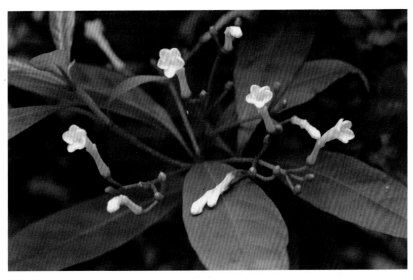

· 萝芙木－花期

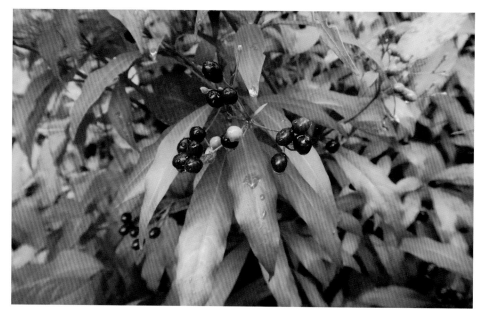

· 萝芙木 – 果期

**生境分布** 生于林边、丘陵地带的林中或溪边较潮湿的灌木丛中。分布于我国西南、华南及台湾等。广西全区各地均有分布。

**化学成分** 萝芙木中主要含有邪蒿素、花椒树皮素甲、丁香脂素、萝芙 A 碱、山德维新碱、利血平、萝尼生、阿马里新、$\alpha$- 育亨宾、萝芙 B 碱、3- 表 -$\alpha$- 育亨宾、$\beta$- 谷甾醇、3, 4, 5- 三甲氧基肉桂酸甲酯、育亨宾、哈尔满、萝芙木碱、蛇根碱、蛇根精、胡萝卜苷[1-3]、萝芙碱 B、7- 羟基 – 吲啶酮[4]、rauverticine A–C、tetraphyllicine、nortetraphyllicine、vinorine、picrinine、vellosimine、strictamine、tetrahydroalstonine[5]、阿吗碱[6]、alloyhimbine、raugustine、dihydrositsirkine、ajmalicine[7]、caberine、19-ethoxyl-1-demethyl-$\Delta^1$-17-acetylajmaline、vellosimine、$\beta$–yohimbine、yohimbine、vinorine、picrinine、nareline、akuammicine、strictamine、reserpine[8]、strictamine、10-hydroxystrictamine、nortertraphyllicine、raucaffrinoline、venoterpine、tubotaiwine[9-10] 等化合物。霹雳萝芙木中含有 (+)-yohimbine、21$\alpha$-hydroxyyohimbine、16-$R$-$E$-sitsirikine、11-methoxystrictamine、norpurpeline、21-deoxyvomilenine、vomilenine、perakine、raucaffricin 和 venoterpine[11] 等成分以及锌、锰、铅、铁、铜、铬、砷、镍和镉等微量元素[12]。

**药理作用** 1.降血压作用
萝芙木属植物是一种天然降压药，与高血压疾病的治疗密切相关[13]。我国学者从 20 世纪 50 年代就已发现萝芙木提取物具有显著的降压作用，萝芙木中提取的利血平是其主要活性成分，国产萝芙木制剂"降压灵"治疗高血压疗效较好[14-20]。萝芙木中分离的利血平联合缬沙坦治疗高血压疗效显著[21]。
2.安定作用
萝芙木中提取的利血平具有显著的安定作用。广西产的萝芙木中提取的利血平的安定作用与进口利血平完全相同。实验犬利血平注射一次（0.01~0.03mg/kg）即发生明显的安定作用，反应最敏感，注射 0.1mg/kg 安定作用能维持 2 天，猫的反应亦很敏感；猴利血平注射 1mg/kg，安定作用维持 6~8h；人、兔与猴相似；大、小鼠需注射更大剂量[22]。

**3. 泻下作用**

萝芙木中提取的利血平具有显著的泻下作用。广西产的萝芙木中提取的利血平在小于降压剂量下，实验犬利血平静脉注射（im）0.1mg/kg，实验猴利血平静脉注射 0.86mg/kg 均会引起水泻作用，且水泻作用比安定作用更持久[22]。

**4. 抗炎、镇痛、解热作用**

海南萝芙木水溶性活性部位药液可以抑制 2,4- 二硝基氯代苯致小鼠耳片肿胀度和皮肤毛细血管通透性亢进，还能抑制大鼠蛋清足趾肿胀和大鼠棉球肉芽肿形成，而且对醋酸引起小鼠疼痛的镇痛作用显著。此外对致热家兔亦有明显的解热作用，并表现出一定的剂量依赖关系，但是解热的作用时间较长[23]。

**5. 抗氧化作用**

海南萝芙木具有一定的抗氧化作用。海南萝芙木水丙酮混合溶剂为最佳溶媒，在最佳提取条件下，所得提取物对 DPPH 自由基的清除率为 89.38%[24]。

**6. 抗炎作用**

海南萝芙木提取物果胶多糖对葡聚糖硫酸钠（DSS）小鼠结肠炎有显著治疗作用，可能是通过干预丝裂原活化蛋白激酶（MAPK）信号通路发挥作用，或通过干预 IκB-α 蛋白表达，进而抑制溃疡性结肠炎症细胞中 NF-κB 活性，抑制 IL-4、IL-13 等炎症因子，从而产生抗炎效果[25, 26]。

**7. 毒副作用**

通过尾静脉注射过量的海南萝芙木根水溶性物质后，实验小鼠出现一定的中毒现象，其半数致死量 $LD_{50}$ 为 294.2mg/kg，初步判断中毒靶器官和组织主要是呼吸系统和中枢神经系统；而采用灌胃给药方式的毒性较小，其最大耐受量为 3445mg/kg，说明海南萝芙木根水溶性物质具有一定的急性毒性，但口服给药不会发生急性毒性反应[27]。

**附　注**　海南萝芙木 *Rauvolfia verticillata* var. *hainanensis* Tsiang、云南萝芙木 *R. yunnanensis* Tsiang 和霹雳萝芙木 *R. perakensis* King et Gamble 现均已修订为萝芙木 *R. verticillata* (Lour.) Baill.

**参考文献**

［1］洪博.萝芙木化学成分与质量控制方法研究［D］.沈阳:沈阳药科大学,2011.

［2］李文静,洪博,赵春杰.萝芙木化学成分的分离与鉴定［J］.中国药房,2013, 24(3):256-258.

［3］李文静,野津,杨德柱,等.萝芙木中的化学成分与结构鉴定研究［J］.中国当代医药,2016, 23(25):4-8, 15.

［4］洪博,李文静,赵春杰.萝芙木中化学成分的研究［J］.药学学报,2012, 47(6):764-768.

［5］王秋香.竹柏、秋英和萝芙木三种植物化学成分的研究［D］.昆明:云南师范大学,2018.

［6］董旭杰,曹福祥,邓明,等.酶法提取云南萝芙木中阿吗碱的研究［J］.北方园艺,2011, 12:48-50.

［7］胡旭佳,何红平,周华,等.云南萝芙木化学成分研究［J］.有机化学,2005, 25:149.

［8］耿长安,刘锡葵.云南萝芙木叶吲哚生物碱［J］.高等学校化学学报,2010, 31(4):731-735.

［9］何祖亮,林铭洺,陈业高.云南萝芙木的生物碱成分［J］.海南师范大学学报（自然科学版）, 2020, 33(3):261-264.

［10］何祖亮.长春花和云南萝芙木两种植物中生物碱成分的研究［D］.昆明:云南师范大学,2020.

［11］尤云霞.蒟子和霹雳萝芙木的化学成分及其生物活性研究［D］.重庆:重庆大学,2019.

［12］俞芳,方树桔,李桂镇,等.ICP-MS 测定中药萝芙木中微量元素的含量及形态分析［J］.云

南民族大学学报（自然科学版），2015, 24(2):136-139.

［13］马清温 . 天然降压药——萝芙木属植物［J］. 生命世界，2015:74-81.

［14］卫生部药政管理局通讯组 . 国产萝芙木制剂"降压灵"治疗高血压疗效显著——卫生部召开了座谈会并已批准生产使用［J］. 药学通报，1959(10):542.

［15］邓士贤，王懋德，张子昭，等 . 云南萝芙木的药理研究，Ⅰ——云南萝芙木的降压作用及其机制［J］. 药学学报，1959, 7(9) :327-335.

［16］曾贵云，郑幼兰，徐丽娜，等 . 中国萝芙木的药理研究，Ⅱ——海南岛萝芙木的降压作用和毒性试验［J］. 药学学报，1959, 7(9) :361-369.

［17］曾贵云，徐丽娜，于澎仁等 . 中国萝芙木的药理研究，Ⅲ——广东、广西和云南所产萝芙木根碱的降压作用和毒性的比较［J］. 药学学报，1959, 7(9) :370-376.

［18］徐丽娜，邝启芸，郑幼兰，等 . 中国萝芙木的药理研究，Ⅳ——萝芙木根生物碱中几个成分的降压作用和毒性［J］. 药学学报，1959, 7(9) :377-383.

［19］李德华 . 中国萝芙木的药理研究，Ⅴ——海南萝芙木根碱降压作用的分析［J］. 生理学报，1962, 25(4) :278-283.

［20］周尔凤，赵更生，徐端正，等 . 萝芙木根碱对肾性高血压大白鼠的降压作用和组织内儿茶酚胺耗竭的平行观察［J］. 药学学报，1965, 12(8): 496-499.

［21］王奥昉 . 缬沙坦与利血平治疗高血压的疗效研究［J］. 中国地方病防治杂志，2017, 32(4):440.

［22］黄庆彰，戴克逊，罗绍贤 . 广西产中国萝芙木利血平的药理作用［J］. 广西医学 .1992, 14(4): 221-222.

［23］刘洋洋 . 海南萝芙木 Rauvolfia verticillata var. hainanensis Tsiang 清热解毒作用及其药效物质的研究［D］. 海口：海南大学，2010.

［24］刘洋洋，杨勋，时杰，等 . 南药萝芙木中抗氧化活性成分提取方法研究［C］. 第九届全国药用植物及植物药学术研讨会论文集，2010:32-35.

［25］李思琼，崔路佳，苗新普 . 海南萝芙木提取物对 DSS 小鼠结肠炎 MAPK 信号通路的影响［J］. 海南医学院学报，2019, 25(10):721-725.

［26］苗新普，孙晓宁，崔路佳，等 . 海南萝芙木提取物对葡聚糖硫酸钠小鼠结肠炎作用研究［J］. 中华临床医师杂志（电子版），2015, 9(4):612-616.

［27］刘平怀，刘洋洋，时杰，等 . 海南萝芙木根水溶性物质急性毒性实验研究［J］. 时珍国医国药，2011, 22(4):869-871.

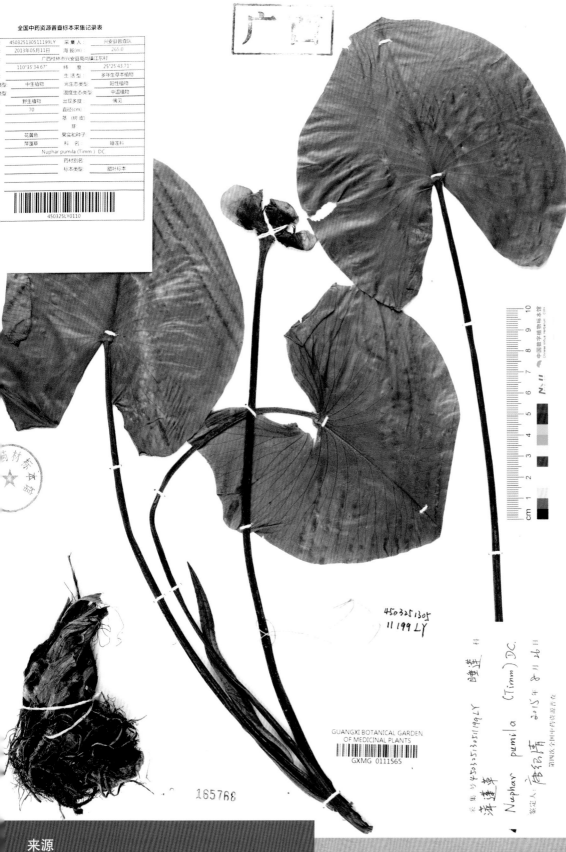

广西

450325 1305
11 199 LY

睡莲
Nuphar pumila (Timm) DC.
萍蓬草
鉴定人：唐绍清 2015 年 8 月 26 日

GUANGXI BOTANICAL GARDEN
OF MEDICINAL PLANTS
GXMG 0111565

165768

**萍蓬草**

## 来源
睡莲科（Nymphaeaceae）植物萍蓬草 *Nuphar pumila* (Timm) de Candolle 的根茎。

## 民族名称
【瑶族】冷骨风，南进崩。

## 民族应用

【瑶族】药用根茎。主治肾虚腰痛，肺结核，神经衰弱，月经不调，闭经，消化不良，外伤出血。干品内服用量9~15g，鲜品内服用量50~100g。

**药材性状**　根茎呈长条状类圆柱形或不规则形，直径2~5cm。外表面黄白色至棕黄色或棕黑色，具多数突起的根痕及叶痕；质轻脆，易折断；断面黄白色至淡棕色，密布圆孔，有筋脉点散在。气微香，味淡。

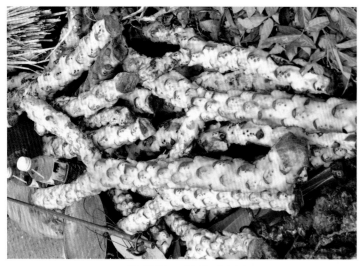

·萍蓬草－根茎（鲜）

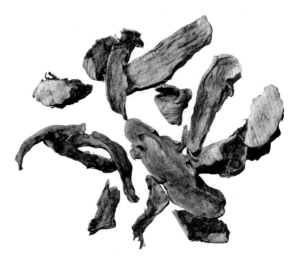

·萍蓬草－根茎

**药用源流**　萍蓬草的药用始载于《本草拾遗》，云："生南方池泽。大如荇。花黄，未开前如算袋。根如藕，饥年当谷也。"《本草纲目》载："水粟三月出水。茎大如指。叶似荇叶而大，径四五寸，初生如荷叶。六七月开黄花，结实状如角黍，长二寸许，内有细子一包，如罂粟。"根据上述描述，应为本品。《广西壮族自治区瑶药材质量标准　第一卷》（2014年版）记载其具有补脾健胃、凉血调经的功效；主治食欲不振，月经不调，痛经，行经淋漓不断。

| **分类位置** | 种子植物门 | 被子植物亚门 | 双子叶植物纲 | 毛茛目 | 睡莲科 |
| --- | --- | --- | --- | --- | --- |
| | Spermatophyta | Angiospermae | Dicotyledoneae | Ranunculales | Nymphaeaceae |

**形态特征**　多年水生草本。根状茎直径2~3cm。叶纸质，宽卵形或卵形，少数椭圆形，长6~17cm，宽6~12cm，先端圆钝，基部具弯缺，心形，裂片远离，圆钝，上面光亮，无毛，下面密生柔毛，侧脉羽状，几次二歧分枝；叶柄长20~50cm，有柔毛。花直径3~4cm；花梗长40~50cm，有柔毛；萼片黄色，外面中央绿色，矩圆形或椭圆形；花瓣窄楔形，先端微凹；柱头盘常10浅裂，淡黄色或带红色。浆果卵形，长约3cm，种子矩圆形，长5mm，褐色。

**生境分布**　生于湖沼中。分布于黑龙江、吉林、河北、江苏、浙江、江西、福建、广东等。广西主要分布在龙胜、桂林、阳朔等。

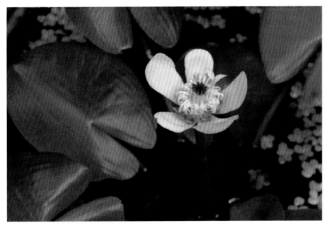

· 萍蓬草 - 花期

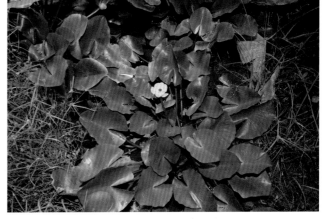

· 萍蓬草 - 植株

**化学成分** 主要含有 (+)-nupharopumiline、(-)-deoxynupharidine、(-)-7-*epi*-deoxynupharidine、(+)-nupharidine、(+)-7-*epi*-nupharidine[1]、去氧萍蓬草碱、十六烷酸、麝香吡啶、萍蓬草碱、7-表去氧萍蓬草碱、nuphamine、硫双萍蓬草碱、nupharolutine、邻苯甲酸二丁酯、*N*-methyl-dibenz(e.g) isoindole、十八烷酸、2-十三酮、2-十三醇等成分[2-3]。

**药理作用** 1. 免疫抑制作用

萍蓬草中含有的去氧萍蓬草碱( DON )在体外能浓度依赖性地抑制刀豆蛋白( ConA )或脂多糖( LPS )刺激的小鼠脾细胞的增殖反应,以及植物凝集素( PHA )或冻干葡萄球菌 A 蛋白菌体( SAC )刺激的人扁桃体淋巴细胞增殖反应。另外对于同种异型抗原引起的淋巴细胞增殖反应（双向或单向的混合淋巴细胞反应）,DON 亦有抑制效应。DON 在体外能浓度依赖性地抑制小鼠皮细胞和人扁桃体单个核细胞（ h TMNC ）因丝裂原刺激的增殖反应,对小鼠腹腔巨噬细胞 M $\varphi$ 因 LPS 刺激而产生白细胞介素 IL-1 和肿瘤坏死因子 TNF 的合成和释放也有抑制作用[4]。

2. 镇痛抗炎作用

从萍蓬草中提取的去氧萍蓬草碱 20mg/kg 给小鼠腹腔注射（ip）给药,能显著提高小鼠热板法及电刺激法的痛阈,15~20mg/kg ip 能明显降低醋酸引起的小鼠扭体反应发生率。此外还能明显抑制醋酸所致的腹腔炎性渗出,且有明显的量效关系,还能降低鸡蛋清所致的踝关节肿胀程度,其强度与地塞米松 4~8mg/kg 相似[5]。

3. 毒副作用

从萍蓬草中提取的去氧萍蓬草给小鼠腹腔注射给药,用改良冠氏法测得小鼠 $LD_{50}$ 为（ 42.5 ± 4.62 ) mg/kg[5]。

**参考文献**

[1]PEURA P, LOUNASMAA M. Nupharopumiline, a new quinolizine alkaloid from *Nuphar pumila*[J]. Phytochemistry, 1977, 16(7):1122-1123.

[2]彭括,周小力,阿萍,等.萍蓬草挥发油化学成分研究 [J].时珍国医国药,2014, 25(6):1312-1313.

[3]周小力.萍蓬草的化学成分研究 [D].成都:西南交通大学,2010.

[4]章灵华,黄艺,钱玉昆.去氧萍蓬草碱在体外对免疫功能的影响 [J].中国医学科学院学报,1995, 17(5):343-348.

[5]张凤鸾,苏志,刘昭前,等.去氧萍蓬碱的镇痛抗炎作用 [J].中国药理学通报,1988, 4(1):43-46.

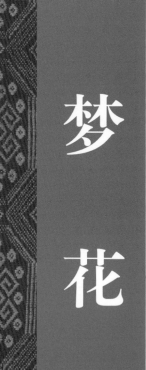

# 梦花

广西壮族自治区
医药研究所采集记录

采集人：黄雯才　采集号 6574
采集期：73 年 12 月 6 日 份数 1
产　地：本所药用植物园
环　境：荒地林下　海拔　　米
性　状：草本、灌木、乔本、藤木 直立
株　高：1 米，胸高直径　　厘米
形　态：根
　　　　茎(树皮)
　　　　叶
　　　　花
　　　　　　　　　　花期
　　　果　绿　　　　果期
用　途：

土　名：
科　名：　　中名：结香
学　名：

采集号数：6574
日期：73年12月6日

采集号 6574

Edgeworthia chrysantha Lind

鉴定人：黄雯才　　　1977年 10

**来源**

瑞香科（Thymelaeaceae）植物结香 *Edgeworthia chrysantha* Lindl. 的根、茎、叶、花、全株。

**民族名称**

【壮族】裸衣巴（崇左），蒙花（环江）。

【瑶族】一身保暖（金秀），雪花木（龙胜），雪花（桂平）。

【侗族】美介朦（三江）。

【毛南族】龙蒙花（环江）。

## 民 族 应 用

【壮族】药用根、花。根水煎冲酒服治跌打损伤，风湿痹痛。花水煎服治夜盲。

【瑶族】药用根、茎、叶、花、全株。根水煎冲酒服治跌打损伤，风湿痹痛。茎、叶水煎服治血崩。叶与鸡肉煲服治产后虚弱，浮肿。花水煎服治月经不调。全株与猪脚煲服治月经不调，贫血，产后恶露过多，风湿痹痛；水煎服治惊风。

【侗族】药用全株。水煎洗患处治神经麻痹。

【毛南族】药用花。花水煎服治眼痛。内服用量 15~30g；外用适量。叶有毒，内服宜慎。

**药材性状**　小枝褐色，幼枝被柔毛。完整叶长圆形、披针形至倒披针形，被银灰色绢毛。花蕾多数散生或由多数小花结成半圆球形的头状花序，直径 1.5~2cm，表面密被淡绿黄色、有光泽的绢丝状毛茸。总苞片 6~8 枚，花梗粗糙，多弯曲呈钩状；单个花蕾呈短棒状，长 0.6~1cm，为单被花，筒状；先端 4 裂，质脆，易碎。气微，味淡。

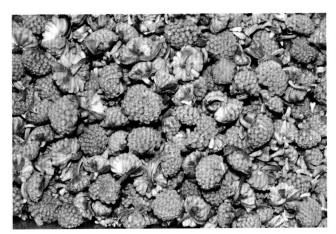

·梦花－花

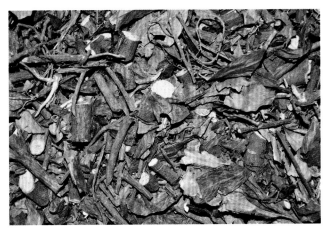

·梦花－全株

**药用源流**　梦花以结香之名始载于《群芳谱》。《花镜》记载："结香，俗名黄瑞香，干叶皆似瑞香，而枝甚柔韧，可绾结。花色鹅黄，比瑞香差长，亦与瑞香同时放，但花落后始生叶，而香大不如。"以上所述与本种相符。《中华本草》记载其花蕾具有滋养肝肾、明目消翳的功效；主治夜盲，翳障，目赤流泪，羞明怕光，小儿疳眼，头痛，失音，夜梦遗精。其根皮及茎皮具有祛风活络、滋养肝肾的功效；主治风湿痹痛，跌打损伤，梦遗，早泄，白浊，虚淋，血崩，白带异常。

|  **分类位置** | 种子植物门 | 被子植物亚门 | 双子叶植物纲 | 瑞香目 | 瑞香科 |
| --- | --- | --- | --- | --- | --- |
| | Spermatophyta | Angiospermae | Dicotyledoneae | Thymelaeales | Thymelaeaceae |

**形态特征**　灌木。小枝褐色，常作三叉分枝，幼枝常被短柔毛。叶在花前凋落，长圆形、披针形至倒披针形，两面均被银灰色绢状毛，侧脉纤细，弧形，被柔毛。头状花序顶生或侧生，具花 30~50 朵成绒球状；花序梗长 1~2cm，被灰白色长硬毛；花芳香，无梗；花萼外面密被白色丝状毛，内面无毛，黄色；雄蕊 8，2 列；子房卵形，顶端被白色丝状毛。果椭圆形，绿色。

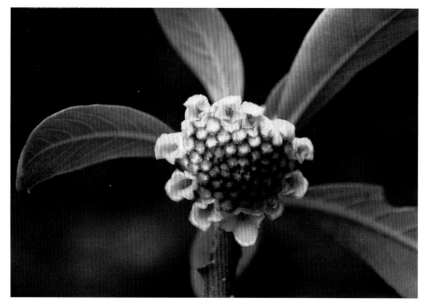

·结香－花期

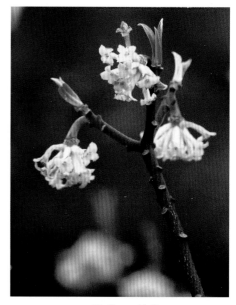

·结香－花期

**生境分布** 野生或栽培。分布于河南、陕西及长江流域以南诸省区。广西主要分布在融水、桂林、灵川、资源等。

**化学成分** 主要含有结香酸、5, 7- dimethoxycoumarin、伞形花内酯、西瑞香素、结香苷 C、结香苷 A[1]、8-［3-(2, 4-benzenediol)-propionic acid methyl ester］-coumarin-7-$\beta$-D-glucoside、7-hydroxyl-odesmethoxyrutarensin[2]、牛蒡子苷元[3]、7-hydroxycoumarin、7-hydroxy-3-［(2-oxo-2H-1-benzopyran-6-methoxyl-7-yl)oxy］-2H-1-benzopyran-2-one、edgeworthin、5, 8- 二 羟 基 香 豆 素、5, 6, 3"-trihydroxyl-edgeworoside A[4]、daphkoreanin、瑞香新素、triumbellin、rutamontine[5]、8-(4-(1, 3- 苯 二 酚 ) 丙酸乙酯)- 香豆素[6]、双白瑞香素、结香酸乙酯[7]等香豆素类成分；$\beta$- 谷甾醇、$\beta$-sitosterol-3-$O$-$\beta$-D-glucopyranoside、22, 23-dihydrospinasterol-3-$O$-$\beta$-D-glucoside[4]、胡萝卜苷[6]、豆甾醇[8]

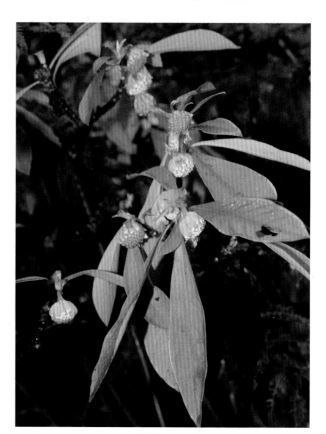

·结香－植株

等甾醇类成分；tiliroside[4]、芹菜素[5]、银锻苷、芦丁[6]、紫云英苷[7]、4, 5, 7- 三羟基黄酮醇 -3-$O$-$\beta$-(6"- 对羟基桂皮酰基 )- 葡萄糖苷[8]、edgechrins A–D、daphnodorin A–C、daphnodorin I[9]等黄酮类成分；bisdethiobis(methylthio)gliotoxin、gliotoxin、pseurotin A、spirotryprostatin A、spirotryprostatin G[10]等生物碱类成分；以及 2, 6-dimethoxyquinone、［8, 8'-Bi-2H-1-benzopyran］-2, 2'-dione、7'-($\alpha$-D-glucopyranosyloxy)-7-hydroxy-3-［(2-oxo-2H-1-benzopyran-7-yl)oxy］、肌醇[5]、邻苯二甲酸二异辛酯、谷氨酸 -5- 乙酯、水杨酸[6]、

邻苯二甲酸二丁酯[7]、二十四烷酸、1, 3- 双二十一烷酸甘油酯、二十二烷酸、二十二烷酸单甘油酯、二十四烷酸单甘油酯、丁二酸、丁香苷、尿嘧啶、乙酰胺、甘露醇[8]等成分。结香花中还含有 γ- 萜品烯、乙酸苄酯、β- 苯乙基乙酸酯、3, 7- 二甲基 -2, 6- 辛二烯 -1- 醇乙酯、水杨酸甲酯、苯甲酸甲酯、反式罗勒烯、苯甲醛和 3- 甲基 -3- 癸烯 -2- 酮[11]等香气成分。

**药理作用**　1. 抗菌作用

化合物 bisdethiobis(methylthio)gliotoxin 和 spirotryprostatin G 对白色念珠菌的 MIC 为 0.39μg/ml，pseurotin A、spirotryprostatin A 对金黄色葡萄球菌的 MIC 为 0.39μg/ml，spirotryprostatin A 对大肠杆菌的 MIC 为 0.39μg/ml[10]。结香花的石油醚部位、氯仿部位、乙酸乙酯部位和正丁醇部位对枯草芽孢杆菌、蜡样芽孢杆菌、大肠杆菌、产气杆菌有明显的抑菌效果[6]。

2. 抗氧化作用

结香提取物具有不同程度的抗氧化活性，其中乙酸乙酯萃取物的铁还原能力最强，石油醚萃取物的清除 OH 自由基和亚硝酸盐的能力最强，氯仿萃取物的清除 $O_2^-$ 自由基能力最强[6]。

3. 抗炎、镇痛作用

结香氯仿萃取物及其化合物 edgeworin、edgeworoside A 能抑制二甲苯致小鼠耳肿胀和弗氏完全佐剂致大鼠足跖肿胀，减少醋酸致小鼠扭体反应次数；edgeworoside C 能减少醋酸致小鼠扭体反应次数[3]。

4. 抑制 α- 葡萄糖苷酶作用

化合物 edgechrins A–D、daphnodorins A–C、daphnodorin I 均具有抑制 α- 葡萄苷酶活性，其 $IC_{50}$ 范围为 0.4~20mmol/L[9]。

**参考文献**

[1] LI X N, TONG S Q, CHENG D P, et al.Coumarins from *Edgeworthia chrysantha* [J].Molecules 2014, 19: 2042-2048.

[2] HU X J, JIN H Z, ZHANG W D, et al. Two new coumarins from *Edgeworthia chrysantha* [J]. Natural Product Research, 2009, 23(13):1259-1264.

[3] HU X J, JIN H Z, XU W Z, et al. Anti-inflammatory and analgesic activities of *Edgeworthia chrysantha* and its effective chemical constituents [J]. Biological & Pharmaceutical Bulletin, 2008, 31(9):1761-1765.

[4] 李玉霞 . 巴豆和结香茎皮的生物活性及其活性成分研究 [D]. 广州：华南农业大学，2016.

[5] HU X J, JIN H, ZHANG W, et al. Chemical constituents of *Edgeworthia chrysantha* [J]. Chemistry of Natural Compounds, 2009, 45(1):126-128.

[6] 韩佳 . 结香花化学成分的提取分离及其抑菌、抗氧化活性研究 [D]. 成都：西南交通大学，2012.

[7] 徐玲 . 结香花化学成分及提取工艺的研究 [D]. 成都：西南交通大学，2012.

[8] 盛柳青 . 结香茎皮化学成分的研究 [D]. 浙江：浙江工业大学，2005.

[9] ZHOU T, ZHANG S W, LIU S S, et al. Daphnodorin dimers from *Edgeworthia chrysantha* with α-glucosidase inhibitory activity [J]. Phytochemistry Letters, 2010, 3 :242-247.

[10] ZHANG H W, RUAN C F, BAI X L, et al. Heterocyclic Alkaloids as Antimicrobial Agents of Aspergillus fumigatus D Endophytic on *Edgeworthia chrysantha* [J]. Chemistry of Natural Compounds, 2018, 54(2):1-4.

[11] 李祖光，李新华，刘文涵，等 . 结香鲜花香气化学成分的研究 [J]. 林产化学与工业，2004, 24(1): 83-86.

梵天花

**来源**

锦葵科（Malvaceae）
植物梵天花 *Urena procumbens* Linn. 的全草。

**民族名称**

【壮族】乌云盖雪，
Gofandenhvah。

0225718

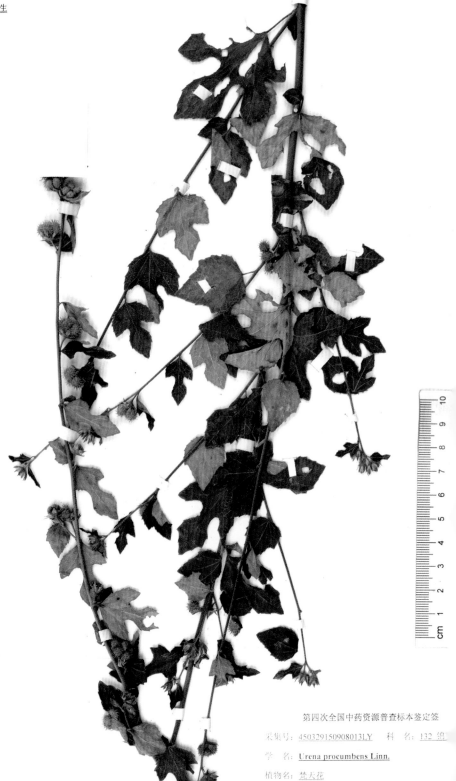

## 民 族 应 用

【壮族】药用全草。主治狂犬、毒蛇咬伤，疖肿，疮疡，红白痢，泄泻。内服用量 30~60g，水煎服；外用适量，捣敷患处，或水煎洗。

**药材性状** 干燥全株长 20~50cm；茎粗 3~7mm，圆柱形，棕黑色，幼枝暗绿色至灰青色；质坚硬，纤维性，木部白色，中心有髓。叶通常 3~5 深裂，裂片倒卵形或菱形，灰褐色至暗绿色，微被毛；幼叶卵圆形。蒴果腋生，扁球形，副萼宿存，被毛茸和倒钩刺，果皮干燥厚膜质。味甘、苦，性凉。

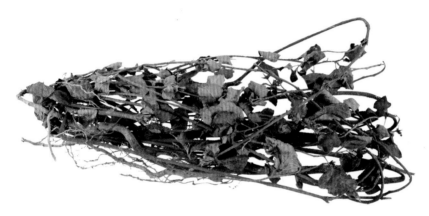

·梵天花－全草

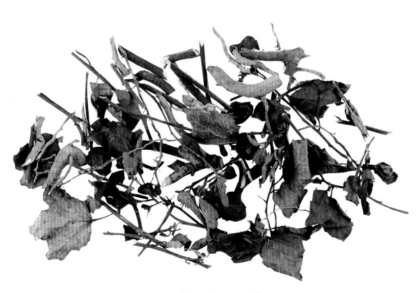

·梵天花－全草

**药用源流** 《中华本草》记载其具有祛风利湿、清热解毒的功效；主治风湿痹痛，泄泻，痢疾，感冒，咽喉肿痛，肺热咳嗽，风毒流注，疮疡肿毒，跌打损伤，毒蛇咬伤。

|  分类位置 | 种子植物门 | 被子植物亚门 | 双子叶植物纲 | 锦葵目 | 锦葵科 |
| --- | --- | --- | --- | --- | --- |
| | Spermatophyta | Angiospermae | Dicotyledoneae | Malvales | Malvaceae |

**形态特征**　小灌木，高 80cm。枝平铺，小枝被星状绒毛。叶下部生的轮廓为掌状 3~5 深裂，裂口深达中部以下，圆形而狭，叶两面均被星状短硬毛；叶柄被绒毛；托叶钻形，早落。花单生或近簇生；小苞片长约 7mm，基部 1/3 处合生，疏被星状毛；萼短于小苞片或近等长，卵形，尖头，被星状毛；花冠淡红色，花瓣长 10~15mm；雄蕊柱无毛，与花瓣等长。果球形，具刺和长硬毛，刺端有倒钩。

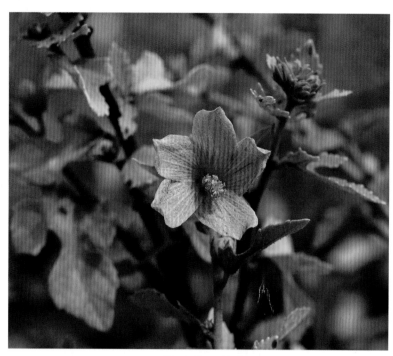
·梵天花－花期

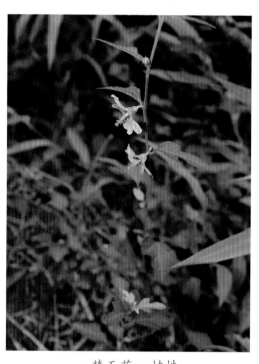
·梵天花－植株

**生境分布**　生于山坡小灌丛中。分布于广东、台湾、福建、广西、江西、湖南、浙江等。广西主要分布在武鸣、临桂、龙胜、资源、玉林、陆川、博白、昭平、富川、来宾、金秀、龙州等。

**化学成分**　全草显酚类、甾醇及氨基酸反应。种子含脂肪油，油中主要成分为油酸、亚油酸、棕榈酸和硬脂酸[1]。

**药理作用**　抗菌作用
梵天花对志贺痢疾杆菌及舒氏痢疾杆菌有较明显的抑制作用；梵天花根、茎提取物对金黄色葡萄球菌中度敏感[1]。

**附　注**　《中华本草》记载梵天花的根入药，具有健脾化湿、活血解毒的功效；主治风湿痹痛，劳倦乏力，肝炎，疟疾，水肿，白带异常，跌打损伤，痈疽肿毒。

**参考文献**

［1］赵秀贞.青草药彩色图谱［D］.福州：福建科学技术出版社，1977.

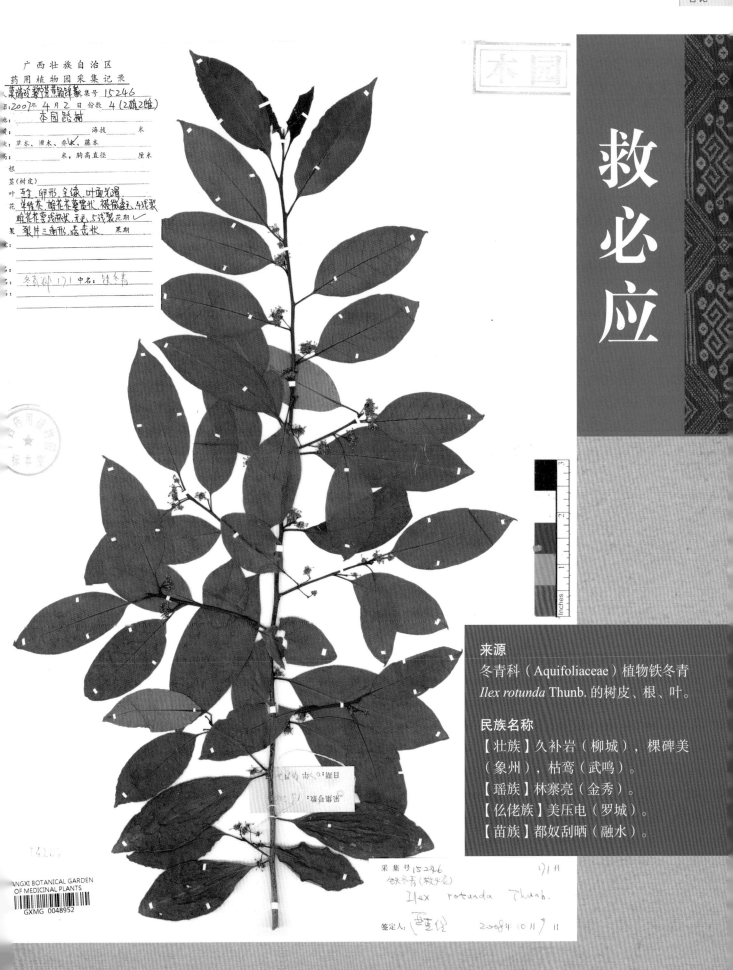

广西壮族自治区
药用植物园采集记录

采集号 15246

日：2007年 4月2日 份数 4（2雄2雌）

地：本园路树

海拔　　　　米

草本、灌木、乔木、藤本

米，胸高直径　　厘米

根

茎（树皮）

叶 互生，卵形，全缘，叶面光滑。

花 单性花，雄花花蕾球状，被微毛，4浅裂。雌花花蕾球状，无毛，5浅裂 花期 √

果 裂片三角形，品字状，果期

冬青科 171 中名：铁冬青

GXMG 0048952

GXANGI BOTANICAL GARDEN
OF MEDICINAL PLANTS

采集号 15246

铁冬青（救必应）

*Ilex rotunda* Thunb.

鉴定人：　　　　2008年10月 日

救必应

### 来源

冬青科（Aquifoliaceae）植物铁冬青
*Ilex rotunda* Thunb. 的树皮、根、叶。

### 民族名称

【壮族】久补岩（柳城），棵碑美
（象州），枯鸾（武鸣）。
【瑶族】林寨亮（金秀）。
【仫佬族】美压电（罗城）。
【苗族】都奴刮晒（融水）。

## 民族应用

【壮族】药用树皮、叶。树皮水煎服治胃痛，胃溃疡，研粉调鸡蛋清涂患处治烧烫伤。叶捣烂敷患处治刀伤出血。树皮、叶捣烂调酒，炒热敷患处治闭合性骨折。

【瑶族】药用根、树皮。根水煎服治胃痛，感冒发热，肠炎，痢疾，便血，湿疹，皮肤过敏。树皮主治感冒，咽喉肿痛，肾炎水肿，急性胃肠炎，痢疾，吐血，便血，十二指肠溃疡，胃溃疡，宫颈炎，小儿感冒发热，骨折，皮炎，痈疮，烧烫伤，蛇虫咬伤。

【仫佬族】药用树皮。水煎服治痢疾，胃痛，胃溃疡。内服用量30g；外用适量。

【苗族】药用树皮。水煎洗患处治脓疱疮。

**药材性状**　根表面褐色。树皮呈卷筒状、半卷筒状或略卷曲的板状，长短不一，厚1~15mm；外表面灰白色至浅褐色，较粗糙，有皱纹；内表面黄绿色、黄棕色或黑褐色，有细纵纹；质硬而脆，断面略平坦。气微香，味苦、微涩。完整叶卵形、倒卵形或椭圆形，薄革质，无毛。

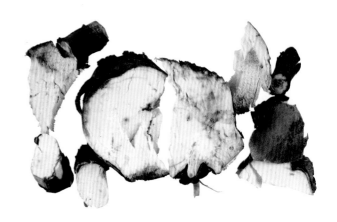

·救必应－根

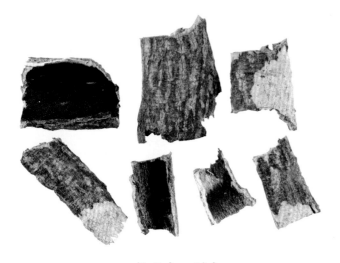

·救必应－树皮

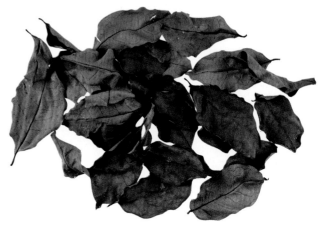

·救必应－叶

**药用源流**　《中华人民共和国药典》（2020年版　一部）记载其树皮具有清热解毒、利湿止痛的功效；主治暑湿发热，咽喉肿痛，湿热泻痢，脘腹胀痛，风湿痹痛，湿疹，疮疖，跌打损伤。

| | 分类位置 | 种子植物门 | 被子植物亚门 | 双子叶植物纲 | 卫矛目 | 冬青科 |
|---|---|---|---|---|---|---|
| | | Spermatophyta | Angiospermae | Dicotyledoneae | Celastrales | Aquifoliaceae |

**形态特征** 常绿灌木或乔木。树皮灰色至黑灰色。小枝圆柱形，叶痕倒卵形或三角形，当年幼枝具纵棱。叶片薄革质或纸质，卵形、倒卵形或椭圆形，两面无毛；托叶钻状线形。聚伞花序或伞形状花序具 2~13 花，单生于当年生枝的叶腋内；雄花序总花梗长 3~11mm；花萼盘状；雄蕊长于花瓣；花白色，5（~7）基数；雌花序具 3~7 花，总花梗长 5~13mm；花萼浅杯状；退化雄蕊长约为花瓣的 1/2。果近球形或稀椭圆形，直径 4~6mm，成熟时红色。

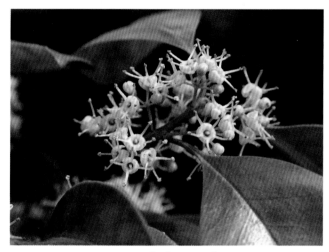

·铁冬青－雄花

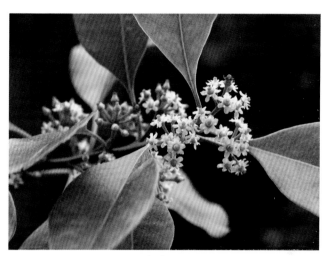

·铁冬青－雌花

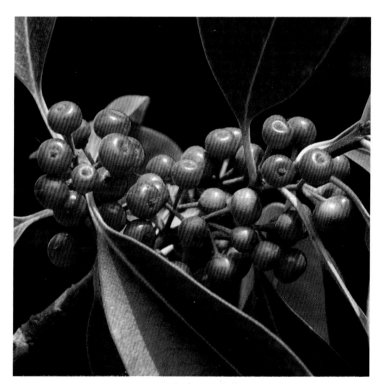

·铁冬青－果期

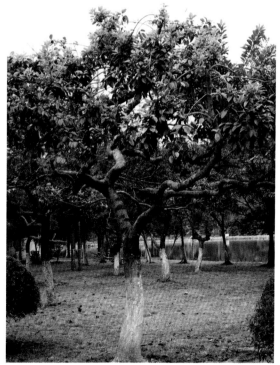

·铁冬青－植株

**生境分布** 生于海拔 400~1100m 的山坡常绿阔叶林中和林缘。分布于江苏、安徽、浙江、江西、福建、台湾、湖北、湖南、广东、香港、广西、海南、贵州、云南等。广西全区各地均有分布。

**化学成分**　主要含有latifoloside I、ilekudinoside D、rotundinoside D、ilexoside ⅩⅩⅩⅧ、ilexoside O、oblonganoside I、chikusetsusaponin V methyl ester、ilexoside ⅩⅩⅪ、oblonganoside M、rotundinoside C、ilexoside K、ilexpublesnin E、ilexpublesnin N、ilexoside ⅩⅩⅩⅦ、ilekudinoside B、ilekudinoside E、ilexside Ⅱ、ilexoside D、incarvilloside A、ilexasprellanoside D、pedunculoside、ilexasprellanoside C、苦丁茶冬青苷 H、ilexoside ⅩⅩⅤ、hemsgiganoside B、ilexside I、oblonganoside K、crataegioside、mateglycoside C、scheffleside L、ilexsaponin A1、mateside、chikusetsapononin Iva、常春藤皂苷元 –28–O–β–D– 吡喃葡萄糖苷、hedergenin 3–O–β–D–glucuronopyranoside–6'–O–methyl ester、rotundinoside I、毛冬青酸 A、rotundinoside J、siaresinolic acid–28–O–β–D–glucopyranosyl ester、毛冬青酸 B、gardeniside B、oleanolic acid 3–O–β–D–glucuronopyranoside、28–O–β–D–glucopyranosyl pomolic acid、rotundinoside K、齐墩果酸 –28–O–β–D– 吡喃葡萄糖苷、铁冬青酸、3β–［(α–L–arabinopyranosyl)oxy］–19α–hydroxyolean–12–en–28–oic acid、oleanolic acid 3–O–β–D–glucuronopyranoside–6'–O–methly ester、rotundanonic acid、3–O–α–L–arabinopyranosyl pomolic acid、rotundioic acid、ilexgenin A、常春藤皂苷元、9–anhydro–4–epirotungenic acid、siaresinolic acid、坡模酸、齐墩果酸、熊果酸[1]、长梗冬青苷、rotungenoside、rotungenic acid[2]、19α, 24–dihydroxy–12–en–ursane–3–keto–28–oic acid、mateside、oleanolinc acid、laevigin E[3]、具栖冬青苷、苦丁冬青苷 H、3– 乙酰基熊果酸、苦丁茶冬青苷 D、3–O–α–L– 阿拉伯糖基 –19α– 羟基 – 熊果酸[4]、木栓酮、3– 羟基齐墩果烷[5]等三萜类成分；咖啡酸 4–O–β–D– 吡喃葡萄糖苷、绿原酸、紫丁香苷、芥子醛葡萄糖苷、松柏苷、芥子醛、咖啡酸、松柏醇、丁香脂素 4', 4''–di–O–β–D– 吡喃葡萄糖苷、对羟基肉桂酸、丁香脂素 4'–O–β–D– 吡喃葡萄糖苷、disyringin ether[1]、*threo*–8S–7–methoxysyringylglycerol、2, 3–dihydroxy–1–(4–hydroxy–3, 5–dimethoxyphenyl)–1–propanone、caffeic acid (1–hydroxyl–4–O–β–D–glucopyranosylprenyl)–ester[2]、zhebeiresinol、丁香醛[3]、二丁香醚等苯丙素类成分；以及 1, 3, 5– 三甲氧基苯、sugereoside、1–O–β–D–glucopyranosyl–(2S, 3S, 4R, 8E/Z)–2–［(2'R)–2'–hydroxytetracosanoylamino］–8–octadecene–1, 3, 4–triol[3]、十九烷酸、硬脂酸[5]等成分。

**药理作用**　1. 抗菌作用

铁冬青对鸡大肠杆菌 $O_{78}$ 为中度敏感，其抑菌圈直径为 13.3 mm，MIC 为 31.25mg/ml，对小鼠体内感染的致病性大肠杆菌有一定的保护作用[6]。铁冬青水提取物对大肠杆菌具有较强的抑制和杀灭作用，其作用机制与影响细菌细胞壁和细胞膜通透性，抑制细菌核酸的合成有关[7]。铁冬青酸可破坏白色念珠细胞结构导致细胞死亡，其作用机制可能与影响白色念珠菌细胞膜中的麦角固醇合成导致细胞膜通透性增加，进而导致细胞死亡有关；铁冬青酸还可下调 Ras–cAMP–PKA 通路上部分关键基因 Ras1、Cdc35、Tpk1 和 RAS1、CDC35、TPK1 蛋白表达进而抑制白色念珠菌菌丝及生物膜的形成[8]。

2. 抗炎、镇痛作用

铁冬青及其乙醇提取物能抑制二甲苯致小鼠耳郭肿胀和棉球诱导大鼠肉芽肿，能提高热板反应小鼠的痛阈值[9]。

3. 保肝作用

铁冬青水提取液能降低 D– 氨基半乳糖实验性肝损伤小鼠血清谷丙转氨酶和谷草转氨酶的活性，降低小鼠肝脏中丙二醛含量，提高超氧化物歧化酶活性，改善小鼠肝组织病理改变[10]。铁冬青水提取物对 $CCl_4$ 诱导小鼠急性化学性肝损伤具有保护作用，其作用机制可能与抗脂质过氧化有关[11]。

4. 抗肿瘤作用

铁冬青酸衍生物对人恶性黑色素瘤 A375 细胞、人宫颈癌 HeLa 细胞、人肺腺癌 SPC-A1 细胞、人肝癌 HepG2 细胞均有抑制作用，其中 3, 23-O- 双（3, 5- 二硝基苯甲酰基）铁冬青酸甲酯对 HeLa、A375、HepG2、SPC-A1 细胞的半抑制浓度 $IC_{50}$ 分别为（5.25 ± 1.08）μmol/L、（5.99 ± 0.88）μmol/L、（3.31 ± 1.89）μmol/L、（5.74 ± 1.78）μmol/L[12]。

5. 对心血管的作用

铁冬青具有抗心律失常和抗心肌缺血作用，其正丁醇提取物可减少氯仿诱发小鼠心室纤颤的发生率和氯化钡所致大鼠室性心律失常的发生率，增加引起大鼠室性心律失常的乌头碱用量，改善垂体后叶素引起的心肌缺血性心电图，提高小鼠对心肌缺氧的耐受时间[13]。铁冬青乙醇、正丁醇和水提取物对麻醉大鼠有明显的降压作用，降压特点为快、强，以舒张压下降更为明显，其中乙醇提取物在降压的作用强度和维持时间上强于正丁醇提取物[14]。铁冬青乙醇提取物对应激性高血压大鼠有降压和减慢心率作用，并有一定的药物量效关系[15]。

**参考文献**

[1].YANG B, LI H, RUAN Q F, et al. A facile and selective approach to the qualitative and quantitative analysis of triterpenoids and phenylpropanoids by UPLC/Q-TOF-MS/MS for the quality control of *Ilex rotunda* [J].Journal of Pharmaceutical and Biomedical Analysis, 2018, 157:44-58.

[2] 陈曼钿，柳新然，张琳，等.救必应化学成分的分离与鉴定 [J].食品与药品，2020, 22(2):90-94.

[3] LIU W J, PENG Y Y, CHEN H, et al. Triterpenoid Saponins with Potential Cytotoxic Activities from the Root Bark of *Ilex rotunda* Thunb [J].Chemistry & Biodiversity, 2017, 14(2):1-6.

[4] 罗华锋，林朝展，赵钟祥，等.铁冬青茎皮五环三萜类化学成分的研究（Ⅰ）[J].中草药，2011, 42(10):1945-1947.

[5] 许睿，高幼衡，魏志雄，等.救必应化学成分研究（Ⅰ）[J].中草药，2011, 42(12):2389-2393.

[6] 庞云露，王艳玲，孙亚磊，等.救必应的抗菌作用研究 [J].黑龙江畜牧兽医，2020, (4):114-117, 120.

[7] 宋剑武，吴永继，孙燕杰，等.救必应水提取物对产 ESBLs 细菌的抑菌机理研究 [J].中国畜牧兽医，2016, 43(6):1536-1543.

[8] 王海亮.救必应酸对念珠菌的作用机制研究及救必应溶液对念珠菌性间擦疹病的临床疗效评价 [D].长春：长春中医药大学，2019.

[9] 张榕文.救必应抑菌抗炎镇痛有效部位筛选 [D].广州：广州中医药大学，2008.

[10] 丘芬，张兴燊，江海燕，等.救必应水提取液对小鼠肝脏病理损害的治疗作用研究 [J].亚太传统医药，2015, 11(5):10-12.

[11] 陈壮，肖刚.救必应对小鼠急性化学性肝损伤的保护作用 [J].中国医药导报，2012, 9(26):15-16, 19.

[12] 南敏伦，赫玉芳，司学玲，等.救必应酸衍生物的合成及抗肿瘤活性分析 [J].中国实验方剂学杂志，2019, 25(11):139-144.

[13] 陈小夏，何冰，徐苑芬，等.救必应正丁醇提取物抗心律失常和抗心肌缺血作用研究 [J].中药药理与临床，1998, 14(4):3-5.

[14] 董艳芬，梁燕玲，罗集鹏.救必应不同提取物对血压影响的实验研究 [J].中药材，2006, 29(2):172-174.

[15] 梁燕玲，董艳芬，罗集鹏.救必应乙醇提取物对应激性高血压大鼠降压作用的实验研究 [J].中药材，2005, 28(7):582-584.

# 雀梅藤

广西壮族自治区
药用植物园采集记录

采集人：黎珍 吾新民　采集号：19777
采集期：2009年2月27日　份数：8
产　地：天等县天等镇土民村
环　境：　　　　　海拔　　米
性　状：草本、灌木、乔木、藤本
株　高：　　　米，胸高直径　　厘米
形　态：根
　　茎（树皮）
　　叶 互生
　　花
　　果 核果圆 熟时紫黑色　花期
　　　　　　　　　　　　　果期 ✓
用　途：
土　名：
科　名：190　中名：雀梅
学　名：

## 来源
鼠李科（Rhamnaceae）植物雀梅藤 *Sageretia thea* (Osbeck) Johnst. 的叶、地上部分。

## 民族名称
【壮族】哈美科、灭亢棵（大新）。
【瑶族】打拱崩，倒丁风。

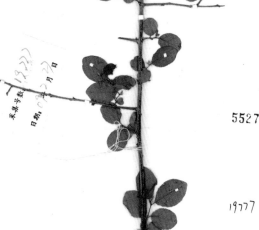

55277

19777 雀梅藤
*Sageretia thea* (Osbeck)

GUANGXI BOTANICAL GARDEN
OF MEDICINAL PLANTS

GXMG 0046654

Det. 陈艺林　　2012 年 7

# 民 族 应 用

【壮族】药用叶。研粉与猪肝水煎服治小儿疳积；捣烂敷患处治疮疖。内服用量1.5g；外用适量。

【瑶族】药用地上部分。主治肺炎，哮喘，风湿性关节炎，类风湿关节炎，鹤膝风，膝关节炎，肾炎水肿，带下病，无名肿毒，痈疮肿毒。内服用量10~30g；外用适量。

**药材性状**　茎呈圆柱形，表面灰色、灰褐色或棕色，有纵皱纹和皮孔，具短刺；不易折断，断面黄棕色，纤维性强。完整叶呈椭圆形、卵状椭圆形，长1~6cm，宽1~3cm，稍皱缩，边缘有细锯齿，纸质。气微，味甘、淡。

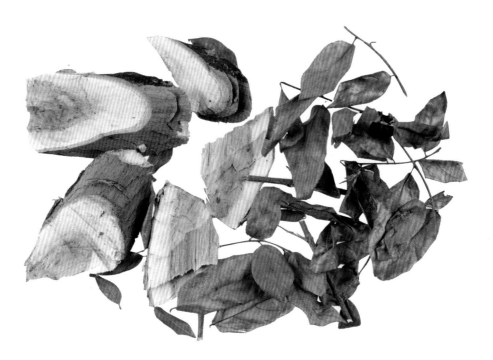

· 雀梅藤－地上部分

**药用源流**　《广西壮族自治区瑶药材质量标准　第一卷》（2014年版）记载其地上部分具有清热解毒的功效；主治疮痈肿毒，水火烫伤，疥疮，漆疮。

| **分类位置** | 种子植物门 | 被子植物亚门 | 双子叶植物纲 | 鼠李目 | 鼠李科 |
|---|---|---|---|---|---|
| | Spermatophyta | Angiospermae | Dicotyledoneae | Rhamnales | Rhamnaceae |

**形态特征**　藤状或直立灌木。小枝具刺，褐色。叶纸质，近对生或互生，椭圆形、矩圆形或卵状椭圆形，长1~4.5cm，宽0.7~2.5cm，边缘具细锯齿，上面绿色，无毛，下面浅绿色，无毛或沿脉被柔毛，侧脉每边3~5条，上面不明显，下面明显凸起；花黄色，芳香，簇生排成顶生或腋生疏散穗状或圆锥状穗状花序，被绒毛或密短柔毛。核果近球圆形，成熟时黑色或紫黑色，味酸。

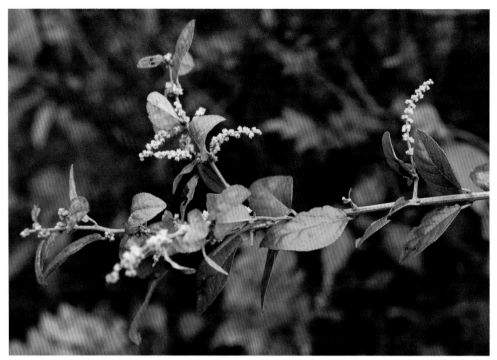

· 雀梅藤 - 花期

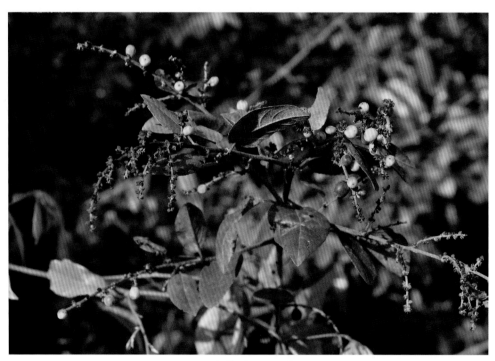

· 雀梅藤 - 果期

**生境分布** 生于海拔 2100m 以下的丘陵、山地林下或灌丛中。分布于安徽、江苏、浙江、江西、福建、台湾、广东、广西、湖南、湖北、四川、云南等。广西主要分布在大新、龙州等。

**化学成分** 主要含有木栓酮、紫丁香酸、β- 谷甾醇、胡萝卜苷、葡萄糖紫丁香酸、蒲公英萜醇、矢车菊色素 -3- 槐糖 -5- 葡萄糖苷[1]、矮牵牛素 -3-(6'- 丙二酰 ) 葡萄糖苷、锦葵素 -3- 葡萄

糖苷和芍药素 -3-(6'- 丙二酰 ) 葡萄糖苷[2]、表木栓醇、大黄素 6- 甲醚、大黄素、$\beta$- 谷甾醇 -$\beta$-D- 葡萄糖苷、3- 乙酰基 -ocotillol[3]等成分，以及维生素 $B_1$、维生素 $B_2$、维生素 C、维生素 PP 和 $\beta$- 胡萝卜素，铁、钴、钾、磷、钙等矿质元素，丙氨酸、苯丙氨酸、赖氨酸等 17 种氨基酸[4]。

**药理作用** 1. 抗菌作用

雀梅藤水煎液体外有抗金黄色葡萄球菌、变形杆菌、枯草杆菌、大肠杆菌、伤寒杆菌的作用，浓度越高、抗菌作用越强，其中对金黄色葡萄球菌和变形杆菌最敏感，且对小鼠体内感染的变形杆菌也有一定的保护作用[5]。

2. 抗氧化作用

雀梅藤中的花青素具有清除 $O_2^-$ 自由基、OH 自由基和还原 $Fe^{3+}$ 活性[6]。

3. 抗肿瘤作用

雀梅藤叶和茎枝提取物能抑制人结直肠癌 SW480 细胞增殖，并诱导其凋亡，其作用机制可能与抑制 GSK3$\beta$ 介导 cyclin D1 的 Thr286 磷酸化，从而阻止 cyclin D1 的泛素化降解，通过激活 ROS 依赖的 p38 信号通路激活 Nrf2，进而提高 HO-1 的表达有关[7]。

4. 抗黑色素生成

雀梅藤果提取物通过 Akt/GSK3$\beta$ 信号通路下调 B16F10 细胞中黑色素的生成，其活性成分可能为亚油酸甲酯和亚麻酸甲酯[8]。

5. 抗炎作用

雀梅藤叶和茎枝提取物能抑制 LPS 诱导 RAW264.7 细胞炎症反应，其作用机制可能与抑制 NF-$\kappa$B 和 MAPK 信号通路，激活 Nrf2/HO-1 信号通路有关[9]。

**参考文献**

［1］徐丽珍，杨小江，李斌 . 雀梅藤化学成分的研究［J］. 中国中药杂志，1994, 19(11):675-676, 702.

［2］乔宽 . 雀梅浆果中花青素成分研究［D］. 南宁：广西大学，2013.

［3］巢琪，刘星垲 . 雀梅藤的化学成分—3- 乙酰基 Ocotillol 的分离鉴定［J］. 上海医科大学学报，1987, 14(5):393-395.

［4］袁瑾，许海平 . 雀梅藤营养成分分析［J］. 氨基酸和生物资源，2012, 34(4):51-53.

［5］刘树喜，黄琪珍，孙华 . 草药雀梅藤抗菌试验研究［J］. 云南中医学院学报，1990, 13(2):23-24.

［6］LEI K C, WEI W X, LIU S, et al. *In vitro* antioxidant activity of the anthocyanins in *Sageretia theezans* Brongn fruit［J］. International Journal of Food Properties, 2016, 19(1):210-221.

［7］KIM H N, PARK G H, PARK S B, et al. Extracts from *Sageretia thea* reduce cell viability through inducing cyclin D1 proteasomal degradation and HO-1 expression in human colorectal cancer cells［J］. BMC Complementary and Alternative Medicine, 2019, 19(1):1-11.

［8］KO G, SHRESTHA S, CHO S K.*Sageretia thea* fruit extracts rich in methyl linoleate and methyl linolenate downregulate melanogenesis via the Akt/GSK3 beta signalingpathway［J］. Nutrition Research and Practice, 2018, 12(1):3-12.

［9］KIM H N, PARK G H, PARK S B, et al. *Sageretia thea* inhibits inflammation through suppression of NF-$\kappa$B and MAPK and activation of Nrf2/HO-1 Signaling pathways in RAW264.7 Cells［J］.The American Journal of Chinese Medicine, 2019, 47(2):385-403.

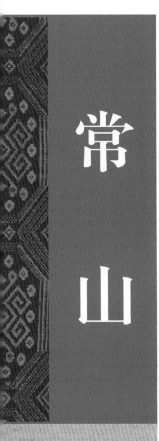

常

山

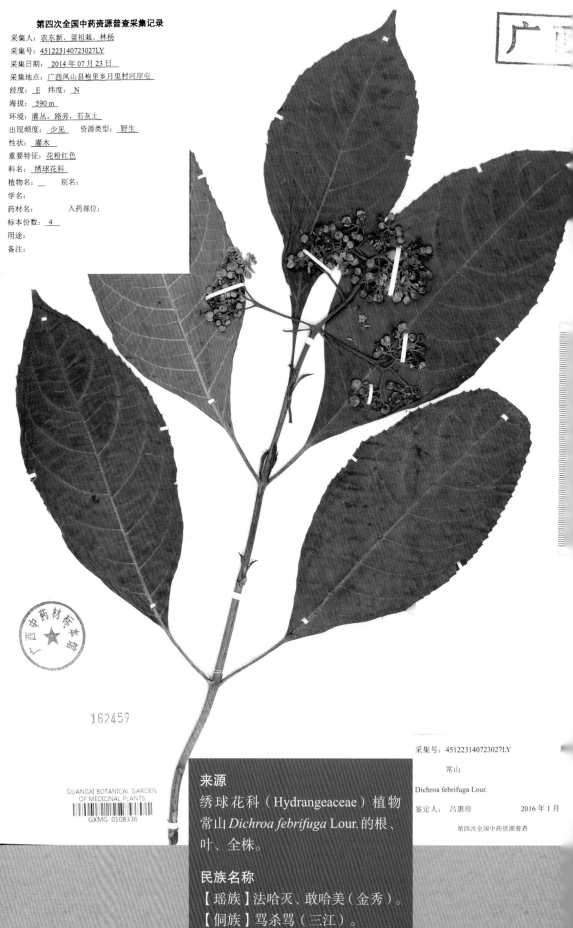

第四次全国中药资源普查采集记录

采集人：农东新、蓝祖栽、林杨

采集号：451223140723027LY

采集日期：2014 年 07 月 23 日

采集地点：广西凤山县袍里乡月里村河岸屯

经度：E____ 纬度：N____

海拔：590 m

环境：灌丛，路旁，石灰土

出现频度：少见____ 资源类型：野生

性状：灌木

重要特征：花粉红色

科名：绣球花科

植物名：____ 别名：

学名：

药材名：____ 入药部位：

标本份数：4

用途：

备注：

162459

GUANGXI BOTANICAL GARDEN
OF MEDICINAL PLANTS

GXMG 0108336

采集号：451223140723027LY

常山

Dichroa febrifuga Lour.

鉴定人：吕惠珍　　　　2016 年 1 月

第四次全国中药资源普查

## 来源

绣球花科（Hydrangeaceae）植物
常山 *Dichroa febrifuga* Lour. 的根、
叶、全株。

## 民族名称

【瑶族】法哈灭、敢哈美（金秀）。

【侗族】骂杀骂（三江）。

【苗族】都乌务、屙兰五（融水）。

## 民 族 应 用

【瑶族】药用根、全株。（酒炒）水煎服治疟疾；捣烂敷患处治疮疖。全株加食盐少许捣烂，冲开水服治淋巴结炎、咽喉炎。

【侗族】药用叶。捣烂调洗米水服治野蕈中毒和磷化锌中毒。内服用量10g；外用适量。本品有毒，内服宜慎。

【苗族】药用叶。捣烂敷患处治刀伤出血；捣烂加酒少量敷患处治跌打内伤。

**药材性状**　根圆柱形，常弯曲扭转，或有分枝，长9~15cm，直径0.5~2cm。表面棕黄色，具细纵纹，外皮易剥落，剥落处露出淡黄色木部。质坚硬，不易折断，折断时有粉尘飞扬；横切面黄白色，射线类白色，呈放射状。气微，味苦。嫩枝圆柱形，细弱，有纵皱纹。叶皱缩破碎，褐绿色或黄褐色，完整者展平后，叶片呈椭圆形、广披针形或长方状倒卵形，长5~17cm，宽1~6cm，先端尖，边缘有锯齿，基部楔形，被毛或无毛。多嗅有特殊闷气，味微苦。

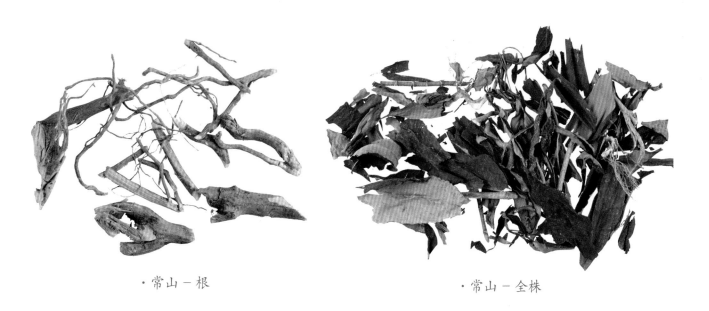

·常山－根　　　　　　　　　　·常山－全株

**药用源流**　始载于《神农本草经》，列为下品，记载："一名玄草。味苦、寒，有毒。治伤寒寒热，发温疟，鬼毒，胸中痰结，吐逆。生川谷。"《本草经集注》记载："出宜都建平。细实黄者，呼为鸡骨常山，用最胜。"《政类本草》引《蜀本图经》记载："树高三四尺，根似荆根，黄色而破。今出金州、房州、梁州。"以上所述与本种相符。《中华人民共和国药典》（2020年版　一部）记载其根具有涌吐痰涎、截疟的功效；主治痰饮停聚，胸膈痞塞，疟疾。《中华本草》记载其嫩枝叶具有祛痰、截疟功效；主治癥瘕积聚、疟疾。

| **分类位置** | 种子植物门 | 被子植物亚门 | 双子叶植物纲 | 火把树目 | 绣球花科 |
|---|---|---|---|---|---|
| | Spermatophyta | Angiospermae | Dicotyledoneae | Cunoniales | Hydrangeaceae |

**形态特征** 灌木。小枝圆柱状或稍具四棱。叶形状大小变异大，常椭圆形、倒卵形、椭圆状长圆形或披针形，两面绿色或一至两面紫色，无毛或仅叶脉被皱卷短柔毛，稀下面被长柔毛。伞房状圆锥花序顶生，花蓝色或白色；花萼倒圆锥形，4~6裂；花瓣长圆状椭圆形，稍肉质，花后反折；雄蕊10~20枚，一半与花瓣对生；花柱4（5~6），棒状，柱头长圆形，子房3/4下位。浆果，蓝色，干时黑色。种子具网纹。

**生境分布** 生于海拔200~2000m阴湿林中。分布于陕西、甘肃、江苏、安徽、浙江、江西、福建、台湾、湖北、湖南、广东、广西、四川、贵州、云南、西藏等。广西全区各地均有分布。

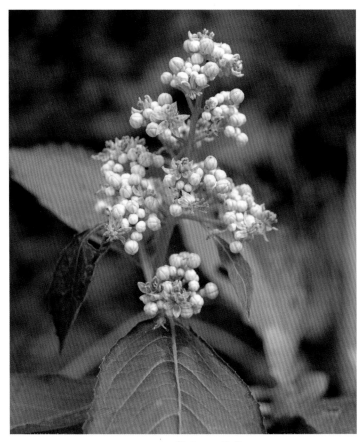

·常山－花期

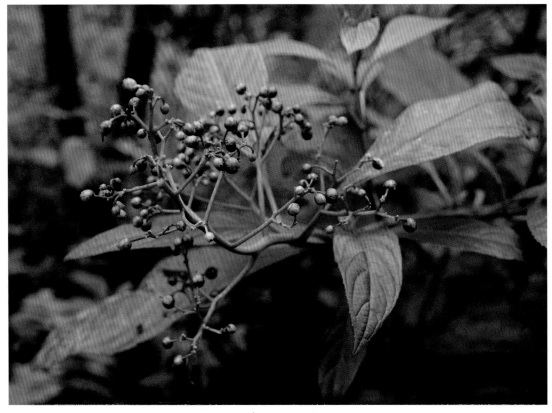

·常山－果期

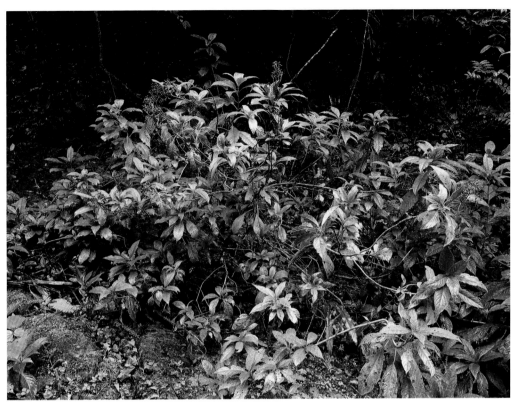

·常山－植株

**化学成分** 主要含有新常山碱、常山碱、异常山碱、香豆素、双氢黄酮、香草醛[1]、常山甲素、常山乙素、小檗碱、胡萝卜苷、$\beta$-谷甾醇、豆甾醇、3, 4'-二羟基-二苯乙烯、伞形花内酯[2]等成分。

**药理作用** 1. 抗肿瘤作用

常山水提醇沉物可能通过干预细胞周期、凋亡及能量代谢途径抑制食管癌 EC9706 细胞增殖[3]。常山碱衍生物常山酮能抑制 MDA-MB-231 细胞的增殖和迁移能力，提高 Bax 及 cleaved-caspase3 蛋白的表达水平，减少 MDA-MB-231 细胞向脑部的定植[4]。常山酮能抑制 THP1 细胞增殖、诱导其凋亡，其作用机制可能与上调 Bax mRNA 表达、下调 Bcl-2 mRNA 表达相关[5]。

2. 免疫调节作用

常山碱能促进小鼠巨噬细胞吞噬中性红细胞和巨噬细胞代谢，提示常山碱具有提高小鼠的免疫功能作用[6]。常山提取物和常山乙素能协同 ConA 刺激小鼠脾 T 淋巴细胞增殖和 LPS 诱导的 B 淋巴细胞增殖[7]。

3. 抗排斥反应

常山酮可抑制大鼠心脏移植模型体内由于急性排斥反应引起的多种促炎性细胞因子的异常升高，具有抗急性移植排斥反应的潜能，其机制可能与抑制 Th17 分泌 IL-17 有关[8]。常山酮刺激的树突状细胞注射入受体大鼠体内后，可降低受体大鼠的移植排斥反应[9]。

4. 对肺的作用

常山酮可通过抑制炎症因子 IL-1$\beta$、IL-18 和 IL-6 的释放，改善 LPS 诱导的急性肺损伤大鼠肺组织的病变，抑制肺纤维化及细胞凋亡，其作用机制与抑制 CD14/NF-$\kappa$B 信号通路激活有关[10]。常山酮可抑制 Notch 和 TGF-$\beta$ 信号通路，通过降低 Smad3 分子表达发挥抗大鼠肝纤维化作用[11]。常山酮可以抑制胸部照射后小鼠肺组织炎性及纤维化改变，其作用机制可能与降低 TGF-$\beta$1 的表达有关[12]。

5. 抗心肌缺血作用

由青蒿、常山制成的青山健心片能有效改善心肌缺血后心律失常，并有明显抗心肌缺血的作用[13]。

6. 抗疟作用

常山碱盐在较低剂量即可使感染疟原虫的模型小鼠全部转阴，但是毒性大，安全窗窄[14]。

7. 其他作用

常山酮可直接作用于巨噬细胞，维持小鼠子宫内膜异位症模型（EMs）鼠炎症微环境的平衡，抑制巨噬细胞向 M2 型极化，减少 EMs 鼠异位内膜体积[15]。常山酮具有抑制 LPS 诱导的树突状细胞成熟的能力[9]。

**附　注**　据报道有将海州常山（*Clerodendrum trichotomum* thunb.）和甜茶[*Rubus chingii* var. *Suavissimus* (S. Lee) L.T.Lu]充当常山临床使用的情况[16]。

**参考文献**

[1] 邓永红，徐任生，叶阳.常山叶中一种新的喹唑酮生物碱（英文）[J].Journal of Chinese Pharmaceutical Sciences, 2000, 9(3):116-118.

[2] 张雅.常山根化学成分及质量标准研究[D].咸阳：陕西中医学院，2010.

[3] 孟丹华，尚艺婉，李晨旭，等.常山水提醇沉物对EC9706细胞周期、凋亡、能量代谢的影响[J].中华中医药学刊，2021，39(2):85-88, 266.

[4] 王丹丹，宋宁宁，亢春彦，等.常山酮抑制乳腺癌脑转移的作用研究[J].中国实用神经疾病杂志，2016，19(15):39-40.

[5] 舒峻，樊丹平，王萍，等.常山酮对人急性单核细胞白血病细胞增殖、凋亡及相关基因表达的影响[J].中日友好医院学报，2014，28(5):285-287.

[6] 郭志廷，王玲，衣云鹏，等.常山碱对小鼠巨噬细胞功能的影响[J].中兽医医药杂志，2016，35(4):34-36.

[7] 郭志廷，韦旭斌，梁剑平，等.常山提取物和常山乙素对小鼠脾淋巴细胞增殖的影响[J].中国兽医学报，2013，33(11):1730-1732, 1757.

[8] 杜蓥淦，徐明，朱少平，等.常山酮对大鼠心脏移植急性排斥反应的抑制作用[J].武汉大学学报（医学版），2015，36(2):204-208.

[9] 胡玲，刘莉.常山酮对树突状细胞成熟的影响及其在大鼠同种异体心脏移植免疫耐受中的作用[J].中国生化药物杂志，2014，34(7):40-42, 45.

[10] 章小山.常山酮通过CD14/NF-κB通路调控LPS诱导的大鼠急性肺损伤免疫系统紊乱[J].中国免疫学杂志，2018，34(6):861-865.

[11] 王毅.Notch信号在大鼠肝纤维化中的作用及常山酮干预机制的研究[D].青岛：青岛大学，2017.

[12] 巩琳琳.常山酮预防放射性肺损伤研究[D].天津：天津医科大学，2012.

[13] 丁书文，焦华琛，尹柱汉.青蒿、常山对大鼠急性心肌缺血所致心律失常的影响[J].山东中医杂志，2003，22(12):742-743.

[14] 李健，杜江，马丽娜，等.常山碱盐灌胃给药抗疟药效及急性毒性[J].中国实验方剂学杂志，2018，24(13):141-146.

[15] 杨延军，梁静，李芳，等.常山酮对小鼠子宫内膜异位症巨噬细胞极化的调控作用[J].山东大学学报（医学版），2016，54(9):26-31, 40.

[16] 李逐波，余虹，陈章宝，等.渝产中药常山及其同名异物的HPLC分析[J].中兽医医药杂志，2006，5:32-35.

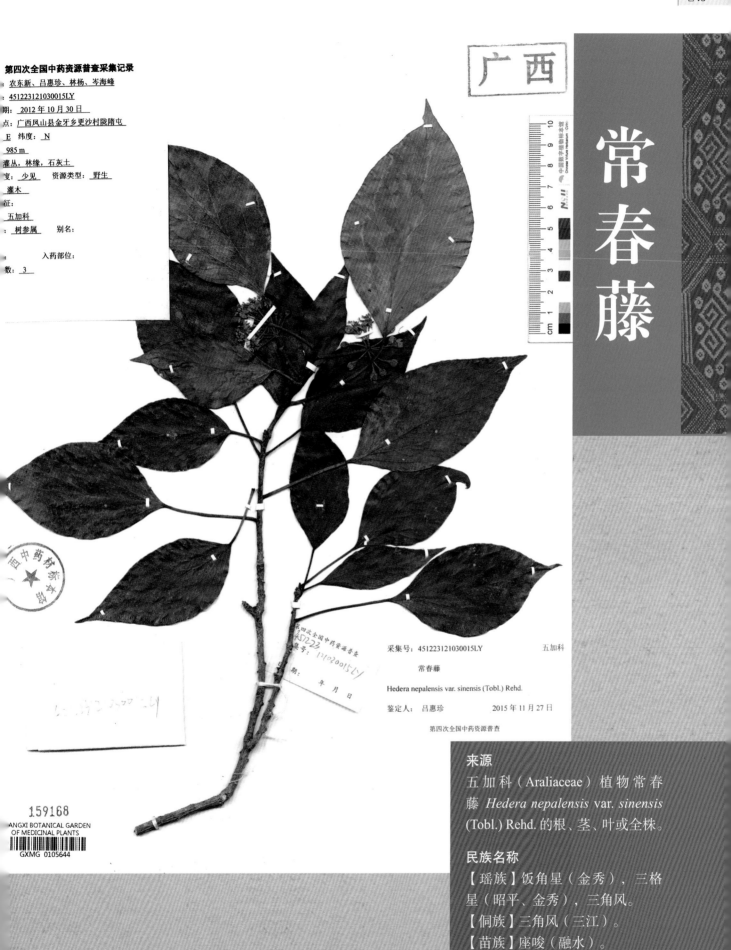

广西

常春藤

采集号：451223121030015LY　　　五加科

常春藤

Hedera nepalensis var. sinensis (Tobl.) Rehd.

鉴定人：吕惠珍　　　　2015 年 11 月 27 日

第四次全国中药资源普查

159168

## 来源

五加科（Araliaceae）植物常春藤 *Hedera nepalensis* var. *sinensis* (Tobl.) Rehd. 的根、茎、叶或全株。

## 民族名称

【瑶族】饭角星（金秀），三格星（昭平、金秀），三角风。

【侗族】三角风（三江）。

【苗族】座唆（融水）。

## 民 族 应 用

【瑶族】药用根、茎、叶或全株。茎水煎服治声音嘶哑，风湿疼痛，神经痛。叶、根水煎服或鲜品加食盐少许捣烂冲开水服治咽喉炎。全株用于治疗感冒咳嗽，胃痛，腹痛，风湿性关节炎，类风湿关节炎，跌打损伤。内服用量 15~30g；外用适量。

【侗族】药用全株。水煎调酒服兼洗或敷患处治风湿骨痛。内服用量 9~15 g；外用适量。

【苗族】药用全株。水煎调酒服兼洗或敷患处治风湿骨痛，神经痛，手脚麻木。

**药材性状** 茎呈圆柱形，直径 0.5~3cm；表面灰棕色或棕褐色，粗糙，有多数气根及稀疏圆形皮孔和细纵纹；皮部与木部易剥离；质坚实，不易折断；断面皮部棕褐色，木部黄白色，有明显的放射性纹理及细孔；髓部小。叶多皱缩破碎，完整者展开后，一种呈三角状卵形或三角状长圆形，另一种呈椭圆状卵形至椭圆状披针形，长 4~16cm，宽 1.5~10.5cm，全缘，先端渐尖，基部呈楔形，侧脉和网脉两面均明显；叶柄长 2~9cm。气微，味微涩。

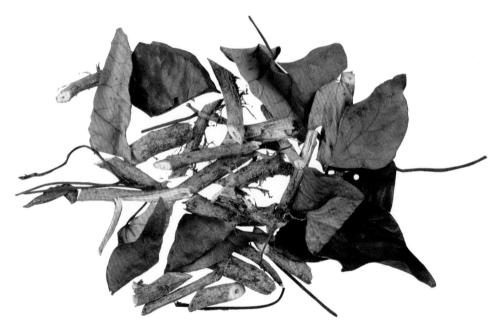

·常春藤－全株

**药用源流** 《本草拾遗》记载："生林薄间，作蔓绕草木，叶头尖，子熟如珠，碧色，正圆。小儿取藤于地，打作鼓声。李邕名为常春藤。"根据《植物名实图考》对常春藤的描述及其所附植物图，古时所用常春藤的原植物为葡萄科植物，与今用之常春藤原植物不符。《中华本草》记载常春藤的茎叶具有祛风、利湿、和血、解毒的功效；主治风湿痹痛，瘫痪，口眼㖞斜，衄血，月经不调，跌打损伤，咽喉肿痛，疔疖痈肿，肝炎，蛇虫咬伤。其果实具有补肝肾、强腰膝、行气止痛的功效；主治体虚羸弱，腰膝酸软，血痹，脘腹冷痛。

**分类位置**

| 种子植物门 | 被子植物亚门 | 双子叶植物纲 | 五加目 | 五加科 |
|---|---|---|---|---|
| Spermatophyta | Angiospermae | Dicotyledoneae | Araliales | Araliaceae |

**形态特征** 常绿攀援灌木。茎灰棕色或黑棕色，有气生根；一年生枝疏生锈色鳞片，鳞片通常有10~20条辐射肋。单叶互生，革质，叶二型，侧脉和网脉两面均明显。伞形花序单个顶生，或2~7个总状排列或伞房状排列成圆锥花序；总花梗通常有鳞片；花淡黄白色或淡绿白色；花萼密生棕色鳞片，长2mm，边缘近全缘；花瓣5，三角状卵形，外面有鳞片；雄蕊5，花药紫色；花盘隆起，黄色；花柱合生成柱状。果实球形，红色或黄色。

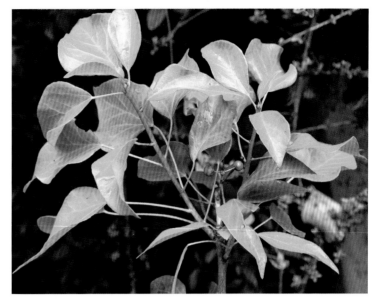

·常春藤－果期

**生境分布** 常攀援于海拔3500m以下的林缘树木、林下路旁、岩石和房屋墙壁上，常栽培。分布地区广，北自甘肃东南部、陕西南部、河南、山东，南至广东、江西、福建，西自西藏波密，东至江苏、浙江的广大区域内均有生长。广西主要分布在融水、临桂、灵川、兴安、龙胜、凌云、隆林、环江、金秀等。

**化学成分** 全草含挥发油，主要成分为邻苯二甲酸异丁基酯、氧化石竹烯和花生酸等[1]。

**药理作用** 1.抑菌作用
常春藤乙醇浸膏水溶液和总生物碱提取物对金黄色葡萄球菌、巴氏杆菌、大肠杆菌、沙门氏菌和链球菌均有抑菌作用[2]。
2.抗肿瘤作用
常春藤皂苷元体外对人结肠癌细胞LoVo和胃癌细胞MGC803的增殖具有抑制作用，并可抑制LoVo、MGC803细胞的黏附能力、侵袭能力和迁移能力[3,4]。
3.其他作用
常春藤茎叶水提取物和醇提取物对黄嘌呤氧化酶（XO）具有一定的体外抑制活性[5]。

**参考文献**

[1]童星，陈晓青，蒋新宇，等.常春藤挥发油的提取及GC-MS分析［J］.精细化工，2007，24(6):559-561，580.

[2]唐宇龙，刘湘新，唐小武，等.三角风化学成分分析与抗菌效果研究［J］.中国兽医杂志，2007(2):51-52.

[3]刘包欣子，王瑞平，邹玺，等.常春藤皂苷元对结肠癌细胞LoVo增殖、黏附、侵袭和迁移能力的影响［J］.南京中医药大学学报，2013，29(1):44-47.

[4]刘包欣子，王瑞平，邹玺，等.常春藤皂苷元对胃癌细胞MGC803增殖、黏附、侵袭和迁移能力的影响［J］.中国实验方剂学杂志，2013，19(4):212-215.

[5]李芮，马良会，王栋，等.9种通络祛风中药提取物对黄嘌呤氧化酶的体外抑制活性研究［J］.中国药房，2020，31(6):677-682.

野冬青果

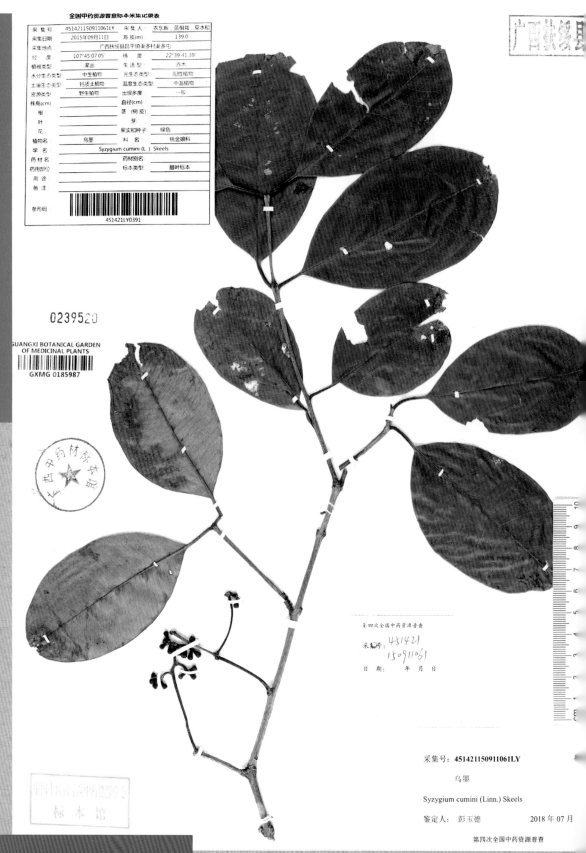

全国中药资源普查标本采集记录表

| 采集号： | 451421150911061LY | 采集人： | 农东新、蓝祖姣、莫水松 |
| 采集日期： | 2015年09月11日 | 海拔(m) | 139.0 |
| 采集地点： | 广西扶绥县昌平镇案多村濑多屯 | | |
| 经　度： | 107°45′07.05″ | 纬　度： | 22°39′41.39″ |
| 植被类型： | 灌丛 | 生活型： | 乔木 |
| 水分生态类型： | 中生植物 | 光生态类型： | 阳性植物 |
| 土壤生态类型： | 钙质土植物 | 温度生态类型： | 中温植物 |
| 资源类型： | 野生植物 | 出现多度： | 一般 |
| 株高(cm)： | | 直径(cm)： | |
| 根： | | 茎（树皮）： | |
| 叶： | | 芽： | |
| 花： | | 果实和种子： | 绿色 |
| 植物名： | 乌墨 | 科　名： | 桃金娘科 |
| 学　名： | Syzygium cumini (L.) Skeels | | |
| 药材名： | | 药材别名： | |
| 药用部位： | | 标本类型： | 腊叶标本 |
| 用　途： | | | |
| 备　注： | | | |
| 条形码： | | | |

451421LY0391

0239520

第四次全国中药资源普查

采集号：451421
15091 1061

日　期：　　年月日

采集号：**451421150911061LY**

乌墨

Syzygium cumini (Linn.) Skeels

鉴定人：彭玉德　　　2018 年 07 月

第四次全国中药资源普查

## 来源

桃金娘科（Myrtaceae）植物乌墨 *Syzygium cumini* (Linn.) Skeels 的果实。

## 民族名称

【壮族】Aenhaexyiengz。

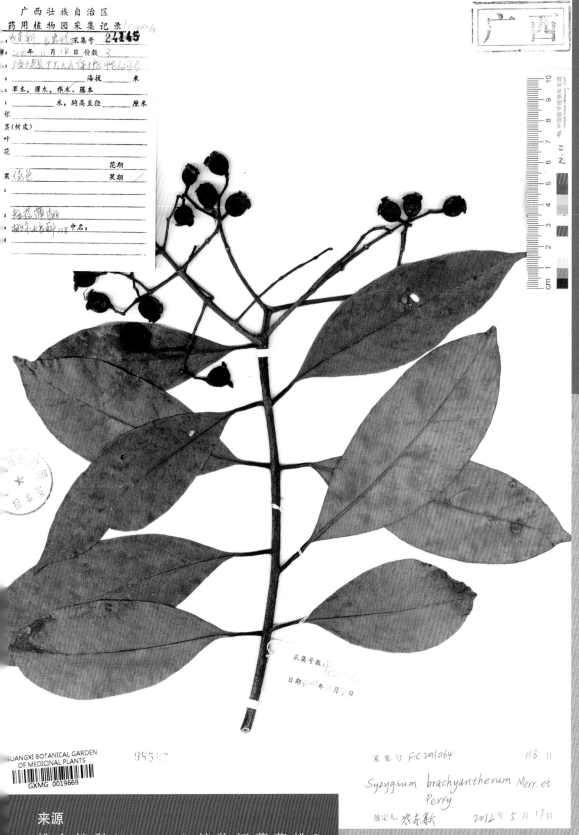

野冬青果

## 来源

桃金娘科（Myrtaceae）植物短药蒲桃 *S. globiflorum* (Craib) P. Chantanaranothai & J. Parnell ［*S. brachyantherum* Merr. & Perry］的果实。

## 民族名称

【壮族】Aenhaexyiengz。

## 民 族 应 用

【壮族】药用果实。水煎服治疗寒咳寒痰，寒喘寒哮。内服用量6~9 g。

**药材性状**　果实卵圆形、壶形或近球形，萼齿不明显；具宿存花萼，有种子1粒；味苦，微涩。

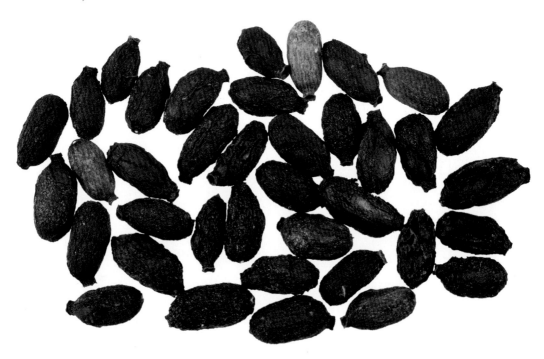

·野冬青果－果实

**药用源流**　《全国中草药汇编》（上册　第二版）记载乌墨和短药蒲桃的果实、茎皮和叶均可入药。《中华本草》记载短药蒲桃的果实或茎叶具有止咳平喘的功效；主治寒性咳嗽，哮喘。

| 分类位置 | 种子植物门 | 被子植物亚门 | 双子叶植物纲 | 桃金娘目 | 桃金娘科 |
|---|---|---|---|---|---|
| | Spermatophyta | Angiospermae | Dicotyledoneae | Myrtales | Myrtaceae |

**形态特征**　乌墨　乔木。嫩枝圆形，干后灰白色。叶片革质，阔椭圆形至狭椭圆形，先端圆或钝，具短尖头，基部阔楔形；叶两面多细小腺点，侧脉多而密。圆锥花序腋生或生于花枝上，偶顶生；有短花梗，花白色；萼管倒圆锥形，萼齿不明显。果实卵圆形或壶形，长1~2cm，具宿存萼筒。种子1颗。
　　短药蒲桃　灌木或小乔木。嫩枝圆形，稍压扁。叶片薄革质，椭圆形或狭椭圆形，长9~16cm，宽2.5~5cm，基部阔楔形，下面多腺点。聚伞花序或圆锥花序，顶生，有花3~11朵；花梗长5~20mm；萼齿肉质，宿存，萼管长8~9mm；花瓣阔卵形，长7~8mm，分离；雄蕊长短不一，花药极短。果实近球形，直径2.5cm。

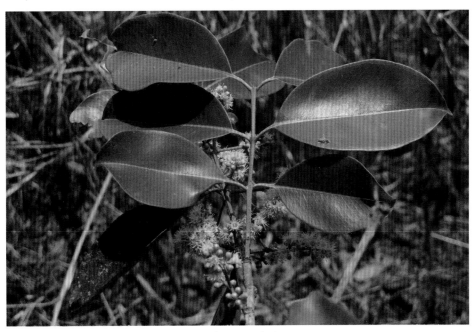

· 乌墨 - 花期

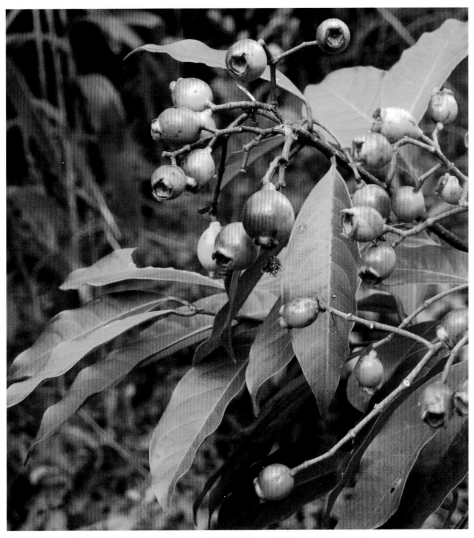

· 短药蒲桃 - 果期

**生境分布**　乌墨　生于平地次生林及荒地上。分布于台湾、福建、广东、广西、云南等。广西主要分布在桂南地区。

短药蒲桃　生于中海拔的山谷密林中。分布于广东、广西、海南、云南等。广西主要分布在横县、防城、上思、宁明、龙州等。

**化学成分**　乌墨　根含无羁萜、epifriedelanol、24(*S*)-stigmast-5-en-3*β*-ol、2*α*-hydroxybetulinic acid、arjunolic acid、蛇葡萄素、5, 7, 3', 4', 5'- 五羟基黄酮等[1]。叶含挥发油，主要成分为 *α*- 蒎烯、*β*-杜松烯、*α*- 古芸烯、丁香烯、*α*- 蛇麻烯、*β*- 芹子烯、异长叶烯 -5- 酮、韦得醇等[2]。

短药蒲桃　叶含 (*Z*,*Z*)-1-(2', 4', 6'-dihydroxyphenyl)-octadeca-9, 12-dien-1-one、2', 4', 6'-dihydroxyphenyl-hexadeca-1-one、*β*-selinene、没食子酸甲酯、4-epifriedelin、friedelin、3-epifriedelinol、*β*-sitosteryl-3-*O*-glucopyranoside、*β*-sitosterol-3-*O*-*β*-D-glucopyranoside 等[3]。茎叶含间苯三酚类化合物 brachyanone A–E[4]。

**药理作用**　降糖作用

从乌墨根中分离得到的 7 种化合物无论有无胰岛素刺激作用，均能明显促进葡萄糖的利用。其中，化合物无羁萜在基础状态下能明显改善 L6 肌细胞的胰岛素抵抗状态，其效价不低于阳性对照药罗格列酮；化合物 5, 7, 3', 4', 5'- 五羟基黄酮在胰岛素刺激状态下能明显改善 L6 肌细胞的胰岛素抵抗状态，其效价不低于阳性对照药罗格列酮[1]。乌墨根部提取物对 *α*- 葡萄糖苷酶有一定的抑制活性，且其抑制作用呈现剂量依赖性[5]。从短药蒲桃茎叶中分离得到的间苯三酚类化合物 brachyanone A 和 brachyanone C 对 *α*- 葡萄糖苷酶具有明显的抑制活性，其 $IC_{50}$ 分别 2.57μmol/L 和 0.97μmol/L；化合物 brachyanone D 对蛋白酪氨酸磷酸酶 1B（PTP1B）具有抑制活性，浓度为 100μmol/L 时抑制率为 89.42%，提示其间苯三酚化合物在抗糖尿病活性中起重要作用[4]。

**参考文献**

[1]　李石飞，黄年旭，郝小江，等.滇产植物乌墨中胰岛素增敏活性成分 [J].云南植物研究，2009, 31(5):469–473.

[2]　刘艳清，汪洪武，蔡璇.不同方法提取乌墨叶挥发油化学成分的研究 [J].中成药，2014, 36(5):1091–1094.

[3]　许文.两种云南药用植物的化学成分研究 [D].昆明：云南师范大学，2017.

[4]　XU W, XU S H, WANG L, et al.Five new phloroglucinol derivatives from *Syzygium brachyantherum* and their α-glucosidase and PTP1B inhibitory activities [J].Natural Product Research, 2020:1–7.

[5]　张富东，李玲，牛艳芬，等.乌墨根部提取物对 α- 葡萄糖苷酶抑制活性的研究[J].中国执业药师，2014, 11(12):30–33.

第四次全国中药资源普查采集记录

人：全州县普查队　采集号：450324130426010LY

日期：4/26/2013

地点：广西全州县咸水乡虎山村

110°44′23.6364″E　纬度：25°50′2.1444″N

500 m

阔叶林，林下，黄棕壤

坡度：一般　资源类型：野生

乔木

特征：省沽油科

名：野鸦椿　别名：

名：　入药部位：

份数：4

遗传材料 2 份

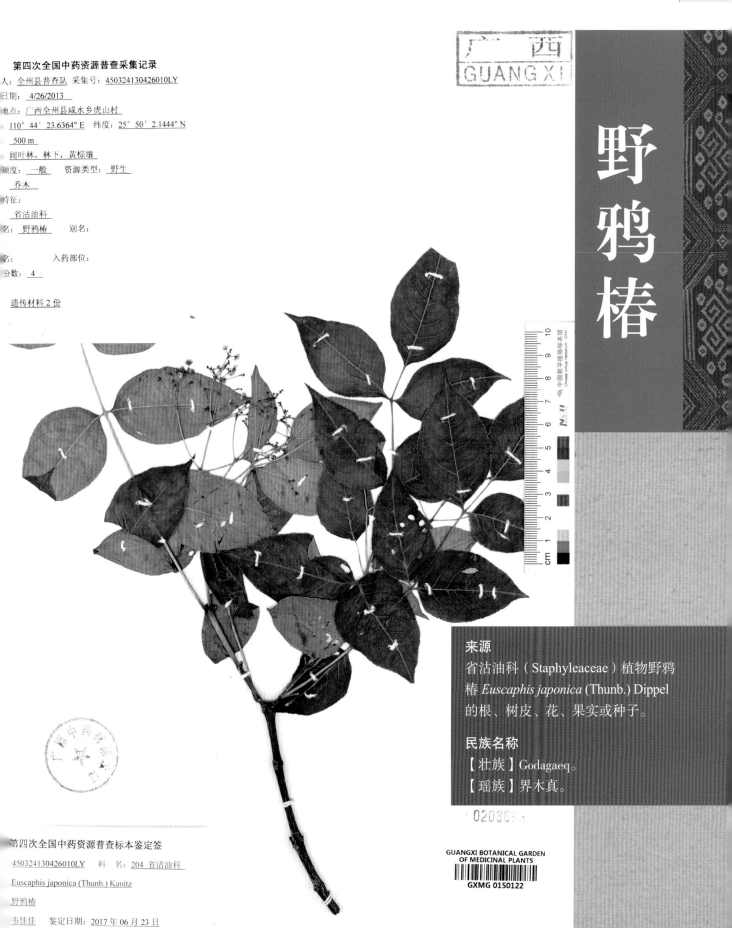

野鸦椿

**来源**

省沽油科（Staphyleaceae）植物野鸦
椿 *Euscaphis japonica* (Thunb.) Dippel
的根、树皮、花、果实或种子。

**民族名称**

【壮族】Godagaeq。

【瑶族】界木真。

020309

GUANGXI BOTANICAL GARDEN
OF MEDICINAL PLANTS

GXMG 0150122

第四次全国中药资源普查标本鉴定签

450324130426010LY　科　名：204 省沽油科

*Euscaphis japonica* (Thunb.) Kanitz

野鸦椿

韦佳佳　鉴定日期：2017 年 06 月 23 日

## 民 族 应 用

【壮族】药用果实。用于治疗胃痛，寒疝疼痛，泄泻，痢疾，脱肛，月经不调，子宫下垂，睾丸肿痛。

【瑶族】药用根、树皮、花、果实或种子。根水煎服治跌打损伤，关节筋骨疼痛。树皮水煎服治小儿疝气，水痘，角膜云翳。花与鸡蛋煎服治疗头痛，眩晕。果实水煎服治荨麻疹。种子水煎取汁，用红糖适量调服，治睾丸肿痛。内服用量树皮、果实、种子 9~15g，根 15~30g，花 9~15g；外用根皮适量，捣烂敷患处。

**药材性状**　根长短不一。树皮灰褐色，具纵条纹。花梗长，花多而密集，萼片与花瓣均为 5。果实为蓇葖果，常 2~3 个着生于同一果柄的顶端，单个呈倒卵形、类圆形，稍扁，微弯曲，顶端较宽大，下端较窄小，长 7~20mm，宽 5~8mm。果皮外表面呈红棕色，有凸起的分叉脉纹，内表面淡棕红色或棕黄色，具光泽，内有种子 1~2 粒，扁球形，直径约 5mm，厚约 3mm，黑色，具光泽，一端边缘可见凹下的种脐，种皮外层质脆，内层坚硬，种仁白色，油质。气微，果皮味微涩，种子味淡而油腻。

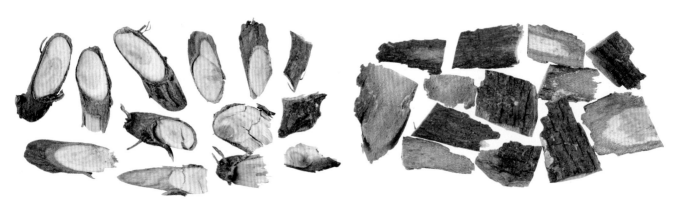

·野鸦椿－根　　　　　　　　　　　　　　·野鸦椿－树皮

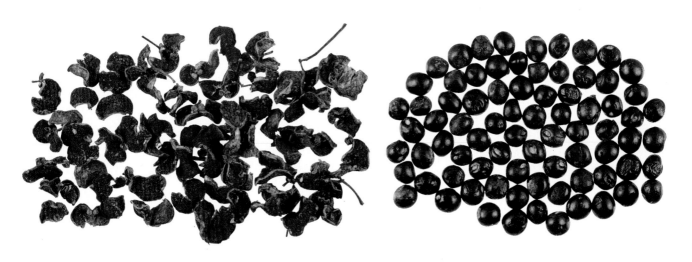

·野鸦椿－果实　　　　　　　　　　　　　·野鸦椿－种子

**药用源流** 野鸦椿的药用始载于《植物名实图考》，曰："野鸦椿生长沙山阜。丛生，高可盈丈，绿条对节，节上发小枝，对叶密排，似椿而短、亦圆，似檀而有尖，细齿疏纹，赭根旁出，略有短须。俚医以为达表之药。秋结红实，壳似赭桐，花而微硬，迸裂时，子著壳边如梧桐子。遥望似花瓣上黏黑子。"根据其描述及所附植物图，与今用之野鸦椿原植物相符。《中华本草》记载野鸦椿的根具有祛风解表、清热利湿的功效；主治外感头痛，风湿腰痛，痢疾，泄泻，跌打损伤。茎皮具有行气、利湿、祛风、退翳的功效；主治小儿疝气，风湿骨痛，水痘，目生翳障。叶具有祛风止痒的功效；主治妇女阴痒。花具有祛风止痛的功效；主治头痛，眩晕。果实或种子具有祛风散寒、行气止痛、消肿散结的功效；主治胃痛，寒疝疼痛，泄泻，痢疾，脱肛，月经不调，子宫下垂，睾丸肿痛。

| 分类位置 | 种子植物门 | 被子植物亚门 | 双子叶植物纲 | 无患子目 | 省沽油科 |
|---|---|---|---|---|---|
| | Spermatophyta | Angiospermae | Dicotyledoneae | Sapindales | Staphyleaceae |

**形态特征** 落叶小乔木或灌木。树皮灰褐色，具纵条纹，小枝及芽红紫色，枝叶揉碎后具恶臭味。叶对生，奇数羽状复叶，长8~32cm，厚纸质，长卵形或椭圆形，边缘具疏短锯齿，齿尖有腺体。圆锥花序顶生；花梗长达21cm；花多，黄白色；花萼、花瓣、雄蕊各5。蓇葖果紫红色，有纵脉纹。种子近圆形，假种皮肉质，黑色，有光泽。

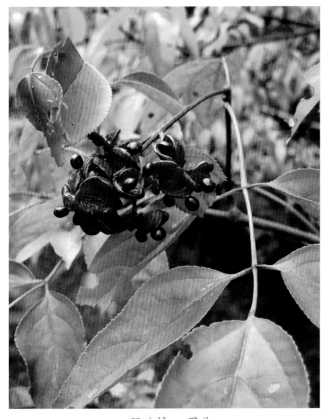

· 野鸦椿-果期

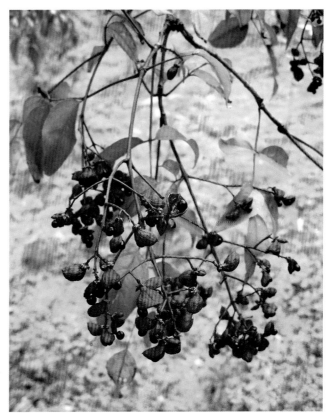

· 野鸦椿-果期

**生境分布** 生于山坡、山谷、河边的丛林或灌丛中。除西北各省外，全国均产。广西全区各地均有分布。

**化学成分** 根含3$\beta$,19-二羟基-24-反式-阿魏酰基-熊果烷-12-烯-28-酸、$\beta$-谷甾醇、7-羟基-2-辛烯-5-内酯、3,3'-二甲氧基-鞣花酸、香草醛、5-羰基-四氢呋喃-3-甲酸乙酯、没食子酸、3, 3'- 二甲氧基 - 鞣花酸 -4-(5"- 乙酰基 )-α-L- 阿拉伯糖苷、佛手柑内酯[1]。枝叶含有 5, 7-dihydroxy-2-methyl-benzopyran-4-one、3, 4, 5-trihydroxy-benzoic acid methyl ester、3, 7-dihydroxy-5-octanolide、methyl 5, 7-dihydroxy-2(Z)-octenoate、7-hydoroxy-2-octen-5-olide 和 vomifoliol[2,3]。果实含白桦脂酸、丁烯酮、β- 谷甾醇、齐墩果酸、坡膜酸、β- 香树脂醇、没食子酸、3, 3'- 二甲氧基鞣花酸、槲皮素、山柰酚、熊果酸、马斯里酸、邻苯二甲酸 - 双 (2'- 乙基庚基 ) 酯、琥珀酸、异鼠李素 -3-O- 葡萄糖苷等[4-6]。

**药理作用** **1. 抗肿瘤作用**

从野鸦椿枝叶中分离纯化的酯类化合物 7-hydroxy-2-octen-5-olide 和 methyl 5, 7-dihydroxy-2(Z)-octenoate 能抑制体外培养的宫颈癌细胞株 HeLa 的增殖，其作用机制可能与调节 HeLa 细胞 p53 蛋白表达及诱导 HeLa 细胞的凋亡有关[7]。

**2. 保肝作用**

野鸦椿水提取物高、低剂量组能显著降低对 CCl₄ 所致肝纤维化大鼠血清 HA、LN 及 PⅢP 水平，能改善肝细胞炎症水肿和胶原纤维沉积情况，具有良好的抗肝纤维化作用[8]。野鸦椿水提取物对大鼠急性酒精性肝损伤具有保护作用，其各剂量组大鼠血清 AST、ALT、TBIL、DBIL 及 TG 均不同程度的下降，病理学检查显示给药组肝组织的病理损害较模型组轻[9]。

**3. 抑制脂堆积作用**

野鸦椿石油醚部位能显著抑制油酸诱导的 HepG2 细胞内脂滴的堆积，并降低细胞内三酰甘油的水平[1]。

**4. 抗炎作用**

从野鸦椿枝叶中提取分离的化合物 7-hydroxy-2-octen-5-olide 和 methyl 5, 7-dihydroxy-2(Z)-octenoate 具有较强的抗炎活性，其结构中的 α、β 不饱和羰基与抗炎活性密切相关[3]。

**5. 抗氧化作用**

野鸦椿果实的乙醇提取物在高浓度下具有明显的抗氧化活性，其抗氧化能力强于抗坏血酸[10]。

**参考文献**

[1] 田珂，李燕慈，龙慧，等.野鸦椿根抑制肝脂堆积活性部位及其化学成分研究 [J].中草药，2017, 48(8):1519-1523.

[2] 董玫，广田满.野鸦椿的植物化学成分研究 [J].天然产物研究与开发，2002, 14(4):34-37.

[3] 董玫，张秋霞，广田满.野鸦椿酯类化合物抗炎症活性与结构的研究[J].天然产物研究与开发，2004, 16(4):290-293.

[4] 满兴战，周峰，谭洋，等.福建野鸦椿化学成分的研究 [J].中草药，2019, 50(24):5924-5929.

[5] 向德标，胡乔铭，谭洋，等.野鸦椿籽中三萜类化合物的分离与鉴定 [J].中成药，2015, 37(4):793-796.

[6] 黄云，向德标，胡乔民，等.福建野鸦椿籽中的酚酸类化学成分 [J].中草药，2014, 45(18):2611-2613.

[7] 左敏，倪志宇，许立，等.野鸦椿对 HeLa 细胞的抗增殖作用及其机制的初步研究 [J].癌变·畸变·突变，2008, 20(5):350-353.

[8] 何玲，高辉，李春艳，等.野鸦椿对肝纤维化大鼠血清 HALN 及 PⅢP 的影响 [J].山东医学高等专科学校学报，2010, 32(6):411-413.

[9] 钟飞，高辉.野鸦椿果实水提取物对急性酒精性肝损伤的保护作用 [J].怀化学院学报，2012, 31(2):29-31.

[10] 向德标.福建野鸦椿籽中化学成分及其抗氧活性研究 [D].长沙:湖南中医药大学，2015.

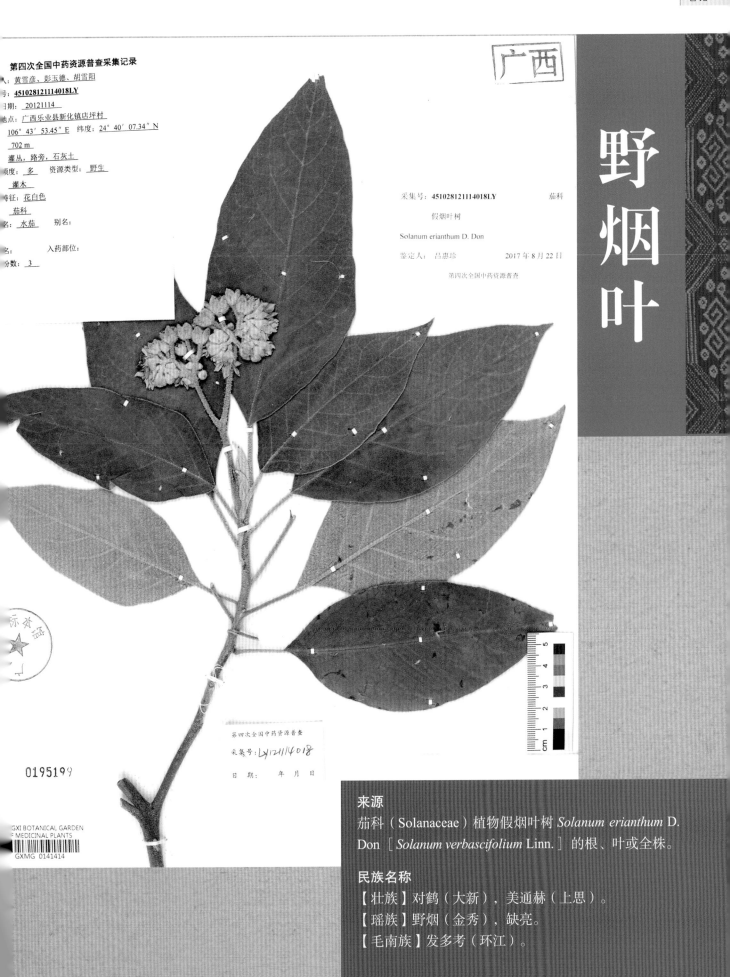

第四次全国中药资源普查采集记录

人：黄雪彦、彭玉德、胡雪阳

号：**451028121114018LY**

日期：20121114

地点：广西乐业县新化镇店坪村

106°43′53.45″E　纬度：24°40′07.34″N

702 m

灌丛，路旁，石灰土

频度：多　资源类型：野生

灌木

特征：花白色

茄科

名：水茄　别名：

名：　入药部位：

分数：3

采集号：451028121114018LY　　　茄科

假烟叶树

*Solanum erianthum* D. Don

鉴定人：吕惠珍　　　2017 年 8 月 22 日

第四次全国中药资源普查

第四次全国中药资源普查

采集号：LY121114018

日期：　年　月　日

0195199

GXI BOTANICAL GARDEN
F MEDICINAL PLANTS

GXMG 0141414

野烟叶

**来源**

茄科（Solanaceae）植物假烟叶树 *Solanum erianthum* D. Don ［*Solanum verbascifolium* Linn.］的根、叶或全株。

**民族名称**

【壮族】对鹤（大新），美通赫（上思）。

【瑶族】野烟（金秀），缺亮。

【毛南族】发多考（环江）。

## 民 族 应 用

【壮族】药用根、叶、全株。根水煎服治白带异常，慢性粒细胞性白血病。叶水煎洗患处治跌打肿痛，研末敷患处治外伤出血；捣烂拌米糟敷患处治疝气；捣烂外搽或水煎洗治湿疹，稻田性皮炎；捣碎和酒炒热推擦患处治手脚痛风。全株和青壳鸭蛋用米酒炖服治瘰疬；和桐油捣烂敷患处治溃疡不收口；还可用于治疗皮肤湿痒，小儿腹泻，子宫脱垂等。内服用量5~15g；外用适量，捣烂敷患处或煎水外洗。

【瑶族】药用叶、全株。叶水煎洗患处治毒蛇咬伤。全株捣烂敷肚脐治小儿腹泻；水煎洗患处治湿疹，皮炎，烂疮；还可用于治疗胃腹疼痛，风湿痹痛，子宫脱垂，跌打损伤等。内服用量10~30g；外用适量。

【毛南族】药用叶。叶研末敷患处治褥疮。内服用量9g；外用适量。全株有毒，以果最毒，内服宜慎。

**药材性状**　根圆柱形，长短不一。小枝密被白色具柄头状簇绒毛。叶皱缩，完整叶展开后呈卵状长圆形，两面被具柄簇绒毛。味苦、辛，性微温。

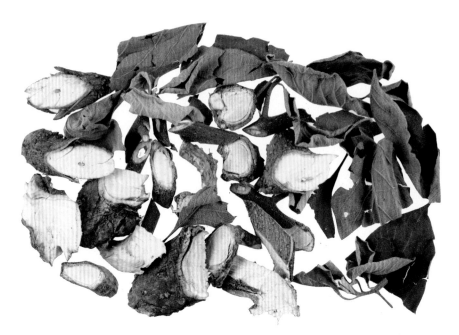

·野烟叶－全株

**药用源流**　《中华本草》记载其叶或全株具有行气血、消肿毒、止痛的功效；主治胃痛，腹痛，痛风，骨折，跌打损伤，痈疖肿毒，皮肤溃疡，外伤出血。

| **分类位置** | 种子植物门 | 被子植物亚门 | 双子叶植物纲 | 茄目 | 茄科 |
|---|---|---|---|---|---|
| | Spermatophyta | Angiospermae | Dicotyledoneae | Solanales | Solanaceae |

**形态特征** 小乔木，高 1.5~10m。小枝密被白色具柄头状簇绒毛。叶大而厚，卵状长圆形，长 10~29cm，宽 4~12cm，先端短渐尖，基部阔楔形或钝，两面均被具短柄的簇绒毛。聚伞花序；花白色，萼钟形，5 半裂，萼齿卵形，中脉明显；花冠筒隐于萼内，裂片长圆形，端尖，外面被星状簇绒毛；雄蕊 5 枚，花药顶孔略向内；子房卵形，密被硬毛状簇绒毛，花柱光滑，柱头头状。浆果球状，具宿存萼，黄褐色，初被星状簇绒毛，后渐脱落。种子扁平。

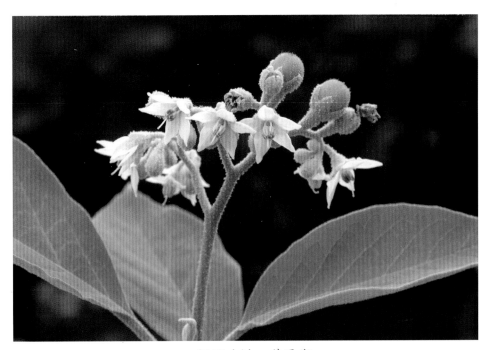

· 假烟叶树 – 花果期

**生境分布** 生于海拔 300~2100m 的荒山荒地灌丛中。分布于四川、贵州、云南、广西、广东、福建和台湾等。广西全区各地均有分布。

**化学成分** 根含 solanerianones A、solanerianones B、(–)-solavetivone、solafuranone、lycifuranone A、棕榈酸、$\beta$- 谷甾醇、豆甾醇等[1]。叶含澳洲茄碱、澳洲茄边碱[2]；含挥发油，主要成分为大牻牛儿烯 D、咕巴烯、1$\beta$-(1- 甲基乙基 )-4, 7- 二甲基 –1$\alpha$, 2, 4$\alpha(\beta)$, 5, 8, 8$\alpha(\alpha)$- 六氢萘、石竹烯、1$\beta$- 乙烯基 –1$\alpha$- 甲基 –2$\beta$, 4$\beta$- 双 (1- 甲基乙烯基 )- 环己烷、$\gamma$- 榄香烯、$\alpha$- 竽澄茄油烯、异喇叭烯等[3]。

**药理作用** 1. 抗炎作用
从假烟叶树根中提取分离的 (–)-solavetivone 对 LPS 诱导 RAW264.7 细胞的 NO 生成具有抑制作用，$E_{max}$ 和 $IC_{50}$ 分别为（98.23 ± 0.08）$\mu$mol/L 和（65.54 ± 0.18）$\mu$mol/L，提示假烟叶树具有明显的抗炎活性[1]。
2. 抗氧化作用
假烟叶树叶的醇提取物对 DPPH 自由基和 $H_2O_2$ 具有一定的清除活性，其清除能力呈浓度依赖性[4]。
3. 促进创伤愈合作用
假烟叶树醇提取物可提高 Wistar 大鼠创伤模型组的创面收缩率，缩短上皮形成时间，提高创面断裂强度，提示其具有显著的创伤愈合活性[5]。

### 4. 抑菌作用

假烟叶树茎和叶的正己烷提取物对细菌（金黄色葡萄球菌、大肠杆菌、枯草芽孢杆菌、铜绿假单胞菌、伤寒沙门菌和肺炎克雷伯菌）和真菌（白色念珠菌、黑曲霉、点青霉）均具有较高的抑菌活性，其 MIC 值在 1.25mg/ml 与 5.00mg/ml 之间[6]。

### 5. 抗肿瘤作用

假烟叶树叶挥发油对人乳腺癌细胞 Hs578T 和前列腺癌细胞 PC3 生长具有明显的抑制作用[7]。

### 6. 毒副作用

假烟叶树水提取物生药 10g/kg 给小鼠腹腔注射，可引起抑制、运动失调及呼吸加快，2h 后 5 只小鼠全部死亡，如静脉注射生药 2.5g/kg，中毒症状相似，5 只鼠中 2 只发生阵挛性惊厥、死亡，其余于 24h 后恢复正常；小鼠腹腔注射煎剂生药 0.1g/只，24h 内 2 只鼠死亡。

**参考文献**

［1］CHEN Y C, LEE H Z, CHEN H C, et al.Anti-inflammatory components from the root of *Solanum erianthum*［J］.International Journal of Molecular Sciences, 2013, 14:12581-12592.

［2］董芯蕊，陆英，邝梦婷，等.假烟叶树叶中澳洲茄碱和澳洲茄边碱的 HPLC-ELSD 测定［J］.时珍国医国药，2020, 31(5):1094-1096.

［3］马瑞君，郭守军，朱慧，等.假烟叶树叶挥发油化学成分分析［J］.热带亚热带植物学报，2006, 14(6):526-529.

［4］ALUKO B T.Phytochemical analysis and antioxidant activity of ethanolic extract of *Solanum erianthum*［J］.Science World Journal, 2017, 12 (1):5-8.

［5］BHARGAVI C S, SWAMY V, BILAL S, et al. Wound healing activity of alcoholic extract of *Solanum erianthum* D. Don in excision and incision method［J］.International Journal of Research in Ayurveda and Pharmacy, 2013, 4(1):130-135.

［6］ALAWODE T T, LAJIDE L, OWOLABI B J, et al.Antimicrobial studies on leaf and stem extracts of *Solanum erianthum*［J］.Microbiology Research Journal International, 2018, 23(3):1-6.

［7］ESSIEN E E, OGUNWANDE I A, SETZER W N, et al.Chemical composition, antimicrobial, and cytotoxicity studies on *S. erianthum* and *S. macranthum* essential oils［J］.Pharmaceutical Biology, 2012, 50(4):474-480.

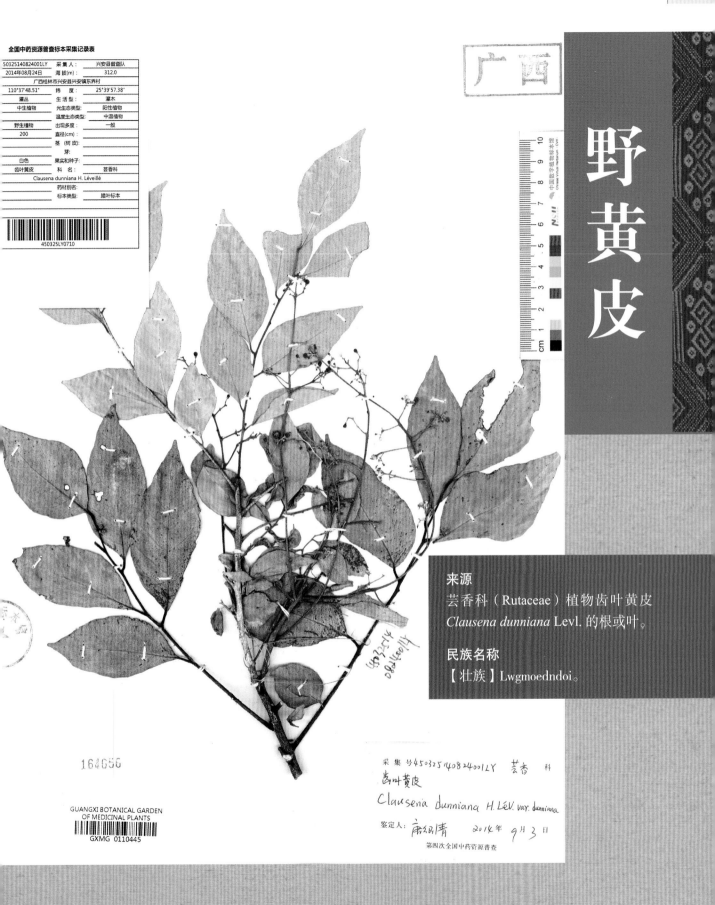

| 50325140824001LY | 采集人： | 兴安县普查队 |
| 2014年08月24日 | 海 拔(m)： | 312.0 |
| 广西桂林市兴安县兴安镇东界村 | | |
| 110°37'48.51" | 纬 度： | 25°39'57.38" |
| 灌丛 | 生活型： | 灌木 |
| 中生植物 | 光生态类型： | 阳性植物 |
| | 温度生态类型： | 中温植物 |
| 野生植物 | 出现多度： | 一般 |
| 200 | 直径(cm)： | |
| | 茎（树皮）： | |
| | 芽： | |
| 白色 | 果实和种子： | |
| 齿叶黄皮 | 科 名： | 芸香科 |
| Clausena dunniana H. Léveillé | | |
| | 药材别名： | |
| | 标本类型： | 腊叶标本 |

450325LY0710

野黄皮

**来源**
芸香科（Rutaceae）植物齿叶黄皮
*Clausena dunniana* Levl. 的根或叶。

**民族名称**
【壮族】Lwgmoedndoi。

164656

GUANGXI BOTANICAL GARDEN
OF MEDICINAL PLANTS

GXMG 0110445

采集号 450325140824001LY 芸香 科
齿叶黄皮
*Clausena dunniana* H.Lév. var. *dunniana*
鉴定人：唐纪清 2014年 9月 3日

## 民 族 应 用

【壮族】药用根或叶。水煎服用于治疗痧症，风热咳嗽，咽喉疼痛，风湿骨痛初起，水肿。内服用量6~12g，水煎服；外用适量，煎水洗。

**药材性状** 根圆柱形，长短不一。完整小叶展开后呈卵形至披针形，叶基两侧不对称。味微辛、苦。

**药用源流** 《中华本草》记载其具有疏风解表、除湿消肿、行气散瘀的功效；主治感冒，麻疹，哮喘，水肿，胃痛，风湿痹痛，湿疹，扭挫伤。

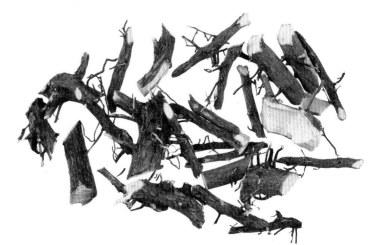

·野黄皮－根

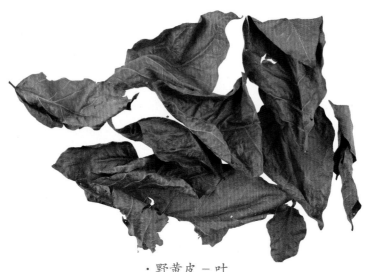

·野黄皮－叶

| | 种子植物门 | 被子植物亚门 | 双子叶植物纲 | 芸香目 | 芸香科 |
|---|---|---|---|---|---|
| **分类位置** | Spermatophyta | Angiospermae | Dicotyledoneae | Rutale | Rutaceae |

**形态特征** 落叶小乔木，高 2~5m。小枝、叶轴、小叶背面中脉及花序轴均有凸起的油点；叶有小叶5~15 片；小叶卵形至披针形，顶部急尖或渐尖，常钝头，有时微凹，基部两侧不对称，叶边缘有圆或钝裂齿，两面无毛，或嫩叶的脉上有疏短毛。花序顶生兼有生于小枝的近顶部叶腋间；花蕾圆球形；花梗无毛；花萼裂片及花瓣均 4 数，稀兼有 5 数；花瓣长圆形；雄蕊 8 枚，稀兼有 10 枚，花柱比子房短；子房近圆球形，柱头与花柱约等粗。果近圆球形，初时暗黄色，后变红色，透熟时蓝黑色，有种子 1~2 粒，稀更多。

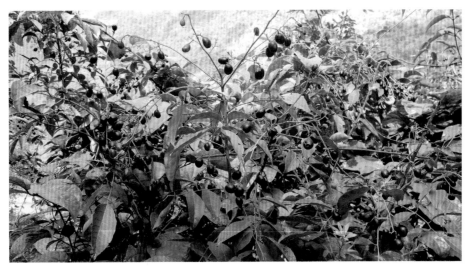

·齿叶黄皮 - 果期

**生境分布**　生于海拔 300~1500m 的山地杂木林中或土山和石灰岩山地。分布于湖南、广东、广西、贵州、四川、云南等。广西主要分布在隆林、宁明、龙州、凭祥等。

**化学成分**　根皮含欧前胡素、齿叶黄皮素和去甲齿叶黄皮素[1]。茎含咔唑类生物碱 3-methylcarbazole、murrayafoline A、girinimbine、mahanimbine 和 bicyclomahanimbine[2]。叶含 $\beta$- 谷甾醇、谷甾醇、硬脂酸、桦木酸、pomolic acid、熊果醇[3]；含挥发油，主要成分为爱草脑[4]，异大茴香脑、$\tau$- 松油烯、大茴香脑、顺 -$\alpha$- 檀香醇、石竹烯[5]。

**药理作用**　1. 细胞周期抑制和凋亡诱导作用

齿叶黄皮所含咔唑类生物碱 3-methylcarbazole 对人体纤维肉瘤细胞 HT1080 生长具有抑制活性（$IC_{50}$ 值为 25μg/ml），所含 murrayafoline A 对 tsFT210 细胞周期 M 期具有抑制作用（MIC 值为 0.78mg/ml），所含 murrayafoline A、girinimbine、mahanimbine 和 bicyclomahanimbine 均能诱导 tsFT210 细胞发生凋亡（MIC 值分别为 1.56mg/ml、25mg/ml、20mg/ml 和 30mg/ml），提示其可作为一种新的细胞周期抑制剂和细胞凋亡诱导剂[2]。

2. 保肝作用

齿叶黄皮提取物对由对乙酰氨基酚引起的小鼠肝损伤具有保护作用[6]。

**参考文献**

[1] GOVINDACHARI T R, PAI B, SUBRAMANIAM P S, et al.Coumarins of *Clausena dentata* (Willd.) R. and S. [J].Tetrahedron, 1968, 24:753-757.

[2] CUI C B, YAN S Y, CAI B, et al.Carbazole alkaloids as new cell cycle inhibitor and apoptosis inducers from *Clausena dunniana* Levl [J].Journal of Asian Natural Products Research, 2002, 4(4):233-241.

[3] 崔书亚，程东亮，田军，等.齿叶黄皮的化学成分研究 [J].天然产物研究与开发，2001, 13(2):11-13.

[4] 徐汉虹，赵善欢，朱亮锋，等.齿叶黄皮精油的杀虫作用与有效成分研究 [J].华南农业大学学报，1994, 15(2):56-60.

[5] 纳智.三种黄皮属植物叶挥发油化学成分的研究 [J].生物质化学工程，2006, 40(2):19-22.

[6] RAJESH S V, RAJKAPOOR B, KUMAR R S, et al.Effect of *Clausena dentata* (Willd.) M. Roem. against paracetamol induced hepatotoxicity in rats [J].Pakistan Journal of Pharmaceutical Sciences, 2009, 22(1):90-93.

# 野绿麻

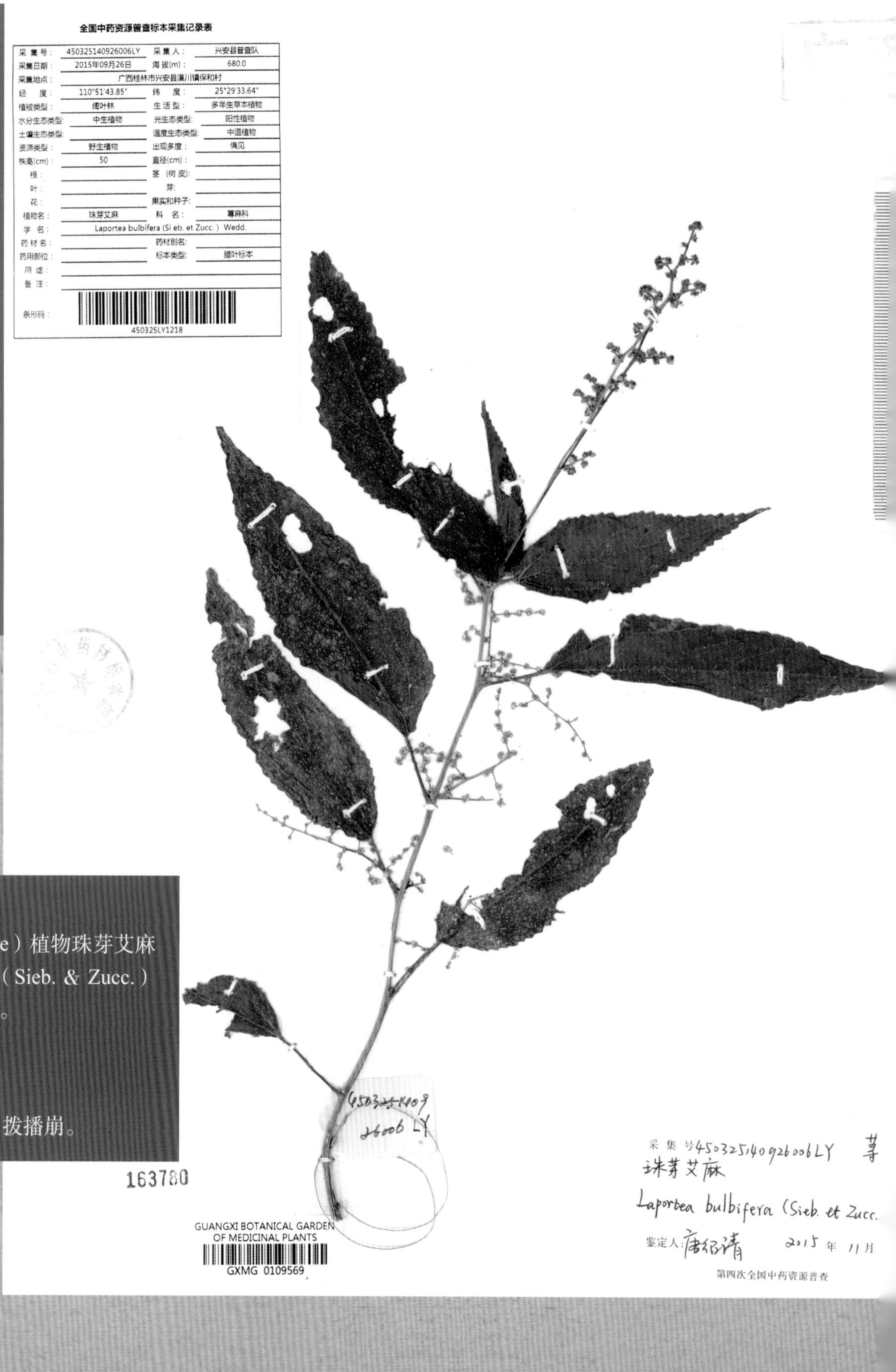

## 来源

荨麻科（Urticaceae）植物珠芽艾麻
*Laportea bulbifera*（Sieb. & Zucc.）
Wedd. 的根或全草。

## 民族名称

【壮族】赖瓢。
【瑶族】刺风手，拨播崩。

163780

450325140926006 LY

采集号 450325140926006LY 荨

珠芽艾麻

*Laportea bulbifera* (Sieb. et Zucc.

鉴定人 唐绍清 2015 年 11月

第四次全国中药资源普查

## 民 族 应 用

【壮族】药用根或全草。全草主治小儿疳积。根主治肢体麻木，风湿骨痛，跌打损伤，月经不调，水肿等。

【瑶族】药用根或全草。主治胃脘痛，腹痛，风湿痹痛，尿路结石，小儿疳积，月经不调，闭经，皮肤瘙痒，湿疹，风湿、类风湿关节炎。内服用量 9~15g，水煎或浸酒服。

**药材性状**　根呈纺锤状，数条丛生；表面红褐色；质脆，易折断；断面淡红色。茎呈长条状；类圆形或不规则形；不分枝或少分枝；具 5 条纵棱；直径 2~5cm；外表面黄白色至黄棕色；质轻，易折断，断面黄白色至浅棕色。全株有稀疏短柔毛和刺毛。气微香，味淡。

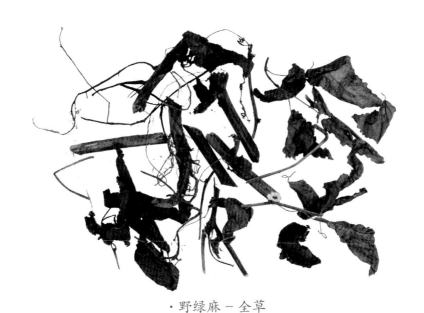

·野绿麻 - 全草

**药用源流**　《广西壮族自治区瑶药材质量标准　第一卷》（2014 年版）记载其全草具有祛风除湿、活血止痛的功效；主治风湿痹痛，肢体麻木，跌打损伤，骨折疼痛，月经不调，劳伤乏力，肾炎水肿。

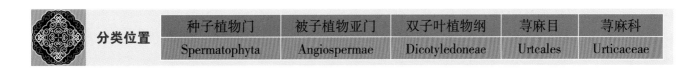

| | 种子植物门 | 被子植物亚门 | 双子叶植物纲 | 荨麻目 | 荨麻科 |
|---|---|---|---|---|---|
| **分类位置** | Spermatophyta | Angiospermae | Dicotyledoneae | Urtcales | Urticaceae |

**形态特征**　多年生草本。根数条，丛生，纺锤状，红褐色。茎上部呈"之"字形弯曲，具 5 纵棱。珠芽 1~3 个，常生于不生长花序的叶腋，木质化，球形。叶卵形至披针形，长 6~16cm，宽 2~8cm，边缘有牙齿或锯齿，上面生糙状毛和稀疏的刺毛。常雌雄同株，花序圆锥状，序轴具柔毛和刺毛；雄花序生于叶腋，具短梗，长 3~10cm，分枝多；雌花序生于茎顶或近顶部叶腋，长 10~25cm，花序梗长 5~12cm。瘦果圆状倒卵形或近半圆形，偏斜，扁平，光滑，有紫褐色细斑点；宿存花被片侧生的 2 枚伸达果的近中部，外面被短毛或近光滑；花梗扁化成膜质翅，有时果序枝也扁化成翅、匙形，顶端深凹缺。

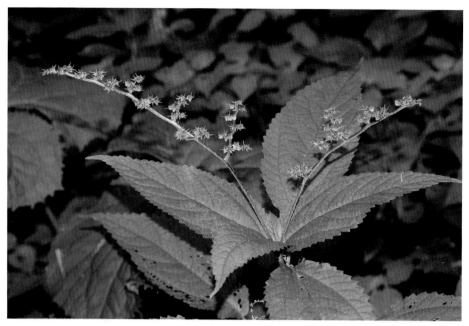

· 珠芽艾麻 – 花期

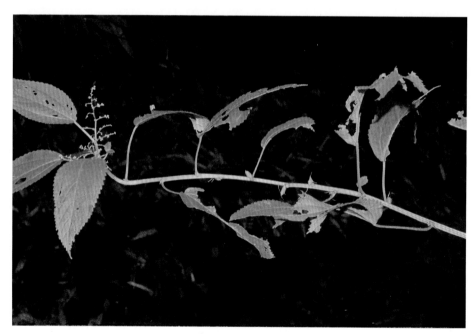

· 珠芽艾麻 – 果期

**生境分布** 生于海拔 1000~2100m 的山坡林下或林缘路边半阴坡湿润处。分布于黑龙江、吉林、辽宁、山东、河北、山西、河南、安徽、陕西、甘肃、四川、西藏、云南、贵州、广西、广东、湖南、湖北、江西、浙江、福建等。广西主要分布在融水、龙胜、德保、靖西、那坡、隆林、钟山、富川、金秀、龙州等。

**化学成分** 主要含有 $\beta$– 谷甾醇、$\beta$– 胡萝卜苷、2, 2'-oxy-bis(1-phenylethanol)、1–（2-phenylcarbonyloxyacetyl）benzene、亚油酸甲酯、1, 4– 二苯基 –1, 4– 丁二酮[1]、4–(3–$\alpha$– 羟基 –1– 丁烯基）–3, 5, 5– 三甲基 –2– 环己烯 –1– 酮、4–(3–$\beta$– 羟基 –1– 丁烯基）–3, 5, 5– 三甲基 –2– 环己烯 –1– 酮、3–(3– 羟基 –1– 丁烯基）–2, 4, 4– 三甲基 –2– 环己烯 –1– 酮、2–(2 戊烯基）–3– 甲基 –4– 羟

基 -2- 环戊烯 -1- 酮、4-(3- 羟基 -1- 丁基 )-3, 5, 5- 三甲基 -2- 环己烯酮[2]、山柰酚 -3-*O*-*β*-D- 葡萄糖苷、山柰酚 -3, 7-*O*-*α*-L- 二鼠李糖苷、槲皮素 -3-*O*-*β*-D- 葡萄糖苷、槲皮素 -7-*O*-*β*-D-6"- 乙酰葡萄糖苷异鼠李素、异鼠李素 -3, 7-*O*-*α*-L- 二鼠李糖苷、金丝桃苷、芹菜素、芹菜素 -7-*O*-*β*-D- 葡萄糖苷、金合欢素 -7-*O*- 芸香糖苷、木犀草素 -7-*O*-*β*-D- 葡萄糖苷、大豆素、大豆苷、染料木苷、红车轴草素 -7-*O*-*β*-D- 葡萄糖苷、芹菜素 -7-*O*-*β*-D- 吡喃葡萄糖苷[3-4]、原儿茶酸乙酯、东莨菪亭、反式肉桂酸、(*E*)- 对羟基肉桂酸、山柰酚 -7-*O*-*α*-L- 鼠李糖苷、木犀草素、没食子酸乙酯、(+)- 异落叶松脂素 -9-*O*-*β*-D- 吡喃葡萄糖、山柰酚 -3, 7-*α*-L- 二鼠李糖苷[5]等成分。

**药理作用**　1. 镇痛抗炎作用

珠芽艾麻乙醇提取物及其水溶部位具有较明显的镇痛作用，能显著提高小鼠痛阈值，其醇提取物对醋酸扭体法的镇痛效果更明显，作用更接近于非甾体抗炎药而非麻醉性镇痛剂[6]。此外珠芽艾麻乙酸乙酯浸膏还对二甲苯所致的非特异性炎症也有很好的对抗作用[7]。

2. 免疫调节作用

珠芽艾麻乙酸乙酯浸膏在体外剂量依赖性地抑制脾 T 淋巴细胞增殖，且抑制 T 细胞培养上清液内 IL-2 和 IFN-γ 的分泌，表明珠芽艾麻具有一定的免疫抑制作用[7]。

3. 抗流感病毒作用

珠芽艾麻中提取的化合物山柰酚 -3-*O*-*β*-D- 葡萄糖苷、山柰酚 -3, 7-*O*-*α*-L- 二鼠李糖苷和槲皮素 -3-*O*-*β*-D- 葡萄糖苷等黄酮醇类化合物表现出良好的抗 N1 神经氨酸酶活性，表明珠芽艾麻具有一定的抗流感病毒作用[4]。

**参考文献**

［1］朱珠，马琳，朱海燕，等.民族药珠芽艾麻化学成分研究［J］.中药材，2011, 34(2): 223-225.

［2］卢轩，张杨，冯宝民，等.珠芽艾麻化学成分研究［C］.中国化学会第 30 届学术年会摘要集 - 第九分会：有机化学，2016: 304.

［3］李博，卢轩，冯宝民，等.珠芽艾麻中的黄酮成分［C］.中国化学会第十一届全国天然有机化学学术会议论文集，2016: 227.

［4］张杨，卢轩，李博，等.珠芽艾麻中黄酮及其抗 N1 神经氨酸酶的活性［J］.沈阳药科大学学报，2018, 35(11):931-935, 942.

［5］王宇萌，温海成，窦德强.壮药珠芽艾麻化学成分研究［J］.中国药学杂志，2019, 54 (10):773-776.

［6］马琳，梁冰，朱珠，等.民族药珠芽艾麻醇提取物镇痛药理作用的研究［J］.贵阳中医学院学报，2012, 34(1):24-26.

［7］苏志强，赵增宇，谢胜男，等.红活麻提取物镇痛抗炎和免疫抑制活性研究［J］.中国药理学通报，2009, 25(4):559-560.

# 野靛青

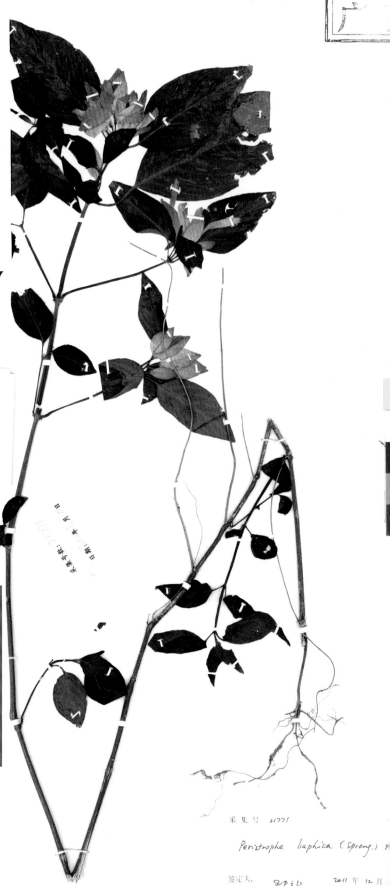

**来源**

爵床科（Acanthaceae）植物观音草 *Peristrophe bivalvis* (Linn.) Merrill ［*P. baphica* (Spreng) Bremek./ *P. roxburghiana* (Roem. & Schult.) Bremek.］的全草。

**民族名称**

【壮族】红蓝藤（上林）。

## 民 族 应 用

【壮族】药用全草。水煎服治盗汗。内服用量 30 g。

**药材性状** 长 40~60cm。根须状，呈浅棕褐色。地上部分呈暗绿色，被毛。茎被灰白色毛，具纵棱，表面黄棕色或带绿色，节膨大，节间较长，质脆，易折断。叶对生，叶片多卷曲皱缩，展开后呈披针形或卵形，长 2~8cm，宽 1~5cm，稀被柔毛。茎上部腋生或顶生单花，淡红色。气微，味苦微甘。

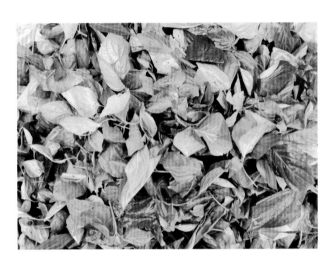

· 野靛青－叶（鲜）

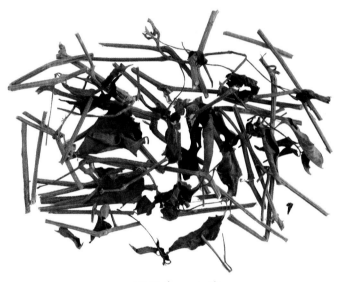

· 野靛青－全草

**药用源流** 野靛青始载于《本草纲目拾遗》，曰："野靛青，一名鸭青，处处有之，如苋菜，叶尖，中心有青晕。治结热黄疸，定疮毒疼痛，生肌长肉。"《中华本草》记载其具有清热解毒、凉血熄风、散瘀消肿的功效；主治肺热咳嗽，肺痨咯血，吐血，小儿惊风，咽喉红肿，口舌生疮，小便淋痛，痛肿疮疖，瘰疬，跌打肿痛，外伤出血，毒蛇咬伤。

|  **分类位置** | 种子植物门 | 被子植物亚门 | 双子叶植物纲 | 马鞭草目 | 爵床科 |
|---|---|---|---|---|---|
| | Spermatophyta | Angiospermae | Dicotyledoneae | Verbenales | Acanthaceae |

**形态特征** 多年生直立草本。枝具 5~6 钝棱和同数的纵沟，被褐红色柔毛，老枝具淡褐色皮孔。叶卵形或披针状卵形，顶端尖，基部近圆形，全缘，长 3~7.5cm，宽 1.5~3cm，纸质，干时黑紫色，嫩叶两面被褐红色柔毛。聚伞花序，腋生或顶生；总花梗长 3~5mm；总苞片 2~4 枚，不等大；花萼小，长 4.5~5mm；花冠粉红色，被倒生短柔毛，冠管直，喉部稍内弯，浅 3 裂；雄蕊伸出，花丝被柔毛，药室线形；柱头 2 裂。蒴果长约 1.5cm，被柔毛。

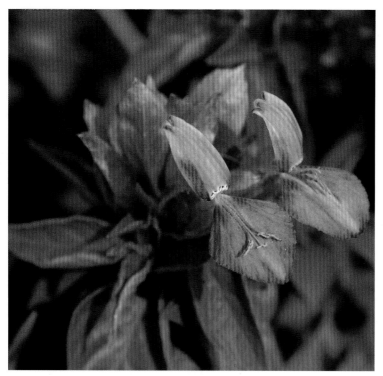

·观音草－花期

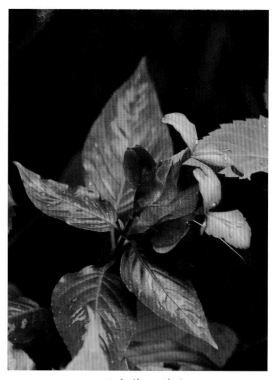

·观音草－花期

**生境分布** 生于海拔 500~1000m 林下。分布于海南、广东、广西、湖南、湖北、福建、江西、江苏、上海、贵州、云南等。广西全区各地均有分布。

**化学成分** 主要含有六氢假紫罗兰酮[1]、紫蓝素[2]、香豆素、二氢香豆酮、1-辛烯-3-醇、反-3-己烯-1-醇、3-辛醇、苯甲醇、芳樟醇、邻甲苯甲醛、对乙烯基愈创木酚[3]、反式植醇、橙花叔醇、石竹烯、亚麻酸甲酯、植酮、1-辛烯-3-醇、樟脑[4]、6,7-亚甲二氧基-5,8-二甲氧基香豆素、4,6,7-三甲氧基-5-甲基香豆素、6,7-二羟基香豆素、3,4-二羟基苯甲酸、异香草酸、胡萝卜苷、β-谷甾醇[5]、二十八醇、硬脂酸、豆甾醇、棕榈酸、月桂酸、尿囊素、棕榈醇、芝麻素、齐墩果酸、β-胡萝卜苷、尿嘧啶、腺嘌呤、十八烷基葡萄糖苷、柠檬酸[6]、反式邻香豆酸、5-羟基香豆素、顺式草木樨苷、反式草木樨苷[7]等成分。

**药理作用** 1. 抗氧化作用
不同溶剂萃取部位均具有抗氧化和抑制亚硝化作用，呈量效关系，以乙酸乙酯组分（P-E）的抗氧化能力和亚硝酸盐清除作用最强[8]。
2. 降压调脂作用
观音草提取物具有一定的降压调脂作用。观音草叶提取物能显著降低实验性高血压大鼠的血压、促动脉粥样硬化血脂和致动脉粥样硬化率，还能有效降低白细胞计数、中性粒细胞计数和肌酐水平，以及提高大鼠血清一氧化氮水平、抗动脉粥样硬化脂质、谷胱甘肽水平、淋巴细胞和血小板计数[9]。此外，观音草提取物还对肾性高血压并发高脂血症大鼠（RHHR）具有明显的调脂作用，其作用与提高血清卵磷脂胆固醇酰基转移酶（LCAT）活性、一氧化氮（NO）含量和总抗氧化能力有关[10]。

3. 保肝作用

观音草多糖对 $CCl_4$ 致大鼠急性肝损伤具有较好的保护作用，可抑制急性肝损伤大鼠血清中 ALT、AST 的活性，降低 MDA 的水平，升高 SOD 的活性[11]。观音草对二甲基亚硝胺诱导的大鼠肝纤维化也具有较好的改善作用[12]，其作用可能与降低 TGF-β1 及 VEGF 蛋白的表达而影响细胞外基质的代谢有关[13]。

4. 止咳祛痰作用

观音草干品和鲜品水提取物可减少枸橼酸喷雾引咳小鼠的咳嗽次数，并能促进小鼠气管酚红的排泄，提示观音草提取物具有一定的镇咳祛痰作用[14]。

5. 免疫调节作用

观音草干品和鲜品水提取物均有增加免疫器官脾脏和胸腺重量的作用，与生理盐水比较，差异显著[14]。观音草还可增强小鼠单核巨噬细胞吞噬功能，增加小鼠血清溶血素含量，说明观音草具有一定的增强免疫力作用[15]。

**附　注**　苗药观音草的基原植物为天门冬科 Asparagaceae 植物吉祥草 *Reineckea carnea* (Andrews) Kunth。

**参考文献**

［1］徐玉琳，王俊华，陈佃.红丝线草挥发油化学成分气相－质谱联用技术分析［J］.时珍国医国药，2003, 14(4):206-207.

［2］蒋小华，谢运昌，黄永林.RP-HPLC 测定红丝线提取物中紫蓝素的含量［J］.广西植物. 2007, 27(6):958-960.

［3］谢运昌，蒋小华，张冕，等.红丝线挥发油的化学成分［J］.广西植物，2008, 28(1):136-138.

［4］蒋小华，谢运昌，李娟，等.鲜、干品红丝线叶挥发油化学成分的 GC-MS 分析［J］.精细化工，2012, 29(4):326-329, 351.

［5］杨毅，王真，顾艳玲，等.野靛青化学成分研究［J］.中华中医药学刊，2013, 31(3):665-666.

［6］葛利，蓝柳凤，暴惠宾，等.山蓝化学成分的初步研究［J］.广西植物，2014, 34(2):155-159.

［7］蒋小华，谢运昌，梁靖，等.红丝线化学成分的研究［J］.中成药，2017, 39(11):2319-2321.

［8］张超，谈火群，罗晓东，等.植物汤料红丝线的抗氧化及抑制亚硝化作用［J］.食品工业，2020, 41(10):190-194.

［9］ALUKO E O, ADEJUMOBI O A, FASANMADE A A. *Peristrophe roxburghiana* leaf extracts exhibited anti-hypertensive and anti-lipidemic properties in L-NAME hypertensive rats［J］.Life Sciences, 2019, 234: 116753.

［10］吕俊华，程朝晖，张世平，等.红丝线草提取物对高血压并发高脂血症模型大鼠调脂作用的研究［J］.陕西医学杂志，2005, 34(4):396-399.

［11］秦树森，刘笑甫，张可锋.红丝线多糖对大鼠急性肝损伤的保护作用［J］.华西药学杂志，2010, 25(5):559-560.

［12］黄俊敏，李志超.红丝线草对大鼠肝纤维化的作用研究［J］.四川中医，2012, 30(12):54-56.

［13］黄俊敏，李志超，李红利，等.红丝线草对肝纤维化大鼠肝组织 TGF-β1 及 VEGF 蛋白表达的影响［J］.标记免疫分析与临床，2013, 20(2):96-99.

［14］林志云，利红宇.红丝线的镇咳祛痰和免疫药效研究［J］.广东药学，2004, 14(1):37-38.

［15］杨毅，王真，李旭梅.野靛青对小鼠免疫功能的影响［J］.医药导报，2008, 27(1):26-27.

# 蛇床子

**第四次全国中药资源普查采集记录**

采集人：余丽莹、黄宝优、谢月英、姚积车、杨白丹

采集号：451031121202069LY

采集日期：2012 年 12月 02日

采集地点：广西隆林县革步乡领好村

经度：E 纬度：N

海拔：_m

环境：草丛，路旁，黄棕壤

出现频度：多 资源类型：野生

性状：草本

重要特征：

科名：伞形科

植物名：__ 别名：

学名：

药材名： 入药部位：

标本份数：3

用途：

备注：

第四次全国中药资源普查
采集号：LL121202069
日期： 年月日

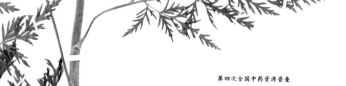

## 来源

伞形科（Apiaceae/Umbelliferae）植物蛇床 *Cnidium monnieri* (Linn.) Cuss. 的果实或果实经水蒸气蒸馏而得的挥发油。

## 民族名称

【壮族】Byaekhomjgya，有矮咧。

采集号：**451031121202069** LY

蛇床

*Cnidium monnieri* (Linn.) Cuss.

鉴定人： 吕惠珍 20171106

第四次全国中药资源普查

## 民 族 应 用

【壮族】药用果实或果实经水蒸气蒸馏而得的挥发油。果实主治阳痿,阴囊湿痒,带下阴痒,宫寒不孕,风湿痹痛,疥癣湿疮。果实经水蒸气蒸馏而得的挥发油主治带下病,腰痛,湿疹,阴痒。内服用量3~10g;外用适量。

**药材性状**　果实为双悬果,呈椭圆形,长2~4mm,直径约2 mm。表面灰黄色或灰褐色,顶端有2枚向外弯曲的柱基,基部偶有细梗;分果的背面有薄而突起的纵棱5条,接合面平坦,有2条棕色略突起的纵棱线;果皮松脆,揉搓易脱落。种子细小,灰棕色,显油性;气香,味辛凉,有麻舌感。果实经水蒸气蒸馏而得的挥发油为淡黄色至黄绿色的澄明液体;具特殊香气,味辛、苦涩。贮藏日久逐渐变黄,能与乙醇、丙酮、乙酸乙酯、三氯甲烷、乙醚或石油醚任意混溶,在水中几乎不溶。

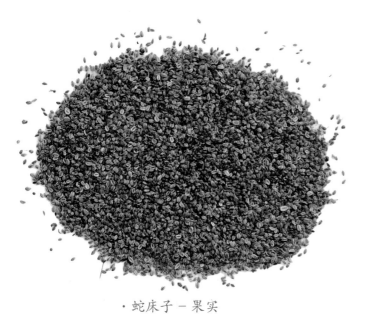

·蛇床子－果实

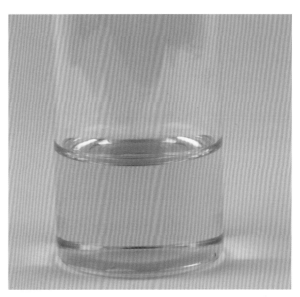

·蛇床子－挥发油

**药用源流**　蛇床子的药用始载于《神农本草经》。《本草图经》曰:"蛇床子,生临淄川谷及田野,今处处有之,而扬州、襄州者胜。三月生苗,高三二尺;叶青碎,作丛似蒿枝;每枝上有花头百余,结同一窠,似马芹类;四、五月开白花中,又似散水;子黄褐色,如黍米,至轻虚。五月采实,阴干。《尔雅》谓之盱,一名虺床。"《本草纲目》曰:"其花如碎米攒簇,其子两片合成,似蒔萝子而细,亦有细棱。"根据以上描述及附图,应为本品。《广西壮族自治区壮药质量标准　第一卷》(2008年版)记载其果实经水蒸气蒸馏而得的挥发油具有温肾壮阳、祛风燥湿、杀虫的功效;主治阳痿,宫冷,寒湿带下,湿痹腰痛;外治外阴湿疹,妇女阴痒,滴虫性阴道炎等。《中华人民共和国药典》(2020年版　一部)记载其果实具有燥湿祛风、杀虫止痒、温肾壮阳的功效;主治阴痒带下,湿疹瘙痒,湿痹腰痛,肾虚阳痿,宫冷不孕。

| 分类位置 | 种子植物门 | 被子植物亚门 | 双子叶植物纲 | 伞形目 | 伞形科 |
| --- | --- | --- | --- | --- | --- |
| | Spermatophyta | Angiospermae | Dicotyledoneae | Umbellales | Apiaceae/Umbelliferae |

**形态特征**　一年生草本，高 10~60 cm。根圆锥状，较细长。茎直立或斜上，多分枝，中空，表面具深条棱，粗糙。叶片轮廓卵形至三角状卵形，长 3~8cm，宽 2~5cm，2~3 回三出式羽状全裂，羽片轮廓卵形至卵状披针形。复伞形花序；总苞片 6~10，线形至线状披针形，边缘膜质，具细睫毛；小总苞片多数，线形，边缘具细睫毛；小伞形花序具花 15~20，萼齿无；花瓣白色，先端具内折小舌片；花柱基略隆起，向下反曲。分生果长圆状，横剖面近五角形，主棱 5，均扩大成翅；每棱槽内油管 1，合生面油管 2；胚乳腹面平直。

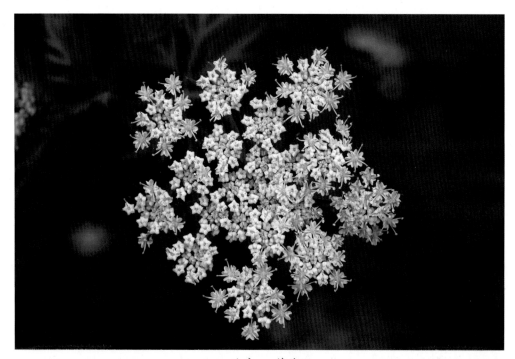

· 蛇床 – 花期

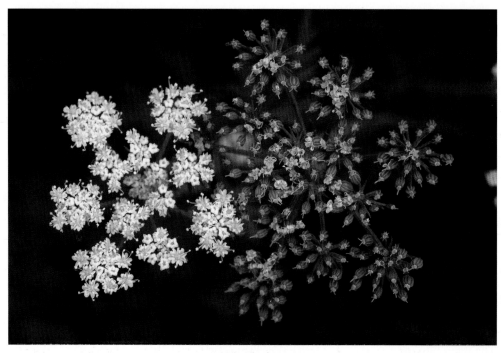

· 蛇床 – 花果期

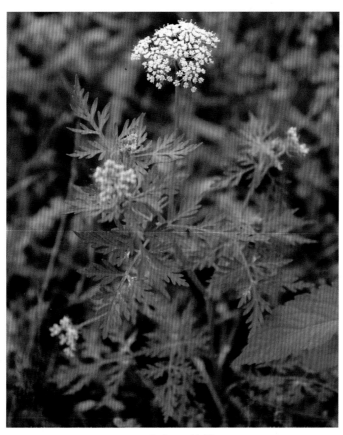

· 蛇床 – 植株

**生境分布** 生于田边、路旁、草地及河边湿地。分布于华东、中南、西南、西北、华北、东北等。广西主要分布在隆安、马山、上林、融水、桂林、临桂、龙胜、梧州、田阳、那坡、河池、东兰、忻城、金秀、龙州等。

**化学成分** 主要含有香豆素类、黄酮类、色原酮类和挥发油类等成分。香豆素类主要包括蛇床素、欧芹属素乙、佛手柑内酯、花椒毒素、异虎耳草素、欧前胡素、异欧前胡素、花椒毒酚和异茴芹素等[1-3]；黄酮类有山奈酚、山奈酚 –3–O–β–D– 葡萄糖苷、山奈酚 –3–O–β–D– 半乳糖苷、山奈酚 –3–O– 葡萄糖基 –(1 → 6) –O– 葡萄糖苷、山奈酚 –3–O–β–D– 吡喃葡萄糖基 (1 → 4)–β–D– 吡喃葡萄糖苷、山奈酚 –7–O–β–D– 葡萄糖苷、山奈酚 7–O–β–D– 吡喃葡萄糖基 (1 → 4)–β–D– 吡喃葡萄糖苷、槲皮素 –3–O–β–D– 葡萄糖苷、金丝桃苷、芦丁、异鼠李素 –3–O–β–D– 葡萄糖苷、香叶木素和 genistein-7-yl-β-D-glucopyranoside[4] 等成分；色原酮类包括 cnidimoside A、cnidimol B、前胡色原酮、5, 7– 二羟基色原酮、5–O– 甲基维斯阿米醇、5–O– 甲基维斯阿米醇苷、亥茅酚、2, 5– 二甲基 –7– 羟基色原酮、升麻素和 5– 羟基色原酮 –7–O–β– 葡萄糖苷[5] 等成分；挥发油类主要有 α– 蒎烯、莰烯、β– 崖柏烯、β– 蒎烯、乙酸冰片酯、醋酸紫苏酯、芳姜黄酮、柠檬油烯和 α– 松莸等[6-7]。此外还含有 murraol、松柏醛、间 – 羟基苯甲酸等化合物[8]以及钾、钙、磷、镁、铝和钠等常量元素和铁、锰、锌、铬、铜和镍等微量元素[9]。

**药理作用** 1.对心血管系统的作用
蛇床中的主要活性成分蛇床素可以明显抑制异丙肾上腺素诱导小鼠的心肌纤维化（MF）形成，其机制可能与通过激活 PPAR α / γ，随后抑制 NF–κB–TGF–β 1 通路以及增加 MMP-2/9 的表达有关；

还能显著降低 TGF-$\beta_1$ 过表达 MCF 细胞中的 $\alpha$-SMA、collagen Ⅰ 和 collagen Ⅲ 的表达，具有抗心肌纤维化的作用，其机制可能与抑制 TGF-$\beta$ 1/Smad 信号通路有关[10-11]。蛇床素还对高糖诱导的人脐静脉血管内皮细胞的损害也具有一定的保护作用，该作用可能与其抗氧化应激及抗炎作用有关[12]。此外，蛇床素还在高血压病、动脉粥样硬化、心律失常、肿瘤内血管生长、心肌肥厚、心肌损伤等方面具有一定作用[13]。

### 2. 对中枢神经系统的作用

蛇床中的主要活性成分蛇床素可以改善 APP/PS1 转基因小鼠日常生活能力、社会行为及空间学习记忆等能力，并减少海马组织 A$\beta$ 的含量，可能与调节海马 APP 的酶切途径有关[14, 15]。蛇床素长循环脂质体对 APP/PS1 小鼠具有比蛇床素更有效的神经保护作用[16]。蛇床素还对 A$\beta_{25-35}$ 双侧海马内注射阿尔茨海默病（AD）模型小鼠空间学习记忆有明显的改善作用，并对神经元内谷氨酸有不同程度的调节作用[17]，可能通过调控阿尔茨海默病小鼠 PI3K/AKT/GSK-3$\beta$ 信号通路活性来降低磷酸化 tau 水平[18]。此外，蛇床中香豆素类成分佛手柑内酯对氯苯丙氨酸失眠大鼠具有明显的催眠作用，其作用机制与升高脑干内 5-HIAA、GABA 含量有关[19]。

### 3. 对免疫系统的作用

蛇床素能调节大鼠 Th1 细胞 /Th2 细胞的比例，具有一定的免疫增强调节作用，从而起到预防或延缓免疫疾病的作用[20]。

### 4. 抗肿瘤作用

蛇床素对神经胶质癌、乳腺癌、胰腺癌、肺癌、胃癌、肾癌、前列腺癌等恶性肿瘤均具有一定的抗肿瘤作用，它可以通过多种信号通路，如磷脂酰肌醇 3 激酶 /Akt 蛋白激酶 B 信号通路、肝细胞生长因子 / 肝细胞生长因子受体信号通路等，来调节癌细胞的凋亡、增殖和侵袭从而发挥显著的抗癌作用[21]。蛇床素具有抑制宫颈癌 HeLa-S3 细胞增殖、诱导凋亡的作用，其机制可能与上调促凋亡蛋白和下调抗凋亡蛋白表达有关[22]。蛇床素可抑制人肺癌 H1299 细胞增殖并促进细胞凋亡，其机制可能与促进激活促凋亡因子 Bax 的表达、抑制抗凋亡因子 Bcl-2 的表达以及下调 pNF-$\kappa$B 的表达有关[23]。蛇床素在胃癌 N87 细胞中通过促进细胞凋亡而发挥其抗肿瘤活性[24]。

### 5. 抗骨质疏松作用

蛇床提取物蛇床素具有明显的抗骨质疏松作用，能够有效地调节成骨细胞及破骨细胞的代谢水平，改善骨结构[25]。蛇床素 / 壳聚糖衍生物胶束可以显著改善去卵巢大鼠的骨微结构、骨代谢指标和生物力学性能，其抗骨质疏松作用的发挥可能与其抑制破骨细胞的生成和分化相关[26, 27]。

**参考文献**

［1］李义敏，张巧艳，秦路平，等. HPLC 法测定蛇床子中 3 种香豆素类成分的含量［J］. 中药材，2015, 38(7):1441-1443.

［2］宋丽娇，李晋，姜艳，等. 蛇床子香豆素类成分的含量测定及指纹图谱研究［J］. 天津中医药，2016, 33(6):368-372.

［3］张闯，陈世雨，李葆林，等. 蛇床子配方颗粒 HPLC 指纹图谱研究及 6 种香豆素类成分含量测定［J］. 中草药，2020, 51(6):1530-1536.

［4］郑丹丹，阮静，张颖，等. 蛇床子中黄酮类化学成分的分离与结构鉴定［J］. 中国药物化学杂志，2020, 30(9):542-548.

［5］段绪红，张玉卓，何培，等. 蛇床子中的色原酮类化学成分及其对 UMR106 细胞增殖的影响［J］. 中草药，2015, 46(22):3310-3313.

［6］张伟娜，胡玉红，张燕，等. 中药蛇床子挥发油成分分析［J］. 黑龙江医药科学，2013,

36(3):87-88.

[7]朱缨, 谈如蓝, 吴芝园, 等. 山东产蛇床子挥发油化学成分研究[J]. 中国药业, 2016, 25(11):31-34.

[8]段绪红, 何培, 裴林, 等. 蛇床子化学成分及其对UMR106细胞增殖作用的影响[J]. 中草药, 2016, 47(17):2993-2996.

[9]张琦红, 李忠瑞. ICP-MS测定蛇床子中32种元素[J]. 内蒙古中医药, 2010:41-42.

[10]陈蓉. 蛇床子素抑制异丙肾上腺素诱导小鼠心肌纤维化及其机制研究[D]. 苏州:苏州大学, 2012.

[11]刘金成. 蛇床子素对TGF-β1过表达小鼠心肌成纤维细胞中TGF-β1/Smad信号通路的抑制作用研究[D]. 苏州:苏州大学, 2017.

[12]祝双华, 刘晓群, 姜怀德, 等. 蛇床子素对高糖诱导人脐静脉血管内皮细胞损伤的保护作用[J]. 中成药, 2015, 37(5):929-934.

[13]金晓琴. 蛇床子素干预心血管系统相关因素的研究概况[J]. 中国民间疗法, 2019, 27(24):101-103.

[14]李菲, 刘义伟, 李祖高, 等. 蛇床子素对APP/PS1小鼠学习记忆功能及脑内Aβ产生的影响[J]. 遵义医学院学报, 2019, 42(4):355-360.

[15]李祖高, 张洋洋, 刘仪伟, 等. 蛇床子素对APP/PS1小鼠学习记忆的影响[J]. 中国药理学与毒理学杂志, 2019, 33(6):442.

[16]李婉嫣, 孔亮, 蔺莹, 等. 蛇床子素长循环脂质体对APP/PS1小鼠神经保护作用[J]. 辽宁中医药大学学报, 2020, 22(12):33-37.

[17]高庆, 冯兆阳, 张晓亮, 等. 蛇床子素对AD小鼠学习记忆和神经元突触的影响研究[J]. 临床医药文献电子杂志, 2019, 6(69):8-9.

[18]倪颖男, 王雅萌, 孔亮, 等. 蛇床子素对阿尔茨海默病小鼠脑内tau蛋白过度磷酸化及PI3K/Akt/Gsk3β信号通路的影响[J]. 中国新药杂志, 2019, 28(23):2865-2871.

[19]胡文卓, 贾力莉, 马澜, 等. 佛手柑内酯对PCPA失眠大鼠神经递质及学习记忆的影响[J]. 时珍国医国药, 2020, 31(4):821-823.

[20]段劲, 王凯峰, 张彪, 等. 蛇床子素对微重力下Th1/Th2细胞亚群平衡的免疫调节作用[J]. 哈尔滨医科大学学报, 2020, 54(1):6-10.

[21]张楠, 景永帅, 张丹参. 蛇床子素抗癌作用机制及其剂型研究[J]. 中国药理学与毒理学杂志, 2019, 33(9):729-730.

[22]王景, 曹广超, 蒋光慧, 等. 蛇床子素对宫颈癌HeLa-S3细胞活性、凋亡及相关信号通路的影响[J]. 中国免疫学杂志, 2020, 36(23):2850-2854.

[23]彭建明, 朱扣柱, 叶记林, 等. 蛇床子素对肺癌H1299细胞增殖和凋亡的作用[J]. 天津医药, 2020, 48(2):87-90.

[24]杨赟, 杨柳, 李晓静, 等. 蛇床子素通过促进胃癌细胞N87凋亡和细胞周期阻滞而抑制细胞增殖[J]. 中国生物化学与分子生物学报, 2019, 35(1):74-80.

[25]张建平, 谢兴文, 李建国, 等. 蛇床子提取物蛇床子素防治原发性骨质疏松症的研究概况[J]. 中国骨质疏松杂志, 2020, 26(10):1546-1549.

[26]孙杰, 郭杨, 马勇, 等. 蛇床子素/壳聚糖衍生物胶束对骨质疏松大鼠骨代谢指标和生物力学性能的影响[J]. 中华中医药学刊, 2021, 39(4):126-129, 303.

[27]郭杨, 王礼宁, 马勇, 等. 蛇床子素/壳聚糖衍生物胶束对去卵巢骨质疏松大鼠骨微结构和骨吸收的影响[J]. 中国骨质疏松杂志, 2020, 26(9):1262-1267.

蛇附子

广西壮族自治区
药用植物园采集记录

采集人：黎子芳 陈华红 采集号 22035
采集期：2010年 4 月 17日 份数 6
产 地：甫圩往天峨第二隧道口左边小道
环 境： 海拔 米
性 状：草本、灌木、乔木、藤本
株 高： 米，胸高直径 厘米
形 态：根
茎（树皮）
叶
花
果 幼果 花期
果期
用 途：
土 名：
科 名：葡萄科 193 中名：
学 名：

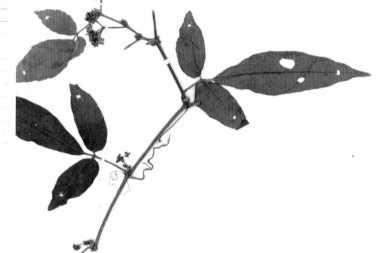

采集号数：22035
日期： 年4月17日
2010

44960

GUANGXI BOTANICAL GARDEN
· OF MEDICINAL PLANTS

GXMG 0047980

采集号：22035
Tetrastigma hemsleyanum Diel
签定人：Tao zi-yu 2012年 6

**来源**

葡萄科（Vitaceae）植物三叶崖爬藤
*Tetrastigma hemsleyanum* Diels & Gilg
的根、叶或全株。

**民族名称**

【瑶族】过石珠（富川），三叶青（金
秀），石猴子，巴要美，巴腩青美。

# 民族应用

【瑶族】药用根、叶。根浸酒服兼搽患处治跌打损伤。叶捣烂敷伤口周围治毒蛇咬伤。全株主治小儿高热惊风，肺炎咳嗽气喘，风湿腰腿痛，跌打损伤，毒蛇咬伤，蜂蜇伤。内服用量9~30g；外用适量。

**药材性状** 块根呈纺锤形、卵圆形、葫芦形或椭圆形，一般长1.5~6 cm，直径0.7~2.5 cm。表面棕褐色，多数较光滑，或有皱纹和少数皮孔状的小瘤状隆起，有时还有凹陷，其内残留棕褐色细根。质硬而脆，断面平坦而粗糙，类白色，粉性，可见棕色形成层环。气无，味甘。小枝纤细，有纵棱纹，完整小叶披针形、长椭圆披针形或卵披针形。果实近球形。种子倒卵椭圆形，顶端微凹，基部圆钝，表面光滑。

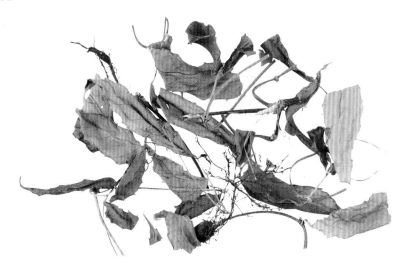

·蛇附子－全株

**药用源流** 蛇附子的药用始载于《植物名实图考》，曰："蛇附子，产建昌。蔓生，茎如初生小竹，有节。一枝三叶，叶长有尖，圆齿疏纹。对叶生须，须就地生，根大如麦冬。俚医以治小儿退热，止腹痛，取浆冲服。"该书又载有"石猴子"，谓："石猴子，产南安，蔓生细茎，茎距根近处有粗节手指大，如麦门冬黑褐色。节间有细须缭绕，短枝三叶，叶微似月季花叶。"根据上述描述和附图，均与本品相符。《中华本草》记载其块根具有清热解毒、祛风活血的功效；主治高热惊厥，肺炎，咳喘，肝炎，肾炎，风湿痹痛，跌打损伤，痈疔疮疖，湿疹，蛇伤。

| **分类位置** | 种子植物门 | 被子植物亚门 | 双子叶植物纲 | 鼠李目 | 葡萄科 |
|---|---|---|---|---|---|
| | Spermatophyta | Angiospermae | Dicotyledoneae | Rhamnales | Vitaceae |

**形态特征** 草质藤本。小枝纤细，有纵棱纹。卷须不分枝，相隔2节间断与叶对生。3小叶，披针形、长椭圆披针形或卵状披针形，顶端渐尖，基部楔形或圆形，侧生小叶基部不对称，近圆形，边缘每侧有4~6个锯齿；侧脉5~6对。花序腋生，下部有节，节上有苞片；花序梗被短柔毛；花萼碟形，萼齿细小；花瓣4，卵圆形，顶端有小角，外展。果实近球形或倒卵球形。种子倒卵椭圆形，顶端微凹，基部圆钝，表面光滑，种脐在种子背面中部向上呈椭圆形，腹面两侧洼穴呈沟状，从下部近1/4处向上斜展直达种子顶端。

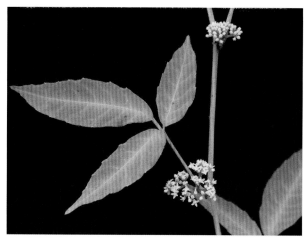
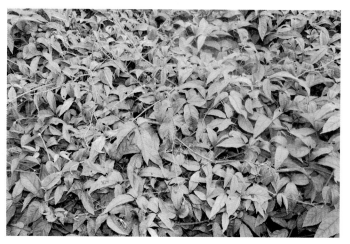

·三叶崖爬藤－花期　　　　　　　　　　·三叶崖爬藤－植株

**生境分布**　生于海拔 300~1300m 的山坡灌丛、山谷、溪边林下岩石缝中。分布于江苏、浙江、江西、福建、台湾、广东、广西、湖北、湖南、四川、贵州、云南、西藏等。广西主要分布在全州、上思、德保、乐业、隆林、钟山、南丹、龙州等。

**化学成分**　主要含有芹菜素 –6-$\alpha$-L- 吡喃鼠李糖 (1-4)-$\alpha$-L- 吡喃阿拉伯糖苷、芹菜素 –8-$\alpha$-L- 吡喃鼠李糖 (1-4)-$\alpha$-L- 吡喃阿拉伯糖苷、蒲公英萜酮、蒲公英萜醇、$\alpha$- 香树脂醇、山奈酚 –7- 氧 – 鼠李糖基 –3- 氧 – 葡萄糖苷、芹菜素 –6, 8- 二葡萄糖苷、水杨酸、丁二酸、三十二酸、没食子酸乙酯、环四谷氨肽、$\beta$- 谷甾醇、麦角甾醇、胡萝卜苷、甘露醇[1]、(+)-catechin、rhamnocitrin、kaempferol-7-$O$-$\alpha$-L-rhamnopyranoside、piceid、astringin、emodin、emodin-8-$O$-$\beta$-D-glucopyranoside、physcione-8-$O$-$\beta$-D-glucopyranoside[2]、2- 羟基苯甲酸、D- 果糖、2- 羰基 –D- 葡萄糖酸、木酮糖、肉豆蔻酸（十四酸）、3, 4- 二羟基苯甲酸、D- 葡萄糖、十六酸、十七酸、油酸、9, 12- 十八碳二烯酸、9, 12, 15- 十九碳三烯酸、$\alpha$- 亚麻酸、9, 12, 15- 二十碳三烯酸、二十酸、棕榈酸[3]、原儿茶酸、白藜芦醇、山奈酚、槲皮素、对羟基苯甲酸、4- 羟基肉桂酸、异槲皮苷[4]、芹菜素、槲皮苷、山奈酚 –3, 7-$O$-L- 二鼠李糖苷、山奈酚 –3-$O$- 新橙皮糖苷、芹菜素 6-$C$-$\beta$-D- 吡喃葡萄糖苷、芹菜素 8-$C$-$\alpha$-L- 吡喃鼠李糖 –(1-2)-$\beta$-D- 吡喃葡萄糖苷、芹菜素 –8-$C$-$\beta$-D- 吡喃葡萄糖苷、芹菜素 8-$C$-$\beta$-D- 吡喃葡萄糖 –(1-4) –$\beta$-D- 吡喃葡萄糖苷、荭草素、异荭草素[5]、乙基芸香糖苷、原儿茶酸葡萄糖苷、原花青素二聚体、原花青素三聚体、苯乙醇芸香糖苷、山奈酚芸香糖苷、紫云英苷、丁香亭 –3-$O$- 葡萄糖苷、山奈酚 –3-$O$- 鼠李糖苷、岩衣酸、异鼠李素、姜糖脂 B、月桂基硫酸氢[6]、9- 羟基 –10, 12- 十八碳二烯酸、(4$R$, 5$R$)-4- 羟基 –5- 异丙基 –2- 甲基环己 –2- 烯酮、(4$S$, 5$R$)-4- 羟基 –5- 异丙基 –2- 甲基环己 –2- 烯酮、(3$R$, 4$R$, 6$S$)-3, 6 二羟基 –1- 薄荷烯、肉桂酸[7]、kaempferol-rutinoside、rutin、5-caffeoylquinic acid、isovitexin、vitexin-2"-rhamnoside、vitexin[8]、绿原酸、咖啡酸[9]等成分。

**药理作用**　**1. 抗炎、镇痛、解热作用**

三叶崖爬藤具有一定的抗炎镇痛解热作用。三叶崖爬藤提取物能明显抑制小鼠腹腔毛细血管炎性渗出，抑制二甲苯所致小鼠耳郭肿胀及 10% 蛋清致大鼠足跖肿胀，减少醋酸致小鼠扭体次数，提高热板法小鼠痛阈值，并降低干酵母和 2, 4- 二硝基苯酚致大鼠发热模型的体温[10]。地上部分提取物对二甲苯所致小鼠耳郭肿胀和角叉菜胶致大鼠足肿胀急性炎症有明显的抑制作用，能显著减少大鼠棉球肉芽组织增生的慢性炎症模型中大鼠肉芽肿的重量，镇痛抑制率最高达 51.80 %[11]。

三叶崖爬藤水提取物对缩宫素诱发的小白鼠扭体反应有较好的对抗作用，在浴槽终质量浓度为（50~200 mg/ml）时，具有抑制缩宫素诱发的子宫平滑肌的收缩功能，呈明显的剂量依赖性[12]。不同加工工艺对三叶崖爬藤抗炎作用的影响不同，其中冻干粉的抗炎作用明显优于水煎剂与饮片粉[13]。

## 2. 保肝作用

提取物对 α－异硫氰酸萘酯（ANIT）所致小鼠肝损伤有一定的保护作用，其保护作用可能与减轻炎症因子产生、促进总胆红素的代谢、降低脂质过氧化程度有关[14]。三叶崖爬藤多糖对 $CCl_4$ 造成的小鼠急性肝损伤也具有一定的阻抗作用[15]。三叶崖爬藤多糖可显著降低免疫性肝损伤小鼠肝脏和脾脏指数，显著降低肝损伤小鼠血清 ALT、AST 水平，减轻肝组织坏死及变性程度，同时三叶崖爬藤多糖能显著降低肝损伤小鼠肝脏 IL-17、IL-6 水平，并提高 IL-10、TGF-β1 水平，这可能与纠正小鼠 Treg/Th17 免疫失衡有关，表现为小鼠脾脏 Th17 比率和肝组织 ROR-ytmRNA 水平显著降低，同时小鼠外周血调节性 T 细胞（Treg）比率和 Foxp3 mRNA 水平显著升高，表明三叶崖爬藤多糖具有抗免疫性肝损伤作用，其作用机制可能与使机体 Treg/Th17 免疫失衡恢复到正常状态有关[16]。

## 3. 抗肿瘤作用

三叶崖爬藤具有一定的抗肿瘤活性，其黄酮可降低荷 Lewis 肺癌 Treg 比例，提高免疫功能，诱导移植瘤组织凋亡[17]，还具有抑制乳腺癌细胞 MCF7 增殖和侵袭的作用，其可能的机制是将细胞周期阻滞于 $G_0/G_1$ 期，调节 Wnt/β-atenin 信号通路相关蛋白的表达[18]。三叶崖爬藤多糖可抑制肝癌细胞增殖、迁移及侵袭，并诱导细胞凋亡，其作用机制可能与下调 miR-151 表达有关[19]。

## 4. 抗病毒作用

三叶崖爬藤提取液具有广谱抗病毒作用，除了石油醚和二氯甲烷部位抑制作用较弱外，其他所有部位均对 $H_1N_1$、EV71、HSV-1、COX-B3、RSV、COX-B5 试验病毒有不同程度的抑制作用[20]。三叶崖爬藤乙醇提取物正丁醇萃取部位和乙酸乙酯萃取部位抗呼吸道合胞病毒（RSV）的活性且明显优于利巴韦林[21]。

## 5. 抗氧化作用

三叶崖爬藤提取液具有一定的抗氧化作用。其叶片和根部提取物能明显提高大鼠机体的抗氧化能力，降低机体内 MDA 含量，增高 T-AOC、SOD、GSH-Px 水平，同时升高 GSH 含量[8]。其不同萃取部位抗氧化的能力为：乙酸乙酯部位＞石油醚部位＞正丁醇部位，酚类和黄酮类物质可能是其抗氧化作用的物质基础[22]。在最佳提取工艺条件下，三叶崖爬藤多糖的提取率最高为 7.34%，总抗氧化活力为 88.96U/ml，且具有一定的还原力；对 DPPH 自由基、OH 自由基、$O_2^-$ 自由基的清除率分别为 36.8%、65.1%、36.8%[23]。

**参考文献**

［1］刘东.三叶崖爬藤、狭叶崖爬藤及西藏构兰化学成分研究［D］.北京：中国协和医科大学中国医学科学院，2000.

［2］曾婷.石猴子化学成分的研究［D］.赣南：赣南师范学院，2013.

［3］胡轶娟，程林，浦锦宝，等.三叶青石油醚萃取物的 GC-MS 分析［J］.中国中医药科技，2013，20(1):46-47.

［4］陈丽芸.三叶青化学成分及抗肿瘤活性研究［D］.福州：福建中医药大学，2014.

［5］林婧，纪明妹，黄泽豪，等.三叶青的化学成分及其体外抗肿瘤活性研究［J］.中国药学杂志，2015，50(8):658-663.

［6］曾美玲，沈耐涛，吴赛伟，等.基于UPLC-Triple-TOF/MS方法的三叶青化学成分分析［J］.中草药，

2017, 48(5):874-883.

［7］徐硕，金鹏飞，惠慧，等.三叶青石油醚萃取部位的化学成分研究［J］.西北药学杂志，2017，32(3):270-272.

［8］孙永.三叶青化学成分及其抗氧化和抗癌活性的研究［D］.南昌:南昌大学，2017.

［9］李飘，承秀芳，岑红，等.HPLC同时测定不同产地三叶青中7种成分的含量［J］.中药材，2020, 43(11):2749-2752.

［10］黄真，毛庆秋，魏佳平.三叶青提取物抗炎、镇痛及解热作用的实验研究［J］.中国新药杂志，2005, 14(7):861-864.

［11］廖淑彬，蔡韦炜，陈丹，等.闽产三叶青地上部分提取物体内抗炎镇痛作用研究［J］.中国现代应用药学，2017, 34(3):319-324.

［12］吕江明，李春艳，贾薇，等.三叶青水提取物抑制小鼠痛经作用［J］.广州医药，2011，42(4):39-42.

［13］严余明，王忆黎，童晔玲，等.不同加工工艺对三叶青抗炎作用影响的比较研究［J］.中国中医药科技，2013, 20(4):371-373.

［14］李萍，吉薇薇，彭昕.三叶青提取物抗ANIT所致小鼠肝损伤作用的研究［J］.中国现代医生，2018, 56(30):32-35.

［15］马丹丹，李伟平，马哲龙，等.三叶青多糖抗肝损伤作用的研究［J］.医学研究杂志，2012，41(1):33-36.

［16］李萍，彭昕，楼天灵，等.三叶青多糖抗免疫性肝损伤的作用机制研究［J］.中药材，2020，43(3):712-715.

［17］林钰久，柴树人，龙坤兰，等.三叶青黄酮对荷Lewis肺癌小鼠免疫功能及肿瘤组织凋亡相关蛋白的影响［J］.天然产物研究与开发，2021, 33(1):8-15.

［18］杜闯，王燕，张莹莹，等.三叶青总黄酮对乳腺癌细胞增殖、转移的影响［J］.中医学报，2020, 35(8):1717-1722.

［19］王斌.三叶青根多糖通过下调miR-151表达影响肝癌细胞的增殖、凋亡、迁移和侵袭［D］.太原:山西医科大学，2020.

［20］刘江亭.三叶青抗病毒药效物质发现及作用机制研究［D］.济南:山东中医药大学，2019.

［21］王丹丹，高荣，闫滨.三叶青对呼吸道合胞病毒作用实验研究［J］.天然产物研究与开发，2019, 31:1070-1074, 1100.

［22］何文，李瀚鑫，王晰雯，等.三叶青不同萃取部位抗氧化活性［J］.食品工业，2020，41(2):151-155.

［23］银喆，温奇龙，蔡丹昭.三叶青多糖的提取与抗氧化活性的研究［J］.北方园艺，2020, 22:96-103.

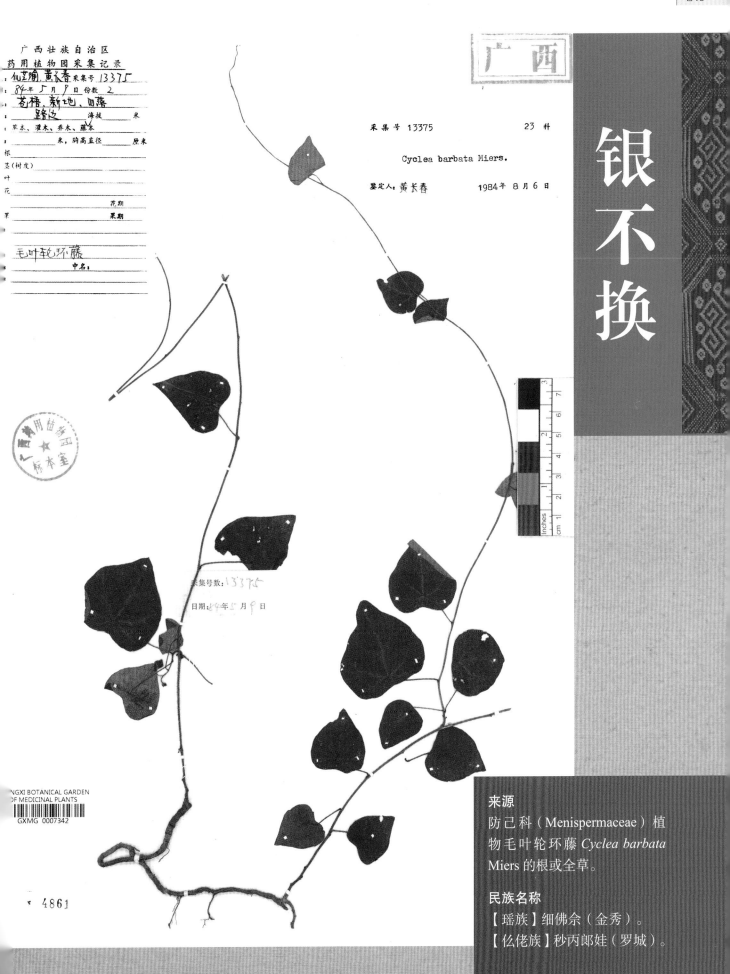

广西壮族自治区
药用植物园采集记录

采集人 黄长春 采集号 13375
84年 5月 9日 份数 2
苍梧、新地、四落
路边 海拔 米
草本、灌木、乔木、藤本
米，胸高直径 厘米
根
茎（树皮）
叶
花
花期
果 果期

毛叶轮环藤
中名：

采集号 13375 23 科

Cyclea barbata Miers.

鉴定人 黄长春 1984年 8月6日

广西

银不换

采集号数：13375
日期：84年5月9日

GXMG 0000007342

4861

**来源**

防己科（Menispermaceae）植物毛叶轮环藤 *Cyclea barbata* Miers 的根或全草。

**民族名称**

【瑶族】细佛佘（金秀）。
【仫佬族】秒丙郎娃（罗城）。

## 民 族 应 用

【瑶族】药用根或全草。水煎含咽治白喉，咽喉痛；水煎服治胃痛，便秘，小便短赤。

【仫佬族】药用根或全草。水煎含咽治白喉。

内服用量 30~60 g。

**药材性状**　根呈长条形，扭曲似鸡肠，扭曲处有横沟，近结节状，直径 0.5~1.2 cm；断面似角质样；有油脂气，味苦；完整叶三角状卵形，纸质，叶柄被毛，盾状着生。

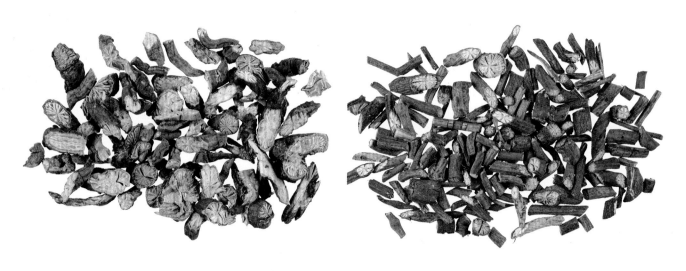

·银不换－根　　　　　　　　　　　　　　　　·银不换－茎

**药用源流**　《全国中草药汇编》（1996 年版）记载其根具有清热解毒、散瘀止痛的功效；主治急性扁桃体炎，咽喉炎，牙痛，胃痛，腹痛，胃肠炎，疟疾，跌打损伤。《中华本草》记载其根具有清热解毒、散瘀止痛、利尿通淋的功效；主治风热感冒，咽喉疼痛，牙痛，胃痛，腹痛，湿热泻痢，疟疾，小便淋痛，跌打伤痛，扭挫伤。

| **分类位置** | 种子植物门 | 被子植物亚门 | 双子叶植物纲 | 小檗目 | 防己科 |
|---|---|---|---|---|---|
| | Spermatophyta | Angiospermae | Dicotyledoneae | Berberidales | Menispermaceae |

**形态特征**　草质藤本。嫩枝被糙硬毛。叶纸质或近膜质，三角状卵形或三角状阔卵形，顶端渐尖或具小凸尖，基部微凹或近截平，两面被长毛；叶柄被硬毛，盾状着生。花序腋生或生于老茎上，雄花序聚伞花序圆锥状，被长柔毛，花密集成头状；雄花有明显的梗，花萼杯状，被硬毛，花冠合瓣，杯状，顶部近截平；雌花序下垂，圆锥花序；雌花无花梗，萼片 2，倒卵形至菱形，长约 0.4mm，外面被疏毛；花瓣 2，与萼片对生；子房密被硬毛，柱头裂片尖锐。核果斜倒卵圆形至近圆形，红色，被柔毛；果核背部两侧各有 3 列乳头状小瘤体。

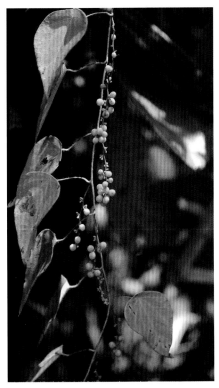

· 毛叶轮环藤 – 果期

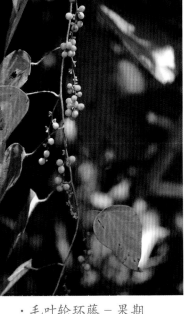

· 毛叶轮环藤 – 植株

**生境分布** 绕缠于林中、林缘和村边的灌木上。分布于海南和广东的雷州半岛等。广西主要分布在邕宁、苍梧、贵港、玉林、博白、龙州等。

**化学成分** 主要含有左旋箭毒碱、粉防己碱、高阿洛莫林、异谷树碱[1-3]、汉防己甲素[4]、(–)-limacine、(+)-thalrugosine、(–)-cycleapeltine[5]、果胶[6]、4, 5, 9-trimethoxy-indenol[1, 2, 3-ij] isoquinolin-6-ol、5, 6, 9-trimethoxy-indenol[1, 2, 3-ij]-isoquinolin、phytoecdysone、oxypalmatine、8-oxyberberine、gusanlung B、8-oxotetrahydropalmatine、ponasterone A、shidasterone[7]等化合物。

**药理作用** 1. 肌肉松弛作用

毛叶轮环藤具有较好的肌肉松弛作用。毛叶轮环藤所含生物碱汉防己甲素、高阿洛莫林碱、左旋箭毒碱和异谷树碱的碘甲烷盐均有肌肉松弛作用，但以左旋箭毒碱和高阿洛莫林碱的作用较强。将左旋箭毒碱制备成二甲基左旋箭毒碱氯甲烷盐衍生物后，肌肉松弛作用增强 1.5~3 倍。对小鼠、家兔、猫和狗的肌肉松弛作用比右旋筒箭毒碱约强 0.5~4 倍，对大鼠的肌肉松弛作用强度与右旋筒箭毒碱相当，表明毛叶轮环藤具有较好的肌肉松弛作用[8, 9]。

2. 治疗胃病作用

毛叶轮环藤乙醇提取物可以增加阿司匹林诱导胃病的实验小鼠胃组织中与胃黏膜愈合密切相关的 COX-2 和 SRF 含量，表明毛叶轮环藤对胃病有一定的治疗作用[10]。

3. 抗炎作用

毛叶轮环藤甲醇、乙酸乙酯和正己烷提取物都对脂氧合酶有一定的抑制活性，其中乙酸乙酯提取物抑制脂氧合酶活性最高，$IC_{50}$ 值为 0.267 mg/ml，表明毛叶轮环藤具有一定的抗炎作用[11]。

### 4. 免疫调节作用

毛叶轮环藤氯仿、乙酸乙酯和乙醇提取物都对小鼠巨噬细胞有一定的吞噬作用，其中乙酸乙酯提取物的吞噬活性最高，其次是氯仿提取物和乙醇提取物，表明毛叶轮环藤具有一定的免疫调节作用[12]。

### 5. 抗氧化作用

毛叶轮环藤氯仿、乙酸乙酯和乙醇提取物均对 DPPH 自由基具有一定的清除能力，乙酸乙酯提取物的抗氧化活性指数最高，其次是氯仿和乙醇提取物，表明毛叶轮环藤具有一定的抗氧化活性。经测定，毛叶轮环藤乙酸乙酯提取物中主要含有酚类、黄酮类、单宁类和萜类化合物，这些物质有可能为其抗氧化作用的活性成分[13]。

**参考文献**

[1] 中国科学院上海药物研究所.防己科植物毛叶轮环藤、海南轮环藤和地不容中的肌松有效成分[J].科学通报，1979, 12:574-576.

[2] 唐宗俭，劳爱娜，陈嬿，等.毛叶轮环藤肌松有效成分的研究[J].药学学报，1980, 15(8):506-508.

[3] 唐宗俭，劳爱娜，陈嬿，等.毛叶轮环藤肌松有效成分的研究[J].药学通报，1980, 15(4):40.

[4] 唐希灿，金国章，冯洁，等.毛叶轮环藤生物碱的肌松药理作用研究[J].药学学报，1980, 15(9):513-519.

[5] LIN L Z, SHIEH H L, ANGERHOFER C K, et al.Cytotoxic and antimalarial bisbenzylisoquinoline alkaloids from *Cyclea barbata*[J]. Journal of Natural Products, 1993, 56(1):22-29.

[6] YULIARTI O, CHONG S Y, GOH K K.Physicochemical properties of pectin from green jelly leaf (*Cyclea barbata* Miers)[J].International Journal of Biological Macromolecules, 2017, 103:1146-1154.

[7] WANG X J, ZHANG Q, PENG Y R, et al.Two azafluoranthene alkaloids and a phytoecdysone from the stems of *Cyclea barbata*[J].Journal of Asian Natural Products Research, 2019:1-10.

[8] 解放军第一八七医院.银不换肌肉松弛作用的初步研究[J].广东医药资料，1978, (4): 5-11.

[9] 唐希灿，金国章，冯洁，等.毛叶轮环藤生物碱的肌松药理作用研究[J].药学学报，1980, 15(9):513-519.

[10] PRIBADI F, SUHARTATI, BASORI A.Pharmacodynamics study of ethanol extract of *cyclea barbata* (miers.) leaves on srf and COX-2 gastric mice with nsaid gastropathy[J].Indonesian Journal of Pharmacy, 2017, 28(3):131-135.

[11] HANDAYANI N F, ELYA B, PUSPITASARI N. *Cyclea barbata* leaf extract:lipoxygenase inhibitory activity and phytochemical screening[J].International Journal of Applied Pharmaceutics, 2018, 10(1):106-109.

[12] RASYIID M, MAHADI R, DHARMA K S, et al.Immunomodulatory and antioxidant activity of green grass jelly leaf extract (*Cyclea barbata* Miers.) *In vitro*[J].Advances in Tropical Biodiversity and Environmental Sciences, 2018, 2(1), 10-14.

[13] YULIARTI O, CHONG S Y, GOH K K.Physicochemical properties of pectin from green jelly leaf (*Cyclea barbata* Miers)[J]. International Journal of Biological Macromolecules, 2017,5(147):1146-1154.

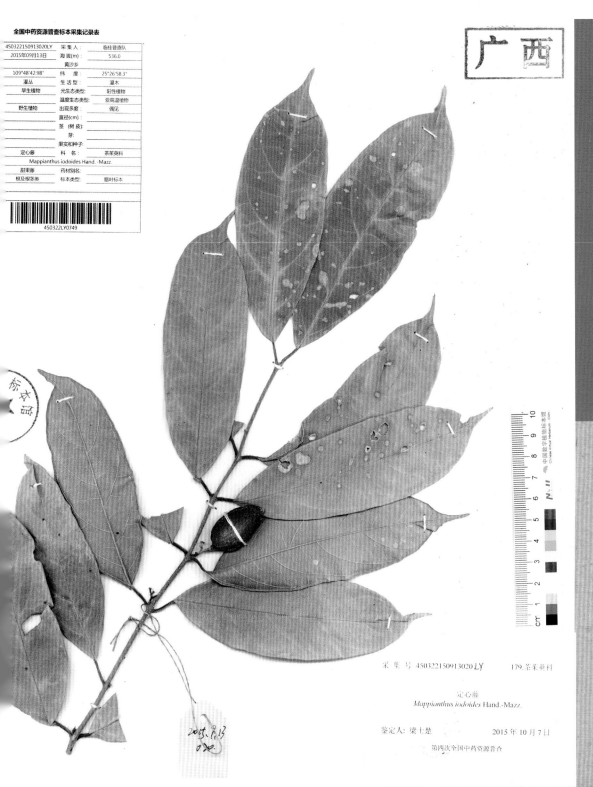

采 集 号 450322150913020LY　　　179.茶茱萸科

定心藤
*Mappianthus iodoides* Hand.-Mazz.

鉴定人: 梁士楚　　　2015 年 10 月 7 日
第四次全国中药资源普查

## 甜果藤

### 来源
茶茱萸科（Icacinaceae）植物定心藤 *Mappianthus iodoides* Hand.-Mazz. 的根及藤茎。

### 民族名称
【瑶族】铜钻（金秀），铜准。
【仫佬族】王连猫（罗城）。

## 民 族 应 用

【瑶族】药用根及藤茎。水煎服或浸酒服治黄疸型肝炎，风湿痹痛，月经不调，跌打损伤。内服用量9~20g。

【仫佬族】药用根、茎。水煎服治黄疸型肝炎。内服用量15g。

**药材性状**　藤茎多切片，呈圆柱形或不规则形，直径 1~5 cm；外表面灰绿色至灰褐色，有不规则细纵裂纹及灰白色至灰棕色的圆点状凸起的皮孔；质坚硬，不易折断；切面皮部厚 1~5 mm，棕黄色或棕色，纤维性；木部淡黄色至橙黄色，具明显的放射状纹理和密集小孔；髓部小，灰白色或淡棕色。气微，味淡、微涩。

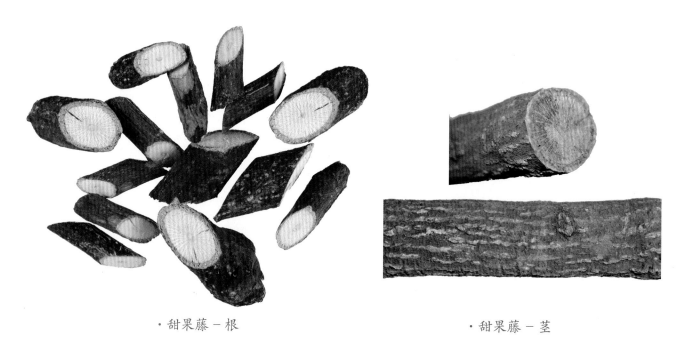

·甜果藤－根　　　　　　　　　　　·甜果藤－茎

**药用源流**　《中华本草》记载其具有活血调经、祛风除湿的功效；主治月经不调，痛经，闭经，产后腹痛，跌打损伤，外伤出血，风湿痹痛，腰膝酸痛。

| **分类位置** | 种子植物门 | 被子植物亚门 | 双子叶植物纲 | 卫矛目 | 茶茱萸科 |
| --- | --- | --- | --- | --- | --- |
| | Spermatophyta | Angiospermae | Dicotyledoneae | Celastrales | Icacinaceae |

**形态特征**　木质藤本。幼枝深褐色，被黄褐色糙伏毛，具棱，小枝灰色，圆柱形，具灰白色、圆形或长圆形皮孔；卷须粗壮。叶长椭圆形至长圆形，稀披针形，长 8~17cm，宽 3~7cm，先端渐尖至尾状，尾端圆形，基部圆形或楔形。雄花序交替腋生，长 1~2.5 cm；雄花芳香，花芽淡绿色，球形至开花前为长圆形；雌花序交替腋生，长 1~1.5 cm，粗壮，被黄褐色糙伏毛，雌花芽时卵形。核果椭圆形，长 2~3.7 cm，宽 1~1.7 cm，疏被淡黄色硬伏毛，由淡绿、黄绿转橙黄至橙红色，甜，果肉薄，干时具下陷网纹及纵槽，基部具宿存、略增大的萼片。种子 1 枚。

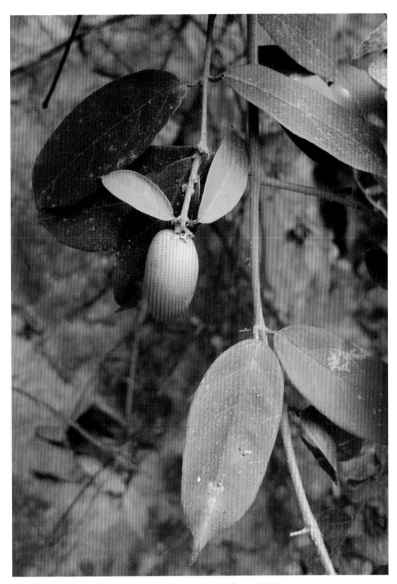

· 定心藤 - 果期

**生境分布** 生于海拔800~1800m的疏林、灌丛及沟谷林内。分布于湖南、福建、广东、广西、贵州、云南等。广西主要分布在武鸣、上林、融水、桂林、临桂、兴安、龙胜、藤县、蒙山、上思、东兴、平南、容县、那坡、凌云、贺州、钟山、罗城、金秀等。

**化学成分** 主要含有 (-)- 雪松醇[1]、蒲公英赛酮、二十三烷酸、$\beta$- 谷甾醇、$\beta$- 胡萝卜苷、青藤碱、香草醛、白杨素、香草酸、槲皮素、没食子酸、汉防己碱、柯因[2, 3]、蒲公英赛醇、24$R$-stigmast-4- 烯 -3- 酮、24$R$-stigmast-4- 烯 -3, 6- 二酮、葡糖苷谷甾醇、马钱苷酸、番木鳖苷、肼屈嗪、Bis-iridoid、断氧化马钱子苷、狄氏乌檀苷酯、奎诺酸[4]、棕榈酸甲酯、亚油酸甲酯、油酸甲酯、角鲨烯[5]、(+)- 雪松醇、芦丁、豆甾醇 -3-$O$-$\beta$-D- 葡萄糖苷[6]、9-hydroxy-4, 6- megastigmadien-3-one、9-hydroxy-4, 7-megastigmadien-3-one、blumenol A、9, 10-dihydroxy-4, 7-megastigmadien-3-one、5, 12-epoxy-9-hydroxy-7-megastigmen-3-one、5, 12-epoxy-6, 9-hydroxy-7-megastigmen-3-one、黑麦草内酯、落叶松树脂醇、异落叶松树脂醇、5'- 甲氧基落叶松树脂醇、橄榄脂素、去氢双松柏醇、chushizisin I、3, 3-didemethoxyverrucosin、4-*epi*-larreatricin、glycerol monolinoleate[7]、4, 5-dihydroblumenol A、

3-hydroxy-$\beta$-ionone、vomifoliol acetate、corchoionol C、clovandiol、$\beta$-eudesmolde[8] 和 mappianthone A[9]等化合物。

**药理作用**　**1. 抗肿瘤作用**

定心藤提取物对 HL60、SMMC7721、A549、MCF7、SW480 五种人肿瘤细胞株都有一定的抗增殖活性[9]。定心藤超临界 $CO_2$ 提取挥发油对人胃癌细胞 SGC7901、人白血病细胞 K562、肺腺癌细胞 SPC-A1、肝癌细胞 BEL7402 四种癌细胞也具有一定的抗肿瘤活性，表明定心藤具有一定程度的抗肿瘤活性[10, 11]。

**2. 抗氧化作用**

定心藤挥发油具有一定的抗氧化作用，其 $IC_{50}$ 值为 1.24mg/ml[12]。定心藤多糖对 OH 自由基和 DPPH 自由基也具有一定的清除作用，当多糖浓度为 1200μg/ml 时，对 OH 自由基的清除率达到 70.65%；当多糖浓度为 500μg/ml 时，对 DPPH 自由基的清除率可达 33.54%[13]。定心藤总黄酮对 DPPH 自由基亦有较好的清除作用，且清除能力随浓度的增加而增强，$IC_{50}$ 值为 0.663μg/ml，优于合成抗氧化剂 BHA 的抗氧化活性[14]。此外，定心藤 75% 乙醇提取物的石油醚、氯仿、乙酸乙酯、正丁醇和水五种不同极性溶剂萃取物均具有一定的抗氧化活性，乙酸乙酯萃取物抗氧化能力最强，DPPH 自由基的半数清除浓度 $IC_{50}$ 为 0.28mg/ml，OH 自由基 $IC_{50}$ 为 0.41mg/ml，在 0.2mg/ml 浓度下，对 $O_2^-$ 自由基的清除率达到 42.88%，而其黄酮含量最高，达到 609.96mg/g[15]。

**3. 抗炎作用**

绒毛定心藤 *Mappianthus tomentosus*（该物种现已并入定心藤 *M.iodoides*）中分离得到的倍半木脂素类化合物 mappilignan A 对 BV-2 小鼠小胶质细胞释放 NO 有一定的抑制作用，其 $IC_{50}$ 值为 38.87μmol/L，表明定心藤具有一定的抗炎活性[16]。

**4. 降血脂作用**

定心藤总黄酮能通过降低高脂血症大鼠血清总胆固醇（TC）、甘油三脂（TG）、低密度脂蛋白胆固醇（LDL-C）、丙二醛（MDA）水平和升高高密度脂蛋白胆固醇（LDL-C）、超氧化物超化超歧化酶（SOD）、总氧化能力（T-AOC）的水平，从而达到一定的降血脂及预防动脉粥样硬化作用。其作用机理可能与提高动脉粥样硬化大鼠机体的抗氧化能力，调节一氧化氮（NO）和血管内皮生长因子（VEGF）的释放有关[17-19]。

**5. 保护心血管作用**

定心藤总黄酮可显著改善大鼠心肌组织病理形态学损伤，对大鼠心肌缺血再灌注损伤具有一定的保护作用，其作用机制可能与它对细胞凋亡的抑制有关[20]。

**参考文献**

[1]陈承声，陈清光，曾陇梅.定心藤（*Mappianthus iodoies*）化学成分研究［J］.中山大学学报（自然科学版），2000, 39(6):120-122.

[2]曾立.高校定心藤中化学成分研究［D］.桂林：广西师范大学，2008.

[3]曾立，尹文清.定心藤中化学成分的研究［J］.药学服务与研究，2010, 10(6):418-421.

[4]赵青.甜果藤的化学成分研究［J］.中国药房，2013, 24(39):3711-3713.

[5]曾立，向荣，尹文清，等.瑶药定心藤挥发油的提取工艺及其 GC-MS 分析［J］.中成药，2012, 34(8):1613-1615.

[6]陈昭，毕晓黎，罗文汇，等.HPLC 法同时测定瑶药定心藤中 3 种化合物［J］.广西医科大学学报，2014, 31(2):189-192.

[7]蒋芝华，冯兴阳，郭微，等.定心藤枝叶中化学成分研究［J］.中草药，2018, 49(2):282-287.

［8］高雨秋，张文浩，张明明，等.定心藤枝叶中倍半萜类化学成分研究［J］.广东化工，2019，46(2):21-22.

［9］LIU Y P, SUN L L, ZHANG X L, et al.Prenylated isoflavones with potential antiproliferative activities from *Mappianthus iodoides*［J］.Natural Product Research, 2018:1-6.

［10］钟海微，彭小勇，武晶晶，等.应用MTT比色法测定瑶药定心藤挥发油对肿瘤细胞的抑制作用[J].求医问药，2013，11(3):173-174.

［11］曾立，向荣，傅春燕，等.瑶药定心藤挥发油对肺腺癌细胞和肝癌细胞的抑制活性研究［J］.国际中医中药杂志，2013，35(1):34-36.

［12］曾立，尹文清，朱琪，等.定心藤挥发油抗氧化活性研究［J］.广东农业科学，2011，18:80-82.

［13］阿西娜，黄潇，刘春兰.定心藤多糖提取工艺优化及其清除自由基研究［J］.时珍国医国药，2013，24(6):1335-1338.

［14］黄琼，田玉红，蒲香.定心藤总黄酮的提取及抗氧化活性的研究［J］.中成药，2012，34(11):2242-2244.

［15］李维峰，王娅玲，郭芬，等.定心藤醇提取物不同极性部分的体外抗氧化活性研究［J］.食品工业科技，2015，36(14):107-110, 114.

［16］朱珊珊.绒毛定心藤化学成分及抗炎活性研究［D］.桂林：广西师范大学，2019.

［17］杨光.定心藤总黄酮对动脉粥样硬化大鼠血脂和 NO、VEGF 因子的作用机制研究［D］.桂林：桂林医学院，2017.

［18］杨光，杜云龙，朱开梅，等.定心藤总黄酮对高脂血症大鼠降血脂的作用研究［J］.重庆医学，2017，46(4):433-435, 438.

［19］杨光，杜云龙，朱开梅，等.定心藤总黄酮对动脉粥样硬化大鼠血脂及一氧化氮和血管内皮生长因子的影响［J］.广东医学，2017，38(9):1309-1313.

［20］路倩，朱开梅，齐俊斌，等.瑶族药铜钻总黄酮对大鼠心肌缺血再灌注损伤的保护作用［J］.中国实验方剂学杂志，2016，22(10):128-132.

甜茶

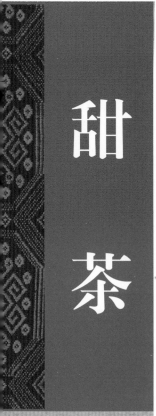

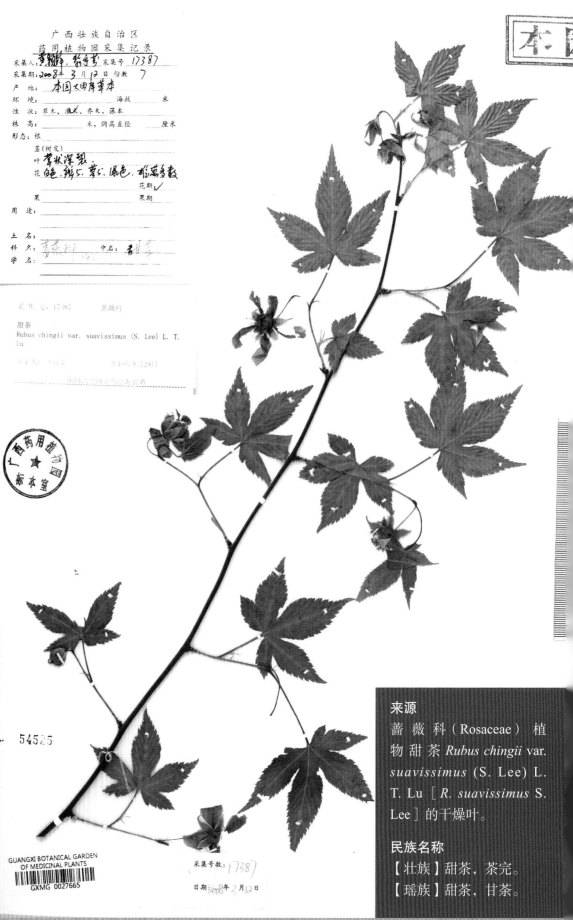

广西壮族自治区
药用植物园采集记录

采集人：　　　采集号 17387
采集期：2008年 3 月 12 日 份数 7
产　地：本园大田屏草本
环　境：　　　　海拔　　米
性　状：草本、灌木、乔木、藤本
株　高：　　　米，胸高直径　　厘米
形　态：根
　　茎（树皮）
叶 掌状深裂
花 白色、瓣5、萼5、原色、雄蕊多数
　　　　　　　　花期 ✓
果　　　　　　　果期
用　途：
土　名：
科　名：蔷薇科　中名：甜茶
学　名：

采集号：17387　蔷薇科

甜茶
Rubus chingii var. suavissimus (S. Lee) L. T.
Lu

54525

GUANGXI BOTANICAL GARDEN
OF MEDICINAL PLANTS
GXMG 0027665

采集号数：17387
日期：2008年2月12日

**来源**

蔷薇科（Rosaceae）植物甜茶 *Rubus chingii* var. *suavissimus* (S. Lee) L. T. Lu［*R. suavissimus* S. Lee］的干燥叶。

**民族名称**

【壮族】甜茶，茶完。
【瑶族】甜茶，甘茶。

## 民 族 应 用

【壮族】药用叶。主治瘴气，糖尿病，高血压，尿路感染。内服用量 10~20g；外用适量。

【瑶族】药用叶。主治感冒，咳嗽，小儿消化不良，肾炎水肿，大便、小便不通，高血压病，糖尿病，急性胃肠炎，风湿性关节炎，类风湿关节炎，咽喉肿痛，无名肿毒，痈疮肿毒。内服适量，代茶饮用；外用适量。

**药材性状** 叶多皱缩，黄绿色或浅黄棕色。完整叶展开后轮廓近圆形，长 5.2~11cm，宽 5~13cm，基部近心形或狭心形，掌状 5~7 深裂，裂片披针形或椭圆形，中央裂片较长，先端渐尖，边缘具重锯齿，基出脉通常为 7 条或 5 条；叶柄长 2~5 cm，上面有浅槽，下面具小刺 1~2 枚。气微，味甜。

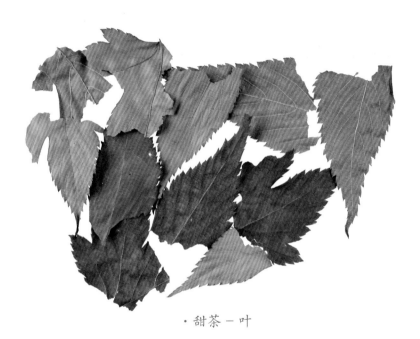

· 甜茶－叶

**药用源流** 甜茶之名始载于《日用本草》，曰："味甘，冷，无毒。夏月煎作汤，解渴除烦。主肿烂恶疮，热结在肠胃。"《广西壮族自治区壮药质量标准　第二卷》（2011 年版）和《广西壮族自治区瑶药材质量标准　第一卷》（2014 年版）均记载其具有清热、润肺、祛痰、止咳的功效；主治痰多咳嗽，或作甜味剂。

| **分类位置** | 种子植物门 | 被子植物亚门 | 双子叶植物纲 | 蔷薇目 | 蔷薇科 |
|---|---|---|---|---|---|
| | Spermatophyta | Angiospermae | Dicotyledoneae | Rosales | Rosaceae |

**形态特征** 藤状灌木。枝细，具皮刺。单叶，近圆形，直径 4~9cm，两面仅沿叶脉有柔毛或无毛，基部心形，边缘掌状，5~7 深裂，稀 6 或 8 裂。单花腋生，直径 3~5cm，花萼筒毛较稀或无毛；萼片卵形或卵状长圆形，顶端具凸尖头，外面密被短柔毛；花瓣椭圆形或卵状长圆形，白色，顶端圆钝，直径 1.4~2.5cm。雄蕊多数，花丝宽扁；雌蕊多数，具柔毛。果实近球形，红色，直径 1.5~2cm，密被灰白色柔毛。种子有皱纹。

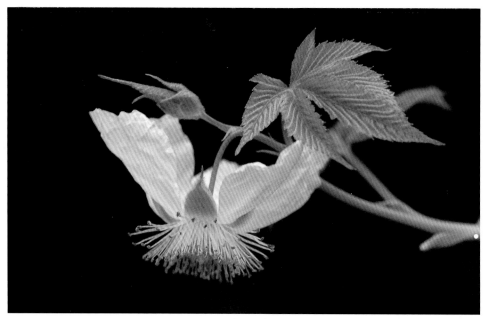

·甜茶－花期

**生境分布** 生于海拔 500~1000m 的常绿阔叶林的山坡、针叶林或灌丛中。广西特有种，主要分布在广西桂平、金秀等。

**化学成分** 主要含有二萜类、黄酮类、多酚类等成分。二萜类主要含有 ent-16α, 17-dihydroxy-kauran-19-oic acid、ent-kauran-3α, 16β, 17-3-triol、ent-13, 17-dihydroxy-kauran-15-en-19-oic acid[1]、ent-13-hydroxy-kauran-16-en-19-oic acid、ent-kauran-16-en-19-oic-13-O-β-D-glucoside[2]、ent-16β, 17-dihydroxy-kauran-3-one、ent-16β, 17-dihydroxy-kauran-19-oic acid、ent-kauran-16β, 17-diol-3-one-17-O-β-D-glucoside、rubusoside 等[3]；黄酮类化合物主要为槲皮素和山奈酚及其苷类化合物[4]；多酚类主要含有没食子酸、糅花酸、2-吡喃酮-4, 6-二羧酸、云实酸、地榆皂酸二内酯、咖啡酸和 1-α-galloyl-2, 3-(S)-hexahydroxy-diphenoyl-D-glucose 等[5]。此外还含有正三十一烷、正三十二烷醇、正三十二烷酸、软脂酸、齐墩果酸、熊果酸、2α-羟基熊果酸[6]、甜茶苷、金丝桃苷、蔗糖[7]等化合物。

**药理作用** 1. 抗过敏作用
甜茶中的部分二萜类成分能抑制透明质酸酶活性，对卵白蛋白引起的回肠平滑肌过敏性收缩能产生对抗作用，表明甜茶中的部分二萜类成分具有抗过敏活性[8]。甜茶提取物能显著抑制由 2, 4-二硝基氟苯（DNFB）诱发小鼠耳肿胀及血管通透性的增高，还可减轻小鼠异种被动皮肤过敏反应，对绵羊红细胞（SRBC）诱发小鼠迟发型过敏反应足跖肿胀也显示有一定程度的抑制作用，对 Compound（48/80）刺激大鼠腹腔肥大细胞释放组胺呈剂量依赖性抑制作用，说明甜茶具有显著的抗过敏作用，其作用机制可能与抑制肥大细胞释放组胺有关[9]。
2. 抗氧化作用
甜茶果实提取物具有较强的清除自由基和抗氧化能力，其清除自由基能力和抗氧化能力均比人工合成抗氧化剂 BHT 强[10]。甜茶总多酚对 OH 自由基和 DPPH 自由基均有较好的清除作用，其 $IC_{50}$ 值分别为 517.9μg/ml 和 45.9μg/ml[11]。甜茶总黄酮浓度为 2mg/ml 时，对 OH 自由基、DPPH 自由基和 $O_2^-$ 自由基的最大清除率分别为 70.1%、89.7% 和 80.6%[12]。

### 3. 降血脂作用

甜茶中的甜茶多酚能显著降低模型组大鼠血清总胆固醇、三酰甘油、低密度脂蛋白、丙氨酸氨基转移酶、脂肪酸合成酶的含量，降低肝脏中丙二醛含量，提高血清高密度脂蛋白含量和肝脏超氧化物歧化酶活性，表明甜茶多酚对高脂血症大鼠具有显著的降血脂效应[13]。

### 4. 降血糖作用

甜茶具有一定的降血糖作用。甜茶醇提取物和水取物均能有效降低糖尿病小鼠的血糖，且醇提取物能极显著地降低小鼠血糖，其机制可能与肝脏的抗氧化能力有关[7]。广西甜茶醇提取物低剂量组和中剂量组对小鼠空腹血糖有显著影响，并随着给药时间的延长，对葡萄糖致小鼠高血糖有一定的抑制作用，与空白对照组相比低剂量组和中剂量组给药40天后体重明显降低[14]。

### 5. 抗肿瘤作用

甜茶总黄酮在体外对肿瘤株S180、H22、L1210的增殖均具有一定的抑制作用，其中对H22抑制作用最强，对S180抑制作用次之，L1210抑制作用最弱，其$IC_{50}$值分别为46.31μg/ml、71.48μg/ml、163.59μg/ml[15]。甜茶提取物低、中、高剂量组均对小鼠肉瘤S180或肝癌H22移植瘤有不同程度的抑制作用，其中高剂量组对2种瘤体的抑制作用均显著，且对小鼠体质量、脾脏及胸腺质量均无明显影响[16]。

**参考文献**

[1]吕华冲，王剑霞.广西甜茶化学成分的研究Ⅱ[J].广东药学院学报，2007，23(5):489-491.

[2]王剑霞，吕华冲.广西甜茶化学成分的研究[J].中药材，2007，30(7):800-802.

[3]王剑霞，吕华冲.广西甜茶二萜类成分的研究[J].时珍国医国药，2008，19(3):664-665.

[4]向锋.甜茶中甜茶苷和甜茶多酚的提取纯化工艺研究及甜茶化学成分的定性分析[D].长沙：湖南中医药大学，2019.

[5]SUGIMOTO N, KIKUCHI H, YAMAZAKI T, et al.Polyphenolic constituents from the leaves of *Rubus suavissimus*[J].Nature Medicine, 2001, 55(4):219.

[6]谭冬明.广西甜茶叶的化学成分研究[D].桂林：广西师范大学，2008.

[7]蒙淑洁.广西甜茶提取物成分及降血糖作用研究[D].南宁：广西医科大学，2019.

[8]王慧，王建壮，王剑霞，等.广西甜茶二萜成分抗过敏作用研究[J].广东药学院学报，2014，30(1):60-62.

[9]方耀高，陆惠文，冯锦和，等.广西甜茶的抗过敏作用研究[J].中药材，2008，31(5):710-714.

[10]湛志华，薛茗月，李晓红，等.甜茶果实水提取物HPLC分析及抗氧化性分析[J].南方农业，2015，9(30):168-170.

[11]滕昭玉，崔紫姣，杜莹，等.甜茶总多酚的纯化及其抗氧化活性[J].贵州农业科学，2016，44(1):36-39.

[12]里雨桐，朱成豪，唐健民，等.响应面法优化广西甜茶总黄酮提取工艺及抗氧化活性研究[J].食品科技，2019，44(11):245-251.

[13]王硕，侯小利，周小雷，等.甜茶多酚对高脂血症大鼠的降血脂作用及其机制研究[J].中国药学杂志，2015，50(20):1811-1815.

[14]蒙淑洁，闫志刚，徐永莉，等.广西甜茶醇提取物对小鼠血糖及糖耐量的影响[J].湖北农业科学，2019，58(20):118-120.

[15]吴燕春，吴冬，谢金鲜，等.广西甜茶总黄酮的体外抗肿瘤作用[J].中国实验方剂学杂志，2010，16(7):165-167.

[16]黄荣岗，杨家庆，何家靖，等.广西甜茶提取物体内抗肿瘤实验研究初探[J].广东药学院学报，2012，28(2):173-175.

# 甜茶藤

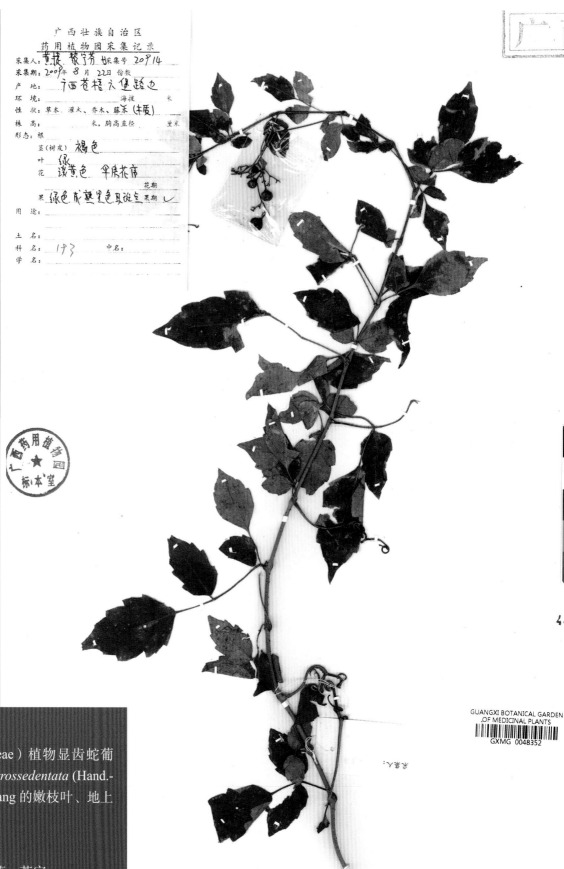

广西壮族自治区
药用植物园采集记录
采集人：黄捷 黎宁芳　采集号 20914
采集期：2009年 8 月 22日 份数
产　地：广西苍梧六堡路边
环　境：　　　　　海拔　　米
性　状：草本、灌木、乔木、藤本（木质）
株　高：　　　米，胸高直径　　毫米
形态：根
　　　茎(树皮) 褐色
　　　叶　绿色
　　　花　淡黄色　平房花序
　　　　　　　　　　　　花期
　　　果 绿色 成熟黑色具斑点 果期
用　途：
土　名：
科　名：193　　中名：
学　名：

GUANGXI BOTANICAL GARDEN
OF MEDICINAL PLANTS
GXMG 0048352

44

*Ampelopsis grossedentata* (Hand.-Mazz.)W.

**Det. Cao Zi-yu** 2012.6.14

## 来源

葡萄科（Vitaceae）植物显齿蛇葡萄 *Ampelopsis grossedentata* (Hand.-Mazz.) W. T. Wang 的嫩枝叶、地上部分或全株。

## 民族名称

【壮族】甜茶藤，茶完。
【瑶族】甜茶藤，甘茶美。
【侗族】藤茶（三江）。

## 民 族 应 用

【壮族】药用地上部分。主治黄疸，感冒，咽痛，结膜炎，痛疮，疮疖。内服用量 15~30g；外用适量，水煎洗患处。

【瑶族】药用嫩枝叶或全株。水煎服或水煎洗治黄疸型肝炎，咽肿肿痛，感冒发热，皮肤过敏，体癣，疥疮，疮疡肿毒。内服用量 15~60g；外用适量。

【侗族】药用全株。水煎当茶饮兼外洗患处治疗疮疡。外用适量。

**药材性状** 本品茎略呈圆柱形，直径 1~6mm，有粗纵棱沟，老茎表面灰黄色，有点状皮孔散在；嫩茎外表呈淡黄绿色，有节，节间长 3~10cm；质脆，易折断；断面纤维性，髓部白色。叶皱缩，多破碎，小叶完整者展平后呈卵形或卵状矩圆形，长 2~5cm，宽 1~3.5cm，先端短尖或渐尖，边缘有粗锯齿，两面沿脉有疏短毛。气清香，味微甘。

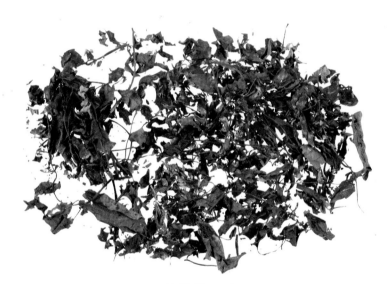

·甜茶藤－叶

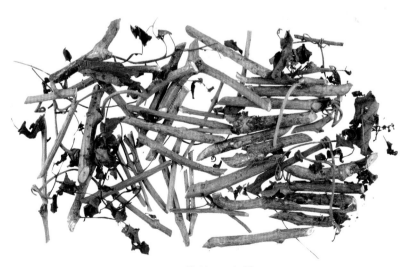

·甜茶藤－全株

**药用源流**　《中华本草》记载其茎叶或根具有清热解毒、利湿消肿的功效；主治感冒发热，咽喉肿痛，黄疸型肝炎，目赤肿痛，痈肿疮疖。《广西壮族自治区壮药质量标准　第一卷》（2008年版）记载其地上部分具有利湿退黄、疏风清热的功效；主治黄疸型肝炎，感冒风热，咽喉肿痛。

| 分类位置 | 种子植物门 | 被子植物亚门 | 双子叶植物纲 | 鼠李目 | 葡萄科 |
|---|---|---|---|---|---|
| | Spermatophyta | Angiospermae | Dicotyledoneae | Rhamnales | Vitaceae |

**形态特征**　木质藤本。小枝圆柱形，有显著纵棱纹，无毛，卷须2叉分枝，相隔2节间断与叶对生。叶为1~2回羽状复叶，2回羽状复叶者基部一对为3小叶，小叶卵圆形，卵椭圆形或长椭圆形，长2~5 cm，宽1~2.5 cm，顶端急尖或渐尖，边缘每侧有2~5个锯齿；托叶早落。伞房状多歧聚伞花序，与叶对生。花蕾卵圆形，花萼碟形；花瓣5，卵椭圆形，花盘发达，波状浅裂；子房下部与花盘合生，花柱钻形。果近球形。种子倒卵圆形，顶端圆形，基部有短喙，种脐在种子背面中部呈椭圆形，上部棱脊突出，表面有钝肋纹突起，腹部中棱脊突出，两侧洼穴呈倒卵形，从基部向上达种子近中部。

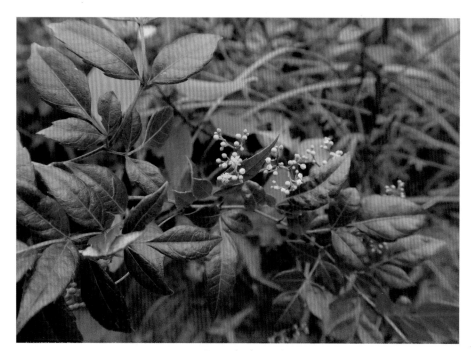

·显齿蛇葡萄－花期

**生境分布**　生于海拔200~1500m的沟谷林中或山坡灌丛。分布于江西、福建、湖北、湖南、广东、广西、贵州、云南等。广西主要分布在南宁、全州、兴安、永福、龙胜、资源、平乐、荔浦、梧州、岑溪、上思、东兴、灵山、贵港、平南、靖西、田林、隆林、贺州、昭平、富川、南丹、天峨、巴马、宜州、金秀、宁明、龙州等。

**化学成分**　主要含有二氢杨梅素、芦丁、杨梅素、杨梅苷、香橙素、花旗松素、槲皮素、三叶豆苷、山柰酚、杨梅素-3-O-β-D-半乳糖苷、二氢槲皮素[1-5]等黄酮类成分；挥发油类主要有叶绿醇、正十六酸、雪松醇等[6]；此外还含有蛇葡萄素、没食子酸、β-谷甾醇、豆甾醇[4]、没食子酰-β-D-葡萄糖、没食子酸乙酯、没食子酸[7]等化合物。

**药理作用** 1. 抑菌作用

显齿蛇葡萄嫩叶总黄酮对苏云金芽孢杆菌、枯草芽孢杆菌、耐甲氧西林金黄色葡萄球菌、溶藻弧菌有中度敏感抑制活性，其最小抑菌浓度 MIC 值分别为 1.0mg/ml、2.0mg/ml、2.0mg/ml、1.0mg/ml[3]。显齿蛇葡萄 17 种提取物的抗菌活性随着提取物中二氢杨梅素含量的增加而增强，提取物的抗菌活性显著强于相应含量二氢杨梅素纯品。在 10mg/ml 浓度下，部分提取物的抑菌活性强于二氢杨梅素[8]。

2. 抗氧化作用

显齿蛇葡萄叶（AGL）水提取物、显齿蛇葡萄叶的单宁组分（TF）、二氢杨梅素（DMY）均有较强的抗氧化能力。水提取物、TF（AGL）和 DMY 清除 DPPH 自由基的 $IC_{50}$ 值分别为 15.78μg/ml、10.17μg/ml 和 7.66μg/ml；三者对清除 ABTS+ 自由基的 $IC_{50}$ 值分别为 > 60μg/ml、39.02μg/ml 和 29.51μg/ml；还原力测试中三者的活性与浓度线性相关。在上述抗氧化活性测试中，DMY 展现了最高活性，TF 和水提取物则次之。在 HepG2 细胞模型中，AGL 水提取物、TF、DMY 均表现了很强的细胞抗氧化能力[9]。显齿蛇葡萄 4 种提取物均具有显著抗氧化活性，综合以上，以二氢杨梅素提取物最强，醇提取物居中，水提取物最弱。显齿蛇葡萄不同提取物的抗氧化活性与总多酚、总黄酮、二氢杨梅素含量呈显著正相关，表明总多酚、总黄酮、二氢杨梅素均是显齿蛇葡萄中主要抗氧化功效因子，但不同抗氧化体系中 3 种成分的影响程度表现各异[10]。

3. 抗炎镇痛作用

显齿蛇葡萄对小鼠巴豆油性耳郭水肿、大鼠角叉菜胶性、甲醛性足跖肿胀及腹腔毛细血管通透性均具有抑制作用，对大鼠棉球肉芽肿增生具有抑制作用，对小鼠醋酸性扭体反应和热板反应的抑制作用显示其具有一定的镇痛作用，能提高小鼠的痛阈水平；对切除肾上腺大鼠角叉菜胶性足跖肿胀具有抑制作用，表明显齿蛇葡萄具有一定的抗炎镇痛作用，其抗炎作用并不完全依赖于垂体 – 肾上腺皮质系统[11]。

4. 抗肿瘤作用

显齿蛇葡萄双氢杨梅树皮素（APS）对 H22 肿瘤具有抑制作用，与环磷酰胺联用能增强环磷酰胺对 H22 荷瘤小鼠的抗肿瘤作用[12]。显齿蛇葡萄总黄酮固体脂质纳米粒可提高显齿蛇葡萄总黄酮抗小鼠肝癌活性，并促进其在大鼠体内的口服吸收和生物利用度[13]。显齿蛇葡萄总黄酮有明显的体内抗肝癌活性，其机制可能与上调 p53、caspase-3 的表达，激活细胞凋亡 PI3K / Akt / p53 通路，从而抑制 Bcl2，提高 Bax 的表达，促进肝癌细胞凋亡有关[14]。

5. 降血糖、血脂作用

显齿蛇葡萄总黄酮（TFAG）能显著降低糖尿病小鼠的血糖、低密度脂蛋白、总胆固醇、三酰甘油的浓度，增加胰岛素、高密度脂蛋白的浓度，并对糖尿病小鼠胰岛细胞具有一定的修复作用[15]。TFAG 还可明显降低蛋黄型高脂血症小鼠血清 TC、TG 及 AI 值，对实验性高脂血症鹌鹑可明显降低血清 TC、TG，升高血清 HDL-C，降低 AI 值，明显减少主动脉及肝脏 TC 含量，抑制动脉粥样硬化及肝脏脂肪化病变[16]，以上表明 TFAG 具有显著的降血糖、血脂作用。发酵显齿蛇葡萄水提取物对糖尿病大鼠的血糖、血脂有显著的降低作用，且明显优于二氢杨梅素，表明发酵显齿蛇葡萄水提取物的各成分存在显著的协同增效作用[17]。

6. 保肝作用

显齿蛇葡萄提取物能显著降低非酒精性脂肪性肝病（NAFLD）小鼠的肝指数，降低血清 TC、TG、ALT、AST 水平以及肝脏 TC、TG 含量，并显著减轻小鼠肝脂肪变性程度[18]。显齿蛇葡萄总黄酮还能明显降低卡介苗加脂多糖诱导的免疫性肝损伤小鼠血清的 ALT、AST、MDA 水平，明显提高 SOD 活性，不同程度地改善肝损伤动物肝组织病理学改变[19]。以上表明显齿蛇葡萄具有一定的保肝作用。

**参考文献**

［1］常敬芳，覃洁萍，刁宇，等.HPLC测定显齿蛇葡萄茎中3种黄酮类成分的含量［J］.中国现代应用药学，2017, 34(8):1154-1157.

［2］冯淳，张妮，周大颖，等.HPLC测定显齿蛇葡萄叶中4种黄酮类化合物的含量[J].食品工业科技，2018, 39(24):240-245.

［3］李宇，刘翠君，廖璐婧，等.利川产区显齿蛇葡萄嫩叶总黄酮成分和抗菌活性研究［J］.华中师范大学学报（自然科学版），2020, 54(5):820-825.

［4］王岩，周莉玲，李锐，等.显齿蛇葡萄化学成分的研究［J］.中药材，2002, 25(4):254-256.

［5］张岩松，张庆英，王邠，等.显齿蛇葡萄化学成分研究（英文）［J］.Journal of Chinese Pharmaceutical Sciences, 2006, 15(4): 211-214.

［6］张友胜，杨伟丽，熊浩平.显齿蛇葡萄挥发油化学成分分析[J].湖南农业大学学报（自然科学版），2001, 27(2):100-101.

［7］张友胜，杨伟丽，崔春.显齿蛇葡萄化学成分的研究［J］.中草药，2003, 34(5):402-403.

［8］孔琪，玉秋萍，王家胜，等.不同二氢杨梅素含量的显齿蛇葡萄提取物的抗菌活性与清除DPPH自由基能力研究［J］.食品工业科技，2015, 36(5):87-90.

［9］耿升.显齿蛇葡萄叶多酚的 $\alpha$-葡萄糖苷酶抑制及抗氧化活性研究［D］.新乡：河南科技学院，2017.

［10］张命龙，彭密军，杨秋玲，等.显齿蛇葡萄抗氧化活性与主要成分相关性研究［J］.天然产物研究与开发，2019, 31:387-394.

［11］林建峰，李双官，朱惠，等.藤茶的抗炎镇痛作用研究［J］.福建医药杂志.1995, l7(4):39-40.

［12］潘翠柳，陆小莲，吴捷梅，等.藤茶双氢杨梅树皮素联合环磷酰胺抗肿瘤作用研究［J］.广西中医药，2020, 43(3):65-68.

［13］杨毛毛，罗花彩，徐伟，等.藤茶总黄酮固体脂质纳米粒抗肝癌活性及其药动学研究[J].中成药，2020, 42(9):2249-2254.

［14］甘彩玉，郑作文，梁冰洁，等.从PI3K/Akt/p53通路探讨藤茶总黄酮抗肝癌的作用机制［J］.中国实验方剂学杂志，2019, 25(12):90-96.

［15］漆姣媚，蒋燕群，张杰，等.显齿蛇葡萄总黄酮降血糖作用研究［J］.中国药学杂志，2017, 52(19):1685-1690.

［16］陈晓军，陈学芬，李茂，等.显齿蛇葡萄总黄酮降脂作用的研究［J］.广西中医药，2001, 24(5):53-54.

［17］朱蕾.发酵藤茶黄酮类化学组成及其对糖尿病大鼠血糖、血脂的影响［J］.湖北民族学院学报医学版，2015, 32(1):4-7.

［18］王俊杰，舒洋，曹欣，等.藤茶对非酒精性脂肪性肝病的治疗作用研究［J］.中国全科医学，2011, 14(78):2248-2250.

［19］欧贤红，郑作文.藤茶总黄酮对免疫性肝损伤小鼠的保护作用［J］.哈尔滨医药，2011, 3l(1):1-2.

# 假木通

第四次全国中药资源普查采集记录

：灵川县普查队　采集号：450323140506002LY

期：2014 年 05 月 6 日

点：广西桂林市灵川县大境乡簸萁江

110° 35′ 44.36″ E　纬度：25° 14′ 54.23″ N

375 m

阔叶林，路旁，黄棕壤

度：少　资源类型：野生

藤本

正：花白色

230

别名：

入药部位：

效：4

查传材料 2 份

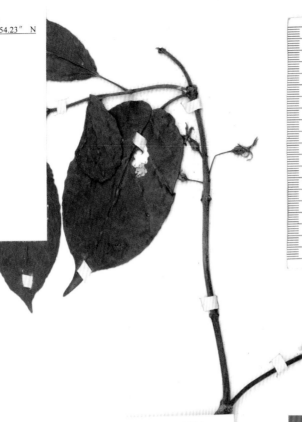

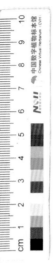

第四次全国中药资源普查

采集号：450323140506002LY

日期：　年月日

## 来源

萝藦科（Asclepiadaceae）植物假木藤 *Jasminanthes chunii* (Tsiang) W. D. Stevens & P. T. Li［假木通 *Stephanotis chunii* Tsiang］的根、茎、叶或全株。

## 民族名称

【瑶族】大补药、十全大补、藤列别、铜列、瑶佬药（金秀），懂烈别。

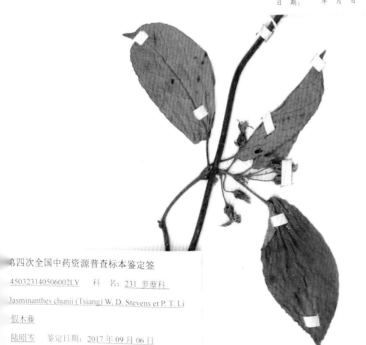

第四次全国中药资源普查标本鉴定签

450323140506002LY　科　名：231 萝藦科

*Jasminanthes chunii* (Tsiang) W. D. Stevens et P. T. Li

假木藤

陆昭岑　鉴定日期：2017 年 09 月 06 日

0202046

## 民 族 应 用

【瑶族】药用根、茎、叶或全株。水煎服、与鸡肉（或鸡蛋）或猪瘦肉炖服、浸酒服治病后或产后虚弱，贫血，肺结核咳嗽，产妇缺乳或乳少或乳汁不通，月经不调，产后恶露过多，四肢酸软，疲乏无力。内服用量15~30g。

**药材性状**　根圆柱形，直径0.8~2.5mm；表面灰褐色，稍弯曲；具纵皱纹及横断裂纹，可见木心；质坚，不易折断；断面皮部浅黄白色至浅黄棕色，较厚，靠木部具1圈淡棕色花纹，木部有细孔呈放射状排列。茎圆柱形稍扁，直径0.5~1.5cm，表皮灰褐色，具皱纹及点状突起的皮孔，幼茎被短柔毛，节处可见对生的叶柄痕，质硬，断面稍平整，皮部纤维状，木部黄白色，有放射状纹理和针眼状小孔；老茎髓部小，嫩茎的则大或中空。叶皱缩，完整叶展平后卵形或卵状长圆形，长7~11cm，宽4~6cm，先端渐尖，基部心形；在叶柄与中脉连接处有数个棕色小腺体，两面均被稀疏的短柔毛或近于无毛；叶柄长2~3cm，被短柔毛。气微，味苦，微涩咸。

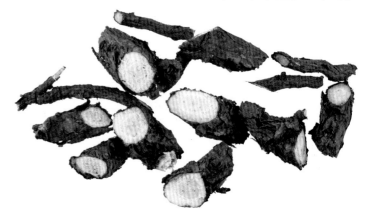

·假木通－根

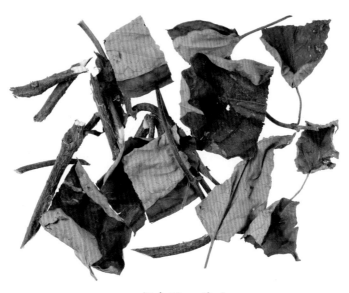

·假木通－茎叶

**药用源流**　《中华本草》记载其叶或根具有补血、活血、下乳的功效；主治月经不调，痛经，产后血虚，乳汁不足。

| 分类位置 | 种子植物门 | 被子植物亚门 | 双子叶植物纲 | 夹竹桃目 | 萝藦科 |
| --- | --- | --- | --- | --- | --- |
| | Spermatophyta | Angiospermae | Dicotyledoneae | Apocynales | Asclepiadaceae |

**形态特征**　藤状灌木。嫩枝被微毛。叶纸质，卵形或宽卵状长圆形，长 7~10.5cm，宽 4~6.5cm，端部渐尖，基部心形，嫩叶被微毛；侧脉每边 6~7 条，斜曲上升，叶缘前网结；叶柄被短柔毛，顶端具丛生腺体。聚伞花序腋生，着花多至 11 朵；花萼裂片长圆形，内面基部具腺体；花冠白色，高脚碟状，有香味，含丰富的黑色液汁，花冠筒圆筒形，内面具 5 行 2 列粗毛，裂片长圆状镰刀形；合蕊柱比花冠筒短；花药顶端膜片长圆形，在柱头顶端黏闭；副花冠小，着生于雄蕊背面，5 片，裂片扁平，比花药为短；花粉块每室 1 个，卵圆形，直立，花粉块柄横生，着粉腺宽卵形。蓇葖果单生，圆锥状披针形。种子长卵形，扁平，淡棕色，有薄边，基部圆形，顶端截形，具白色绢质种毛。

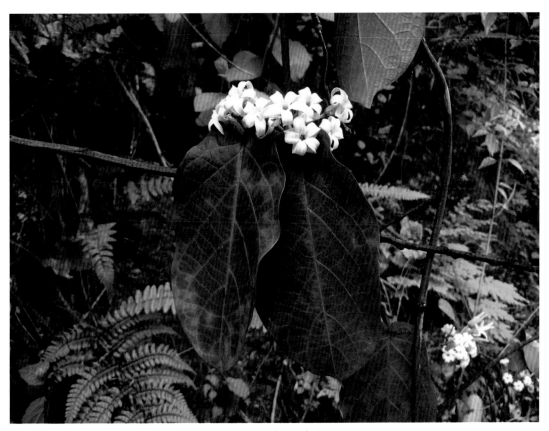

·假木藤 – 花期

**生境分布**　生于海拔 600~850m 山地潮湿密林中，攀援于大树上。分布于广东、广西等。广西主要分布在防城、上思、桂平、金秀等。

**化学成分**　根、茎、叶含生物碱、氨基酸、多肽或蛋白质及多糖类成分[1]。

**药理作用**　毒副作用
假木藤根、茎分别水煎，浓缩至每毫升相当原生药量 3g。根或茎以每千克体重 82.5g 生药，叶以每千克体重 80.4g 生药的剂量，分别给体重 18~22g 的小白鼠灌胃，观察 3 天均健康存在，未见不良反应[1]。

**参考文献**

［1］戴斌.中国现代瑶药［M］.南宁：广西科学技术出版社，2009：353.

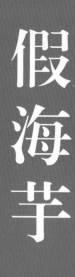

假海芋

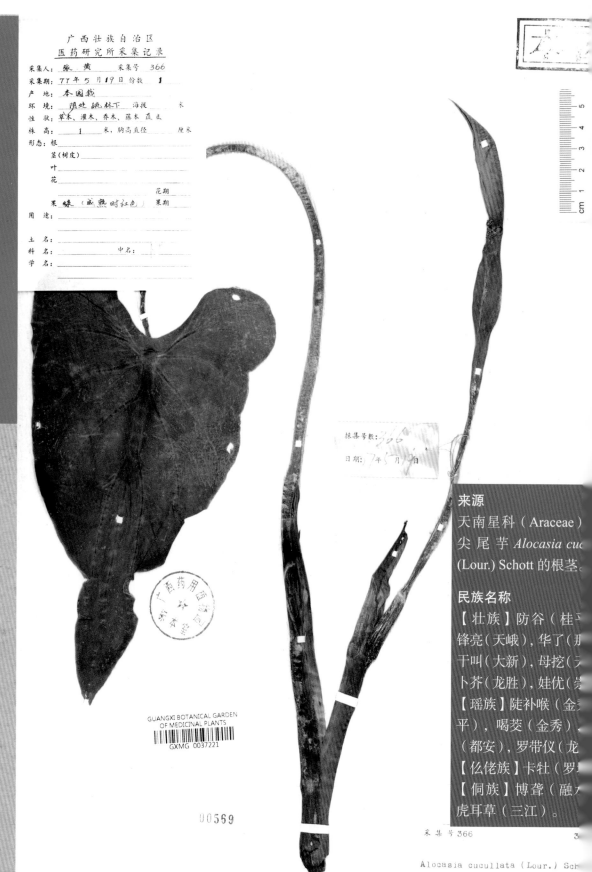

广西壮族自治区
医药研究所采集记录

采集人：张 黄　采集号 366
采集期：77年5月19日 份数 1
产　地：本园栽
环　境：阴处 疏林下　海拔　　　米
性　状：草本、灌木、乔木、藤本 直立
株　高：　1　米，胸高直径　　　厘米
形　态：根
　　　　茎（树皮）
　　　　叶
　　　　花　　　　　　　　　花期
　　　　果 绿（成熟时红色）　果期
用　途：
土　名：
科　名：　　　　中名：
学　名：

采集号数：366
日期：7年5月 日

GUANGXI BOTANICAL GARDEN
OF MEDICINAL PLANTS
GXMG 0037221

00569

## 来源

天南星科（Araceae）
尖尾芋 Alocasia cuc
(Lour.) Schott 的根茎。

## 民族名称

【壮族】防谷（桂
锋亮（天峨），华了（
干叫（大新），母挖（
卜芥（龙胜），娃优（
【瑶族】陡补喉（金
平），喝苳（金秀）
（都安），罗带仪（龙
【仫佬族】卡牡（罗
【侗族】博聋（融
虎耳草（三江）。

采集号 366

Alocasia cucullata (Lour.) Sch

鉴定人：黄燮才　　1978年7

# 民族应用

【壮族】药用根茎。与大米炒黄，加水煎服治痧症，感冒头痛，钩端螺旋体病；与大米共炒黑，加水煎服治产后盗汗；与猪骨炖服治肺结核；捣烂搽患处治蜂蜇伤；捣烂敷患处治无名肿毒，恶疮，烧烫伤；水煎服治甲状腺机能亢进。

【瑶族】药用根茎。与大米炒黄，加水煎服治痧症，感冒头痛；捣烂敷患处治无名肿毒，恶疮，烧烫伤；捣烂取汁滴患耳治疗中耳炎。

【仫佬族】药用根茎。水煎服治老年咳嗽痰多；研末吹入咽喉治白喉。

【侗族】药用根茎。捣烂敷患处治无名肿毒，恶疮，烧烫伤；水煎服兼捣烂敷伤口周围治毒蛇咬伤。
内服用量9~15 g；外用适量。本品有毒，内服宜慎。

**药材性状**　干燥根茎圆形或椭圆形，不平整，直径1.5~2.0cm，厚0.3~0.5cm。表面棕色或棕褐色，具皱纹。质轻、脆，易折断，横切面白色，粗糙，呈颗粒状。气微，味淡，嚼之麻舌而刺喉。

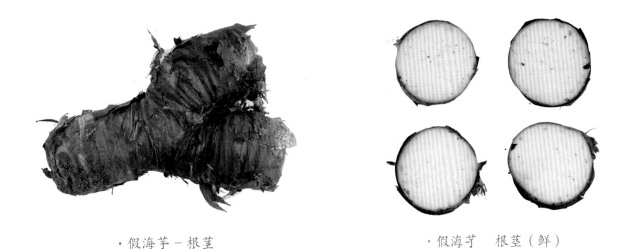

·假海芋－根茎

·假海芋　根茎（鲜）

·假海芋－根茎

**药用源流**　《全国中草药汇编》（第二版上册）记载其具有清热解毒、消肿止痛的功效；主治钩端螺旋体病，肠伤寒，肺结核，支气管炎；外用治毒蛇咬伤，毒蜂蜇伤，蜂窝织炎。《中华本草》记载其具有清热解毒、散结止痛的功效；主治高热不退，钩端螺旋体病，疮疡痈毒初起，瘰疬，蜂窝织炎，慢性骨髓炎，毒蛇咬伤，毒蜂蜇伤。

| **分类位置** | 种子植物门 | 被子植物亚门 | 单子叶植物纲 | 天南星目 | 天南星科 |
|---|---|---|---|---|---|
| | Spermatophyta | Angiospermae | Monocotyledoneae | Arales | Araceae |

**形态特征**　草本。地上茎圆柱形，黑褐色，具环形叶痕。叶柄绿色，长 25~80cm，由中部至基部扩大成宽鞘；叶片膜质至亚革质，深绿色，宽卵状心形，先端骤狭具凸尖，基部圆形。花序柄圆柱形；佛焰苞近肉质，管部长圆状卵形，淡绿至深绿色；檐部狭舟状，边缘内卷，先端具狭长的凸尖；肉穗花序比佛焰苞短，圆柱形，基部斜截形；不育雄花序长 2~3cm，粗约 3mm；能育雄花序近纺锤形，长 3.5cm，苍黄色或黄色；附属器淡绿色、黄绿色，狭圆锥形。浆果近球形，直径 6~8mm，通常有种子 1 枚。

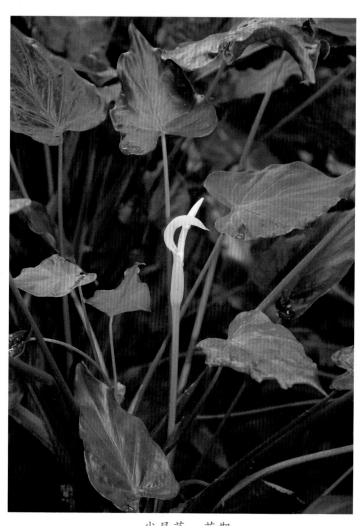

· 尖尾芋 – 花期

**生境分布**　生于海拔 2000m 以下的溪谷湿地或田边。分布于浙江、福建、广西、广东、四川、贵州、云南等。广西主要分布在南宁、融水、桂林、阳朔、苍梧、桂平、玉林、百色、靖西、钟山、富川、都安、金秀、龙州等。

**化学成分**　主要含有凝集素、有机酸、多糖、挥发性成分等。凝集素有 AEL 等[1]；有机酸主要有延胡索酸、焦粘酸、苹果酸、琥珀酸、枸橼酸、草酸等[2, 3]；多糖的组成单糖主要为 D- 葡萄糖和 D- 半乳糖[4]；挥发性成分主要包括亚油酸、十六烷酸、间十五烷基酚、亚麻酸、3'- 甲氧基苯并［1', 2'-b］-1, 4 – 二氮杂双环［2.2.2］辛烯、十六碳烯酸、十六烷酸乙酯、亚麻酸甲酯、硬脂酸、苯吗庚酮、十五烷基间苯二酚、豆甾醇、谷甾醇等[5]。此外，还含有赖氨酸、精氨酸、天冬氨酸、苏氨酸、丝氨酸、谷氨酸、脯氨酸、甘氨酸、丙氨酸、缬氨酸、异亮氨酸、亮氨酸、苯丙氨酸等氨基酸成分[2]。

**药理作用**　1. 抗肿瘤作用

尖尾芋具有一定的抗肿瘤活性。尖尾芋根茎尖50％乙醇提取物对5种人肿瘤细胞 (M-GC803、HeLa、bel7402、K562 和 MDA-MB435) 均有一定的抑制作用，其石油醚萃取部位对人肿瘤细胞 M-GC803 的抑制活性较显著，$IC_{50}$ 值为 121μg/ml[5]。尖尾芋提取物可以通过非特异性地激发和增强机体的免疫功能，使机体产生抗肿瘤免疫应答，从而控制和杀灭肿瘤细胞。此外，尖尾芋对人单核白血病细胞株 THP-1 细胞有一定的分化作用[4]。

2. 凝血作用

尖尾芋凝集素 AEL 对兔血有较强的凝集效果，但对各型人血没有凝集作用；在3种糖蛋白中，黏液素胃黏蛋白对 AEL 的凝血活力抑制较强；AEL 对培养人外周血白细胞的转化率高达88％；超过对照 PHA 的转化率[1]。

3. 抗炎作用

尖尾芋对炎症状态下腹腔毛细血管通透性增加有显著的抑制作用，能降低炎症毛细血管的通透性，使炎症渗出液量明显减少；另外，对二甲苯所致耳肿胀也有显著的抑制作用，能减少醋酸致炎的耳郭肿胀度，且抗炎实验呈现明显的量效关系[6]。

4. 抗蛇毒作用

尖尾芋具有一定的抗蛇毒作用。尖尾芋对眼镜蛇毒、眼镜王蛇毒、银环蛇毒中毒小白鼠均有一定的保护作用，其炮制品作用强于其原生药，有效部分为强酸型阴离子交换树脂交换物[7]。此外，尖尾芋对治疗五步蛇咬伤也有比较显著的疗效[8]。

5. 其他作用

尖尾芋还有一定的治疗钩端螺旋体病[9]、增强肾上腺皮质系统功能[10]、治疗缓解期支气管哮喘[11]以及一定的毒副作用[12]。

**参考文献**

[1] 侯学文，吴伯良，曾仲奎，等.尖尾芋凝集素的纯化及性质研究 [J].华南农业大学学报，1998，19(2):106-111.

[2] 杭越群，何汇佳，郝惠峰，等.卜芥有效成分研究 [J].中草药，1981，12(1):9.

[3] 王维平.卜芥抗蛇毒有效部分分析初报 [J].中药通报，1987，12(7):43.

[4] 彭求贤.尖尾芋水提取物抑制小鼠乳腺癌生长与诱导 THP-1 细胞分化作用 [D].广州：南方医科大学，2019.

[5] 雷霄，冯怡，梁爽，等.尖尾芋根茎石油醚部位抗肿瘤活性及化学成分研究 [J].中国医药工业杂志，2012，43(5):340-343，380.

[6] 黄嘉伟，黄桂芬，吕雅琴.尖尾芋的抗炎药理作用研究 [J].海峡药学，2014，26(8):19-20.

[7] 王维平，李刚.卜芥抗蛇毒作用的初步药理研究 [J].中药通报，1986，11(2):53-54，56.

[8] 吴子辉.卜芥治疗五步蛇咬伤疗效观察 [J].动物学研究，1981，2(4):177-178.

[9] 广西东兰县防疫站，广西东兰县医院.卜芥治疗钩端螺旋体病103例效果观察 [J].中草药通讯，1972(2): 33-34.

[10] 何绍雄，顾以保，何汇佳.卜芥对肾上腺皮质功能的作用研究 [J].天津医药，1981，12:746-748.

[11] 黄国英.壮药卜芥糖浆治疗缓解期支气管哮喘94例 [J].中国民族民间医药杂志，1996，20:18-19.

[12] 王存英.卜芥中毒1例报告 [J].河北中西医结合杂志，1997，6(1):120.

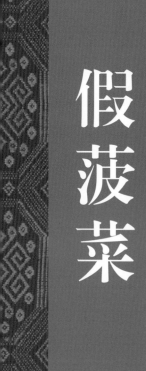

假菠菜

第四次全国中药资源普查采集记录

采集人：谢月英、农东新、彭玉德

采集号：451481150409037LY

采集日期：2015 年 04 月 09 日

采集地点：广西凭祥市浦寨村六散屯

经度：106°45′05.83″E　纬度：22°08′58.37″N

海拔：229 m

环境：草丛，田里，黄棕壤

出现频度：多　资源类型：野生

性状：草本

重要特征：

科名：蓼科

植物名：刺酸模　别名：

学名：Rumex maritimus Linn.

药材名：　入药部位：

标本份数：3

用途：

备注：

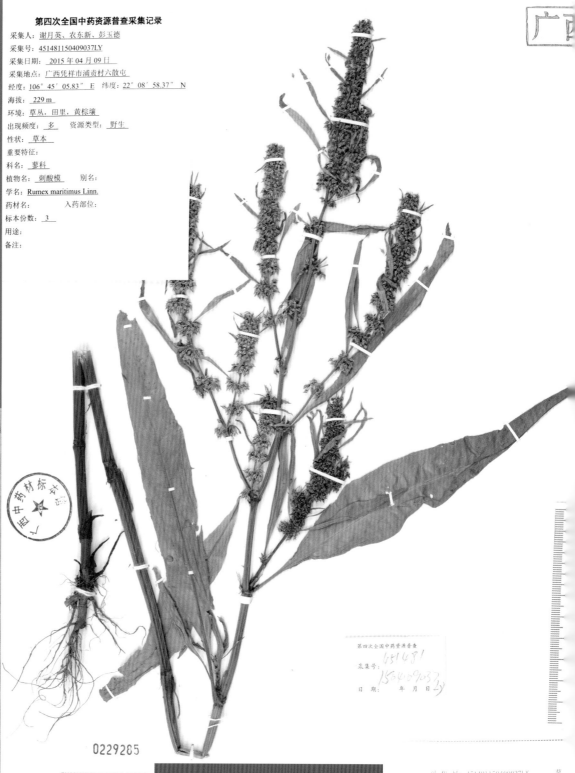

## 来源

蓼科（Polygonaceae）植物刺酸模 *Rumex maritimus* Linn. 的全草。

## 民族名称

【壮族】Godaihvuengzdoj，土大黄。

采集号：451481150409037LY　蓼

刺酸模
Rumex maritimus Linn.
鉴定人：余丽莹　201
第四次全国中药资源普查

## 民 族 应 用

【壮族】药用全草。主治痈疮肿毒，溃烂流脓，疥癣瘙痒，跌打闪挫，骨折筋伤。外用适量，捣烂敷患处，或煎水外洗。

**药材性状**　根粗大，单根或数根簇生，偶有分枝，表面棕褐色，断面黄色；味苦。茎粗壮。基生叶较大，叶具长柄，叶片披针形至长圆形，基部多为楔形，边缘波状皱褶；茎生叶柄短，叶片较小。圆锥花序。瘦果椭圆形，两端尖，具3锐棱，黄褐色。气微，味苦、涩。

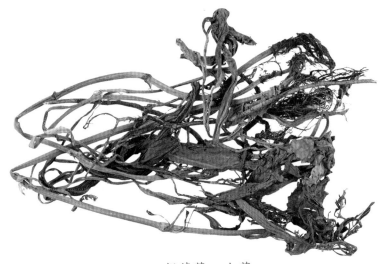

·假菠菜－全草

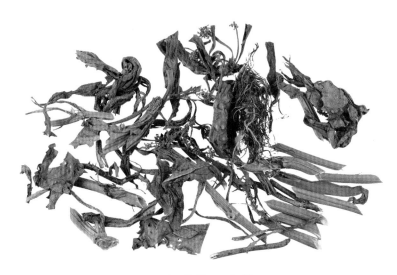

·假菠菜－全草

**药用源流**　《广西药用植物名录》记载其主治肺结核咯血，痔疮出血，疥癣。

 **分类位置**

| 种子植物门 | 被子植物亚门 | 双子叶植物纲 | 蓼目 | 蓼科 |
| --- | --- | --- | --- | --- |
| Spermatophyta | Angiospermae | Dicotyledoneae | Polygonales | Polygonaceae |

**形态特征** 一年生草本。茎具深沟槽。茎下部叶披针形或披针状长圆形。花序圆锥状，具叶，花两性，多花轮生；外花被椭圆形，内花被片果时增大，狭三角状卵形，边缘每近具2~3针刺，针刺长2~2.5mm，全部具长圆形小瘤。瘦果椭圆形，两端尖，具3锐棱。

**生境分布** 生于海拔1800m以下的河边湿地、田边路旁。分布于东北、华北、陕西、新疆等。广西主要分布在南宁、梧州、合浦、凌云、凤山等。

**化学成分** 主要含有2-methoxystypandrone[1]、5,7-dihydroxyphthalide、altechromone A[2]等成分。

**药理作用** 1.止泻作用
刺酸模甲醇提取物对蓖麻油和血清素引起的小鼠腹泻均有较好的抑制作用，能降低腹泻模型小鼠的排便次数和湿粪总数，其还能剂量依赖性地降低小鼠小肠炭末推进率[3]。
2.中枢神经系统抑制作用
刺酸模提取物具有中枢神经系统抑制活性，可提高小鼠的甩尾痛阈，减少小鼠醋酸扭体反应的次数，还能减少旷场试验中探索活动和孔交叉及孔洞实验中的运动，减少排便和探究行为次数[4]。

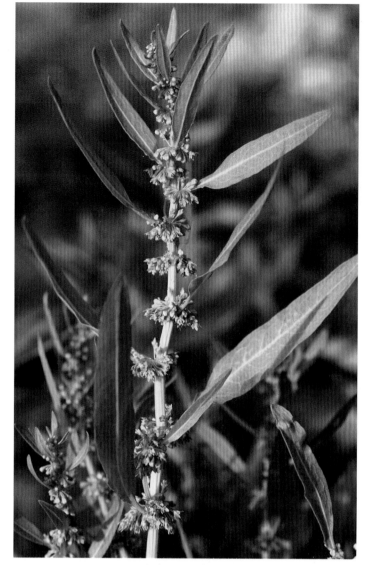

·刺酸模－花期

**参考文献**

［1］ISLAM M S, IWASAKI A, SUENAGA K, et al. 2-Methoxystypandrone, a potent phytotoxic substance in *Rumex maritimus* L［J］.Theoretical and Experimental Plant Physiology,2017,29(4):195-202.

［2］ISLAM M S, IWASAKI A, SUENAGA K, et al. Evaluation of phytotoxic potential and identification of phytotoxic compounds in *Rumex maritimus*［J］.Plant Biosystems-An International Journal Dealing with all Aspects of Plant Biology, 2018, 152(4):1-6.

［3］ROUF A S S, ISLAM M S, RAHMAN M T. Evaluation of antidiarrhoeal activity *Rumex maritimus* root［J］. Journal of Ethnopharmacology, 2003, 84(2):307-310.

［4］ISLAM M S, RAHMAN M T, ROUF A S S, et al. Evaluation of neuropharmacological effects of *Rumex maritimus* Linn. (Polygonaceae) root extracts［J］. Pharmazie, 2003, 58(10):738-741.

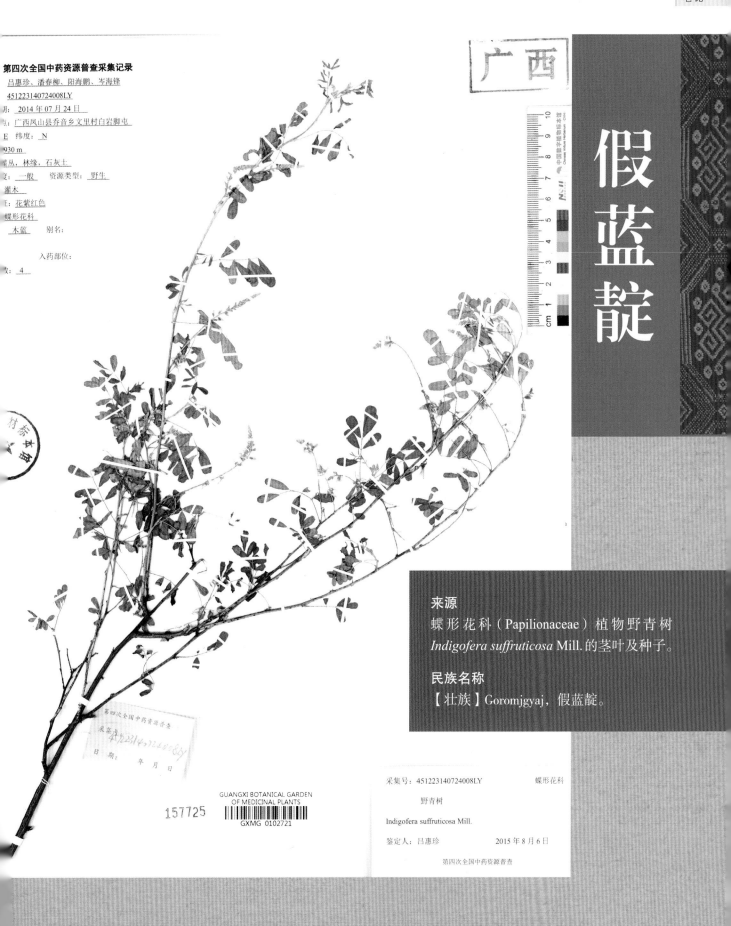

第四次全国中药资源普查采集记录

吕惠珍、潘春柳、阳海鹏、岑海锋

451223140724008LY

月： 2014 年 07 月 24 日

点： 广西凤山县乔音乡文里村白岩脚屯

E 纬度： N

930 m

灌丛，林缘，石灰土

度： 一般　资源类型： 野生

灌木

E：花紫红色

蝶形花科

木蓝　别名：

女： 4

入药部位：

广西

假蓝靛

**来源**

蝶形花科（Papilionaceae）植物野青树
*Indigofera suffruticosa* Mill. 的茎叶及种子。

**民族名称**

【壮族】Goromjgyaj，假蓝靛。

采集号：451223140724008LY　　　蝶形花科

野青树

Indigofera suffruticosa Mill.

鉴定人：吕惠珍　　　　2015 年 8 月 6 日

第四次全国中药资源普查

# 民 族 应 用

【壮族】药用茎叶及种子。主治皮肤瘙痒，斑疹透发不畅。内服用量6~9g，水煎洗；外用适量，煎水外洗患处。

**药材性状** 茎有棱，稍分枝，被紧贴"丁"字毛。叶轴上面有槽，被"丁"字毛，托叶钻形，小叶矩圆形、倒卵形或披针形，双面被"丁"字毛。种子短圆柱状，两端截平，干时呈褐色。味苦。

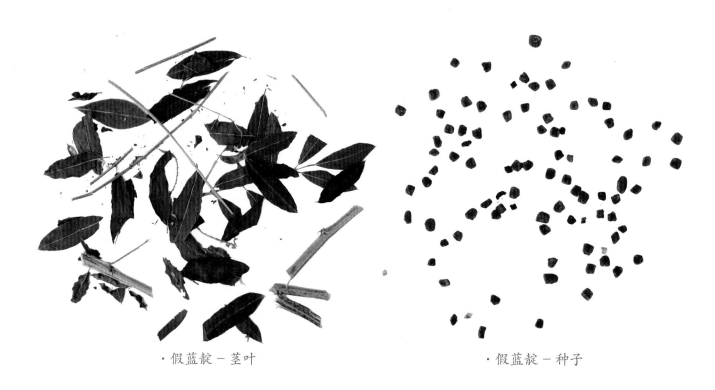

·假蓝靛-茎叶　　　　　　　　·假蓝靛-种子

**药用源流** 《中华本草》记载其具有清热解毒、凉血、透疹的功效；主治高热，淋巴结炎，急性咽喉炎，衄血，腮腺炎，斑疹，皮肤瘙痒。《广西药用植物名录》记载其主治咽喉肿痛，衄血，斑疹，疮疡肿毒，皮肤瘙痒。

| **分类位置** | 种子植物门 | 被子植物亚门 | 双子叶植物纲 | 豆目 | 蝶形花科 |
|---|---|---|---|---|---|
| | Spermatophyta | Angiospermae | Dicotyledoneae | Legumiales | Papilionaceae |

**形态特征** 直立灌木或亚灌木。茎灰绿色，有棱，被平贴"丁"字毛。羽状复叶长5~10 cm；叶轴上面有槽，被"丁"字毛；托叶钻形；小叶5~9对，对生，长椭圆形或倒披针形，两面被"丁"字毛。总状花序穗状；苞片线形，被粗"丁"字毛，花萼钟状，外面有毛；花冠红色；子房在腹缝线上密被毛。荚果镰状弯曲，下垂，被毛、有种子6~8粒。种子短圆柱状，两端截平，干时褐色。

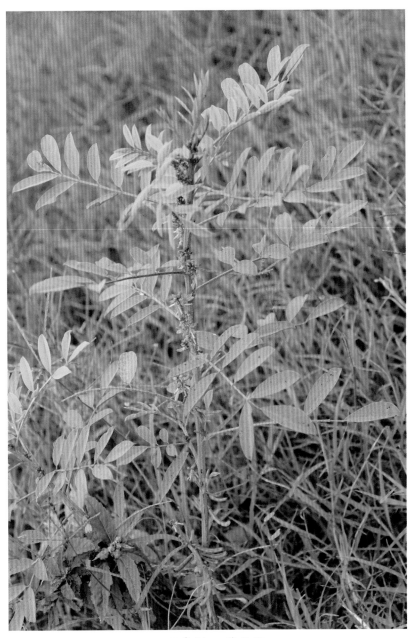

·野青树－花果期

**生境分布** 生于低海拔山地路旁、山谷疏林、空旷地、田野沟边及海滩沙地。分布于江苏、浙江、福建、台湾、广东、广西、云南等。广西主要分布在柳州、恭城、玉林、平果、百色、隆林、钟山、昭平、富川、宁明、金秀、龙州等。

**化学成分** 主要含有丁香酸、对香豆酸、香草醛、丁香醛、水杨酸、槲皮素、异甘草素、芒柄花素[1]、靛蓝[2]等成分，以及 (Z)-3-hexenyl benzoate、methyl hexadecanoate、植醇、亚油酸、亚油酸甲酯、正二十二烷、正二十三烷、正二十四烷、正二十五烷、二十六烷、二十七烷、二十八烷、二十九烷[3]、methyl chavicol、黄樟素、百里香酚、丁香酚、croweacin、α-patchoulene、(E)-β-ionone、cis-eudesma-6, 11-dieno、榄香素、(E)-nerolidol、(E)-isoelemicin、(Z)-asarone、dill apiole、γ-eudesmol、β-eudesmol、4, 6-dimetoxi-5-vinyl-1, 2-benzoioxide、(E)-asarone[4]等挥发油成分。

**药理作用**　1. 抗炎作用

野青树提取物通过抑制 LPS 诱导 RAW264.7 细胞 NF-κB 的激活和促进 HO$^{-1}$ 的表达，降低 NO、iNOS、TNF-α 和 IL-1β 水平[1]。

2. 抗菌作用

野青树内生菌对金黄色葡萄球菌、枯草芽孢杆菌、大肠杆菌、肺炎克雷伯菌、铜绿假单胞菌均有抑制作用[5]。

3. 抗惊厥作用

野青树甲醇提取物对戊四唑、印防己毒素、士的宁、匹罗卡品诱导的惊厥均有抑制作用，能延长惊厥潜伏期[6]。

4. 抗肿瘤作用

野青树中生物碱组分及其化合物靛蓝对人肺腺癌 LM2 细胞和 LP07 细胞均有细胞毒作用，其中靛蓝对这两种癌细胞的 IC$_{50}$ 分别为 0.89μg/ml、1.44μg/ml[2]。

5. 免疫调节作用

野青树中生物碱组分及其化合物靛蓝可刺激小鼠腹膜巨噬细胞释放 NO 和 TNF-α[2]。

6. 抗氧化作用

野青树乙醇提取物具有清除 DPPH 自由基活性[3]。

7. 保肝作用

野青树甲醇提取物对乙酰氨基酚诱导的肝损伤具有保护作用，能降低肝损伤小鼠 ALT、AST 活性和胆红素水平，改善肝组织病理变化[7]。

**参考文献**

［1］CHEN T Y, SUN H L, YAO H T, et al. Suppressive effects of *Indigofera suffruticosa* Mill extracts on lipopolysaccharide-induced inflammatory responses in murine RAW 264.7 macrophages［J］. Food and Chemical Toxicology, 2013, 55: 257-264.

［2］LOPES F C M, CALVO T R, COLOMBO L L, et al. Immunostimulatory and cytotoxic activities of *Indigofera suffruticosa* (Fabaceae)［J］. Natural Product Research, 2011, 25(19):1796-1806.

［3］ARRIAGA A M C, LEMOS T L G, SANTIAGO G M P, et al. Chemical composition and antioxidant activity of *Indigofera suffruticosa*［J］. Chemistry of Natural Compounds, 2013, 49(1):150-151.

［4］SILVAA C, MMD MORAESB, CAMARAB C, et al. Chemical composition and acaricidal activities of *Indigofera suffraticosa* essential oil against two-spotted spider mite［J］.Quimica Nova, 2019, 42(3):313-318.

［5］SANTOS I P D, SILVA L C N, SILVA M V, et al. Antibacterial activity of endophytic fungi from leaves of *Indigofera suffruticosa* Miller (Fabaceae)［J］. Frontiers in Microbiology, 2015, 6:1-7.

［6］ALMEIDA E R, CHAVES T M, LUNA R L A, et al. Anticonvulsant effect of *Indigofera suffruticosa* Mill: Indication of involvement of the GABAergic system［J］. African Journal of Pharmacy and Pharmacology, 2013, 7(11): 622-628.

［7］LIMA I R, SILVA I B, LIMA R M L, et al. Hepatoprotective efficacy of methanolic extract of *Indigofera suffruticosa* (Mill) on paracetamol-induced liver damage in mice［J］. Arquivos de Gastroenterologia, 2019, 56(93):333-338.

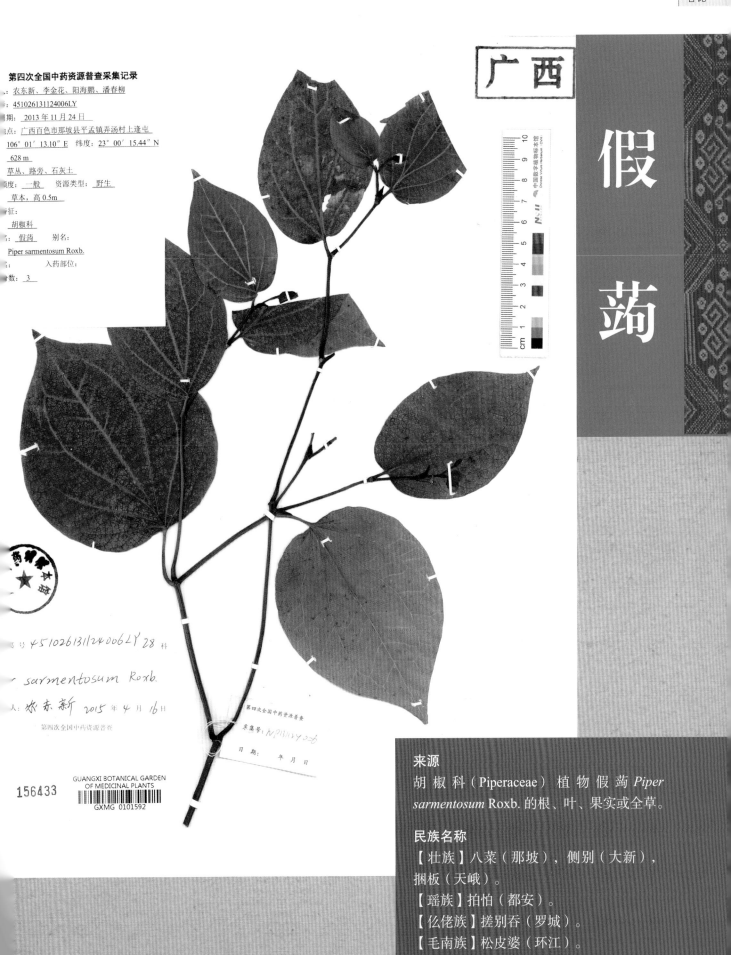

第四次全国中药资源普查采集记录

：农东新、李金花、阳海鹏、潘春柳

：451026131124006LY

期：2013 年 11 月 24 日

点：广西百色市那坡县平孟镇弄汤村上逢屯

106°01′13.10″E　纬度：23°00′15.44″N

628 m

草丛、路旁、石灰土

度：一般　资源类型：野生

草本，高 0.5m

征：

胡椒科

：假蒟　别名：

Piper sarmentosum Roxb.

：　入药部位：

数：3

号 451026131124006LY 28 科

sarmentosum Roxb.

人 农东新 2015 年 4 月 16 日

第四次全国中药资源普查

第四次全国中药资源普查

采集号：NPBN2YO2b

日期：　年月日

广西

假

蒟

## 来源

胡椒科（Piperaceae）植物假蒟 *Piper sarmentosum* Roxb. 的根、叶、果实或全草。

## 民族名称

【壮族】八菜（那坡），侧别（大新），捆板（天峨）。

【瑶族】拍怕（都安）。

【仫佬族】搓别吞（罗城）。

【毛南族】松皮婆（环江）。

## 民族应用

【壮族】药用根、叶、全草。根水煎服或浸酒服治风湿关节痛，胃痛，神经痛，消化不良。叶水煎服治心胃气痛。全草水煎服可催产或堕胎。

【瑶族】药用全草。与狗肉煎服治肚痛。

【仫佬族】药用根、果实。根水煎服或浸酒服治风湿关节痛，胃痛，神经痛。果实水煎服或浸酒服治胃寒痛。

【毛南族】药用果实。水煎服或浸酒服治胃寒痛。

内服用量 15~30g。

**药材性状** 茎枝圆柱形，稍弯曲，表面有细纵棱，节上有不定根。叶多皱缩，展平后阔卵形或近圆形，长6~14cm，宽5~13cm，基部浅心形，上面棕绿色，下面灰绿色，有细腺点，7条叶脉于叶背突出，脉上有极细小的粉状短柔毛，叶柄长2~5cm，叶鞘长为叶柄的一半，有时可见与叶对生的穗状花序。气香，味辛辣。

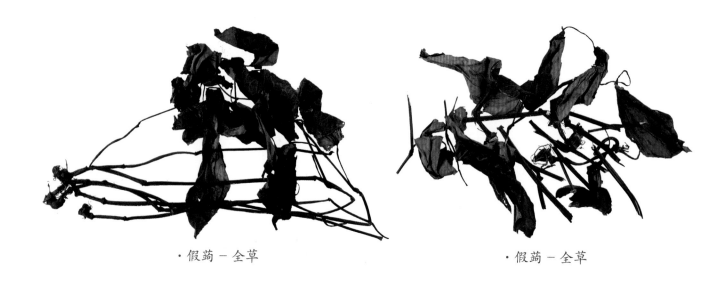

·假蒟－全草　　　　　　　　·假蒟－全草

**药用源流** 《生草药性备要》记载："假蒟叶。味苦，性温，无毒。祛风。产后气虚脚肿，煮大头鱼，或煲水洗极妙。其根治牙痛，洗烂脚。一名蛤蒟。酿苦瓜，封口好。又名不拨子。"《本草求原》收载假蒟叶，曰："俗名蛤蒟。苦、辛，温。祛风，产后脚肿，病后风寒，解新膏药火毒，误贴致起浮粒，腐烂流水。根治牙痛，洗痔疮洗脚。"《广西壮族自治区壮药质量标准 第二卷》（2011年版）记载其地上部分具有温中散寒、祛风利湿、消肿止痛的功效；主治胃腹寒痛，风寒咳嗽，水肿，痢疾，牙痛，风湿骨痛，跌打损伤。

| 分类位置 | 种子植物门 | 被子植物亚门 | 双子叶植物纲 | 胡椒目 | 胡椒科 |
|---|---|---|---|---|---|
| | Spermatophyta | Angiospermae | Dicotyledoneae | Piperales | Piperaceae |

**形态特征** 多年生草本。叶近膜质,有细腺点,两侧近相等,背面沿脉上被极细的粉状短柔毛;叶脉7条;叶柄长 2~5cm。花单性,雌雄异株,穗状花序;雄花序长 1.5~2cm,苞片扁圆形,雄蕊 2 枚;雌花序长 6~8mm,于果期稍延长,苞片近圆形,柱头 4,稀有 3 或 5,被微柔毛。浆果近球形,具 4 角棱,无毛,基部嵌生于花序轴中并与其合生。

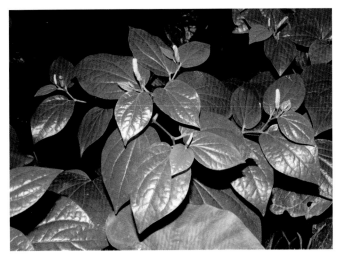 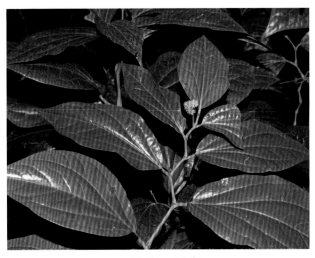

·假蒟 – 花期　　　　　　　　　　　　·假蒟 – 果期

**生境分布** 生于林下或村旁湿地上。分布于福建、广东、广西、云南、贵州、西藏等。广西全区各地均有分布。

**化学成分** 主要含有 (S)-1-cinnamoyl-2'-hydroxypyrrolidine、sarmentamide D、piperlotine A、1-cinnamoylpyrrolidine、piperlotine C、piperyline、piperoleine、deacetylsarmentamide B、1-[1-oxo-9(3, 4-methylenedioxyphenyl)-2E, 4E, 8E-nonatrienyl] pyrrolidine、1-[(2E, 4E, 9E)-10-(3, 4-methylenedioxyphenyl)-2, 4, 9-undecatrienoyl] pyrrolidine、brachyamide A、sarmentosine、brachyamide B、1-[(2E, 10E)-11-(3, 4-methylenedioxyphenyl)-2, 10-undecenoyl] pyrrolidine、sarmentomicine、sarmentine、1-[1-oxo-9(3, 4-methylenedioxyphenyl)-8E-nonenyl] pyrrolidine、magnoflorine、laurifoline、(−)-N-methylcoclaurine、reticuline、N-(3, 4-dimethoxycinnamoyl)-△³-pyridin-2-one、pipercide、agrocybenine[1]、pellitorine、N-(3-phenylpropanoyl) pyrrole、3-(4'-me-thoxyphenyl) propanoyl pyrrole、piperumbellactam A、1-nitrosoimino-2, 4, 5-trimethoxybenzene[2]、3-(4- 羟 基 -3, 5- 二甲氧基苯基 ) 丙酰胺吡咯、N-3- 苯丙酰胺吡咯、1-[(2E, 10E)-11-(3, 4- 亚甲二氧苯基 )-2, 10- 十一酰胺] 四氢吡咯、肉桂酰四氢吡咯、piperlotine M、N- 反式 – 对香豆酰酪胺、假蒟酰胺 C、 假 蒟 酰 胺 A[3]、(E)-1-[3', 4'-(methylenedioxy)cinnamoyl] piperidine、cepharadione A、2, 4-tetradecadienoic acid isobutyl amide、piperine、sylvamide、piperolactam D、paprazine[4] 等生物碱类成分; (+)-lyoniresinol-3α-O-β-D- glucopyranoside、(+)-isolariciresinol-9'-β-glucopyra-noside、(+)-5, 5'-dimethoxysecoislariciresinol-3α-O-β-D-glucopyranoside、(S)-1- phenylethyl-β-D-glucopyranoside[1]、sesamin[2] 等木脂素类成分; benzyl-l-O-β-D-galactopyranoside、methoxy-hydroquinone-4-β-D-glucopyranoside、erigeside C[1]、邻苯二甲酸二 (2- 乙基己基 ) 酯、香草酸[3] 等 酚 类 成 分; 8-C-(4''-O-α-L-rhamnopyranosyl)-β-D-glucopyranosylapigenin、vitexin、isoschaft-oside、isoscutellarein-4'-methylether-8-O-α-L-arabinopyranosyl-(1 → 4)-β-D-glucopyranoside[1] 等黄酮类成分;以及 adenosine、guanosine、inosine[1]、β- 谷甾醇、6, 7-dimethoxy-4-hydroxy-1-naphthoic acid[2]、1-(3,4-亚甲二氧基苯基)-1E-十四碳烯、6,7-二甲氧基-4-羟基-1-萘甲酸、棕榈酸、9-顺-十七碳烯酸、1-烯丙基二甲氧基-3,4-亚甲二氧基苯、芝麻酥、细辛醚[3]等成分。还含有氢化肉桂酸、α-荜澄茄油烯、β-石竹烯、葎草烯、β-细辛脑、α-细辛脑、异榄香素、异丁香酚甲醚、橄榄醇、反式-橙花叔醇、2,4,5-三甲氧基苯甲醛、叶绿醇、菜油甾醇、豆甾醇、γ-谷甾醇[5]等挥发性成分。

**药理作用**　1.抗菌作用

由假蒟提取物生物合成的纳米银对大肠杆菌、伤寒杆菌、铜绿假单胞菌和金黄色葡萄球菌均有抑制作用，还能破坏大肠杆菌和金黄色葡萄球菌的外观完整性和菌体结构[6]。pellitorine、homopellitorine、(2E)-decenoylpiperidide、sarmentine等化合物对新生隐球菌均有抑制作用[7]。

2.抗炎、镇痛、解热作用

假蒟提取物能抑制苯丙炔酸乙酯致耳肿胀、角叉菜胶致足肿胀、棉球肉芽肿，减轻福尔马林诱导小鼠的Ⅰ相和Ⅱ相的疼痛反应，对酵母致热还具有解热作用[8]。

3.降血压作用

假蒟水提取物能降低地塞米松诱导的高血压大鼠的血压，可能与降低Ang Ⅱ水平有关[9]。假蒟提取物能降低自发性高血压大鼠的血压,其作用机制可能与降低ET-1水平和提高NO水平有关[10]。

4.降血脂作用

假蒟提取物能降低地塞米松诱导的高血脂小鼠血清TC、TG和LDL水平[11]。

5.降血糖作用

假蒟水提取物能降低链脲佐菌素致糖尿病大鼠的血糖水平[12]。

6.抗肿瘤作用

假蒟中的细辛醚和异细辛醚能抑制MDA-MB-231细胞增殖，提高ROS水平，降低线粒体膜电位，促进细胞色素C的释放，并调节caspase-8和caspase-3/7的表达[13]。

7.抗氧化作用

假蒟提取物具有清除DPPH自由基活性，其$IC_{50}$为50.56mg/ml[14]。

8.其他作用

假蒟水提取物能抑制TNF-α诱导的内皮细胞VCAM-1和ICAM-1 NF-κB信号通路的表达[15]。假蒟甲醇提取物对应激性胃损伤具有保护作用，其作用机制与降低脂质过氧化，提高前列腺素$E_2$水平、减少胃酸和降低COX-2 mRNA表达有关[16]。假蒟提取物对Aβ诱导SH-SY5Y细胞的损伤具有保护作用[17]。

**参考文献**

[1]刘方芳.假蒟的化学成分及抗真菌活性研究[D].昆明:云南中医学院,2015.

[2]FADZE N F M, UGUSMAN A, AMINUDDIN A. Protective effect of *Piper Sarmentosum* against dexamethasone-induced hyperlipidemia in rats[J]. International Journal of Cardiology, 2018, 273:20-21.

[3]李清.假蒟的抗抑郁作用和化学成分研究[D].上海:第二军医大学,2017.

[4]EE G C L, LIM C M, LIM C K, et al. Alkaloids from *Piper sarmentosum* and *Piper nigrum*[J]. Natural Product Research, 2009, 23(15): 1416-1423.

[5]刘雯露，何俏明，覃洁萍，等.假蒟地上部分和地下部分挥发性成分的GC-MS分析[J].中国实验方剂学杂志，2014, 20(18):73-76.

[6]蒋利荣，黄柏华，韦正，等.假蒟提取物生物合成纳米银及其抑菌活性研究[J].广州化工,

2020, 48(10):71-73.

[7] SHI Y N, LIU F F, JACOB M R, et al. Antifungal amide alkaloids from the aerial parts of *Piper flaviflorum* and *Piper sarmentosum*[J]. Planta Medica, 2017, 83(1/2):143-150.

[8] SEEEWABOON S, SUPAPORN V, SUPHACHAI S, et al. Anti-inflammatory, anti-nociceptive and antipyretic effects of the ethanol extract from root of *Piper sarmentosum* Roxb[J]. Journal of the Medical Association of Thailand = Chotmaihet thangphaet, 2010, 93(7):S1-6.

[9] AZMI M F, UGUSMAN A, AMINUDDIN A, et al. *Piper Sarmentosum* Reduces Blood Pressure and Angiotensin Ⅱ in dexamethasone-induced hypertensive rats[J]. International Journal of Cardiology, 2017, 249:S10.

[10] FAUZY F H, ZAINUDIN M M, ISMAWI H R, et al. *Piper sarmentosum* leaves aqueous extract attenuates vascular endothelial dysfunction in spontaneously hypertensive rats[J]. Evidence-Based Complementary and Alternative Medicine, 2015, 15:54.

[11] FADZE N F M, UGUSMAN A, AMINUDDIN A. Protective effect of *Piper Sarmentosum* against dexamethasone-induced hyperlipidemia in rats[J]. International Journal of Cardiology, 2018, 273:20-21.

[12] PEUNGVICHA P, THIRAWARAPAN S S, TEMSIRIRIRKKUL R, et al. Hypoglycemic effect of the water extract of *Piper sarmentosum* in rats[J]. Journal of Ethnopharmacology, 1998, 60(1):27-32.

[13] HEMATPOOR A, PAYDAR M, LIEW S Y, et al. Phenylpropanoids isolated from *Piper sarmentosum* Roxb. induce apoptosis in breast cancer cells through reactive oxygen species and mitochondrial-dependent pathways[J]. Chemico-Biological Interactions, 2018, 279:210-218.

[14] ABIDIN I Z Z, FAZRY S, JAMAR N H, et al. The effects of *Piper sarmentosum* aqueous extracts on zebrafish (Danio rerio) embryos and caudal fin tissue regeneration[J]. Scientific Reports, 2020, 10(1): 648-654.

[15] ISMAIL S M, SUNDAR U M, HUI C K, et al. *Piper sarmentosum* attenuates TNF-α-induced VCAM-1 and ICAM-1 expression in human umbilical vein endothelial cells[J]. Journal of Taibah University Medical Sciences, 2018, 13(3):1-7.

[16] AZLINA M F N, QODRIYAH H M S, AKMAL M N, et al. *In vivo* effect of *Piper sarmentosum* methanolic extract on stress-induced gastric ulcers in rats[J]. Archives of Medical Science, 2016, 15(1):223-231.

[17] YEO E T Y, WONG K W L, SEE M L, et al. *Piper sarmentosum* Roxb. confers neuroprotection on beta-amyloid (Aβ)-induced microglia-mediated neuroinflammation and attenuates tau hyperphosphorylation in SH-SY5Y cells[J]. Journal of Ethnopharmacology, 2018, 27(1):187-194.

象皮木

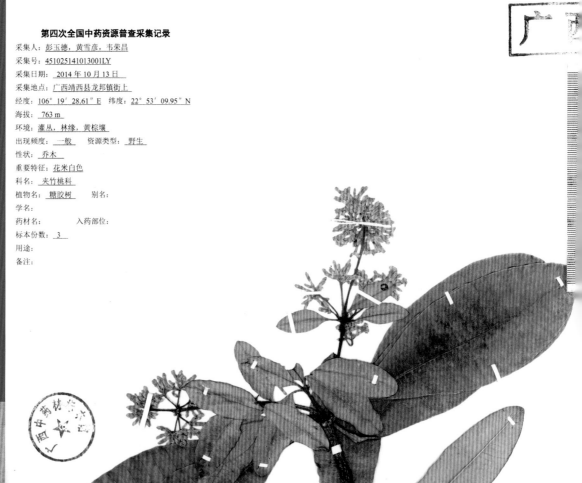

**第四次全国中药资源普查采集记录**

采集人：彭玉德，黄雪彦，韦荣昌

采集号：451025141013001LY

采集日期：2014 年 10 月 13 日

采集地点：广西靖西县龙邦镇街上

经度：106°19′28.61″E 纬度：22°53′09.95″N

海拔：763 m

环境：灌丛，林缘，黄棕壤

出现频度：一般 资源类型：野生

性状：乔木

重要特征：花米白色

科名：夹竹桃科

植物名：糖胶树 别名：

学名：

药材名： 入药部位：

标本份数：3

用途：

备注：

1.59730

GUANGXI BOTANICAL GARDEN
OF MEDICINAL PLANTS

GXMG 0104359

采集号：451025141013001LY

Alstonia scholaris (Linn.) R. Br.

鉴定人：农东新 2015 年 11

第四次全国中药资源普查

## 来源

夹竹桃科（Apocynaceae）植物糖胶树
*Alstonia scholaris* (Linn.) R. Br. 的树皮、叶。

## 民族名称

【壮族】美屯（那坡），Siengbizmuz。

## 民 族 应 用

【壮族】药用树皮、叶。水煎服治肝炎。内服用量 15~30g。

**药材性状** 树皮呈扁平板片状，大小不一，厚 0.6~1.5cm；外表面灰棕色或淡褐色，龟裂，粗糙，易剥落，剥去栓皮后，内皮黄棕色，具条形沟槽或凹洼；内表面淡黄褐色，粗糙，具纵直纹理；质松脆，易折断，断面层状；气微，味微苦辣。枝条圆柱形，有的具叶。叶长圆形或倒卵状长圆形，长 7~28cm，宽 2~11cm，光滑，先端圆或钝，基部楔形，全缘，灰绿色，羽状脉于边缘处连结；叶柄短，革质，不易破碎。气微，味微苦，有毒。

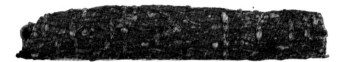

·象皮木－树皮

·象皮木－树皮

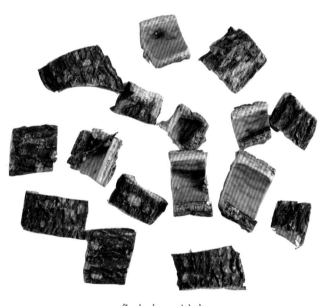

·象皮木－树皮

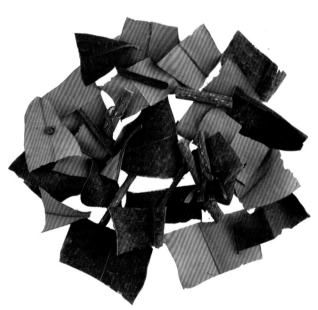

·象皮木－叶

**药用源流** 《广西药用植物名录》记载其叶具有止咳、祛痰、消炎的功效；主治感冒，头痛，慢性气管炎，百日咳，肝炎，疮疖。《中华本草》记载其树皮或枝叶具有清热解毒、祛痰止咳、止血消肿的功效；主治感冒发热，肺热咳喘，百日咳，黄疸型肝炎，胃痛吐泻，疟疾，疮疡痈肿，跌打肿痛，外伤出血。

| 分类位置 | 种子植物门 | 被子植物亚门 | 双子叶植物纲 | 夹竹桃目 | 夹竹桃科 |
|---|---|---|---|---|---|
| | Spermatophyta | Angiospermae | Dicotyledoneae | Apocynales | Apocynaceae |

**形态特征**　乔木。枝轮生，具乳汁。叶 3~8 片轮生，倒卵状长圆形、倒披针形或匙形，细椭圆形或长圆形。花白色，多朵组成稠密的聚伞花序，顶生，被柔毛；花冠高脚碟状，中部以上膨大，内面被柔毛，裂片在花蕾时或裂片基部向左覆盖；雄蕊长圆形，内藏，着生在花冠筒膨大处；花盘环状。蓇葖果 2 个，细长，线形，外果皮灰白色，近革质。

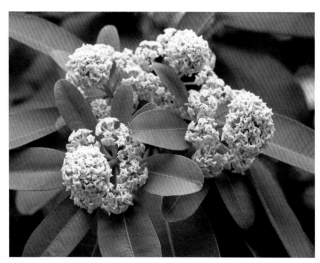

· 糖胶树 – 花期

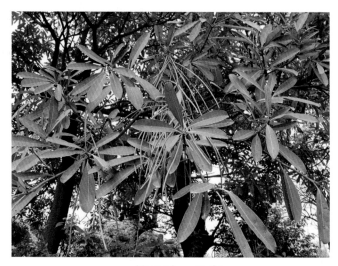

· 糖胶树 – 果期

**生境分布**　生于海拔 650m 以下的低丘陵山地疏林中、路旁或水沟边。分布于广西、云南等。广西主要分布在南宁、合浦、防城、上思、东兴、贵港、陆川、博白、北流、那坡、金秀、宁明、天等、龙州等。

**化学成分**　主要含有 alstonlarsines A–D[1]、scholarisines H–O[2]、scholarisines P–S、(16R)–E–isositsnikine、nareline、picrinine、picralinal、5–methoxystrictamine、leuconolam、epileuconolam、$N^b$–demethylalstogustine、19–epischolaricine、scholaricine、vallesamine、akuammidine、17–nor-excelsinidine、strictosamide[3]、17–formyl–10–demethoxyvincorine $N$(4)–oxide、10–methoxy alstiphyllanine H、10–demethoxyvincorine $N$(4)–oxide[4]、alstoniascholarines A–K[5]、alstoscholarisines F–G[6]、alstoscholarisines H–J[7]、alstoniascholarines L–Q、strictamine、tubotawine、alstolucine D、isoalschomine、polyneuridine、burnamine、echitamidine、scholarisine I、19, 20–Z–vallesamine、19, 20–E–vallesamine、pseudoakuammigine $N^b$–oxide、tubotawine $N^b$–oxide、vallesamine $N^b$–oxide、$N^b$–demethylalstogustine $N$–oxide[8]、scholarinine A、khasuanine A、tetrahydroalstonine、vellosimine、benzamide、methoxybenzamide、2–phenylacetamide[9] 等生物碱类成分；3β–acetate–24–nor–urs–4, 12–diene ester triterpene、3β–hydroxy–24–nor–urs–4, 12, 28–triene triterpene、3, 28–β–diacetoxy–5–olea–triterpene、α–amyrin acetate、ursolic acid[10]、oleanolic acid、betulinic acid、betulin、2β, 3β, 28–lup–20(29)–ene–triol、lupeol、β–amyrin、α–amyrin、poriferasterol、epicampesterol、β–sitosterol、6β–hydroxy–4–stigmasten–3–one、ergosta–7, 22–diene–3β, 5α, 6β–triol[11]、alstoprenyol、alstoprenylene、lupeol acetate、3α–hydroxy–24–nor–urs–4, 12, 28–triene triterpene[12]、lanosta, 5e–ne, 24–ethyl–3–O–β–D–glucopyranoside、lanosta, 5ene, 24–ethyl–3–O–β–D–glucopyranosideester、nighascholarene、3β–hydroxy–28–β–acetoxy–5–olea triterpene[13] 等三萜类成分；以及 α– 蒎烯、2– 丙烯酸丁酯、大根香叶烯 D、环己酮、

1- 辛烯 -3- 醇、2, 2, 4, 6, 6- 五甲基庚烷、$\alpha$- 荜澄茄油烯、荜澄茄油烯、大根香叶烯 B、$\delta$- 杜松烯、香榧醇、棕榈酸、棕榈酸乙酯[14]等挥发油成分。

**药理作用**　**1. 抗炎作用**

糖胶树化合物 nighascholarene 能抑制大鼠角叉菜胶致足肿胀[13]。糖胶树总生物碱对 LPS 诱导的大鼠气道炎症有抑制作用，能降低气道炎症小鼠支气管肺泡灌洗液白细胞数量和 ALB、AKP、LDH 水平，提高 NO 水平和 SOD 活性，降低炎症因子 TNF-$\alpha$、IL-8 水平[15]。

**2. 抗菌作用**

糖胶树化合物 scholarisine V 对枯草芽孢杆菌具有抑制作用，其 MIC 为 3.12μg/ml，化合物 scholarisines T–V 对大肠杆菌的 MIC 为 0.78μg/ml[16]。糖胶树提取物及其化合物对金黄色葡萄球菌、粪肠球菌、单核增生李斯特菌等均有抑制作用，其中熊果酸与氨苄西林、四环素对蜡样芽孢杆菌和金黄色葡萄球菌均有协同抑制作用[17]。

**3. 抗病毒作用**

化合物 7-nor-excelsinidine 和 strictamine 对单纯疱疹病毒 HSV 和腺病毒 ADV 均有抑制作用[18]。

**4. 抗肿瘤作用**

化合物熊果酸、betulinic acid、betulin、2$\beta$, 3$\beta$, 28-lup-20(29)-ene-triol 对非小细胞肺癌细胞有抑制作用，其 $IC_{50}$ 分别为 39.8μmol/L、40.1μmol/L、240.5μmol/L、172.6μmol/L[11]。

**5. 降血压作用**

糖胶树通过阻滞钙通道，激活可溶性鸟苷酸环化酶，并可能通过抑制 1, 4, 5 – 三磷酸肌醇的合成来发挥血管舒张作用[19]。

**6. 抗肺纤维化作用**

糖胶树总生物碱通过调控 TGF-β/MMP-1 信号通路减少胶原纤维沉积，发挥对博来霉素诱导的肺纤维化的保护作用[20]。

**7. 其他作用**

糖胶树乙醇提取物对无水乙醇诱导的小鼠急性胃溃疡有保护作用，能降低胃溃疡小鼠发生率及溃疡指数、脂质过氧化物（LPO）水平；对酵母致热大鼠还具有解热作用[21]。糖胶树异黄酮在果糖诱导的实验性白内障大鼠中能调节机体氧化应激平衡，减轻晶状体混浊程度，降低血压和血糖[22]。

**参考文献**

[1] ZHU X X, FAN Y Y, XU L, et al. Alstonlarsines A–D, four rearranged indole alkaloids from *Alstonia scholaris* [J]. Organic Letters, 2019, 21(5):1471–1474.

[2] YANG X W, LUO X D, LUNGA P K, et al. Scholarisines H–O, novel indole alkaloid derivatives from long-term stored *Alstonia scholaris* [J]. Tetrahedron, 2015, 71(22):3694–3698.

[3] YANG J, FU J, LIU X, et al. Monoterpenoid indole alkaloids from the leaves of *Alstonia scholaris* and their NF-κB inhibitory activity [J]. Fitoterapia, 2017, 124:73–79.

[4] HU J, MAO X, SHI X D, et al. Monoterpenoid indole alkaloids from the leaves of *Alstonia scholaris* [J]. Chemistry of Natural Compounds, 2018, 54(5):934–937.

[5] QIN X J, ZHAO Y L, LUNGA P K, et al. Indole alkaloids with antibacterial activity from aqueous fraction of *Alstonia scholaris* [J]. Pergamon, 2015, 71(25):4372–4378.

[6] YANG X W, SONG C W, ZHANG Y, et al. Alstoscholarisines F and G, two unusual monoterpenoid indole alkaloids from the leaves of *Alstonia scholaris* [J]. Tetrahedron Letters, 2015, 56(48):6715–

6718.

[7] PAN Z Q, QIN X J, LIU Y P, et al. Alstoscholarisines H-J, indole alkaloids from *Alstonia scholaris*: structural evaluation and bioinspired synthesis of alstoscholarisine H [J]. Cheminform, 2016, 18(4):654-657.

[8] QIN X J, ZHAO Y L, SONG C W, et al. Monoterpenoid indole alkaloids from inadequately dried leaves of *Alstonia scholaris* [J]. Natural Products and Bioprospecting, 2015, 5(4):185-193.

[9] 段志航. 糖胶树、大叶糖胶树和灯台树三种植物化学成分的研究 [D]. 云南:云南师范大学, 2019.

[10] SULTANA N, SALEEM M. Phytochemical studies on *Alstonia scholaris* [J]. Zeitschrift Für Naturforschung B, 2010, 65(2):203-210.

[11] WANG C M, YEH K L, TSAI S J, et al. Anti-Proliferative activity of triterpenoids and sterols isolated from *Alstonia scholaris* against non-small-cell lung carcinoma cells [J]. Molecules (Basel, Switzerland), 2017, 22(12):1-13.

[12] SULTANA N, SAIFY Z S, SALEEM M, et al. Two new triterpenes from *Alstonia scholaris* flowers [J]. Natural Product Research, 2013, 27(14):1277-1286.

[13] NIGHAT S, SALEEM Q M, MUSTAFA K. New anti-inflammatory triterpene esters and glycosides from *Alstonia scholaris* [J]. Anti-Inflammatory & Anti-Allergy Agents in Medicinal Chemistry, 2020, 19: 1-17.

[14] 孔杜林,林强. 糖胶树叶挥发油化学成分研究 [J]. 化学研究, 2017, 28(2):210-212.

[15] ZHAO Y L, SHANG J H, PU S B, et al. Effect of total alkaloids from *Alstonia scholaris* on airway inflammation in rats. [J]. Journal of Ethnopharmacology, 2016, 178:258-265.

[16] YU H F, HUANG W Y, DING C F, et al. Cage-like monoterpenoid indole alkaloids with antimicrobial activity from *Alstonia scholaris* [J]. Tetrahedron Letters, 2018, 59(31): 2975-2978.

[17] WANG C M, CHEN H T, WU Z Y, et al. Antibacterial and synergistic activity of pentacyclic triterpenoids isolated from *Alstonia scholaris* [J]. Molecules, 2016, 21(2):1-11.

[18] ZHANG L, ZHANG C J, ZHANG D B, et al. An unusual indole alkaloid with anti-adenovirus and anti-HSV activities from *Alstonia scholaris* [J]. Tetrahedron Letters, 2014, 55(10):1815-1817.

[19] IDRIS B, SALISU U N, ROZIAHANIM M, et al. Mechanisms underlying the antihypertensive effect of *Alstonia scholaris* [J]. Journal of Ethnopharmacology, 2015, 175:422-431.

[20] ZHAO Y L, PU S B, QI Y, et al. Pharmacological effects of indole alkaloids from *Alstonia scholaris* (L.) R. Br. on pulmonary fibrosis *in vivo*. [J]. Journal of Ethnopharmacology, 2020, 113506.

[21] KANASE V G, SINGH J. Evaluation of antipyretic and antiulcer activity of ethanolic extract of leaves of *Alstonia scholaris* L. in albino wistar rats [J]. Asian Journal of Pharmaceutical and Clinical Research, 2019, 12(12):149-154.

[22] SONI P, CHOUDHARY R, BODAKHE S H. Effects of a novel isoflavonoid from the stem bark of *Alstonia scholaris* against fructose-induced experimental cataract [J]. Journal of Integrative Medicine, 2019, 17(5):374-382.

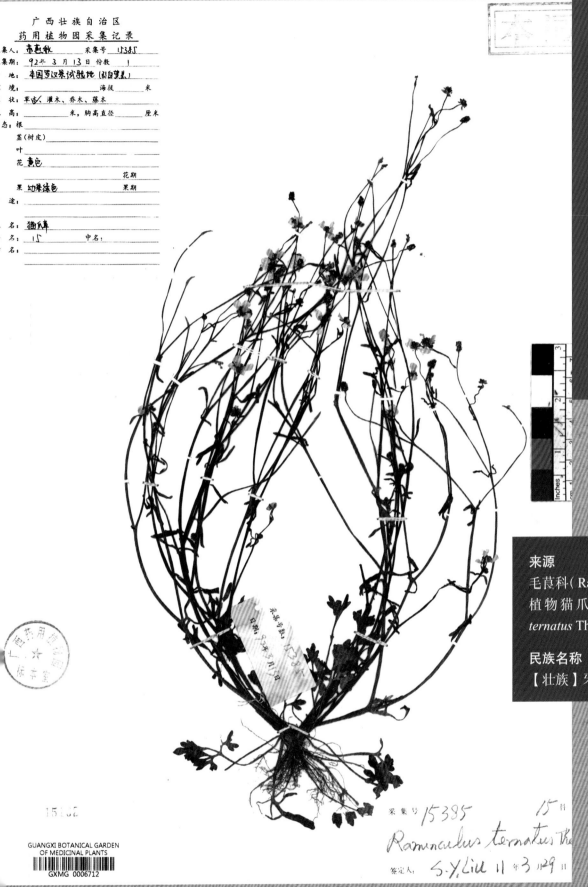

广西壮族自治区
药用植物园采集记录

采集人：苏惠秋　　采集号：15385
采集期：92年 3月13日 份数 1
地：本园罗汉果试验地（引自望县）
境：　　　　海拔　　米
状：草本、灌木、乔木、藤本
高：　　米，胸高直径　　厘米
态：根
　茎（树皮）
　叶
　花 黄色
　　　　　　　　花期
　果 幼果绿色　　果期
途：
名：猫爪草
名：15　　中名：
名：

GUANGXI BOTANICAL GARDEN
OF MEDICINAL PLANTS
GXMG 0006712

采集号 15385　　15
Ramunculus ternatus th
鉴定人：S.Y.Liu 11 年3 月29 日

猫爪草

**来源**
毛茛科（Ranunculaceae）
植物猫爪草 *Ranunculus ternatus* Thunb. 的块根。

**民族名称**
【壮族】牙要秒。

## 民 族 应 用

【壮族】药用块根。主治瘰疬，癌症。内服用量 15~30g，单味可用至 120g。

**药材性状**　块根由数个至数十个纺锤形的块根簇生，形似猫爪，长 3~10mm，直径 2~3mm，顶端有黄褐色残茎或茎痕；表面黄褐色或灰黄色，久存色泽变深，微有纵皱纹，并有点状须根痕和残留须根；质坚实，断面类白色或黄白色，空心或实心，粉性。气微，味微甘。

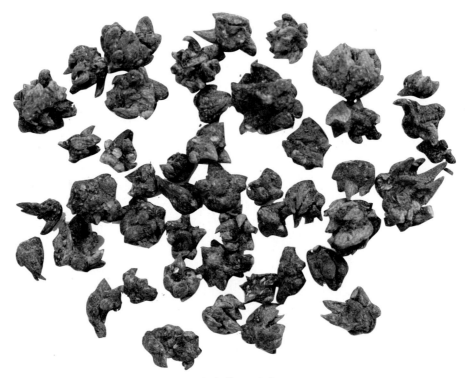

·猫爪草 – 块根

**药用源流**　《中华人民共和国药典》(2020 年版　一部)记载其具有化痰散结、解毒消肿的功效；主治瘰疬痰核，疔疮肿毒，蛇虫咬伤。

| 分类位置 | 种子植物门 | 被子植物亚门 | 双子叶植物纲 | 毛茛目 | 毛茛科 |
|---|---|---|---|---|---|
| | Spermatophyta | Angiospermae | Dicotyledoneae | Ranunculales | Ranunculaceae |

**形态特征**　一年生草本。簇生多数肉质小块根，块根卵球形或纺锤形，顶端质硬，形似猫爪，直径 3~5mm。茎铺散，多分枝，大多无毛。基生叶有长柄；叶片形状多变，单叶或 3 出复叶，宽卵形至圆肾形，小叶 3 浅裂至 3 深裂或多次细裂，无毛；叶柄长 6~10cm，茎生叶无柄，全裂或细裂。花单生茎顶和分枝顶端，直径 1~1.5cm；萼片 5~7；花瓣 5~7 或更多，黄色或后变白色。聚合果近球形，直径约 6mm；瘦果卵球形，边缘有纵肋，喙细短。

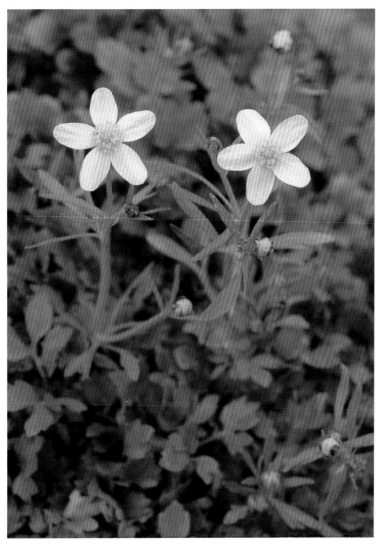

· 猫爪草 – 花期

**生境分布**　生于平原湿草地或田边荒地。分布于广西、台湾、江苏、浙江、江西、湖南、安徽、湖北、河南等。广西主要分布在融安、桂林、阳朔、临桂、灵川、兴安、恭城等。

**化学成分**　主要含有粗贝壳杉黄酮 –4'– 甲醚、榧双黄酮、罗汉松双黄酮 A、白果素、异银杏素、穗花杉双黄酮[1]等黄酮类成分；(R)-3-hydroxy-11-methoxy-11-oxoundecanoic acid、十六烷酸、棕榈酸乙酯、己二酸、硬脂酸[2]等脂肪酸类成分；天冬氨酸、苏氨酸、丝氨酸、谷氨酸、脯氨酸、甘氨酸、丙氨酸、异亮氨酸、亮氨酸、酪氨酸、苯丙氨酸、赖氨酸、组氨酸[3]等氨基酸类成分；以及猫爪草苷［4– 氧代 –5-(O-β-D- 吡喃葡萄糖基 )– 戊酸 – 正丁基酯］、4– 氧代 –5-(O-β-D- 吡喃葡萄糖基 )– 戊酸甲酯、苯甲醇 O-β-D- 吡喃葡萄糖苷[1]、2– 脱氧 –D- 核糖酸 –1, 4– 内酯、异麦芽酚 –α-D- 葡萄糖苷、香草酸 4-O-β-D- 葡萄糖苷、水杨苷、正丁基 –β-D- 呋喃果糖苷、3, 4– 二甲氧基苯甲酸、咖啡酸[4]、4– 氧代 –5-(O-β-D- 葡萄糖基 )– 戊酸、正丁基 –β-D- 吡喃果糖苷、腺苷、3–［(3– 羟基 )-(4-β-D- 葡萄糖基 )– 苯基］–2– 丙烯酸、5– 羟甲基糠酸、3, 4– 二羟基苯甲醛、邻羟基苯甲酸、3, 5– 二甲氧基 –4– 羟基苯甲酸[5]、5–α-D-fructofuranosylmethyl-furfural、5–β-D-fructofuranosylmethyl-furfural、5–β-D-fructopyranosylmethyl-furfural、4-(2-((2S-2, 3-dihy-droxypropoxy) methyl)-5-

formyl-1*H*-pyrrol-1-yl)butanoic acid、3*S*, 4*S*-4, 5, 8-trihydroxy-3-(prop-1-en-2-yl) isochroman-1-one[6]、豆甾-4, 6, 8(14), 22-四烯-3-酮、5-羟甲基糠醛、γ-酮-δ-戊内酯、α-羟基-β, β-二甲基-γ-丁内酯、4-羟甲基-γ-丁内酯、5-羟基氧化戊酸甲酯、琥珀酸甲酯、琥珀酸乙酯、3, 4-二羟基苯甲酸甲酯、对羟基桂皮酸、4-氧化戊酸、丁二酸、壬二酸、对羟基苯甲酸、对羟基苯甲醛、豆甾醇-3-*O*-β-D-吡喃葡萄糖苷[7]等成分。还含有丁二酸二异丁酯、2-甲基丁二酸二异丁酯、已二酸二异丁酯、硬脂酸甲酯、已酸、十六酸、十六烷、十七烷、二十一烷、二甲苯、二甲基萘、苯甲醛、丙三醇、柠檬油精[8]等挥发油成分。

**药理作用** 1. 免疫调节作用

猫爪草多糖能增强正常小鼠胸腺细胞、脾脏淋巴细胞和腹腔巨噬细胞增殖能力[9]，可提高免疫抑制小鼠吞噬百分率和吞噬指数，促进溶血素和溶血空斑的形成以及淋巴细胞的转化[10]，还能提高实验性自身免疫性甲状腺炎小鼠甲状腺素、游离甲状腺素、游离三碘甲状腺原氨酸水平[11]。猫爪草醇提取物对 Th1/Th2 细胞应答平衡具有一定的调整作用，能增强 MDR-TB 感染小鼠的细胞免疫应答[12]。

2. 保肝作用

猫爪草多糖对 ConA 诱导的肝损伤小鼠具有保护作用，能降低肝损伤小鼠 AST 和 ALT 活性，减少肝中过氧化氢酶含量，抑制 TNF-α、IFN-γ 和 IL-6 的分泌；还能抑制 HepG2.2.15 肝细胞分泌乙型肝炎表面抗原 HBsAg 和 E 抗原 HBeAg[13]。

3. 抗菌作用

猫爪草石油醚提取物能抑制多药耐药结核菌株细胞生长，并提高感染的巨噬细胞 TNF-α 的表达水平[14]。猫爪草 70% 乙醇提取物及其不同极性部位对结核分支杆菌（H37RV）和耐药菌株均有抑制作用，其中以石油醚萃取部位抑菌效果最佳[15]。

4. 抗氧化作用

猫爪草挥发油具有清除 OH 自由基活性[16]。猫爪草多糖具有一定的还原能力和清除 OH 自由基和 $O_2^-$ 自由基的能力[17]。

5. 抗肿瘤作用

猫爪草总皂苷能抑制 A549 细胞增殖并诱导其凋亡，其作用机制可能与通过上调 Bax 基因表达，激活 caspase-9、caspase-3 级联反应，从而激活线粒体通路诱导癌细胞凋亡有关[18]。猫爪草总皂苷能抑制 H22 实体瘤的生长，并能促进 Bax 基因的表达，抑制 Bcl-2 基因的表达，上调 Atg5、Beclin1 基因的表达[19]。

**参考文献**

[1] 熊英, 邓可众, 郭远强, 等. 猫爪草中黄酮类与苷类化学成分的研究 [J]. 中草药, 2008, 39(10):1449-1452.

[2] 熊英, 苌美燕, 章常华, 等. 猫爪草中的脂肪酸类化合物 [J]. 热带亚热带植物学报, 2016, 24(3):348-351.

[3] 姚成, 陈军, 欧阳平凯. 中药猫爪草氨基酸的测定 [J]. 林产化学与工业, 2003, 23(2):97-98.

[4] 熊英, 陈虹, 邓敏芝, 等. 猫爪草化学成分及抗耐药结核活性研究 [J]. 中药材, 2016, 39(4):775-777.

[5] 邓可众, 熊英, 周斌, 等. 猫爪草化学成分的分离与结构鉴定 [J]. 中国实验方剂学杂志, 2013, 19(24):132-134.

[6] FENG Z M, ZHAN Z L, YANG Y N, et al. New heterocyclic compounds from *Ranunculus*

*ternatus* Thunb［J］. Bioorganic Chemistry, 2017, 74:10-14.

［7］熊英，邓可众，高文远，等.中药猫爪草化学成分的研究［J］.中国中药杂志，2008，33(8):909-911.

［8］张海松，岳宣峰，张志琪.猫爪草挥发油的提取及其化学成分的GC-MS分析［J］.中国中药杂志，2006, 31(7):609-611.

［9］吕小华，王会敏，韩红霞 ，等 .猫爪草多糖免疫调节及抗氧化活性研究［J］.中国中药杂志，2010, 35(14):1862-1865.

［10］胡泽开，刘会丽，乔靖怡，等.猫爪草多糖对环磷酰胺致小鼠免疫低下模型免疫功能的影响［J］.中国现代应用药学，2010, 27(2):89-91.

［11］冯艺萍，郭丽雯，潘慧文.猫爪草粗多糖治疗自身免疫性甲状腺炎的实验研究［J］.药学研究，2018, 37(10):559-561, 571.

［12］陆军，叶松，邓云，等.猫爪草醇提取物对耐多药结核分枝杆菌感染小鼠细胞免疫的影响［J］.中国医院药学杂志，2011, 31(20):1673-1676.

［13］何潇，陈彦旭，李曼，等 .猫爪草多糖的抗肝损伤活性研究［J］.国际药学研究杂志，2018, 45(5):360-366.

［14］熊友谊，杨长水.猫爪草石油醚提取物抗多药耐药结核菌株活性研究［J］.安徽科技学院学报，2017, 31(2):27-30.

［15］杨堃，邓可众，李汉兴，等.猫爪草体外抗结核作用研究［J］.安徽农业科学，2015, 43(19):76-77, 94.

［16］廖启元，经嘉，王晓阁，等 .微波辅助水蒸气蒸馏提取猫爪草挥发油及抗氧化研究［J］.蚌埠学院学报，2017, 6(6):42-45.

［17］吕小华，王会敏，韩红霞，等 .猫爪草多糖免疫调节及抗氧化活性研究［J］.中国中药杂志，2010, 35(14):1862-1865.

［18］童晔玲，任泽明，陈璇，等 .猫爪草总皂苷对A549细胞增殖的抑制及诱导凋亡作用的研究［J］.中国中医药科技，2020, 27(6):881-885.

［19］陈松海，陈奇，刘秋琼，等 .猫爪草总皂苷对H22肿瘤增殖及自噬相关基因表达的影响［J］.中药材，2016, 39(6):1415-1418.

麻疯树

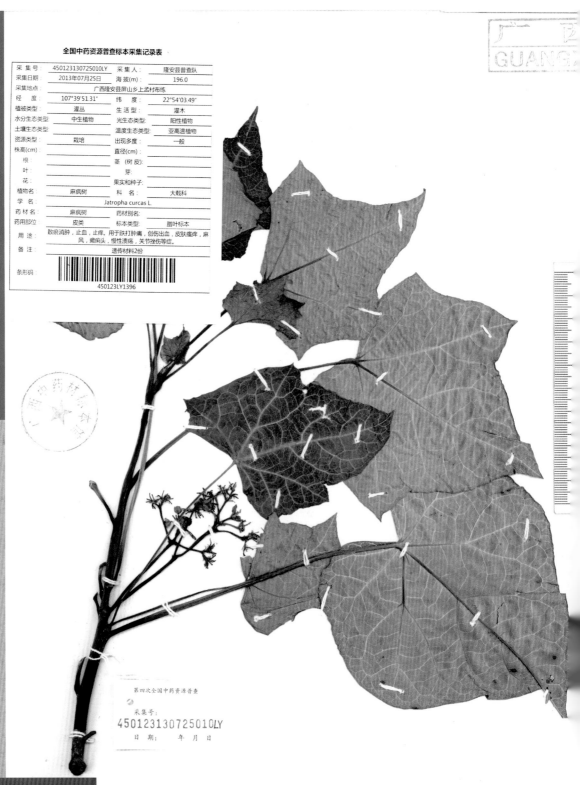

全国中药资源普查标本采集记录表

| 采集号： | 450123130725010LY | 采集人： | 隆安县普查队 |
|---|---|---|---|
| 采集日期： | 2013年07月25日 | 海拔(m)： | 196.0 |
| 采集地点 | | 广西隆安县屏山乡上孟村布练 | |
| 经　度： | 107°39′51.31″ | 纬　度： | 22°54′03.49″ |
| 植被类型： | 灌丛 | 生活型： | 灌木 |
| 水分生态类型： | 中生植物 | 光生态类型： | 阳性植物 |
| 土壤生态类型： | | 温度生态类型： | 亚高温植物 |
| 资源类型： | 栽培 | 出现多度： | 一般 |
| 株高(cm)： | | 直径(cm)： | |
| 根： | | 茎（树皮）： | |
| 叶： | | 芽： | |
| 花： | | 果实和种子： | |
| 植物名： | 麻疯树 | 科　名： | 大戟科 |
| 学　名： | | Jatropha curcas L. | |
| 药材名： | 麻疯树 | 药材别名： | |
| 药用部位： | 皮类 | 标本类型： | 腊叶标本 |
| 用　途： | | 散瘀消肿，止血，止痒。用于跌打肿痛，创伤出血，皮肤瘙痒，麻风，癞痢头，慢性溃疡，关节挫伤等症。 | |
| 备　注： | | 遗传材料2份 | |

条形码

450123LY1396

第四次全国中药资源普查

采集号：

450123130725010LY

日期：　年　月　日

185375

GUANGXI BOTANICAL GARDEN
OF MEDICINAL PLANTS

GXMG 0131398

标本鉴定签

| 采集号： | 450123130725010LY | 科名： | 大戟科 |
|---|---|---|---|
| 学　名： | | Jatropha curcas L. | |
| 种中文名： | 麻疯树 | | |
| 鉴定人： | 许为斌 | 鉴定时间： | 2013年12月25日 |

第四次全国中药资源普查

## 来源
大戟科（Euphorbiaceae）植物
麻风树 *Jatropha curcas* Linn.
的树皮、茎、叶和种子。

## 民族名称
【壮族】荼唷（大新），棵簕
登（上林），棵鸣洗（隆林），
美荼油(天等)，美桐蒜( 那坡)。

# 民族应用

【壮族】药用树皮、茎、叶和种子。树皮捣烂冲开水服治尿路感染；与叶共捣烂敷患处治外伤出血，跌打肿痛；捣烂炒热调酒敷患处治无名肿毒；捣烂取汁涂患处治烧烫伤，小儿鹅口疮。种子捣烂敷患处治牙龈肿痛。茎和叶还可用于治疗麻风，疥癣，湿疹，阴道滴虫等。内服用量3~6g；外用适量。本品有毒，内服宜慎。

**药材性状** 树皮呈卷曲状，表面平滑。干燥茎圆柱形，表面灰绿色，纵向具粗皱纹，皮孔圆形，老茎皮孔大而高突，叶痕半月形；横断面皮部灰棕色，较薄；木部灰黄白色，中央具较大的髓部。干燥叶绿色至深黄色，掌状浅裂，边缘向内反卷，叶柄长达12cm，薄纸质，易碎。气微，味苦、涩。种子椭圆形，黑色。

·麻疯树－树皮

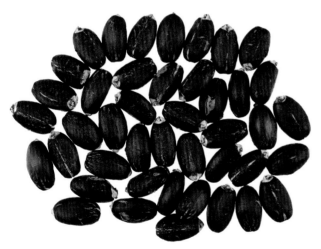

·麻疯树－种子

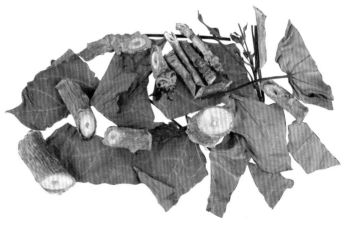

·麻疯树－茎叶

**药用源流** 《中华本草》记载其树皮和叶具有散瘀消肿、止血止痛、杀虫止痒的功效；主治跌打瘀肿，骨折疼痛，关节挫伤，创伤出血，麻风，疥癣，湿疹，癞头疮，下肢溃疡，脚癣，阴道滴虫。果实具有杀虫止痒、泻下攻积的功效；主治头癣，慢性溃疡，麻风溃疡，阴道滴虫，便秘，食积。

| 分类位置 | 种子植物门 | 被子植物亚门 | 双子叶植物纲 | 大戟目 | 大戟科 |
|---|---|---|---|---|---|
| | Spermatophyta | Angiospermae | Dicotyledoneae | Eophorbiales | Euphorbiaceae |

**形态特征** 灌木或小乔木，高 2~5m。具水状液汁，树皮平滑。枝条苍灰色，无毛，疏生突起皮孔，髓部大。叶纸质，近圆形至卵圆形，顶端短尖，基部心形，全缘或 3~5 浅裂。花序腋生，苞片披针形；雄花：花瓣合生至中部，内面被毛；腺体 5 枚，近圆柱状；雄蕊 10 枚，外轮 5 枚离生，内轮花丝下部合生；雌花：子房 3 室，无毛，花柱顶端 2 裂。蒴果椭圆状或球形，黄色。

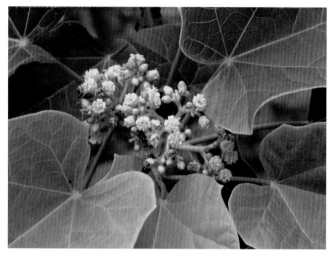 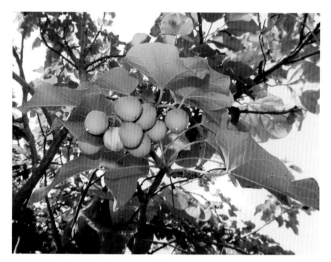

·麻风树－花期　　　　　　　　　·麻风树－果期

**生境分布** 栽培或半野生于平地、山坡灌丛中。分布于福建、台湾、广东、海南、广西、四川、贵州、云南等。广西主要分布在南宁、北海、钦州、百色、田阳、凌云、乐业、隆林、都安、宁明、龙州等。

**化学成分** 树皮、叶、种子均含有 5- 羟甲基糠醛、蒽、棕榈酸、棕榈酸乙酯、亚油酸、亚油酸乙酯、亚油酸甘油酯、角鲨烯、$\beta$- 豆甾醇、邻苯二甲酸二丁酯、硬脂酸、肉豆蔻酸等挥发性化合物[1,2]。叶还含植醇、十五烷基醚、$\beta$- 谷甾醇、正十八烷酸、苯甲酸、牡荆素[3]、9, 12, 15- 十八碳三烯酸乙酯、9, 12- 十八碳二烯酸乙酯、十六烷酸乙酯、邻苯二甲酸二辛酯等[4]。种子含 3$\beta$-acetoxy-12-methoxy-13-methyl-podocarpa-8, 11, 13-trien-7-one、4-*epi*-dehydroabietic acid、3$\beta$-hydroxy-19-*O*-acetyl-pimara-8(9), 15-dien-7-one、jatrophodione A 等二萜类成分[5]，以及毒蛋白 curcin[6]。

**药理作用** 1. 终止早孕作用
麻风树果实的甲醇、石油醚提取物可终止大鼠妊娠，在妊娠早期（妊娠 6~8 天）即可发挥作用[7]。
2. 抗病毒作用
麻风树提取物具有体外抗病毒作用，对单纯疱疹 1 型病毒（HSV-1）增殖的抑制作用略优于单纯疱疹 2 型病毒（HSV-2），对流感 A3 型病毒的直接灭活作用效果显著[8]。
3. 抑菌作用
麻风树提取物对白色念珠菌、金黄色葡萄球菌和大肠杆菌具有抑菌活性[8]。
4. 抗肿瘤作用
从麻风树种仁中分离纯化的毒蛋白（curcin）对胃癌细胞 SGC7901、小鼠骨髓瘤细胞 Sp2/0 及人肝癌细胞的体外增殖具有抑制作用，其 IC$_{50}$ 值分别为（0.23 ± 0.004）mg/L、（0.66 ± 0.015）mg/L 和（3.16 ± 0.031）mg/L；curcin 在低强度电磁脉冲介导下可诱发 HeLa 细胞凋亡，使其存活率明显下降[6]。

5. 抗氧化作用

麻风树籽壳黄酮提取物对 OH 自由基具有较强的清除能力，其 $IC_{50}$ 值为 0.130mg/ml，清除能力高于维生素 C（$IC_{50}$=0.164mg/ml）和 BHT（$IC_{50}$=0.462mg/ml）[9]。

6. 毒副作用

长期接触麻风树种子可引起小鼠血液多个指标（淋巴细胞百分率、中性粒细胞百分率、血小板积压等）发生显著改变，并且存在性别差异[10]。curcin 对小鼠具有毒性，小鼠灌胃的 $LD_{50}$ 为（104.737 ± 29.447）mg/kg，腹腔注射的 $LD_{50}$ 为（67.20 ± 10.445）mg/kg[6]。麻风树种子甲醇提取物 10mg/d 经大鼠尾静脉给药，随着给药时间延长，大鼠各项血液指标（红细胞数、红细胞压积、血红蛋白浓度）持续下降，提示其含有致巨红细胞性贫血的成分[11]。

**附　注**　麻疯树是可再生生物能源植物，其种子可用于提炼生物柴油。

**参考文献**

［1］马惠芬，和丽萍，郎南军，等.麻疯树的挥发性化学成分［J］.东北林业大学学报，2012，40(2):30-33.

［2］和丽萍，郎南军，冯武，等.超临界 $CO_2$ 萃取麻疯树不同部位中挥发性化学物质成分的研究［J］.安徽农业科学，2010，38(17):9124-9126,9167.

［3］徐淼，王军，陈祎平，等.海南麻疯树叶化学成分研究［J］.时珍国医国药，2011，22(11):2643-2644.

［4］田庆，梁振益，陈祎平，等.麻疯树叶石油醚提取物成分的气相色谱－质谱分析［J］.时珍国医国药，2011，22(9):2117-2118.

［5］林琰，王爱琴，吕华伟，等.麻疯树种子二萜类化学成分的研究［J］.广西植物，2021，41(7):1090-1096.

［6］林娟.麻疯树（*Jatropha curcas*）毒蛋白（curcin）的分离纯化、基因克隆及作用机理研究［D］.成都：四川大学，2002.

［7］GOONASEKERA M M, GUNAWARDANA V K, JAYASENA K, et al.Pregnancy terminating effect of *Jatropha curcas* in rats［J］.Journal of Ethnopharmacology, 1995, 47(3):117-123.

［8］刘娟，雷蕾，唐琳，等.麻疯树提取物体外抗病毒和杀菌作用的初步研究［J］.时珍国医国药，2009，20(8):1890-1893.

［9］马博，张婷婷，黎远成，等.麻疯树籽壳总黄酮的提取及其羟基自由基清除作用［J］.食品与机械，2014，30(5):196-199,205.

［10］李长生，庄国庆，李睿，等.麻疯树种子对小鼠接触性影响分析［J］.吉林农业，2012，1:22-24.

［11］孙备.麻疯树提取物可引起大鼠贫血［J］.国外医学（中医中药分册），1998，20(5):41.

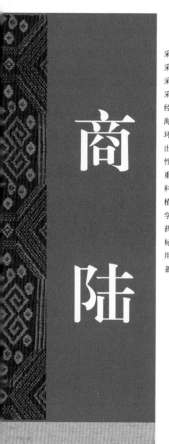

商陆

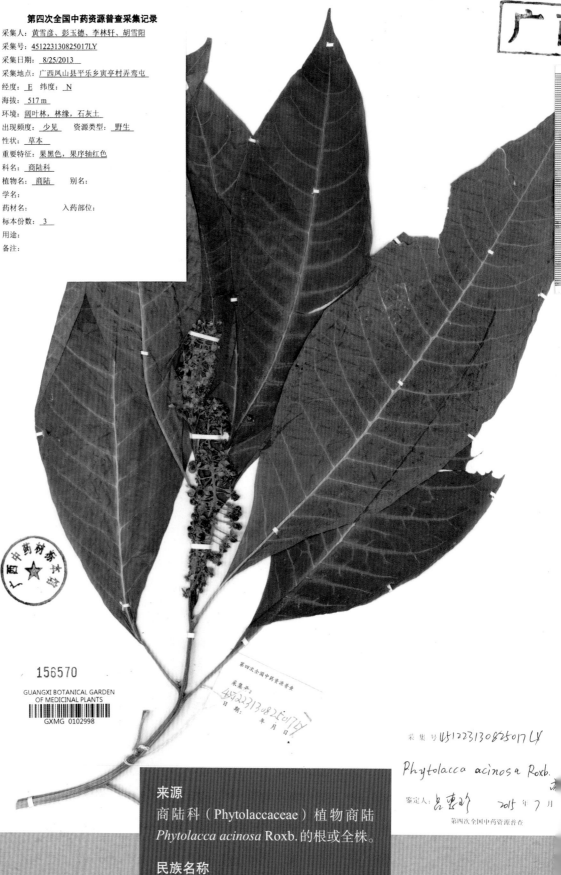

**第四次全国中药资源普查采集记录**

采集人：黄雪彦、彭玉德、李林轩、胡雪阳
采集号：451223130825017LY
采集日期：8/25/2013
采集地点：广西凤山县平乐乡寅亭村弄鸾屯
经度：　E　纬度：　N
海拔：　517 m
环境：阔叶林，林缘，石灰土
出现频度：少见　资源类型：野生
性状：草本
重要特征：果黑色，果序轴红色
科名：商陆科
植物名：商陆　别名：
学名：
药材名：　入药部位：
标本份数：3
用途：
备注：

156570

GUANGXI BOTANICAL GARDEN
OF MEDICINAL PLANTS

GXMG 0102998

采集号 451223130825017LY

Phytolacca acinosa Roxb.

鉴定人　吕惠珍　2015 年 7 月
第四次全国中药资源普查

**来源**

商陆科（Phytolaccaceae）植物商陆
*Phytolacca acinosa* Roxb. 的根或全株。

**民族名称**

【壮族】Lwgbacgndarmh。

## 民 族 应 用

【壮族】药用根或全株。全株捣烂敷患处治风湿关节炎。根内服用于治疗水肿，腹胀，二便不通；外用治外伤出血，痈疮肿毒。本品有毒，内服宜慎；外用适量。

**药材性状**　根圆锥形，有多数分枝。表面灰棕色或灰黄色，有明显的横向皮孔及纵沟纹；横切片弯曲不平，边缘皱缩，直径 2~8cm；切面浅黄棕色或黄白色，木部隆起，形成数个突起的同心性环轮；纵切片弯曲或卷曲，长 5~8cm，宽 1~2cm，木部呈平行条状突起；质硬；气微，味稍甜，久嚼麻舌。叶常皱缩，展平后呈椭圆形、长椭圆形或披针状椭圆形；叶柄长约 2cm，上面具槽；体轻，质脆；气微，味淡。花略呈颗粒状圆球形，直径约 6mm，棕黄色或淡黄褐色，具短梗；短梗基部有 1 枚苞片及 2 枚小苞片，苞片线形；花被片 5，卵形或椭圆形，长 3~4mm；雄蕊 8~10，有时脱落，心皮 8~10 枚；有时可见顶弯稍反曲的短小柱头。体轻，质柔韧；气微，味淡。

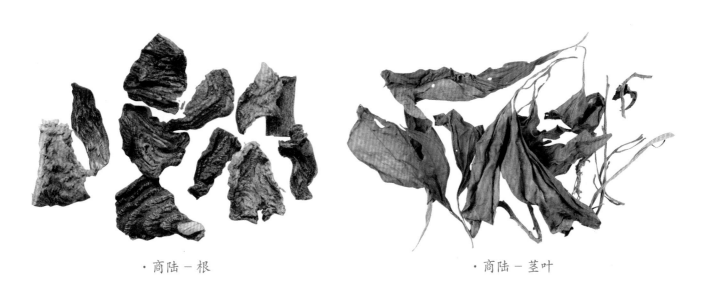

·商陆－根　　　　　　　　　　　·商陆－茎叶

**药用源流**　商陆的药用始载于《神农本草经》，载其"味辛平"。《名医别录》指出商陆"味酸，有毒"。《本草图经》曰："商陆俗名章柳根，生咸阳山谷。今处处有之。多生于人家园圃中。春生苗，高三四尺，叶青如牛舌而长。茎青赤，至柔脆。夏秋开红紫花，作朵，根如芦菔而长，八月九月内采根，曝干。"并附"并州商陆"和"凤翔府商陆"二图。《本草纲目》曰："商陆昔人亦种之为蔬，取白根及紫色者擘破，作畦栽之，亦可种子。根苗茎可洗蒸食，或用灰汁煮过亦良，服丹砂、乳石人食之尤利。其赤与黄色者有毒，不可食。按周定王《救荒本草》云，章柳干粗似鸡冠花干，微有线楞，色微紫赤，极易生植。"根据古籍所述形态特征及产地分布，与今用之商陆相符。《中华人民共和国药典》（2020 年版　一部）记载商陆的根具有逐水消肿、通利二便的功效；外用解毒散结。主治水肿胀满，二便不通；外治痈肿疮毒。

|  **分类位置** | 种子植物门 | 被子植物亚门 | 双子叶植物纲 | 藜目 | 商陆科 |
| --- | --- | --- | --- | --- | --- |
| | Spermatophyta | Angiospermae | Dicotyledoneae | Chenopodiales | Phytolaccaceae |

**形态特征**　多年生草本。茎直立,圆柱形,有纵沟,多分枝。叶片薄纸质,椭圆形、长椭圆形或披针状椭圆形,两面散生细小白色斑点(针晶体)。总状花序粗壮,直立,常比叶短,密生多花;花被片5,白绿色,花后常反折;雄蕊8~10;心皮8,有时少至5或多至10,分离。果序直立;浆果扁球形,直径约7mm,熟时黑色。种子肾形,黑色。

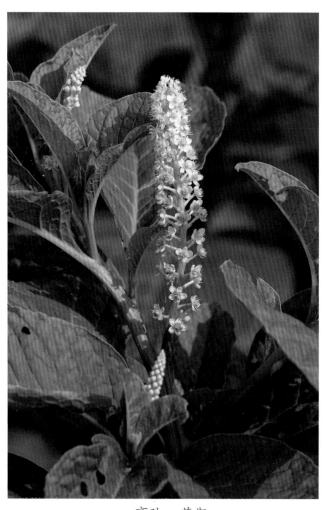

·商陆-花期

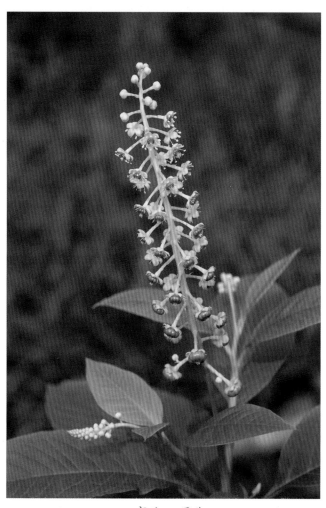

·商陆-果期

**生境分布**　野生于海拔500~3400m的沟谷、山坡林下、林缘路旁。或栽植于房前屋后及园地中,喜生于湿润肥沃地。分布于除内蒙古、青海、新疆及东北外的全国大部分地区。广西全区各地均有分布。

**化学成分**　根含phytolacacinoside A、phytolaccasaponin N-2、phytolaccasaponin N-3、商陆皂苷A、商陆皂苷E、商陆皂苷G、商陆皂苷H、刺桐碱、棕榈酸单甘油酯、$\beta$-谷甾醇、胡萝卜苷,以及3-$O$-$\beta$-D-吡喃木糖-2-羟基商陆酸-30-甲酯、3-$O$-($\beta$-D-吡喃葡萄糖-$\beta$-D-吡喃木糖)-商陆酸-30-甲酯、3-$O$-($\beta$-D-吡喃葡萄糖-$\beta$-D-吡喃木糖)-2-羟基商陆酸-30-甲酯等[1-3]。叶含三萜类化合物acinospesigenin[4]。果含三萜类化合物acinospesigenin A、acinospesigenin B、acinospesigenin C、商陆醇、epiacetylaleuritolic acid[5,6],以及肉豆蔻酸、正二十五烷、熊果酸等[7]。全草含挥发油,主要成分为棕榈酸、亚油酸、7-甲氧基-2,2,4,8-四甲基三环十一烷和正十五酸[8]。

**药理作用** 1. 抑菌作用

商陆不同粗提取物对病原菌的抑制作用不同，其水煎液仅对不动杆菌、白假丝酵母、新生隐球菌有抑制作用，其多糖提取物仅对产气荚膜梭菌、痢疾志贺菌有抑制作用。商陆皂苷 30% 乙醇提取物的抑菌效果明显，对产气荚膜梭菌、大肠埃希菌、金黄色葡萄球菌、不动杆菌、铜绿假单胞菌、肺炎克雷伯菌、志贺菌、甲型副伤寒菌、枯草芽孢杆菌、普通变形杆菌、白假丝酵母均有抑菌作用，最小抑菌浓度范围为 17.6~70.0mg/ml[9]。

2. 对肾脏的作用

商陆水煎剂对阿霉素肾病大鼠有病程延缓作用，能显著减少肾小球基质相对面积，显著下调肾小球层黏连蛋白（LN）、纤连蛋白（FN）的表达，提高基质金属蛋白酶 -2（MMP-2）表达[10]。商陆皂苷甲（商陆皂苷 A）能抑制 IL-17 诱导的肾小球系膜细胞（GMC）增殖，减少纤维连接蛋白的分泌[11]。

3. 抗氧化作用

从商陆根中提取的粗多糖和纯多糖均具有一定的抗氧化活性，对 OH 自由基清除率的 $IC_{50}$ 分别为 1.26mg/ml、4.78mg/ml；对 $O_2^-$ 自由基清除率的 $IC_{50}$ 分别为 1.91mg/ml、2.28mg/ml；对 $\beta-$ 胡萝卜素 - 亚油酸体系抑制作用的 $IC_{50}$ 分别为 0.471mg/ml、0.692mg/ml[12]。

4. 抗肿瘤作用

小鼠腹腔连续 7 天注射 5~20mg/kg 商陆多糖 I（PAP-I），随后注射脂多糖（10μg/ 只），可呈剂量依赖性地提高肿瘤坏死因子（TNF）[13]。商陆皂苷甲与野生型凋亡蛋白 N- 末端缺失突变体 tApoptin 联用，可明显增强 tApoptin 对肿瘤细胞 A549、HeLa、SK-OV-3 和 H460 生长的抑制效果，使 tApoptin 融合蛋白质更高效地分布在胞内而发挥其药理作用[14]。商陆皂苷的糖链在体外抗肿瘤活性中起决定性作用，化合物 3-O-β-D- 吡喃木糖 -2- 羟基商陆酸 -30- 甲酯的抗肿瘤活性最强，对 MGC803（人胃癌细胞）、HL60（人早幼粒白细胞）增殖的 $IC_{50}$ 值分别为 35.4μg/ml、25.9μg/ml[3]。

5. 保肝作用

商陆总皂苷对 $CCl_4$ 诱导的小鼠急性肝损伤具有保护作用，其高、中、低剂量组均能显著降低小鼠血清中 ALT、AST 水平，显著提高肝匀浆 CAT、GSH-Px 活性[15]。

6. 抗炎、镇痛作用

商陆皂苷甲可显著抑制醋酸致小鼠腹腔毛细血管通透性提高、二甲苯致小鼠耳郭肿胀及角叉菜胶致大鼠足跖肿胀，对大鼠棉球肉芽肿增生也有很强的抑制作用[16]。

7. 毒副作用

250% 生商陆煎剂每天灌胃小鼠，连续灌胃 15 天，观察到小鼠肠黏膜淋巴细胞浸润程度较盐水组严重，杯状细胞数量比盐水组明显少，醋制后可明显减轻其毒性反应[17]。大剂量的商陆皂苷甲对肝脏具有一定的毒性作用，可抑制肝细胞的活力，诱导肝细胞发生凋亡和坏死[18]。

**附　注** 《中华人民共和国药典》（2020 年版　一部）记载同属植物垂序商陆的干燥根亦作商陆入药。

**参考文献**

［1］GAO H M, LIU J X, WANG Z M, et al.Phytolacacinoside A, a new triterpenoid saponin from *Phytolacca acinosa* Roxb［J］.Journal of Asian Natural Products Research, 2009, 11(5):433-438.

［2］杜琳，王洁雪，陈聪地，等.商陆中皂苷类化学成分研究［J］.中国中药杂志，2018，43(12):2552-2556.

［3］刘接卿.商陆有效成分的提取分离及其体外抗肿瘤活性的研究［D］.长春:吉林大学，2006.

［4］SPENGEL S, SCHAFFNER W.Acinospesigenin—a new triterpene from the leaves of *Phytolacca acinosa*［J］.Planta Medica, 1989, 55:625.

［5］KOUL S, RAZDAN T K, ANDOTRA C S.Acinospesigenin—A, —B, and —C: three new triterpenoids from *Phytolacca acinosa*［J］.J.Nat.Prod., 2003, 66:1121—1123.

［6］RAZDAN T K, HARKAR S, ACHROO V, et al.Phytolaccanol and epiacetylaleuritolic acid, two triterpenoids from *Phytolacca acinosa*［J］.Phytochemistry, 1982, 21(9):2339—2342.

［7］DHAR D N, MUNJAL R C, SINGH A K.Phytochemical investigations of the fruits of *Phytolacca acinosa* Roxb［J］.Planta Medica, 1977, 32:225—228.

［8］刘瑞娟，段静，赵国栋，等.商陆中挥发油的提取及其化学成分分析［J］.北方园艺, 2010, 14:63—64.

［9］朱晓松，贾林，王蜜蜜，等.商陆提取物抑菌活性评价研究［J］.中国现代中药, 2010, 12(12):33—35, 39.

［10］李明，张克非，杨亦彬.商陆对阿霉素肾病肾小球胞外基质影响的实验研究［J］.遵义医学院学报, 2010, 33(2):122—124.

［11］汤杰印，张薇，张祥贵，等.商陆皂苷甲对IL—17诱导肾小球系膜细胞增殖的影响［J］.陕西中医, 2019, 40(7):819—822.

［12］段静，张继千，王立宽，等.商陆根部多糖的分离、纯化及其体外抗氧化活性［J］.基因组学与应用生物学, 2010, 29(3):523—528.

［13］ZHANG J P, QIAN D H.Antitumor activity and tumor necrosis factor production of *Phytolacca acinosa* polysaccharides I in mice［J］.Acta Pharmacologica Sinica, 1993, 14(6):542—545.

［14］李柳美，曹雪玮，王晓旦，等.商陆皂苷甲的联用可显著提高tApoptin凋亡蛋白的抗肿瘤活性［J］.中国生物化学与分子生物学报, 2019, 35(10):1098—1107.

［15］李晓亮，匡海学，孟永海，等.商陆总皂苷对四氯化碳诱导的小鼠急性肝损伤的作用［J］.中华中医药杂志, 2018, 33(2):649—652.

［16］郑钦岳，麦凯，潘祥福，等.商陆皂苷甲的抗炎作用［J］.中国药理学与毒理学杂志, 1992, 6(3):221—223.

［17］唐迎雪.商陆醋制后对肠黏膜损害的保护作用［J］.中成药, 1992, 14(12):20—21.

［18］周倩，姚广涛，金若敏，等.商陆皂苷甲致肝毒性的研究［J］.中成药, 2014, 36(1):14—18.

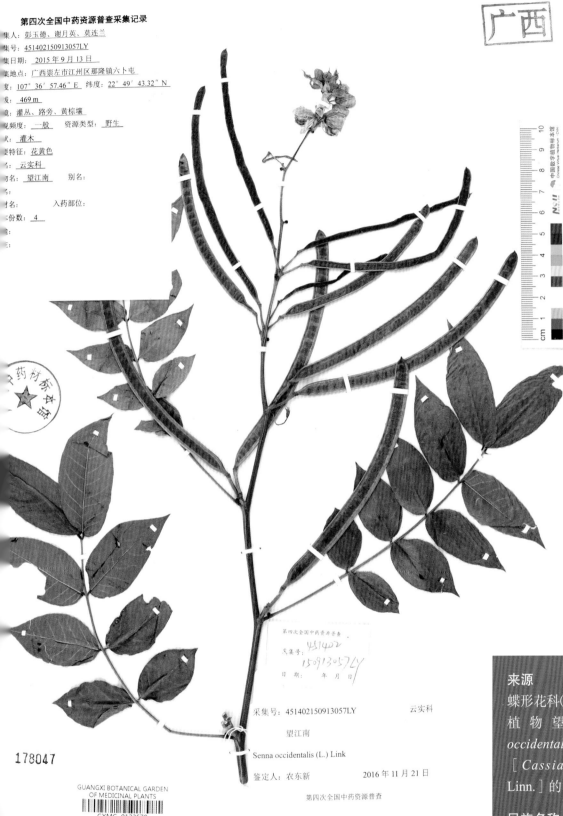

第四次全国中药资源普查采集记录

集人：彭玉德、谢月英、莫连兰

集号：451402150913057LY

集日期：2015 年 9 月 13 日

集地点：广西崇左市江州区那隆镇六卜屯

度：107° 36′ 57.46″ E　纬度：22° 49′ 43.32″ N

度：469 m

境：灌丛、路旁、黄棕壤

观频度：一般　　资源类型：野生

状：灌木

要特征：花黄色

名：云实科

别名：望江南　　别名：

名：

名：　　入药部位：

份数：4

广西

望江南

中国数字植物标本馆

采集号：451402150913057LY　　云实科

望江南

Senna occidentalis (L.) Link

鉴定人：农东新　　2016 年 11 月 21 日

第四次全国中药资源普查

178047

## 来源

蝶形花科（Papilionaceae）植物望江南 *Senna occidentalis* (Linn.) Link ［*Cassia occidentalis* Linn.］的叶或全株。

## 民族名称

【壮族】棵仓立北筛（象州）。

【仫佬族】麻邕（罗城）。

## 民族应用

【壮族】药用叶。水煎服治痢疾，脱肛。

【仫佬族】药用全株。水煎服治痢疾，水煎洗患处治蚊虫咬。内服用量 12~15 g；外用适量。

**药材性状**　叶卵形至卵状披针形，叶柄近基部具腺体 1 枚。种子呈卵圆形，扁状，顶端稍弯尖，基部圆，长径 3~4mm，短径 2~3mm，表面黄绿色至灰绿色，微有光泽，背腹面各有一类椭圆形凹斑，有的四周有白色细网纹；质坚硬，种仁黄白色至黄绿色；气微，嚼之有豆腥味，有黏液感。

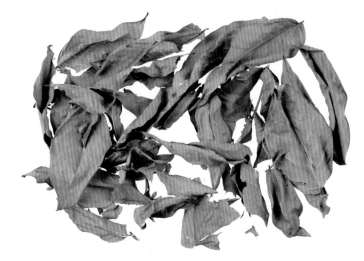

· 望江南 — 叶

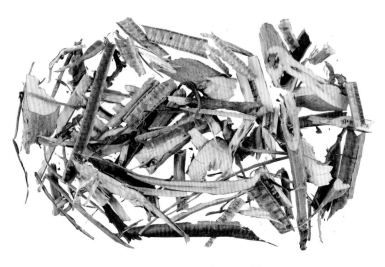

· 望江南 — 全株

**药用源流**　望江南的药用始载于《救荒本草》，曰："其花名茶花儿。人家园圃中多种。苗高二尺许，茎微淡赤色，叶似槐叶而肥大微尖，又似胡苍耳叶，颇大，及似皂角叶亦大，开五瓣金黄花，结角长三寸许。叶味微苦。"《中华本草》记载其茎叶具有肃肺、清肝、利尿、通便、解毒消肿的功效；主治咳嗽气喘，头痛目赤，小便血淋，大便秘结，痈肿疮毒，蛇虫咬伤。

| 分类位置 | 种子植物门 | 被子植物亚门 | 双子叶植物纲 | 豆目 | 蝶形花科 |
|---|---|---|---|---|---|
| | Spermatophyta | Angiospermae | Dicotyledoneae | Legumiales | Papilionaceae |

**形态特征** 亚灌木或灌木。叶柄近基部有大而带褐色、圆锥形的腺体 1 枚；小叶 4~5 对，膜质，卵形至卵状披针形，长 4~9cm，宽 2~3.5cm，顶端渐尖，有小缘毛；小叶柄揉之有腐败气味。花数朵组成伞房状总状花序，腋生或顶生；花瓣黄色；雄蕊 7 枚发育，3 枚不育，无花药。荚果带状镰形，褐色，压扁，长 10~13cm。种子 30~40 粒，种子间有薄隔膜。

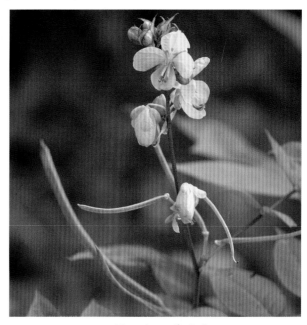

·望江南－花果期

**生境分布** 生于河边滩地、旷野或丘陵的灌木林或疏林中，或村边荒地。分布于我国东南部、南部及西南部各省区。广西全区各地均有分布。

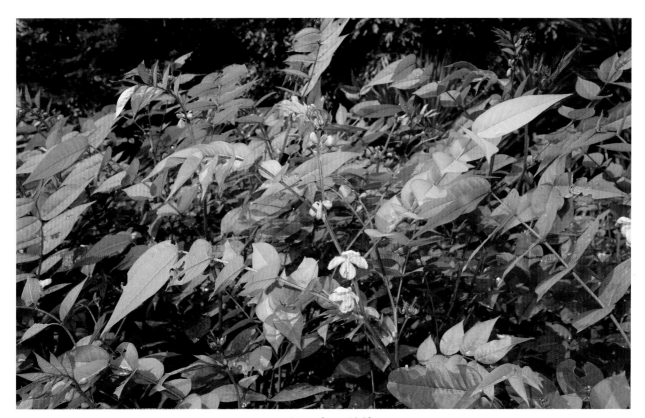

·望江南－植株

**化学成分** 叶含单宁、生物碱、还原糖、酚、蒽醌等多种成分[1]。花含 $\beta$- 谷甾醇、大黄素甲醚、大黄素、大黄素甲醚吡喃葡糖苷[2]。种子含大黄素甲醚、豆甾醇、5,7'- 二聚大黄素甲醚、1- 棕榈酸单甘油酯、豆甾醇 -3-$\beta$-D- 吡喃葡萄糖苷、胡萝卜苷、大黄素甲醚吡喃葡糖苷、芦荟大黄素、大黄酚、大黄酸[3,4]；含挥发油，主要成分为香叶基丙酮、$\beta$- 紫罗兰酮、6- 甲基 -5- 庚烯 -2- 酮、叶绿醇、6,10,14- 三甲基 -2- 十五烷酮、法尼基丙酮、正己醛、$\alpha$- 紫罗酮[5]。

**药理作用** 1.增强免疫作用

从望江南茎中提取的蒽醌苷（AG）对环磷酰胺（CTX）造成的免疫低下小鼠具有免疫增强作用。与腹腔注射 CTX 造成的免疫抑制模型相比，高、中、低剂量的 AG 组均能显著增加腹腔巨噬细胞吞噬百分率，显著提高免疫抑制小鼠的白细胞数，显著增加小鼠脾淋巴细胞的增殖和脾指数，对胸腺指数和胸腺淋巴细胞的增殖也有显著的效果[6]。

2.抗肿瘤作用

望江南总蒽醌苷对肝癌细胞 HepS、肺癌细胞 A549、小鼠肉瘤 S180 腹水型肿瘤细胞的体外增殖均有抑制作用；在体内也具有显著的抗肿瘤活性，能显著抑制 HepS 实体瘤小鼠肿瘤生长，提高脾脏指数和胸腺指数[7]。望江南中多个蒽醌类化合物均对肝癌 HepG2 的生长均具有抑制作用，大黄酸药物干预组诱导 HepG2 细胞凋亡的效果较为明显，可引起部分细胞核染色后呈亮蓝色，并出现凋亡小体[8]。

3.抗炎作用

望江南蒽醌能缓解哮喘小鼠的气道炎症，降低血清中鸡卵清白蛋白（OVA）特异 IgE 的分泌和 BALF 中 IL-4、IL-5 和 IL-13 的含量，提高 IFN-γ 含量，逆转 Th1/Th2 失衡[9]。

4.毒副作用

日粮中添加 4% 望江南籽实可导致兔体重增加减少，给药第三周后出现死亡[10]。7 日龄小鸡饲喂含 4% 望江南籽实的日粮，15 天后小鸡的取食量和体重均受到显著影响，并导致较高的致死率[11]。

**附 注** 《中华本草》记载望江南的种子亦可入药，具有清肝、健胃、通便、解毒功效，主治目赤肿痛，头晕头胀，消化不良，胃痛，痢疾，便秘，痈肿疔毒。

**参考文献**

[1] ODEJA O, OBI G, OGWUCHE C E, et al.Phytochemical screening, antioxidant and antimicrobial activities of *Senna occidentalis* (L.) leaves extract [J]. Clinical Phytoscience, 2015, 1:6.

[2] 竺叶青.望江南花中的化学成分 [J].国外医学参考资料（药学分册）, 1974, 3:172.

[3] 尹宏权，魏洁，尚贝贝，等.望江南化学成分分离和结构鉴定 [J].北京理工大学学报, 2013, 33(10):1098-1100.

[4] 曾斐，李晓飞，黄玉珊，等.望江南蒽醌类成分的提取及抗肝癌活性研究 [J].中华中医药学刊, 2016, 34(9):2231-2235.

[5] 黎明，王巧荣，刘建华，等.望江南子挥发性成分的 GC-MS 分析 [J].中国实验方剂学杂志, 2013, 19(19):122-126.

[6] 李月玲，张太平，李俊，等.望江南蒽醌苷对小鼠免疫功能的影响 [J].中国生化药物杂志, 2009, 30(2):103-105.

[7] 李月玲，张太平，彭士明，等.望江南总蒽醌苷抗肿瘤作用的研究 [J].天然产物研究与开发, 2010, 22:701-704, 596.

[8] 曾斐，李晓飞，黄玉珊，等.望江南蒽醌类成分的提取及抗肝癌活性研究 [J].中华中医药学刊, 2016, 34(9):2231-2235.

[9] 胡美群.望江南有效成分的提取及抗哮喘活性研究 [D].杭州：浙江工业大学, 2018.

[10] TASAKA A C, WEG R, CALORE E E, et al.Toxicity testing of *Senna occidentalis* seed in rabbits [J]. Veterinary Research Communications, 2000, 24:573-582.

[11] HARAGUCHI M, GóRNIAK S L, CALORE E E, et al.Muscle degeneration in chicks caused by *Senna occidentalis* seeds [J].Avian Pathology, 1998, 27(4):346-351.

广西

断肠草

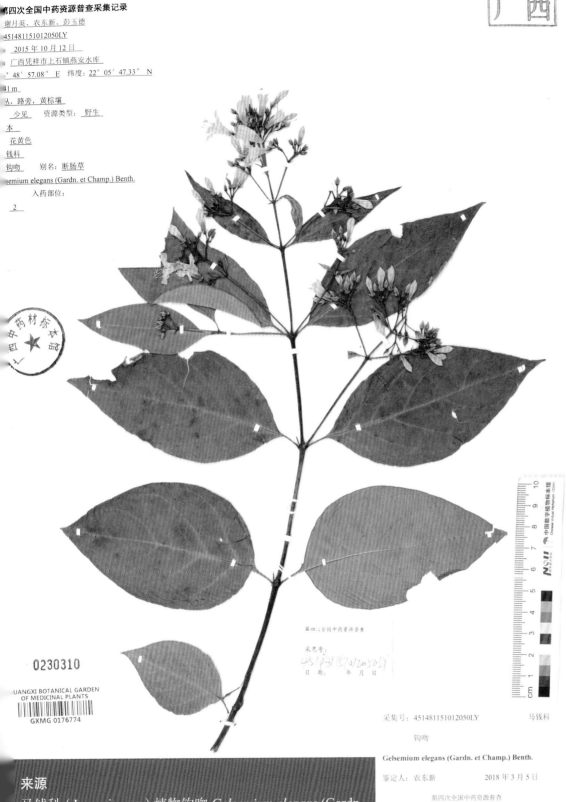

第四次全国中药资源普查采集记录
谢月英、农东新、彭玉德
451481151012050LY
2015 年 10 月 12 日
广西凭祥市上石镇燕安水库
" 48′ 57.08″ E 纬度：22° 05′ 47.33″ N
1 m
丛，路旁，黄棕壤
少见 资源类型：野生
本
花黄色
钱科
钩吻 别名：断肠草
Gelsemium elegans (Gardn. et Champ.) Benth.
入药部位：
2

0230310

UANGXI BOTANICAL GARDEN
OF MEDICINAL PLANTS

GXMG 0176774

第四次全国中药资源普查

采集号：451481151012050LY
日 期： 年 月 日

采集号：451481151012050LY 马钱科

钩吻

Gelsemium elegans (Gardn. et Champ.) Benth.

鉴定人：农东新 2018 年 3 月 5 日

第四次全国中药资源普查

## 来源
马钱科（Loganiaceae）植物钩吻 *Gelsemium elegans* (Gardn.
& Champ.) Benth. 的根、根皮、茎叶或全株。

## 民族名称
【壮族】断肠苗（河池），棵岩（那坡），角美（大新）。
【瑶族】黄秒（金秀）。 【仫佬族】苗解不（罗城）。
【苗族】松细（融水）。 【毛南族】弄采墓（环江）。

## 民　族　应　用

【壮族】药用根、根皮、叶或全株。根捣烂后加醋调匀，蒸热敷患处治陈旧性骨折；捣烂敷患处治恶毒大疮，跌打瘀肿；水煎洗患处治顽固性烂疮，疥疮。根皮配黄泥土捣烂敷患处治狗咬伤。叶捣烂调醋敷患处治淋巴结结核；水煎洗或捣烂敷患处治恶疮，无名肿毒，皮肤病，骨折，跌打肿痛，风湿骨痛。全株水煎洗患处治湿疹，皮肤斑疹，疮疥，癣。

【瑶族】药用根皮。浸入尿三个月后取出阴干，点燃隔纸灸患处治风湿骨痛。

【仫佬族】药用全株。水煎洗患处治湿疹。

【苗族】药用全株。水煎洗患处治皮肤斑疹，疮疥，癣。

【毛南族】药用茎叶。捣烂调酒糟敷患处治无名肿毒。

本品有大毒，不可内服；外用适量。

**药材性状**　根呈圆柱形，长短不一，直径 1~6 cm；表面灰黄色或带浅棕色，具细纵纹及点状须根痕，皮部弯曲处呈半环状断裂；质硬脆，断面不整齐，皮部外侧类白色或淡黄色，近木部红棕色；木部黄色；鲜时将根反扭后木部则片状分离。横切面可见放射状纹理及众多细孔；鲜时气香，味苦。茎呈圆柱形，直径 0.5~5cm，外皮灰黄色至黄褐色，具深纵沟及横裂隙；幼茎表面较光滑，黄绿色或黄棕色，具细纵纹及纵向椭圆形突起的点状皮孔；节处稍膨大，可见叶柄痕；质坚，不易折断，断面不整齐，皮部黄棕色，木部淡黄色，具放射状纹理，密布细孔。髓部褐色，嫩茎断面常呈中空，近外皮处可见白色毛状纤维。气微，味微苦。叶不规则皱缩，完整者展平后呈卵形或卵状披针形，长 4~8cm，宽 2~4cm，先端渐尖，基部楔形或钝圆，叶脉于下面突起，侧脉 4~5 对，上面灰绿色至淡棕褐色，下面色较浅。气微，味微苦。

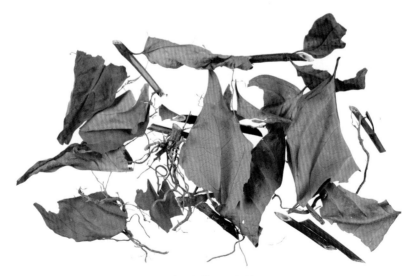

· 断肠草－全株

**药用源流**　断肠草的药用始载于《神农本草经》，曰："味辛温。主金创乳痓，中恶风，咳逆上气，水肿，杀鬼疰蛊毒。一名野葛。生山谷。"《名医别录》曰："有大毒。破癥积，除脚膝痹痛，四肢拘挛，恶疮疥虫，杀鸟兽。折之青烟出者，名其热一宿，不入汤。生傅高及会稽东野。"可见早在魏晋时期就有断肠草毒性的记载，并记载其产地位于浙江绍兴。《本草拾遗》曰："人食其叶，饮冷水即死，冷水发其毒也。"指出钩吻毒素的水溶性较好。《本草纲目》曰："此草虽名野葛，非葛根之野者也。

或作冶葛。王充《论衡》云，冶，地名也，在东南。其说甚通。广人谓之胡蔓草，亦曰断肠草。入人畜腹内，即黏肠上，半日则黑烂，又名烂肠草，滇人谓之火把花，因其花红而性热如火也。岳州谓之黄藤。"可见钩吻别名有多种。《广西中药材标准》（第二册）记载钩吻的根和茎具有祛风、攻毒、止痛的功效；外用主治疥癞，湿疹，瘰疬，痈肿，疔疮，跌打损伤，风湿痹痛，神经痛，陈旧性骨折，家犬咬伤。

| 分类位置 | 种子植物门 | 被子植物亚门 | 双子叶植物纲 | 马钱目 | 马钱科 |
|---|---|---|---|---|---|
| | Spermatophyta | Angiospermae | Dicotyledoneae | Loganiales | Loganiaceae |

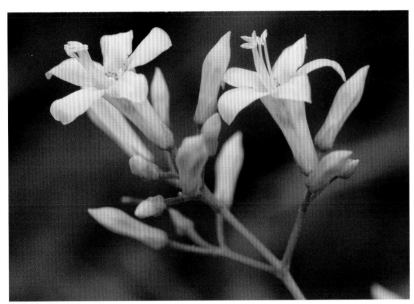

· 钩吻－花期

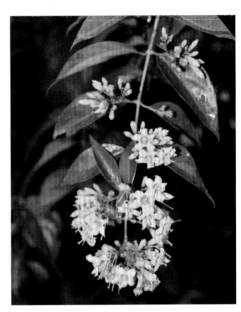

· 钩吻－花期

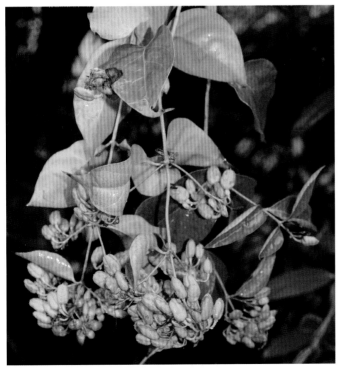

· 钩吻－果期

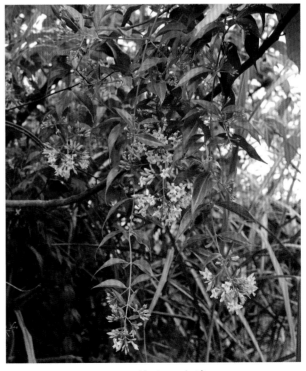

· 钩吻－生境

**形态特征**　常绿木质藤本。除苞片边缘和花梗幼时被毛外，全株均无毛。叶片膜质，侧脉上面扁平，下面凸起。花密集，组成顶生和腋生的三歧聚伞花序，每分枝基部有苞片2枚；苞片三角形；花冠黄色，漏斗状，内面有淡红色斑点，花冠裂片卵形；雄蕊着生于花冠管中部。蒴果2室，室间开裂。种子压扁状椭圆形或肾形，边缘具不规则齿裂状膜质翅。

**生境分布**　生于海拔500~2000m的山地路旁灌木丛中或潮湿肥沃的丘陵山坡疏林下。分布于江西、福建、台湾、湖南、广东、广西、海南、贵州、云南等。广西全区各地均有分布。

**化学成分**　全草含钩吻素子、钩吻素甲、钩吻绿碱、钩吻素己、花椒毒素、香柑内酯、异茴芹内酯、欧前胡素、蛇床子素、对羟基苯甲酸、香草酸、$\beta$-谷甾醇、$\beta$-胡萝卜苷、钩吻内酰胺、16-表伏康树卡平碱、东莨菪素、白芦藜醇、熊果酸、肉桂酸、咖啡酸乙酯、水杨酸、正三十六烷醇等[1-3]。

**药理作用**　**1. 抗炎、镇痛作用**

钩吻素子可对抗STZ诱导的1型糖尿病大鼠机械痛觉超敏，其各剂量组于给药后即显效，给药第7天时效果最强；能缓解ZDF大鼠机械痛敏，给药后第10天时效果最强，提示钩吻素子对1型、2型糖尿病性神经病理性疼痛具有治疗作用[4]。钩吻总碱和钩吻素甲能减少醋酸致小鼠扭体次数，具有显著的镇痛活性[5]。钩吻总碱皮下或腹腔注射1mg/kg对角叉菜胶和蛋清所致大鼠足肿胀有显著的抑制作用，皮下注射0.5mg/kg还可显著抑制大鼠棉球肉芽肿增生[6]。钩吻素己对小鼠神经病理性疼痛和炎症性疼痛有减轻作用[7]。

**2. 镇静作用**

钩吻碱能增强戊巴比妥钠和水合氯醛的催眠作用[8]。钩吻素子注射液中、高剂量组可显著减少小鼠的自发活动次数，提示钩吻素子具有一定的镇静作用[9]。

**3. 抗肿瘤作用**

0.11g/kg或0.45g/kg（以生药计）钩吻醇提取物每天灌胃给药，连续14天，可显著抑制小鼠移植性肉瘤S180的生长；加玉叶金花混合提取后可保持疗效并降低其毒性，LD$_{50}$为7.64g/kg[10]。钩吻素己、钩吻素甲和钩吻素子对人肝肿瘤细胞HepG2均有不同程度的增殖抑制活性，其中钩吻素己的抗肿瘤效果最为显著，能影响细胞周期分布并活化capspase-3[11]。

**4. 对免疫功能的作用**

钩吻素子具有体外抑制小鼠免疫细胞功能的作用，可抑制小鼠脾淋巴细胞增殖，抑制腹腔巨噬细胞活性并影响巨噬细胞内的信号转导；体内给药可降低NIH小鼠血清中溶血素的活性[12]。

**5. 对心血管系统的作用**

钩吻总碱能对抗氯仿诱发的小鼠室颤和氯化钡引起的家兔室性心律失常，其作用可能与降低蒲氏纤维四期除极速度有关[13]。钩吻总碱对狗血压具有显著的降压效应，且降压效应快，作用时间长，其机理可能与兴奋心血管中枢的胆碱能神经及兴奋外周M受体有关[14]。

**6. 促进造血作用**

钩吻总碱对辐照致骨髓损伤小鼠的造血功能具有保护作用[15]。钩吻乙醇粗提取物对环磷酰胺化疗小鼠的造血功能有显著的保护作用[16]；能提高受射线照射小鼠的存活率，促进脾集落（CFU-S）形成和增加骨髓有核细胞数（BMC），对机体造血干/祖细胞有刺激增殖作用[17]。

**7. 毒副作用**

小鼠和大鼠腹腔注射葫蔓藤碱甲（Hum）的LD$_{50}$分别为0.21mg/kg、0.26mg/kg，iv Hum的LD$_{50}$分别为0.128mg/kg、0.157mg/kg。中毒早期表现为少动，乏力，侧卧，呼吸深而不规则，紫绀；后期表现为惊厥，强直，并可导致呼吸停止。死亡时间一般为 5~10min[18]。以 0.1% 钩吻碱注射液对雌兔耳静脉缓慢推注，雌兔在死亡前均出现兴奋、惊厥与呼吸困难症状，平均致死量为（76±22）mg/kg[8]。

**附　注**　钩吻又称断肠草，其汁液有剧毒，误食后极易引起中毒。华南地区常用作兽医中草药，对猪、牛、羊有驱虫功效；亦可作农药防治水稻螟虫。

**参考文献**

［1］王琳，孙琳，刘慧颖，等.钩吻的化学成分研究［J］.中草药，2017，48(10):2028-2032.

［2］刘发巧.西双版纳地区钩吻的化学成分研究［D］.昆明:云南大学，2015.

［3］赵庆春，付艳辉，杜占权，等.胡蔓藤中非生物碱类化学成分的分离与鉴定［J］.沈阳药科大学学报，2009，26(9):694-696.

［4］凌倩.钩吻素子抗大鼠 1 型和 2 型糖尿病性神经病理性疼痛的作用［D］.福州:福建医科大学，2014.

［5］刘浩，沈洁，刘铭，等.高速逆流色谱分离纯化钩吻中钩吻素甲［J］.天然产物研究与开发，2013，25:479-483，488.

［6］徐克意，谭建权，沈甫明.钩吻总碱的抗炎作用研究［J］.中药药理与临床，1991，7(1):27-28.

［7］LIU M, SHEN J, LIU H, et al. Gelsenicine from *Gelsemium elegans* attenuates neuropathic and inflammatory pain in mice［J］. Biological & Pharmaceutical Bulletin, 2011, 34(12):1877-1880.

［8］谭建权，邱成之，郑林忠.钩吻碱的镇痛作用和无依赖性［J］.中药药理与临床，1988，4(1):24-28.

［9］迟德彪，雷林生，杨鸿轩，等.钩吻素子注射液的一般药理学研究［J］.第一军医大学学报，2004，24(1):32-34.

［10］杨帆，陆益，李艳，等.钩吻提取物抗肿瘤作用的实验研究［J］.广西中医药，2004，27(1):51-53.

［11］高明雅，沈伟哉，吴颜晖，等.钩吻生物碱单体对肝癌细胞体外抑制作用机制的初步研究［J］.中药材，2012，35(3):438-442.

［12］王剑.钩吻素子对小鼠免疫细胞功能影响的实验研究［D］.广州:第一军医大学，2000.

［13］罗开国，皇甫秀英，陈忠良，等.钩吻碱抗心律失常作用的研究［J］.河南师范大学学报（自然科学版），1995，23(1):108-109.

［14］黄仲林，黎秀叶.钩吻总碱Ⅱ对狗血压的作用分析［J］.右江民族医学院学报，1995，17(1):1-6.

［15］王坤，肖健，黄燕，等.钩吻对小鼠造血功能的影响［J］.广西中医药，2000，23(6):48-50.

［16］黄兰青，王坤，余尚扬，等.钩吻对环磷酰胺化疗小鼠的造血保护作用［J］.右江民族医学院学报，1994，16(4):5-7.

［17］王坤，肖艳芬，余晓玲，等.钩吻对小鼠急性辐射损伤的保护作用［J］.中华放射医学与防护杂志，2002，22(2):111-112.

［18］周跃平，徐伟，陈先瑜.胡蔓藤碱甲的毒性及呼吸抑制作用［J］.中国药理学与毒理学杂志，1995，9(1):69-72.

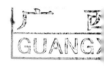

剪

草

**第四次全国中药资源普查采集记录**

采集人：恭城县普查队 采集号：450332150329015LY

采集日期：2015 年 3 月 29 日

采集地点：广西桂林市恭城县平安乡旺塘村

经度：110°53′33.58″E 纬度：24°51′56.30″N

海拔：198 m

环境：灌丛、林下、石灰土

出现频度：少 资源类型：野生

性状：草本

重要特征：

科名：30

植物名：金粟兰属 别名：

学名：

药材名： 入药部位：

标本份数：4

用途：

备注：遗传材料 2 份

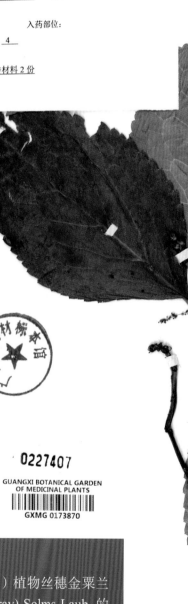

0227407

GUANGXI BOTANICAL GARDEN
OF MEDICINAL PLANTS

GXMG 0173870

第四次全国中药资源普查

采集号：450332150329015LY

日 期： 年 月 日

**标本鉴定签**

| 采集号：450332150329015LY | 科名：金粟兰科 |
| --- | --- |
| 学 名：Chloranthus fortunei (A. Gray) Solms | |
| 种中文名：丝穗金粟兰 | |
| 鉴定人：陆昭岑 | 鉴定时间：2015年04月27日 |

第四次全国中药资源普查

## 来源

金粟兰科（Chloranthaceae）植物丝穗金粟兰
*Chloranthus fortunei* (A. Gray) Solms Laub. 的
根、茎或全草。

## 民族名称

【瑶族】背块华、必赖换、别夸瓦（金秀）。

【苗族】都出能、仰索努（融水）。

## 民族应用

【瑶族】药用根、茎或全草。根捣烂冲开水适量调烟油内服治青竹蛇咬伤；水煎服或浸酒服治胃痛，风湿关节炎。茎水煎服治头痛。全草浸酒服兼搽伤口周围治毒蛇咬伤，跌打肿痛；水煎服治胃腹疼痛，小儿惊风，风湿性关节炎。

【侗族】药用全草，水煎服治风湿性关节炎。

【苗族】药用根或叶。根水煎服治风湿性关节炎。叶捣烂调白酒敷患处治骨折。

内服用量 15~20g；外用适量。

**药材性状** 根茎呈团块状，节间较密。须根细长弯曲，直径 0.5~1.5mm；表面灰黄色或灰棕色，具明显纵皱纹，有支根痕；质脆易断，皮部易与木部剥离而露出木心。茎具纵棱；表面浅棕色；节处棕黑色，具残存托叶，节间长 4~10cm。叶对生，茎顶两对密集，常似 4 叶轮生；叶皱缩，展平后椭圆形或倒卵状椭圆形，长 4~10cm，宽 2.5~6cm，边缘具圆锯齿，灰绿色；叶柄长 0.5~1.5cm。有的可见单一顶生的穗状花序（或果序）。气香，味苦、辛。

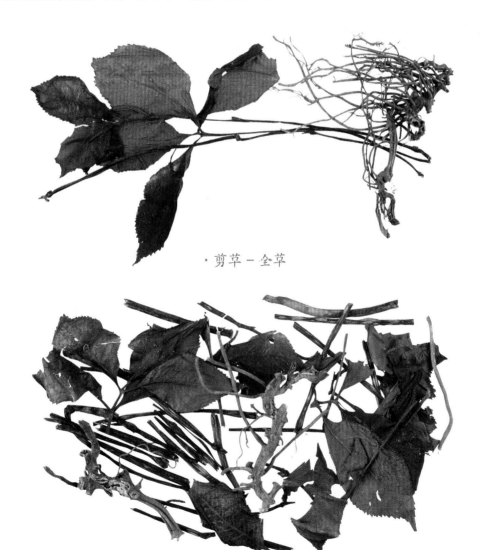

· 剪草－全草

· 剪草－全草

**药用源流**　剪草的药用始载于《本草拾遗》，曰："味甚苦，平，无毒。主虫疮疥癣，浸酒服之。生山泽间，叶如茗而细，江东用之。"《本草图经》曰："剪草生润州。味苦、平，有毒。主诸疮、疥、痂、瘘、蚀，及牛马诸疮。二月三月采，曝干用。"根据其描述及所附植物图，与金粟兰科植物丝穗金粟兰基本相符。《中华本草》记载其具有祛风活血、解毒消肿的功效；主治风湿痹痛，跌打损伤，疮疖癣疥，毒蛇咬伤。

| 分类位置 | 种子植物门 | 被子植物亚门 | 双子叶植物纲 | 胡椒目 | 金粟兰科 |
|---|---|---|---|---|---|
| | Spermatophyta | Angiospermae | Dicotyledoneae | Piperales | Chloranthaceae |

**形态特征**　多年生草本，全株无毛。茎直立，单生或数个丛生。叶通常4片生于茎上部，纸质，宽椭圆形、长椭圆形或倒卵形，顶端短尖，基部宽楔形，边缘有圆锯齿或粗锯齿；叶柄长1~1.5cm。穗状花序单一；苞片倒卵形，通常2~3齿裂；雄蕊3枚，药隔基部合生，着生于子房上部外侧，中央药隔具1个2室的花药，药隔伸长成丝状，直立或斜上，长1~1.9cm，药室在药隔的基部；子房倒卵形，无花柱。核果球形，淡黄绿色，有纵条纹，近无柄。

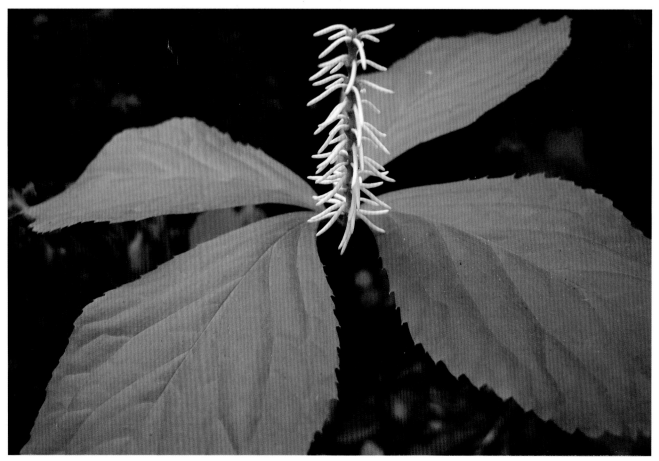

· 丝穗金粟花 - 花期

**生境分布**　生于海拔170~340m的山坡或低山林下荫湿处和山沟草丛中。分布于山东、江苏、浙江、江西、湖北、湖南，安徽、台湾、四川、广西等。广西主要分布在武鸣、马山、柳州、桂林、临桂等。

**化学成分**  全草含迷迭香酸、2'-羟基-4, 3', 4', 6'-四甲氧基查耳酮、卡瓦胡椒素 A、cycloshizukaol A、白术内酯 Ⅲ、curzerenone、蓬莪术环氧酮、curcodione、chlorantene C、(1*E*, 4*Z*)-8-hydroxy-6-oxogermacra-1(10), 4, 7(11)-trieno-12, 8-lactone、zederone epoxide、长尾粗木叶内酯 A、类没要素 A、*β*-谷甾醇等[1-3]；含挥发油，主要成分为 *α*-松油醇、桉树脑、香叶醇、乙酸冰片酯、金粟兰内酯等，其中金粟兰内酯等倍半萜类化合物是金粟兰属植物的主要指标性成分[4]。根含 chloranthatone、atractylenolactam、金粟兰内酯 C、白术内酯 III、shizuka-acoradienol[5]、shizukaols K-O[6]等。地上部分含 shizukaol P、9-*O*-*β*-glucopyranosylcycloshizukaol A、shizukanolides G、shizukanolides H[7]。

**药理作用**  1. 神经保护作用
从丝穗金粟兰全草中提取分离的倍半萜类化合物 curzerenone、蓬莪术环氧酮、curcodione、chlorantene C、(1*E*, 4*Z*)-8-hydroxy-6-oxogermacra-1(10), 4, 7(11)-trieno-12, 8-lactone 和 zederone epoxide 均具有较好的神经保护活性，在 10μmol/L 浓度下能提高 $H_2O_2$ 损伤的 $PC_{12}$ 细胞的存活率[2]。
2. 抗肿瘤作用
从丝穗金粟兰全草中提取分离的化合物 cycloshizukaol A 和白术内酯 Ⅲ 具有微弱的细胞毒作用，其中 cycloshizukaol A 对 HepG2 细胞、HCT116 细胞和 HeLa 细胞的 $IC_{50}$ 值分别为 62.54μmol/L、75.97μmol/L 和 85.16μmol/L，白术内酯 Ⅲ 对 HCT116 细胞、HeLa 细胞和 BGC823 细胞的 $IC_{50}$ 值分别为 76.98μmol/L、46.98μmol/L 和 67.61μmol/L[1]。
3. 毒副作用
通过小白鼠动物试验，初步证实丝穗金粟兰中毒的病理学变化为弥漫性变性、坏死与充血出血[8]。

**参考文献**
［1］陈芳有，邹雍，陈杰，等.丝穗金粟兰化学成分研究［J］.中草药，2020, 51(6):1485-1490.
［2］陈芳有，陈志超，黄伟明，等.丝穗金粟兰化学成分及其神经保护活性研究［J］.天然产物研究与开发，2021, 33(8):6.
［3］马兴霞，罗刚，尹小英.丝穗金粟兰化学成分分离［J］.时珍国医国药，2014, 25(2):272-273.
［4］李石蓉，姚红.丝穗金粟兰挥发油成分的分析［J］.江西中医学院学报，2005, 17(6):48.
［5］WANG X C, WU W Q, MA S P, et al.A new sesquiterpenoid from the roots of *Chloranthus fortunei*［J］.Chinese Journal of Natural Medicines, 2008, 6(6):404-407.
［6］WANG X C, ZHANG Y N, WANG L L, et al.Lindenane sesquiterpene dimers from *Chloranthus fortunei*［J］.Journal of Natural Products, 2008, 71(4):674-677.
［7］WANG X C, WANG L L, OUYANG X W, et al.Sesquiterpenes and dimers thereof from *Chloranthus fortunei*［J］.Helvetica Chimica Acta, 2009, 92:313-320.
［8］黄世军，褚建新，陈惜秋.丝穗金粟兰中毒病理学变化的初步研究［J］.法律与医学杂志，1994, 1(2):55-57, 96.

淫羊藿

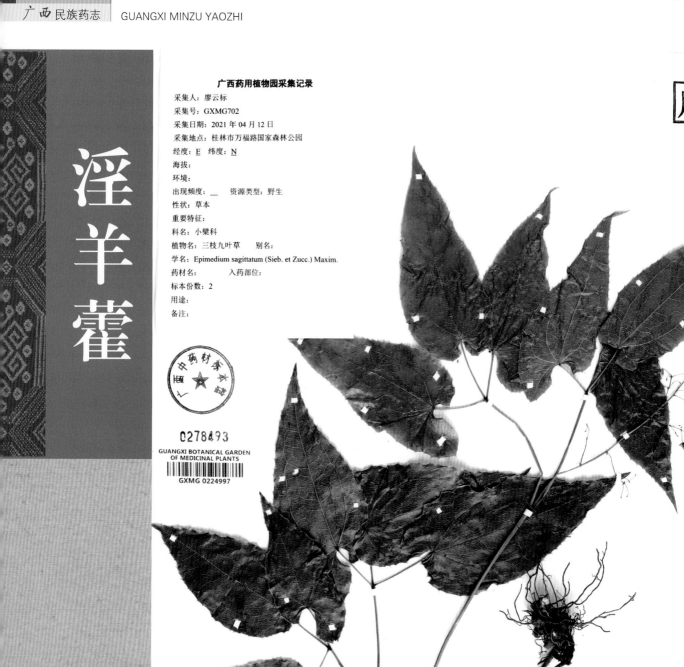

**广西药用植物园采集记录**

采集人：廖云标
采集号：GXMG702
采集日期：2021 年 04 月 12 日
采集地点：桂林市万福路国家森林公园
经度：E　纬度：N
海拔：
环境：
出现频度：＿　资源类型：野生
性状：草本
重要特征：
科名：小檗科
植物名：三枝九叶草　　别名：
学名：Epimedium sagittatum (Sieb. et Zucc.) Maxim.
药材名：　　入药部位：
标本份数：2
用途：
备注：

0278493

GUANGXI BOTANICAL GARDEN
OF MEDICINAL PLANTS

GXMG 0224997

采集号 GXMG702　　　　小檗科

三枝九叶草

Epimedium sagittatum (Sieb. et Zucc.) Maxim.

鉴定人：余丽莹　　　　2021 年 4 月 20

## 来源

小檗科（Berberidaceae）植物箭叶淫羊藿（三枝九叶草）*Epimedium sagittatum* (Sieb. & Zucc.) Maxim. 的干燥叶、全草。

## 民族名称

【壮族】盟国羊。

## 民 族 应 用

【壮族】药用叶。主治痿证，遗精，痹证，肢体麻木。内服用量6~10g。

【侗族】药用全草。水煎服治肾炎水肿。内服用量9g。

**药材性状** 完整小叶片展开呈卵形，基部偏心形，边缘具细锯齿，近革质；气微，味微苦。根呈不规则结节块状，大小不一，多具分支，多弯曲成块，须根多少不等，平直微弯曲，瘤状突起较多；长2~15cm，直径0.3~1.5cm；表面棕褐色或黑褐色，有须根、须根痕及残留茎基；质坚硬，不易折断；断面灰白色至黄棕色。气微，味微苦。茎细圆柱形，棕色或棕黄色。

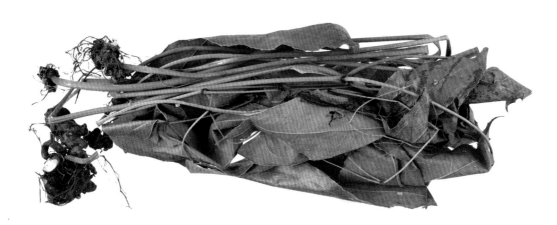

· 淫羊藿 – 全株

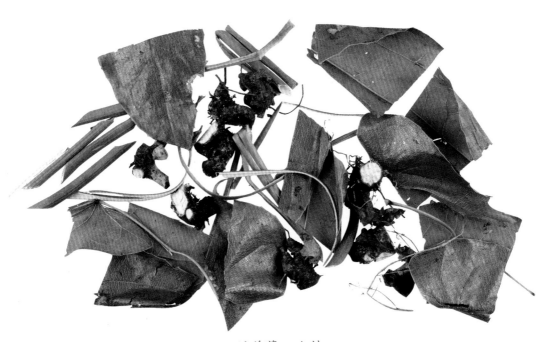

· 淫羊藿 – 全株

**药用源流**　淫羊藿的药用始载于《神农本草经》。《本草图经》曰："俗名仙灵脾。生上郡阳山山谷。今江东、陕西、泰山、汉中、湖湘间皆有之。叶青似杏，叶上有刺，茎如粟秆，根紫色有须，四月开花白色，亦有紫色。碎小独头子，五月采苗晒干。湖湘出者，叶如小豆，枝茎紧细，经冬不凋，根似黄连。关中俗呼三枝九叶草，苗高一二尺许，根、叶俱堪使。"《本草纲目》曰："豆叶曰藿，此叶似之，故亦名藿。仙灵脾、千两金、放杖、刚前，皆言其功力也。鸡筋、黄连祖，皆因其根形也，柳子厚文作仙灵毗，人脐曰毗，此物补下，于理尤通。生大山中。一根数茎，茎粗如线，高一二尺。一茎三桠，一桠三叶。叶长二三寸，如杏叶及豆藿，面光背淡，甚薄而细齿，有微刺。"根据上述描述及附图，结合《植物名实图考》的植物附图，推测本草记载的淫羊藿应为小檗科淫羊藿属多种植物。《中华人民共和国药典》（2020年版　一部）记载其叶具有补肾阳、强筋骨、祛风湿的功效；主治肾阳虚衰，阳痿遗精，筋骨痿软，风湿痹痛，麻木拘挛。

| | 种子植物门 | 被子植物亚门 | 双子叶植物纲 | 小檗目 | 小檗科 |
|---|---|---|---|---|---|
| **分类位置** | Spermatophyta | Angiospermae | Dicotyledoneae | Berberidales | Berberidaceae |

**形态特征**　多年生草本，株高30~50cm。根状茎粗短，节结状，质硬，多须根。一回三出复叶基生和茎生，小叶3枚；小叶革质，卵形至卵状披针形，叶片大小变化大，侧生小叶基部偏斜，叶缘具刺齿。花茎具2枚对生叶，圆锥花序长10~30cm；花较小，白色；萼片2轮，外萼片4枚，具紫色斑点，内萼片卵状三角形，白色；花瓣囊状，淡棕黄色；雌蕊长约3mm，花柱长于子房。蒴果长约1cm，宿存花柱长约6mm。

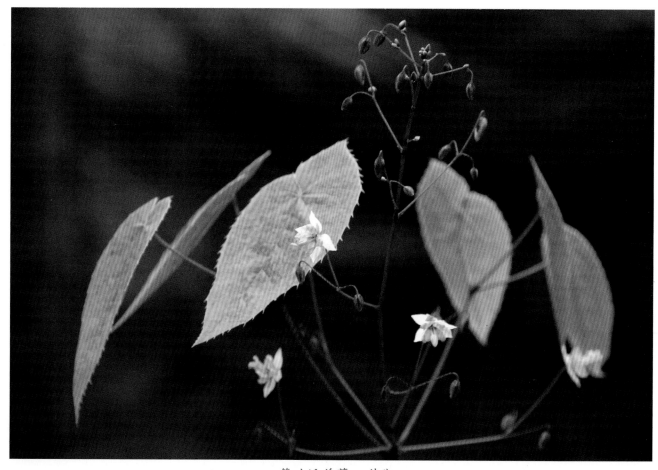

· 箭叶淫羊藿 – 花期

**生境分布**　生于海拔 200~1750m 的山坡草丛中、林下、灌丛中、水沟边或岩边石缝中。分布于浙江、安徽、福建、江西、湖北、湖南、广东、广西、四川、陕西、甘肃等。广西主要分布在临桂、龙胜、资源等。

**化学成分**　主要含有槲皮素、槲皮素 –3–O–β–D– 葡萄糖苷[1]、β– 谷甾醇、β– 谷甾醇葡萄糖苷、5– 羟基 –6，7– 二甲氧基 –3'，4'– 亚甲二氧基黄酮（箭叶素）[2]、淫羊藿苷、朝藿定 A–C、箭藿苷 B、宝藿苷 I、 hexandraside F[3-5]、1，5– 二羟基 –3– 甲氧基 –7– 甲基蒽醌、2，2– 二甲基 –1 – 苯并吡喃 –6– 醇、淫羊藿素、5，7，4'– 三羟基 –8，3'– 二异戊烯基黄酮、大黄素、苜蓿素[6]、2"–O–rhamnosylicariside II、淫羊藿苷 A、箭藿苷 A、茂藿苷 B[7]、去甲淫羊藿素、淫羊藿次苷 I[8]等化合物。此外还含有铁、钙、锰、钴、镍、铜、锌等微量元素[9]。

**药理作用**　1. 对骨骼发育的作用
箭叶淫羊藿水提取物能显著提高去卵巢大鼠血清碱性磷酸酶活性，抑制去卵巢引起的子宫萎缩和骨密度的减少，增加血清钙和雌二醇的浓度，减少去卵巢大鼠的骨小梁分离度，对骨小梁厚度和骨小梁数目无明显影响，可以显著提高骨形成率，表明箭叶淫羊藿水提取物对去卵巢大鼠骨质疏松症具有防治作用[10]。箭叶淫羊藿在一定浓度（6.25μg/ml、12.5μg/ml、25 μg/ml）具显著的抗泼尼松龙诱导斑马鱼骨丢失作用[11]。

2. 抗老年痴呆作用
箭叶淫羊藿总黄酮具有一定抗老年痴呆活性，总黄酮主要成分为淫羊藿苷、朝藿定 A、朝藿定 B、朝藿定 C 等[5]。淫羊藿苷可减轻阿尔茨海默病（AD）模型鼠的类 AD 病理，且有剂量依赖性，这种对 AD 病理的改善作用可能是通过加快 Aβ 的清除，抑制 tau 磷酸化，提高乙酰胆碱酯酶和乙酰胆碱转移酶的活性，降低氧化应激反应实现的[12]。淫羊藿苷可有效改善肾虚型老年痴呆模型鼠海马神经元突触损伤，改善空间学习记忆能力[13]。

3. 抗肿瘤作用
箭叶淫羊藿中分离得到淫羊藿素、宝藿苷 I、去甲淫羊藿素、淫羊藿次苷 I 4 种异戊烯基黄酮类化合物对人乳腺癌 MDA–MB231 细胞增殖具有明显抑制作用，并随浓度的增加抑制作用更加明显，48h 的 $IC_{50}$ 分别为 12.43μmol/L、35.44μmol/L、11.53μmol/L、16.31μmol/L[8]。淫羊藿苷及其系列脱糖产物淫羊藿次苷 I 和淫羊藿次苷 II 对人肺癌细胞 A549、乳腺癌细胞 MCF7、结肠癌细胞 HT29 和肝癌细胞（SMMC7721）4 种肿瘤细胞均具有明显的增殖抑制活性，其中以淫羊藿次苷 II 对四种细胞的体外增殖抑制活性相对最强，且对人肝癌细胞 SMMC7721 最为敏感，其 $IC_{50}$ 值平均为 1.26 μmol/L[14]。

4. 对生殖系统的作用
生品和炮制品箭叶淫羊藿的水提取液和醇提取液对去势小鼠副性器官的萎缩有明显的抑制作用，且生品和炮制品的作用强度无显著性差异，表明生品和炮制品箭叶淫羊藿均具有补益作用，且作用强度无明显差异[15]。箭叶淫羊藿中分离得到淫羊藿苷可以改善精子活力和精核蛋白含量，但不能显著增加精子密度[16]。

**附　注**　《中华人民共和国药典》（2020 年版　一部）记载的淫羊藿基原植物除本品外，还有淫羊藿 *E. brevicornu* Maxim.、柔毛淫羊藿 *E. pubescens* Maxim. 和朝鲜淫羊藿 *E. koreanum* Nakai 3 种。

**参考文献**

[1] 易杨华, 王著禄, 张文星. 箭叶淫羊藿黄酮类成分的研究 [J]. 药学通报, 1986, 21(7):436.

[2] 吴勤丽, 赵炎青, 李珠莲. 箭叶淫羊藿化学成分研究 [J]. 中草药, 1995, 26(9):451-452.

[3] 郭宝林, 王春兰, 肖培根, 等. 箭叶淫羊藿的黄酮类成分分析和质量评价 [J]. 中草药, 1996, 27(10):584-586.

[4] 王超展, 耿信笃. 箭叶淫羊藿中5种黄酮类化合物的反相色谱分离制备 [J]. 分析化学, 2005, 33(1):106-108.

[5] 宋剑, 王超, 李知遥, 等. 淫羊藿总黄酮抗老年痴呆化学成分研究 [J]. 中国现代中药, 2009, 11(8):23-26.

[6] 崔祥龙, 邓玲玲, 黄胜阳. 箭叶淫羊藿三氯甲烷部位化学成分研究 [J]. 中国实验方剂学杂志, 2010, 16(13):101-103.

[7] 崔祥龙, 黄胜阳. 箭叶淫羊藿黄酮类化学成分研究 [J]. 哈尔滨商业大学学报(自然科学版), 2011, 27(1):17-20.

[8] 韩惠, 单淇, 周福军, 等. 箭叶淫羊藿中化学成分及其体外抗肿瘤活性研究 [J]. 现代药物与临床, 2013, 28(3):269-273.

[9] 陈惠玲, 魏升华, 王建科, 等. 贵阳地区不同产地的箭叶淫羊藿微量元素及总黄酮含量测定 [J]. 微量元素与健康研究, 2001, 18(2):36-37.

[10] 年华, 徐玲玲, 马明华, 等. 箭叶淫羊藿对去卵巢大鼠骨量丢失的保护作用[J]. 中西医结合学报, 2006, 4(6):628-633.

[11] 葛静, 凌洁, 宁青, 等. 基于斑马鱼M-Act/Tox联合评价箭叶淫羊藿的代谢-效/毒作用[J]. 2019, 50(7):1614-1620.

[12] 王晗. 淫羊藿苷对老年痴呆模型小鼠的病理学影响及相关机制探讨 [D]. 广州:广东药科大学, 2016.

[13] 方丽媛, 王平, 谭爱华, 等. 淫羊藿苷和固本方改善肾虚型老年痴呆模型鼠海马神经元突触损伤 [J]. 中华中医药杂志, 2020, 35(7):3341-335.

[14] 许晓蒙, 孙发鑫, 冯莹莹, 等. 淫羊藿苷脱糖产物制备及体外抗肿瘤活性[J]. 烟台大学学报(自然科学与工程版), 2021, 34(2): 159-164.

[15] 王身艳, 秦明珠, 李飞, 等. 箭叶淫羊藿炮制前后对小鼠副性器官的影响 [J]. 中成药, 2005, 27(2):59-60.

[16] 葛斌, 石燕, 王露娟. 淫羊藿苷对大鼠精子质量和精核蛋白作用的影响 [J]. 现代医药卫生, 2018, 34(3):366-368.

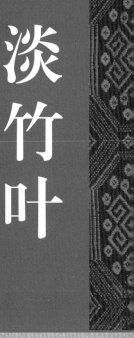

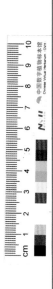

淡竹叶

全国中药资源普查标本采集记录表

| 451029121016005 | 采集人： | 田林普查队 |
| 2012年10月16日 | 海拔(m)： | 485.0 |
| 广西百色市田林县六隆镇供央村鸡沟山 | | |
| 106°11′47″ | 纬 度： | 24°10′29″ |
| | 生活型： | 多年生草本植物 |
| 中生植物 | 光生态类型： | 耐阴植物 |
| 酸性土植物 | 温度生态类型： | 亚高温植物 |
| 野生植物 | 出现多度： | 一般 |
| | 直径(cm)： | |
| | 茎（树 皮）： | |
| | 芽： | |
| | 果实和种子： | |
| 淡竹叶 | 科 名： | 禾本科 |
| Lophatherum gracile Brongn. | | |
| 药材别名： | | |
| | 标本类型： | 腊叶标本 |

451029LY2610

192713

BOTANICAL GARDEN
EDICINAL PLANTS
XMG 0138936

**来源**

禾本科（Poaceae）植物淡竹叶 *Lophatherum gracile* Brongn. 的块根、茎叶、全草。

**民族名称**

【壮族】棵省保（那坡），棵勒出（环江），棵晚报（天峨）。

【瑶族】包剁（都安），溜南马、洗姑默（金秀），舌古美（昭平）。

【仫佬族】络花棍（罗城）。

【侗族】念把苯（三江），念苯必（融水）。

【毛南族】发妹顶（环江）。

采集号： 451029121016005　禾亚科 Agrostidoideae

淡竹叶
Lophatherum gracile Brongn.

鉴定人：胡仁传　　鉴定时间：2017年03月24日

第四次全国中药资源普查

## 民 族 应 用

【壮族】药用茎叶、全草。茎叶主治发热,淋证,口舌生疮。叶水煎服治感冒咳嗽。全草水煎服治小儿麻疹初起咳嗽,发热,咳嗽,口渴。

【瑶族】药用块根、全草。块根水煎服治感冒发热,不明原因高热。全草水煎服治内伤咳嗽,睾丸肿大,发热,咳嗽,口渴。

【仫佬族】药用块根。水煎服治咳嗽痰多。

【侗族】药用块根、全草。块根水煎服治胃纳不佳。全草水煎服治发热,咳嗽,口渴,肝炎,尿路感染。

【毛南族】药用叶。水煎服治肺热咳嗽,胃热呕吐。

内服用量9~30 g。

**药材性状** 块根纺锤形。茎呈圆柱形,有节,表面淡黄绿色,断面中空。叶鞘开裂;叶片披针形,有的皱缩卷曲,长5~20cm,宽1~3.5cm;表面浅绿色或黄绿色;叶脉平行,具横行小脉,形成长方形的网格状,下表面尤为明显。体轻,质柔韧。气微,味淡。

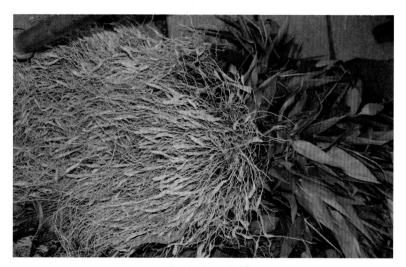

·淡竹叶 – 全草

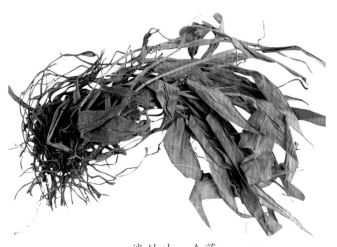

·淡竹叶 – 全草

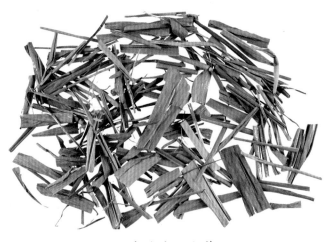

·淡竹叶 – 全草

**药用源流**　淡竹叶的药用始载于《滇南本草》，又名毛竹叶。《本草纲目》曰："竹叶象形。碎骨言其下胎也。处处原野有之，春生苗，高数寸，细茎绿叶，俨如竹米落地所生细竹之茎叶。其根一窠数十须，须上结子，与麦门冬一样，但坚硬尔，随时采之。八九月抽茎，结小长穗。俚人采其根苗，捣汁和米作酒曲，甚芳烈。叶去烦热，利小便，清心；根能堕胎催生。"《植物名实图考》载："今江西、湖南原野多有之。"根据描述及附图，应为本品。《中华人民共和国药典》（2020 年版　一部）记载其茎叶具有清热泻火、除烦止渴、利尿通淋的功效；主治热病烦渴，小便短赤涩痛，口舌生疮。

| **分类位置** | 种子植物门 | 被子植物亚门 | 单子叶植物纲 | 禾本目 | 禾本科 |
|---|---|---|---|---|---|
| | Spermatophyta | Angiospermae | Monocotyledoneae | Graminales | Poaceae |

**形态特征**　多年生草本，具木质根头。小块根膨大呈纺锤形。秆直立。叶鞘平滑或外侧边缘具纤毛；叶舌质硬，褐色，背有糙毛；叶片披针形，长 6~20cm，宽 1.5~2.5cm，具横脉，有时被柔毛或疣基小刺毛，基部收窄成柄状。圆锥花序长 12~25cm；分枝斜升或开展，小穗线状披针形；颖顶端钝，具 5 脉，边缘膜质；第一颖长 3~4.5mm，第二颖长 4.5~5mm；第一外稃长 5~6.5mm，宽约 3mm，具 7 脉，顶端具尖头，内稃较短，其后具长约 3mm 的小穗轴；不育外稃向上渐狭小，互相密集包卷，顶端具长约 1.5mm 的短芒；雄蕊 2 枚。颖果长椭圆形。

**生境分布**　生于山坡、林地或林缘、道旁蔽荫处。分布于江苏、安徽、浙江、江西、福建、台湾、湖南、广东、广西、四川、云南等。广西主要分布在融水、桂林、临桂、永福、龙胜、金秀、龙州等。

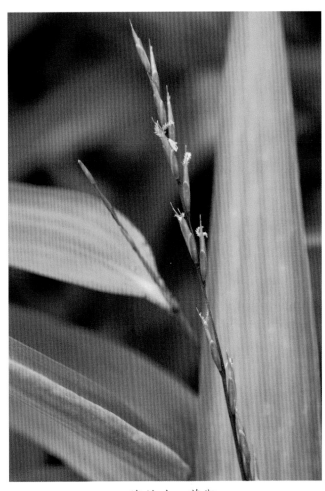

· 淡竹叶 – 花期

**化学成分**　主要含有 4- 羟基 -3, 5- 二甲氧基苯甲醛、苜蓿素、香豆酸、5, 4'- 二羟基 -3', 5'- 二甲氧基 -7-β-D- 葡萄糖氧基黄酮、牡荆素、胸腺嘧啶、香草酸、腺嘌呤、反式对羟基桂皮酸、苜蓿素 -7-O-β-D- 葡萄糖苷[1, 2]、γ- 谷甾醇、维生素 E、1, 2- 苯二羧酸二异丁基酯、棕榈酸乙酯、植醇[3]、荭草苷、异荭草苷、异牡荆苷[4]、棕榈酸、二十九烷、邻苯二甲酸 - 二 -(2 – 乙基己基）酯、α– 生育酚醌、9, 12, 15 – 十八碳三烯酸甲酯、2– 呋喃甲醛、乙酸丁酯、2– 己烯醛、2– 甲基戊烷、反式 –4– 甲基 – 环己醇[5]、salcolin A、salcolin B、木犀草素、阿福豆苷、日当药黄素、苜蓿素 7-O– 新橙皮糖苷、对甲氧基肉桂酸、β– 谷甾醇、胡萝卜苷[6]、木犀草素 –7– 甲醚 –6-C-β-D– 半乳糖苷、salcolin-7-O-β-D– 葡萄糖苷、木犀草素 –7-O-β-D–

葡萄糖苷、白茅素、羊齿烯醇、$\beta$-胡萝卜苷、月桂酸、尿嘧啶[7]、三十九烷酸、正三十二烷醇、三十一烷酸、对羟基苯甲醛、反式对香豆酸[8]、3'-甲氧基木犀草素-6-$C$-$\beta$-D-半乳糖醛酸基-(1→2)-$\alpha$-L-阿拉伯糖苷[9]、绿原酸[10]、新绿原酸、5-$O$-对香豆酰奎尼酸、阿魏酰奎尼酸、隐绿原酸、咖啡酸、3-$O$-对香豆酰奎尼酸、4-$O$-对香豆酰奎尼酸[11]、芦丁、槲皮素[12]等化合物。

**药理作用**　**1. 抗菌作用**

淡竹叶分离出来的荭草苷、异荭草苷、牡荆苷、异牡荆苷的水溶液对金黄色葡萄球菌、大肠杆菌、黄曲霉和桔青霉4个供试菌种都有不同程度的抑制作用；对金黄色葡萄球菌、大肠杆菌具有较强的抑制作用，且随浓度的增加而抑菌效果增强；牡荆苷对金黄色葡萄球菌的抑制作用最强，牡荆苷、异荭草苷对黄曲霉的抑制效果次之，4个化合物对桔青霉的抑制效果较差[4]。淡竹叶提取物对细菌、真菌均有一定的抑制作用，但对细菌抑制作用较强，而对霉菌类真菌的抑制效果不明显。对金黄色葡萄球菌的最低抑菌浓度为6.2%，对溶血性链球菌、铜绿假单胞菌和大肠杆菌的最低抑菌浓度都是12.5%[13]。

**2. 保肝作用**

淡竹叶总黄酮可以明显降低拘束负荷所致肝损伤小鼠的血浆丙氨酸氨基转移酶（ALT）活性、肝组织的丙二醛（MDA）和一氧化氮（NO）含量，显著提高血浆和肝组织的抗氧化能力指数（ORAC），表明淡竹叶总黄酮对拘束负荷引起小鼠急性肝损伤有一定的保护作用[14]。

**3. 抗氧化作用**

热水提取的淡竹叶多糖对OH自由基和$O_2^-$自由基均有较强的清除能力，当淡竹叶多糖溶液的浓度为0.838mg/ml时，清除率分别达到54.37%、41.37%[15]。淡竹叶黄酮对$O_2^-$自由基、OH自由基和DPPH自由基3种自由基具有一定的清除作用，并且清除效果随着淡竹叶黄酮质量浓度的增大而增强，但清除能力均比维生素C弱。当淡竹叶黄酮为0.5mg/ml时，对$O_2^-$自由基、OH自由基和DPPH自由基清除率分别为40.2%、73.0%和34.4%，表明在相同质量浓度下，淡竹叶黄酮对OH自由基的清除效果最好[16]。

**4. 收缩血管作用**

淡竹叶黄酮可浓度依赖性收缩正常小鼠腹主动脉，其$EC_{50}$为（0.305±0.021）mg/ml，其收缩血管作用的强度与麻黄碱相比无显著性差异；$\alpha$受体阻断剂酚妥拉明及钙离子通道阻断剂维拉帕米预孵育15min能使淡竹叶黄酮收缩血管的量效曲线浓度依赖性地右移，最大收缩压低。氯沙坦$10^{-6}$mol/L或酮色林$10^{-7}$mol/L预孵育15min不影响淡竹叶黄酮的量效曲线，表明淡竹叶黄酮能明显收缩腹主动脉，其机制可能与激动$\alpha$受体有关[17]。

**5. 降血脂作用**

淡竹叶总提取物30%醇浸膏可显著降低高脂血症大鼠的血清总胆固醇，其他各成分组对血脂无显著影响[18]。

**6. 抗病毒作用**

淡竹叶中分离的异荭草苷对呼吸道合胞病毒（RSV）具有较好的体内外抗病毒活性，且能一定程度缓解病毒性炎症。该化合物主要在病毒进入宿主细胞后的复制阶段（复制晚期）起作用，能抑制与病毒复制晚期相关的L、F和P蛋白的mRNA表达[19]。

**7. 抗心肌缺血作用**

淡竹叶总黄酮可以通过减少心肌组织中NF-κB和TNF-$\alpha$的表达，下调caspase-3蛋白表达，使心肌缺血造成的损伤减轻。淡竹叶总黄酮保护缺血心肌的作用机制可能与清除氧自由基、抑制氧自由基产生、抑制脂质过氧化的作用、增加NO水平，抑制NF-κB和TNF-$\alpha$的活性，下调caspase-3蛋白表达等作用有关[20]。

**参考文献**

［1］陈泉.淡竹叶的化学成分研究［D］.沈阳：沈阳药科大学，2001.

［2］陈泉，吴立军，王军，等.中药淡竹叶的化学成分研究［J］.沈阳药科大学学报，2002，19(1)：23-24，30.

［3］邬云霞，吴启南，吴德康.淡竹叶醇提取物石油醚部位化学成分分析［J］.中药材，2008，31(12)：1822-1824.

［4］薛月芹，宋杰，叶素萍，等.淡竹叶中黄酮苷的分离鉴定及其抑菌活性的研究［J］.华西药学杂志，2009，24(3)：218-220.

［5］薛月芹，袁珂，朱美晓，等.不同方法提取GC/MS法分析淡竹叶中的挥发油化学成分［J］.药物分析杂志，2009，29(6)：954-960.

［6］ZHANG J, WANG Y, ZHANG X Q, et al.Chemical Constituents from the Leaves of *Lophatherum gracile*［J］.Chinese Journal of Natural Medicines, 2009, 7(6):428-431.

［7］张慧艳.淡竹叶和水竹叶化学成分研究［D］.北京：北京中医药大学，2010.

［8］殷婕，邬云霞，吴启南，等.淡竹叶的化学成分研究［J］.西北药学杂志，2010，25(6)：413-414.

［9］赵慧男，陈梅，范春林，等.淡竹叶中一个新的黄酮碳苷［J］.中国中药杂志，2014，39(2)：247-249.

［10］时海燕，徐男，王玉团，等.HPLC法同时测定淡竹叶中绿原酸和牡荆素的含量［J］.中国药房，2016，27(6)：833-835.

［11］潘智然，王腾华，朱首伦，等.基于超高压液相色谱-高分辨多级质谱联用技术的中药淡竹叶化学成分分析［J］.广东药学院学报，2016，32(3)：300-306.

［12］李博，聂阳，朱俊访.大孔树脂-HPLC法测定淡竹叶中7种黄酮化合物［J］.今日药学，2019，29(10)：684-686，690.

［13］刘晓蓉.淡竹叶提取物抑菌防腐作用的研究［J］.广东轻工职业技术学院学报，2008，7(2)：20-23.

［14］林冠宇，姚楠，何蓉蓉，等.淡竹叶总黄酮对拘束负荷所致小鼠肝损伤的保护作用［J］.中国实验方剂学杂志，2010，16(7)：177-179.

［15］李志洲.淡竹叶多糖的提取及体外抗氧化性研究［J］.中成药，2008，30(3)：434-437.

［16］王紫薇，涂明锋，叶文峰，等.淡竹叶黄酮提取工艺优化及抗氧化性研究［J］.山东化工，2020，19(2)：17-20.

［17］孙涛，刘静，曹永孝.淡竹叶黄酮收缩血管的作用［J］.中药药理与临床，2010，26(5)：57-59.

［18］付彦君，陈靖.淡竹叶提取物对实验性高脂血症大鼠血脂的影响［J］.长春中医药大学学报，2013，29(6)：965-966.

［19］朱秀珍，申文伟，龚翠莹，等.异荭草苷体内外抗呼吸道合胞病毒活性研究［J］.中山大学学报(医学科学版)，2015，36(3)：352-359.

［20］邵莹.基于心肌缺血预适应信号转导通路的淡竹叶药效物质基础研究［D］.南京：南京中医药大学，2015.

# 深山黄堇

第四次全国中药资源普查采集记录

采集人：资源县普查队　采集号：450329160331045LY
采集日期：2016 年 03 月 31 日
采集地点：广西桂林市资源县梅溪乡大滩头村
经度：110° 41′ 22.11″　纬度：26° 9′ 26.39″
海拔：381
环境：草丛，林缘，路旁
出现频度：多见　资源类型：野生
性状：草本
重要特征：花黄色
科名：33.紫堇科
植物名：　别名：
学名：
药材名：　入药部位：
标本份数：4
用途：
备注：遗传材料 1 份

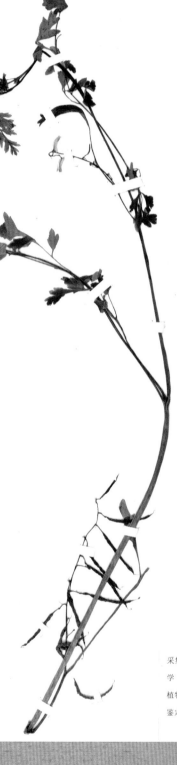

0225478

第四次全国中药资源普查标本鉴定签

采集号：450329160331045LY　科 名：33 紫堇科
学 名：**Corydalis pallida (Thunb.) Pers.**
植物名：黄堇
鉴定人：邹春玉　鉴定日期：2016 年 12 月 12 日

## 来源

紫 堇 科（Fumariaceae）植 物 黄 堇
*Corydalis pallida* (Thunb.) Pers. 的全草。

## 民族名称

【壮族】茴香芭（天等）。

【壮族】药用全草。捣烂冲酒灌服治跌打内伤，扭伤。内服用量6g。

**药材性状** 茎无毛。叶羽状全裂。总状花序较长，花大，距圆筒形，长约 5~6 mm。蒴果串珠状。种子黑色，密生圆锥形小突起。

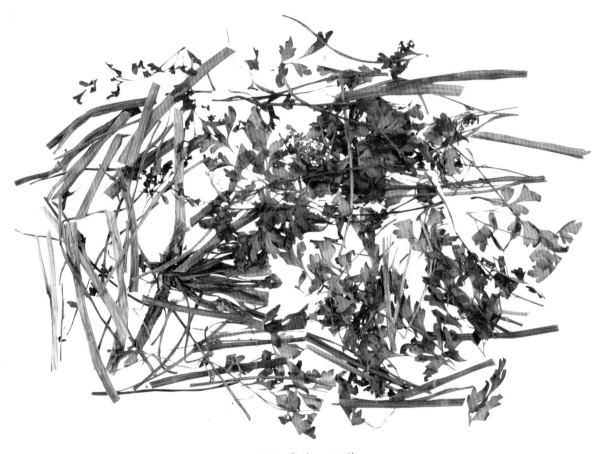

·深山黄堇－全草

**药用源流** 《中华本草》记载其具有清热利湿、解毒的功效；主治湿热泄泻，赤白痢疾，白带异常，痈疮热疖，丹毒，风火赤眼。

| **分类位置** | 种子植物门 | 被子植物亚门 | 双子叶植物纲 | 罂粟目 | 紫堇科 |
| --- | --- | --- | --- | --- | --- |
| | Spermatophyta | Angiospermae | Dicotyledoneae | Papaverales | Fumariaceae |

**形态特征**　灰绿色丛生草本。具主根，少数侧根发达。茎1至多条，发自基生叶腋，具棱，常上部分枝。基生叶多数，莲座状，花期枯萎；茎生叶稍密集，二回羽状全裂。总状花序，苞片披针形至长圆形，具短尖；花黄色至淡黄色；萼片近圆形，边缘具齿；外花瓣顶端勺状，具短尖，无鸡冠状突起，或有时仅上花瓣具浅鸡冠状突起；内花瓣具鸡冠状突起；雄蕊束披针形；子房线形；柱头具乳突。蒴果线形，念珠状。种子表面密具圆锥状突起，中部较低平；种阜帽状，约包裹种子的1/2。

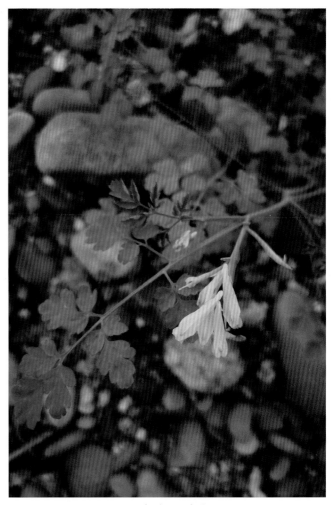

·黄堇－花期

**生境分布**　生于林间空地、火烧迹地、林缘、河岸或多石坡地。分布于黑龙江、吉林、辽宁、河北、内蒙古、山西、山东、河南、陕西、湖北、江西、安徽、江苏、浙江、福建、广西、台湾等。广西主要分布在桂林、兴安、凌云等。

**化学成分**　主要含有原阿片碱、咖坡任碱、咖坡明碱、咖坡定碱、右旋四氢掌叶防己碱、消旋四氢掌叶防己碱、紫堇碱、隐品碱、消旋金罂粟碱、深山黄堇碱、奇科马宁碱、清风藤碱、异波尔定碱、berberine[1]、(-)-corydalidzine、(-)-corybulbine、(-)-yuanhunine、(-)-ophiocarpine、dehydrocorydaline、8-oxocoptisine、6-acetonyldihydrosanguinarine[2]等生物碱和2-(1-甲基乙氧基)-乙醇、3-甲基-6-(1-甲基乙基)-环己烯、3-己烯-1-醇、3,7-二甲基-1,6-辛二烯-3-醇、4,4-二甲基-3-己醇等挥发油[3]以及 N-trans-feruloyltyramine、N-trans-feruloyl methoxy tyramine[1]等化合物。

**药理作用**　抗肿瘤作用

黄堇中分离出的小檗碱对人纤维肉瘤细胞株 HT1080 和人胃腺癌细胞株 SNU638 两种人类肿瘤细胞株有一定的抑制作用，其 $IC_{50}$ 分别为 3.2μg/ml、3.4μg/ml[2]，表明黄堇有一定的抗肿瘤作用[2]。

**参考文献**

[1] KIM H R, MIN H Y, JEONG Y H, et al.Cytotoxic constituents from the whole plant of *Corydalis pallida* [J].Archives of Pharmacal Research, 2005, 28(11):1224-1227.

[2] HAN A R, KIM H R, KIL Y S, et al.Isoquinoline alkaloids from *Corydalis pallida* [J].Chemistry of Natural Compounds, 2018, 54(5):1020-1022.

[3] 徐攀，姚煜，刘英勃，等.黄堇挥发油化学成分的GC-MS分析 [J].中草药，2009，40(增刊):108-109.

广 西 GUANG XI

婆婆纳

第四次全国中药资源普查采集记录

灵川县普查队 采集号：450323130312058LY

期：2013 年 3 月 12 日

点：广西灵川县潮田乡旺塘村

10° 30′ 4″ E 纬度：25° 11′ 17″ N

150 m

丛，林缘，水稻土

度：一般 资源类型：野生

草本

E：

—

婆婆纳属 别名：

入药部位：

处：4

传材料 2 份

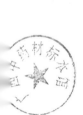

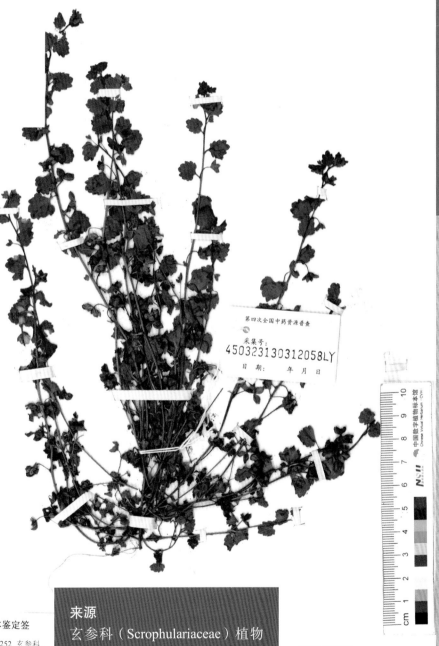

第四次全国中药资源普查

采集号：

450323130312058LY

日 期： 年 月 日

0202273

GUANGXI BOTANICAL GARDEN
OF MEDICINAL PLANTS

GXMG 0148734

第四次全国中药资源普查标本鉴定签

· 450323130312058LY 科 名：252 玄参科

· Veronica polita Fries

· 婆婆纳

· 韦佳佳 鉴定日期：2017 年 08 月 18 日

**来源**

玄参科（Scrophulariaceae）植物
婆 婆 纳 *Veronica polita* Fries ［*V.
didyma* Tenore］的全草。

**民族名称**

【壮族】哈双芒。

# 民 族 应 用

【壮族】药用全草。主治吐血，疝气，睾丸炎，带下，腰痛。

**药材性状**　本品为长条状全草，多少被柔毛，长10~25cm。茎圆柱形，叶多皱缩，具短柄，完整叶片心形至卵形，边缘有钝齿。总状花序，苞片叶状，花萼裂片卵形，花冠淡紫色、蓝色、粉色或白色。蒴果近于肾形，密被腺毛。种子背面具横纹。

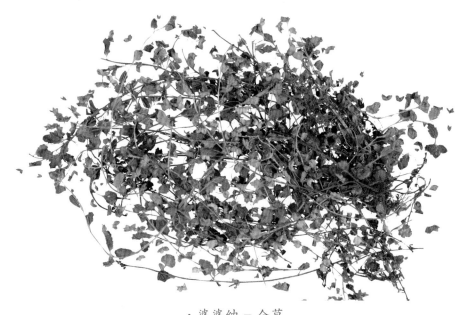

·婆婆纳－全草

**药用源流**　婆婆纳的药用始载于《救荒本草》，曰："生田野中。苗撮地而生，叶最小，如小面花黡儿，状类初生菊花芽，叶又团边微花，如云头样。味甜。救饥，采苗叶煠熟，水浸淘净，油盐调食。"《本草纲目拾遗》谓之狗卵草，云："狗卵草，一名双珠草。生人家颓垣古砌间，叶类小将军草而小，谷雨后开细碎花，桠间结细子似肾。又类椒形，青色微毛，立夏时采。百草镜云，蔓延而生，喜生土墙头，二三四月采，五月无。二月发苗，乃小草也。三四月间节桠中结子，形如外肾，内有两细核，性温，治疝气，行下部，发大汗为妙。治腰痛。"描述与本品颇相似。《中华本草》记载其具有补肾强腰、解毒消肿的功效；主治肾虚腰痛，疝气，睾丸肿痛，妇女白带异常，痈肿。

| 分类位置 | 种子植物门 | 被子植物亚门 | 双子叶植物纲 | 玄参目 | 玄参科 |
|---|---|---|---|---|---|
| | Spermatophyta | Angiospermae | Dicotyledoneae | Personales | Scrophulariaceae |

**形态特征**　铺散多分枝草本，高10~25cm。叶仅2~4对，具短柄，叶片心形至卵形，长5~10mm，宽6~7mm，每边有2~4个深刻的钝齿，两面被白色长柔毛。总状花序，苞片叶状，花梗比苞片略短，花萼裂片卵形，顶端急尖，果期稍增大，三出脉，疏被短硬毛，花冠淡紫色、蓝色、粉色或白色，裂片圆形至卵形，雄蕊比花冠短，花柱宿存。蒴果近于肾形，密被腺毛，略短于花萼，凹口约为90度角，裂片顶端圆。种子背面具横纹。

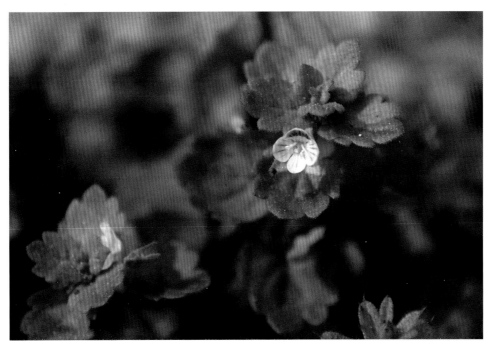

· 婆婆纳 - 花期

**生境分布**　生于荒地。分布于华东、华中、西南、西北及北京等。广西主要分布在柳州、柳城、桂林、阳朔、资源、金秀等。

**化学成分**　主要含有 4'- 甲氧基高山黄芩素 -7-O-D- 葡萄糖苷、6- 羟基木犀草素 -7-O-D- 葡萄糖苷、6- 羟基木犀草素 -7-O- 二葡萄糖苷、大波斯菊苷、木犀草素 -7-O- 吡喃葡萄糖苷等化合物。

**药理作用**　1. 抗肿瘤作用

婆婆纳甲醇、氯仿提取物对人癌 KB 细胞、B16 细胞有一定的抑制作用，且氯仿提取物的抑制作用强于甲醇提取物，婆婆纳氯仿提取物在 100μg/ml 浓度时对 κB 细胞抑制率达到 50% 以上；婆婆纳氯仿提取物在 200μg/ml 浓度时对 B16 的抑制率达到 80% 左右[1, 2]。

2. 抗炎作用

婆婆纳具有一定的抗炎作用。婆婆纳甲醇提取物对小鼠腹膜脂多糖（LPS）刺激的巨噬细胞中一氧化氮（NO）产生具有一定的抑制作用，这可能与其具有一定的清除自由基活性有关[1, 2]。婆婆纳对急性蜂窝织炎等疮疡性疾病也有一定的疗效[3]。此外，婆婆纳还可以通过抑制 JAK2/STAT3 和 NF-κB 信号通路，对结肠炎症有改善作用[4]。

**参考文献**

［1］田亮，周金云.婆婆纳属植物的研究进展［J］.中药材，2004, 27(1):67-70.

［2］HARPUT U S, SARACOGLU I,INOUE M, et al.Anti-inflammatory and Cytotoxic Activities of Five *veronica Species*［J］. Biological & pharmaceutical bulletin, 2002, 25(4):483-486.

［3］袁忠玉.婆婆纳治疗急性蜂窝织炎［J］.四川中医，1987, 8:25.

［4］AKANDA M R, NAM H H, TIAN W, et al. Regulation of JAK2/STAT3 and NF-κB signal transduction pathways; *veronica polita* alleviates dextran sulfate sodium-induced murine colitis［J］.Biomedicine & Pharmacotherapy, 2018, 100:296-303.

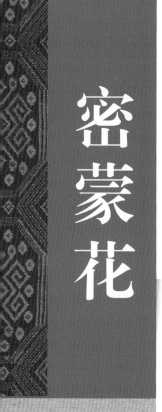

密蒙花

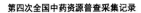

**第四次全国中药资源普查采集记录**

采集人：黄宝优、胡雪阳、姚积军
采集号：451223130329017LY
采集日期：~~41362~~ 2013.3.29
采集地点：广西凤山县乔音乡大同村林峒街附近
经度：　E　纬度：　N
海拔：　856 m
环境：灌丛，林缘，石灰土
出现频度：　一般　　资源类型：　野生
性状：　灌木
重要特征：
科名：　马钱科
植物名：　密蒙花　　别名：
学名：
药材名：　　　　入药部位：
标本份数：　3
用途：
备注：

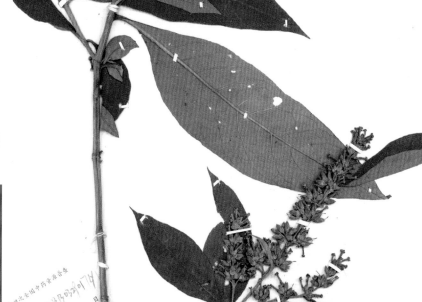

157225

GUANGXI BOTANICAL GARDEN
OF MEDICINAL PLANTS

**来源**

马钱科（Loganiaceae）植物密
蒙花 *Buddleja officinalis* Maxim.
的花蕾、花序或花。

**民族名称**

【壮族】华埋，花埋、黄花饭（忻
城），落盘（那坡）。
【侗族】花够曼、花寿（三江）。

采集号：451223130329017LY　　科名

植物名：密蒙花

学名：Buddleja officinalis Maxim.

鉴定人：吕惠珍　　2015年

第四次全国中药资源普查

## 民 族 应 用

【壮族】药用花蕾、花序或花。花蕾或花序主治火眼，眼生翳膜，视物昏花。花水煎服治黄疸型肝炎。内服用量 3~15g。

【侗族】药用花。水煎服治黄疸型肝炎。内服用量 9~15g。

**药材性状** 多为花蕾密聚的花序小分枝，呈不规则圆锥状，长 1.5~3cm；表面灰黄色或棕黄色，密被茸毛；花蕾呈短棒状，上端略大，长 0.3~1cm，直径 0.1~0.2cm；花萼钟状，先端 4 齿裂；花冠筒状，与萼等长或稍长，先端 4 裂，裂片卵形；雄蕊 4，着生在花冠管中部。质柔软。气微香，味微苦、辛。

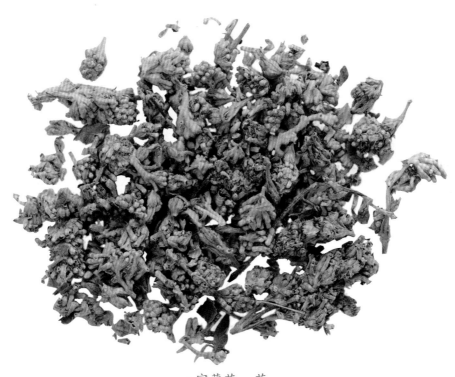

·密蒙花－花

**药用源流** 密（原作"蜜"）蒙花之名始载于《开宝本草》。《本草图经》曰："蜜蒙花，生益州川谷，今蜀中州郡皆有之。木高丈余，叶似冬青叶而厚，背白色，有细毛，又似橘叶；花微紫色。二月、三月采花，暴干用。"《本草纲目》云："其花繁密蒙茸如簇锦，故名。"根据上述描述，应为本品。《中华人民共和国药典》（2020 年版　一部）记载其具有清热泻火、养肝明目、退翳的功效；主治目赤肿痛，多泪羞明，目生翳膜，肝虚目暗，视物昏花。

| 分类位置 | 种子植物门 | 被子植物亚门 | 双子叶植物纲 | 马钱目 | 马钱科 |
|---|---|---|---|---|---|
| | Spermatophyta | Angiospermae | Dicotyledoneae | Loganiales | Loganiaceae |

**形态特征**  灌木。小枝略呈四棱形,灰褐色;小枝、叶下面、叶柄和花序均密被灰白色星状短绒毛。叶对生,叶片纸质,狭椭圆形、长卵形、卵状披针形或长圆状披针形,长 4~19cm,宽 2~8cm,全缘,稀有疏锯齿。花多而密集,组成顶生聚伞圆锥花序,花序长 5~30cm;花梗极短,小苞片披针形,被短绒毛;花萼钟状,花冠紫堇色,后变白色或淡黄白色,喉部橘黄色;雄蕊着生于花冠管内壁中部,花丝极短,花药长圆形,基部耳状。蒴果椭圆状,外果皮被星状毛,基部有宿存花被。种子多颗,狭椭圆形,两端具翅。

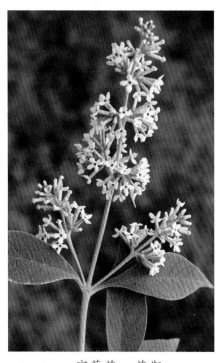
· 密蒙花 – 花期

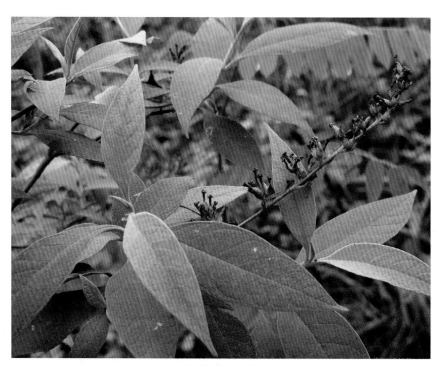
· 密蒙花 – 果期

**生境分布**  生于海拔 200~2100m 向阳山坡、河边、村旁的灌木丛中或林缘。分布于山西、陕西、甘肃、江苏、安徽、福建、河南、湖北、湖南、广东、广西、四川、贵州、云南、西藏等。广西全区各地均有分布。

**化学成分**  主要含有齐墩果酸 -13(18)- 烯 -3- 酮、$\delta$- 香树脂醇、大戟烷 -8, 24- 二烯 -3- 醇乙酸酯、$\alpha$- 菠甾醇、半乳糖醇、香豆酸[1]、芹菜素、蒙花苷、芹菜素 -7-$O$- 芸香糖苷、木犀草素 -7-$O$- 葡萄糖苷、异洋丁香苷、密蒙花苷 A–B、songaroside A[2]、6, 10, 14- 三甲基 -2- 十五烷酮、$n$- 十六酸、二十八烷、邻苯二甲酸丁基 -2- 乙基己基酯、3, 4- 二乙基 -1, 1'- 联苯、三十五烷、(−)- 匙叶桉油烯醇[3]、棕榈酸、二十一烷、二十七烷[4]、刺槐素、木犀草素、刺槐素 -7-$O$- 葡萄糖苷、秋英苷、刺槐素 -7-$O$- 葡萄糖醛酸苷、芹菜素 -7-$O$- 葡萄糖醛酸苷、木犀草素 -7-$O$- 芸香糖苷、密蒙花新苷、毛蕊花糖苷、西红花苷 I – III、$N^1$, $N^5$, $N^{10}$-(E) -tri-$p$-coumaroylspermidine[5]、芹菜素 -7-$O$-$\beta$-D- 葡萄糖苷、芹菜素 -7-$O$-$\beta$-D- 芸香糖苷、山奈酚 -3-$O$- 芸香糖苷[6]、$\alpha$- 香树脂醇、环桉烯酮、羽扇豆醇乙酸酯、$\alpha$- 香树脂酮、24- 氧代 -31- 去甲环木菠萝烷酮、环桉树醇、羽扇豆醇、熊果酸、豆甾醇、芦丁、大波斯菊苷、山奈酚 -7-$O$- 芸香糖苷、月桂酸甘油酯、棕榈酸甲酯、$\alpha$- 亚麻酸甲酯、1, 2-$O$- 异丙基 -3-$O$- 棕榈酰甘油、甘油单油酸酯、1, 3- 十四烷酸甘油二脂、肉苁蓉苷 F、顺 -11- 十六碳烯 -1-

醇、1-辛醇、甲基梓醇、二酰半乳糖 II[7]、6-O-甲基梓醇、梓醇、芹菜素 –7-O- 芦丁糖苷、木犀草素 –7-O- 芦丁糖苷、芹菜素 –7-O- 半乳糖醛酸苷、芹菜素 –7, 4'-O- 葡萄糖醛酸苷、腺嘌呤核苷、鸟嘌呤核苷、香草酸、鸢尾番红花素 M、苦藏花素、二氢红花菜豆酸 –3'-O-β–D-葡萄糖苷、二氢红花菜豆酸钠盐 –3'-O-β–D- 葡萄糖苷、(E)- 芥子酸 –4-O-β–D- 吡喃葡萄糖苷、咖啡酸、绿原酸[8]等化合物。

**药理作用**　1. 治疗干眼作用

密蒙花治疗干眼症疗效显著。密蒙花通过离子导入眼表组织，可消除或缓解干眼患者症状，降低复发率，抑制 IL-6 和 ICAM-1 炎症因子表达可能是其机制之一[9]。密蒙花滴眼液可以通过下调去势兔干眼模型泪腺细胞凋亡因子 caspase-3 和 caspase-8 的表达，达到维持泪腺基础分泌量和保护泪腺的作用[10]。密蒙花颗粒剂可能主要通过抑制炎症相关因子和通路，减轻泪腺组织的炎症，从而达到治疗干眼的目的[11]。密蒙花滴眼液具有与雄激素相似的抑制炎症因子 TNF-α 和 IL-1β 表达的作用，但弱于雄激素。中、高浓度密蒙花滴眼液对 TNF-α 和 IL-1β 的抑制作用要强于低浓度密蒙花滴眼液，但中、高浓度密蒙花滴眼液的抑制作用差别不明显[12, 13]。密蒙花颗粒对泪腺细胞中炎症因子 TGF-β₁、NF-κB、IL-10 和 IL-12 的表达具有抑制作用，并通过抑制泪腺细胞中炎症因子 TGF-β₁、NF-κB、IL-10 和 IL-12 的表达减轻泪腺组织的炎症反应，达到治疗干眼的目的[14]。

2. 抗氧化作用

密蒙花总黄酮对 Fenton 反应产生 OH 自由基有很好的清除作用，在一定范围内清除率随着提取浓度的升高而升高；对脂质过氧化也有较好的抑制作用，在一定范围内抑制率也随着提取浓度的升高而升高[15]。密蒙花总黄酮（TFB）具有明显减缓 D- 半乳糖所致衰老小鼠氧自由基应激损伤，降低脂质过氧化水平，提高机体的 SOD 活性的作用，说明 TFB 可有效抑制机体过氧化造成的应激损伤[16]。

3. 降糖作用

密蒙花正丁醇提取物的高剂量组大鼠的血糖显著低于模型组，其第 1 个月的醛糖还原酶（AR）活性也显著低于模型组，说明密蒙花正丁醇提取物可降低糖尿病大鼠血糖水平，且短期内具有 AR 抑制活性[17]。

4. 保肝作用

密蒙花黄酮 50mg/kg、100mg/kg 能显著抑制四氯化碳所致肝损伤小鼠肝脏指数、脾脏指数，可以使 CCl₄ 诱导的肝损伤小鼠血清中的谷丙转氨酶、谷草转氨酶、碱性磷酸酶、乳酸脱氢酶、胆碱酯酶、总胆红素含量下降，同时，密蒙花黄酮能提高肝脏抗氧化酶 SOD 的活性和 GSH 含量，并降低肝组织中 MDA 的含量，且 50mg/kg 浓度密蒙花黄酮的效果更显著，接近阳性对照药物水飞蓟的作用。组织病理切片证明密蒙花黄酮可以减轻 CCl₄ 对肝组织的破坏，改善肝脏组织的病理损伤，其保护机制可能与清除自由基、抑制脂质过氧化有关[18]。

5. 其他作用

密蒙花还有一定的抗肿瘤[19]、抑菌[20]等作用。

**参考文献**

［1］王邠，李教社，赵玉英，等.密蒙花三萜等成分的研究［J］.北京医科大学学报，1996，28(6):472-473.

［2］韩澎，崔亚君，郭洪祝，等.密蒙花化学成分及其活性研究［J］.中草药，2004，35(10):1086-1090.

［3］李玉美，吕元琦.密蒙花挥发油成分气相色谱－质谱分析［J］.食品研究与开发，2008，29(5):105-107.

［4］张兰胜，董光平，刘光明.密蒙花挥发油化学成分的研究［J］.安徽农业科学，2010，38(9):4585-4586.

［5］谢国勇，石璐，王飒，等.密蒙花化学成分的研究［J］.中国药学杂志，2017，52(21):1893-1898.

［6］郑畅，阮静雅，瞿璐，等.密蒙花中黄酮类成分的分离与鉴定［J］.中国药物化学杂志，2018，28(1):52-57.

［7］刘芳.密蒙花化学成分的研究［D］.昆明:昆明医科大学，2020.

［8］龙泽海，王琦瑶，李波，等.密蒙花中的1个新的环烯醚萜苷类化合物［J］.中草药，2021，52(1):35-44.

［9］曾志成，彭俊，姚小磊，等.中药密蒙花离子导入对干眼患者泪液白细胞介素6、细胞间黏附分子1表达的影响［J］.中医杂志，2019，60(3):219-223.

［10］覃艮艳，张又玮，彭晓芳，等.密蒙花滴眼液对去势兔干眼模型泪腺细胞凋亡相关因子caspase-3、caspase-8的干预作用［J］.中国中西医结合杂志，2019，39(9):1072-1077.

［11］欧晨，宋厚盼，李洁，等.基于网络药理学和分子对接探讨密蒙花颗粒剂治疗干眼的作用机制［J］.湖南中医药大学学报，2020，40(7):797-804.

［12］彭俊，欧阳云，谭涵宇，等.密蒙花滴眼液对去势雄兔干眼症泪腺细胞炎症因子TNF-α、IL-1β的影响［J］.湖南中医药大学学报，2017，37(5):469-472.

［13］彭俊，欧阳云，李文娟，等.密蒙花滴眼液对去势雄兔泪腺细胞炎症因子的影响(英文)［J］.国际眼科杂志，2018，18(8):1359-1364.

［14］JIANG P F, PENG J, TAN H Y, et al.Effects of buddlejae flos granules on inflammatory factors TGF-β1, NF-κB, IL-10 and IL-12 in lacrimal gland cells of castrated male rabbits［J］.Digital Chinese Medicine, 2019:97-104.

［15］熊勇，熊扬波，杨青松.药用植物密蒙花总黄酮提取及抗氧化性研究［J］.生物技术，2011，21(3):85-87.

［16］曹剑锋，芦静波，滕树学，等.密蒙花总黄酮的抗氧化及免疫调节作用［J］.河南农业科学，2016，45(9):130-134.

［17］李海岛，冯苏秀，叶儒，等.密蒙花正丁醇提取物对糖尿病大鼠血糖和醛糖还原酶的影响［J］.中草药，2008，39(1):87-90.

［18］曹剑锋，芦静波，滕树学，等.密蒙花黄酮对四氯化碳所致小鼠急性肝损伤的保护作用［J］.现代食品科技，2016，32(10):9-13，21.

［19］ZHANG H Y, PAN J X.Phenylpropanoid glycosides and flavonoid glycosides isolated from buds of *Buddleja officinalis* Maxim［J］.Journal of Chonese Pharmaceutical Sciences, 1996, 5(2):104-108.

［20］李秀兰，孙光洁，戴树培，等.密蒙花/结香有效成分的抑菌作用［J］.西北药学杂志，1996，11(4): 165-166.

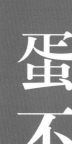

四次全国中药资源普查采集记录

川县普查队　采集号：450323140428006LY

2014 年 04 月 28 日

广西桂林市灵川县灵田镇东边山村神山古道

26′ 41.64″ E　纬度：25° 18′ 48.28″ N

) m

, 路旁，石灰土

一般　资源类型：野生

本

广东地构叶　　别名：

入药部位：

4

材料 2 份

蛋不老

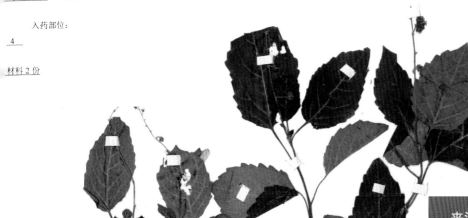

**来源**

大戟科（Euphorbiaceae）植物广东地构 叶 *Speranskia cantonensis* (Hance) Pax & Hoffm. 的全草。

**民族名称**

【壮族】六月雪。
【仫佬族】拉裂榨（罗城）。

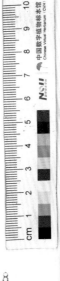

第四次全国中药资源普查

采集号：
450323140428006LY

日　期：　年月日

次全国中药资源普查标本鉴定签

23140428006LY　科　名：136 大戟科

anskia cantoniensis (Hance) Pax & K. Hoffm.

地构叶

岑　鉴定日期：2017 年 06 月 15 日

0201548

## 民 族 应 用

【壮族】药用全草。主治痧症，瘴毒，风湿骨痛，跌打损伤，瘰疬痰咳，疮痈肿毒。内服用量15~30g，水煮服或炖肉服；外用适量煎水洗。

【仫佬族】药用全草。水煎服或捣烂调第二次洗米水，取汁服治疗疮。内服用量30~60g。

**药材性状** 根长短不一，茎圆柱状，全体密被柔毛。单叶互生，卵状，矩圆形边缘有稀钝齿，下面被毛，总状花序顶生，花单性，雄花位于花序上部，雌花位于下部。蒴果被瘤状突起。

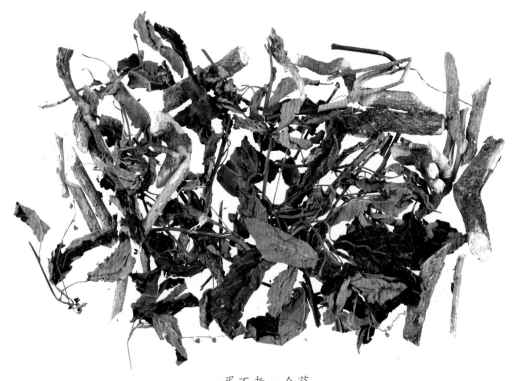

· 蛋不老－全草

**药用源流** 《中华本草》记载其具有祛风湿、通经络、破瘀止痛的功效；主治风湿痹痛，癥瘕积聚，瘰疬，疗疮肿毒，跌打损伤。《广西药用植物名录》记载其主治咳嗽，瘰疬。

| **分类位置** | 种子植物门 | 被子植物亚门 | 双子叶植物纲 | 大戟目 | 大戟科 |
|---|---|---|---|---|---|
| | Spermatophyta | Angiospermae | Dicotyledoneae | Eophorbiales | Euphorbiaceae |

**形态特征** 草本，高50~70cm。茎少分枝，上部稍被伏贴柔毛。叶纸质，卵形或卵状披针形，顶端急尖，基部圆形或阔楔形，边缘具圆齿或钝锯齿，齿端有黄色腺体，两面均被短柔毛；叶柄长1~3.5cm。总状花序，通常上部有雄花5~15朵，下部有雌花4~10朵，花序中部雌花两侧偶有雄花1~2朵；雄花1~2多生于苞腋；花萼裂片卵形，外面被疏柔毛；雌花花萼裂片卵状披针形，无花瓣。蒴果扁球形，具瘤状突起。

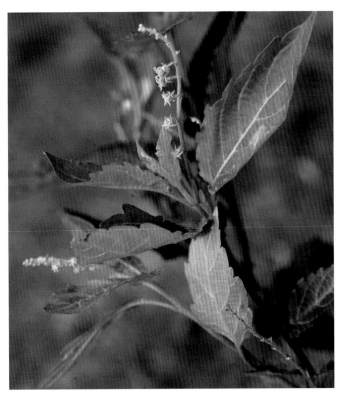

· 广东地构叶 - 花期

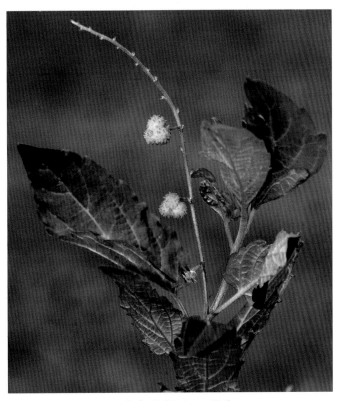

· 广东地构叶 - 果期

**生境分布** 生于海拔 1000~2100m 的草地或灌丛中。分布于河北、陕西、甘肃、湖北、湖南、江西、广东、广西、四川、贵州、云南等。广西主要分布在融安、阳朔、临桂、全州、乐业、贺州、昭平、富川、南丹、罗城等。

# 绿叶五味子

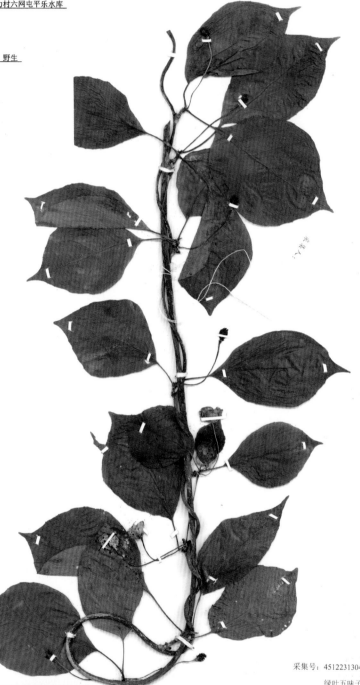

**第四次全国中药资源普查采集记录**

采集人：农东新、李莹、邓志军、黎敏

采集号：451223130402057LY

采集日期：2013 年 04 月 02 日

采集地点：广西凤山县平乐乡洪力村六网屯平乐水库

经度：E　纬度：N

海拔：733 m

环境：阔叶林，沟边，黄棕壤

出现频度：少见　资源类型：野生

性状：藤本

重要特征：花黄色

科名：五味子科

植物名：　别名：

学名：

药材名：　入药部位：

标本份数：4

用途：

备注：

163684

GUANGXI BOTANICAL GARDEN
OF MEDICINAL PLANTS

GXMG 0109472

采集号：451223130402057LY

绿叶五味子

Schisandra arisanensis subsp. viridis （A. C.
K. Saunders

鉴定人：吕惠珍　　　2016 年 2 月

第四次全国中药资源普查

**来源**

五味子科（Schisandraceae）植物绿叶五味
子 *Schisandra arisanensis* subsp. *viridis* (A.
C. Smith) R. M. K. Saunders［*S. viridis* A. C.
Smith］的藤茎。

**民族名称**

【瑶族】白钻，别准。

## 民 族 应 用

【瑶族】药用藤茎。主治风湿骨痛，跌打扭伤，产后风肿，肾虚腰痛。内服用量 15~20 g，水煎服；
外用适量。

**药材性状**　茎枝圆柱形，直径 0.5~1.5cm；表面暗紫红色至紫褐色，具纵皱纹及点状纵向皮孔，有枝痕和叶柄
脱落痕。质硬脆，不易折断；断面皮部薄，紫褐色，纤维性，易剥落；木部淡黄色有密集细孔；
髓部较大，银白色，松软或有裂隙。气无，味淡。

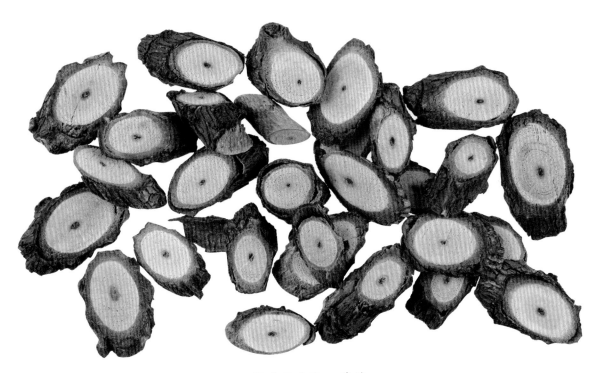

· 绿叶五味子 – 藤茎

**药用源流**　《中华本草》记载其具有祛风活血、行气止痛的功效；主治风湿骨痛，胃痛，疝气痛，月经不调，
荨麻疹，带状疱疹。

| **分类位置** | 种子植物门 | 被子植物亚门 | 双子叶植物纲 | 木兰目 | 五味子科 |
|---|---|---|---|---|---|
| | Spermatophyta | Angiospermae | Dicotyledoneae | Magnoliales | Schisandraceae |

**形态特征**　落叶木质藤本。叶纸质，卵状椭圆形，长 4~16 cm，宽 2~4 (7) cm，上面绿色，下面浅绿色。
雄花被片黄绿色或绿色，阔椭圆形、倒卵形或近圆形，长 5~10 mm，宽 4~10 mm；雄蕊群
倒卵圆形或近球形，花托顶端伸长具盾状附属物，花药内侧向开裂，药隔棒状长圆形，稍长
于药室；雌蕊群近球形，心皮 15~25。聚合果皮具黄色腺点。种皮具皱纹或小瘤点。

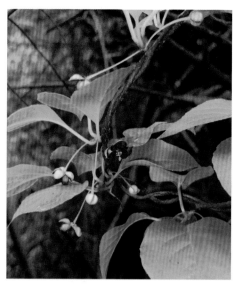

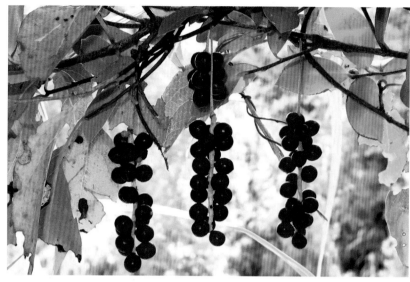

·绿叶五味子－花期　　　　　　　　·绿叶五味子－果期

**生境分布**　生于海拔 200~1500m 的山沟、溪谷丛林或林间。分布于安徽、浙江、江西、福建、湖南、广东、广西、贵州等。广西主要分布在融水、罗城等。

**化学成分**　主要含有 schiviridin A、gomisin N、angeloylgomisin O、methylgomisin O、gomisin B、schirubrisin B[1]、gomisin H、schisandrin、angeloylgomisin H、(+)-gomisin $M_2$、(-)-rubschis-andrin [2]、五味子酯 K、五脂酮 E、异安五脂素[3]、五脂酮 C、五脂酮 D、五脂醇 D[4]、五味子甲素、五味子酯甲[5]、五味子醇甲、五味子醇乙、安五脂素、6-O-苯甲酰戈米辛 O[6] 等木脂素类成分；此外还含有 schisanol[2]、pre-schisanartanin P、wuweizidilactone Q、schindilactone A、ari-sanlactone A、schicagenin F、wuweizidilactone B[7] 等萜类成分。

**药理作用**　抗肿瘤作用

绿叶五味子水提取物、乙醇提取物及其 gomisin H、schisandrin、angeloylgomisin H 等化合物对人乳腺癌 MCF7 细胞和人舌鳞癌 CAL27 细胞均有抑制作用，其中化合物 (+)-gomisin $M_2$、(-)-rubschisandrin、schisanol 对 MCF7 细胞的 $IC_{50}$ 分别为 14.5μg/ml、13.4μg/ml、10.6μg/ml，对 CAL27 细胞的 $IC_{50}$ 分别为 21.2μg/ml、17.9μg/ml、11.7μg/ml[2]。

**参考文献**

[1] TIAN T, LIU Y, YU H Y, et al. Dibenzocyclooctadiene Lignans from the Fruits of *Schisandra viridis* [J]. Chemistry of Natural Compounds, 2015, 51(6):1046-1048.

[2] HOU X T, DENG J, ZHANG Q, et al. Cytotoxic ethnic Yao medicine Baizuan, leaves of *Schisandra viridis* A. C. Smith. [J]. Journal of Ethnopharmacology, 2016, 194:146-152.

[3] 罗纲, 刘嘉森. 粤北产五味子科植物风沙藤的化学成分研究（Ⅱ）[J]. 化学学报, 1992, 50:515-520.

[4] 罗纲, 刘嘉森, 黄梅芬. 粤北产五味子科植物风沙藤的化学成分研究 I [J]. 化学学报, 1992, 50:620-624.

[5] 高建平, 王彦涵, 陈道峰. 南五味子类药材的鉴别研究 [J]. 中草药, 2003, 34(7):73-76.

[6] 王彦涵, 高建平, 陈道峰. 高效液相色谱法测定五味子属药用植物木脂素的含量 [J]. 中国中药杂志, 2003, 28(12):55-60.

[7] LIU Y, TIAN T, YU H Y, et al. Nortriterpenoids from the stems and leaves of *Schisandra viridis* [J]. Fitoterapia, 2017, 118:38-41.

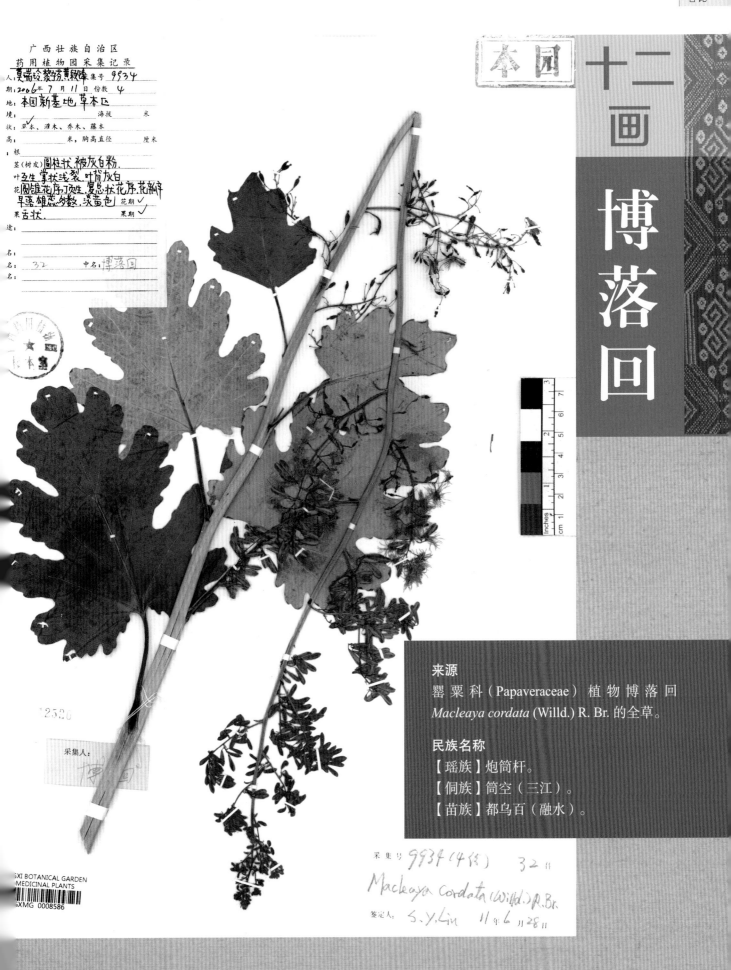

# 博落回

广西壮族自治区
药用植物园采集记录

人：莫瑞珍 黎务 黄鼓峰 采集号 9934
期：2006年7月11日 份数 4
地：本园新基地 草本区
境：　　　　　海拔　米
状：草本、灌木、乔木、藤本
高：　米，胸高直径　厘米
根：
茎(树皮)：圆柱状，被灰白粉.
叶多生 掌状浅裂.叶背灰白
花 圆锥花序顶生.总怨状花序.花瓣
早落 雄蕊多数.淡黄色 花期 ✓
果舌状　　　　　果期 ✓
途：
名：
名：32 中名：博落回
名：

**来源**
罂粟科（Papaveraceae）植物博落回
*Macleaya cordata* (Willd.) R. Br. 的全草。

**民族名称**
【瑶族】炮筒杆。
【侗族】筒空（三江）。
【苗族】都乌百（融水）。

采集号 9934（4份） 32册
Macleaya cordata (Willd.) R. Br.
签定人 S. y. Liu 11年6月28日

## 民 族 应 用

【瑶族】药用全草。主治风湿，类风湿关节炎，鹤膝风，膝关节炎，跌打损伤，皮炎，疥疮，蛇虫咬伤。内服用量2~3g；外用用量3~5g。本品有毒，内服宜慎。
【侗族】药用全草。捣烂敷患处或研粉调水敷患处治腮腺炎。
【苗族】药用全草。捣烂敷患处或研粉调水敷患处治跌打损伤，小儿麻痹症。

**药材性状** 根呈圆锥形，粗壮，棕褐色，有纵沟纹。茎呈圆柱形，直径2~4cm，中空，浅绿色，被白色粉霜，上部有分枝。单叶互生，具长柄；叶片缩皱，完整叶片展平后呈宽卵形或近圆形，5~9浅裂，裂片边缘具不规则波状齿，上表面浅绿色或灰绿色，下表面被白霜及细密茸毛。圆锥花序多顶生，残存小花白色或淡红色，易脱落。气微，味苦。

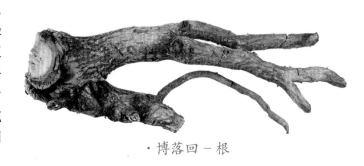

·博落回－根

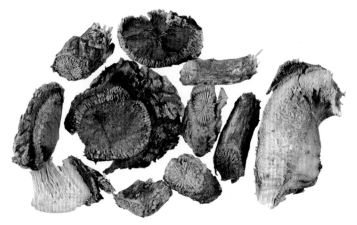

·博落回－根

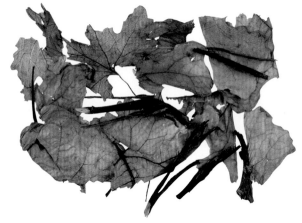

·博落回－地上部分

**药用源流** 始载于《本草拾遗》，陈藏器谓："生江南山谷，茎叶如草麻，茎中空，吹作声，如博落回，折之有黄汁。"《本草纲目》将本品列于草部毒草类。《质问本草》记载："生荒野中，苗高三尺许，五六月开花，八九月结实。"《植物名实图考长编》记载："湖南长沙亦多……四、五月有花生梢间，长四五分，色白，不开放，微似南天烛。"以上所述与本种相符。《广西壮族自治区瑶药材质量标准 第一卷》（2014年版）记载其具有清热解毒、活血散瘀、杀虫止痒的功效；主治痈肿疮毒，下肢溃疡，烧伤，烫伤，湿疹，顽癣，跌打损伤，风湿痹痛，阴痒。

| 分类位置 | 种子植物门 | 被子植物亚门 | 双子叶植物纲 | 罂粟目 | 罂粟科 |
|---|---|---|---|---|---|
| | Spermatophyta | Angiospermae | Dicotyledoneae | Papaverales | Papaveraceae |

**形态特征** 直立草本，基部木质化，具乳黄色浆汁。茎多白粉，中空，上部多分枝。叶片宽卵形或近圆形，背面多白粉，被易脱落的细绒毛，基出脉通常 5；叶柄长 1~12 cm，上面具浅沟槽。大型圆锥花序多花；花梗长 2~7 mm；苞片狭披针形；花芽棒状；萼片倒卵状长圆形，舟状，黄白色；花瓣无；雄蕊 24~30，花药与花丝等长；子房倒卵形至狭倒卵形，柱头 2 裂。蒴果狭倒卵形或倒披针形，无毛；种子 4~8 枚，卵珠形，生于缝线两侧，无柄。

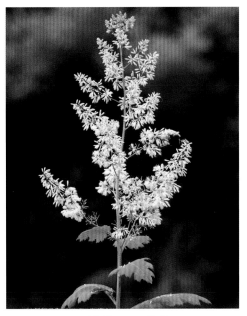

·博落回－花期

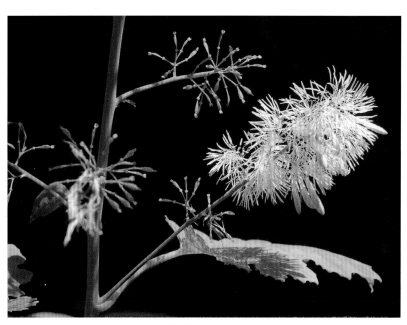

·博落回－果期

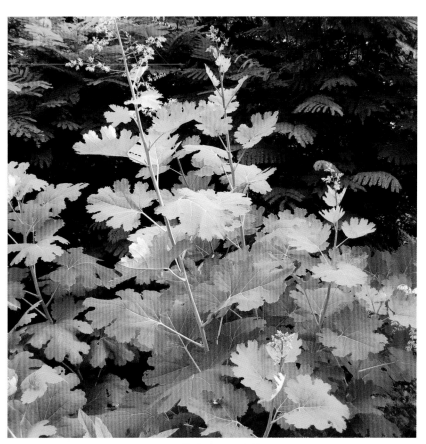

·博落回－植株

**生境分布** 生于海拔 150~830m 的丘陵或低山林中、灌丛中或草丛间。分布于长江以南、南岭以北的大部分省区，南至广东，西至贵州，西北达甘肃等。广西主要分布在桂东、桂东北、桂中等。

**化学成分** 地上部分主要含有 (+)- 博落回新碱 A、(−)- 博落回新碱 A、(−)- 博落回新碱 C、(+)- 博落回新碱 C、(−)-6- 丙酮基二氢血根碱、(+)-6- 丙酮基二氢血根碱、(−)-6- 丙酮基二氢白屈菜赤碱、(+)-6- 丙酮基二氢白屈菜赤碱、(±)-6- 甲氧基二氢血根碱、(±)-6- 甲氧基二氢白屈菜赤碱、(±) −spallidamine[1] 等生物碱类成分。根主要含有 6- 氰基二氢白屈菜红碱、6- 氰基二氢白屈菜黄碱、二氢白屈菜玉红碱、6- 甲氧基去甲白屈菜红碱、二氢血根碱、6- 丙酮基二氢血根碱[2]、二氢白屈菜红碱、6- 氰基二氢血根碱、R-6-((R)-1-hydroxyethyl) dihydrochelerythrine、碎叶紫堇碱、四氢小檗碱、8- 去甲基二氢白屈菜红碱、8- 去甲基白屈菜红碱、原阿片碱、别隐品碱[3] 等生物碱类成分，以及豆甾醇[2] 等成分。叶主要含有原阿片碱、别隐品碱、血根碱、白屈菜红碱、去甲基白屈菜红碱、去氢紫堇碱、N- 甲基四氢黄连碱、黄柏碱、6- 甲氧基去甲基血根碱、6- 氰基二氢血根碱、6- 氰基二氢白屈菜红碱、6- 丙酮基二氢血根碱、二氢血根碱、二氢白屈菜红碱[4]、13- 羟基 -9- 葡萄糖基 – 金黄紫堇碱、木兰箭毒碱、3- 葡萄糖基 – 紫堇碱、网脉番荔枝碱、金黄紫堇碱、紫堇碱、四氢小檗红碱、唐松草碱、隐品碱、药根碱、N- 甲基 – 氢化小檗碱、氧化血根碱[5] 等生物碱类成分，以及槲皮素、xanthquercetin[5] 等黄酮类成分。花主要含有去甲基衡州乌药碱、3- 羟基 -N- 甲基衡州乌药碱、衡州乌药碱、(S)-N- 甲基衡州乌药碱、网脉荔枝碱、金黄紫堇碱、碎叶紫堇碱、四氢非洲防己碱、原阿片碱、别隐品碱、刺罂粟碱、(S)-cis-N- 甲基刺罂粟碱、四氢小檗碱、(S)-cis-N- 甲基四氢小檗碱、血根碱、盐酸巴马汀、盐酸小檗碱、白屈菜红碱、6- 丙酮基二氢血根碱、二氢白屈菜红碱、二氢血根碱、6- 氰基二氢血根碱[6] 等生物碱类成分。果实主要含有 6- 氰基二氢血根碱、6- 丙酮基二氢血根碱、6- 丙酮基二氢白屈菜红碱、白屈菜红碱、二氢白屈菜红碱、13, 14- 去氢 -N- 甲基黄连碱、N- 甲基氢化小檗碱、小檗碱[7]、maclekarpine E、6- 丙酮基二氢白屈菜红碱、岩黄连灵碱、O−methylzanthoxyline、6- 甲氧基二氢血根碱、spallidamine、rnotianamida、原阿片碱、别隐品碱、6- 甲氧基二氢白屈菜红碱、cordatine、二氢血根碱[8] 等生物碱类成分，以及 3-(3, 4- 二羟基 ) 苯基丙酸甲酯、阿魏酸、正二十八烷醇、丁香酸、对羟基苯甲酸、对香豆酸、槲皮素 −3−O−β−D− 葡萄糖苷、N−p− 香豆酰酪胺、10−eicosenoic acid、β− 谷甾醇、β− 胡萝卜苷[8] 等成分。根、茎、叶、果含有芳姜黄酮、芳樟醇、金合欢烯、(S)−β− 双代谢烯、(−)−β−curcumene、4, 5, 9, 10− 脱水异松叶烯、6−methyl−2−(4−methylphenyl)heptan−4−one、百里酚、香芹酚[9] 等挥发性成分。

**药理作用** 1. 抗肿瘤作用

博落回中的血根碱可抑制卵巢癌 SKOV3 细胞的生长，并诱发卵巢癌细胞的凋亡，其凋亡过程介导 ROS 的产生以及 JNK 和 NF-κB 信号途径的激活[10]。血根碱能抑制人肺腺癌 A549 和 H1975 细胞迁移、侵袭，其作用机制可能与下调 Wnt/ β −catenin 信号通路有关[11]。血根碱可通过上调 TSP1 的表达，促进人脐静脉内皮细胞 HUVEC 细胞凋亡，并抑制其增殖及新生血管生成，阻碍肿瘤的发展[12]。

2. 抗菌作用

博落回提取物对红色毛癣菌、许兰黄癣菌、玫瑰色癣菌、须癣毛癣菌、絮状表皮癣菌均有抑制作用[13]。博落回不同部位粗提取物对大肠杆菌、产气肠杆菌、阴沟肠杆菌均有抑制作用，其中以博落回根部正丁醇萃取物的抑菌活性最佳[14]。

3. 保肝作用

博落回提取物对大鼠急性酒精性肝损伤、CCl₄ 复合因素诱导的大鼠肝纤维化和小鼠血吸虫肝纤维化具有保护作用，其作用机制可能与其保护肝细胞膜、减轻肝脏炎症、抗脂质过氧化有关[15, 16]。

### 4. 抗炎作用

血根碱可抑制 LPS 诱导 RAW264.7 细胞释放 IL-6、TNF-α，其作用机制可能与调节 STAT3 信号通路有关[17]。血根碱对葡聚糖硫酸钠致溃疡性结肠炎具有保护作用，能降低结肠炎小鼠结肠组织中炎症因子 IL-1β、IL-6 水平，提高 IL-10 的表达，下调 NF-κB 的表达[18]。

### 5. 抗氧化作用

血根碱具有清除 DPPH 自由基活性，保护 $Cu^{2+}/H_2O_2$、AAPH 诱导的 BSA 蛋白氧化及羰基化损伤，并能抑制 $FeSO_4$ 诱导的脂质过氧化及 AAPH 诱导的 DNA 氧化损伤[19]。血根碱可通过活化 HO-1/NOX2 途径，抑制 ROS 的产生，从而抑制 LPS 介导 H9c2 细胞损伤[20]。

### 6. 对平滑肌的作用

血根碱能抑制 KCl 诱导的肠系膜血管平滑肌收缩，其作用机制可能与调控 ROCK1 蛋白表达有关[21]。血根碱能抑制缩宫素诱导的大鼠子宫平滑肌收缩，可能与抑制 $H_1$、$H_2$ 受体有关[22]。血根碱具有降低大鼠气道平滑肌细胞刚度及收缩力、抑制细胞迁移和诱导微丝骨架解聚的能力[23]。

### 7. 其他作用

血根碱对心肌缺血再灌注损伤大鼠具有保护作用，能降低血清中 LDH 和 CK-MB 的水平，减少心肌组织中 IL-6 和 TNF-α 的水平，上调 p-PI3K 和 p-AKT 蛋白的表达[24]。博落回提取物对番泻叶腹泻模型的小鼠具有止泻作用，能缓解小鼠的腹泻情况，降低小鼠排便次数和稀便程度[25]。

**参考文献**

［1］赛春梅，华会明，王建安，等．博落回中苯并菲啶类生物碱外消旋体的分离与鉴定［J］.济宁医学院学报，2017, 40(4):256-263.

［2］余坤，彭懿，卿志星，等．博落回根的化学成分研究［J］．中药材，2016, 39(8):1767-1770.

［3］余坤，向锋，卿志星，等．博落回根中生物碱的分离［J］．中国药师，2017, 20(11):1903-1906.

［4］杨鹏，向锋，卿志星，等.博落回鲜叶中生物碱类化学成分的分离与结构鉴定[J].中国现代中药，2017, 19(10):1371-1375.

［5］彭懿，左姿，卿志星，等．基于 HPLC-Q-TOF/MS 技术鉴定博落回叶中化学成分［J］.中南药学，2016, 14(5):465-470.

［6］黄嘉璐，刘秀斌，郑亚杰，等．基于 UHPLC-QTOF/MS 的博落回花中生物碱类化学成分研究［J］.中国现代中药，2017, 19(10):1376-1381.

［7］卿志星，徐玉琴，杨鹏，等．博落回果荚中生物碱的研究［J］.中药材，2016, 39(2):312-314.

［8］邹惠亮．博落回化学成分研究［D］.广州：暨南大学，2015.

［9］李小莹，陈淼芬，丁婷玉，等．HS-SPME-GC-MS 法分析博落回属植物不同部位挥发性成分［J］.饲料工业，2020, 41(6):56-59.

［10］张蓓蕾，李怡，吴涛，等.血根碱通过诱导细胞凋亡抑制卵巢癌肿瘤生长的机制研究［J］.实用肿瘤学杂志，2019, 33(4):305-309.

［11］杨佳，陈旻，李明花，等.血根碱对人肺腺癌细胞迁移、侵袭和 Wnt/β-catenin 信号通路的影响［J］.肿瘤防治研究，2019, 46(12):1057-1061.

［12］殷雪琴，翟慧慧，张琴，等.血根碱通过上调 TSP-1 抑制人脐静脉内皮细胞增殖[J].肿瘤学杂志，2019, 25(12):1059-1063.

［13］田晶，郁建平，葛永辉，等.博落回中生物碱对 5 种皮癣真菌抑制作用的初步研究［J］.中成药，

2010, 32(7):1108-1111.

［14］汪学军，闵长莉，韩彭垒．博落回不同部位提取物对大肠菌群的抑菌作用研究［J］.天然产物研究与开发，2016, 28(2):247-250, 288.

［15］肖俐，易键，赵静，等．博落回提取物对大鼠急性酒精性肝损伤的保护作用［J］.中南药学，2011, 9(7):485-489.

［16］曾建国，肖俐，王宇红，等．博落回提取物对实验性肝纤维化的防治作用［J］.中国实验方剂学杂志，2012, 18(1):134-140.

［17］张梦雅，王春丽，杜先华，等．血根碱通过STAT3通路对LPS致RAW264.7细胞炎症的保护作用［J］.中药新药与临床药理，2017, 28(6):714-718.

［18］柳亦松，唐昭山，刘兆颖，等．血根碱对大鼠结肠炎及炎症通路中相关因子的影响［J］.中国现代中药，2017, 19(10):1391-1396.

［19］姚雯，杨天衡，刘学波．血根碱清除自由基及抑制生物大分子氧化的作用［J］.食品科学，2014, 35(9):137-141.

［20］王玲，干学东．血根碱对脂多糖致H9c2细胞氧化损伤的改善作用［J］.中国现代应用药学，2018, 35(10):1451-1456.

［21］肖敏，张军利，王鹏，等．血根碱对小鼠肠系膜动脉血管平滑肌收缩的抑制作用及分子机制［J］.中药新药与临床药理，2019, 30(1):7-13.

［22］贾海燕，徐婉晴，张庭华，等．血根碱对大鼠离体子宫平滑肌收缩的影响及其机制研究［J］.中国畜牧兽医，2017, 44(7):2209-2213.

［23］罗明志，余培丽，金阳，等．血根碱对大鼠气道平滑肌细胞生物力学特性的影响［J］.生物医学工程学杂志，2018, 35(4):583-591.

［24］叶桢干，王雪静．血根碱通过PI3K/AKT信号通路减轻心肌缺血再灌注损伤［J］.河南科技大学学报(医学版), 2019, 37(1):18-21.

［25］黄嘉璐．博落回提取物干预腹泻模型小鼠的作用机制研究［D］.长沙：湖南农业大学，2018.

广西

第四次全国中药资源普查采集记录

余丽莹，黄宝优，姚积军

451025131013004LY

2013 年 10 月 13 日

广西靖西县壬庄乡壬庄茶厂附近山

106°23′49.05″E　纬度：22°56′49.23″N

782 m

草丛，路旁，黄棕壤

度：　一般　　资源类型：　野生

草本

征：

蝶形花科

葫芦茶　　别名：

：　　入药部位：

数：　3

采集号：451025131013004LY　　　　　蝶形花科

葫芦茶

Tadehagi triquetrum (Linn.) Ohashi

鉴定人：农东新　　　　　2015 年 12 月 06 日

第四次全国中药资源普查

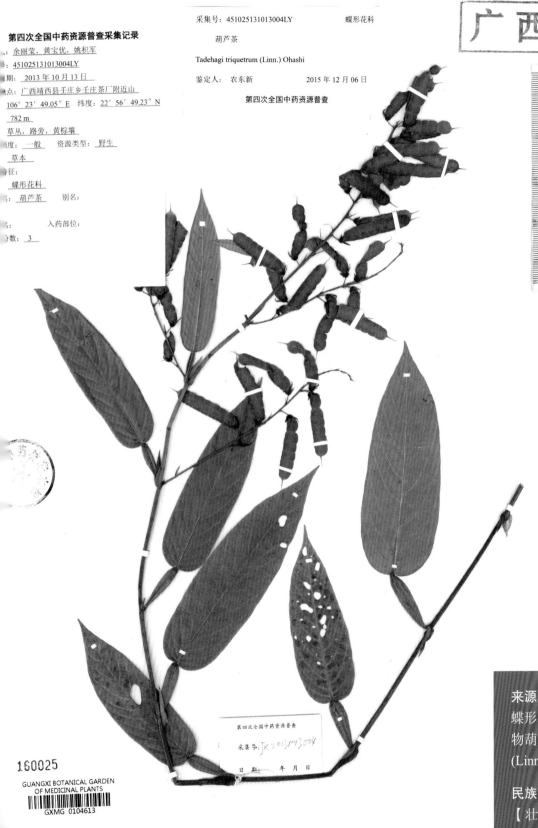

第四次全国中药资源普查

采集号：JX20131013004

日期：　年月日

160025

GUANGXI BOTANICAL GARDEN
OF MEDICINAL PLANTS

GXMG 0104613

葫芦茶

**来源**

蝶形花科（Papilionaceae）植
物葫芦茶 *Tadehagi triquetrum*
(Linn.) Ohashi 的全草。

**民族名称**

【壮族】北尔陆（柳城），
菜梅茂（德保），芒墨（那坡），
渣和平（靖西）。
【瑶族】独的相（都安），
古路渣（金秀），田刀柄。

## 民 族 应 用

【壮族】药用全草。水煎服治妊娠呕吐，支气管炎，急性肠胃炎，消化不良，肝炎。

【瑶族】药用全草。水煎服治肝炎，感冒，高热口渴，小便不利，哮喘，肝硬化腹水。内服用量15~60g。

**药材性状**　根近圆柱形，扭曲，表面灰棕色或棕红色，质硬稍韧，断面黄白色。茎基部圆柱形，灰棕色至暗棕色，木质，上部三棱形，草质，疏被短毛。完整叶矩状披针形，薄革质；灰绿色或棕绿色，先端尖，基部钝圆或浅心形，全缘，两面稍被毛；叶柄长约1.5cm，有阔翅，似倒葫芦状；托叶披针形，与叶柄等近长，淡棕色，有的带花果；总状花序腋生或顶生，蝶形花多数，花梗较长，荚果扁平，长2~4cm，有5~8个近方形的荚节。气微，味淡。

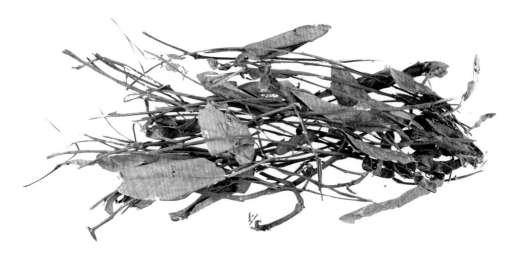

· 葫芦茶－全草

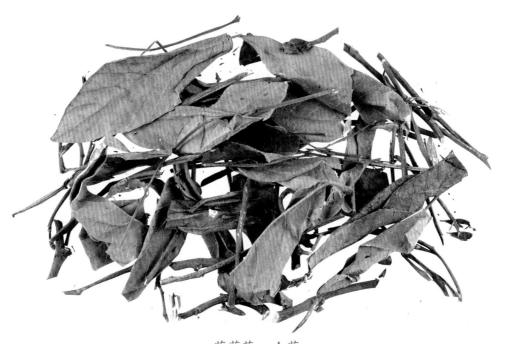

· 葫芦茶－全草

**药用源流** 始载于《生草药性备要》，曰："味劫，性平。消食，杀虫，治小儿五疳，作茶饮。"《本草求原》记载："涩，平。消食。杀虫，治五疳，退黄疸，作茶饮妙。"《中华人民共和国药典》（1977年版）记载其具有清解热毒、利湿的功效；主治感冒发热，咽喉肿痛，肠炎，菌痢，急性肾炎水肿，小儿疳积，并可预防中暑。

| **分类位置** | 种子植物门 | 被子植物亚门 | 双子叶植物纲 | 豆目 | 蝶形花科 |
|---|---|---|---|---|---|
| | Spermatophyta | Angiospermae | Dicotyledoneae | Legumiales | Papilionaceae |

**形态特征** 灌木或亚灌木。幼枝三棱形，棱上被疏短硬毛，老时渐变无。单身复叶；托叶披针形，有条纹；小叶纸质，狭披针形至卵状披针形，长5.8~13cm，宽1.1~3.5cm，基部圆形或浅心形，下面中脉或侧脉疏被短柔毛。总状花序顶生和腋生，被贴伏丝状毛和小钩状毛；花冠淡紫色或蓝紫色；雄蕊二体；子房被毛。荚果全部密被黄色或白色糙伏毛，无网脉。种子宽椭圆形或椭圆形。

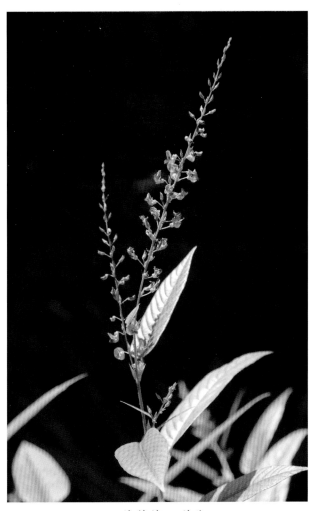

·葫芦茶－花期

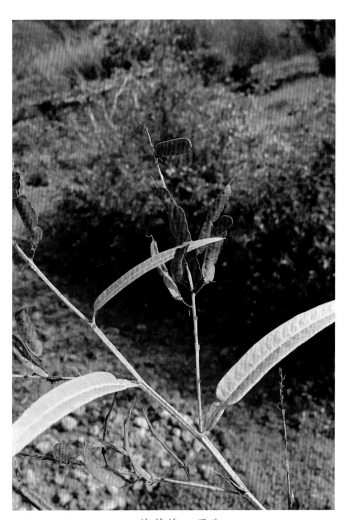

·葫芦茶－果期

**生境分布** 生于海拔1400m以下的荒地或山地林缘，路旁。分布于福建、江西、广东、海南、广西、贵州、云南等省区。广西全区各地均有分布。

**化学成分** 主要含有山奈酚、槲皮素、槲皮素-3-O-β-D-吡喃葡萄糖苷、山奈酚-3-O-β-D-吡喃半乳糖苷、山奈酚-3-O-α-L-吡喃鼠李糖苷、山奈酚-3-O-β-D-吡喃葡萄糖苷[1]、二氢槲皮素[2]、儿茶素、山奈酚-3-O-α-鼠李糖基(1→6)-β-葡萄糖苷、槲皮素-3-O-α-鼠李糖基(1→6)-β-葡萄糖苷/槲皮素-3-O-α-鼠李糖基(1→6)-β-半乳糖苷、槲皮素-3-O-β-葡萄糖苷、山奈酚-3-O-β-葡萄糖苷、山奈酚-3-O-β-半乳糖苷、triquetrumone E、triquetrumone F、芹菜素[3]、山奈酚-3-O-β-D-芸香糖苷、槲皮素-3-O-α-L-鼠李糖苷、芦丁[4]等黄酮类成分；香草酸、原儿茶酸、葫芦茶苷、顺式葫芦茶苷[1]、3,4-二氢-4-(4'-羟基苯基)-5,7-二羟基香豆素、顺式对羟基肉桂酸、反式对羟基肉桂酸、原儿茶酸乙酯、4-羟基-3,5-二甲氧基苯甲酸、4-羟基-3-甲氧基苯甲酸、对羟基苯甲酸[2]、间苯三酚-1-O-β-葡萄糖苷[3]等酚类成分；以及乌索酸、胡萝卜苷[3]、roseoside Ⅱ[4]、｛5-[4-[(methylcarbamoyl) amino]-2-oxopyrimidin-1(2H)-yl] tetrahydrofur an-2- yl｝ methyl methylcarbamate、docosenamide[5]、tadehaginosin[6]、tadehaginosides A-J[7]等成分。

**药理作用** 1. 保肝作用
葫芦茶苷对$CCl_4$致急性肝损伤大鼠具有保护作用，其作用机制可能与其抗氧自由基、抑制脂质过氧化和下调caspase-3和caspase-8的表达有关[8]。葫芦茶苷对肝纤维化模型小鼠具有肝保护和肝纤维化抑制的作用，其机制可能与抑制脂质过氧化和胶原蛋白合成，下调Col-Ⅰ、TIMP-1、TIMP-2 mRNA以及MMP-2、TGF-β1蛋白的表达有关[9]。葫芦茶苷能降低鸭乙肝动物模型血清ALT、AST活性和MDA含量，提高肝组织SOD、GSH-PX活性和GSH水平，减轻肝细胞损伤程度[10]。葫芦茶乙醇提取物对$CCl_4$所致肝损伤小鼠具有保护作用，其机制可能与其抗氧自由基、降低肝微粒体NO含量和抑制脂质过氧化作用有关[11]。

2. 抗过敏作用
葫芦茶地上部分具有抗Ⅰ型过敏反应作用，其50%丙酮-水提取物能降低过敏性哮喘大鼠血清IgE和LT的含量，减少全血和BALF中EOS的数量，减小肺组织炎症面积[12]。葫芦茶部分组分对GPR35受体有激动活性，对GPR35受体激动剂敏喘宁有脱敏活性[3]。

3. 降糖作用
葫芦茶正丁醇部位、60%乙醇部位能降低链脲佐菌素致糖尿病小鼠模型的血糖水平，改善胰岛素抵抗，降低三酰甘油、总胆固醇、低密度脂蛋白胆固醇水平，提高胰岛素敏感指数和高密度脂蛋白胆固醇[13]。葫芦茶醇提取物的正丁醇萃取物能抑制α-葡萄糖苷酶，其抑制类型为竞争性抑制[14]。

4. 抗菌作用
葫芦茶提取液对大肠杆菌、卡尔伯斯酵母菌、金黄色葡萄球菌、产气肠杆菌、阿达青霉、藤黄微球菌均有抑制作用[15]。

5. 抗病毒作用
葫芦茶苷可抑制鸭乙肝病毒，降低鸭乙肝动物模型血清DHBsAg和DHBeAg的滴度和DHBV DNA的含量；还能抑制HepG2.2.15细胞分泌HBsAg和HBeAg，降低HBV DNA的含量，其作用机制可能与激活JAK/STAT信号转导通路有关[16]。

**参考文献**

［1］胡佳坤，王梦洁，张燕，等．葫芦茶乙酸乙酯部位化学成分研究［J］.广州化工，2017，45(21):92-94.

［2］金燕，林娜，任少琳.葫芦茶化学成分的研究［J］.中国药物化学杂志，2015,25(4):303-305.

［3］丁辉，史丽颖，陈瑶，等．葫芦茶叶抗过敏性哮喘组分分析［J］.中国实验方剂学杂志，2017,23(9):30-35.

［4］周旭东，吕晓超，史丽颖，等.葫芦茶地上部分化学成分的研究［J］.广西植物，2013,33(4):575-578, 527.

［5］JUPUDI S, JUBIE S, DEEPIKA N P, et al. A new pyrimidine alkaloid from the roots of *Tadehagi triquetrum* (L.) H.Ohashi［J］. Natural Product Research, 2019, 4:1-8.

［6］WU J N, ZHANG C Y, ZHANG T T, et al. A new lignan with hypoglycemic activity from *Tadehagi triquetrum*［J］. Natural Product Research, 2015, 29(18):1723-1727.

［7］ZHANG X P, CHEN C Y, LI Y H, et al. Tadehaginosides A-J, phenylpropanoid glucosides from *Tadehagi triquetrum*, enhance glucose uptake via the upregulation of PPARγ and GLUT-4 in C2C12 myotubes［J］. Journal of Natural Products, 2016, 79(5):1249-1258.

［8］唐爱存，陈兆霓，卢秋玉，等．葫芦茶苷对肝损伤大鼠肝组织caspase-3与caspase-8活性的影响及保肝作用研究［J］.中华中医药学刊，2017,35(3):689-692.

［9］唐爱存，韦燕飞，刘喜华，等．葫芦茶苷对四氯化碳致肝纤维化模型小鼠的保护作用及机制研究［J］.中国药房，2020,31(2):190-195.

［10］唐爱存，卢秋玉，韦燕飞，等.葫芦茶苷体内抗鸭乙型肝炎病毒及保肝作用研究［J］.世界科学技术－中医药现代化，2020,22(4):1096-1101.

［11］唐爱存，陈兆霓，梁韬，等．葫芦茶乙醇提取物对肝损伤小鼠的保护作用［J］.医药导报，2016,35(3):242-245.

［12］于大永，周旭东，史丽颖，等.葫芦茶地上部分抗IgE介导Ⅰ型过敏反应的研究［J］.中药材，2010,33(11):1785-1787.

［13］李海英，唐爱存，梁丽英，等．葫芦茶不同提取物对链脲佐菌素致糖尿病小鼠的影响［J］.中国实验方剂学杂志，2012,18(20):251-254.

［14］何贝桥，张园园，庄远杯，等.葫芦茶提取物对α-葡萄糖苷酶活性的抑制作用研究［J］.天然产物研究与开发，2020,32(12):2026-2030.

［15］彭琼，孙艳娟，杨振德，等.葫芦茶提取液的抑菌活性及对香石竹的保鲜效应研究[J].北方园艺，2009, (3):101-102.

［16］唐爱存，王明刚，卢秋玉，等.葫芦茶苷调控JAK/STAT信号通路抗乙肝病毒作用及其机制研究［J］.中药药理与临床，2017,33(1):74-77.

葛

根

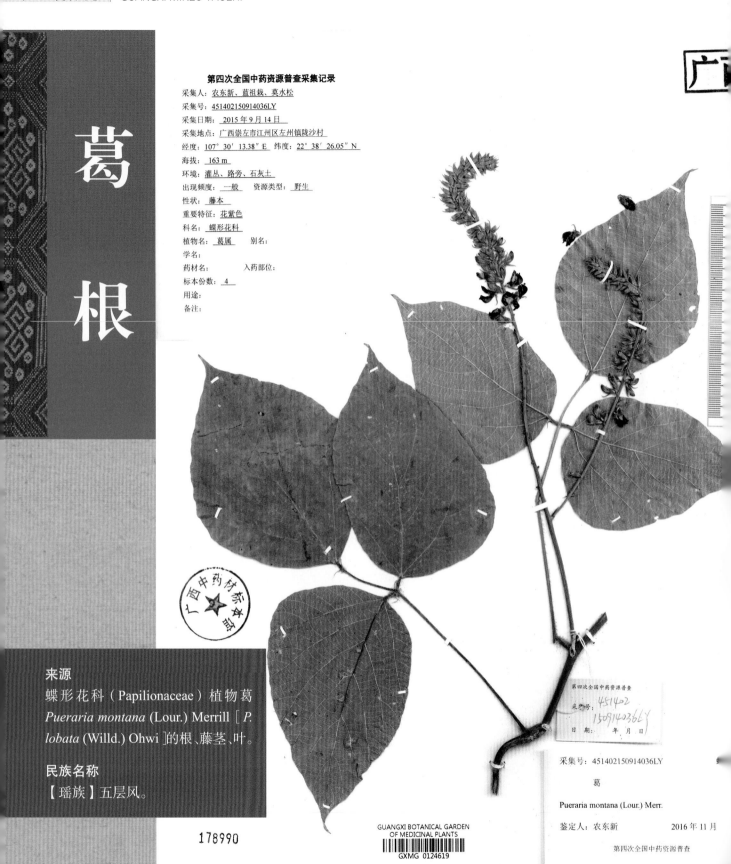

**第四次全国中药资源普查采集记录**

采集人：农东新、蓝祖栽、莫水松

采集号：451402150914036LY

采集日期：2015 年 9 月 14 日

采集地点：广西崇左市江州区左州镇陇沙村

经度：107°30′13.38″E　纬度：22°38′26.05″N

海拔：163 m

环境：灌丛、路旁、石灰土

出现频度：一般　资源类型：野生

性状：藤本

重要特征：花紫色

科名：蝶形花科

植物名：葛属　别名：

学名：

药材名：　入药部位：

标本份数：4

用途：

备注：

GUANGXI BOTANICAL GARDEN
OF MEDICINAL PLANTS

GXMG 0124619

第四次全国中药资源普查

采集号：451402
150914036LY

日　期：　年　月　日

采集号：451402150914036LY

葛

Pueraria montana (Lour.) Merr.

鉴定人：农东新　　2016 年 11 月

第四次全国中药资源普查

**来源**

蝶形花科（Papilionaceae）植物葛
*Pueraria montana* (Lour.) Merrill [ *P. lobata* (Willd.) Ohwi ]的根、藤茎、叶。

**民族名称**

【瑶族】五层风。

178990

## 民 族 应 用

【瑶族】药用根、藤茎、叶。主治感冒发热，麻疹不透，痢疾，泄泻，头痛，心绞痛，肠风下血，发热烦渴，尿路感染，小便不利，跌打损伤，咬伤，皮肤瘙痒。内服用量15~60g，水煎服；外用适量捣烂敷。

**药材性状**　根呈纵切的长方形厚片或小方块，长5~35cm，厚0.5~1cm；外皮淡棕色至棕色，有纵皱纹，粗糙；切面黄白色至淡黄棕色，有的纹理明显；质韧，纤维性强。气微，味微甜。茎、小叶柄及叶片两面被黄色毛，叶纸质。

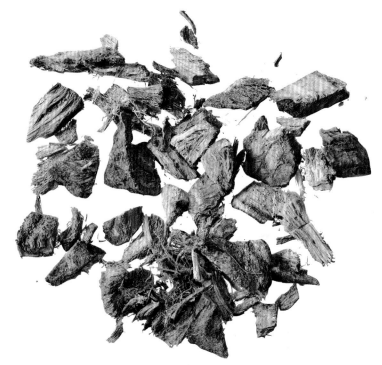

·葛－根

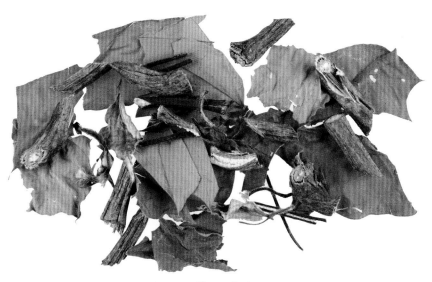

·葛－茎叶

**药用源流** 葛始载于《神农本草经》，列为中品，曰："治消渴，身大热，呕吐，诸痹。起阴气，解诸毒……生山谷。"《本草图经》记载："葛根，生汶山川谷，今处处有之，江浙尤多。春生苗，引藤蔓长一二丈，紫色。叶颇似楸叶而青，七月著花，似豌豆花，不结实；根形如手臂，紫黑色，五月五日午时采根，暴干。以入土深者为佳。今人多以作粉食之，甚益人。下品有葛粉条，即谓此也。"《救荒本草》记载："今处处有之，苗引藤蔓，长二三丈，茎淡紫色，叶颇似楸叶而小，色青，开花似豌豆，花粉紫色，结实如皂角而小，根形如手臂。"《本草纲目》记载："葛有野生，有家种。其蔓延长，取治可作絺绤。其根外紫内白，长者七八尺。其叶有三尖，如枫叶而长，面青背淡。其花成穗，累累相缀，红紫色。其荚如小黄豆荚，亦有毛。其子绿色，扁扁如盐梅子核，生嚼腥气，八、九月采之。"其中食用的应为粉葛 *Pueraria montana* var. *thomsonii*(Benth.) M. R. Al-meida 和食用葛 *Pueraria edulis* Pamp.。《植物名实图考》记载："有种生、野生2种。"其"葛（二）图"应是葛而无疑。《中华人民共和国药典》（2020年版 一部）记载其具有解肌退热、生津止渴、透疹、升阳止泻、通经活络、解酒毒的功效；主治外感发热头痛，项背强痛，口渴，消渴，麻疹不透，泄泻，热痢，眩晕头痛，中风偏瘫，胸痹心痛，酒毒伤中。

| 分类位置 | 种子植物门 | 被子植物亚门 | 双子叶植物纲 | 豆目 | 蝶形花科 |
|---|---|---|---|---|---|
| | Spermatophyta | Angiospermae | Dicotyledoneae | Legumiales | Papilionaceae |

**形态特征** 粗壮藤本，全体被黄色长硬毛。茎基部木质，有粗厚的块状根。羽状复叶具3小叶；顶生小叶宽卵形或斜卵形，小叶柄被黄褐色绒毛。总状花序长15~30cm，中部以上有密集的花；苞片线状披针形至线形，早落；花萼钟状，花冠紫色；子房线形，被毛。荚果长椭圆形，扁平，被褐色长硬毛。

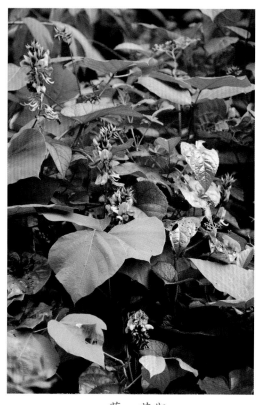

·葛－花期

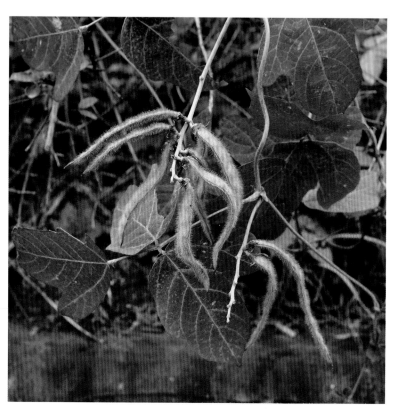

·葛－果期

**生境分布**　生于山地疏或密林中。分布于我国除新疆、青海及西藏外大部分地区。广西主要分布在横县、全州、兴安、藤县、防城、乐业、富川、金秀等。

**化学成分**　主要含有异黄酮类、有机酸和甾醇类等成分，包括柠檬酸、腺嘌呤、对香豆酸、arabinosylguanine、4-［3-(methoxymethoxy)phenyl］morpholine、glucosylisomaltol、4-hydroxy-6-methyl-2-pyrone、tectorigenin-7-$O$-$\beta$-D-xylosyl-(1 → 6)-$\beta$-D-glucopyranoside、葛根素-4'-$O$-$\beta$-D-吡喃葡萄糖苷、1-methyl-8-nitronaphthalene、benzene-1, 3, 5-tricarbaldehyde、hypaphorine、3'-hydroxypuerarin、pelargoin、3'-氢化葛根素木糖苷、puerarinxyloside、4-methylumbelliferone、葛根素、3'-甲氧基大豆苷、3, 2'-dihydroxyflavone、tectoridin、6''-$O$-malonyldaidzin、大豆苷元、3'-羟基大豆苷元、葛根苷D、芒柄花苷、山柰苷、3'-甲氧基大豆苷元、葛根素-4'-葡萄糖苷、芒柄花素、2, 3-dimethylquinizarin、dimethyl 1-phenylazulene-4, 5-dicarboxylate、lupeone、8-prenyldaidzein、daldinone A、calophyllic acid、2, 3-bis (hexyloxy) phenol、2, 3-dihydroxypropyl palmitate、myo-inositol、$\alpha$-D-ribofuranose、3-hydroxy-2H-pyran-2-one、丙二酸、3-butene-1, 2, 3-tricarboxylic acid、二甘醇酸、富马酸、gallic acid monohydrate、丁二酸、奎尼酸、2-acetylfuran、阿魏酸、furfurylideneacetone、velaresol、enol-phenylpyruvate、染料木素、cyclopaldic acid、cytogenin、水杨酸、tournefolal、(E)-8-oxo-9-octadecenoic acid[1]、美佛辛-4'-$O$-葡萄糖苷、3'-羟基葛根素芹菜糖苷、大豆苷元-4'-葡萄糖苷、葛根素芹菜糖苷、大豆苷元-4', 7-二葡萄糖苷、葛根素-6''-$O$-木糖苷、3'-羟基葛根素、3'-甲氧基葛根素、tuberosin、毛蕊异黄酮苷、葛根苷B、葛根苷A、染料木素-7-$O$-$\beta$-D-呋喃芹糖基-(1 → 6)-$O$-$\beta$-D-吡喃葡萄糖苷、染料木苷、刺芒柄花素、formononetin-8-$C$-$\beta$-D-apiofuranosyl-(1→6)-$O$-$\beta$-D-glucopyranoside、(+)-puerol B-2''-$O$-glucoside、印度黄檀苷、puerol B、hydroxytuberosone[2]、pulobatones A、pulobatones B、8-$C$-$\beta$-glucofuranosyl-7, 3', 4'-trihydroxyisoflavone、8-$C$-$\alpha$-glucofuranosyl-7,3', 4'-trihydroxyisoflavone、8-$C$-$\beta$-glucofuranosyl-7, 4'-dihydroxy-3'-methoxyisoflavone、neopuerarin B、8-$C$-$\alpha$-glucofuranosyl-7, 4'-dihydroxy-3'-methoxyisoflavone、neopuerarin A、鹰嘴豆芽素A、7, 3', 4'-三羟基异黄酮、大豆苷、芒柄花素 7-$O$-$\beta$-D-吡喃葡萄糖苷、毛蕊异黄酮-7-$O$-$\beta$-D-吡喃葡萄糖苷、daidzein-8-$C$-apiosyl-(1 → 6)-glucoside、葛根素木糖苷、pueraria glycoside、genistein 8-$C$-$\beta$-D-glucoside、daidzein 7, 4'-$O$-$\beta$-glucoside、4'-甲氧基葛根素、coumestrol、solalyratin A、3-(3, 4-dimethoxy-2-hydroxyphenyl)-7-hydroxycoumarin、puerarol、medicarpin、4-羟基-3, 5-二甲氧基-苯甲酸、3-(3-hydroxy-4-methoxyphenyl)-2-propionic acid、carboxymethyl isoferulate、异甘草素、bis-(4-hydroxy-3-methoxyphenyl)-methanone、medioresinol、syringaresinol、uracil、allantoin、crotonine、(R)-2-hydroxypropanoic avid、(6S, 9R)-6-hydroxy-3-oxo-$\alpha$-ionol、phaseic acid、$n$-butyl-$O$-$\beta$-D-fructopyranoside[3] 等成分，以及由岩藻糖、鼠李糖、葡萄糖等单糖组成的多糖[4]。

**药理作用**　1. 对心脑血管系统的作用

葛中的葛根素可抑制大鼠心肌梗死后心肌细胞凋亡，从而改善心功能不全和心肌损伤，其作用机制与抑制 HMGB1 和下调 cleaved caspase-3 及 Bax 表达，上调 Bcl-2 蛋白表达有关[5]。葛根素能够减轻大鼠心肌缺血再灌注损伤，其作用机制可能与减少心肌细胞释放 C 反应蛋白（CRP），抑制炎症反应，升高 NO 水平，减少心肌酶漏出有关[6]。葛根素能减轻右侧永久性大脑中动脉闭塞后脑梗死大鼠血-脑脊液屏障损害，减轻脑水肿，减小脑梗死体积，其作用机制可能与抑制 MMP-9 和上调 claudin-5 表达可有关[7]。葛根素可能通过调控 AMPK-m TOR-Ulk1 信号通路抑制自噬的过度发生，从而改善脑缺血再灌注损伤[8]。葛根素可减轻 LPS 诱导的内毒素血症小鼠血管内皮损伤，其作用机制可能与降低炎症因子 TNF-α、IL-1β 和黏附分子 ICAM-1、VCAM-1 和 E-selectin 水平有关[9]。

2. 抗糖尿病作用

葛提取物能降低糖尿病肾损伤大鼠血糖水平，改善肾组织结构损伤，其作用机制与抑制 NLRP3 炎症小体激活、降低 NLRP3、ASC 和 caspase-1 蛋白表达和抑制 IL 1β、IL 18 炎症因子释放有关[10]。葛根素可减少 2 型糖尿病大鼠体重降低幅度，能降低血脂、血糖水平，改善肝、肾功能[11]。葛根素对糖尿病大鼠认知功能障碍具有保护作用，其作用机制可能与调节 IRS-1/PI3K /Akt 信号通路，降低胰岛素抵抗和抑制炎症反应有关[12]。

3. 神经保护作用

葛根素可降低 $H_2O_2$ 诱导小神经胶质 BV-2 细胞的氧化应激损伤，其作用机制可能与活化 Nrf2/ARE 信号通路有关[13]。葛根素可通过提高 SOD 活性，降低 MDA 水平，发挥对亚慢性乙醇脑损伤的神经保护作用[14]。葛根素对匹罗卡品致癫痫大鼠海马神经元损伤具有保护作用，其机制可能与抑制 Bax 诱导的线粒体 CytC 释放而减少细胞凋亡有关[15]。

4. 保肝作用

葛根素和葛根多肽能改善乙醇诱导的小鼠酒精性肝损伤，能降低肝损伤小鼠血清 ALT、AST、CHOL 活性，提高 HDL 含量[16]。葛总黄酮对 ConA 诱导小鼠免疫性肝损伤具有保护作用，其作用机制可能与抗氧化和抑制炎症因子 IFN-γ、TNF-α 的释放有关[17]。

5. 抗骨质疏松症

葛根素可提高护骨素含量，降低核因子-κB 受体活化因子配体（RANKL）和 ALP 水平，拮抗破骨细胞功能，从而发挥抵抗雌激素减少导致的骨质疏松的作用[18]。葛根素对废用性骨质疏松大鼠具有防治作用，能提升尾吊引起的胫骨和椎骨的骨密度下降，增加胫骨和椎骨的最大载荷和弹性模量；提高骨钙素含量明显增加，同时抑制抗酒石酸酸性磷酸酶 5b 水平[19]。

6. 抗氧化作用

葛根多糖对 DPPH 自由基和 OH 自由基具有清除作用，其最大清除率分别为 81.74% 和 85.11%[20]。葛根总黄酮对 $ABTS^+$ 自由基和 DPPH 自由基的清除率分别为 81.7%、74.4%[21]。

7. 其他作用

葛根对 L-NAME 诱导的高血压大鼠具有治疗作用，其作用机制可能与提高 eNOS、SOD 活性和调节 ANP 分泌有关[22]。葛根素可能通过调控 IL-23/Th17 炎症轴上调 OPG 表达，下调 RANKL、RANK 蛋白表达，控制牙槽骨吸收，促进牙周炎大鼠牙槽骨的修复和重建[23]。

**参考文献**

［1］张启云，彭国梅，李冰涛，等.UHPLC-Q-TOF/MS 技术分析葛根醇提取液中化学成分［J］.中药新药与临床药理，2017, 28(4):513-518.

［2］季鹏，张蕾，李民.葛根化学成分研究［J］.中国药师，2020, 23(6):1184-1188.

［3］胡清文.三种中药材的化学成分及其生物活性研究［D］.济南:山东大学，2018.

［4］赵丹，聂波，宋昆，等.离子色谱法测定不同产地葛根多糖中的单糖组成［J］.分析试验室，2017, 36(7):745-749.

［5］陈丰，陈志清，钟桂玲，等.葛根素预处理对心肌梗死模型大鼠 HMGB1 的表达及心肌细胞凋亡的影响［J］.广西医科大学学报，2020, 37(8):1404-1409.

［6］柳挺.葛根素对心肌缺血再灌注损伤大鼠血清 CRP、NO 和 CK 含量的影响［J］.中医临床研究，2018, 10(28):12-13.

［7］刘亚强，郭家辉，杨燚，等.葛根素保护实验性脑梗死大鼠血−脑脊液屏障及作用机制的研究［J］.脑与神经疾病杂志，2020, 28(4):218−221.

［8］黄亚光，王金凤，杜利鹏，等．葛根素调节 AMPK−mTOR 信号通路抑制自噬改善大鼠脑缺血再灌注损伤研究［J］.中草药，2019, 50(13):3127−3133.

［9］王莎，李练，谢飞，等.葛根素抗内毒素血症小鼠血管内皮损伤的作用及其机制［J］.实用休克杂志（中英文），2019, 3(1):37−40.

［10］朱四民，王会芳，林凤平，等．葛根提取物通过调控 NOD 样受体蛋白 3/半胱氨酸天冬氨酸蛋白酶 1 通路减轻糖尿病大鼠肾损伤的研究［J］.中国糖尿病杂志，2019, 27(11):852−857.

［11］杨飞，董昕昕，郭赟．葛根素对 2 型糖尿病大鼠的治疗作用［J］.中国应用生理学杂志，2019, 35(4):355−358.

［12］郝宏铮，王爱平，王丽，等．基于 IRS−1/PI3K/Akt 通路探讨葛根素对糖尿病大鼠认知功能障碍的保护作用［J］.中国药师，2019, 22(7):1220−1226.

［13］李兵，张婵，林芳，等.葛根素通过 Nrf2/ARE 通路调控小神经胶质 BV−2 细胞的氧化应激损伤［J］.天津中医药，2018, 35(12):943−946.

［14］郭海明，朱梦媛，申会涛，等．葛根素通过抗氧化应激对亚慢性乙醇脑损伤大鼠的神经保护作用［J］.中国临床药理学杂志，2018, 34(14):1612−1615.

［15］彭芳，胡擎鹏．葛根素对匹罗卡品致痫大鼠海马神经元的保护性研究［J］.安徽医科大学学报，2020, 55(12):1888−1892.

［16］张林松，徐卫东，石继伟，等．葛根素与葛根多肽对小鼠酒精性肝损伤的治疗作用研究［J］.江苏中医药，2018, 50(2):76−78.

［17］方士英，徐茂红，赵克霞，等.葛根总黄酮对刀豆蛋白 A 诱导的小鼠免疫性肝损伤保护作用及其机制的初步研究［J］.中国药理学通报，2012, 28(7):1033−1034.

［18］梁倩，李海，解继胜，等．葛根素对绝经后骨质疏松大鼠血清 OPG、RANKL 和骨组织的影响［J］.中国老年学杂志，2019, 39(16):4031−4034.

［19］李凯，秦荣，邵佳乐，等．葛根素对废用性骨质疏松大鼠模型的防治作用及机制研究［J］.中国中药杂志，2019, 44(3):535−540.

［20］朱家庆，唐婷范，刘新梅，等．葛根多糖纯化工艺及其抗氧化性能研究［J］.食品工业科技，2020, 41(24):131−136.

［21］刘雨诗，刘娟汝，张存艳，等．微波萃取葛根总黄酮工艺及其抗氧化活性研究［J］.时珍国医国药，2020, 31(1):68−72.

［22］权赫秀，李巧巧，张普照，等.葛根和粉葛对 L−NAME 诱导高血压大鼠的作用比较及机制研究［J］.中药材，2020, 43(11): 2773−2778.

［23］张黎，刘育菘，吴芸菲，等．基于 IL−23/Th17 炎症轴探讨葛根素对大鼠牙周炎牙槽骨吸收及 OPG/RANKL/RANK 通路的影响［J］.口腔医学研究，2020, 36(9):844−849.

# 落马衣

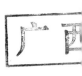

全国中药资源普查标本采集记录表

| 采 集 号: | 450325140816034LY | 采 集 人: | 兴安县普查队 |
| 采集日期: | 2014年08月16日 | 海 拔(m): | 304.0 |
| 采集地点: | | 广西桂林市兴安县高尚镇金山村 | |
| 经 度: | 110°37'10.83" | 纬 度: | 25°25'44.88" |
| 植被类型: | 草丛 | 生活型: | 多年生草本植物 |
| 水分生态类型: | 中生植物 | 光生态类型: | 阳性植物 |
| 土壤生态类型: | | 温度生态类型: | 中温植物 |
| 出现类型: | 野生植物 | 出现多度: | 少 |
| 株高(cm): | 150 | 直径(cm): | |
| 根: | | 茎(树皮): | |
| 叶: | | 芽: | |
| 花: | | 果实和种子: | |
| 植物名: | 广防风 | 科: | 唇形科 |
| 学 名: | Epimeredi indica (L.) Rothm. | | |
| 药材名: | | 药材别名: | |
| 药用部位: | | 标本类型: | 腊叶标本 |
| 用 途: | | | |
| 备 注: | | | |
| 条形码: | | | |

450325LY1349

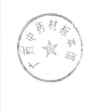

164977

采集号 450325140816034LY 辰

广防风

Anisomeles indica (L.) Kunt

鉴定人: 唐绍清 2015 年 8

第四次全国中药资源普查

## 来源

唇形科（Lamiaceae）植物广防风 *Anisomeles indica* (Linn.) Kuntze［*Epimeredi indica* (Linn.) Rothm.］的茎、叶、全草。

## 民族名称

【壮族】白紫苏（龙州），牙坏（大新），牙龙天（那坡）。

【瑶族】假藿香（富川）。

【仫佬族】鸡油麻（罗城）。

## 民 族 应 用

【壮族】药用茎、叶、全草。茎、叶捣烂冲开水服治百日咳。叶捣烂调米醋敷患处治皮肤疮疡，骨髓炎。全草水煎服治感冒，鼻衄，风湿。

【瑶族】药用全草。水煎服治上吐下泻。

【仫佬族】药用全草。与瘦猪肉煎服治黄疸型肝炎。

内服用量 15~60g；外用适量。

**药材性状** 茎呈四方柱形，直径可达 5mm，有分枝，表面棕色或棕红色，被黄色向下卷曲的细柔毛，以棱角处较多；质硬，断面纤维性，中央有白色髓。叶多皱缩，展平后呈阔卵形，长 4~10 cm，宽 3~5cm，边缘有锯齿，表面灰棕色，背面灰绿色，两面均密被淡黄色细柔毛；质脆，易破碎。有时可见密被毛茸的顶生假穗状花序，花多脱落，残留灰绿色花萼，往往包有 1~4 枚小坚果。小坚果类圆形，表面黑褐色。气微，味微苦。

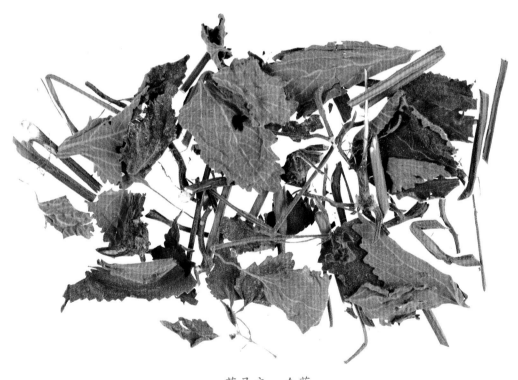

·落马衣－全草

**药用源流** 落马衣的药用始载于《生草药性备要》，曰："落马衣，味香，性温。消风散热，去毒疮，除筋骨疼痛。十蒸九晒蜜汁为丸，止痛，壮筋骨。若肾虚人，其头浸酒饮亦秒。其叶对生。"《中华本草》记载其全草具有祛风湿、消疮毒的功效；主治感冒发热，风湿痹痛，痈肿疮毒，皮肤湿疹，虫蛇咬伤。

| | 种子植物门 | 被子植物亚门 | 双子叶植物纲 | 唇形目 | 唇形科 |
|---|---|---|---|---|---|
| **分类位置** | Spermatophyta | Angiospermae | Dicotyledoneae | Laminales | Lamiaceae |

**形态特征**　粗壮草本，直立。茎高 1~2m，四棱形，具浅槽，密被白色贴生短柔毛。叶阔卵圆形，长 4~9cm，宽 2.5~6.5cm，先端尖，基部截状阔楔形，边缘有不规则的牙齿，草质；苞叶叶状，具短柄或近无柄。轮伞花序在主茎及侧枝的项部排列成长穗状花序；苞片线形；花萼钟形，外面被长硬毛及混生的腺柔毛，其间杂有黄色小腺点；花冠淡紫色，内面在冠筒中部有斜向间断小疏柔毛毛环，冠檐二唇形；雄蕊伸出，近等长；花柱丝状，先端 2 浅裂；花盘平顶，具圆齿。小坚果黑色，具光泽，近圆球形。

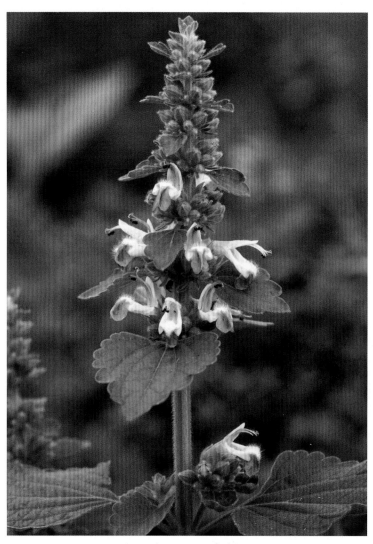

·广防风－花期

**生境分布**　生于海拔 40~2100m 的林缘或路旁等荒地上。分布于广东、广西、贵州、云南、西藏、四川、湖南、江西、浙江、福建、台湾等。广西全区各地均有分布。

**化学成分**　全草含卵防风二内酯、4,5- 环氧卵防风二内酯、防风酸、4,7- 氧环防风酸、4- 亚甲基 -5- 羟基卵防风二内酯、4- 亚甲基 -5- 氧代防风酸[1]、2-(3- 甲氧基 -4- 羟基 ) 苯基 - 乙醇 1-$O$-$\alpha$-L-［(1 → 3)- 鼠李糖基 -6-$O$- 阿魏酰基］葡萄糖苷、2-(3, 4- 二羟基 ) 苯基 - 乙醇 1-$O$-$\alpha$-L-［(1 → 3)- 鼠李糖基 -4-$O$- 咖啡酰基］葡萄糖苷、2-(3, 4- 二羟基 ) 苯基 - 乙二醇 (1 → 1)(2 → 2)［(1 → 3)- 鼠李糖基 -4-$O$- 咖啡酰基］葡萄糖苷[2]、indol-3-carbaldehyde、quinolin-2(1$H$)-one、5- 羟基吡咯烷酮、5$\alpha$-methoxypyrrolidin-2-

one、4-amino-butyrolactone、香草酸、6, 7-二羟基香豆素、咖啡酸、丁香酸、netpetoidin A、迷迭香酸、迷迭香酸甲酯、tuberonic acid、(-)-jasmine ketolactone、grasshopper ketone、3$\beta$-hydroxy-5$\alpha$, 6$\alpha$-epoxy-7- megastimen-9-one、(6$R$, 9$R$)-vomifoliol、(6$S$, 9$R$)-roseoside、amarantholidol B、植醇、isodihydroclutiolide、(+)-davana acid、齐墩果酸、3$\beta$, 28-dihydroxyurs-12-ene、乌苏酸、tormentic acid、2$\alpha$, 3$\alpha$, 19$\alpha$-trihydroxyurs-12, 20(30)-dien-28-oic acid、2$\alpha$, 3$\alpha$, 19$\alpha$, 23-tetrahydroxyurs-12, 20(30)-dien-28-oic acid、3$\beta$-hydroxystigmast-5-en-7-one、苯甲醇葡萄糖苷、cimidahurinine、(R)-prunasin、thymidine[3]、广防风苷 A、圆齿列当苷、毛蕊花糖苷、肉苁蓉苷 D、3'-$O$-methyl isocrenatoside、isocrenatoside、山橘脂酸、阿魏酸[4]、异毛蕊花糖苷、木犀草素-7-$O$-$\beta$-D-葡萄糖醛酸苷[5]等化合物。

**药理作用**　1.治疗围绝经期综合征

广防风对围绝经期综合征具有较好的疗效。以广防风为主要成分的广防风胶囊是改善妇女肾阴虚型围绝经期综合征的有效药物。经临床研究，广防风胶囊（滋阴补肾法）能有效治疗女性更年期综合征（肾阴虚证），可以明显改善潮热汗出、心烦易怒、失眠多梦等症状，并在一定程度上改善血清性激素水平；高、低剂量广防风胶囊均能明显改善肾阴虚证围绝经期综合征的中医证候，且均可使血清升高，临床应用安全有效，无毒副作用[6-8]。

2.抗肿瘤作用

从广防风草分离得到的大环二萜类化合物对人口腔表皮样癌细胞 κB 细胞株的生长具有一定的抑制作用，且大多数的卵防风二内酯类化合物对 κB 细胞均具有抑制活性，其中以化合物卵防风二内酯的抑制活性最强，表明广防风具有一定的抗肿瘤作用[9]。

3.抗炎抗菌作用

广防风具有一定的抗炎抗菌作用。广防风的主要化学成分迷迭香酸和乌苏酸两个化合物均具有较强的抗炎及抗菌活性，这可能是广防风治疗皮肤湿疹、瘙痒等的物质基础[3]。

4.其他作用

广防风还具有一定的降压作用[10]和治疗流行性腮腺炎作用[11]。

**参考文献**

[1]洪永福，任明.中药防风草中具生理活性的大环二萜类 I.分离与结构[J].国外医学药学分册，1987(3): 184.

[2]王玉兰，栾欣.广防风中的苯乙醇苷类化合物[J].中草药，2004, 35(12): 1325-1327.

[3]陈彩华.广防风地上部分的化学成分研究[D].烟台：鲁东大学，2016.

[4]陈一，叶彩云，赵勇.广防风中苯乙醇类化学成分研究[J].中草药，2017, 48(19):3941-3944.

[5]张荣林，薛亚馨，陆小康，等.加速溶剂萃取-高效液相色谱双波长法同时测定民族药广防风中 3 种成分的含量[J].中国药事，2020, 34(3):335-341.

[6]向丽.广防风胶囊治疗肾阴虚证围绝经期综合征的临床研究[D].武汉：湖北中医学院，2008.

[7]刘杨.滋阴补肾法（广防风胶囊）治疗更年期综合征（肾阴虚证）的临床研究[D].成都：成都中医药大学，2009.

[8]刘思敏.广防风胶囊治疗围绝经期综合征（肾阴虚证）Ⅲ期临床观察[D].武汉：湖北中医学院，2010.

[9]麦军利.中药防风草中大环二萜的生物活性Ⅱ.卵防风二内酯衍生物及其细胞毒性[J].国外医学药学分册，1987:184.

[10]刘国生.中药防风草中防风草内酯的降压作用[J].国外医学中医中药分册，1996, 18(1):54-55.

[11]肖子精，蒋顺端.白背叶根、防风草治疗流行性腮腺炎[J].赤脚医生杂志，1978, (2):12.

# 落地金钱

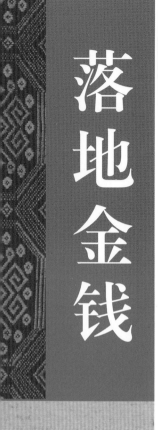

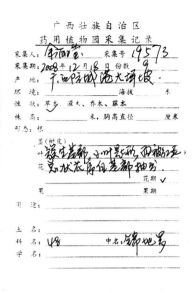

广西壮族自治区
药用植物园采集记录

采集人：李丽萍　采集号 19573
采集期：2008年12月18日 份数 9
产　地：平西陇城陇大坪坡
环　境：　　　　　海拔　　　米
性　状：草本、灌木、乔木、藤本
株　高：　　米，胸高直径　　厘米
形　态：根
茎（枝）
叶：落生茎部，针叶影的，两极拉，
花：葶状花序有茎部独生
　　　　　　花期 ✓
果：　　　　　果期
用　途：
土　名：无
科　名：48　中名：锦地罗
学　名：

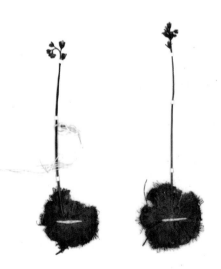

## 来源

茅膏菜科（Droseraceae）植物锦地罗
*Drosera burmanni* Vahl 的去花茎的全草。

## 民族名称

【壮族】Maenjcenzndengx，金钱吊芙蓉。

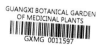
28940

GUANGXI BOTANICAL GARDEN
OF MEDICINAL PLANTS

GXMG 0011597

采集号 19573 (5份) 4
*Drosera burmannii Va*
签定人：SY Lin　11年5月

# 民 族 应 用

【壮族】药用去花茎的全草。主治肺热咳嗽，咽喉疼痛，小儿疳积，皮疹，痢疾，中耳炎。内服用量5~15g；外用适量。

**药材性状** 茎极短缩，有多数叶片重叠密集呈铜钱状或呈不规则状扁块，直径 1.5~2.5cm，厚 5~8mm；边缘红色，毡状，摸之疏松；底部棕褐色，有残存黑褐色线形根。叶片展平后倒卵状匙形，长 0.6~1.5cm，黄褐色，菲薄，边缘密生红色腺毛，托叶膜质，流苏状。气微，味淡。

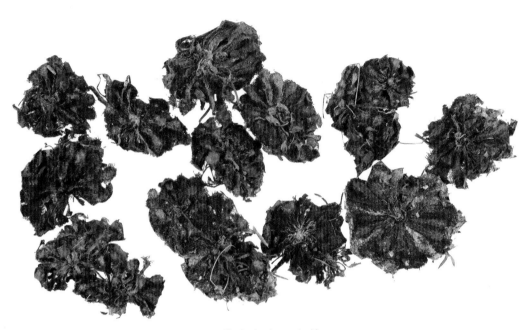

·落地金钱－全草

**药用源流** 《中华本草》记载其具有清热祛湿、凉血解毒的功效；主治痢疾，肠炎，肺热咳嗽，咳血，小儿疳积，肝炎，咽喉肿痛，疮疡癣疹。

| **分类位置** | 种子植物门 | 被子植物亚门 | 双子叶植物纲 | 瓶子草目 | 茅膏菜科 |
|---|---|---|---|---|---|
| | Spermatophyta | Angiospermae | Dicotyledoneae | Sarraceniales | Droseraceae |

**形态特征** 草本，茎短，不具球茎。叶莲座状密集，楔形或倒卵状匙形，长 0.6~1.5cm，基部渐狭，绿色或红色至紫红色，叶缘具长而粗的头状黏腺毛，紫红色，叶面腺毛较细短，叶背被柔毛或无毛；托叶膜质，长约 4mm，基部与叶柄合生，上部分离。花序花葶状；苞片被短腺毛，3或 5 裂，戟形；花萼钟形，5 裂几达基部，浅绿色、红色或紫红色，背面被短腺毛和白腺点，宿萼腹面密具黑点或无点；花瓣 5，倒卵形，长约 4mm，白色或变浅红色至紫红色；雄蕊 5；子房近球形，花柱 5，稀 6，内卷，顶部齿裂。蒴果，果爿 5，稀 6。种子多数，棕黑色，具规则脉纹。

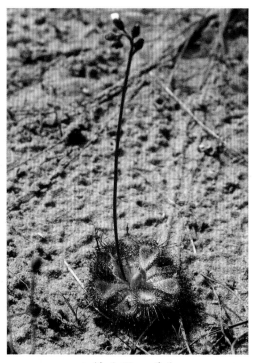

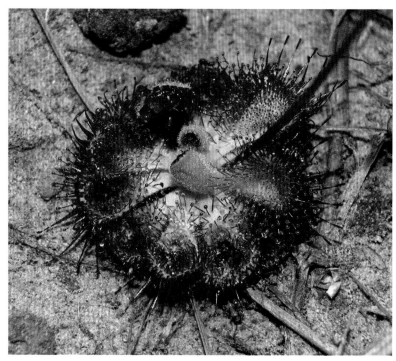

· 锦地罗 - 花期

· 锦地罗 - 植株

**生境分布** 生于海拔 50~1600m 的平地、山坡、山谷和山顶的向阳处或疏林下。分布于云南、广西、广东、福建、台湾等。广西主要分布在南宁、邕宁、苍梧、防城、东兴、钦州等。

**化学成分** 主要含有槲皮素、槲皮素 –3–$O$–$\beta$–D– 半乳糖苷（金丝桃苷）[1]、白花丹素[2]、红紫素、儿茶素、鞣酸、利血平、没食子酸甲酯和芦丁[3]等化学成分。

**药理作用** 1. 抗氧化作用
锦地罗 70% 甲醇提取物对 DPPH 自由基、OH 自由基、$O_2^-$ 自由基、次氯酸、超氧化物、一氧化氮、过氧亚硝酸根和过氧化氢均具有一定的清除活性，表明锦地罗具有较好的抗氧化活性[3]。
2. 保肝作用
锦地罗 70% 甲醇提取物可以恢复铁超标的白化病小鼠血清酶水平及肝脏抗氧化酶水平，并能降低肝脏损伤指数和肝脏中的铁含量以及血清铁蛋白水平，表明锦地罗具有较好的保肝作用[3]。

**参考文献**

［1］汪秋安，苏镜娱，曾陇梅 . 锦地罗中黄酮类成分的分离鉴定［J］. 中药材，1998，21(8):401-402.

［2］BOONSNONGCHEEP P, SAE-FOO W, Banpakoat K, et al.Artificial color light sources and precursor feeding enhance plumbagin production of the carnivorous plants *Drosera burmannii* and *Drosera indica*［J］.Journal of Photochemistry and Photobiology B: Biology, 2019, 199:111628.

［3］GHATE N B, CHAUDHURI D, DAS A, et al.An antioxidant extract of the insectivorous plant *Drosera burmannii* Vahl. alleviates iron-induced oxidative stress and hepatic injury in mice［J］. Plos one, 2015:1-21.

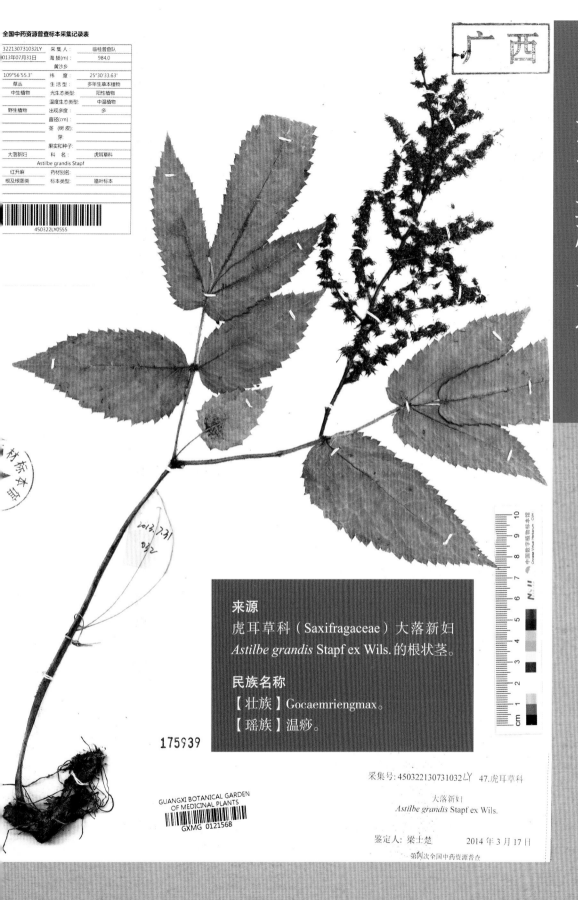

广 西

落新妇

来源
虎耳草科（Saxifragaceae）大落新妇
*Astilbe grandis* Stapf ex Wils. 的根状茎。

民族名称
【壮族】Gocaemriengmax。
【瑶族】温痧。

175939

采集号：450322130731032LY  47.虎耳草科

大落新妇
*Astilbe grandis* Stapf ex Wils.

鉴定人：梁士楚    2014 年 3 月 17 日
第四次全国中药资源普查

## 民 族 应 用

【壮族】药用根状茎。主治跌打损伤，风湿痹痛，蛇伤。

【瑶族】药用根状茎。主治风湿骨痛，关节痛，急性肠胃炎，感冒头痛，咳嗽，劳累筋骨疼痛。

内服用量9~15 g，水煎服或嚼服；外用适量捣敷。

**药材性状**　根状茎为不规则长块状，长4~8cm，直径1~2cm，偶有分枝，多弯曲，有明显的疙瘩状突起，大小不一，表面棕褐色或黑褐色，有多数须根痕；可见数个圆锥状的顶芽和凹状或突起而中空的茎残基，其周围有褐色的膜质鳞片。质坚硬难折。横切面近边缘处具黄白色维管束点，排列呈环状，中心棕褐色。气微，味微苦、涩。

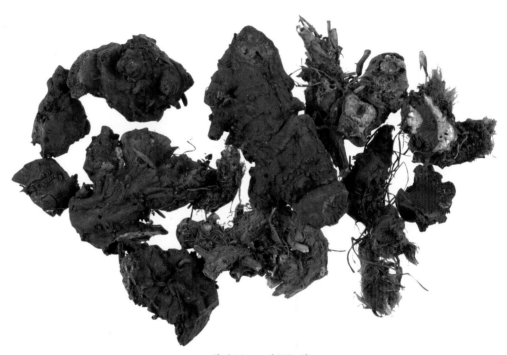

·落新妇－根状茎

**药用源流**　落新妇之名始载于《本草经集注》"升麻"项下。历代本草均将落新妇或小升麻置于"升麻"项下论述。升麻的同名异物现象自古延续至今，现民间多将落新妇属植物（*Astilbe*）称之为"红升麻"或"赤升麻"。《中华本草》记载其全草具有祛风、清热、止咳的功效；主治风热感冒，头身疼痛，咳嗽。根茎具有活血止痛、祛风除湿、强筋健骨、解毒的功效；主治跌打损伤，风湿痹痛，劳倦乏力，毒蛇咬伤。

| 分类位置 | 种子植物门 | 被子植物亚门 | 双子叶植物纲 | 虎耳草目 | 虎耳草科 |
|---|---|---|---|---|---|
| | Spermatophyta | Angiospermae | Dicotyledoneae | Saxifragales | Saxifragaceae |

**形态特征**　多年生草本。根状茎粗壮。茎通常不分枝，被褐色长柔毛和腺毛。三出复叶至羽状复叶；小叶片卵形、狭卵形至长圆形，顶生者有时为菱状椭圆形，长 1.3~9.8cm，宽 1~5cm，先端尖，边缘有重锯齿。圆锥花序顶生，通常塔形，长 16~40cm；花序轴与花梗均被腺毛；小苞片狭卵形，全缘或具齿；萼片 5，卵形、阔卵形至椭圆形，先端钝或微凹且具微腺毛，边缘膜质；花瓣 5，白色或紫色，线形，先端急尖，单脉；雄蕊 10，长 1.3~5mm；雌蕊长 3.1~4mm，心皮 2，仅基部合生，子房半下位，花柱稍叉开。幼果长约 5mm。

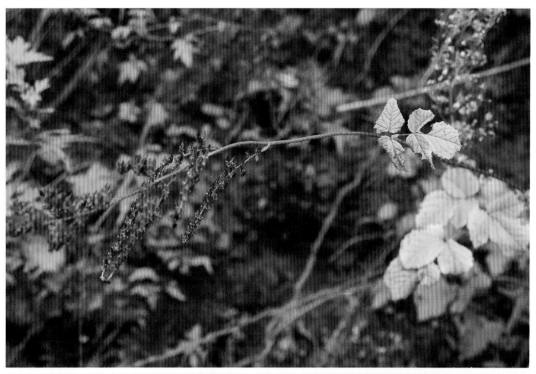

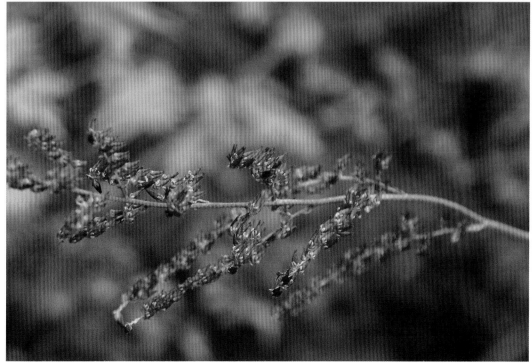

· 大落新妇 – 果期

**生境分布** 生于海拔 450~2000m 的林下、灌丛或沟谷阴湿处。分布于黑龙江、吉林、辽宁、山西、山东、安徽、浙江、江西、福建、广东、广西、四川、贵州等。广西主要分布在武鸣、融水、三江、全州、兴安、灌阳、龙胜、恭城、田林、贺州、钟山、象州、金秀等。

**化学成分** 主要含有岩白菜素[1]、(S)-3-(2-hydroxyethyl)-5-(2-methylprop-1-en-1-yl)furan-2(5H)-one、咖啡酸、扁桃酸、sonchifolinin B、α-viniferin、芥酸、花环烷醇、β-谷甾醇、豆甾醇[2]、3β-hydroxyolean-12-en-27-oic acid、3α-hydroxyolean-12-en-27-oic acid、3α-acetoxyolean-12-en-27-oic acid、3β-acetoxyolean-12-en-27-oic acid、3β,24-dihydroxyolean-12-en-27-oic acid、3α,24-di-hydroxyolean-12-en-27-oic acid、methyl 3α-acetoxyolean-12-en-27-oate、3β,6β-dihydroxyolean-12-en-27-oic acid、3β,6β,24-trihydroxyolean-12-en-27-oic acid[3]、menisdaurilide、aquilegiolide、phyllanthurinolactone、glochidiolide、黑曲霉糖、鼠李糖、果糖、甲基-α-D-呋喃果糖苷、胡萝卜苷、β-谷甾醇棕榈酸酯、邻苯二甲酸二-(2-乙基己基)酯、对香豆酸甲酯、邻羟基苯乙酸甲酯、间羟基苯乙酸甲酯、丁香酸甲酯、cotonoate B、十二烷酸[4]等化合物。

**药理作用** 1.抗肿瘤作用

大落新妇中分离得到的 α-viniferin 和芥酸两个化合物对 BRD4 蛋白表现出一定的抑制作用，$IC_{50}$ 值分别为 13.20μmol/L 和 17.39μmol/L。此外该化合物对人体肿瘤细胞株 A549 细胞、HCC827 细胞和 HeLa 细胞在体外显示出中等程度的细胞毒性，$IC_{50}$ 值为 31.98μmol/L 至 154.90μmol/L，表明大落新妇具有一定的抗肿瘤作用[2]。

2.镇痛作用

大落新妇具有明显的镇痛作用。大落新妇超微粉和普通粉均能明显提高小鼠的痛阈值，并能明显减少醋酸所致的小鼠扭体次数，且超微粉剂量组镇痛作用明显优于普通粉组[5]。

**参考文献**

[1] 黄善定.3种落新妇中岩白菜素的含量测定[J].医药导报,2004,23(12):948-949.

[2] SHI Y Y, ZHANG D D, LI S P, et al.Inhibitors of BRD4 protein from the roots of *Astilbe grandis* stapf ex E.H. Wilson [J].Natural Product Research, 2019(7504):1-7.

[3] 何康,伍天苔,范琳琳,等.大落新妇根中三萜类成分的研究[J].中成药,2020,42(7):1791-1794.

[4] 何康,伍天苔,范琳琳,等.大落新妇化学成分的研究[J].中成药,2021,43(1):105-110.

[5] 周叶,葛卫红,戴纯辉.落新妇超微粉与普通粉的有效成分溶出度及镇痛作用比较研究[J].浙江中医杂志,2018,53(8):616-617.

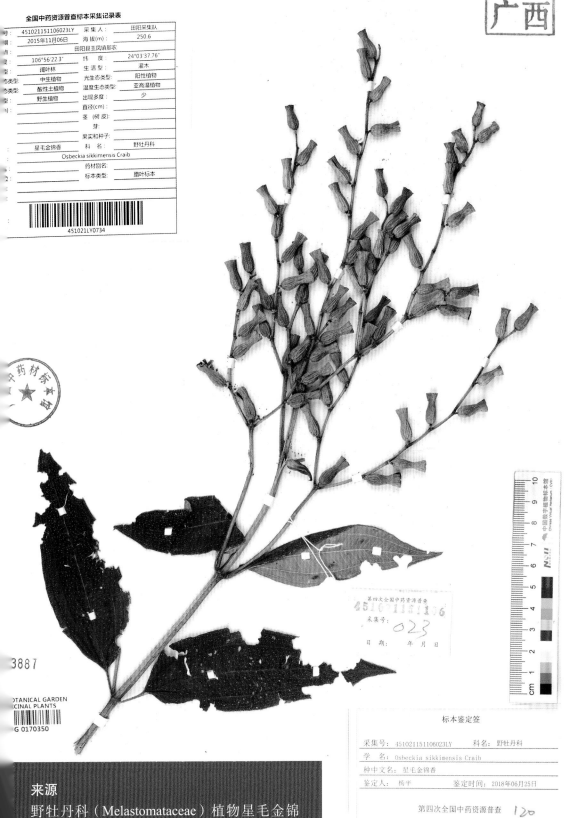

全国中药资源普查直查标本采集记录表

| 号： | 451021151106023LY | 采集人： | 田阳采集队 |
|---|---|---|---|
| 明日期： | 2015年11月06日 | 海拔(m)： | 250.6 |
| 点名称： | 田阳县玉凤镇那农 | | |
| | 106°56′22.3″ | 纬度： | 24°03′37.76″ |
| 型 | 阔叶林 | 生活型： | 灌木 |
| 态类型 | 中生植物 | 光生态类型： | 阳性植物 |
| 态类型 | 酸性土植物 | 温度生态类型： | 亚高温植物 |
| 型 | 野生植物 | 出现多度： | 少 |
| | | 直径(cm)： | |
| | | 茎（树皮）： | |
| | | 芽： | |
| | | 果实和种子： | |
| | 星毛金锦香 | 科 名： | 野牡丹科 |
| | Osbeckia sikkimensis Craib | | |
| | | 药材别名： | |
| | | 标本类型： | 腊叶标本 |

451021LY0734

广西

朝天罐

第四次全国中药资源普查
采集号： 023
日 期： 年 月 日

3887

BOTANICAL GARDEN
CINAL PLANTS
G 0170350

标本鉴定签

| 采集号： | 451021151106023LY | 科名： | 野牡丹科 |
|---|---|---|---|
| 学 名： | Osbeckia sikkimensis Craib | | |
| 种中文名： | 星毛金锦香 | | |
| 鉴定人： | 杨平 | 鉴定时间： | 2018年06月25日 |

第四次全国中药资源普查　120

## 来源

野牡丹科（Melastomataceae）植物星毛金锦
香 *Osbeckia stellata* Buch.-Ham. ex Kew Gawler
的根、全株。

## 民族名称

【瑶药】懂烈桑。
【侗族】登辣建岁、片果子公（三江）。

# 朝天罐

**全国中药资源普查标本采集记录表**

| 采集号 | 450328130908008LY | 采集人 | 龙胜县普查队 |
|---|---|---|---|
| 采集日期 | 2013年09月08日 | 海拔(m) | 725.1 |
| 采集地点 | 广西桂林市龙胜县花坪国家自然保护区 | | |
| 经度 | 109°54'54.63" | 纬度 | 25°38'03" |
| 植被类型 | 灌丛 | 生活型 | 灌木 |
| 水分生态类型 | 中生植物 | 光生态类型 | 耐阴植物 |
| 土壤生态类型 | | 温度生态类型 | 亚高温植物 |
| 资源类型 | 野生植物 | 出现多度 | 少 |
| 株高(cm) | | 直径(cm) | |
| 根 | | 茎（树皮） | |
| 叶 | | 芽 | |
| 花 | 花粉红色 | 果实和种子 | |
| 植物名 | 朝天罐 | 科名 | 野牡丹科 |
| 学名 | Osbeckia opipara C. Y. Wu et C. Chen | | |
| 药材名 | 倒罐子根 | 药材别名 | |
| 药用部位 | 根及根茎类 | 标本类型 | 腊叶标本 |
| 用途 | 全株用于小儿风热，久咳，咯血，胃痛，白带，月经过多，胎漏下血，癌症，痔疮出血；根用于咽喉炎，咳嗽，消化不良，风湿痹痛，闭经，小儿疳积。 | | |
| 备注 | 遗传材料2份 | | |
| 条形码 | | | |

450328LY0741

第四次全国中药资源普查
采集号：450328130908008LY
日期：　年　月　日

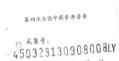

## 来源

野牡丹科（Melastomataceae）
植物朝天罐 *O. opipara* C. Y.
Wu & C. Chen 的根、全株。

## 民族名称

【瑶药】懂烈桑。
【侗族】登辣建岁、片果
子公（三江）。

183208

**第四次全国中药资源普查标本鉴定**

采集号：450328130908008LY　　科名：野牡丹
学名：Osbeckia opipara C. Y. Wu et C. Chen
种中文名：朝天罐
鉴定人：黄歆怡　鉴定日期：2014.10.08

**全国中药资源普查标本采集记录表**

| | | |
|---|---|---|
| 451029130723009 | 采 集 人： | 田林普查队 |
| 2013年07月03日 | 海 拔(m)： | 1400.0 |
| 田林县浪平乡委贵村茶洞屯石山 | | |
| 106°18′44.96″ | 纬 度： | 24°29′46.1″ |
| 草丛 | 生 活 型： | 灌木 |
| 中生植物 | 光生态类型： | 耐阴植物 |
| 酸性土植物 | 温度生态类型： | 中温植物 |
| 野生植物 | 出现多度： | 一般 |
| | 直径(cm)： | |
| | 茎（树皮）： | |
| | 芽： | |
| | 果实和种子： | |
| 假朝天罐 | 科 名： | 野牡丹科 |
| | Osbeckia crinita Benth. | |
| | 药材别名： | |
| | 标本类型： | 腊叶标本 |

451029LY2029

第四次全国中药资源普查

采集号： 009

451029130723

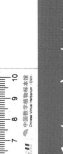
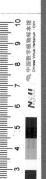

193334

BOTANICAL GARDEN
CINAL PLANTS

0139557

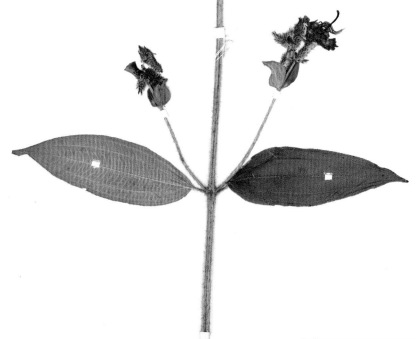

| 采集号： | 451029130723009 | 120. 野牡丹科 |
|---|---|---|
| | | Melastomataceae |

假朝天罐
Osbeckia crinita Benth.

鉴定人：胡仁传　　　　鉴定时间：2016 年 09 月 01 日

第四次全国中药资源普查

**来源**

野牡丹科（Melastomataceae）植物假朝天罐 *O. crinita* Benth ex Naudin 的根、全株。

**民族名称**

【瑶药】懂烈桑。

【侗族】登辣建岁、片果子公（三江）。

## 民 族 应 用

【瑶药】药用根。主治肺痨咳嗽，咯血，痔疮出血，崩漏，月经不调，闭经，带下病，痢疾，肠炎，气管炎。
【侗族】药用全株。水煎服治痢疾，肠炎腹泻，肺结核。内服用量15~30g。

**药材性状**　根头膨大，呈不规则的团块状，直径1.3~3.5cm，上方有茎基痕一至数个。根呈长圆锥形或圆柱形，直径0.4~3cm，常弯曲，有分支；表面浅棕黄色或暗褐色，栓皮翘起部分呈薄片状，脱落处露出细密的纵皱纹；质坚硬，不易折断；切面皮部褐色，木部黄白色，有时可见同心环纹和放射纹；气微，味涩。茎四棱形，完整叶片长圆状披针形、卵状披针形至椭圆形，总状花序顶生，花瓣紫红色，倒卵形。蒴果卵形。

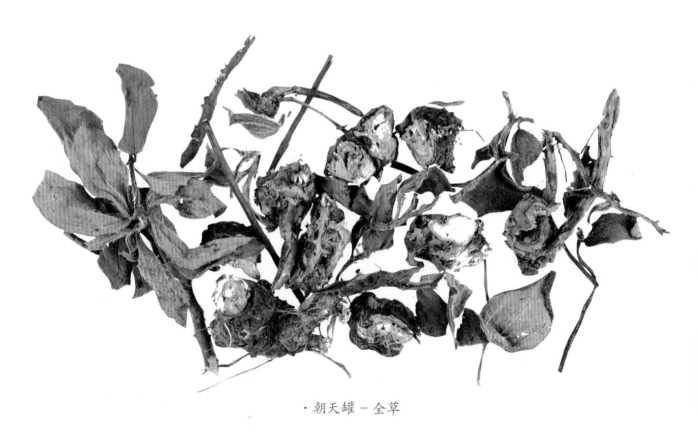

·朝天罐－全草

**药用源流**　《中华本草》记载其全草具有敛肺益肾、活血止血的功效；主治久咳，虚喘，体虚头晕，风湿痹痛，淋浊，泻痢，便血，血崩，月经不调，白带异常，跌打瘀肿，外伤出血，烫伤。其根具有清热解毒、调经止血的功效；主治热痢，水泻，淋痛，水肿，肝炎，胆囊炎，风湿痛，咳喘，劳嗽，咯血，便血，崩漏，月经不调，经闭，带下病，疮疡，痔疮。《广西壮族自治区瑶药材质量标准　第一卷》（2014年版）记载其根具有清肠、收敛止泻的功效；主治痢疾，肠炎。

| 分类位置 | 种子植物门 | 被子植物亚门 | 双子叶植物纲 | 桃金娘目 | 野牡丹科 |
|---|---|---|---|---|---|
| | Spermatophyta | Angiospermae | Dicotyledoneae | Myrtales | Melastomataceae |

**形态特征**　灌木。茎四棱形，被平展刺毛。叶坚纸质，长圆状披针形、卵状披针形至椭圆形，顶端尖，基部钝或近心形，长 4~13cm，宽 2~5cm，全缘，具缘毛，两面被糙伏毛，5 基出脉。总状花序顶生，或每节有花两朵，或为圆锥花序；苞片 2，卵形，具刺毛状缘毛；花萼紫红色或紫黑色，具有柄星状毛，裂片线状披针形或钻形，顶端长渐尖；花瓣紫红色，倒卵形；雄蕊常偏向一侧。蒴果卵形，4 纵裂，上部被疏硬毛，顶端具刚毛；宿存萼深紫色或黑紫色，坛状，顶端平截，近中部缢缩成颈，上部通常有星状毛脱落后的斑痕，下部密被有柄星状毛。

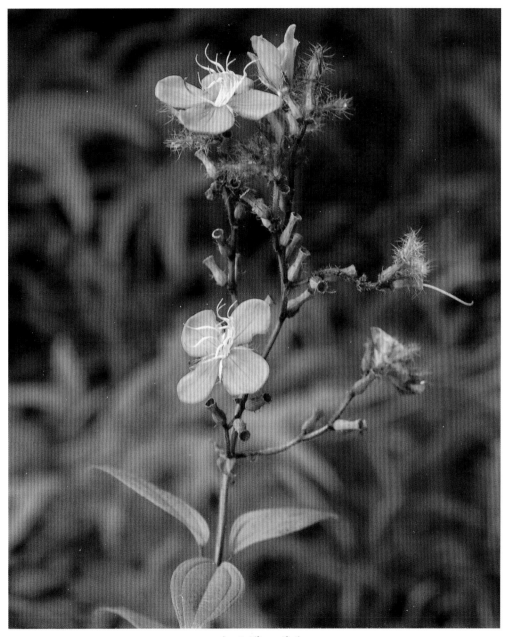

· 朝天罐 – 花期

**生境分布**　生于海拔 800~2100m 的山坡向阳草地、地埂或矮灌木丛中。分布于湖北、湖南、广西、四川、贵州、云南、西藏等。广西主要分布在融水、灌阳、龙胜、恭城、德保、凌云、隆林等。

**化学成分** 主要含有 $\beta$-谷甾醇、熊果酸、胡萝卜苷、槲皮素-3-鼠李糖苷、槲皮素-3-葡萄糖苷、槲皮素[1]、lasiodiplodin、de-O-methyllasiodiplodin、2,3-dihydro-2-hydroxy-2,4-dimethyl-5-*trans*-propenylfuran-3-one、integracin、$5\alpha, 8\alpha$-epidioxy-(22E, 24R)-ergosta-6, 22-dien-3$\beta$-ol、3, 3', 4'-tri-O-methylellagic acid、5-羟甲基糠醛、吐叶醇、白桦脂酸、$2\alpha$-羟基乌索酸、(24R)-stigmast-4-ene-3-one、eugenitin[2]等化合物。

**药理作用** 1. 抗炎作用

星毛金锦香对醋酸所致小鼠腹腔毛细血管通透性增高、二甲苯诱导的小鼠耳郭肿胀和小鼠棉球肉芽肿有明显的抑制作用，可显著降低小鼠背部气囊炎性渗出液中 $PGE_2$ 的含量，表明星毛金锦香具有抗炎作用，其抑制炎症组织中 PGE 的产生可能为抗炎作用机理之一[3]。星毛金锦香乙酸乙酯部位和正丁醇部位为其抗炎活性部位，其作用机制为有效降低 TNF-$\alpha$ mRNA 的表达[4]。

2. 抗肿瘤作用

星毛金锦香水提取物体外可以显著性抑制人肝癌细胞 SMMC7721、人鼻咽癌细胞 CNE2 的细胞增殖，且可使其细胞核染色质发生明显改变，表明星毛金锦香水提取物具有一定的抗肿瘤活性[5]。

3. 抗氧化作用

星毛金锦香总酚抗氧化性能较强。星毛金锦香总酚的抗氧化活性随质量浓度的增大而增强，其清除 DPPH 自由基的能力较维生素 C 强，对 ABTS+ 自由基和铁离子也有较好的清除能力和还原能力，经 AB-8 树脂纯化后，其抗氧化能力显著提高[6]。

4. 毒副作用

对雌雄小鼠给予最大浓度（103. 68mg/ml）的星毛金锦香总酚混悬液灌胃，24h 内连续给药 2 次，每次 0.4ml/10g，给药 14 天后实验小鼠均未出现中毒反应和死亡情况，脏器亦无明显异常。雌雄给药组体质量和脏器系数与对照组两两比较，差异均无统计学意义。小鼠最大给药量为 8.29g/kg，相当于人用剂量的 513 倍。表明星毛金锦香总酚对小鼠无明显毒性作用，安全性较高[7]。

**参考文献**

［1］汪波，王皓，温远影，等. 假朝天罐的化学成分研究［J］. 天然产物研究与开发，2000，12(2):45-48.

［2］王鸿升，王跃虎，石亚娜，等. 朝天罐根化学成分的研究［J］. 中国中药杂志，2009，34(4):414-418.

［3］蒋霞，黎格，杨柯，等. 民族药朝天罐提取物抗炎作用及机理研究［J］. 时珍国医国药，2010，21(10):2693-2694.

［4］蒋霞，邹小琴，王小洁，等. 朝天罐根抗炎活性部位及作用机制的研究［J］. 广西医科大学学报，2015，32(4):547-550.

［5］邹小琴，黄崇焕，李梅，等. 朝天罐提取物体外抗肿瘤活性研究［J］. 中国民族民间医药，2018，27(21):15-18.

［6］陈艳华，蒋霞，陈依雨，等. 朝天罐总酚的提取纯化及其抗氧化活性研究［J］. 安徽农业科学，2020，48(8):163-168.

［7］陈艳华，蒋霞，陆洪艳. 朝天罐总酚的小鼠急性毒性实验研究［J］. 湖南中医杂志，2020，36(11):189-191.

广 西

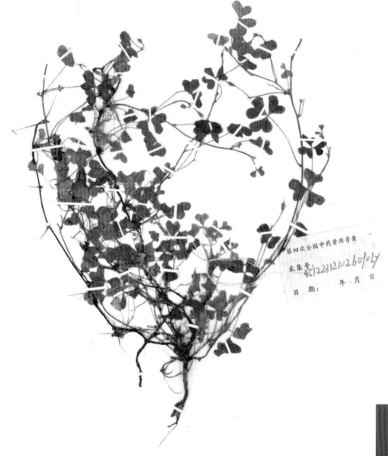

第四次全国中药资源普查
采集号 45J 223121026090LY
日　期：　年·月·日

## 酢浆草

采 集 号 45122312102609OLY　69科

*Oxalis corniculata* Linn.

酢浆草

鉴定人 吕惠珍　2015 年 7 月 6 日

第四次全国中药资源普查

## 来源

酢浆草科（Oxalidaceae）植物酢浆草
*Oxalis corniculata* Linn. 的全草。

## 民族名称

【壮族】北西什美（桂平），老鸦
酸（凤山），棵美（河池），刹秋
喀（大新），棵送梅。
【瑶族】咖毕（都安），冠酸凤、
脉心林（桂平），铜性咪（金秀）。
【侗族】骂登胜（三江）。
【苗族】屙薯该，乌照五（融水）。
【毛南族】蜗肫槽（环江）。

## 民 族 应 用

【壮族】药用全草。水煎服治咽喉痛，跌打肿痛；与鸡肉或猪骨煲服治产后大流血，各种出血；取药汁调洗米水服治大小便不利；捣烂敷患处脓疱疮，湿疹；调酒敷伤口周围治毒蛇咬伤，敷患处治骨折。

【瑶族】药用全草。水煎服治痢疾；水煎服兼用药渣敷两脚掌心治难产，胎衣不下；取药汁调洗米水涂患处脓疱疮；捣烂敷患处治刀枪伤。

【侗族】药用全草。捣烂敷患处治无名肿毒。

【苗族】药用全草。水煎服治尿闭；水煎服兼用药渣敷两脚掌心治难产，胎衣不下；取药汁调洗米水涂患处治癣，带状疱疹，脓疱疮。

【毛南族】药用全草。捣烂敷患处治沙虫脚。

内服用量 30g；外用适量。

**药材性状** 全草长 10~35cm，茎被疏毛。叶柄长 1~15cm，叶皱缩或破碎，完整叶具 3 小叶，无柄，倒心形，长 4~16mm，宽 4~22mm，先端凹入，基部宽楔形，棕绿色，被毛。味咸、酸涩。

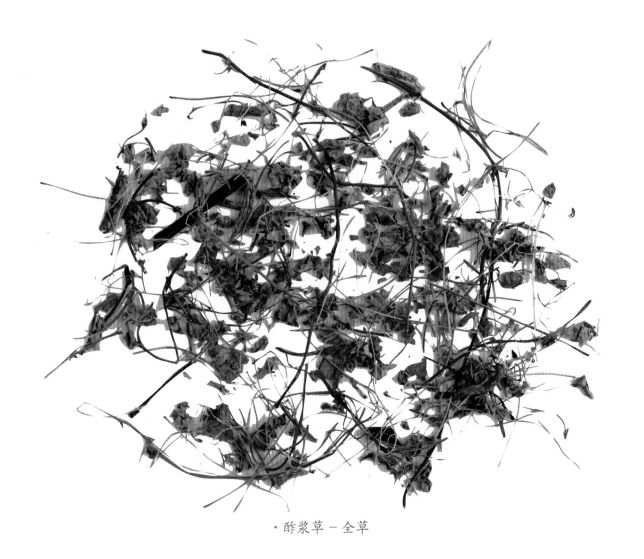

· 酢浆草 - 全草

**药用源流**　酢浆草的药用始载于《新修本草》。《本草图经》曰："酢浆草，俗呼为酸浆。旧不载所出州土，云生道傍。今南中下湿地及人家园圃中多有之，北地亦或有生者，叶如水萍，丛生；茎端有三叶，叶间生细黄花，实黑。夏月采叶用。初生嫩时，小儿多食之。南人用揩鍮石器，令白如银。"《本草纲目》云："此小草三叶酸也，其味如醋。与灯笼草之酸浆，名同物异。苗高一二寸，丛生布地，极易繁衍。一枝三叶，一叶两片，至晚自合帖，整整如一。四月开小黄花，结小角，长一二分，内有细子。冬亦不凋。方士采制砂、汞、硇、矾、砒石。"根据上述描述，与本品相符。《广西壮族自治区壮药质量标准　第二卷》（2011年版）记载其具有清热利湿、凉血散瘀、解毒消肿的功效；主治湿热泄泻，痢疾，黄疸，淋证，带下病，吐血，衄血，尿血，月经不调，跌打损伤，咽喉肿痛，痈肿疔疮，丹毒，湿疹，疥癣，痔疮，麻疹，烫火伤，蛇虫咬伤。

| **分类位置** | 种子植物门 | 被子植物亚门 | 双子叶植物纲 | 牻牛儿苗目 | 酢浆草科 |
|---|---|---|---|---|---|
| | Spermatophyta | Angiospermae | Dicotyledoneae | Geraniales | Oxalidaceae |

**形态特征**　草本，全株被柔毛。根茎稍肥厚。茎细弱，多分枝，直立或匍匐，匍匐茎节上生根。托叶小，长圆形或卵形；小叶3，倒心形，长4~16mm，宽4~22mm，先端凹入，基部宽楔形，两面被柔毛或表面无毛，沿脉被毛较密，边缘具贴伏缘毛。花单生或数朵集为伞形花序状，腋生，总花梗淡红色；萼片5，披针形或长圆状披针形；花瓣5，黄色，长圆状倒卵形；雄蕊10，花丝白色半透明；子房长圆形，5室，被短伏毛，花柱5，柱头头状。蒴果长圆柱形，长1~2.5cm，5棱。种子长卵形，长1~1.5mm，褐色或红棕色，具横向肋状网纹。

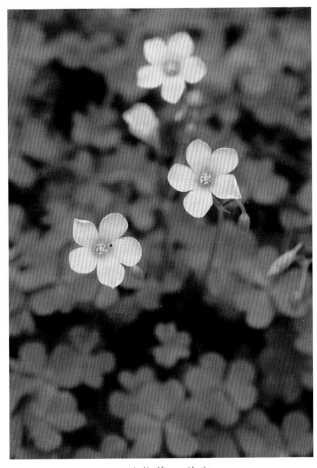

·酢浆草－花期

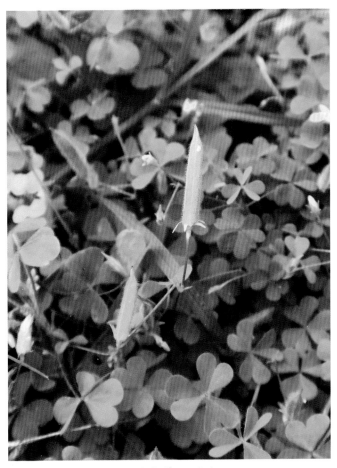

·酢浆草－果期

**生境分布** 生于山坡草地、河谷沿岸、路边、田边、荒地或林下阴湿处。全国广布种。广西全区各地均有分布。

**化学成分** 主要含有对羟基肉桂酸、咖啡酸、槲皮素、没食子酸[1]、原儿茶醛、*N*-methylhydroxylamine、对羟基苯甲醛、myricetin-3-*O*-α-L-rhamnopyranoside、1, 3, 5- 三甲氧基苯、腺嘌呤、当药黄素、香叶木苷、异牡荆素、对羟基苯甲酸、1- 核糖醇基 -2, 3- 二酮 -1, 2, 3, 4- 四氢 -6, 7- 二甲基 – 喹喔啉、lumichrome、2, 2′- 氧代双 ( 1, 4 )- 二叔丁苯、大黄酸、反式对羟基肉桂酸、β- 胡萝卜苷、D- 果糖、鸟苷[2]、afzelin、salireposide、异当药黄素、金圣草素 -7-*O*-β-D- 吡喃葡萄糖苷、leonuriside A、(6*S*, 7*E*, 9*R*)-6, 9-dihydroxymegastigma -4, 7-dien-3-one-9-*O*-β-D-glucopyranoside、uridine、 蒙花苷、3, 4, 5-trimethoxyphenyl-1-*O*-β-D-apiofuranosyl-(1″ → 6′)-β-D-glucopyranoside、lcariside F2、3, 4-dimethoxyphenyl-1-*O*-β-D-apiofuranosyl-(1″ → 6′) –β-D-glucopyranoside、cucumegastigmane Ⅱ、腺苷、(2*S*)-3-*O*-α-D-galactopyranosyl(1 → 6) –β-D-galactopyranosyl-1, 2-di-*O*-［(9*Z*, 12*Z*, 15*Z*)-octadeca-9, 12, 15-trienoyl］-sngyerol、6-*C*-B-glucopyranosyl-7-*O*-methylluteolinidin[3]等化合物。

**药理作用** **1. 抗菌作用**

酢浆草具有一定的选择性抑菌作用。酢浆草对金黄色葡萄球菌、肠炎沙门菌、铜绿假单胞菌、短小芽孢杆菌 4 种常见致病菌均有中度或高度的抑制作用，对金黄色葡萄球菌抑制作用尤为明显，但对乙型溶血性链球菌和大肠杆菌抑菌作用较弱，且醇提取液的抑菌效果优于水提取液[4]。酢浆草 0.01g /ml 的乙醇提取物对摇床培养的金黄色葡萄球菌生长具有明显的抑制作用，但各种浓度的提取物对摇床培养的大肠杆菌生长均无抑制作用[5]。

**2. 抗炎镇痛作用**

酢浆草能降低角叉菜胶诱导的大鼠足跖肿胀，降低血清中 IL-8 含量，但 MDA 含量及 SOD 活性没有显著变化。表明酢浆草具有一定的抗炎作用，可能与其降低 IL-8 等致炎因子的含量有关，而清除氧自由基、抗脂质过氧化能力未见显著变化[6]。酢浆草乙醇提取物能使醋酸所致急性腹膜炎小鼠扭体反应次数减少，并能降低小鼠腹腔毛细血管的通透性，表明酢浆草对醋酸所致小鼠急性腹膜炎具有一定的抗炎镇痛作用[7]。酢浆草水提取物可明显降低小鼠腹腔毛细血管通透性，抑制冰醋酸所致小鼠扭体反应，表明酢浆草水提取物也具有一定的抗炎镇痛作用[8]。

**3. 降脂保肝作用**

酢浆草能明显降低高脂血症大鼠 TC、LDL-C、MDA、Apo B，提高 HDL-C、SOD、Apo A1 水平，还可降低高脂血症大鼠 ALT、肝指数，减轻肝脏脂肪变性，表明酢浆草具有一定的调脂保肝作用[9]。此外，酢浆草还对 a- 萘异硫氰酸酯所致大鼠肝损伤有一定的干预作用[10]，对 $CCl_4$ 致急性肝损伤大鼠也具有一定的保护作用，其机制可能干预 TLR-2 /NF-κB 信号通路和抑制氧化应激的作用有关[11]。

**4. 抗氧化作用**

酢浆草水提取物对 DPPH 自由基具有较好的清除作用，且随着提取物浓度的增加，其对 DPPH 自由基的清除能力逐渐增强[12]。酢浆草多糖的超声酶提取物对 DPPH 自由基、OH 自由基、ABTS⁺自由基具有较强的清除能力，$IC_{50}$ 值分别为 2.95mg/ml、0.57mg/ml 和 2.09 mg/ml，抗油脂自动氧化性能优于抗坏血酸，$IC_{50}$ 值为 3.71 mg/ml；在 50~400μg/ml 的浓度下，对质粒 DNA 的氧化损伤具有明显的保护作用[13]。

5. 抗肿瘤作用

酢浆草总黄酮提取物具有一定的体外抗人肝癌细胞 HepG2.2.15 活性。酢浆草总黄酮提取物对人肿瘤细胞株具有选择性抑制作用，其对人肝癌细胞株 HepG2.2.15 有较强抑制作用，且其抑制作用具有较好的时效量效关系，但 $IC_{50}$ 不及阳性药物顺铂[14]。

**参考文献**

［1］吴高兵，陈华，姚志云. 苗药酢浆草的化学成分研究［J］. 中国民族医药杂志，2014，1:25-26.

［2］张宝，彭潇，何燕玲，等. 酢浆草的化学成分研究［J］. 中药材，2018，41(8):1883-1886.

［3］马雪，李小双，李银，等. 酢浆草的化学成分研究（Ⅱ）［J］. 中药材，2020，43(4):853-858.

［4］丁良，李静，杨慧，等. 酢浆草的体外抑菌活性［J］. 医学研究与教育，2010，27(6):16-18, 21.

［5］刘世旺，徐艳霞，石宏武. 酢浆草乙醇提取物对细菌生长曲线的影响［J］. 北方园艺，2007，3:113-115.

［6］王玉仙，丁良，申文增，等. 酢浆草的抗炎作用［J］. 医学研究与教育，2010，27(5):11-13.

［7］郭美仙，王艳双，施贵荣，等. 酢浆草对小鼠急性腹膜炎的抗炎镇痛作用研究［J］. 大理学院学报，2014，13(2):6-8.

［8］崔珺，杨雅欣，郑林，等. 贵州苗药酢浆草水提取物的抗炎镇痛作用［J］. 贵阳医学院学报，2016，41(4):427-429, 435.

［9］马鸿军. 酢浆草对高脂血症大鼠血脂代谢和护肝作用的研究［D］. 保定：河北大学，2010.

［10］王含玉. 酢浆草对 a- 萘异硫氰酸酯所致大鼠肝损伤的干预作用［D］. 保定：河北大学，2015.

［11］陈春，陈毅飞，曹后康，等. 酢浆草对四氯化碳致急性肝损伤大鼠的保护作用及机制［J］. 中国实验方剂学杂志，2018，24(16):141-145.

［12］丁良，李静，杨慧. 酢浆草提取物体外抗氧化活性研究［J］. 辽宁中医杂志，2011，38(10):2055-2057.

［13］户维超. 酢浆草多糖的超声－酶提取及理化性质与抗氧化活性研究［D］. 雅安：四川农业大学，2019.

［14］李静. 酢浆草提取物体外抗肿瘤和抗氧化研究［D］. 保定：河北大学，2011.

紫苏

**第四次全国中药资源普查采集记录**

采集人：吕惠珍、农东新、林杨、岑海锋

采集号：451223121025031LY

采集日期：2012 年 10 月 25 日

采集地点：广西凤山县凤城镇久文林场

经度：E　纬度：N

海拔：830 m

环境：草丛，路边，黄棕壤

出现频度：一般　资源类型：野生

性状：草本

重要特征：花白色

科名：唇形科

植物名：白苏　别名：

学名：

药材名：　入药部位：

标本份数：3

用途：

备注：

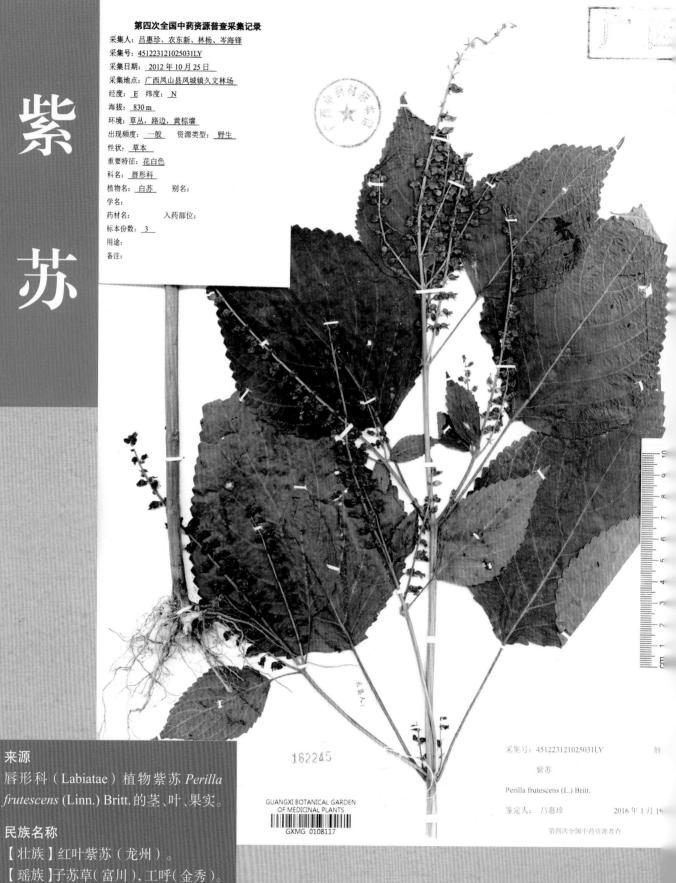

162245

GUANGXI BOTANICAL GARDEN
OF MEDICINAL PLANTS

GXMG 0108117

采集号：451223121025031LY　唇

紫苏

Perilla frutescens (L.) Britt.

鉴定人：吕惠珍　　2016 年 1 月 1

第四次全国中药资源普查

## 来源

唇形科（Labiatae）植物紫苏 *Perilla frutescens* (Linn.) Britt. 的茎、叶、果实。

## 民族名称

【壮族】红叶紫苏（龙州）。

【瑶族】子苏草（富川），工呼（金秀）。

【苗族】地哈（融水）。

【毛南族】妈哈兰（环江）。

## 民 族 应 用

【壮族】药用茎、叶、果实。茎、叶水煎服治感冒，咳嗽，小儿百日咳。果实捣碎冲开水服治支气管哮喘。

【瑶族】药用茎、叶。水煎服治感冒，咳嗽，胎动不安。

【侗族】药用茎、叶。水煎服治感冒，咳嗽，反胃，胃纳不佳，胎动不安。

【苗族】药用茎、叶。水煎服治感冒，咳嗽。

【毛南族】药用茎、叶。水煎服治感冒，咳嗽。

内服用量 20~40g。

**药材性状** 茎呈方柱形，四棱钝圆，直径 0.5~1.5cm；表面紫棕色或暗紫色，四面有纵沟和细纵纹，节部稍膨大，有对生的枝痕和叶痕；体轻，质硬，断面裂片状；切片厚 2~5mm，常呈斜长方形，木部黄白色，射线细密，呈放射状，髓部白色，疏松或脱落；气微香，味淡。叶片多皱缩卷曲、破碎，完整者展平后呈卵圆形，长 4~11cm，宽 2.5~9cm；先端长尖或急尖，基部圆形或宽楔形，边缘具圆锯齿。两面紫色或上表面绿色，下表面紫色，疏生灰白色毛，下表面有多数凹点状的腺鳞；叶柄长 2~7cm，紫色或紫绿色；质脆。带嫩枝者，枝的直径 2~5mm，紫绿色，断面中部有髓；气清香，味微辛。果实呈卵圆形或类球形，直径约 1.5mm。表面灰棕色或灰褐色，有微隆起的暗紫色网纹，基部稍尖，有灰白色点状果梗痕。果皮薄而脆，易压碎。种子黄白色，种皮膜质，子叶 2，类白色，有油性；压碎有香气，味微辛。

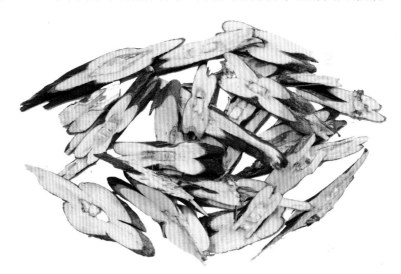

· 紫苏－茎

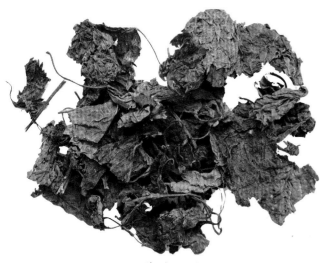

· 紫苏－叶

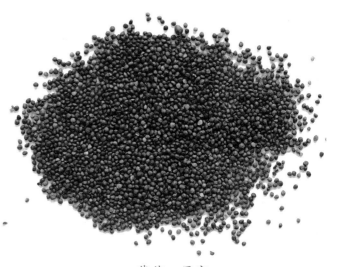

· 紫苏－果实

**药用源流** 紫苏原名"苏"，始载于《名医别录》，列为中品，曰："味辛，温。主下气，除寒中，其子尤良。"《本草经集注》记载："叶下紫色面气甚香，其无紫色不香似荏者，多野苏，不任用。"《本草图经》记载："苏、紫苏也。旧不著所出州土，今处处有之。叶下紫色而气甚香，夏采茎、叶，秋采实。"《本草纲目》记载："紫苏、白苏皆以二三月下种，或宿子在地自生。其茎方，其叶团面有尖，四围有巨齿，肥地者面背皆紫，瘠地者面青背紫，其面背皆白者即白苏，乃荏也。紫苏嫩时采叶，和蔬茹之，或盐及梅卤作菹食甚香，夏月作熟汤饮之。五六月连根采收，以火煨其根，阴干则经久叶不落。八月开细紫花，成穗作房，如荆芥穗。九月半枯时收子，子细如芥子而色黄赤，亦可取油如荏油。"《植物名实图考》记载："今处处有之，有面背俱紫、面紫背青二种，湖南以为常茹，谓之紫菜，以烹鱼尤美。"以上所述及其所附图绘与本种相符。《中华人民共和国药典》（2020年版 一部）记载其成熟果实具有降气化痰、止咳平喘、润肠通便的功效；主治痰壅气逆，咳嗽气喘，肠燥便秘。其叶（或带嫩枝）具有解表散寒、行气和胃的功效；主治风寒感冒，咳嗽呕恶，妊娠呕吐，鱼蟹中毒。其茎具有理气宽中、止痛、安胎的功效；主治胸膈痞闷，胃脘疼痛，嗳气呕吐，胎动不安。

| **分类位置** | 种子植物门 | 被子植物亚门 | 双子叶植物纲 | 唇形目 | 唇形科 |
|---|---|---|---|---|---|
| | Spermatophyta | Angiospermae | Dicotyledoneae | Laminales | Labiatae |

**形态特征** 一年生草本。茎钝四棱形，密被长柔毛。叶阔卵形或圆形，先端短尖或突尖，边缘在基部以上有粗锯齿，两面绿色或紫色。轮伞花序2花，偏向一侧的顶生及腋生总状花序；苞片先端具短尖，外被红褐色腺点；花萼钟状，10脉，直伸，下部被长柔毛，夹有黄色腺点，内面喉部有疏柔毛环；雄蕊4，几不伸出，前对稍长，离生，插生喉部；花柱先端相等2浅裂；花盘前方呈指状膨大。小坚果近球形，具网纹。

**生境分布** 全国各地广泛栽培，广西主要分布在桂西、桂北等。

**化学成分** 主要含有山奈酚-3-O-芸香苷、木犀草素、木犀草素-7-O-二葡萄糖醛酸苷、木犀草素-3'-葡萄糖醛酸或异构体或野黄芩苷、芹菜素-7-O-二葡萄糖醛酸苷、芹菜素-7-O-β-D-吡喃葡萄糖苷、槲皮苷、木犀草素-7-O-葡萄糖醛酸苷、5, 6, 7-三羟基-8-甲氧基黄酮-7-O-葡萄糖醛酸苷、黄芩苷、2', 6'-二

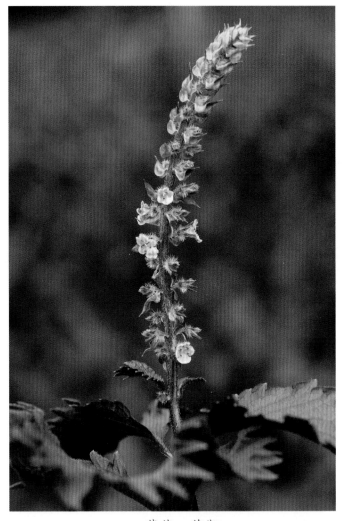

· 紫苏 - 花期

羟基 -4, 4'- 二甲氧基查尔酮、7, 4'-dimethoxy-5-hydroxyflavanone、5, 7-dihydroxy-4'-methoxyisoflavone、芹菜素、毛蕊异黄酮葡萄糖苷[1]、芹菜素 -7-O- 咖啡酰葡萄糖苷、木犀草苷、槲皮素、刺槐黄素 -7-O- 芸香苷[2]、野黄芩苷、黄芩素 -7- 甲醚[3]等黄酮类成分；苹果酸、柠檬酸、丹参素、二羟基苯甲酸葡萄糖苷酸、N-(9-(β-ribofuranosyl)-9H- purin-6-yl)-aspartic acid、12-O-β-D-glucopyranosyloxyjasmonic acid、3, 4'- 二羟基 -3'- 甲氧基苯丙戊二酸、茉莉酸、boronolide、三羟基十八碳二烯酸、pinellic acid、13-hydroperoxy-9, 11-octadecad-ienoic acid[1]、3, 4'- 二羟基 -3'- 甲氧基苯并戊二酸、原儿茶醛、原儿茶酸、香草酸、沙利酸[2]、反式对羟基桂皮酸[3]等有机酸类成分；谷氨酸、酪氨酸、焦谷氨酸、苯丙氨酸、腺苷、色氨酸[1]等氨基酸类成分；香豆酸葡萄糖、秦皮乙素、香豆素、迷迭香酸[1]、迷迭香酸甲酯、7- 羟基香豆素[2]、咖啡酸乙烯酯[3]、5-methoxyisolariciresinol、syringaresinol mono-β-D-glucoside、lyoniresinol[4]等苯丙素类成分；委陵菜酸、朦胧木酸、坡模酮酸、熊果酸、灵芝醇 A、奈博类固醇 D 或奈博类固醇 E[1]、白桦脂酮酸、常春藤皂苷元、齐墩果酸、算盘子酮、白桦酯醇、科罗索酸、香树脂醇[2]、sericoside[3]等萜类成分；以及亚麻酸、棕榈酸、甘露醇、2-amino-octadecane-1, 3, 4-triol[1]、东莨菪内酯、亚油酸、油酸[2]、(+)-isololiolide、去氢吐叶醇、(-)-loliolide、对羟基苯甲醛、对羟基苯乙酮、3- 吲哚甲醛[3]、patrinalloside、patrinoside-aglucone[4]等成分。还含有洋芹醚、2, 5- 二甲基 -2, 4- 己二烯、石竹烯、α- 法尼烯、叶绿醇、草蒿脑、紫苏醛、β- 可巴烯、反式 - 橙花叔醇、桉油烯醇、石竹烯氧化物、5- 烯丙基 -2, 3-( 亚甲二氧基 ) 苯甲醚[5]等挥发油成分。

**药理作用**　1. 抗炎作用

紫苏叶挥发油能减轻角叉菜胶致去肾上腺大鼠足跖肿胀，降低其炎症组织 $PGE_2$ 含量，抑制其胸腔渗出液中蛋白含量和白细胞数量，降低其 NO 含量[6]。紫苏总黄酮能抑制醋酸致小鼠毛细血管通透性增加和二甲苯致小鼠耳肿胀，减轻大鼠肉芽肿，降低气囊渗出液中蛋白质含量、白细胞数和 MDA、NO 水平，降低血清中 IL-6 和 TNF-α 含量[7]。

2. 抗菌作用

紫苏籽油提取液对大肠杆菌和枯草芽孢杆菌均有抑制作用[8]。紫苏叶提取物对金黄色葡萄球菌具有抑制作用，其 MIC 为 0.3125 g/L[9]。

3. 抗氧化作用

紫苏叶花色苷对 DPPH 自由基、$ABTS^+$ 自由基和 $O_2^-$ 自由基均有清除能力，其清除率分别为 40.4%、52.7% 和 43.7%[10]。紫苏籽壳原花青素纯化物对 DPPH 自由基、$ABTS^+$ 自由基的半数抑制浓度 $IC_{50}$ 分别为 2.138μg/ml、0.3699μg/ml[11]。

4. 抗过敏作用

紫苏提取物能降低过敏性小鼠血清总 IgE 和特异 IgE 水平[12]。

5. 对消化系统的作用

紫苏叶、梗挥发油及水提取物均可明显促进正常小鼠的小肠运动，并能拮抗硫酸阿托品所致小鼠的胃肠抑制作用[13]。紫苏叶石油醚提取物和乙醇提取物能提高碳末推进百分率与总酸排出量[14]。

6. 对心脑血管系统的作用

紫苏油能降低高血压模型大鼠尾动脉收缩压，且对其心率的影响较小[15]。紫苏油能改善大鼠慢性脑缺血所致的认知功能障碍，抑制海马及皮层 TChE 活性，提高 ChAT 的活性[16]。

7. 解热作用

紫苏叶挥发油对 2, 4- 二硝基苯酚致热的大鼠发热现象有明显的降温作用[17]。

### 8. 抗肿瘤作用

紫苏油能抑制人乳腺癌 MCF7 细胞增殖并诱导其凋亡[18]。紫苏醇可抑制结肠癌 SW480 细胞的增殖和细胞内 Notch-1 蛋白的表达，并反馈性下调 *Rspo*3 基因与其蛋白的表达[19]。

### 9. 抗糖尿病作用

紫苏叶多糖具有抗糖尿病作用，其作用机制可能与降低氧化应激水平和促进 PI3K/AKT/GLUT4 信号通路的活化有关[20]。紫苏叶提取物对 Caco-2 细胞上的麦芽糖酶和蔗糖酶有良好的抑制作用，并且对葡萄糖的转运有一定的抑制作用[21]。

### 10. 其他作用

紫苏叶提取物通过抑制脂肪生成转录因子 PPAR-γ、C/EBPα 和脂肪合成转录因子 SREBP1 及其靶基因的表达来降低脂肪和体质量，调节脂肪组织脂质代谢[22]。紫苏叶可降低高尿酸血症小鼠血清中 UA 水平，促进肾脏对尿酸的排泄作用，缓解肾小管管腔扩张现象[23]。紫苏提取物能降低 $CCl_4$ 与 APAP 诱导的肝损伤小鼠血清 ALT、AST 活性和 TG 含量，提高肝脏 SOD、GSH-Px 活性，降低 MDA 含量，改善肝组织病理变化[24]。

**附　注**　《中华本草》记载 *Perilla frutescens* (Linn.) Britton 为白苏，其果实压榨出的脂肪油亦可作药用，有润肠、乌发功效，主治肠燥便秘、头发枯燥。我国古书上称叶全绿的为白苏，称叶两面紫色或面青背紫的为紫苏，但据近代分类学者 E. D. Merrill 的意见，认为二者同属一种植物，其变异因栽培而起。此外白苏与紫苏除叶的颜色不同外，其他可作为区别之点的，即白苏的花通常白色，紫苏花常为粉红至紫红色，白苏被毛通常稍密（有时也有例外），果萼稍大，香气亦稍逊于紫苏，但差别微细，故将二者合并。

**参考文献**

［1］毛祈萍，何明珍，黄小方，等．基于 UHPLC-Q/TOF-MS 的紫苏化学成分鉴定［J］．现代食品科技，2021, 37(1):282-291, 259.

［2］亢倩丽，李壮壮，范珊珊，等．基于 UPLC-Q-Exactive-Orbitrap-MS 的紫苏叶与紫苏梗化学成分分析［J］．中国实验方剂学杂志，2020, 26(13):156-162.

［3］霍立娜，王威，刘洋，等．紫苏叶化学成分研究［J］．中草药，2016, 47(1):26-31.

［4］叶宇，梁克利．紫苏的化学成分研究［J］．哈尔滨商业大学学报（自然科学版），2017, 33(5):523-525.

［5］郑梅琴，魏燕霞，林瑞余．不同紫苏挥发油化学成分分析［J］．湖北农业科学，2018, 57(24):143-146.

［6］冯劼，王薇，余陈欢．紫苏叶挥发油化学成分分析及其抗炎机制研究［J］．海峡药学，2011, 23(5):45-48.

［7］郎玉英，张琦．紫苏总黄酮的抗炎作用研究［J］．中草药，2010, 41(5):791-794.

［8］王素君，张良晓，李培武，等．紫苏籽油抗菌活性研究［J］．中国食物与营养，2017, 23(11):38-41.

［9］郝佳，刘哲，张瑜，等．苦参、绿茶及紫苏叶提取物联用对金黄色葡萄球菌的体外活性研究［J］．天津中医药大学学报，2014, 33(5): 296-298.

［10］于海鑫，张秀玲，高诗涵，等．紫苏叶花色苷微波辅助提取工艺优化及其抗氧化活性［J］．食品工业，2019, 40(10): 51-55.

［11］李会珍，谭永兰，夏瑶瑶，等．紫苏籽壳原花青素纯化及抗氧化性研究［J］．中国农学通报，2019, 35(14): 138-143.

[12]王钦富,王永奇,于超,等.炒紫苏子醇提取物对过敏模型小鼠的抗过敏作用及机制[J].中草药,2006, 37(10): 1532-1535.

[13]朱伟,张丹,李志.紫苏叶梗对小鼠胃排空和小肠推进功能的影响[J].陕西中医,2011,32(8):1081-1083.

[14]岳鉴,郝靖,杜天宇,等.紫苏叶促进大鼠肠胃消化吸收作用的研究[J].武汉轻工大学学报,2014, 33(1):21-25.

[15]嵇志红,王钦富,王永奇,等.植物提取剂紫苏油对大鼠血压及心率的影响[J].中国临床康复,2004, 8(3):464-465.

[16]吴璟,李红兵,杨洋.紫苏油对大鼠慢性脑低灌注损伤所致认知损害的保护作用[J].华西药学杂志,2012, 27(6): 639-640.

[17]林梦南.紫苏芳香物质的提取、成分及其解热作用的研究[D].杭州:浙江大学,2012.

[18]杜雨柔,赵菊梅,张生军,等.紫苏油诱导人乳腺癌细胞系MCF7凋亡的研究[J].重庆医学,2014, 43(21): 2753-2755, 2758.

[19]任建峰,张其胜,王慧.紫苏醇对结肠癌SW480细胞凋亡的影响及其机制研究[J].肿瘤药学,2019, 9(3):395-399.

[20]孙广平,袁丽,方晓琳,等.紫苏叶多糖对糖尿病模型小鼠胰腺组织氧化应激及PI3K/AKT/GLUT4信号通路的影响[J].中国药房,2020, 31(15): 1874-1879.

[21]李项辉.紫苏叶提取物的降血糖活性研究[D].杭州:浙江大学,2017.

[22]朴颖,费宏扬,权海燕.紫苏叶提取物对肥胖小鼠的影响及作用机制[J].中华中医药杂志,2017, 32(9): 3992-3996.

[23]张蕾,郝婧玮,景云荣,等.紫苏叶对高尿酸血症模型小鼠的影响[J].江苏农业科学,2020, 48(12): 156-159.

[24]王虹,顾建勇,白少进,等.紫苏提取物对化学性肝损伤保护作用的研究[J].营养学报,2009, 31(3):277-280.

# 紫茉莉

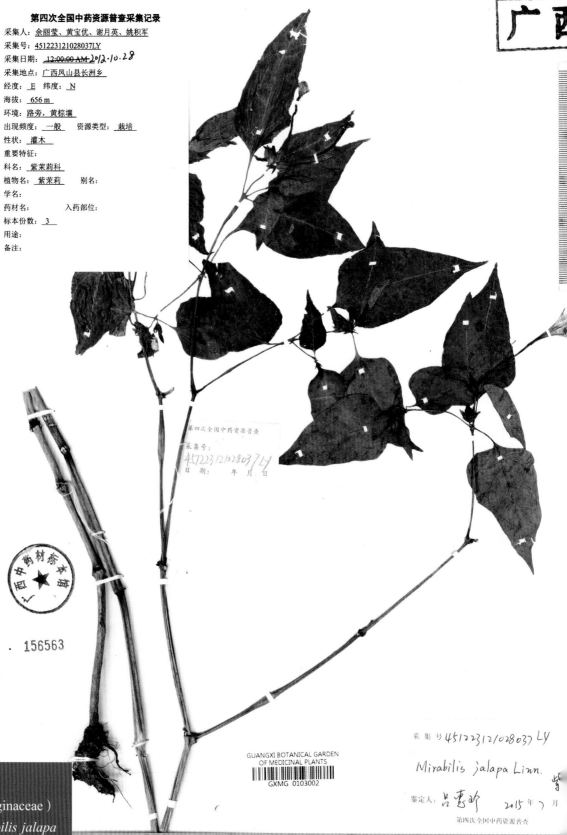

第四次全国中药资源普查采集记录

采集人：余丽莹、黄宝优、谢月英、姚积军

采集号：451223121028037LY

采集日期：12:00:00 AM 2012.10.28

采集地点：广西凤山县长洲乡

经度：E 纬度：N

海拔：656 m

环境：路旁，黄棕壤

出现频度：一般　资源类型：栽培

性状：灌木

重要特征：

科名：紫茉莉科

植物名：紫茉莉　别名：

学名：

药材名：　入药部位：

标本份数：3

用途：

备注：

. 156563

GUANGXI BOTANICAL GARDEN
OF MEDICINAL PLANTS

GXMG 0103002

采集号 451223121028037 LY

*Mirabilis jalapa Linn.*

鉴定人 吕惠珍　2015 年 7 月

第四次全国中药资源普查

## 来源

紫茉莉科（Nyctaginaceae）植物紫茉莉 *Mirabilis jalapa* Linn. 的块根。

## 民族名称

【壮族】稠崖花（大新）。

【毛南族】宫挖掰汾（环江）。

## 民 族 应 用

【壮族】药用块根。与猪肉煲服治月经不调。

【瑶族】药用块根。水煎服治头痛。

【仫佬族】药用块根。水煎服治糖尿病，尿路感染，白带过多。

【毛南族】药用块根。捣烂敷患处治跌打损伤，骨折。

内服用量 30 g；外用适量。本品有毒，内服宜慎。

**药材性状** 根长圆锥形或圆柱形，有的压扁，有的可见支根，直径 1.5~5cm，长 5~10cm；表面灰黄色，有纵皱纹及须根痕，顶端有茎基痕；质坚硬，不易折断，断面不整齐，可见环纹。经蒸煮者断面角质样。无臭，味淡，有刺喉感。

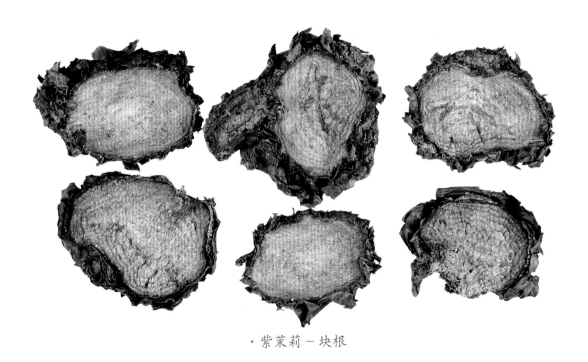

· 紫茉莉－块根

**药用源流** 始载于《滇南本草》"苦丁香"条下，云："花开五色，用根。"《广群芳谱》引《草花谱》记载："紫茉莉草本，春间下子，早开午收，一名胭脂花，可以点唇，子有白粉，可傅面。"又以野茉莉一名记载于《植物名实图考》，曰："处处有之，极易繁衍。高二三尺，枝叶纷披……花如茉莉而长大，其色多种易变，子如豆，深黑有细纹。中有瓤，白色，可作粉，故又名粉豆花……根大者如拳，黑硬。"以上所述与本种相符。《中华本草》记载其具有清热利湿、解毒活血的功效；主治热淋，白浊，水肿，赤白带下，关节肿痛，痈疮肿毒，乳痈，跌打损伤。《广西药用植物名录》记载其具有活血消肿、散瘀积的功效；主治跌打损伤。

| **分类位置** | 种子植物门 | 被子植物亚门 | 双子叶植物纲 | 瑞香目 | 紫茉莉科 |
| --- | --- | --- | --- | --- | --- |
| | Spermatophyta | Angiospermae | Dicotyledoneae | Thymelaeales | Nyctaginaceae |

**形态特征** 一年生草本。茎圆柱形，节稍膨大。叶片卵形或卵状三角形，长 3~15cm，宽 2~9cm，顶端渐尖，基部截形或心形，全缘，两面均无毛。花常数朵簇生枝端；总苞钟形，长约 1cm；花被紫红色、黄色、白色或杂色，高脚碟状；花午后开放，有香气，次日午前凋萎。瘦果球形，黑色，表面具皱纹；种子胚乳白粉质。

**生境分布** 为栽培品，有时逸为野生。我国南北各地常栽培。广西全区各地均有分布。

**化学成分** 主要含有尿囊素、二十三碳酸单甘油酯、boeravinone、$\beta$-谷甾醇[1]、boeravinones B、boeravinones E、9-$O$-methyl-4-hydroxy boeravinone B、mirabijalone B[2]、二十三碳酸单甘油酯、boeravinone C、mirabijalone A、大黄酚、豆甾醇[3] 等成分，以及由半乳糖、葡萄糖、甘露糖组成的多糖[4]。此外还含有癸醛、6,10-二甲基-5,9-十一双-2-酮、

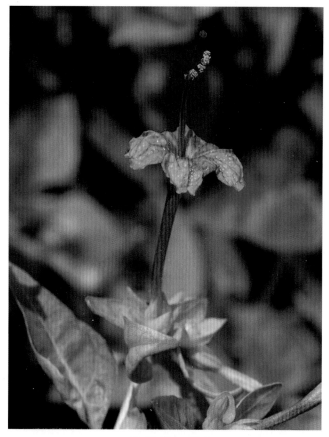

· 紫茉莉－花期

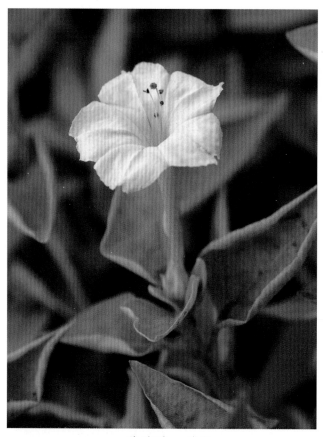

· 紫茉莉－花期

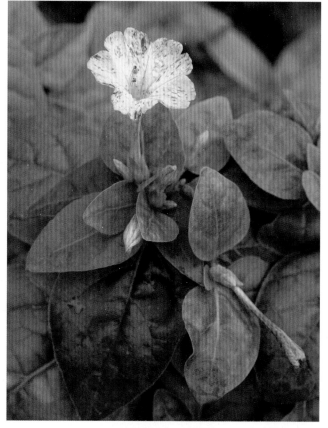

· 紫茉莉－花期

正十七烷、十八烷、十五烷酸、棕榈酸、棕榈酸丁酯、二十一烷、天竺葵醛、棕榈酸乙酯、亚油酸、洋橄榄油酸、亚油酸乙酯[5]等油脂类成分，以及丙氨酸、天冬氨酸、精氨酸、半胱氨酸、谷氨酸、甘氨酸、组氨酸、异亮氨酸、亮氨酸、赖氨酸、蛋氨酸、苯丙氨酸、脯氨酸、丝氨酸、苏氨酸、酪氨酸、缬氨酸[6]等氨基酸类成分。

**药理作用** 1. 抗炎、镇痛作用

紫茉莉叶提取物能抑制角叉菜胶致大鼠足肿胀，减少醋酸致扭体反应次数，延长甩尾潜伏期，提高热板反应痛阈值[7,8]。

2. 抗菌作用

紫茉莉根多糖对金黄色葡萄球菌、大肠埃希菌、乙型副伤寒沙门菌和铜绿假单胞菌均有抑制作用，其 MIC 值分别为 52.4mg/ml、65.5mg/ml、81.9mg/ml、102.4mg/ml[4]。紫茉莉子 95% 乙醇提取物对金黄色葡萄球菌、铜绿假单胞菌、表皮葡萄球菌和白色念珠菌均有抑制作用[9]。

3. 降血糖作用

紫茉莉根醇提取物能降低肾上腺素及葡萄糖性高血糖小鼠的血糖水平[10]。紫茉莉根醇提取物能降低 2 型糖尿病大鼠 FBG、HbAlC、TC、TG、FINS 水平，提高胰岛素敏感指数、肝糖原和肌糖原水平[11]。

4. 保肝作用

紫茉莉根醇提取物能降低酒精性肝损伤大鼠血清 ALT、AST 水平，提高肝组织 T-SOD 值，改善肝组织病理变化[12]。紫茉莉提取物对乙醇诱导 L02 肝细胞损伤有一定的保护作用，能降低受损细胞培养液中的 ALT 和 AST 活性，提高 SOD 活性，降低 MDA 含量[13]。

5. 抗氧化作用

紫茉莉籽总黄酮具有清除 DPPH 自由基活性[14]。

6. 对生殖系统的影响

紫茉莉根具有抗前列腺增生作用，其作用机制与降低前列腺组织 Ki-67、CD34 抗原表达水平，抑制前列腺细胞增殖和新生血管产生有关[15]。紫茉莉总提取物还能抑制大鼠离体子宫平滑肌的自发性收缩和催产素诱发性收缩[16]。

7. 其他作用

紫茉莉花提取物具有促进人真皮成纤维细胞前胶原 C 端蛋白酶（BMP-1）生成的作用[17]。紫茉莉还具有促进创面愈合和肌肉松弛作用[8,18]。

**附　注** 《中华本草》记载其叶具有清热解毒、祛风渗湿、活血的功效；主治痈肿疮毒，疥癣，跌打损伤。果实具有清热化斑、利湿解毒的功效，主治面生斑痣，脓疱疮。花具有润肺、凉血的功效。

**参考文献**

[1] 危英，杨小生，郝小江 . 紫茉莉根的化学成分 [J]. 中国中药杂志，2003, 28(12):1151–1152.

[2] 陈业高，徐俊驹，吕瑜平，等 . 紫茉莉抗癌活性成分研究 [C].第八届全国中药和天然药物学术研讨会与第五届全国药用植物和植物药学学术研讨会论文集，2005:129.

[3] 邝嘉乐，张德志 . 紫茉莉根化学成分研究 [J].广东药学院学报，2007, 23(1):1–2.

[4] 佘集凯 . 紫茉莉根多糖的提取分离与抑菌活性研究 [D]. 长春：东北师范大学，2010.

[5] 罗艺萍，尚宇南，李秀，等 . 紫茉莉根中油脂化合物的气相色谱–质谱分析 [J]. 云南化工，2013, 40(1):39–42.

［6］GHOSH A, NAYAK A, BANERJI J. Chemical characterization of seed proteins of *Mirabilis jalapa* L. (Nyctaginaceae)［J］. International Journal of Food Properties, 2014, 17(3):559-569.

［7］CHAKRABORTHY G S, SINGH V, KUMAR L, et al. Antiinflammatory and antinociceptive activity of hydroalcoholic extract of *Mirabilis jalapa* and *Mirabilis japonica*［J］. Oriental Pharmacy & Experimental Medicine, 2012, 12(3):177-180.

［8］BHARALI D, SAHA D. Preliminary phytochemical screening and evaluation of analgesic and muscle relaxant activity of the ethanolic extract of the leaves of *Mirabilis jalapa*［J］. International Journal of Current Pharmaceutical Research, 2017, 9(5):81-84.

［9］张明君，苏来曼·哈力克，热娜·卡斯木．维吾尔药材紫茉莉子不同提取物的体外抑菌作用的研究［J］.新疆中医药，2013, 31(4):51-53.

［10］罗良胜，屈磊磊，杨丽英，等．紫茉莉对高血糖模型小鼠降血糖作用研究[J].云南中医中药杂志，2009, 30(4):51-53, 85.

［11］江明金，周吉银，曾圣雅，等．紫茉莉根醇提取物对实验性2型糖尿病大鼠糖脂代谢的影响[J].中国实验方剂学杂志，2013, 19(7):217-220.

［12］杨毅雯．紫茉莉对酒精性肝损伤大鼠 ALT、AST、T-SOD 影响的研究［D］.大理：大理学院，2013.

［13］罗爱莲，程胜邦，沈磊，等．紫茉莉提取物对乙醇诱导 L-02 肝细胞损伤的影响［J］.大理大学学报，2016, 1(10):5-8.

［14］张成，胡紫薇，罗映，等．紫茉莉籽黄酮响应面法优化提取及其抗氧化活性研究［J］.中国农学通报，2019, 35(34):127-133.

［15］王峻，陈铭，谢建兴，等．紫茉莉根对前列腺增生大鼠前列腺组织 CD34、Ki67 抗原表达的影响［J］.广州中医药大学学报，2011, 28(2):167-170, 215-216.

［16］李程瑶，程胜邦，罗爱莲，等．紫茉莉总提取物对大鼠离体子宫平滑肌收缩活动的影响［J］.大理学院学报，2013, 12(9):7-10.

［17］李慧，蒋丹丹，MORGAN D S, 等．紫茉莉花提取物促进胶原蛋白功能化的功效研究［J］.日用化学工业，2019, 49(8):526-530.

［18］PUSPASARI P, SAPUTRI F C. Effect of the water extract of the four o'clock herb (*Mirabilis jalapa* L.) on the healing of open wounds in rats［J］. International Journal of Applied Pharmaceutics, 2018, 10(1):155-158.

紫金血藤

全国中药资源普查标本采集记录表

| 450328140826001LY | 采集人： | 龙胜县普查队 |
| 2014年08月26日 | 海拔(m)： | 1621.0 |

广西桂林市龙胜县花坪自然保护区

| 109°55'53" | 纬 度： | 25°33'47" |
| 阔叶林 | 生活型： | 藤本植物 |
| 中生植物 | 光生态类型 | 阳性植物 |
| | 温度生态类型 | 亚热温植物 |
| 野生植物 | 出现多度 | 少 |
| | 直径(cm) | |
| | 茎（树皮） | |
| | 芽 | |
| | 果实和种子 | 果青色 |
| 翼梗五味子 | 科 名： | 木兰科* |

Schisandra henryi C. B. Clarke

| 紫金血藤 | 药材别名 | |
| 茎木类 | 标本类型 | 腊叶标本 |

根茎入药，有祛风除湿，活血止痛，行气止血的功效。用于风湿骨痛，跌打损伤，骨折，肺虚咳喘，胃痛，自汗，盗汗。
遗传材料2份

450328LY2185

第四次全国中药资源普查

采集号：
450328140826001LY
日期： 年月日

182765

来源
五味子科（Schisandraceae）植物翼梗五味
子 *Schisandra henryi* Clarke 的根、藤茎。

民族名称
【瑶族】黄钻。

第四次全国中药资源普查标本鉴定签

| 采集号： | 450328140826001LY | 科 名： | 五味子科 3 |

学 名： Schisandra henryi C. B. Clarke subsp. henryi

种中文名： 翼梗五味子

鉴定人： 黄歆怡　鉴定日期： 2014.11.10

## 民 族 应 用

【瑶族】药用根、藤茎。主治风湿骨痛，坐骨神经痛，月经痛，产后腹痛，脉管炎，跌打损伤。内服用量 15~30 g，水煎服或浸酒服；外用适量，捣烂调酒炒热敷患处。

**药材性状**　藤茎长圆柱形，少分枝，长 30~50cm，直径 2~4cm。表面棕褐色或黑褐色，具深浅不等的纵沟和黄色点状皮孔；幼枝表面具棱翅；质坚实，皮具韧性；横断面皮部棕褐色，有的易与木心分离；木质部淡棕黄色，可见细小导管孔排列成行呈放射状，中央髓部深棕色，常破裂或呈空洞。气微，味微涩、辛，凉。根似藤茎，但较粗壮，皮部强烈纵裂呈深沟，形成的棱较绵软，少有支根。

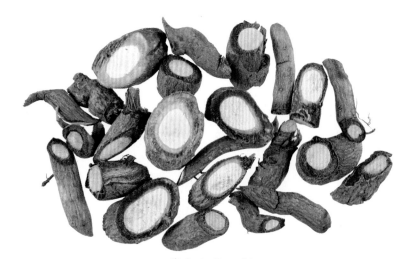

· 紫金血藤－根

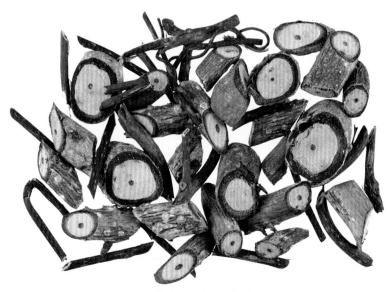

· 紫金血藤－藤茎

**药用源流**　《中华本草》记载其具有祛风除湿、行气止痛、活血止血的功效；主治风湿痹痛，心胃气痛，劳伤吐血，闭经，月经不调，跌打损伤，金疮肿毒。《广西药用植物名录》记载其根、茎主治风湿骨痛，脉管炎；其果实主治咳喘，盗汗，神经衰弱。

| 分类位置 | 种子植物门 | 被子植物亚门 | 双子叶植物纲 | 木兰目 | 五味子科 |
|---|---|---|---|---|---|
| | Spermatophyta | Angiospermae | Dicotyledoneae | Magnoliales | Schisandraceae |

**形态特征** 落叶木质藤本。当年生枝淡绿色，小枝紫褐色，具宽1~2.5mm的翅棱，被白粉；内芽鳞紫红色，长15~20mm，宿存于新枝基部。叶宽卵形、长圆状卵形，或近圆形，上部边缘具浅锯齿或全缘。雄蕊群倒卵圆形；雄花花托圆柱形，顶端具近圆形的盾状附属物；药隔具凹入的腺点，稍长于花药；雌蕊群具雌蕊约50枚。小浆果红色，球形。种子褐黄色，种脐斜V形。

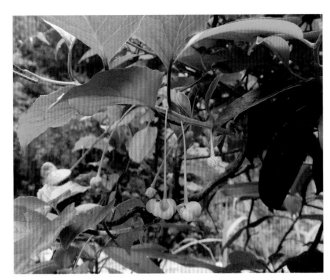
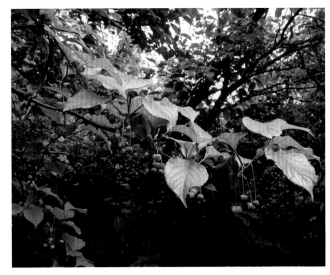

· 翼梗五味子－花期

**生境分布** 生于海拔500~1500m的沟谷边、山坡林下或灌丛中。分布于浙江、江西、福建、河南、湖北、湖南、广东、广西、四川、贵州、云南等。广西主要分布在融水、全州、兴安、龙胜、资源、那坡、凌云、乐业、隆林、金秀等。

**化学成分** 主要含有cadinane-4β, 5α, 10β-triol、cadinane-5α, 10α-diol-2-ene、oxyphyllenodiols A、1β, 4β-dihydroxyeudesman-11-ene、cyperusol C、(7R)-opposit-4(15)-ene-1β, 7α-diol、dysodensiol E、epi-guaidiol A、aromadendrane-4β, 10β-diol、tricyclohumuladiol、caryolane-1, 9β-diol、guaidiol A[1]、(5S, 8R, 9R, 10R)-5-isopropyl-2, 8-dimethylbicyclo[4.4.0]dec-1-en-8-ol、(5S, 8S, 9R, 10R)-5-isopropyl-2, 8-dimethylbicyclo[4.4.0]dec-1-en-8-ol-2-carboxylic acid、α-santaleno、α-cadinol、(5S, 8S, 9R, 10R)-5-isopropyl-2, 8-dimethylbicyclo[4.4.0]dec-1-en-8-ol、3β-hydroxy-β-candinol、cadinane-4α, α-diol-2-ene[2]、(1α, 4β, 6α)-cis-gorgonane-1, 4, 11-triol、2β-hydroxy-α-cadinol、cadinane-4α, 9α-diol-2-ene、榧树醇、ent-T-muurolol[3]、henrischinins A-C[4]、nigranoic acid 3-ethyl ester、isoschizandronic acid、anwuweizic acid[5]、henridilactone E-O[6]等萜类成分；dysodensiol E、epi-guaidiol A、aromadendrane-4β, 10β-diol、ricyclohumuladiol、(-)-zuonin-A、erythro-austrobailignan-6、(-)-nortrachelogenin[2]、去甲络石苷元、去甲络石糖苷、tiliamuroside B、(+)-isolarisiresinol xylopyranoside[3]、异安五脂素、benzoyl-gomisin Q、五味子酯甲、gomisin G[7]、恩施辛、表恩施辛、schisandrone、五脂

素 $A_1$、五脂素 $A_2$、表五脂素 $A_1$、epischisandrone[8]、五味子酯乙、南五味子酸、翼梗五味子酯、翼梗五味子酸[9]、前五味子素、(+)-安五脂素、五味子酚、表恩施辛甲醚[10]、五味子酚、去氧五味子素[11]、henricines A–B、ganshisandrine、schisandrol A[12]等木脂素类成分。

**药理作用**　1.抗肿瘤作用

翼梗五味子所含化合物 gomisin G 对白血病和 HeLa 细胞有 DNA 链断裂活性和明显的细胞毒作用[13]。

2.神经保护作用

翼梗五味子所含化合物 henridilactone E、henridilactone H、henridilactone N、henridilactone O 能抑制皮质酮诱导 $PC_{12}$ 细胞凋亡，且 henridilactone O 还能促进神经突的生长[6]。

**附　注**　翼梗五味子的果实在四川作"五味子"药用，习称"西五味子"，用于肺虚喘咳，精亏口渴，自汗，盗汗，泄泻，神经衰弱。

**参考文献**

[1]周杰文，杜金龙，侯宪峰，等.翼梗五味子藤茎倍半萜类化学成分研究[J].中国中药杂志，2016, 41(16):3049–3054.

[2]杜金龙.翼梗五味子化学成分研究[D].鞍山:辽宁科技大学，2016.

[3]周杰文.翼梗五味子和金山五味子藤茎化学成分研究[D].武汉:华中科技大学，2016.

[4]XUE Y B, YANG J H, LI X N, et al. Henrischinins A–C: three new triterpenoids from *Schisandra henryi* [J]. Organic Letters, 2011, 13(6):1564–1567.

[5]CHEN Y G, ZHANG Y, LIU Y, et al. A new triterpenoid acid from *Schisandra henryi* [J]. Chemistry of Natural Compounds, 2010, 46(4):569–571.

[6]HE T B, YAN B C, HU K, et al. Neuroprotective schinortriterpenoids with diverse scaffolds from *Schisandra henryi* [J]. Bioorganic Chemistry, 2020, 105:104353.

[7]陶媛媛，杨建红，张燕，等.翼梗五味子木脂素成分的分离与鉴定[J].云南师范大学学报(自然科学版)，2007, 27(1):65–68.

[8]刘嘉森，陶勇，黄梅芬.翼梗五味子的研究 V.五脂素 $A_1$, $A_2$, 表五脂素 $A_1$ 和 epischisandrone 的结构[J].化学学报，1988, 46:483–488.

[9]刘嘉森，黄梅芬，高耀良.翼梗五味子的研究 Ⅱ.翼梗五味子酯和翼梗五味子酸的结构[J].化学学报，1980, 38(4):361–370.

[10]陶勇，刘嘉森，黄梅芬.翼梗五味子的研究 Ⅵ.四个木脂素的分离和鉴定[J].中草药，1991, 22(2):51–53, 96.

[11]刘嘉森，黄梅芬，高耀良.翼梗五味子的研究——Ⅰ.五味子酚和去氧五味子素的结构[J].化学学报，1978, 36(3):193–197.

[12]LIU H T, XU L J, PENG Y, et al. Two new lignans from *Schisandra henryi* [J]. Chemical and Pharmaceutical Bulletin, 2009, 57(4):405–407.

[13]CHEN Y G, WU Z C, GUI S H, et al. Lignans from *Schisandra hernyi* with DNA cleaving activity and cytotoxic effect on leukemia and HeLa cells *in vitro* [J]. Fitoterapia, 2005, 76:370–373.

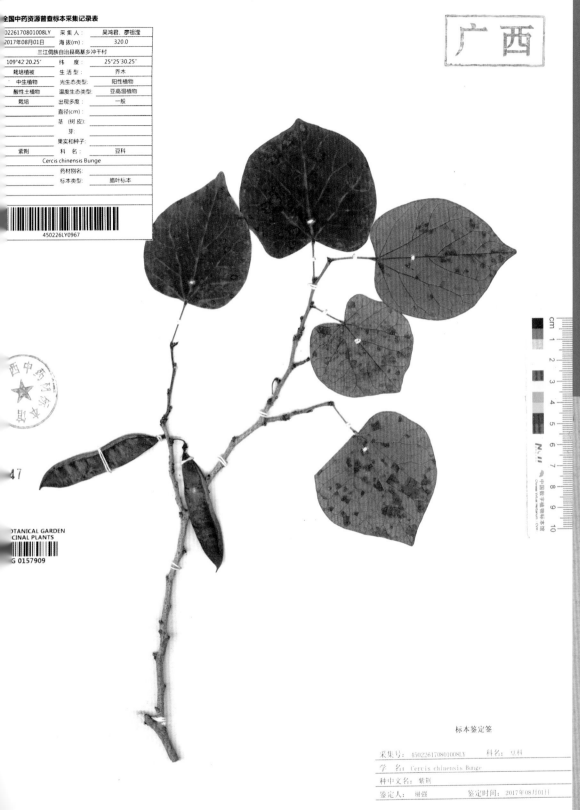

全国中药资源普查标本采集记录表

| 采集号 | 0226170801008LY | 采集人： | 吴鸿君，廖祖滢 |
| 采集日期 | 2017年08月01日 | 海 拔(m)： | 320.0 |
| | 三江侗族自治县高基乡冲干村 | | |
| 经 度 | 109°42'20.25" | 纬 度 | 25°25'30.25" |
| 栽培植被 | | 生活型： | 乔木 |
| 中生植物 | | 光生态类型： | 阳性植物 |
| 酸性土植物 | | 温度生态类型： | 亚高温植物 |
| 栽培 | | 出现多度： | 一般 |
| | | 直径(cm)： | |
| | | 茎（树皮)： | |
| | | 芽： | |
| | | 果实和种子： | |
| 紫荆 | | 科 名： | 豆科 |
| Cercis chinensis Bunge | | | |
| | | 药材别名： | |
| | | 标本类型： | 腊叶标本 |

450226LY0967

广 西

紫 荆 皮

BOTANICAL GARDEN
CINAL PLANTS

G 0157909

标本鉴定签

| 采集号: | 150226170801008LY | 科名: | 豆科 |
| 学 名: | Cercis chinensis Bunge | | |
| 种中文名: | 紫荆 | | |
| 鉴定人: | 谢强 | 鉴定时间: | 2017年08月01日 |

第四次全国中药资源普查

**来源**

苏木科（Caesalpiniaceae）植物紫荆 *Cercis chinensis* Bunge 的树皮。

**民族名称**

【壮族】Zijingnaeng（喏红）。

## 民 族 应 用

【壮族】药用树皮。主治月经不调，风湿骨痛，跌打损伤，蛇虫咬伤，癣。

**药材性状**　树皮呈筒状、槽状或不规则的块片，向内卷曲，长6~25cm，宽约3cm，厚3~6mm，外表灰棕色，粗糙，有皱纹，常显鳞甲状；内表面紫棕色或红棕色，有细纵纹理；质坚实，不易折断，断面灰红棕色；对光照视，可见细小的亮点。气无，味涩。

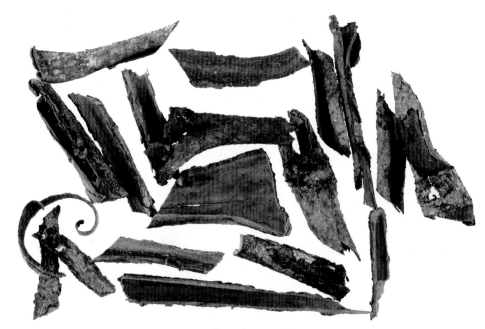

·紫荆皮－树皮

**药用源流**　宋代《本草图经》记载："紫荆，旧不著所出州郡，今处处有之，人多于庭院间种植，木似黄荆，叶小无桠，花深紫可爱，或云田氏之荆也。至秋子熟如小珠，名紫珠。江东林泽间尤多。"但其所述及其所附图绘与屈菜科植物紫薇相似。《本草衍义》记载："紫荆木，春开紫花甚细碎，共作朵生。出无常处，或生于木身之上，或附根土之下，直出花。花罢叶出，光紧微圆。园圃间多植之。"《本草纲目》记载："高树柔条，其花甚繁，岁二三次。"但其所附图绘与本种不符，说明古代本草所述紫荆存在异物同名。《植物名实图考》记载："紫荆，《开宝本草》始著录，处处有之。又《本草拾遗》有紫荆子，圆紫如珠，别是一种。湖南亦呼为紫荆，《梦溪笔谈》未能博考，李时珍并为一条，亦踵误。"其所述及其所附图绘与本种相符。《中华本草》记载其树皮具有活血、通淋、解毒的功效；主治妇女月经不调，瘀滞腹痛，风湿痹痛，小便淋痛，喉痹，痛肿，疥癣，跌打损伤，蛇虫咬伤。

| 　分类位置 | 种子植物门 | 被子植物亚门 | 双子叶植物纲 | 木兰目 | 苏木科 |
| --- | --- | --- | --- | --- | --- |
| | Spermatophyta | Angiospermae | Dicotyledoneae | Magnoliales | Caesalpiniaceae |

**形态特征**　丛生或单生灌木，高 2~5m。树皮和小枝灰白色。叶纸质，近圆形或三角状圆形，先端急尖，基部浅至深心形，两面通常无毛，叶缘膜质透明，新鲜时明显可见。花紫红色或粉红色，簇生于老枝和主干上，尤以主干上花束较多，通常先于叶开放；龙骨瓣基部具深紫色斑纹；子房嫩绿色，花蕾时光亮无毛，后期密被短柔毛，具胚珠 6~7 颗。荚果扁狭长形，翅宽约 1.5mm，喙细而弯曲。种子阔长圆形。

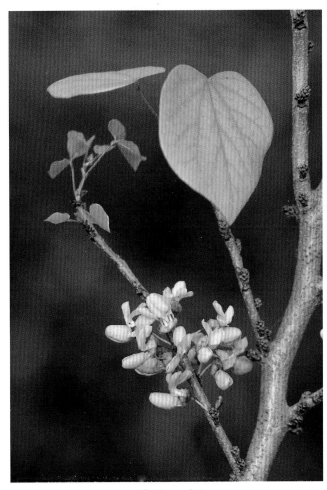

· 紫荆 – 花期

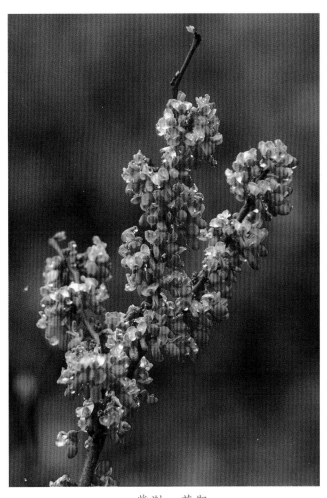

· 紫荆 – 花期

**生境分布**　栽培植物，多植于庭园、屋旁、寺街边，少数生于密林或石灰岩地区。分布于河北、广东、广西、云南、四川、陕西、浙江、江苏、山东等。广西主要分布在桂林、乐业、田林等。

**化学成分**　主要含有 3- 甲氧基槲皮素、槲皮素、(2R, 3R)-3, 5, 7, 3', 5- 五羟基黄烷、3', 5, 5', 7- 四羟基双氢黄酮、(+)- 紫杉叶素、(2R)- 柚皮素[1]、阿福豆苷、山柰酚[2]、槲皮素 -3-α-L- 鼠李糖苷、杨梅树皮素 -3-α-L- 鼠李糖苷[3]、芦丁[4]等黄酮类成分，以及无羁萜、$\beta$- 谷甾醇、胡萝卜苷[1]、松醇[2]等成分。

**药理作用**　1. 抗氧化作用
紫荆果中的总黄酮对 OH 自由基具有清除活性[5]。紫荆花 25% 精油对 $ABTS^+$ 自由基、$O_2^-$ 自由基、亚硝酸钠有清除作用和金属离子螯合作用，其 $ED_{50}$ 值分别为 24.11μl、64.46μl、101.55μl、54.65μl[6]。紫荆花多糖具有清除 DPPH 自由基、OH 自由基和还原 $Fe^{3+}$ 能力[7]。

2. 抗血小板聚集和抗血栓作用

紫荆花总黄酮具有抗血小板聚集作用，其作用机制可能与降低 $TXB_2$，抑制血小板内 AA 代谢或 $TXA_2$ 合成，升高 $6\text{-}Keto\text{-}PGF_{1\alpha}$ 的含量，促进血管内皮细胞内 $PGI_2$ 的合成有关；还能通过降低血小板黏附性、抑制其聚集而发挥抗血栓作用[8]。

3. 抗炎、镇痛作用

紫荆皮及叶提取物能明显抑制二甲苯引起的小鼠耳肿胀和醋酸导致的小鼠扭体反应，改善大鼠佐剂型关节炎，并减轻损伤程度，抑制炎症因子 $TNF\text{-}\alpha$、$IL\text{-}1\beta$、$IL\text{-}6$ 释放，提高 $IL\text{-}10$ 水平[9, 10]。紫荆皮能延长热板法小鼠舔足时间，减少醋酸所致的小鼠扭体次数，提高热板反应痛阈值[11]。

4. 其他作用

紫荆叶水提取物可延长小鼠游泳持续时间和耐缺氧时间[10]。紫荆花红色素对四氧嘧啶致糖尿病小鼠的血糖水平、高脂血症大鼠的血脂水平有调节作用[12]。紫荆叶提取物对酪氨酸酶活性具有抑制作用[13]。

**附　注**　《中华本草》记载紫荆的木部、根或根皮、花、果实亦可作药用。由于"荆"与"金"读音相近，部分省区在商品中药中常将木兰科植物紫金皮（南五味子 *Kadsura longipedunculata* Finet. & Gagn.）误写成本品的基原植物，造成同名异物，名不符实[14]。另有云南紫荆[*Cercis yunnanensis* Hu & Cheng (*C. glabra* Pamp.)]的根皮在民间亦作紫荆皮用，分布于云南[15]。

**参考文献**

[1] 穆丽华，张东明．紫荆化学成分的研究[J]．中国中药杂志，2006, 31(21):1795-1797.

[2] 谭鸣鸿，张照荣，秦红岩，等．紫荆花化学成分的研究（Ⅰ）[J]．中草药，1990, 21(6):6-8.

[3] 谭鸣鸿，李振广．紫荆花化学成分的研究（Ⅱ）[J]．中草药，1991, 22(2):54-56.

[4] 徐美奕，韩雅莉，东野广智，等．紫荆花总黄酮的分离纯化与光谱分析[J]．中药材，2007, 30(10):1252-1255.

[5] 孙秀青．紫荆果总黄酮清除自由基作用研究[J]．食品研究与开发，2015, 36(5):70-74.

[6] 马雪梅，胡鹏飞，方玲，等．紫荆花精油体外抗氧化活性研究[J]．食品研究与开发，2015, 36(9):5-7.

[7] 卫强，桂芹，邱镇，等．紫荆花中多糖的微波提取工艺优化及其抗氧化活性[J]．食品科学，2015, 36(4):39-44.

[8] 徐美奕．紫荆花总黄酮抗血小板聚集和抗血栓作用[D]．广州：广东工业大学，2008.

[9] 胡诚，贾益群．紫荆皮提取物抗类风湿性关节炎作用的研究[J]．中成药，2020, 42(11):3070-3074.

[10] 张颖，张立木，李同德，等．紫荆叶对模型小鼠的消炎镇痛及耐缺氧抗疲劳作用研究[J]．中国药房，2009, 20(36):2817-2818.

[11] 卢珑，沈丽，王雪妮，等．紫荆皮、紫金皮、昆明山海棠镇痛作用比较研究[J]．天津中医药大学学报，2012, 31(3):163-165.

[12] 王金亭，吴广庆，杨敏一．紫荆花红色素对模型动物血糖和血脂的影响研究[J]．食品工业科技，2013, 34(13):330-332.

[13] 孙慧玲，何楠，史梦珺，等．紫荆叶提取物对酪氨酸酶活性抑制作用的谱效关系研究[J]．中国药房，2018, 29(24):3340-3343.

[14] 周胜建，祝庆明．紫荆皮的本草学考辨[J]．时珍国医国药，2005, 16(3): 265-266.

[15] 国家中医药管理局《中华本草》编委会．中华本草·第四册[M]．上海：上海科学技术出版社．1999: 413-415.

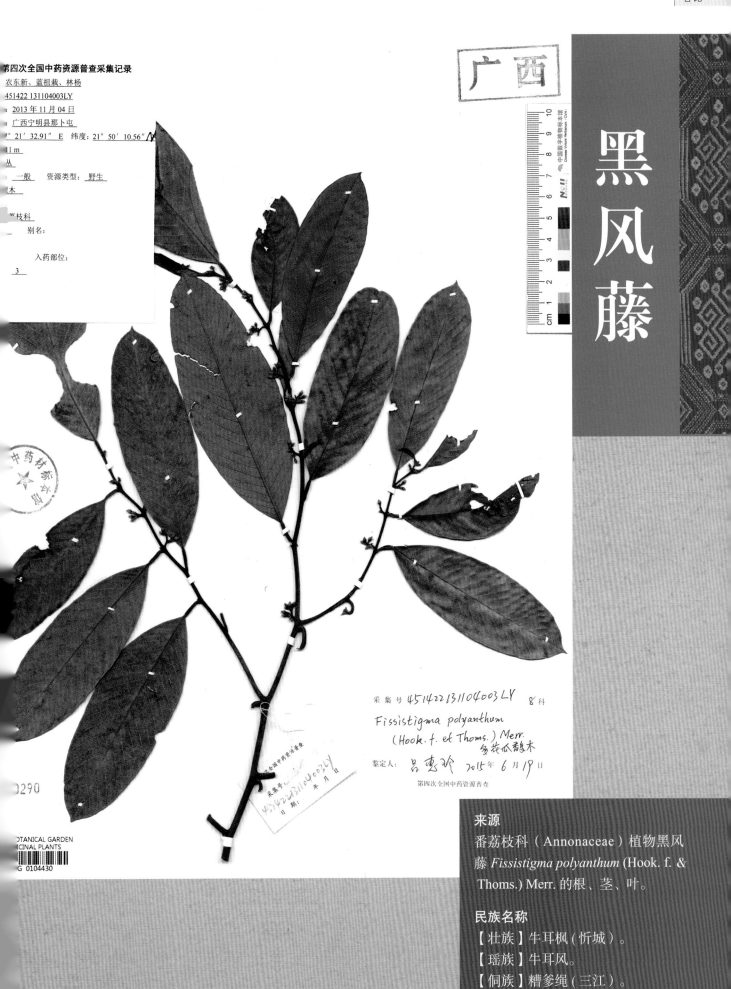

第四次全国中药资源普查采集记录

农东新、蓝祖栽、林杨

451422 131104003LY

2013 年 11 月 04 日

广西宁明县那卜屯

21′ 32.91″ E　纬度：21° 50′ 10.56″ N

1 m

丛

一般　资源类型：野生

木

枝科

别名：

入药部位：

3

广西

黑风藤

采集号 451422131104003LY　8 科

Fissistigma polyanthum
(Hook. f. et Thoms.) Merr.
多花瓜馥木

鉴定人：吕惠珍　2015 年 6 月 19 日

第四次全国中药资源普查

0290

0104430

来源

番荔枝科（Annonaceae）植物黑风藤 *Fissistigma polyanthum* (Hook. f. & Thoms.) Merr. 的根、茎、叶。

民族名称

【壮族】牛耳枫（忻城）。

【瑶族】牛耳风。

【侗族】糟爹绳（三江）。

## 民族应用

【壮族】药用根。水煎服用于绝育。内服用量30g。

【瑶族】药用茎。主治风湿性关节炎，类风湿关节炎，乙型流行性脑炎，小儿麻痹后遗症，面神经麻痹，神经痛，月经不调，跌打损伤。内服用量30~120g，水煎服或浸酒服；外用适量，水煎洗。

【侗族】药用茎、叶。水煎洗患处治风湿骨痛，关节炎。外用适量。

**药材性状**　茎呈椭圆形或不规则的块片，直径3~6cm；外皮灰褐色至黑褐色，略粗糙，具纵向裂纹及突起的皮孔，外皮剥落处呈红棕色；切面皮部棕色至红棕色，木部淡黄色至淡红棕色，有密集的小孔、放射状纹理及偏心性环纹；质硬。气微，味微涩。根与茎形态相似。叶近革质，完整叶呈长圆形或椭圆形，叶柄和叶背被柔毛。

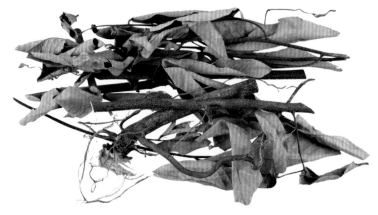

· 黑风藤－全株

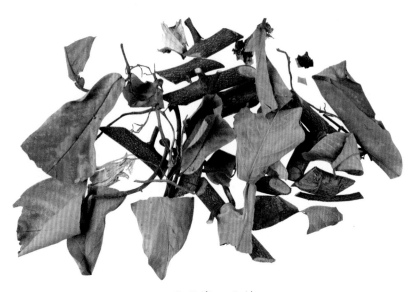

· 黑风藤－全株

**药用源流**　《中华人民共和国药典》（1977年版）记载其藤茎具有祛风湿、强筋骨、活血止痛的功效；主治小儿麻痹后遗症，风湿关节痛。《广西壮族自治区壮药质量标准　第一卷》（2008年版）记载其藤茎具有祛风湿、强筋骨、活血止痛的功效；主治小儿麻痹后遗症，风湿关节痛。

| | 种子植物门 | 被子植物亚门 | 双子叶植物纲 | 番荔枝目 | 番荔枝科 |
|---|---|---|---|---|---|
| **分类位置** | Spermatophyta | Angiospermae | Dicotyledoneae | Annonales | Annonaceae |

**形态特征**　攀援灌木。根黑色，撕裂有强烈香气。枝条被短柔毛，老渐无毛。叶近革质，长圆形或倒卵状长圆形，有时椭圆形，长6~17.5cm，宽2~7.5cm，顶端急尖或圆形，有时微凹，叶面无毛，叶背被短柔毛；侧脉每边13~18条，上面扁平，下面凸起；叶柄被短柔毛。花小，通常3~7朵集成密伞花序，被黄色柔毛；花梗中部以下和基部有小苞片；药隔三角形，顶端钝；柱头顶端全缘，每心皮有胚珠4~6颗，2排。果圆球状，被黄色短柔毛；果柄柔弱。

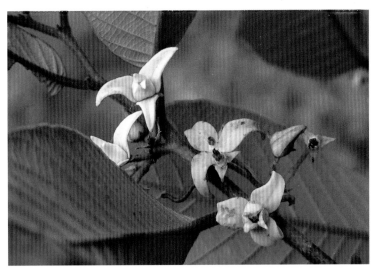

· 黑风藤 - 花期

**生境分布**　生于山谷和路旁林下。分布于广东、广西、云南、贵州、西藏等。广西主要分布在上林、横县、三江、平乐、桂平、玉林、博白、百色、那坡、凌云、昭平、富川、东兰、巴马、都安、金秀、宁明、龙州等。

**化学成分**　主要含有 kanakugiol、teutenone A[1]、1, 2-亚甲二氧基 -N- 甲氧酰基 - 阿朴菲生物碱、胡萝卜苷、$\beta$- 谷甾醇[2]等成分，以及 $\alpha$- 派烯、$\beta$- 月桂烯、侧柏烯、苧烯、1,8- 桉油素、罗勒烯、氧化芳樟醇、芳樟醇、苯乙醇、月桂烯醇、二环 (3, 1, 1) 三甲氧基庚烯酮、香叶醇、$\alpha$- 荜澄茄烯、乙酸香叶酯、3- 亚甲基 -7, 11- 二甲基 -1, 6, 10- 十二碳三烯、$\alpha$- 杜松烯、$\beta$- 荜澄茄烯、$\alpha$- 古芸烯、3, 7, 11- 三甲基 -1, 3, 6, 10- 十二碳四烯[3]等挥发油成分。

**药理作用**　抗氧化作用
黑风藤中所含化合物 kanakugiol 具有清除 DPPH 自由基和 ABTS+ 自由基的活性[1]。

**附　注**　此种有时与小萼瓜馥木（大通息香）*F. minuticalyx* (Mcgr. & W. W. Smith) Chatt. 混用，亦称黑皮跌打，在思茅、西双版纳还被称为大力丸、大霸王、过山王等。瑶族将黑风藤全株作为常用的风湿类浴用植物，常称为"鞋底风"。

**参考文献**

[1] FAN H, ZHENG T, CHEN Y, et al. Chemical constituents with free-radical-scavenging activities from the stem of *Fissistigma polyanthum* [J]. Pharmacognosy Magazine, 2012, 8(30):98-103.

[2] 杨涓. 川白芷和黑风藤的化学成分研究 [D]. 成都：四川大学, 2002.

[3] 胡志浩，韩亚平. 黑风藤花精油的化学成分分析 [J]. 云南大学学报 (自然科学版), 1988, 10(4):383-384.

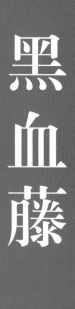

黑血藤

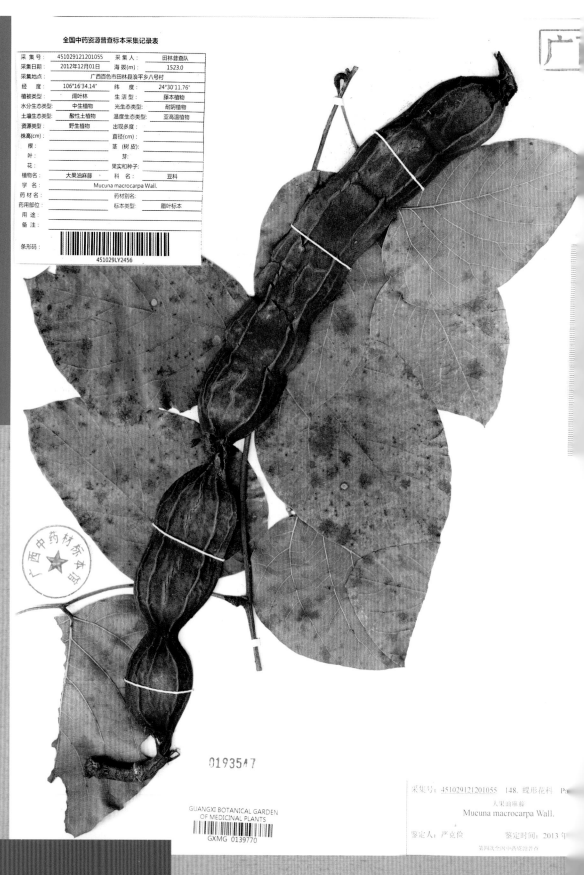

全国中药资源普查标本采集记录表

| 采集号： | 451029121201055 | 采集人： | 田林普查队 |
| 采集日期： | 2012年12月01日 | 海拔(m)： | 1523.0 |
| 采集地点： | 广西百色市田林县浪平乡八号村 | | |
| 经　度： | 106°16′34.14″ | 纬　度： | 24°30′11.76″ |
| 植被类型： | 阔叶林 | 生活型： | 藤本植物 |
| 水分生态类型： | 中生植物 | 光生态类型： | 耐阴植物 |
| 土壤生态类型： | 酸性土植物 | 温度生态类型： | 亚高温植物 |
| 资源类型： | 野生植物 | 出现多度： | |
| 株高(cm)： | | 直径(cm)： | |
| 根： | | 茎（树皮）： | |
| 叶： | | 芽： | |
| 花： | | 果实和种子： | |
| 植物名： | 大果油麻藤 | 科　名： | 豆科 |
| 学　名： | Mucuna macrocarpa Wall. | | |
| 药材名： | | 药材别名： | |
| 药用部位： | | 标本类型： | 腊叶标本 |
| 用　途： | | | |
| 备　注： | | | |
| 条形码： | | | |

451029LY2456

0193547

采集号：451029121201055　148. 蝶形花科　Pa
大果油麻藤
Mucuna macrocarpa Wall.

鉴定人：严克俭　　鉴定时间：2013 年
第四次全国中药资源普查

## 来源

蝶形花科（Papilionaceae）植物大果油麻
藤 *Mucuna macrocarpa* Wall. 的干燥藤茎。

## 民族名称

【瑶族】鸭仔风，安端崩。

## 民族应用

【瑶族】药用藤茎。主治腰腿痛，风湿性关节炎，类风湿关节炎，头痛，肺炎，咯血，产后贫血，头晕、眩晕，月经不调，闭经，痛经，坐骨神经痛。内服用量15~50g；外用适量。

**药材性状**　藤茎圆柱形，直径1~8cm；表面灰白色至棕色，有纵纹及细密的横纹，栓皮脱落处棕黑色；质硬，不易折断；横切面新鲜时为浅红白色，久置后变棕黑色，皮部窄；韧皮部有红棕色至棕黑色的树脂状分泌物与木质部相间排列，呈3~7个同心环；木质部棕黄色或灰棕色，密布细孔状导管；髓部小，为灰黄色。气微，味淡、微涩。

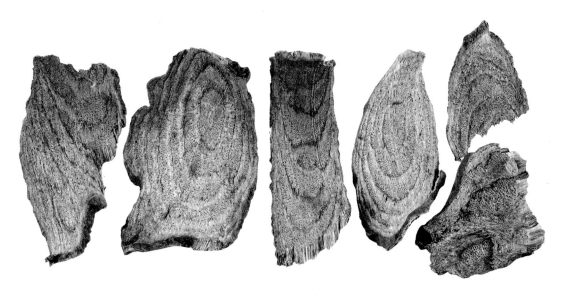

· 黑血藤－藤茎

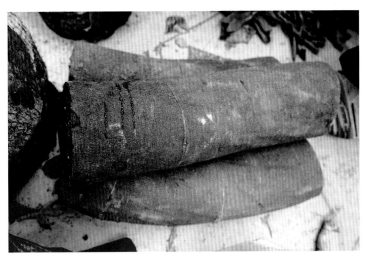

· 黑血藤－藤茎（鲜）

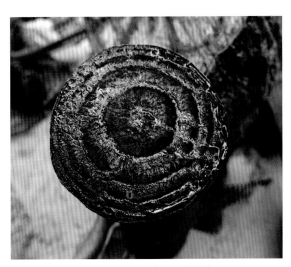

· 黑血藤－藤茎（鲜）

**药用源流**　《中华本草》记载其藤茎具有补血活血、清肺润燥、通经活络的功效；主治贫血，月经不调，肺热燥咳，咳血，腰膝酸痛，风湿痹痛，手足麻木，瘫痪。《广西壮族自治区瑶药材质量标准　第一卷》（2014年版）记载其具有祛风除湿、舒筋活络、清肺止咳、调经补血、止痛的功效；主治腰膝酸痛，风湿痹痛，肺热咳嗽，咯血，产后血虚贫血、头晕，月经不调，坐骨神经痛，头痛。

| **分类位置** | 种子植物门 | 被子植物亚门 | 双子叶植物纲 | 豆目 | 蝶形花科 |
|---|---|---|---|---|---|
| | Spermatophyta | Angiospermae | Dicotyledoneae | Legumiales | Papilionaceae |

**形态特征**　木质大藤本。茎具纵棱脊和褐色皮孔，被伏贴灰白色或红褐色细毛，尤以节上为密，老茎常无毛。羽状复叶具3小叶，叶长25~33cm；托叶脱落；小叶纸质或革质，顶生小叶椭圆形、卵状椭圆形、卵形或稍倒卵形。花序常生于老茎上，长5~23cm；花常有恶臭；密被伏贴的褐色短毛和细刚毛；苞片和小苞片脱落；花冠暗紫色，但旗瓣带绿白色。果木质，带形，近念珠状，直或稍微弯曲，密被直立红褐色细短毛，具不规则的脊和皱纹。种子黑色，盘状，稍不对称，两面平。

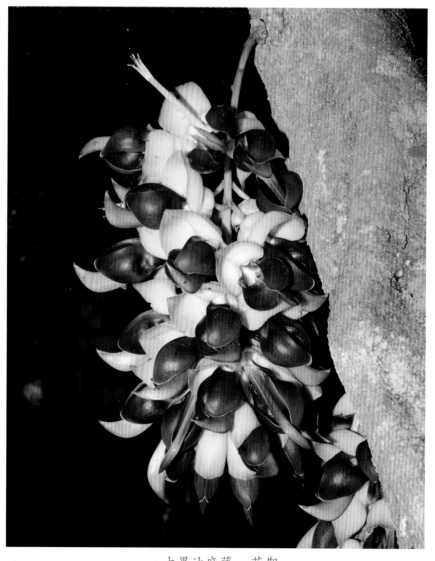

·大果油麻藤 - 花期

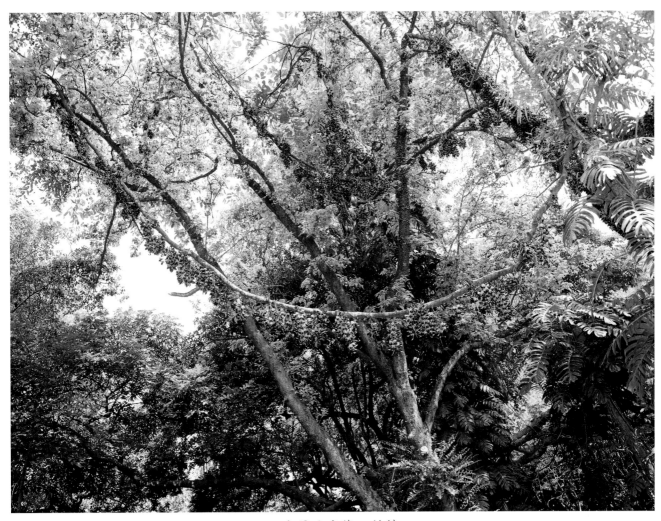

· 大果油麻藤 – 植株

**生境分布** 生于海拔 800~2100m 的山地或河边常绿或落叶林中，或开阔灌丛和干沙地上。分布于云南、贵州、广东、海南、广西、台湾等。广西主要分布在武鸣、梧州、防城、上思、田阳、隆林、宁明、龙州等。

**化学成分** 主要含有羽扇烯酮、无羁萜、$\beta$- 谷甾醇、$\Delta^{5,22}$- 豆甾烯醇、二十四烷酸 $\alpha$- 单甘油酯、二十五烷酸 $\alpha$- 单甘油酯、二十六烷酸 $\alpha$- 单甘油酯[1]、木栓酮、表木栓醇、豆甾醇、维太菊苷、$\beta$- 胡萝卜苷、芒柄花素、染料木苷、大豆苷[2]、单宁酸、没食子酸、对香豆酸、对羟基苯甲酸[3]等化学成分。

**药理作用** 1. 抗氧化作用
大果油麻藤提取物对 DPPH 自由基、DMPD 自由基均有一定的清除活性，对 $Fe^{3+}$ 也具有一定的还原能力，表明大果油麻藤具有一定的抗氧化作用[3, 4]。
2. 抗炎作用
牛血清白蛋白抗变性测定和膜稳定测试实验表明，加工后的大果油麻藤具有一定的体外抗炎作用[4]。

### 3. 抗白血病作用

大果油麻藤甲醇提取物（CMEMM）结合三氧化二砷（ATO）可以协同抑制人体白血病细胞株 HL60、Jurkat 的细胞增殖，还可以导致活性氧（ROS）的升高。以上表明 ATO 联合 CMEMM 可以通过 ROS 依赖性机制在人体白血病细胞中发挥协同诱导细胞凋亡作用，从而对白血病起到一定的治疗作用[5]。

**参考文献**

［1］胡旺云，罗士德，蔡建勋.大果油麻藤化学成分研究［J］.中草药，1994, 25(2):59-61.

［2］董玲，朱静，王彦峰，等.血藤的化学成分［J］.北京中医药大学学报，2009, 32(12): 846-848, 855.

［3］AWARE C B, PATIL R R, VYAVAHARE G D, et al.Ultrasound-assisted aqueous extraction of phenolic, flavonoid compounds and antioxidant activity of *Mucuna macrocarpa* beans: response surface methodology optimization［J］.Journal of the American College of Nutrition, 2018:1-9.

［4］AWARE C, PATIL R, VYAVAHARE G, et al.Processing effect on L-DOPA, *In Vitro* protein and starch digestibility, proximate composition, and biological activities of promising legume:*Mucuna macrocarpa*［J］.Journal of the American College of Nutrition, 2019,38(4):1-10.

［5］LU K H, LEE H J, HUANG M L, et al.Synergistic apoptosis-inducing antileukemic effects of arsenic trioxide and *Mucuna macrocarpa* stem extract in human leukemic cells via a reactive oxygen species-dependent mechanism［J］.Evidence-Based Complementary and Alternative Medicine, 2012:1-14.

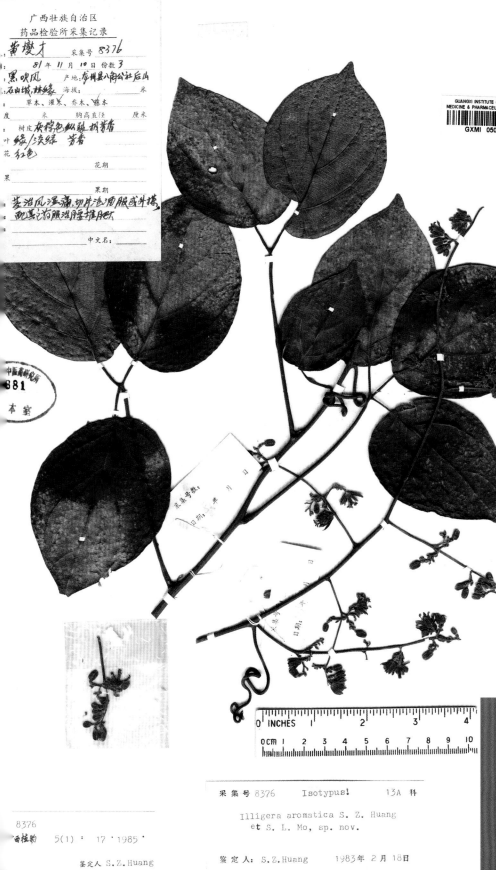

采集号 8376  Isotypus!  13A 科

Illigera aromatica S. Z. Huang
et S. L. Mo, sp. nov.

8376

西植物 5(1)：17·1985·

鉴定人 S.Z.Huang  鉴定人：S.Z.Huang  1983年 2月 18日

# 黑吹风

**来源**

莲叶桐科（Hernandiaceae）植物香青藤 *Illigera aromatica* S. Z. Huang & S. L. Mo 的藤茎或老茎。

**民族名称**

【壮族】勾令（天等），黑吹风（龙州、宁明、大新），吹风散（龙州）。

# 民 族 应 用

【壮族】药用藤茎或老茎。藤茎主治风湿骨痛，偏瘫，胃痛，痛经，跌打损伤，骨折。老茎水煎服或浸酒服治风湿骨痛，关节炎，半边瘫痪，跌打损伤，咳嗽痰多，消化不良。内服用量10~60g。

**药材性状**　藤茎长圆柱形，略弯曲，长30~80cm，或更长，直径1~5cm。表面有厚的木栓层，棕褐色、黑褐色或灰棕色，具粗纵皱纹或龟裂纹，皮孔稀疏，不甚明显，有叶柄痕或侧枝痕；质坚韧，不易折断；横切面纤维性，有放射状花纹和浓烈的香气，呈浅棕褐色；皮部厚2~5mm，木部具多数小孔，髓部直径约3mm。气香，味辛、凉。

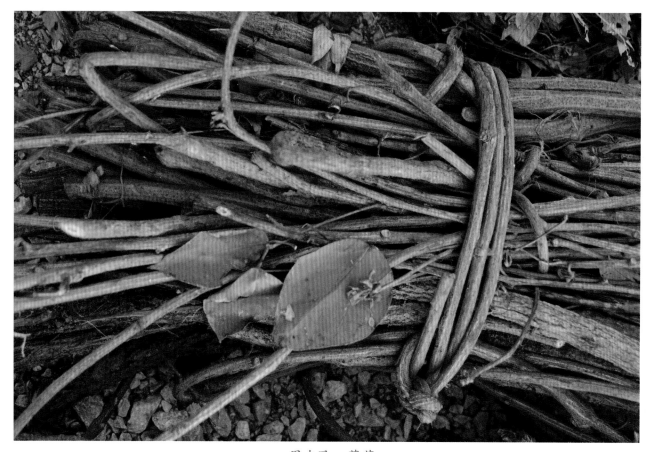

· 黑吹风－藤茎

**药用源流**　《广西壮族自治区壮药质量标准　第一卷》（2008年版）记载其具有祛风除湿、行气止痛、舒筋活络的功效；主治风湿骨痛，关节炎，半边瘫痪，咳嗽痰多，消化不良，骨折，跌打损伤肿痛，肥大性脊椎炎。

| 分类位置 | 种子植物门 | 被子植物亚门 | 双子叶植物纲 | 樟目 | 莲叶桐科 |
|---|---|---|---|---|---|
| | Spermatophyta | Angiospermae | Dicotyledoneae | Laurales | Hernandiaceae |

**形态特征**　木质藤本。全株具浓烈的芳香气味。老茎灰棕色，直径达 10cm，栓皮厚 4~8mm，纵裂。叶互生，三小叶；叶柄长 7~11cm；小叶柄长 0.7~2cm，被微柔毛；小叶近圆形或卵形，长 5~11.5cm，宽 4~9.5cm，先端急尖，基部圆形，腹面绿色，背面淡绿色，仅脉腋有髯毛，侧脉每边 4 条，侧生小叶较小。聚伞圆锥花序，比叶短，长 5~10cm，腋生或顶生；花红色，花序梗和花梗均被短柔毛；导管长 2mm，密被短柔毛，裂片 5 枚，卵状披针形；花瓣 5 枚，和花萼裂片相似，里面密被腺毛，雄蕊 5 枚，花丝密被腺毛；退化雄蕊 10 枚，舟状；子房密被短柔毛。

**生境分布**　生于石灰岩山地的疏林中或林缘。广西特有种，主要分布在宁明、龙州等地。

**化学成分**　主要含有正三十三烷、$\beta$- 谷甾醇、放线瑞香宁、劳诺宾、大黄酚[1]、$\alpha$- 蒎烯、$\beta$- 蒎烯、$\alpha$-水芹烯、$\beta$- 水芹烯、$p$- 甲基、异丙基苯、$\alpha$- 没药烯、$\alpha$- 桉叶油醇[2]、豆甾醇、肉桂酸苯乙酯、胡萝卜苷[3]、$(S)$- 放线瑞香宁[4]、laurodionine B、$N$-formyllaurolitsine、iligerine A–B、machigline、norboldine、$\alpha$- 香树脂醇、脱氢齿孔酸、$2\alpha$, $3\beta$- 二羟基 -12- 烯 -28- 乌苏酸、$\beta$- 谷甾醇 -D- 葡萄糖、$\beta$- 谷甾醇棕榈酸酯、甘草酚、甘草素、异甘草素、甘草苷、棕榈酸、琥珀酸、尿囊素[5]等化合物。

**药理作用**　1. 抗肿瘤作用

香青藤具有一定的抗肿瘤作用。香青藤中分离得到的阿朴菲生物碱类化合物对 HeLa 人宫颈癌细胞、SMMC7721 人肝癌细胞、Bcap37 人乳腺癌细胞株有不同程度的抑制作用，且阿朴菲生物碱在其他性质相似的前提下，其结构式的刚性程度越强，其抗肿瘤活性愈强[5]。

2. 抗氧化作用

香青藤具有一定的抗氧化作用。香青藤水相浸膏对 DPPH 自由基具有一定的清除作用，其半数清除浓度 $IC_{50}$ 值随着浸膏极性的变小而升高，香青藤中分离得到的化合物放线瑞香宁的半数清除浓度 $IC_{50}$ 为（17.4±0.8）mg/ml，与极性最大的水相浸膏相近，但都不及抗坏血酸[5]。

3. 其他作用

香青藤对治疗增生性脊柱炎[6]、风痹症[7]有一定的作用。此外还具有一定的解痉、镇痛、降温和局部麻醉作用[8]。

**参考文献**

［1］袁阿兴，覃凌，康书华. 黑吹风化学成分的研究［J］. 植物学报，1987, 29(3): 324–326.

［2］莫善列，李战，欧莹，等. 香青藤挥发油化学成分的 GC-MS 分析［J］. 时珍国医国药，2006, 17(12):2512–2513.

［3］谢丽莎，李娉，龚志强，等. 香青藤化学成分研究［J］. 当代医学，2011, 17(27):31–32.

［4］董建伟，李雪娇，李媛媛，等. Clonostachys rogersoniana 发酵对香青藤中 (S)- 放线瑞香宁的 4R- 羟基化生物转化研究［C］. 中国化学会第十一届全国天然有机化学学术会议论文集，2016:421.

［5］葛一超. 香青藤化学成分及生物活性研究［D］. 杭州：浙江工商大学，2018.

［6］吴振东，刘英鸿. 壮药黑吹风藤汤治疗增生性脊柱炎的疗效观察［J］. 湖北中医杂志，2002, 24:35–36.

［7］林文联，龙全新，吴振东. 加味黑吹风藤合剂治疗风痹症［J］. 跨世纪骨伤杰出人才科技成果荟萃，2004:728–730.

［8］洪庚辛，滕忠，韦宝伟，等. 草药黑吹风的有效成分 - 结晶 - Ⅱ 的药理研究［J］. 中草药，1983, 14(10): 21–22, 20.

# 黑面神

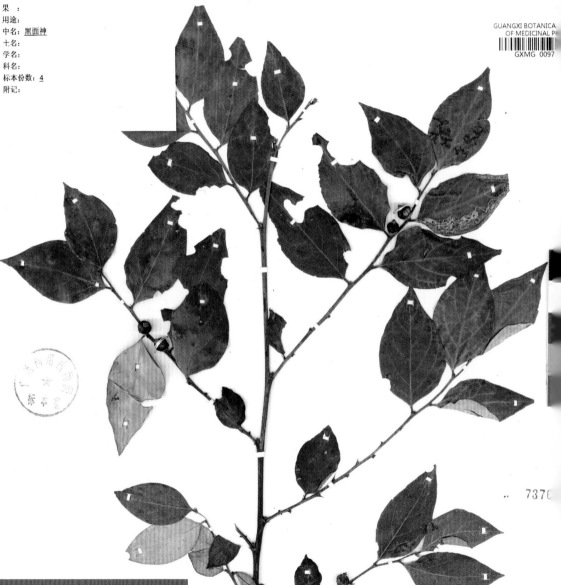

广西植物研究所采集记录

采集人：<u>黄俞松，吴磊等</u>　采集号：<u>LYJX0385</u>
采集日期：<u>2010 年 9 月 15 日</u>
采集地点：<u>靖西邦亮保护区三合乡个禄</u>
海拔：<u>990m</u>
环境：<u>石灰岩山坡</u>
分布：<u>少见</u>
性状：<u>灌木</u>
树皮：
叶　：
花　：
果　：
用途：
中名：<u>黑面神</u>
土名：
学名：
科名：
标本份数：<u>4</u>
附记：

7370

采集编号（Coll. No.）：LYJX0385
大戟科 Euphorbiaceae

黑面神
Breynia fruticosa (Linn.) Hook. f.

鉴定人（Det.）：刘演

## 来源

大戟科（Euphorbiaceae）植物黑面神 *Breynia fruticosa* (Linn.) Hook. f. 的根、叶、全株。

## 民族名称

【壮族】大傲（那坡），美必宁（上思），么杯骂鹅（田林），踏宁（大新），鬼画符，美必宁。
【仫佬族】美参（罗城）。

## 民族应用

【壮族】药用叶、全株。叶捣烂敷患处治跌打肿痛，外伤出血。全株水煎服治阿米巴痢疾，感冒，腹泻；水煎洗患处治湿疹，疮疥瘙痒；还可用于腹痛吐泻，乳汁缺少，湿疹，跌打损伤，咽痛，疔疮，皮炎，漆疮，鹤膝风。

【仫佬族】药用根。水煎服兼洗患处治腮腺炎，扁桃腺炎，关节痛。

内服用量15~30g；外用适量。

**药材性状** 根呈圆柱形，直径5~40mm，表面棕红色，粗糙或具细纵皱纹。质坚实，断面淡黄色。茎圆柱形，上部分枝多，直径5~30mm，表面粉棕色或黄棕色。完整叶菱状卵形或阔卵形，革质，两端钝或急尖，上表面灰褐色，下表面红褐色或灰棕色，具细点，每边具3~5条侧脉；叶柄长2~3mm。托叶三角状披针形，长约1mm。花小，花梗长约2mm。蒴果棕黑色，球形。气微，味苦、微涩。

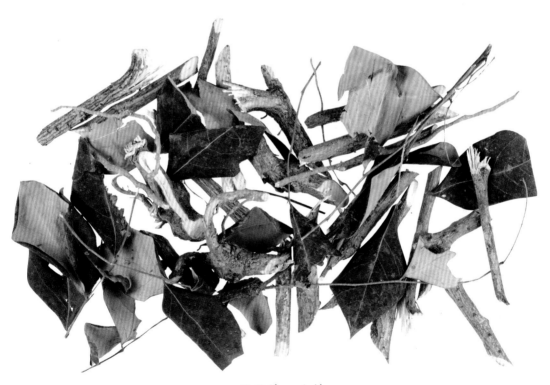

· 黑面神－全株

**药用源流** 黑面神的药用始载于《生草药性备要》，曰："黑面神，味甘，性寒。散疮、消毒，洗烂口、膝疮，解牛毒。偶见诸毒，食此必见香甜。一名膝大治，一名钟馗草，又名狗脚刺。其根，浸酒饮最妙。"《中华本草》记载其嫩枝叶具有清热祛湿、活血解毒的功效；主治腹痛吐泻，湿疹，缠腰火丹，皮炎，漆疮，风湿痹痛，产后乳汁不通，阴痒。其根具有祛风、解毒、散瘀、消肿的功效；主治乳蛾，咽痛，热泻，漆疮，鹤膝风，杨梅疮，产后腹痛，崩漏。《广西壮族自治区壮药质量标准 第一卷》（2008年版）记载其全株具有清热解毒、散瘀止痛、收敛止痒的功效；主治瘰疬发热，头痛，急性胃肠炎，扁桃体炎，产后宫缩痛，功能失调性子宫出血，毒疮痈肿，漆毒，皮肤湿疹，过敏性皮炎，毒蛇咬伤。

| 分类位置 | 种子植物门 | 被子植物亚门 | 双子叶植物纲 | 大戟目 | 大戟科 |
|---|---|---|---|---|---|
| | Spermatophyta | Angiospermae | Dicotyledoneae | Eophorbiales | Euphorbiaceae |

**形态特征**  灌木，高 1~3m。茎皮灰褐色；枝条上部常呈扁压状，紫红色；小枝绿色。叶片革质，卵形、阔卵形或菱状卵形，长 3~7cm，宽 1.8~3.5cm，两端钝或急尖；托叶三角状披针形。花小，单生或 2~4 朵簇生于叶腋内，雌花位于小枝上部，雄花则位于小枝的下部，有时生于不同的小枝上；雄花花萼陀螺状，雄蕊 3，合生呈柱状；雌花花萼钟状，6 浅裂，萼片近相等，顶端近截形，中间有突尖，结果时约增大 1 倍，上部辐射张开呈盘状。子房卵状，花柱 3，顶端 2 裂，裂片外弯。蒴果圆球状，有宿存的花萼。

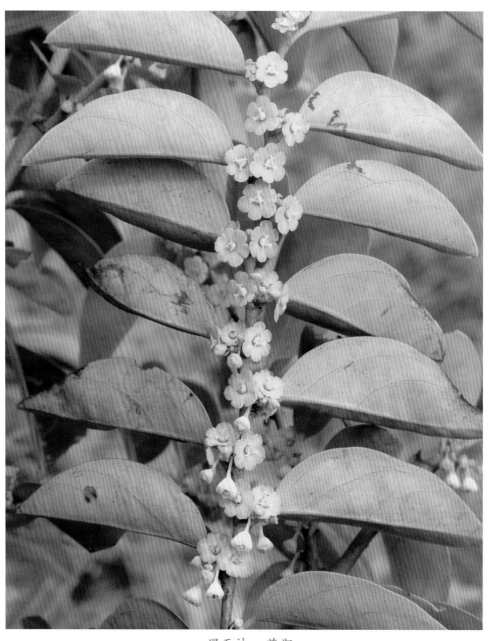

· 黑面神－花期

**生境分布**　散生于山坡、平地旷野灌木丛中或林缘。分布于浙江、福建、广东、海南、广西、四川、贵州、云南等。广西主要分布在南宁、柳州、梧州、钦州、玉林、百色、河池等。

**化学成分**　主要含有正丁基 $-\beta$-D- 吡喃果糖苷、乙基 $-\beta$-D- 吡喃果糖苷、阿魏酸二十四烷醇酯、$\beta$- 谷甾醇、正三十二烷醇、胡萝卜苷、熊果苷、(-)- 表儿茶素[1]、aviculin、木栓醇、无羁萜、arborinone、isoarbonnol、5- 羟基 -7, 8, 4'- 三甲氧基黄酮、2, 4- 二羟基 -6- 甲氧基 -3- 甲基 - 苯乙酮[2]、breynin C、epibreynin D-H、breynin D、breynin G、epibreynin B、breynin B 等[3]、vomifoliol、8- 羟基木犀草素 -8- 鼠李糖苷、4- 羟基 -3, 5, 5- 三甲基 -2- 环己烯 -1- 酮、异佛尔酮、香草醛、原儿茶醛、熊果酸、豆甾醇、9-octadencenoic acid、2, 3-dihydroxypropyl ester、咖啡酸、3, 5- 二甲氧基 -4- 羟基苯甲醛、(4S, 9R)4- 羟基 - 1 - 酮 $-\alpha$- 紫罗兰醇 $-O-\beta$-D- 吡喃葡萄糖、(4R, 9R)-1- 酮 $-\alpha$- 紫罗兰醇 $-9-O-\beta$-D- 吡喃葡萄糖[4-5]、羽扇烯酮、算盘子二醇、豆甾烷 $-3\beta, 6\beta$- 二醇、$\beta$-sitosterylglucoside-6'-octadecanoate、1$-O-\beta$-D-glucopyranosyl-(2S, 3R, 4E, 8Z)-2-［(2-hydroxyoctadecanoyl) amido］-4, 8-octadecadiene-1, 3-diol、1$-O-\beta$-D-glucopyranosyl-(2S, 3S, 4R, 8Z)-2-［(2R)-2-hydroxypentacosanoylamino］-8-octadecene-1, 3, 4-triol、$\varepsilon$- 己内酯[6]、异槲皮苷、kaempferol-3$-O-\beta$-D-glucoside-7$-O-\alpha$-L-rbamnoside、山奈酚 -3$-O-$ 葡萄糖基鼠李糖苷、山奈酚 -3$-O-\beta$-D- 槐糖、3$-O-\alpha$-L-arabinopyranosyl hederagenin 28$-O-\beta$-D-glucopyranosy1-(1 → 6)$-\beta$-D-glucopyranoside、quercetin 3$-O-$glucoside-7$-O-$hamnoside、$\beta$-sulfoxidebreynogenin 3$-O-\alpha$-thannopyranosyl-(1 → 3)$-\beta$-glucopyranosyl-(1 → 2)$-\beta$-quinovopyranoside、qurcetin-3$-O-\alpha$-L-arabinopyranosyl hederagenin1-(1 → 6)$-\beta$-D-glucopyranoside[7]、木犀草素、槲皮素、山奈酚、银椴苷、(+)- 南烛木树脂酚、(+)- 异落叶松脂素、(+)-nortrachelogenin、(+)- 丁香树脂醇、icariol A2、5, 5'- 二甲氧基 -7- 氧代落叶松脂醇[8]等化合物。

**药理作用**　1. 抑菌作用

黑面神提取物具有一定的抑菌作用。黑面神枝叶提取物抑菌作用明显强于茎提取物，水提物作用强于醇提物[9]，且枝叶水提取物抑菌有效成分主要集中于乙酸乙酯部位和正丁醇部位[10]。

2. 抗慢性皮炎 - 湿疹作用

黑面神枝叶水提取物对小鼠慢性皮炎 / 湿疹有良好的治疗作用。黑面神枝叶水提取物一定剂量能有效减轻慢性皮炎 / 湿疹小鼠耳组织增厚、肿胀，显著抑制免疫器官指数，改善其病理学改变，并且存在剂量依赖关系[11]。其有效药用部位为嫩枝叶，效应物质主要来源于其乙酸乙酯和正丁醇萃取部位[12-13]。此外，黑面神水提取物可通过抑制组胺的释放发挥抗湿疹、荨麻疹、皮肤瘙痒、漆过敏等皮肤 I 型超敏反应性皮肤病作用。黑面神水提取物可以使阵发性皮肤瘙痒模型小鼠瘙痒发作次数显著减少，瘙痒持续时间显著缩短，毛细血管通透性显著降低，具有一定的抗皮肤 I 型超敏反应作用[14]。

3. 抗炎作用

黑面神具有较好的抗炎作用。黑面神水提取物对二甲苯引起的小鼠耳郭肿胀及由醋酸引起的组织毛细血管的通透性均具有极显著的抑制作用[15]。黑面神倍半萜部位还有明显抑制小鼠毛细血管通透性和抗类风湿的作用，并可使大鼠腿足溃烂程度和足肿胀度明显减轻[16]。

4. 降血脂作用

黑面神具有一定的降血脂作用。黑面神的倍半萜部位和有效成分 epibreynin D 都能显著降低小鼠体内总胆固醇和三酰甘油含量，且 epibreynin D 比倍半萜部位具有更好的效果。倍半萜部位给药剂量 10mg/kg 时，小鼠全血中总胆固醇和三酰甘油抑制率分别达到 72.9% 和 70.3%，epibreynin D

给药剂量 0.5 mg/kg 时，小鼠全血中总胆固醇和三酰甘油抑制率分别达到 67.6% 和 73.1%[16]。

5. 对肝肾机体代谢的作用

黑面神提取物可以使大鼠肾组织中硬脂酸含量升高，有一定的诱导大鼠肝肾代谢扰动和紊乱作用[17]。

6. 抑制酪氨酸酶活力

黑面神提取物正丁醇部位可以使酪氨酸酶活力下降，使酪氨酸酶活力下降50%的浓度约为 0.8 mg/ml，对游离酶和酶–底物复合物的抑制浓度分别为 0.7mg/ml、1.4mg/ml。黑面神提取物正丁醇部位对酪氨酸酶抑制机制为可逆的混合型抑制[18]。

**参考文献**

[1] 浮光苗，余伯阳，朱丹妮. 黑面神化学成分的研究（英文）[J]. 中国药科大学学报，2004, 35(2):114-116.

[2] 浮光苗，徐增莱，余伯阳，等. 民间药物黑面神化学成分研究 [J]. 中国中药杂志，2004, 29(11): 1052-1054.

[3] MENG D H, CHEN W L, ZHAO W M.Sulfur-containing spiroketal glycosides from *Breynia fruticosa* [J].Journal of Natural Products, 2007, 70:824-829.

[4] 毛华丽. 黑面神化学成分的分离及结构鉴定 [D]. 杭州：浙江工业大学，2009.

[5] 毛华丽，占扎君，钱捷. 黑面神化学成分的研究 [J]. 中草药，2009, 40:100-102.

[6] 林理根，柯昌强，叶阳. 黑面神根部化学成分的研究 [J]. 中草药，2013, 44(22):3119-3122.

[7] 王珠强，纪梦颖，彭伟文，等. 黑面神的化学成分研究 [C]. 中国化学会第十一届全国天然有机化学学术会议论文集，2016: 4.

[8] 彭伟文，何文生，纪梦颖，等. 黑面神药材70%乙醇提取部分的化学成分研究 [J]. 中国药房，2017, 28(36):5144-5147.

[9] 彭伟文，王英晶，陆丹倩，等. 黑面神茎、叶不同提取物抑菌作用对比研究 [J]. 中国医院药学杂志，2014, 34(11):869-873.

[10] 彭伟文，王英晶，陆丹倩，等. 黑面神枝叶水提取物抑菌有效部位的筛选研究 [J]. 中华中医药学刊，2014, 32(12):2937-2939.

[11] 彭伟文，王英晶，王书芹，等. 黑面神枝叶水提取物治疗小鼠慢性皮炎–湿疹疗效观察 [J]. 时珍国医国药，2014, 25(12):2954-2956.

[12] 王英晶. 黑面神主成分及抗慢性皮炎–湿疹药效学研究 [D]. 广州：广州中医药大学，2014.

[13] 彭伟文，戴卫波，梅全喜，等. 黑面神不同极性部位HPLC色谱与抗慢性皮炎–湿疹疗效的关联性研究 [J]. 亚太传统医药，2016, 12(14):41-45.

[14] 彭伟文，戴卫波，梅全喜，等. 黑面神水提取物抗皮肤Ⅰ型超敏反应的研究 [J]. 中国药房，2013, 24(19):1747-1749.

[15] 彭伟文，谭泳怡，梅全喜，等. 黑面神水提取物抗炎作用实验研究 [J]. 今日药学，2012, 22(3):145-147.

[16] 何晓莉. 黑面神中含硫螺环缩酮倍半萜及其活性研究 [D]. 重庆：重庆大学，2019.

[17] 鲍曦，江夏娟，耿培武，等. 气相色谱–质谱法检测黑面神对大鼠肝肾机体代谢的影响 [J]. 中国卫生检验杂志，2018, 28(18):2202-2205.

[18] 卢武林，罗红军，李慧，等. 黑面神提取物对酪氨酸酶的抑制动力学[J]. 汕头大学医学院学报，2011, 24(4):204-206, 210.

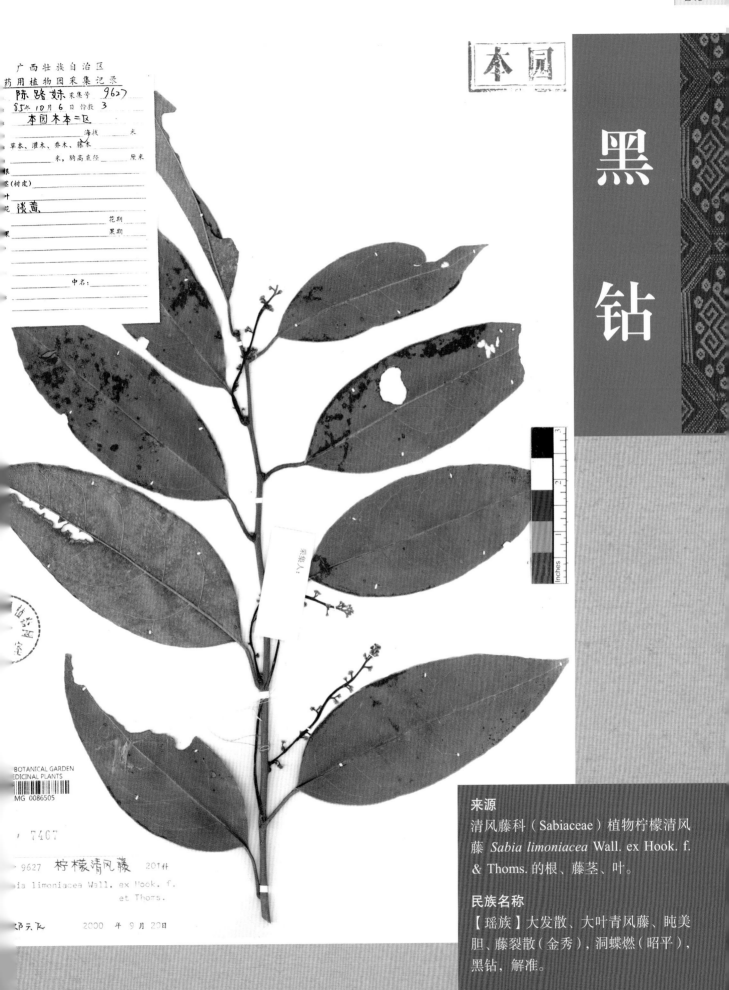

黑

钻

广西壮族自治区
药用植物园采集记录
陈路妹 采集号 9627
85 年 10 月 6 日 份数 3
本园木本二区
草本、灌木、乔木、藤本
米，驹高直径 原来
皮(树皮)
叶
花 淡黄
花期
果期
中名：

BOTANICAL GARDEN
EDICINAL PLANTS
MG 0086505

7407

9627 柠檬清风藤 2014H
is limoniacea Wall. ex Hook. f.
et Thoms.

2000 年 9 月 29 日

**来源**

清风藤科（Sabiaceae）植物柠檬清风藤 *Sabia limoniacea* Wall. ex Hook. f. & Thoms. 的根、藤茎、叶。

**民族名称**

【瑶族】大发散、大叶青风藤、盹美胆、藤裂散（金秀），洞蝶燃（昭平），黑钻，解准。

## 民族应用

【瑶族】药用根、藤茎、叶。藤茎主治产后腹痛，肾炎水肿，风湿性关节炎，类风湿关节炎，跌打损伤，骨折。根、藤茎水煎服或浸酒服治跌打损伤，风湿性关节炎；藤茎、叶水煎洗身可预防产后风。 内服用量 10~30g；外用适量。

**药材性状**　根圆柱状。茎呈圆柱形，有的扭曲，直径 0.5~5cm；表面灰绿色或灰褐色，粗糙，具纵皱及纵向皮孔和叶柄脱落痕迹或细枝脱落后的残基；体轻，质硬，不易折断；断面皮部棕色或灰褐色，显颗粒性；木质部呈棕黄色或灰棕色，裂片状，具放射状纹理和密集小孔；气微，味淡、微苦涩。完整叶呈椭圆形、长圆状椭圆形或卵状椭圆形，先端尖，基部阔楔形或圆形。

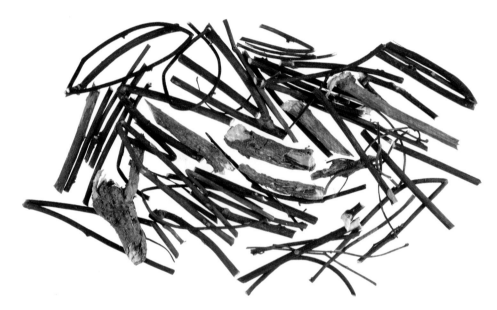

· 柠檬清风藤－根、藤茎

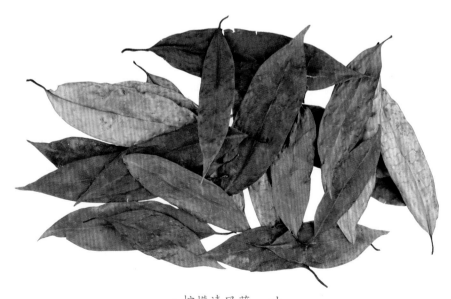

· 柠檬清风藤－叶

**药用源流**　《广西壮族自治区壮药质量标准　第一卷》（2008 年版）记载其藤茎具有祛风除湿、散瘀止痛的功效；主治风湿痹痛，产后腹痛。

| 分类位置 | 种子植物门 | 被子植物亚门 | 双子叶植物纲 | 无患子目 | 清风藤科 |
|---|---|---|---|---|---|
| | Spermatophyta | Angiospermae | Dicotyledoneae | Sapindales | Sabiaceae |

**形态特征**　常绿攀援木质藤本。嫩枝绿色，老枝褐色，具白蜡层。叶革质，椭圆形、长圆状椭圆形或卵状椭圆形，长 7~15cm，宽 4~6cm，先端短渐尖或急尖，基部阔楔形或圆形；侧脉每边 6~7 条，网脉稀疏，在叶背明显凸起。聚伞花序有花 2~4 朵，排成狭长的圆锥花序，长 7~15cm；花淡绿色、黄绿色或淡红色；萼片 5，卵形或长圆状卵形，先端尖或钝，有缘毛；花瓣 5 片，倒卵形或椭圆状卵形，顶端圆，有 5~7 条脉纹；雄蕊 5 枚，花丝扁平，花药内向开裂；花盘杯状，有 5 浅裂。分果爿近圆形或近肾形，红色；核中肋不明显，两边各有 4~5 行蜂窝状凹穴，两侧面平凹，腹部稍尖。

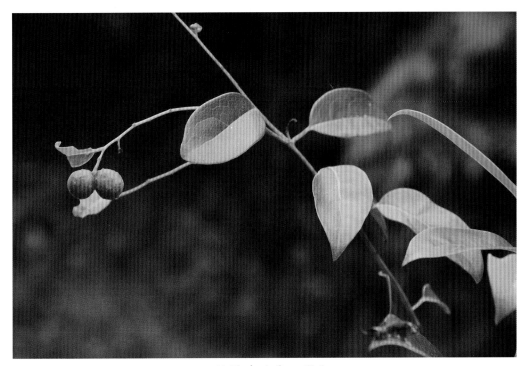

· 柠檬清风藤 – 果期

**生境分布**　生于海拔 800~1300m 的密林中。分布于云南西南部及广西等。广西全区各地均有分布。

**化学成分**　主要含有桦木醇、豆甾烷 –5– 烯 –3β, 7α, 22α– 三醇、5– 氧阿朴菲碱、豆甾烷 –5– 烯 –3β, 4β, 7α, 22α– 四醇、香草酸、3, 5– 二甲氧基 –4– 羟基苯甲酸、对羟基苯甲酸、清风藤酸、3,4– 二羟基苯甲酸、对羟基苯甲醛、槲皮素、β– 胡萝卜苷、N–p– 香豆酰酪胺[1]、齐墩果酸、N– 反式 – 阿魏酰基酪胺、反式 – 香豆酰基酪胺、原儿茶酸、胡萝卜苷、β– 谷甾醇、5– 氧阿朴啡碱、白桦脂醇、齐墩果酸甲酯、3– 氧代 –12– 烯 –28– 乌苏酸甲酯、3– 羟基 –16–

氧 – 式 $\Delta^{11,\,13(18)}$ – 齐墩果二烯、豆甾醇、熊果酸、山柰酚、芦丁[2]、9, 12- 十八碳二烯酸、棕榈酸、9- 十八碳烯酸、十八烷酸[3]、5- 甲氧基 –1, 2- 亚甲二氧基氧化阿朴菲碱、5- 氧阿朴菲碱、N–p– 阿魏酰酪胺、N– 反式香豆酰酪胺、mutabiloside[4]、sabphenoside E–K、quercetin 3–O–(2–O–$\beta$–D–apiofuranosyl) –$\alpha$–L–rhamnopyranoside[5] 等化学成分。

**药理作用**　1. 抗肿瘤作用

柠檬清风藤分离出来的豆甾烷 –5– 烯 –3$\beta$, 7$\alpha$, 22$\alpha$– 三醇、豆甾烷 –5– 烯 –3$\beta$, 4$\beta$, 7$\alpha$, 22$\alpha$– 四醇两个化合物具有一定的肿瘤细胞毒活性，表明柠檬清风藤具有一定的抗肿瘤作用[1]。

2. 抑制麦芽糖酶作用

柠檬清风藤分离出来的化合物豆甾烷 –5– 烯 –3$\beta$, 7$\alpha$, 22$\alpha$– 三醇具有一定的抑制麦芽糖酶活性[1]。

3. 兴奋子宫作用

柠檬清风藤对已孕、未孕或产后大白鼠、家兔的离体与在体子宫均有明显的兴奋作用，其兴奋作用发生快慢、作用强度和维持时间随着剂量的增加而加强，其作用特点主要表现为子宫张力提高，收缩力增强，大剂量可产生半痉挛性收缩或强直性收缩[5, 6]。

**附　注**　毛萼清风藤 *S. limoniacea* var. *ardisioides* L. Chen 已修订并入本品。

**参考文献**

［1］唐天君.四种药用植物化学成分的研究［D］.成都：中国科学院成都有机化学研究所，2004.

［2］粮文旺.毛萼清风藤化学成分及质量控制研究［D］.南宁：广西中医药大学，2013.

［3］张春来，黄艳，刘元，等.毛萼清风藤脂溶性成分GC–MS分析［J］.广西中医药大学学报，2014, 17(2):69–70.

［4］黄艳，张春来，粮文旺，等.毛萼清风藤中一个新的氧化阿朴菲碱类化合物［J］.药学学报，2018, 53(5):778–781.

［5］CHO H M, HA T K Q, DANG L H, et al.Prenylated phenolic compounds from the leaves of *Sabia limoniacea* and their antiviral activities against porcine epidemic diarrhea virus［J］. Journal of Natural Products, 2019:1–12.

［6］韩延宗，潘汉朝，颜占魁.柠檬清风藤对子宫作用的实验研究［J］.中药通报，1982, 4:33–35.

铺地蜈蚣

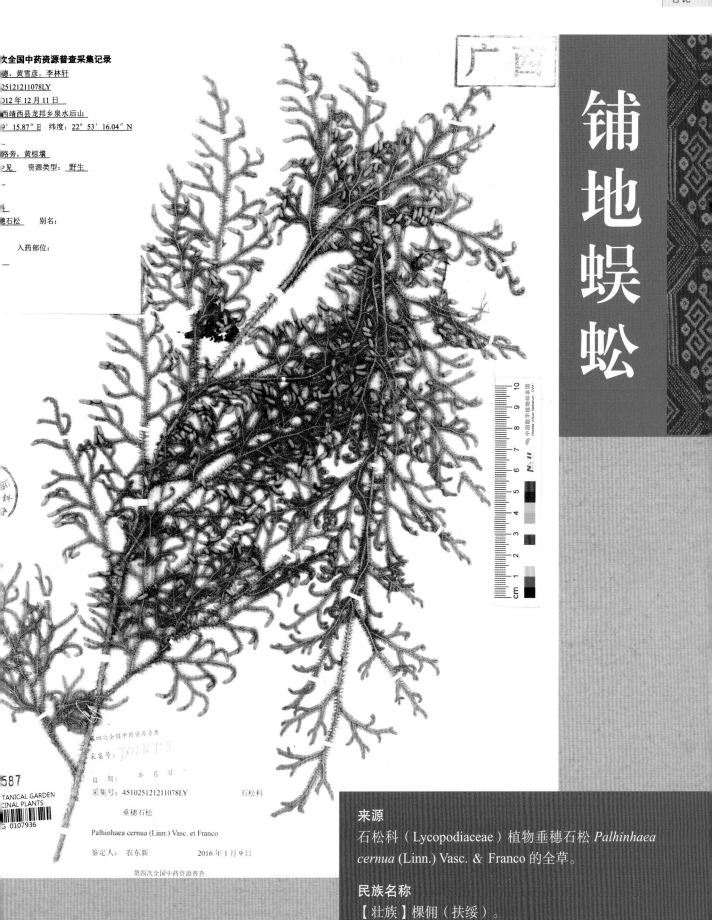

第四次全国中药资源普查

采集号：JX1212

日　期：　年 月 日

采集号：451025121211078LY　石松科

垂穗石松

Palhinhaea cernua (Linn.) Vasc. et Franco

鉴定人：农东新　　　2016 年 1 月 9 日

第四次全国中药资源普查

## 来源

石松科（Lycopodiaceae）植物垂穗石松 *Palhinhaea cernua* (Linn.) Vasc. & Franco 的全草。

## 民族名称

【壮族】棵佣（扶绥）。

【瑶族】猫尾草、松筋草（富川），杆竹咪（金秀）。

## 民族应用

【壮族】药用全草。水煎服治妊娠呕吐。

【瑶族】药用全草。水煎服兼洗患处治风湿关节痛，手足麻木，坐骨神经痛；晒干研粉，先于患部涂上茶油后敷上药粉治烧烫伤。

内服用量 30g；外用适量。

**药材性状** 本品上部多分枝，长 30~50cm，或已折成短段，直径 1~2mm，表面黄色或黄绿色。叶密生，线状钻形，长 2~3mm，黄绿色或浅绿色，全缘，常向上弯曲，质薄，易碎。枝顶常有孢子囊穗，矩圆形或圆柱形，长 5~15mm，无柄，常下垂。气微，味淡。以色黄绿，无杂质者为佳。

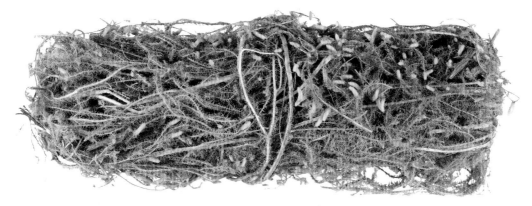

· 铺地蜈蚣－全草

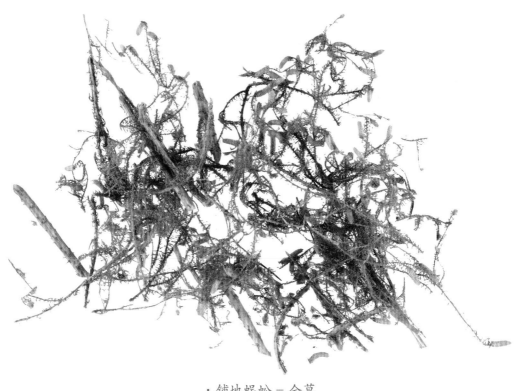

· 铺地蜈蚣－全草

**药用源流**　《植物名实图考》载有"筋骨草"条云："生山溪间，绿蔓茸毛，就茎生杈，长至数尺。着地生根，头绪繁挈如人筋络。俚医以为调和筋骨之药，名为小伸筋。秋时茎梢发白芽，宛如小牙。滇南谓之过山龙，端午日偓偓采以入市鬻之。云小儿是日煎水作浴汤，不生疮毒受湿痒。"据其所述特征及附图形态，应为石松科植物垂穗石松，亦作伸筋草使用。《中华本草》记载其具有祛风除湿、舒筋活血、止咳、解毒的功效；主治风寒湿痹，关节酸痛，皮肤麻木，四肢软弱，黄疸，咳嗽，跌打损伤，疮疡，疱疹，烫伤。

| **分类位置** | 蕨类植物门 | 石松纲 | 石松目 | 石松科 |
|---|---|---|---|---|
| | Pteridophytae | Lycopodiina | Lycopodiales | Lycopodiaceae |

**形态特征**　中型至大型土生植物。主茎直立，圆柱形，光滑无毛，多回不等位二叉分枝。主茎上的叶螺旋状排列，稀疏，钻形至线形，长约4mm，宽约0.3mm，通直或略内弯，基部圆形，下延，无柄，先端渐尖，边缘全缘，中脉不明显，纸质。孢子囊穗单生于小枝顶端，短圆柱形，成熟时通常下垂，淡黄色，无柄；孢子叶卵状菱形，覆瓦状排列，边缘膜质，具不规则锯齿；孢子囊生于孢子叶腋，内藏，圆肾形，黄色。

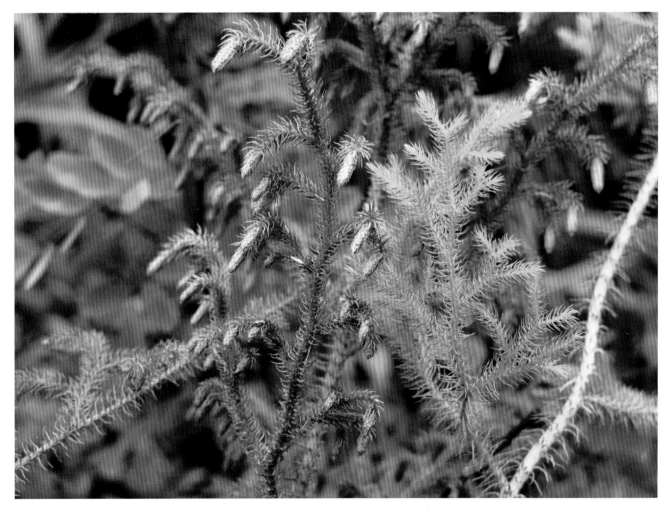

· 垂穗石松 — 孢子叶

**生境分布** 生于海拔 100~1800m 的林下、林缘及灌丛下荫处或岩石上。分布于浙江、江西、福建、台湾、湖南、广东、香港、广西、海南、四川、重庆、贵州、云南等。广西主要分布在南宁、上林、融安、平乐、苍梧、藤县、岑溪、贵港、平南、玉林、陆川、博白、百色、凌云、乐业、贺州、凤山、罗城、都安、金秀、龙州等。

**化学成分** 全草含有羟基垂石松碱、千层塔萜烯二醇、21-表千层塔萜三醇、垂石松酸甲、伸筋草萜三醇、16-氧代伸筋草萜三醇[1]、芒柄花根萜醇、21-*epi*-serratenediol、serratenediol、lycernuic acid D[2]、palhinine A[3]、3$\beta$, 14$\alpha$, 15$\alpha$, 21$\beta$-四羟基-15-(3'-甲氧基-4'-羟基苯甲酰)-千层塔烷、16-酮基-3$\beta$, 21$\alpha$-二羟基-14-千层塔烯[4]、葵酸、油酸、十六烷酸、葵酸乙酯、十六烷酸乙酯等[5]。

**药理作用** 1. 对平滑肌的作用
垂穗石松的提取物对豚鼠离体肠平滑肌有一定的兴奋作用，并有一定的体外抗兔血小板聚集作用[6]。
2. 对实验性矽肺的作用
垂穗石松注射液对实验性矽肺在预防和治疗上都是有效的，说明垂穗石松有一定的抗矽肺作用[7]。
3. 治疗带状疱疹作用
垂穗石松全草煎汤内服和全草烧灰研末调茶油患处外搽相结合，治疗带状疱疹疗效较好[8]。
4. 抑菌作用
垂穗石松提取物具有一定的抗幽门螺杆菌作用[9]。

**参考文献**

[1] 张娟娟，郭志坚，潘德济，等.垂穗石松的化学成分研究[J].中草药，1997, 28(3):139-140.

[2] 杨舜伊，蒋金和，刘莹，等.垂穗石松化学成分的研究[J].云南师范大学学报(自然科学版)，2010, 30(3):55-58.

[3] ZHAO F W, SUN Q Y, YANG F M, et al. Palhinine A, a novel alkaloid from *Palhinhaea cernu* [J].Organic Letters, 2010, 12(17):3922-3925.

[4] 金玉，黄政皖，黄英娜，等.垂穗石松中一个新的千层塔三萜[J].有机化学，2020, 40:2531-2534.

[5] 杨舜伊，史小波，陈业高.云南垂穗石松脂溶性化学成分研究[J].安徽农业科学，2020, 48(1):211-212, 226.

[6] 戴克敏，潘德济，程彰华，等.伸筋草类药用植物资源的初步研究[J].植物资源与环境，1992, 1(1):36-43.

[7] HE L Z, HUANG Z H, WANG H R, et al.Shenjincao (*Palhinhaea cernua*) injection for treatment of experimental silicosis of rats[J]. Journal of Pharmacy and Pharmacology, 1998, 50(3): 351-354.

[8] 孙章钧.垂穗石松治疗带状疱疹[J].中国乡村医药杂志，2004, 11(10):45.

[9] NDIP R N, MALANGE TARKANG A E, MBULLAH S M, et al.In vitro anti-*Helicobacter pylori* activity of extracts of selected medicinal plants from north west cameroon[J].Journal of Ethnopharmacology, 2007, 114(3): 452-457.

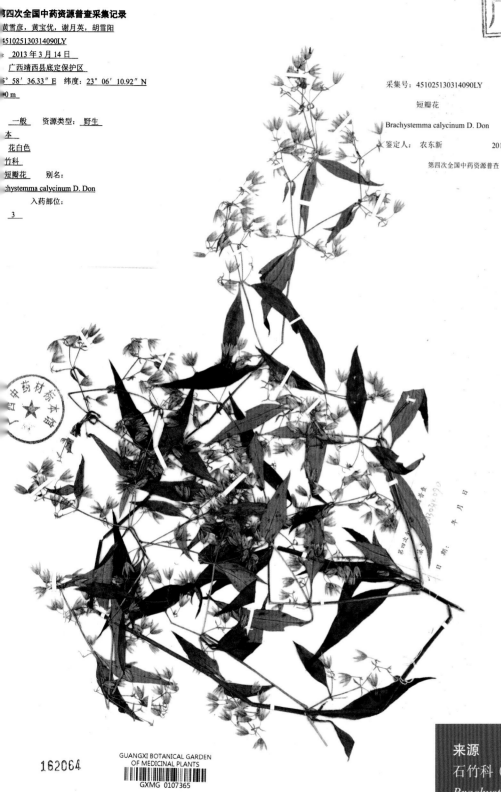

第四次全国中药资源普查采集记录

黄雪彦，黄宝优，谢月英，胡雪阳

451025130314090LY

2013 年 3 月 14 日

广西靖西县底定保护区

°58′36.33″E   纬度：23°06′10.92″N

0 m

一般    资源类型：野生

本

花白色

竹科

短瓣花    别名：

chystemma calycinum D. Don

入药部位：

3

采集号：451025130314090LY    石竹科

短瓣花

Brachystemma calycinum D. Don

鉴定人：农东新    2016 年 1 月 13 日

第四次全国中药资源普查

广西

短瓣花

来源

石竹科（Caryophyllaceae）植物短瓣花
*Brachystemma calycinum* D. Don 的根或
全草。

民族名称

【壮族】伸筋草（东兰、凤山），别
单引（田林）。
【瑶族】抽筋草，秋沾咪。

## 民 族 应 用

【壮族】药用全草。与猪骨煎服兼浸酒敷患处治跌打伤筋。

【瑶族】药用根或全草。主治风湿痹痛，跌打损伤，骨伤，肾炎水肿，骨髓炎，疮疡疖肿，淋巴结结核。内服用量 15~30g，水煎服；外用适量，捣敷。

**药材性状**　根茎呈不规则的结节状或团块状，表面有瘤状突起，灰黄色，上部有茎基残痕，下部为多数丛生的根及细根。根类圆柱形，细长略扭曲，少分枝，须根痕；质硬而脆，易折断；断面较平整，皮部蜡质样，淡棕色，木部淡黄色。藤茎细长，类圆柱形，有略膨大的节，节上有对生的叶柄痕；表面灰黄色或灰棕色，略有光泽，具纵棱纹，棱 4~6；栓皮易剥离，剥离后露出灰绿色或灰白色的皮部；质脆，易折断；断面木部发达，灰黄色，密布细孔，髓部常有空隙。气微，味甜微苦。

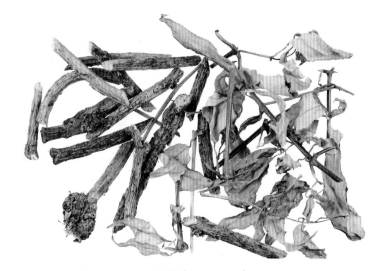

· 短瓣花－干全草

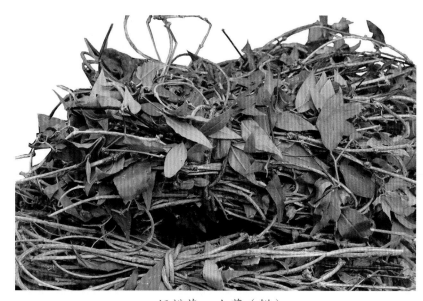

· 短瓣花－全草（鲜）

**药用源流**　《广西药用植物名录》记载其主治白喉，风湿痹痛。《中华本草》记载其具有活血化瘀、通淋泄浊、解毒消肿的功效；主治血瘀痛经、闭经、倒经、癥瘕结块、热淋、血淋、白浊、白带、痹痛入络、经脉拘挛、跌打损伤、痈肿疮毒、乳蛾、白喉。

| **分类位置** | 种子植物门 | 被子植物亚门 | 双子叶植物纲 | 石竹目 | 石竹科 |
|---|---|---|---|---|---|
| | Spermatophyta | Angiospermae | Dicotyledoneae | Caryophyllales | Caryophyllaceae |

**形态特征**　一年生草本。茎铺散或上升，皮易碎裂。叶片卵状披针形至披针形，长 3.5~7.5cm，宽 1~1.5cm，顶端渐尖，基部圆形或渐狭成柄状；叶柄长 3~6mm。聚伞状圆锥花序顶生或腋生，大型；苞片草质，披针形；花梗长 2~5mm；萼片狭卵形，近膜质，半透明；花瓣白色，披针形，全缘，长为萼片的 1/2~2/3；雄蕊不外露；子房球形，无毛，花柱 2，线形。蒴果球形，直径约 2.5mm；种子肾状球形，具凸起。

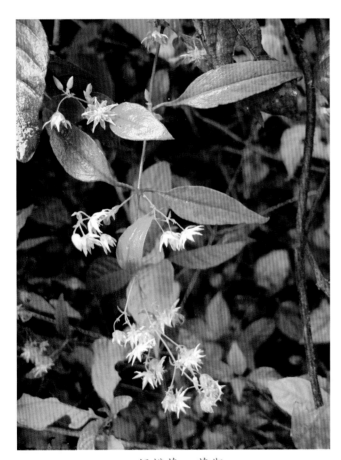

·短瓣花－花期

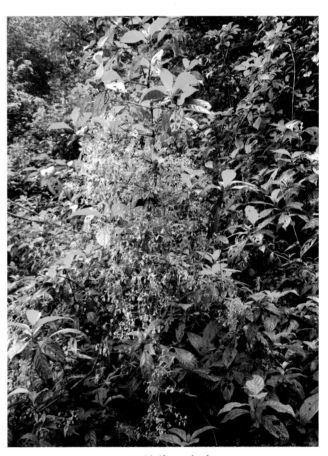

·短瓣花－生境

**生境分布**　生于海拔 540~2100m 的山坡草地或路旁疏林中。分布于广西、四川、贵州、云南、西藏等。广西主要分布在百色、德保、靖西、那坡、凌云、乐业、田林、隆林、凤山、龙州等。

**化学成分**　主要含有 brachystemins F–I、brachystemin C、brachystemidines A–D、annuionone D、9–$O$–D–glucopyranoside、7$\alpha$–hydroxylambertianic acid、2–minaline、6, 9–dihydroxy–4,

7-megastigmadien-3-one[1]、brachystemols A–C、3-furancarboxylic acid、4-hydroxy-3-methoxybenzoic acid、ω-hydroxypropioquaiacone、methyl α-D-fructofuranoside、methyl β-D-fructofuranoside、ethyl β-D-fructofuranoside、n-pentyl α-D-fructofuranoside、n-pentyl β-D-fructofuranoside、bergenin、(6S, 9R)-roseoside、2-pyrrolecarboxylic acid、adenosine[2]、brachystemidines F–G[3]、duanbanhuains A–C[4]、brachystemidines E[5]、短瓣花苷 A、L-焦谷氨酸甲酯、腺嘌呤核苷、2-吡咯甲酸、吡咯-2-羧酸-3'-糠酯、α-D-乙基葡萄糖苷[6]、短瓣花环肽 A–D[7]等成分。

**参考文献**

［1］ZHAO J, ZHOU L L, LI X, et al. Bioactive compounds from the aerial parts of *Brachystemma calycinum* and structural revision of an octacyclopeptide［J］. Journal of Natural Products, 2011, 74(6):1392-1400.

［2］ZHAO J, ZENG L H, LI X, et al. Brachystemols A-C, three new furan derivatives from *Brachystemma calycinum*［J］. Journal of Asian Natural Products Research, 2011, 13(10):915-919.

［3］LU Q, ZHANG L, HE G R, et al. Two new alkaloids from *Brachystemma calycinum* and their inhibitory effects on lymphocyte proliferation［J］. Chemistry & Biodiversity, 2007, 4(12):2948-2952.

［4］CHENG Y X, ZHOU L L, YAN Y M, et al. Diabetic nephropathy-related active cyclic peptides from the roots of *Brachystemma calycinum*［J］. Cheminform, 2011, 21(24):7434-7439.

［5］CHENG Y, ZHOU J, TAN N, et al. Isolation and characterization of Brachystemidines A-E, novel alkaloids from *Brachystemma calycinum*［J］. Journal of Natural Products, 2002, 65(5):750-752.

［6］程永现，周俊，腾荣伟，等.短瓣花中的含氮化合物［J］.云南植物研究，2001, 23(4):527-530.

［7］程永现，周俊，谭宁华.短瓣花中的微量新环肽成分（英文）［J］.植物学报，2001, 43(7):760-765.

［8］BOILEAU C, PELLETIER J M, CARON J, et al. Oral treatment with a *Brachystemma calycinum* D don plant extract reduces disease symptoms and the development of cartilage lesions in experimental dog osteoarthritis: inhibition of protease-activated receptor 2［J］. Annals of the Rheumatic Diseases, 2010, 69(6):1179-1184.

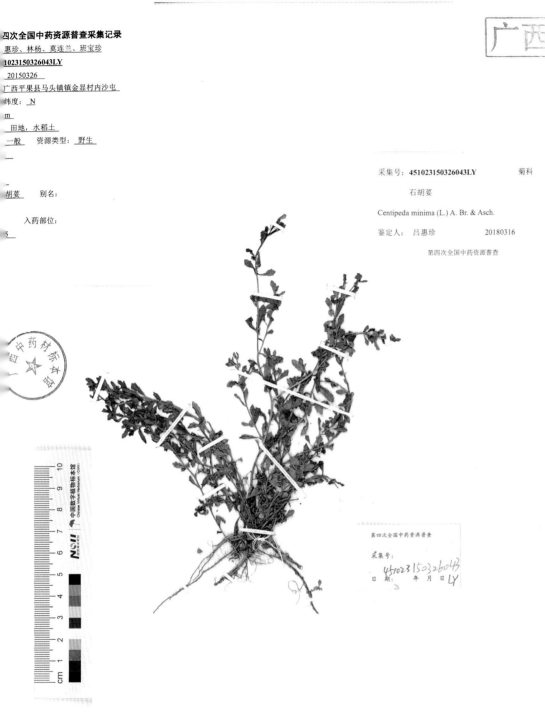

采集号：451023150326043LY　　菊科

石胡荽

Centipeda minima (L.) A. Br. & Asch.

鉴定人：吕惠珍　　　20180316

第四次全国中药资源普查

鹅不食草

0233659

## 来源

菊科（Compositae）植物石胡荽 *Centipeda minima* (Linn.) A. Br. & Aschers. 的全草。

## 民族名称

【壮族】地筒蒿（忻城），任艺（桂平）。

【瑶族】铜卡扎咪。

【侗族】鹅不吃草，球子草（三江）。

## 民 族 应 用

【壮族】药用全草。与瘦肉蒸服治小儿疳积；捣烂敷患处治骨折；捣烂拌青黛塞鼻治鼻炎。内服用量6~9g；外用适量。

【瑶族】药用全草。主治感冒头痛，神经性头痛，单双喉蛾，急性鼻炎，过敏性鼻炎，小儿疳积，风湿关节痛，跌打损伤，枪伤弹头或铁砂入肉不出，毒蛇咬伤。内服用量9~15g，水煎或研粉服；外用适量捣敷或浸酒搽。

【侗族】药用全草。研末吹入鼻内治鼻衄。内服用量6g；外用适量。

**药材性状**　须根纤细，淡黄色。茎细，多分枝；质脆，易折断，断面黄白色。叶小，近无柄；叶片多皱缩、破碎，完整者展平后呈匙形，表面灰绿色或棕褐色，边缘有3~5个锯齿。头状花序黄色或黄褐色。气微香，久嗅有刺激感，味苦，微辛。

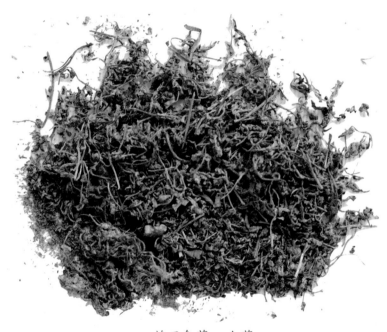

· 鹅不食草 – 全草

**药用源流**　始载于南唐《食性本草》。《履巉岩本草》记载："鹅不食草。性温，无毒。通关窍，多入嗜鼻药。"又以石胡荽一名收载《本草纲目》，曰："石胡荽，生石缝及阴湿处小草也。高二三寸，冬月生苗，细茎小叶，形状宛如嫩胡荽。其气辛薰不堪食，鹅亦不食之。夏开细花，黄色，结细子。极易繁衍，僻地则铺满也。"但其所附图绘叶形为心形，与天胡荽类似，与本种鹅不食草的叶形不同，说明《本草纲目》将天胡荽与石胡荽混淆使用。《植物名实图考》记载："石胡荽，四声本草收之，即鹅不食草。"其所附图绘与本种相符。《中华人民共和国药典》(2020年版　一部)记载其具有发散风寒、通鼻窍、止咳的功效；主治风寒头痛，咳嗽痰多，鼻塞不通，鼻渊流涕。

| | **分类位置** | 种子植物门 | 被子植物亚门 | 双子叶植物纲 | 菊目 | 菊科 |
| --- | --- | --- | --- | --- | --- | --- |
| | | Spermatophyta | Angiospermae | Dicotyledoneae | Asterales | Compositae |

**形态特征** 一年生小草本。叶互生，楔状倒披针形，边缘有少数锯齿。头状花序小，单生于叶腋，无花序梗或极短；总苞半球形，总苞片2层，椭圆状披针形，绿色，边缘透明膜质，外层较大；边缘花雌性，多层，花冠细管状，淡绿黄色，顶端2~3微裂；盘花两性，花冠管状，顶端4深裂，淡紫红色，下部有明显的狭管。瘦果椭圆形，具4棱，棱上有长毛。

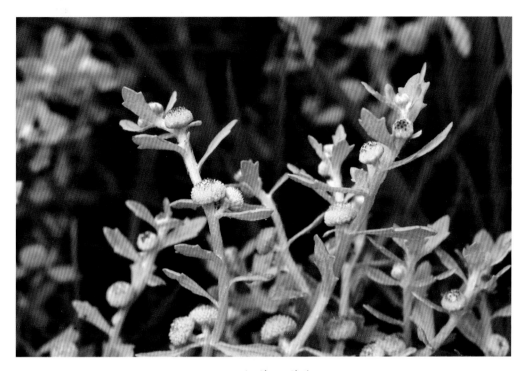

· 石胡荽 - 花期

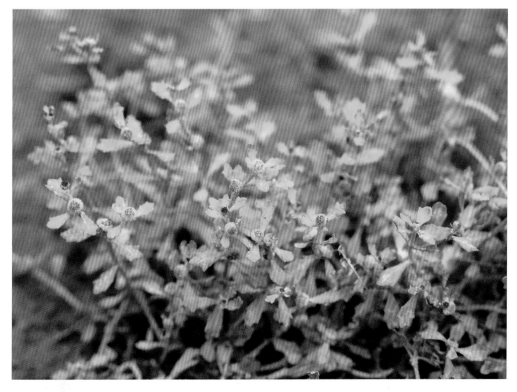

· 石胡荽 - 植株

**生境分布**　生于路旁、荒野阴湿地。分布于东北、华北、华中、华东、华南、西南各省区。广西全区各地均有分布。

**化学成分**　主要含有短叶老鹳草素、木栓酮[1]、堆心菊内酯、山金车内酯 D、山金车内酯 C、minimolide F、2β-(isobutyryloxy) florilenalin、小堆心菊素 C[2]、16β- 羟基 - 羽扇豆 -20(29)- 烯 -3- 酮、minimolide B、阿里二醇、3β-acetoxytaraxaster-20-en-30-al、16β-dihydroxylup-20(29)-ene、6-O- 当归酰多梗白菜菊素、异戊酸心菊内酯、3β-acetoxytaraxaster-20-en-30-al[3]、arnicolide A、minimolide C、minimolide A、minimolide H、brevilin A、6-O-tigloyhelenalin、arnicolide B/Microhelenin B、minimolide E、minimolide D、arnicolide G、2β-(isobutyryloxy)florilenalin[4]、3'-desulphatedatractyloside、15-O-［α-L-rhamnosyl-(1 → 2)-β-D-glucosyl］grandiflorolic acid、2α-hydroxylemmonin C、2-O-β-D-glucopyranosylatracyligenin、3', 4'-didesulphatedatractyloside[5, 6]、ursane-20(30)-en-3β, 16β, 21α-triol、taraxasterol acetate、taraxasterol[7] 等萜类成分；猫眼草酚 D、3- 甲氧基槲皮素[1]、槲皮素、烟花苷、芦丁[5]、山奈酚 -3-O- 芸香糖苷[6]、7, 4'-O- 二甲基双氢山奈酚、莺尾甲苷 A、5, 8, 4'- 三羟基 -7- 甲氧基异黄酮、粗毛豚草素[8]、山奈酚 -3-O-α-L- 吡喃鼠李糖基 -(1 → 6)-β-D- 吡喃葡萄糖苷[9] 等黄酮类成分；伪蒲公英甾醇乙酸酯、β- 谷甾醇、胡萝卜苷[1]、豆甾醇、禾本甾醇[3]、(22E, 24R) -ergosta-4, 6, 8(14), 22-tetraen-3-one、钝叶甾醇、豆甾 -4, 22- 二烯 -3- 酮[10] 等甾醇类成分；苯甲酸[1]、原儿茶酸、8, 10- 二羟基 -9- 异丁酰百里香酚、8- 羟基 -10- 异丁酰 -9-(2- 甲基丁酰) 百里香酚、8, 10- 去氢 -9, 10- 二异丁酰百里香酚、9- 羧基百里酚、9- 羟基百里酚、8- 羟基 -9, 10- 二异丁酰百里香酚[2]、绿原酸、隐绿原酸、咖啡酸、异绿原酸 B、异绿原酸 A、异绿原酸 C[6]、3-O- 咖啡酸 -α- 葡萄糖酯、3-O- 咖啡酸 -β- 葡萄糖酯[8]、8, 10-dihydroxy-9(2)-methylbutyryloxy-thymol、10-hydroxy-8, 9-dioxyisopropylidene-thymol、8-hydroxy-9-isobutyryloxy-10(2)-methylbutyryl-thy-mol、8-hydroxy-7, 9-diisobutyryloxy-thymol、8-hydroxy-7-(2-methyl-butyryloxy)-9-isobu-tyryloxy-thymol[10] 等酚类成分；以及棕榈酸、青蒿酸[1]、表松脂醇[8]、十五烷酸、十八烷酸、尿嘧啶[9]、2, 2- 二甲基 -4, 5- 二苯基 -2H- 吡咯啉、六乙苯、(1- 甲基乙基)［甲基 (1- 甲基乙基) 环己基］氯化磷、2- 甲基 -2-｛3-［(乙酰氧基) 甲基］-2- 环氧乙基｝-5- 甲苯基丙酸酯、环己基三氯硅烷[11] 等成分。

**药理作用**　1. 抗菌作用

石胡荽乙醇提取物对金黄色葡萄球菌、变形杆菌、枯草芽孢杆菌、大肠埃希菌、藤黄微球菌均有抑制活性[12]。

2. 抗肿瘤作用

石胡荽石油醚萃取物、乙酸乙酯萃取物、正丁醇萃取物及其化合物 dihydrohelenalin、helenalin、brevilin A、arnicolide C、arnicolide D 对肺癌 LA795 细胞均有抑制作用[13]。石胡荽醇提取物能抑制人鼻咽癌 CNE1 细胞增殖，并诱导癌细胞凋亡，其作用机制可能与下调 Bcl-2 表达、上调 Bax 表达有关[14]。石胡荽总黄酮对 S180 实体瘤具有明显的抑制作用，其抑制率为 71.92%[15]。

3. 神经保护作用

石胡荽乙醇提取物能通过激活 ERK/Nrf2 信号通路保护神经元细胞免受氧化应激诱导的损伤，并改善小鼠的学习记忆能力[16]。

4. 保肝作用

石胡荽煎液能降低 CCl₄、APAP、D-GalN+LPS 致肝损伤小鼠血清中 ALT 水平[17]。化合物 helenalin 能抑制肝星状细胞 HSCs 增殖活化、迁移和集落形成，诱导 HSCs 凋亡，缓解炎症反应，调控 MMPs/TIMPs 平衡，减少活化 HSCs 内胶原的合成，其机制可能与上调 miR-200a、调控 NF-κB 和 PI3K/Akt 信号通路有关[18]。

5. 抗炎、镇痛作用

石胡荽挥发油能抑制蛋清致大鼠足肿胀、二甲苯致小鼠耳肿胀和小鼠棉球肉芽肿，减少大鼠炎症组织中组胺的含量，提高热板痛阈值[19, 20]。石胡荽总黄酮、香豆素类能抑制二甲苯诱导小鼠耳肿胀和组织胺所致小鼠皮肤毛细血管通透性增高[21]。

6. 抗变态作用

石胡荽挥发油能抑制抗原诱导 RBL-2H3 释放组胺、β-氨基己糖苷酶，抑制 Con-A 诱导小鼠脾细胞增殖、分泌 IL-4[22]。

7. 对呼吸系统的作用

石胡荽挥发油经能对抗氯乙酰胆碱和磷酸组胺引起的豚鼠喘息，延长豚鼠引喘潜伏期，抑制磷酸组胺引起的豚鼠离体气管平滑肌的收缩[23]。石胡荽总黄酮和挥发油均可通过上调 IFN-γ 的表达，下调 IL-4、TNF-α 的表达，从而修复变应性鼻炎（AR）引起的炎性细胞浸润和水肿等病理改变，改善 AR 大鼠流涕、喷嚏等病理症状[24]。石胡荽挥发油能抑制急性肺损伤所致大鼠肺水肿和中性粒细胞升高，减低肺损伤大鼠支气管上皮细胞中 CD54 的表达[25]。

8. 抗过敏作用

石胡荽总黄酮、香豆素类对右旋糖酐致小鼠皮肤瘙痒有明显抗瘙痒作用[21]。

9. 其他作用

石胡荽可改善脑缺血再灌注大鼠的神经功能，减少脑梗死面积，抑制氧化应激与炎症反应，提高 Nrf2、HO-1 mRNA 和蛋白表达[26]。石胡荽总黄酮对 DPPH 自由基有较强的清除作用，其清除率可达 72.29%[27]。

**参考文献**

［1］吴凌莉，刘扬，陈美红，等．鹅不食草的化学成分研究［J］．中南药学，2016, 14(4):351-354.

［2］王育苗．鹅不食草化学成分的研究［J］．海峡药学，2019, 31(8):84-86.

［3］胡倩，薛鹏辉，于弘，等．鹅不食草中抗肺癌活性成分筛选及异戊酸心菊内酯单体的体外作用研究［J］．中成药，2020, 42(12):3151-3157.

［4］CHAN C N, XIE X J, WAN S W, et al. Qualitative and quantitative analysis of sesquiterpene lactones in *Centipeda minima* by UPLC-Orbitrap-MS & UPLC-QQQ-MS［J］. Journal of Pharmaceutical and Biomedical Analysis, 2019:1-29.

［5］NGUYEN N Y T, NGUYEN T H, DANG P H, et al. Three terpenoid glycosides of *Centipeda minima*［J］. Phytochemistry Letters, 2017, 21:21-24.

［6］CHAN C O, JIN D P, DONG N P, et al. Qualitative and quantitative analysis of chemical constituents of *Centipeda minima* by HPLC-QTOF-MS & HPLC-DAD［J］. Journal of Pharmaceutical and Biomedical Analysis, 2016, 125:400-407.

［7］梁恒兴，宝福凯，董晓萍，等．鹅不食草中具有抗菌活性的三萜类成分（英文)［J］.云南植物研究，2007, 4:479-482.

［8］曹俊岭，李国辉．鹅不食草化学成分研究［J］.中国中药杂志，2012, 37(15):2301-2303.

［9］杨艳芳，张炳武，闫斌，等．鹅不食草正丁醇部位化学成分研究［J］.时珍国医国药，2013, 24(10):2358-2359.

［10］薛鹏辉，段静诗，丁丽琴，等．鹅不食草中甾体及酚类化学成分研究［J］.中国药物化学杂志，2020, 30(6):340-346.

［11］唐小丽，毛华龙，邹登峰．鹅不食草氯仿部位的 GC-MS 分析［J］.广东化工，2019, 46(17):34-35.

［12］李吉华．鹅不食草醇提取物抑菌作用研究［J］.中国民族民间医药，2013, 22(14):28-29.

［13］蒲首丞．鹅不食草抗肿瘤活性的研究［J］.安徽农业科学，2013, 41(36):13833-13834.

［14］郭育卿，王文强，陈志安，等．鹅不食草提取物对人鼻咽癌细胞 CNE1 增殖抑制和凋亡诱导作用［J］.生物加工过程，2013, 11(3):65-70.

［15］刘力丰，王尚．鹅不食草总黄酮的提取及对 S180 实体瘤抑瘤作用的研究［J］.中国现代药物应用，2010, 4(22):5-6.

［16］刘永强．鹅不食草通过激活 ERK/Nrf2 信号通路发挥神经保护的作用机制［J］.中国药理学与毒理学杂志，2019, 33(6):424-425.

［17］钱妍，赵春景，颜雨．鹅不食草煎液对小鼠肝损伤的保护作用［J］.中国药业，2004, 13(6):25-26.

［18］白法承．基于 NF-κB 和 PI3K/Akt 信号通路探讨鹅不食草心菊内酯对肝星状细胞的抑制作用机制［D］.南宁：广西医科大学，2019.

［19］张煌，林於，刘新，等．鹅不食草挥发油的抗炎镇痛活性［J］.光谱实验室，2013, 30(4):1913-1921.

［20］覃仁安，梅璇，陈敏，等．鹅不食草挥发油抗炎作用及机制研究［J］.中国医院药学杂志，2006, 26(4):369-371.

［21］王志华，吴符火．鹅不食草有效部位的药效试验研究［J］.今日科技，2007, 6:47-48.

［22］陈达，梁少瑜，曾永长．鹅不食草挥发油抗变态反应血清药理学研究［J］.中药药理与临床，2013, 29(1):78-80.

［23］陈强，周春权，朱贲峰，等．鹅不食草挥发油平喘作用的实验研究［J］.中国现代应用药学，2010, 27(6):473-476.

［24］尹超．鹅不食草抗变应性鼻炎有效部位筛选及其鼻喷雾剂的制备工艺研究［D］.武汉：湖北中医药大学，2019.

［25］覃仁安，师晶丽，宛蕾，等．鹅不食草挥发油对急性肺损伤大鼠支气管上皮细胞 CD54 表达的影响［J］.中华中医药杂志，2005, 20(8):466-468, 452.

［26］黄钢，马善波，杨双武，等．鹅不食草介导 Nrf2/HO-1 信号通路在脑缺血再灌注中抗氧化抗炎作用机制研究［J］.陕西中医，2020, 41(12):1699-1703.

［27］景亚，张光辉，王美欢，等．鹅不食草总黄酮提取工艺优化及抗氧化活性［J］.国际药学研究杂志，2020, 47(8):666-670, 676.

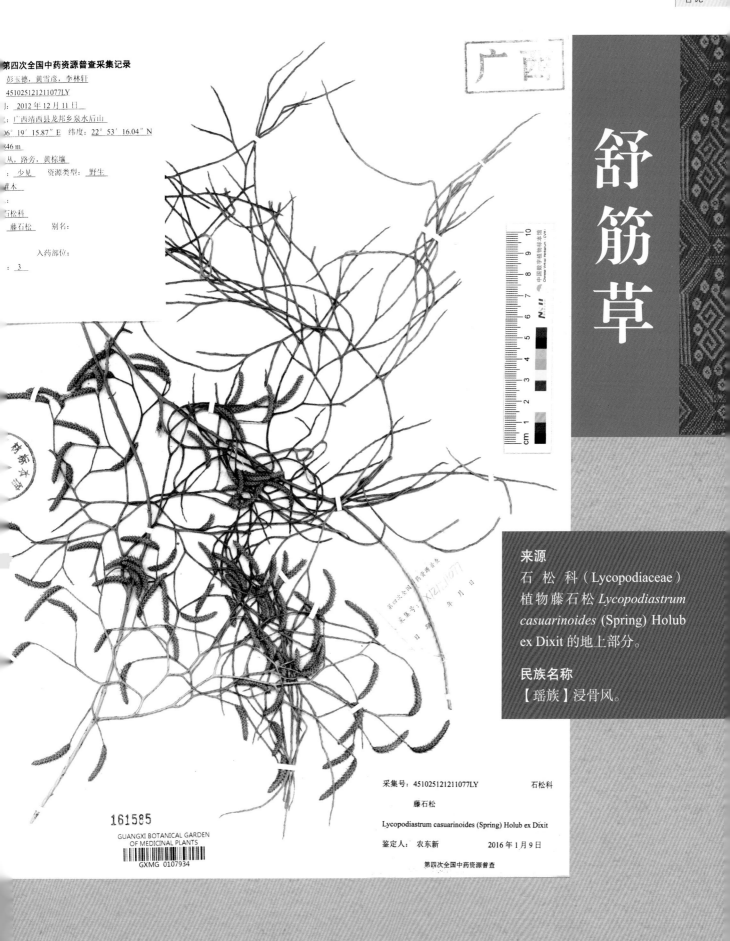

第四次全国中药资源普查采集记录

彭玉德，黄雪彦，李林轩

451025121211077LY

：2012 年 12 月 11 日

：广西靖西县龙邦乡泉水后山

06°19′15.87″E　纬度：22°53′16.04″N

446 m

从，路旁，黄棕壤

：少见　资源类型：野生

灌木

石松科

藤石松　别名：

入药部位：

：3

161585

GUANGXI BOTANICAL GARDEN
OF MEDICINAL PLANTS

GXMG 0107934

# 舒筋草

**来源**

石 松 科（Lycopodiaceae）植物藤石松 *Lycopodiastrum casuarinoides* (Spring) Holub ex Dixit 的地上部分。

**民族名称**

【瑶族】浸骨风。

采集号：451025121211077LY　　　石松科

藤石松

*Lycopodiastrum casuarinoides* (Spring) Holub ex Dixit

鉴定人：农东新　　　2016 年 1 月 9 日

第四次全国中药资源普查

## 民 族 应 用

【瑶族】药用地上部分。主治风湿性关节炎，类风湿关节炎，坐骨神经痛，跌打损伤，腰痛，腰肌劳损，月经不调，闭经，无名肿毒，痈疮肿毒，烧伤，烫伤。内服用量15~30g；外用适量。

**药材性状** 茎呈多回二叉分枝，长短不一，下部圆柱形，淡棕红色，直径1.5~4mm，质硬；切断面皮层宽广，黄白色；内侧红棕色，木质部灰白色，与韧皮部稍分离。叶疏生，钻状披针形，顶部长渐尖，膜质，灰白色；末回小枝扁平，宽约1mm，质柔软，易碎断；叶贴生小枝上，三角形或针形，皱缩弯曲；有的小枝顶端有圆柱形的孢子囊穗。气微，味淡。

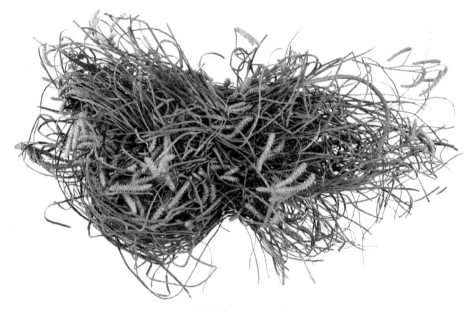

· 舒筋草－地上部分

**药用源流** 《广西壮族自治区瑶药材质量标准　第一卷》（2014年版）记载其具有舒筋活血、祛风湿的功效；主治风湿关节痛，跌打损伤，月经不调，盗汗，夜盲症。《广西中药材标准》（第二册）记载其具有舒筋活血、祛风湿的功效；主治风湿关节痛，跌打损伤，月经不调，盗汗，夜盲症。

| **分类位置** | 蕨类植物门 | 石松纲 | 石松目 | 石松科 |
|---|---|---|---|---|
| | Pteridophyta | Lycopodiinae | Lycopodiales | Lycopodiaceae |

**形态特征** 大型土生植物。地下茎长而匍匐，地上主茎木质藤状，圆柱形，具疏叶；叶螺旋状排列，贴生，卵状披针形至钻形。不育枝柔软，黄绿色，圆柱状；叶螺旋状排列，但叶基扭曲使小枝呈扁平状，密生，上斜，钻状；能育枝柔软，红棕色，小枝扁平；叶螺旋状排列，稀疏，贴生，鳞片状。孢子囊穗每6~26个一组生于多回二叉分枝的孢子枝顶端，排列成圆锥形，具直立的总柄和小柄，弯曲，红棕色；孢子叶阔卵形，覆瓦状排列；孢子囊生于孢子叶腋，内藏，圆肾形，黄色。

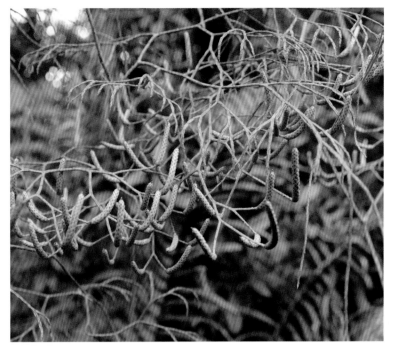

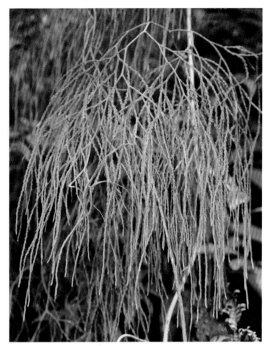

·藤石松－孢子叶　　　　　　　　　　　·藤石松－植株

**生境分布**　生于海拔100~2100m 的林下、林缘、灌丛下或沟边。分布于华东、华南、华中及西南大部分省区。广西主要分布在武鸣、马山、上林、宾阳、融安、融水、临桂、灵川、全州、龙胜、藤县、蒙山、岑溪、上思、桂平、玉林、北流、百色、田阳、德保、靖西、凌云、乐业、田林、隆林、贺州、钟山、南丹、罗城、金秀、崇左、龙州等。

**化学成分**　主要含有 hydroxy-9-oxo-lycocasuarinine D、6α-hydroxy-16-dehydroxy-lycocasuarinine A、6α, 16-dihydroxy-lycocasuarinine B[1]、lycocasuarines A–F[2]、lycocasuarines I–Q[3]、lycocasuarine H、casuarinosides A–H[4]、16-hydroxyhuperzine B、N-methyl-11-acetoxyhuperzine B、8, 15-dihydrolycoparin A、(7S, 12S, 13R)-huperzine D-16-O-β-D-glucopyranoside、huperzinine、casuarinine A、N-demethylhuperzinine、huperzine C、huperzine B、casuarinine E、carinatumin B、huperzine D、lycoparin C、lycoparin A[5]、huperzine Y、8, 15-epoxy-N-demethylhuperzinine、7-hydroxyl-huperzinine、huperzine Z、huperzine D N-oxide、huperzinine N-oxide、casuarinine F、des-N-methyl-β-obscurine[6]、lycocasuarinines A–D[7]、11β-methoxyhuperzine B、16-oxohuperzinine、casuarinine B、N-methyllycodine[8]等生物碱类成分；serrat-14-en-3α, 21α-diol、26-nor-8-oxo-21-one-α-onocerin、lycocasuarinone A、7, 9-diene-1, 4-epoxy-2-hydroxy-10-carboxylic acid、α-onocerin、26-nor-8-oxo-α-onocerin、serrat-14-en-3β, 21α-diol、serrat-14-en-3β, 21β-diol[9]等萜类成分；5, 7-dihydroxy-2-methyl esterchromone[9]、(2E, 4E, 6S)-6-hydroxyldeca-2, 4-dienoic acid methyl ester、lycocasuarinen acids A–E、(2E, 4E, 6S)-6-hydroxyldeca-2, 4-dienoic acid、(2E, 4E)-hexadienedioic acid monoethyl ester[10]等成分。

**药理作用**　1. 抗乙酰胆碱酯酶作用
化合物 casuarinine C、casuarinine I、16-hydroxyhuperzine B、N-demethylhuperzinine、huperzine C、huperzine B、lycoparin C、lycocasuarinen acid E 对 AChE 酶均有抑制活性[5, 10, 11]。

## 2. 抗肿瘤作用

化合物 hydroxy-9-oxo-lycocasuarinine D、6α-hydroxy-16-dehydroxy-lycocasuarinine A、6α,16-dihydroxy-lycocasuarinine B 对人肺癌 A549、ATCC、H446、H292、95-D、SPCA1 细胞均有抑制作用[1]。lycocasuarine A、lycocasuarine C 具有抑制黑色素瘤 A375、HS4、SK-MEL-1、SK-MEL-2、WM278、451Lu、MeWO 细胞活性，其 $IC_{50} < 10$ μmol/L[2]。

## 3. 抗关节炎作用

藤石松总生物碱能抑制弗氏完全佐剂诱导佐剂性关节炎（AA）大鼠的炎症反应，能降低 AA 大鼠炎症因子 TNF-α、IL-6 和 $PGE_2$ 水平，还能降低 COX-2 和 NF-κB 的表达[12]。

## 参考文献

[1] ZHANG H B, HU J, LI J X, et al. Cytotoxic lycodine alkaloids from the aerial parts of *Lycopodiastrum casuarinoides* [J]. Journal of Asian Natural Products Research, 2020, 22(3):217-224.

[2] QU S M, SHAN B H, WANG H T, et al. Lycodine type alkaloids from *Lycopodiastrum casuarinoides* with cytotoxic and cholinesterase inhibitory activities [J]. Fitoterapia, 2018, 131:86-90.

[3] ZHU X L, WANG L L, SHI Z H, et al. Lycocasuarines I-Q, new Lycopodium alkaloids isolated from *Lycopodiastrum casuarinoides* [J]. Fitoterapia, 2019, 134:474-480.

[4] WANG L L, HAO L J, ZHOU Z B, et al. Lycodine-type alkaloids and their glycosides from *Lycopodiastrum casuarinoides* [J]. Phytochemistry, 2018, 154:63-72.

[5] ZHANG D B, CHEN J J, SONG Q Y, et al. Lycodine-type alkaloids from *Lycopodiastrum casuarinoides* and their acetylcholinesterase inhibitory activity [J]. Molecules, 2014, 19(7):9999-10010.

[6] FENG Z L, CHEN S X, WANG W, et al. Lycodine-type alkaloids from *Lycopodiastrum casuarinoides* and their acetylcholinesterase inhibitory activity [J]. Fitoterapia, 2019, 139:104378.

[7] LIU Y, XU P S, REN Q, et al. Lycodine-type alkaloids from *Lycopodiastrum casuarinoides* and their cholinesterase inhibitory activities [J]. Fitoterapia, 2018, 130:203-209.

[8] WU J C, WANG Q Y, TAO Y J, et al. Two new lycodine alkaloids from *Lycopodiastrum casuarinoides* [J]. Helvetica Chimica Acta, 2014, 97(12):1719-1722.

[9] LIU Y, LI J, LI D, et al. Anti-cholinesterase activities of constituents isolated from *Lycopodiastrum casuarinoides* [J]. Fitoterapia, 2019, 139:104366.

[10] LIU Y, YAO X C, LI J, et al. New unsaturated fatty acids from the aerial parts of *Lycopodiastrum casuarinoides* [J]. Phytochemistry Letters, 2021, 41:55-60.

[11] TANG Y, FU Y, XIONG J, et al. Casuarinines A-J, lycodine-type alkaloids from *Lycopodiastrum casuarinoides* [J]. Journal of Natural Products, 2013, 76(8):1475-1484.

[12] PAN K, XIA X, GUO W H, et al. Suppressive effects of total alkaloids of *Lycopodiastrum casuarinoides* on adjuvant-induced arthritis in rats-Science Direct [J]. Journal of Ethnopharmacology, 2015, 159:17-22.

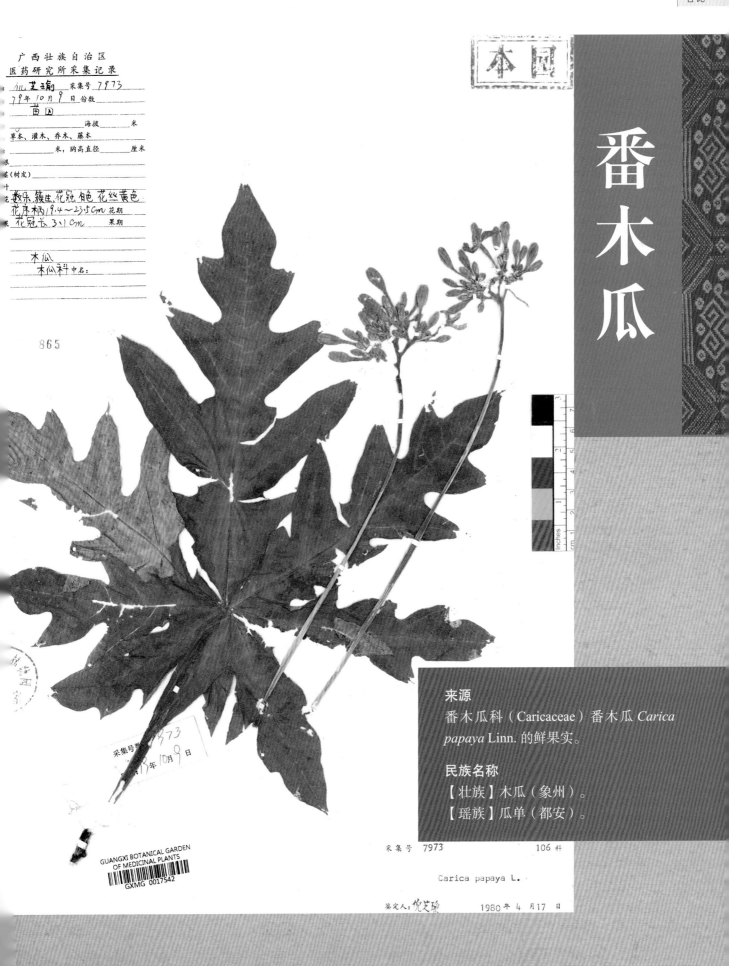

广西壮族自治区
医药研究所采集记录

采集号 7973
79年 10月 9 日 份数

苗山

海拔 米
草本、灌木、乔木、藤本
米，胸高直径 厘米

皮（树皮）

数朵.簇生,花冠.白色 花丝黄色
花序柄 19.4~23.5cm 花期
花冠长 3.1 cm 果期

木瓜
木瓜科 中名:

865

**番木瓜**

**来源**
番木瓜科（Caricaceae）番木瓜 *Carica
papaya* Linn. 的鲜果实。

**民族名称**
【壮族】木瓜（象州）。
【瑶族】瓜单（都安）。

采集号 7973          106 科

Carica papaya L.

鉴定人: 倪艾瑜          1980年 4 月 17 日

## 民 族 应 用

【壮族、瑶族】药用新鲜果实。与猪脚煲治妇女产后缺乳或乳少。用量不拘。

**药材性状** 浆果较大，长圆或矩圆形，长 15~35cm，直径 7~12cm，成熟时棕黄或橙黄色，有 10 条浅纵槽，果肉厚，黄色，有白色浆汁，内壁着生多数黑色种子，椭圆形，外侧包有多浆、淡黄色假种皮，长 6~7mm，直径 4~5mm，种皮棕黄色，具网状突起。气特，味微甘。

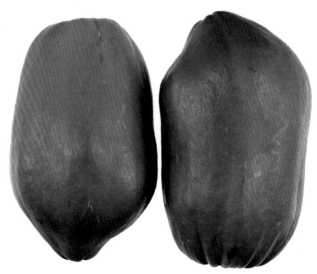

· 番木瓜－果实（鲜）

**药用源流** 番木瓜为外来种，以石瓜之名始见于《本草品汇精要》，又以番蒜一名收录于《本草纲目拾遗》，记载："番蒜出台湾番地，外形似木瓜，中似柿……治鳖瘕，解食毒水毒。"又以番瓜一名收录于《植物名实图考》，曰："番瓜产粤东，海南家园种植。树直高二三丈，枝直上，叶柄旁出，花黄。果生如木瓜大，生青熟黄，中空有子，黑如椒粒，经冬不凋，无毒，香甜可食。"其所附图绘与本种相符。《中华本草》记载其果实具有消食下乳、除湿通络、解毒驱虫的功效；主治消化不良、胃及十二指肠溃疡疼痛，乳汁稀少，风湿痹痛，肢体麻木，湿疹，烂疮，肠道寄生虫病。《广西药用植物名录》记载叶具有消肿的功效；记载其果实具有消食健胃、催乳的功效，主治食欲不振，乳汁缺少，胃脘痛。

|  **分类位置** | 种子植物门 | 被子植物亚门 | 双子叶植物纲 | 葫芦目 | 番木瓜科 |
|---|---|---|---|---|---|
| | Spermatophyta | Angiospermae | Dicotyledoneae | Cucurbitales | Caricaceae |

**形态特征** 常绿软木质小乔木。具乳汁。茎具螺旋状排列的托叶痕。叶大，聚生于茎顶端，近盾形，直径可达 60cm，通常 5~9 深裂，每裂片再为羽状分裂；叶柄中空，长达 60~100cm。花单性或两性。植株有雄株、雌株和两性株。浆果肉质，成熟时橙黄色或黄色，长圆球形，倒卵状长圆球形，梨形或近圆球形，长 10~30cm 或更长，果肉柔软多汁，味香甜。种子卵球形，成熟时黑色。

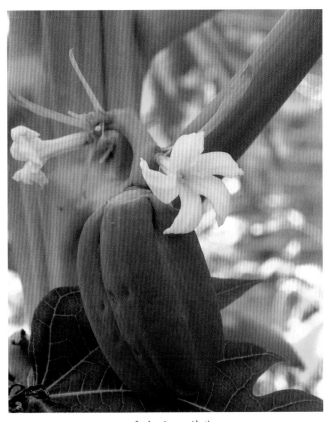

·番木瓜 - 花期

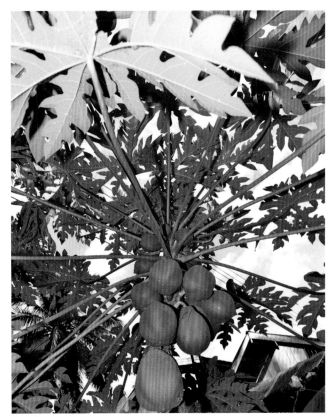

·番木瓜 - 果期

**生境分布**  栽培品种。我国福建南部、台湾、广东、广西、云南南部等已广泛栽培。广西主要分布在桂南等。

**化学成分**  主要含有 decylene、*trans*-geranylacetone、methyl tridecanoate、palmitic acid、myristic acid、hexadecanoic acid、stearic acid、15-tetracosenoic acid、methyl heptacosanoate、*trans*-13-docosenoic acid、methyl erucate、methyl behenate[1]、山奈酚 3-*O*-α-L- 吡喃鼠李糖苷、山奈酚、山奈酚 3-*O*-β-D- 吡喃葡萄糖苷、山奈酚 3-*O*-α-L- 吡喃阿拉伯糖苷、槲皮素、槲皮苷、槲皮素 3-*O*-β-D- 半乳糖苷、杨梅苷[2]、2β, 3β- 二羟基 - 乌苏酸、3-*O*- 葡萄糖 - 甾苷、薯蓣皂苷元 -3-*O*-β-D- 吡喃葡萄糖基 (1 → 3)-β-D- 吡喃葡萄糖基 (1 → 4)-［α-L- 吡喃鼠李糖基 (1 → 2)］-β-D- 吡喃葡萄糖苷[3]、番木瓜碱[4]、乙基 α-D- 果糖苷、乙基 β-D- 果糖苷、苄基 β-D- 葡萄糖苷、2-*O*-β-D- 葡萄糖苷 -3, 6- 二羟乙基 -5- 苯基 -1, 4- 二氧己基 -2- 醇[5]等成分。此外，还含有番木瓜籽棕榈酸、油酸、β- 生育酚、亚油酸、硬脂酸、棕榈油酸、角鲨烯、二十二烷酸、二十八醇、亚麻酸、十四烷酸、11- 十八碳烯酸[6]等脂肪酸类成分。

**药理作用**  1. 抗菌作用
番木瓜子提取物能抑制白色念珠菌的生长，其 MIC 为 8μg/ml，MFC 为 8μg/ml，还能抑制白色念珠菌相关菌丝基因 *Efg*1、*Als*3 和 *Ece*1 的表达[7]。番木瓜子挥发油能抑制变异链球菌生物被膜的形成，并抑制其毒力基因 *luxS*、*gtfB*、*gbpD*、*brpA* 和 *ftf* 的表达[8]。

2. 抗肿瘤作用
番木瓜种子提取物异硫氰酸苄酯能抑制人肝癌细胞增殖，并通过激活 caspase-8 和 caspase-3 信号途径以及抑制细胞周期进展诱导肝癌细胞凋亡[9]。

### 3. 抗氧化作用

番木瓜叶水、70% 甲醇和 70% 乙醇提取物具有 DPPH 自由基、ABTS⁺ 自由基和 OH 自由基清除能力以及金属离子螯合能力和铁离子氧化 / 还原能力[10]。

### 4. 免疫调节作用

番木瓜子水部位及苄基硫代葡萄糖苷能增强小鼠机体免疫的功能，可提高小鼠的胸腺指数、促进血清溶血素的生成以及增强腹腔巨噬细胞吞噬功能[11,12]。

### 5. 降血脂作用

番木瓜子油能降低高血脂小鼠血清总胆固醇的含量[13]。

### 6. 其他作用

番木瓜叶提取物可抑制离体蛙心心率和心肌收缩力，缓解去甲肾上腺素诱导的负性肌力作用，协同增殖乙酰胆碱和普萘洛尔抑制心肌收缩力[14]。番木瓜叶提取物可促进离体兔十二指肠的收缩[15]。

**参考文献**

[1] OCHE O, ROSEMARY A, JOHN O, et al. Chemical constituents and nutrient composition of *Carica papaya* and *Vernonia amygdalina* leaf extracts [J]. Journal of Complementary and Alternative Medical Research, 2016, 2(1):1-8.

[2] VAN D T T, CUONG D H, LIEN G T K, et al. Phytochemical study of the ethyl acetate extract of male *Carica papaya* flowers from Quang Nam-Da Nang [J]. Vietnam Journal of Chemistry, 2020, 58(2):145-150.

[3] 胡长鹰, 潘慧芳. 番木瓜中皂苷类成分的研究 [J]. 食品科学, 2010, 31(7):114-116.

[4] 汪修意, 胡长鹰, 虞兵, 等. 番木瓜叶中生物碱的分离与结构鉴定 [J]. 食品工业科技, 2014, 35(6):129-131.

[5] 黄娟娟, 胡长鹰, 潘慧芳. 番木瓜中糖类成分的纯化与鉴定 [J]. 食品科学, 2011, 32(13):89-93.

[6] 郑敏燕, 宁坚刚, 魏永生, 等. 番木瓜籽脂肪酸组成的分析测定 [J]. 广东农业科学, 2010, 37(8):172-173, 190.

[7] 易国辉, 张菁芸, 姚孟霞, 等. 番木瓜籽提取物对白色念珠菌及菌丝特异性基因表达的研究 [J]. 海南医学, 2019, 30(1):19-21.

[8] 姚孟霞, 张菁芸, 陈锦萍, 等. 番木瓜籽挥发油对变异链球菌的抑制作用研究 [J]. 食品研究与开发, 2019, 40(7):64-68.

[9] 朱明月, 李伟, 鲁琰, 等. 番木瓜种子提取物异硫氰酸苄酯对肝癌细胞凋亡的影响 [J]. 世界华人消化杂志, 2014, 22(16):2277-2284.

[10] 刘玉革, 付琼, 马飞跃, 等. 番木瓜叶不同溶剂提取物的抗氧化性能 [J]. 食品工业科技, 2017, 38(21):12-16.

[11] 赵珂, 李泽友, 何梦雪, 等. 番木瓜籽水部位小鼠体内免疫活性研究 [J]. 天然产物研究与开发, 2017, 29(6):929-933.

[12] 赵珂, 李泽友, 张芳, 等. 番木瓜籽中苄基硫代葡萄糖苷粗品对小鼠免疫活性的影响 [J]. 时珍国医国药, 2018, 29(10):2323-2326.

[13] 李永辉, 李海龙, 谭银丰, 等. 番木瓜籽油抗氧化和降血脂作用的实验研究 [J]. 海南医学院学报, 2012, 18(8):1047-1049, 1053.

[14] 邓加艾, 黄静, 高凌峰, 等. 番木瓜叶片提取物对离体蛙心的影响 [J]. 湖南师范大学自然科学学报, 2019, 42(2):37-41.

[15] 黄静, 李霜, 王丹妹, 等. 番木瓜叶提取物对兔离体十二指肠收缩运动的影响 [J]. 基因组学与应用生物学, 2021, 40(1):2311-2317.

来源

桃金娘科（Myrtaceae）植物番石榴 *Psidium guajava* Linn. 的叶、果实。

民族名称

【壮族】勒别（都安），麻五（那坡），盟您现。

【瑶族】比高（都安），石榴浆（金秀）。

广　西

番石榴

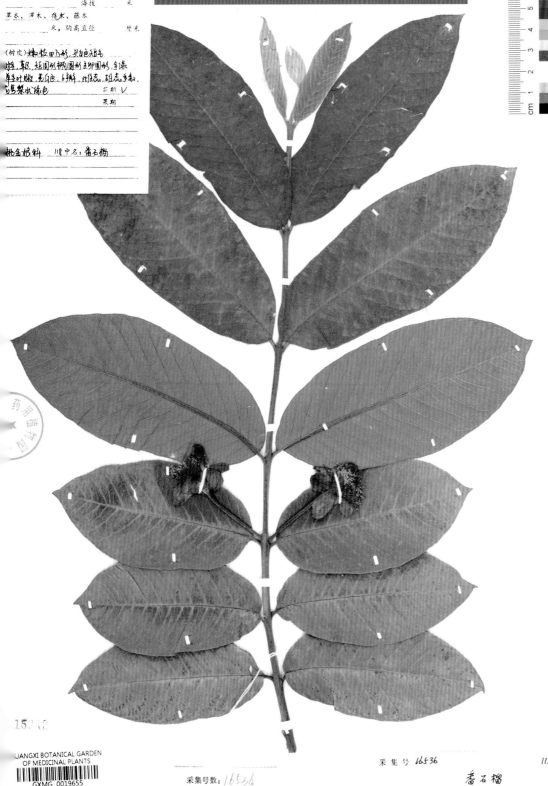

采集号 16536　　　　118 科

番石榴
*Psidium guajava* Linn.

签定人：方鼎　　2008 年 11 月 25 日

# 民 族 应 用

【壮族】药用叶及带叶嫩茎。主治痢疾，糖尿病，湿疹，牙周炎。内服用量 3~5g，鲜品 15~30g；外用适量，煎水洗患处，或捣烂敷患处。炒番石榴叶收敛止泻作用增强，用于单纯性消化不良泄泻。

【瑶族】药用叶、果实。叶水煎服或与少许大米炒黄后加水煎服治腹泻。果实捣碎水煎服治腹泻。

【仫佬族】药用叶。水煎服或与少许大米炒黄后加水煎服治腹泻。内服用量 30~60g。

**药材性状** 未成熟果实呈圆球形、卵形或梨形，黄褐色至黑褐色。表面粗糙，顶端有宿存花萼及残留花柱。质坚实。破开后可见果肉呈浅棕黄色，粗糙，稍呈颗粒状；5室，种子多数互相紧密黏合，白色，呈不规则扁圆形或三角形。气特异，味微酸而涩。叶呈矩圆状椭圆形至卵圆形，多皱缩卷曲或破碎，先端圆或短尖，基部钝至圆形，全缘，上表面淡棕褐色，无毛，下表面灰棕色，密被短柔毛，主脉和侧脉均隆起，侧脉在近叶缘处连成边脉；叶柄长 3~6mm；革质而脆，易折断。嫩茎扁四棱形，密被短柔毛。气清香，味涩、微甘苦。

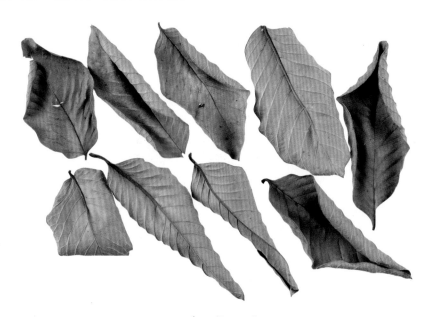

· 番石榴－叶

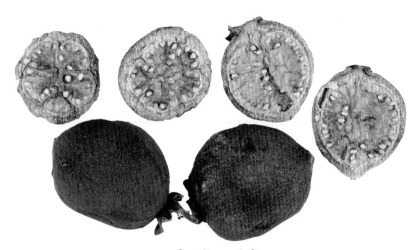

· 番石榴－果实

**药用源流** 番石榴之原名载于《南越笔记》，云："小花黄白，果如梨大，生青熟黄，连皮食香甜。六月熟。"《生草药性备要》记载："石榴皮。味劫，性温。治瘤子疬，止泻痢，洗疝痛。有红、白二种，白者更妙。"《质问本草》记载："番石榴。《续修台湾府志》引《台湾志略》云：番石榴，俗名茉仔菱。郊野徧生，花白颇香，实稍似树，虽非佳品，台人食之，味臭且涩，而社番则皆酷嗜焉。"其所附图绘与本种相符。《植物名实图考》记载鸡矢藤，曰："产广东。叶似女贞叶而有锯齿，果如小石榴，一名番石榴，味香甜，极贱，故以鸡矢名之。"又引《岭外代答》的黄肚子为其别名，但黄肚子不是本种植物。其所附"鸡矢果"图与文所述与本种不相符。《广西壮族自治区壮药质量标准 第二卷》（2011年版）记载其叶及带叶嫩茎具有收敛止泻、消炎止血的功效；主治久痢，泄泻，糖尿病，创伤出血，皮肤湿疹，瘙痒，热痹，牙痛。《中华本草》记载其干燥幼果具有收敛止泻、止血的功效，主治泻痢无度，崩漏。成熟果实具有健脾消积、涩肠止泻的功效；主治食积饱胀，疳积，腹泻，痢疾，脱肛，血崩。种子具有止痛、止泻的功效；主治腹痛，泻痢。叶具有燥湿健脾、清热解毒的功效；主治泻痢腹痛，食积腹胀，齿龈肿痛，风湿痹痛，湿疹疥疮，疔疮肿毒，跌打肿痛，外伤出血，蛇虫咬伤。树皮具有收涩、止泻、敛疮的功效，主治泻痢腹痛，湿毒，疥疮，创伤，中耳炎。根具有收涩止泻、止痛敛疮的功效，主治泻痢，脘腹疼痛，脱肛，牙痛，糖尿病，疮疡，蛇咬伤。

| **分类位置** | 种子植物门 | 被子植物亚门 | 双子叶植物纲 | 桃金娘目 | 桃金娘科 |
|---|---|---|---|---|---|
| | Spermatophyta | Angiospermae | Dicotyledoneae | Myrtales | Myrtaceae |

**形态特征** 乔木。树皮平滑，片状剥落；嫩枝有棱。叶片革质，长圆形至椭圆形，长6~12cm，宽3.5~6cm，上面稍粗糙，下面有毛，网脉明显。花单生或2~3朵排成聚伞花序；花瓣白色；子房下位，与萼合生。浆果球形、卵圆形或梨形，顶端有宿存萼片，果肉白色及黄色，胎座肥大，肉质，淡红色。种子多数。

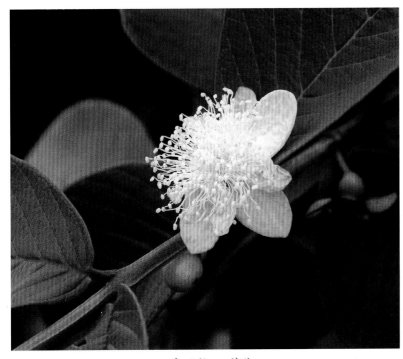

· 番石榴－花期

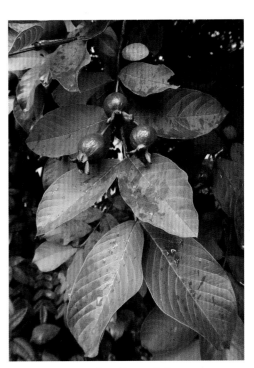

· 番石榴－果期

**生境分布**　栽培种，常逸为野生种，生于荒地或低丘陵上。分布于华南大部分省区，北达四川西南部。广西主要分布在桂南、桂西等。

**化学成分**　叶主要含有槲皮素、槲皮素 -3-O-α-D- 阿拉伯糖苷、槲皮素 -3-O-α-D- 核糖苷、槲皮素 -3-O-β-D- 半乳糖苷、槲皮素 -3-O-α-D- 葡萄糖苷、槲皮素 -3-O-α-D- 木糖苷[1]、槲皮素 -3-O-β-D- 吡喃木糖苷、槲皮素 -3-O-α-L- 吡喃阿拉伯糖苷、槲皮素 -3-O-α-L- 呋喃阿拉伯糖苷、儿茶素[2]、去甲氧基荚果蕨、胶藤素、异槲皮苷[3]、桑黄素阿拉伯糖苷、桑黄素来苏糖苷、山奈酚 -3-O-(6″ - 没食子酰基 )-β-D- 半乳糖苷[4]、8- 甲基 -5，7- 二羟基二氢黄酮、6- 甲基 -5，7- 二羟基二氢黄酮[5]、金丝桃苷、槲皮素 -3-O-β-D- 木糖苷、广寄生苷、番石榴苷、槲皮素 -3-O-(2'-O- 没食子酰基 )-α-L- 阿拉伯吡喃糖苷[6]、柽柳黄素、棉花素、山奈酚、guajaverin、avicularin、chrysin 6-C-glucoside[7] 等黄酮类成分；以及 4，5-diepipsidial A、psidial A、guajadial、psiguadial A、psiguadial D、α- 生育酚、亚油酸、β- 谷甾醇、没食子酸[2]、2，6-dihydroxy-4-O-β-D-glucopyranosyl-benzophenone、木麻黄鞣亭、2，6-dihydroxy-3，5-dimethyl-4-O-(6″-O-galloyl-β-D-glucopyranosyl) -benzophenone、globulusin A[4]、6，10，14- 三甲基 -2- 十五烷酮、植物醇乙酸酯、cubenol、桉树素、正二十二酸对羟基苯乙醇酯、白桦脂酸、鼠尾草酚、2，4，6- 三羟基 -3，5- 二甲基二苯甲酮 -4-O-β-D-(6‴-O- 没食子酰基 ) - 葡萄糖苷[5]、没食子酸乙酯、齐墩果酸、isocaryolan-9-one、(-)-epiglobulol、t- 杜松醇、muurola-4，10(14)-dien-1-ol[6]、(+)-globulol、clovane-2β，9α-diol、2β-acetoxyclovan-9α-ol、(+) -caryolane-1，9β-diol、ent-T-muurolol、clov-2-ene-9α-ol、 异植物醇、3'-O-methyl-3，4-methylenedioxyellagic acid 4'-O-β-D-glucopyranoside、对羟基苯甲酸、guavinoside A、guavinoside B[7]、古柯二醇、20β，28-epoxy-28α-methoxytaraxasteran-3β-ol、熊果醛、乌索烷 -12- 烯 -28- 醇、熊果醇、eupatoric acid、脱镁叶绿酸 -α 甲酯、熊果酸[8]等成分。果实主要含有山奈酚、槲皮素、杨梅素、槲皮苷、异槲皮苷、番石榴苷、萹蓄苷、金丝桃苷、瑞诺苷、槲皮素 -3-O-β-D- 葡萄糖醛酸、杨梅素 -3-O-β-D- 半乳糖、棉黄次苷[9]等黄酮类成分；乌苏酸、1β，3β- 二羟基乌苏烷 -12 烯 -28- 酸、2α，3β- 二羟基 -12- 烯 -28- 乌苏酸、3β，19α- 二羟基 -12- 烯 -28- 乌苏酸、19α- 羟基 -12- 烯 -28- 乌苏酸 -3-O-α-L- 阿拉伯吡喃糖、3β，23- 二羟基 -12- 烯 -28- 乌苏酸、3β，19α，23- 三羟基 -12- 烯 -28- 乌苏酸、2α，3β，19α，23- 四羟基 -12- 烯 -28- 乌苏酸、3α，19α，23，24- 四羟基 -12- 烯 -28- 乌苏酸[10]等三萜类成分；以及由半乳糖、阿拉伯糖、鼠李糖、半乳糖醛酸、葡萄糖醛酸、葡萄糖、岩藻糖等单糖组成多糖[11]。还含有己醛、β- 石竹烯、(顺)- 乙酸叶醇酯、(E)-2- 己烯醛、α- 蒎烯、(D)- 柠檬烯、(+)-δ- 杜松烯、(+)- 香橙烯、Z，Z，Z-1，5，9，9- 四甲基 -1，4，7- 环十一碳三烯、氧化石竹烯、别罗勒烯[12]等挥发性成分。根主要含有 2α，3β，6β，23- 四羟基乌苏酸 -12，20(30)- 双烯 -28-O-β-D- 葡萄糖苷、2α，3β，6β，23- 四羟基乌苏酸 -12，18- 双烯 -28-O-β-D- 葡萄糖苷、2α，3β，23- 三羟基乌苏酸 -12，18- 双烯 -28-O-β-D- 葡萄糖苷、nigaichigoside F1、积雪草苷 C、2α，3β，6β，19α，23- 五羟基乌苏酸 -12，18- 双烯 -28-O-β-D- 葡萄糖苷、2α，3β，19α，23- 四羟基乌苏酸[13]等三萜类成分；3，3'，4'- 三甲基鞣花酸、3，3'，4- 三甲基鞣花酸 -4'-O-β-D- 葡萄糖苷、3- 甲基鞣花酸 -4'-O-α-L- 鼠李糖苷、3'-O-methyl-3，4-O，O-metheneellagic acid-4'-O-β-D-glucopyranoside、没食子酸、没食子酸甲酯、没食子酸乙酯、3，4，5-trimethoxypheny-1-β-D-glucopyranoside、3，5- 二甲氧基 -4- 羟基 - 苯甲酸 -7-O-β-D- 葡萄糖苷、1-hydroxy-3，4，5-trimethoxyphenyl-1-O-［6'-O-(4″-carboxy-1″，3″，5″-trihydroxy) phenyl］-β-D-glucopyranoside、香草酸、原儿茶酸、开环异落叶松脂素 9-O-β-D- 葡萄糖苷、根皮素 4'-O-β-D- 葡萄糖苷、cinchonain Ib、表儿茶素[14]等酚酸类成分。

**药理作用**　1. 抗氧化作用

番石榴叶多酚能抑制猪油的氧化，清除 DPPH 自由基，还具有较好的还原力[15]。番石榴多糖具有清除 OH 自由基、$O_2^-$ 自由基、DPPH 自由基和还原能力[16]。

2. 抗菌作用

番石榴果实和叶水提取液对大肠杆菌和金黄色葡萄球菌均有一定的抑菌作用[17]。番石榴多酚对大肠杆菌、枯草芽孢杆菌及金黄色葡萄球菌具有抑制作用，最低抑菌浓度 MIC 分别为 3mg/ml、1.5mg/ml、1.5 mg/ml[18]。

3. 抗肿瘤作用

番石榴叶总黄酮能抑制人乳腺癌 MDA-MB-231 细胞增殖，并诱导其凋亡[19]。番石榴果皮和果肉提取物对 HepG2 肝癌细胞、MCF7 乳腺癌细胞、MDA-MB-231 乳腺癌细胞具有抗增殖作用[20]。

4. 抗糖尿病作用

番石榴叶水提取物能降低妊娠期糖尿病大鼠的血糖水平，其作用机制可能与调节 CRP 和 TNF-α 的水平有关[21]。番石榴叶提取物可通过增强骨骼肌的 AMPK-PGC-1α-FNDC5 信号通路传导，诱导白色脂肪组织棕色化，降低糖尿病 db/db 小鼠的血糖水平，减轻体重[22]。番石榴叶总黄酮对糖尿病大鼠肾脏病变具有保护作用，能降低 BS、BUN、ACR 和 SCr 水平，提高 Nrf2、HO-1 的表达[23]。番石榴叶总三萜对糖尿病大鼠视网膜损伤具有保护作用，其作用机制可能与降血糖、下调视网膜 GFAP 表达和抑制炎症反应有关[24]。番石榴叶总黄酮对糖尿病大鼠肾脏病变具有一定的治疗效果，其机制可能与降低血糖和激活 Nrf2/HO-1 信号通路有关[25]。

5. 抗炎作用

番石榴叶提取物能协同金银花提取液抑制二甲苯致小鼠耳肿胀和棉球肉芽肿增生[26]。

6. 保肝作用

石榴叶提取物对 $CCl_4$ 引起的小鼠肝损伤有保护作用，能降低肝损伤小鼠血清 ALT、AST 活性和 MDA 含量，提高 SOD 活性[27]。

7. 其他作用

番石榴叶总黄酮能减轻雨蛙素诱导的慢性胰腺炎小鼠炎症损伤和纤维化程度，降低 caspase-1、NLRP3、α-SMA、IL-1β 和 IL-18 水平[28]。番石榴叶药液及其化合物槲皮素能通过抑制肠道蠕动发挥止泻作用[29]。番石榴叶总黄酮对血管紧张素Ⅱ诱导的乳鼠心肌细胞肥大具有抑制作用，其作用机制可能与调控 AT1R-PKC 通路有关[30]。

**参考文献**

[1] 赵玉静，李建宽，张鑫，等. 番石榴叶黄酮类化学成分及其抗氧化活性研究[J]. 中国中药杂志，2018，43(4):760-765.

[2] 任善亮，吴茂，徐露林，等. 番石榴叶化学成分分离鉴定及 psiguadial D 的抗癌活性研究[J]. 天然产物研究与开发，2019，31(6):1001-1005.

[3] 符春丽，彭燕，黎诗敏，等. 番石榴叶乙酸乙酯萃取物的体外抗氧化活性及化学成分的分离鉴定[J]. 现代食品科技，2017，33(10):52-57.

[4] 陈冈，万凯化，付辉政，等. 番石榴叶正丁醇部位化学成分研究[J]. 中药材，2015，38(3):521-523.

[5] 欧阳文，朱晓艾，何桂霞，等. 番石榴叶乙酸乙酯萃取物化学成分研究(Ⅱ)[J]. 中药材，2015，38(8):1649-1652.

[6] 欧阳文，朱晓艾，邵祥辉，等. 番石榴叶乙酸乙酯萃取物化学成分研究[J]. 食品科学，2014，35(15):30-37.

[7] 邵萌，王英，蒯雨青，等. 番石榴叶乙醇提取物的化学成分研究[J]. 中国中药杂志，2014，

39(6):1024-1029.

[8] 符春丽, 彭燕, 陈紫云, 肖生鸿, 陈华絮. 番石榴叶化学成分的研究 [J]. 中药材, 2016, 39(12):2781-2784.

[9] 彭财英, 陈祥云, 崔航青, 等. 番石榴果实中黄酮类成分研究 [J]. 江西中医药大学学报, 2017, 29(3):68-71.

[10] 舒积成, 俞桂新, 王峥涛. 番石榴果实中三萜类成分研究 [J]. 中国中药杂志, 2009, 34(23):3047-3050.

[11] 华德洪. 番石榴多糖的分离纯化、结构鉴定及生物活性测试 [D]. 广州: 广东药学院, 2014.

[12] 白丽丽, 戴华, 孔杜林, 等. HS-SPME-GC-MS 分析番石榴果实中的挥发性成分[J]. 现代食品科技, 2017, 33(11):230-234.

[13] 彭财英, 黄应正, 刘建群, 等. 番石榴根中一个新的三萜类成分 [J]. 药学学报, 2017, 52(11):1731-1736.

[14] 陈圣加, 黄应正, 卢健, 等. 番石榴根中酚酸类化学成分分离鉴定 [J]. 中国实验方剂学杂志, 2019, 25(2):169-174.

[15] 徐金瑞, 侯方丽, 黄建蓉, 等. 番石榴叶多酚的提取及其抗氧化作用研究 [J]. 食品研究与开发, 2016, 37(23):38-41, 55.

[16] 李珊, 梁俭, 冯彬, 等. 番石榴多糖的提取工艺优化、纯化及其抗氧化活性测试[J]. 粮食与油脂, 2020, 33(7):68-73.

[17] 赵天野. 番石榴果、叶水提取液体外抑菌效果的比较研究 [J]. 生物化工, 2020, 6(4):83-85.

[18] 周浓, 莫日坚, 黄秋艳, 等. 番石榴多酚的提取纯化及其抑菌活性研究 [J]. 食品与发酵工业, 2020, 46(14):182-188.

[19] 钟全强, 欧夏妙. 番石榴叶总黄酮对 MDA-MB-231 体外抗肿瘤效应及细胞凋亡的诱导作用 [J]. 中国当代医药, 2015, 22(7):8-10.

[20] 曹双. 番石榴酚类物质抗氧化和抗肿瘤活性研究 [D]. 广州: 华南理工大学, 2015.

[21] 陈燕, 卢慧勤, 尹卓娜, 等. 番石榴叶水提取物降低妊娠期糖尿病大鼠血糖的作用及机制 [J]. 今日药学, 2017, 27(5):304-306.

[22] 梁凡, 苏通, 刘铜华, 等. 番石榴叶提取物对 db/db 小鼠骨骼肌 AMPK-PGC-1α-FNDC5 信号通路的影响 [J]. 陕西中医, 2020, 41(7):849-852.

[23] 高飞, 曾瑞霞, 姜东. 番石榴叶总黄酮对糖尿病大鼠肾脏 Nrf2/HO-1 信号通路的影响 [J]. 天津医药, 2019, 47(9):928-931.

[24] 张俏, 罗影, 刘学政. 番石榴叶总三萜改善糖尿病大鼠视网膜损伤的作用机制研究[J]. 天津医药, 2020, 48(12):1165-1168, 1255.

[25] 高飞, 曾瑞霞, 姜东. 番石榴叶总黄酮对糖尿病大鼠肾脏 Nrf2/HO-1 信号通路的影响 [J]. 天津医药, 2019, 47(9):928-931.

[26] 赵立香, 邵国丽. 番石榴叶提取物促进金银花抗炎作用的试验 [J]. 中国兽医杂志, 2016, 52(1):72-74.

[27] 肖刘洋, 蒙田秀, 焦瀚淋, 等. 广西番石榴叶对 CCl4 致小鼠急性肝损伤的保护作用 [J]. 黑龙江中医药, 2018, 47(2):106-108.

[28] 王曼雪, 张桂贤, 刘洪斌, 等. 番石榴叶总黄酮对慢性胰腺炎小鼠纤维化的影响 [J]. 中国实验方剂学杂志, 2018, 24(10):175-180.

[29] 栾云鹏, 熊登森. 番石榴叶止泻作用研究 [J]. 临床医药文献电子杂志, 2017, 4(24):4711, 4714.

[30] 刘敏敏, 周迎春. 番石榴叶总黄酮对 Ang Ⅱ 诱导的乳鼠心肌细胞肥大的抑制作用及机制 [J]. 山东医药, 2019, 59(17):28-31.

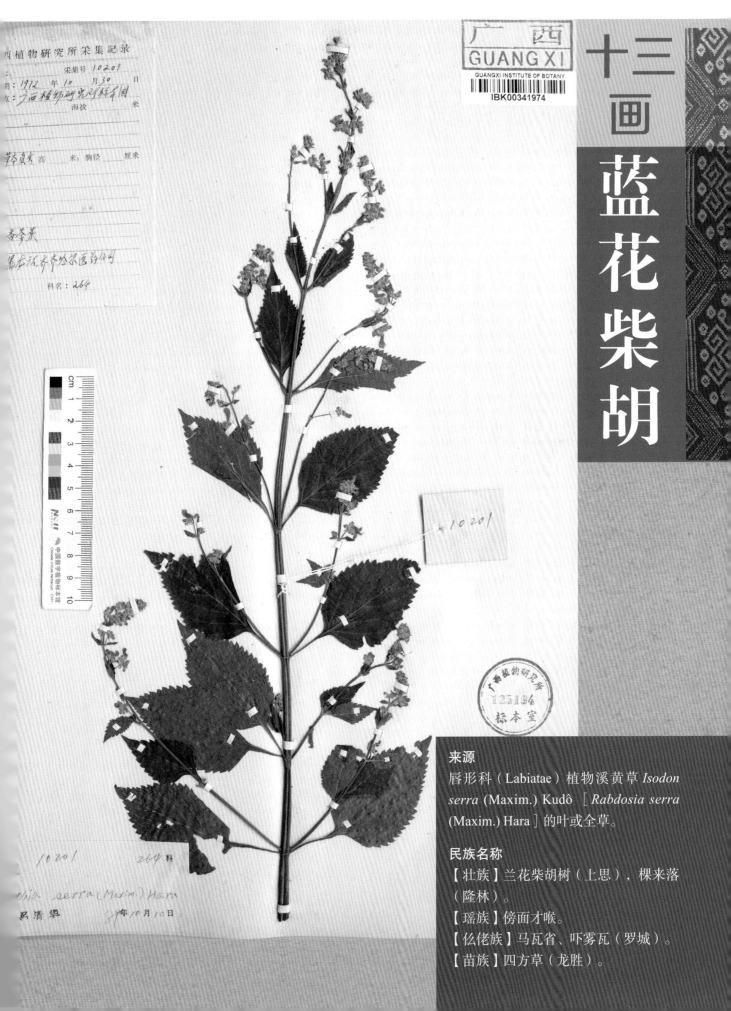

十三画

# 蓝花柴胡

**来源**

唇形科（Labiatae）植物溪黄草 *Isodon serra* (Maxim.) Kudô ［*Rabdosia serra* (Maxim.) Hara］的叶或全草。

**民族名称**

【壮族】兰花柴胡树（上思），棵来落（隆林）。

【瑶族】傍面才喉。

【仫佬族】马瓦省、吓雾瓦（罗城）。

【苗族】四方草（龙胜）。

## 民族应用

【壮族】药用叶、全草。叶捣烂调洗米水涂患处治小儿口腔溃疡。全草水煎服或水煎冲糖服治肝炎，肝肿大。

【瑶族】药用全草。用于治疗肝炎，肝脾肿大，阑尾炎，胆囊炎，跌打损伤，外伤出血，蛇虫咬伤，口疮溃疡，痈疮，皮炎。

【仫佬族】药用全草。水煎服或水煎冲糖服治肝炎，阑尾炎。

【苗族】药用叶。捣烂取汁涂患处治刀伤出血。

内服用量15~30g；外用适量。

**药材性状**　茎枝方柱形，密被倒向微柔毛。叶对生，常破碎，完整叶多皱缩，展开后呈卵形或卵状披针形，长4~12cm，两面沿脉被微柔毛，叶柄长1~1.5cm。聚伞花序具梗，由5至多数花组成顶生圆锥花序；苞片及小苞片狭卵形至条形，密被柔毛；花萼钟状，长约1.5mm，外面密被灰白色柔毛并夹有腺点，萼齿三角形，近等大，与萼筒等长；花冠紫色，长约5.5mm，花冠筒近基部上面浅囊状，上唇4等裂，下唇舟形；雄蕊及花柱不伸出于花冠。气微，味苦。

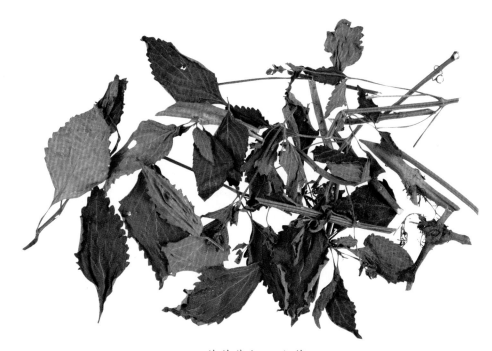

·蓝花柴胡－全草

**药用源流**　《广西中药材标准》（第二册）记载其干燥地上部分具有清热解毒、除湿消肿的功效；主治急慢性肝炎，肝肿大，阑尾炎，胆囊炎，跌打肿痛，刀伤出血，毒蛇咬伤，口腔溃疡，脓疱疮，湿疹，皮肤瘙痒。

| | 种子植物门 | 被子植物亚门 | 双子叶植物纲 | 唇形目 | 唇形科 |
|---|---|---|---|---|---|
| **分类位置** | Spermatophyta | Angiospermae | Dicotyledoneae | Laminales | Labiatae |

**形态特征** 多年生草本。茎叶对生，卵圆形或卵圆状披针形或披针形，两面仅脉上密被微柔毛，余部无毛，先端近渐尖，基部楔形，边缘具粗大内弯的锯齿。圆锥花序由具5至多花的聚伞花序组成；花冠筒下曲，基部上方浅囊状；花萼长约1.5mm，外密被灰白微柔毛；萼齿5，长约为萼长之半；雄蕊及花柱内藏。成熟小坚果阔卵圆形，顶端圆，具腺点及白色髯毛。

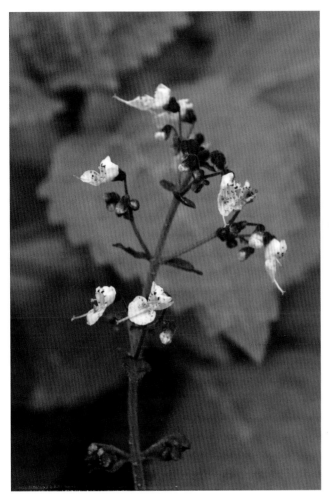
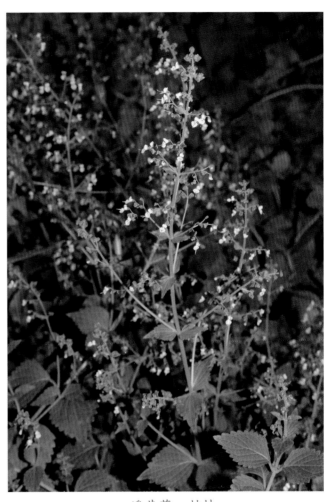

·溪黄草－花期　　　　　　　　　　　　　·溪黄草－植株

**生境分布** 常丛生于海拔120~1250m的山坡、路旁、田边、溪旁、河岸、草丛、灌丛、林下沙壤土上。分布于黑龙江、吉林、辽宁、山西、河南、陕西、甘肃、四川、贵州、广西、广东、湖南等。广西主要分布在灵山、隆林、罗城等。

**化学成分** 从全草中分离出含苯环的芳香化合物（含量较高的有4-甲基-2,6-二叔丁基苯酚、9-甲基蒽、4-甲基菲、9-乙基菲、3,4,5,6-四甲基菲和3,6-二甲基菲），以及环酮类化合物，包括2,6-二叔丁基-2,5-环己二烯-1,4-二酮、2,6-二叔丁基-4-甲叉基-2,5-环己二烯-1-酮、(±)-3,3,7-三甲基三环［5,4,0,0(2,9)］-十一烷-8-酮[1]；含脂肪酸（正十六酸）以及24-甲基胆甾醇、豆甾醇、$\beta$-谷甾醇等甾醇[2]；还含诺多星、毛果青茶菜素、$\beta$-香树脂醇棕榈酸酯等[3]。从叶中分离出2个松香烯醌类二萜化合物，分别为16-acetoxy-7-O-acetyl horminone 和 horminone；还含乌苏酸、2$\alpha$-羟基乌苏酸、棕榈酸、硬脂酸和植物醇[4]，3-O-$\beta$-D-葡萄糖基豆甾烯醇、2-羟甲基-19-羟基-2(3)、12(13)-二烯-28-A(1)-降-乌苏酸、

4- 羟基 – $\triangle^{8,9}$-(E)– 鞘氨酸 –2'– 羟基 – 正二十三碳酰胺等[5]。茎叶含挥发油，主要由单萜，氧化单萜和氧化倍半萜组成，其中氧化单萜尤为显著，含量在 3% 以上的成分有枞油烯、异甲基苯、1,8- 桉叶素、萜品醇、孜然芹醛、葎草烯和金合欢醇[6]。此外，茎叶还含溪黄草甲素、溪黄草乙素、excisanin A、kamebakaurin、乌苏酸等[7,8]。

**药理作用**

**1. 治疗代谢综合征的作用**

选择代谢综合征血栓前状态及前炎性状态标志物异常患者 100 例，用溪黄草 5g 加凉开水 60ml，保持 50~60℃浸泡 1h 后饮服，连服 28 天，发现内皮素（ET）、血管性假血友病因子（VwF）、血小板 α– 颗粒膜蛋白（GMP–140），D– 二聚体（DD）、高敏 C 反应蛋白（hs–CRP）与治疗前相比均明显降低，表明溪黄草可改善代谢综合征患者血栓前状态及前炎性状态[9]。

**2. 保肝作用**

溪黄草的水提取物能降低四氯化碳（$CCl_4$）所致小鼠血清谷丙转氨酶（SGPT）升高[10]；对醋氨酚所致小鼠急性肝损伤具有保护作用，其高、中、低剂量组均能显著降低小鼠血清 ALT、AST 活性，升高肝组织中 SOD 水平，减少肝脏匀浆 $H_2O_2$ 和肝脏 MDA 含量，并呈明显的量效关系[11]。

**3. 抗病毒作用**

溪黄草乙酸乙酯提取物具有很强的抗乙肝病毒活性，能显著降低 HepG2.2.15 细胞乙型肝炎表面抗原（HBsAg）和乙型肝炎 e 抗原（HBeAg）的分泌，并抑制乙肝病毒 DNA 的复制[12]。溪黄草粗提取物对 HBsAg 的半抑制浓度（$IC_{50}$）为 2.250mg/ml，对 HBeAg 的 $IC_{50}$ 为 2.150mg/ml[13]。

**4. 抗肿瘤作用**

溪黄草醇提取物较水提取物具有更强的体外抑瘤作用，对人肝癌细胞 HepG2、人胃癌细胞 MKN45 和人食管癌细胞 TE1 的 $IC_{50}$ 值分别为（0.93 ± 0.07）mg/ml、（0.68 ± 0.22）mg/ml 和（0.63 ± 0.06）mg/ml[14]。溪黄草乙醇提取物可下调 HCT116 细胞中促癌性非编码小 RNA miR–1290 的表达，抑制 HCT116 细胞的增殖能力、迁移能力和侵袭能力，对结肠癌的临床治疗具有极高的应用价值[15]。

**5. 抗氧化作用**

溪黄草水提取物及乙醇提取物具有明显的抗脂质过氧化活性，其水提取物的活性大于乙醇提取物。在 0.01~1.00g/L 浓度范围内，溪黄草水提取物的抗脂质过氧化作用随剂量增加而增强，在浓度为 1.00g/L 时，对 SD 大鼠离体组织 MDA 生成的抑制率大小为：肾脏＞肝脏＞心脏＞脾脏＞肺脏[16]。溪黄草及其发酵物中的黄酮对 $O_2^-$ 自由基和 OH 自由基均有良好的清除作用，浓度越高清除作用越强[17]。

**6. 抗菌作用**

溪黄草对金黄色葡萄球菌、福氏痢疾杆菌、铜绿假单胞菌、伤寒沙门菌、甲型副伤寒沙门菌、乙型副伤寒沙门菌、普通变形杆菌、金葡菌 ATCC25923 等病原菌均具有一定的抑菌作用，对金黄色葡萄球菌和金葡菌 ATCC25923 的抑菌作用最强，$MIC_{90}$ 为 1.25mg/ml[18]。

**7. 抗炎作用**

溪黄草水提取物能抑制二甲苯所致小鼠耳部炎症反应，对抗醋酸所致小鼠腹腔毛细管通透性增加，提示溪黄草具有较好的抗炎作用[10]。

**附　注**　《中华本草》记载同属植物线纹香茶菜 *Isodon lophanthoides* (Buch.-Ham. ex D. Don) H. Hara［*Rabdosia lophanthoides* (Buch.-Ham. ex D. Don) H. Hara］亦作溪黄草入药。

**参考文献**

［1］孟艳辉.溪黄草的化学成分研究［J］.中草药，1999, 30(10):731-732.

［2］孟艳辉，邓芹英，许国.溪黄草的化学成分研究（Ⅱ）［J］.天然产物研究与开发，2000, 12(3):27-29.

［3］刘方乐，陈德金，冯秀丽，等.溪黄草的化学成分研究［J］.中药新药与临床药理，2016, 27(2):242-245.

［4］陈晓，廖仁安，谢庆兰，等.溪黄草化学成分的研究［J］.中草药，2000, 31(3):171-172.

［5］陈晓，廖仁安，谢庆兰.溪黄草化学成分的研究（Ⅱ）［J］.中草药，2001, 32(7):592-593.

［6］黄浩，侯洁，何纯莲，等.溪黄草挥发油化学成分分析［J］.药物分析杂志，2006, 26(12):1888-1890.

［7］金人玲，程培元，徐光漪.溪黄草甲素的结构研究［J］.药学学报，1985, 20(5):366-371.

［8］金人玲，程培元，徐光漪.溪黄草乙素的结构研究［J］.中国药科大学学报，1987, 18(3):172-174.

［9］刘少波，陈晓霞，张秋莲，等.溪黄草对代谢综合征患者血栓前状态及前炎性状态标志物的作用［J］.中西医结合心脑血管病杂志，2009, 7(10):1154-1155.

［10］廖雪珍，廖惠芳，叶木荣，等.线纹香茶菜、狭基线纹香茶菜、溪黄草水提取物抗炎、保肝作用初步研究［J］.中药材，1996, 19(7):363-365.

［11］曾浩涛，李文周，李一圣.溪黄草水提取物对醋氨酚所致小鼠急性肝损伤的保护作用［J］.中国热带医学，2015, 15(2):148-150.

［12］何颖，李辉莹，康丽群，等.溪黄草抗乙肝及抗肿瘤活性成分的体外筛选[J].中国现代医学杂志，2011, 21(12):1449-1456, 1475.

［13］庞琼，胡志立.溪黄草抗乙型肝炎病毒体外抑制作用研究［J］.现代医药卫生，2016, 32(10):1465-1467.

［14］孔艺，蒋永和，刘媛，等.溪黄草水提取物和醇提取物体外抗肿瘤活性研究［J］.中国民族民间医药，2020, 29(12):8-12.

［15］张慕垚，谭晓慧，李继林，等.溪黄草下调miR-1290表达抑制结肠癌细胞恶性行为的研究[J].中华中医药学刊，2020, 38(5):125-127.

［16］段志芳，黄晓伟.溪黄草提取物抗脂质过氧化作用研究［J］.西北药学杂志，2008, 23(2):93-94.

［17］段志芳，梁盛年.溪黄草及其发酵物中黄酮对自由基的清除作用［J］.华西药学杂志，2007, 22(1):17-18.

［18］黄晓敏，郑秋桦，廖玲军，等.粤北山区14种中草药抗菌效能的实验研究［J］.陕西中医，2005, 26(9):963-965.

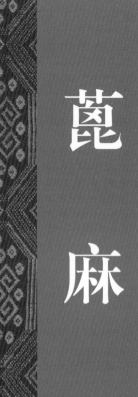

蓖
麻

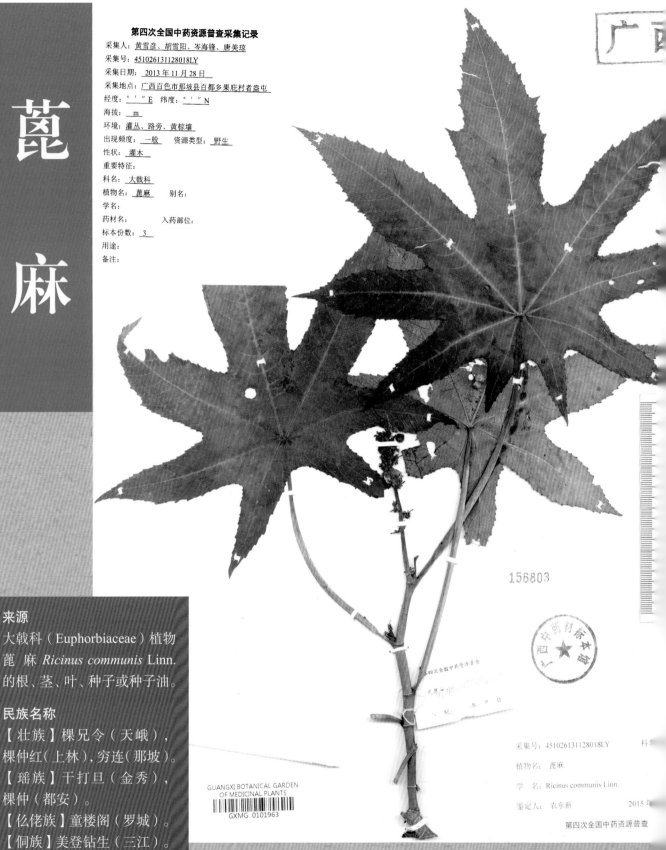

第四次全国中药资源普查采集记录

采集人：黄雪彦、胡雪阳、岑海锋、唐美琼

采集号：451026131128018LY

采集日期：2013 年 11 月 28 日

采集地点：广西百色市那坡县百都乡果庇村者盎屯

经度：° ′ ″E　纬度：° ′ ″N

海拔：＿＿m

环境：灌丛、路旁、黄棕壤

出现频度：一般　资源类型：野生

性状：灌木

重要特征：

科名：大戟科

植物名：蓖麻　别名：

学名：

药材名：　入药部位：

标本份数：3

用途：

备注：

156803

GUANGXI BOTANICAL GARDEN
OF MEDICINAL PLANTS

GXMG 0101963

采集号：451026131128018LY　科

植物名：蓖麻

学　名：Ricinus communis Linn.

鉴定人：农东新　2015 年

第四次全国中药资源普查

## 来源

大戟科（Euphorbiaceae）植物蓖麻 *Ricinus communis* Linn. 的根、茎、叶、种子或种子油。

## 民族名称

【壮族】棵兄令（天峨），棵仲红（上林），穷连（那坡）。

【瑶族】干打旦（金秀），棵仲（都安）。

【仫佬族】童楼阁（罗城）。

【侗族】美登钻生（三江）。

【苗族】屙干睡（融水）。

【毛南族】美桐油、桐油榄（环江）。

# 民 族 应 用

【壮族】药用根、茎、叶或种子。根水煎服治痢疾。茎外用可引产。叶水煎洗身，盖被出汗治小儿感冒高热；叶捣烂用纱布包，敷脱出部位，或将整片叶涂上茶油烤软后待温时慢慢将脱出部位托入，治脱肛；捣烂敷患处治异物入肉不出；捣烂煨热敷患处治子宫脱垂；捣烂炒热敷患处治三叉神经痛；水煎洗患眼治急性结膜炎。种子捣烂调茶油敷"囟门"治子宫脱垂，小儿脱肛，跌打损伤。

【瑶族】药用根、叶、种子。根水煎洗患处治外痔。叶捣烂用纱布包，敷托脱出部位，或将整片叶涂上茶油烤软后待温时慢慢将脱出部位托入，治脱肛；捣烂敷小腹和脚板底治难产。种子去壳捣烂敷患处拔枪砂。

【仫佬族】药用根、种子。根与猪肉煎服治风湿。种子捣烂敷脸部治口眼歪斜，敷头顶治胎儿不下，敷脚板底（涌泉穴）治胎衣不下；捣烂调茶油敷伤处治异物入肉不出。

【侗族】药用根、种子油。根与猪肉煎服治小儿疳积，或用于避孕。种子油涂患处治疮疖。

【苗族】药用种子。去壳捣烂敷患处拔枪砂。

【毛南族】药用叶、种子。叶捣烂煨热敷患处治冻疮。种子去壳捣烂敷患处治疮毒，脱肛。

【彝族】药用种子油。涂患处治烧烫伤。

内服用量 9g；外用适量。

**药材性状** 叶片皱缩破碎，完整叶展平后呈盾状圆形，掌状分裂，深达叶片的一半以上，裂片一般 7~9，先端长尖，边缘有不规则的锯齿，齿端具腺体，下面被白粉；气微，味甘、辛。种子椭圆形或卵形，稍扁，长 0.9~1.8cm，宽 0.5~1cm；表面光滑，有灰白色与黑褐色或黄棕色与红棕色相间的花斑纹；一面较平，一面较隆起，较平的一面有 1 条隆起的种脊；一端有灰白色或浅棕色突起的种阜；种皮薄而脆；胚乳肥厚，白色，富油性；子叶 2，菲薄；气微，味微苦、辛。种子油为几乎无色或微带黄色的澄清黏稠液体；气微，味淡而后微辛。

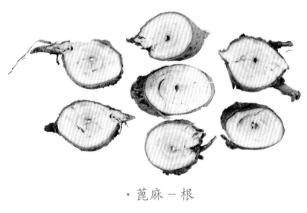

·蓖麻－根

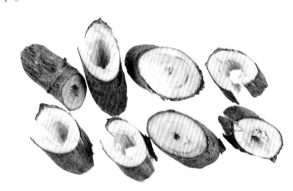

·蓖麻－茎

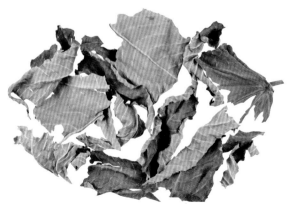

·蓖麻－叶

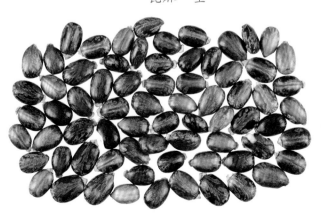

·蓖麻－种子

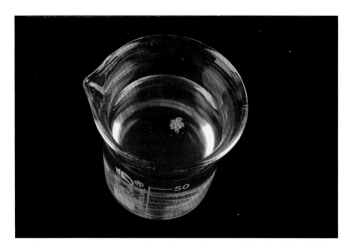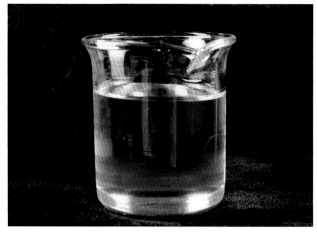

·蓖麻－种子油

**药用源流**　《雷公炮炙论》记载蓖麻子的形态及毒性："凡使，勿用黑夭赤利子，缘在地萎上生，是颗两头尖，有毒，药中不用。其蓖麻子，形似巴豆，节节有黄黑斑点。"《新修本草》和《本草图经》对蓖麻形态的描述较为详细。《新修本草》曰："此人间所种者，叶似大麻叶而甚大，其子如蜱，又名草麻。今胡中来者，茎赤，树高丈余，子大如皂荚核，用之益良。油涂叶炙热熨囟上，止衄尤验也。"《本草图经》曰："蓖麻子，旧不著所出州郡。今在处有之。夏生苗，叶似葎草而厚大，茎赤有节如甘蔗，高丈许。秋生细花，随便结实，壳上有刺，实类巴豆，青黄斑褐，形如牛蜱，故名。"《本草纲目》对蓖麻的描述为："其茎有赤有白，中空。其叶大如瓠叶，叶凡五尖。夏秋间丫里抽出花穗，累累黄色。每枝结实数十颗，上有刺，攒簇如猬毛而软。凡三四子合成一颗，枯时劈开，状如巴豆，壳内有子大如豆。壳有斑点，状如牛蜱。再去斑壳，中有仁，娇白如续随子仁，有油可作印色及油纸。子无刺者良，子有刺者毒。"并载："蓖麻仁甘辛有毒热，气味颇近巴豆……此药外用屡奏奇勋，但内服不可轻率尔。或言捣膏以箸点于鹅马六畜舌根下，即不能食，或点肛内，即下血死，其毒可知矣。"由此可知，蓖麻有毒，多作外用，古今所用蓖麻的原植物相符。《中华本草》记载蓖麻的根具有祛风解痉、活血消肿的功效；主治破伤风，癫痫，风湿痹痛，痈肿瘰疬，跌打损伤，脱肛，子宫脱垂。叶具有祛风除湿、拔毒消肿的功效；主治脚气，风湿痹痛，痈疮肿毒，疥癣瘙痒，子宫下垂，脱肛，咳嗽痰喘。种子具有消肿拔毒、泻下导滞、通络利窍的功效；主治痈疽肿毒，瘰疬，乳痈，喉痹，疥癞癣疮，烫伤，水肿胀满，大便燥结，口眼歪斜，跌打损伤。种子油具有滑肠、润肤的功效；主治肠内积滞，腹胀，便秘，疥癞癣疮，烫伤。

| **分类位置** | 种子植物门 | 被子植物亚门 | 双子叶植物纲 | 大戟目 | 大戟科 |
|---|---|---|---|---|---|
| | Spermatophyta | Angiospermae | Dicotyledoneae | Eophorbiales | Euphorbiaceae |

**形态特征**　一年生粗壮草本或草质灌木。小枝、叶和花序通常被白霜，茎多液汁。叶轮廓近圆形，掌状7~11裂；叶柄粗壮，中空，顶端具2枚盘状腺体，基部具盘状腺体。总状花序或圆锥花序；雄花花萼裂片卵状三角形；雄蕊束众多；雌花子房卵状，密生软刺或无刺，花柱红色，顶部2裂，密生乳头状突起。蒴果卵球形或近球形，果皮具软刺或平滑。

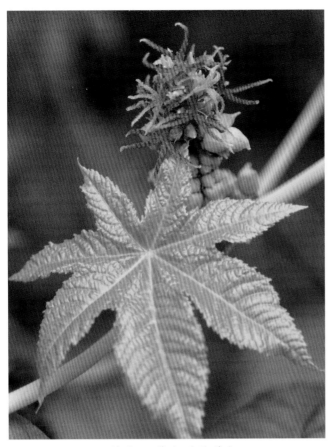

·蓖麻 - 花期（雌花）

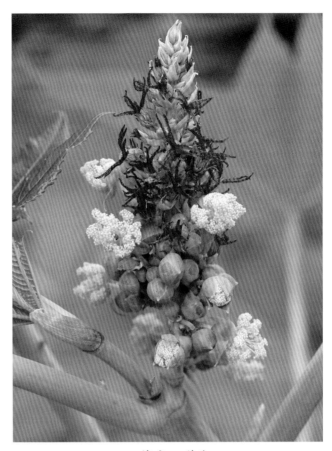

·蓖麻 - 花期

**生境分布** 全国各地广为栽培，少有野生者。广西全区各地均有栽培。

**化学成分** 根含蓖麻三甘油酯、3- 乙酰氧基 - 油桐酸、豆甾醇、蓖麻碱、3,4- 二羟基苯甲酸甲酯、没食子酸、油桐酸、短叶苏木酚酸乙酯等[1]。地上部分含蓖麻碱、N- 去甲蓖麻碱、没食子酸甲酯、黄花菜木脂素 A、东莨菪内酯、反式阿魏酸、槲皮素[2]。蓖麻籽的主要成分为油脂、氨基酸、蛋白质和生物碱[3]；含有毒蛋白、蓖麻碱、血球凝集素、变应原 4 种毒素，其中毒蛋白的毒性最强[4]。饼粕中含蓖麻碱 3- 氰基 -4- 甲氧基 -1- 甲基 -2- 吡啶酮[5]。蓖麻油的脂肪酸组成为蓖麻酸、亚油酸、油酸、棕榈酸、硬脂酸、亚麻酸[6]。叶含挥发物，主要成分为邻苯甲酸二正丁酯和邻苯甲酸二异丁酯[7]。

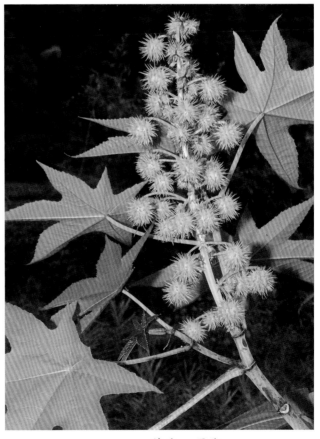

·蓖麻 - 果期

**药理作用** 1. 抗肿瘤作用

向对数生长期的食管癌细胞加入蓖麻毒蛋白（ricin），24h 后观察到细胞密度低，生长受抑制，细胞膜明显破裂，细胞活性极低，表明蓖麻毒蛋白能有效杀死食管癌细胞[8]。蓖麻毒蛋白 A 链与 Ia 抗原单抗偶联物 RTA-HB$_{55}$ 在体外条件下能选择性杀伤带靶抗原的肿瘤细胞，而不杀伤无 Ia 抗原的 K562 细胞[9]。以抗大肠癌单克隆抗体 Hb$_3$ 作为导向载体，与蓖麻毒蛋白 A 肽链交联制备的交联物 Hb3-RTA 对大肠癌细胞 HRT18 具有较强杀伤作用，而对正常人淋巴细胞杀伤作用较小[10]。体外实验表明蓖麻毒蛋白与糖脂脂质体—半乳糖神经酰胺进行包封后形成的蓖麻毒蛋白糖脂脂质体包封物（R-GCL）对肝细胞的杀伤作用明显强于游离蓖麻毒蛋白，当蓖麻毒蛋白浓度为 0.055μg/ml 时，游离蓖麻毒蛋白和 R-GCL 作用后的肝癌细胞存活率分别为 38.5% 和 28.5%，当蓖麻毒蛋白浓度为 0.0055μg/ml 时，游离蓖麻毒蛋白和 R-GCL 作用后的肝癌细胞存活率分别为 64.7% 和 46.6%[11]。蓖麻蛋白对肝癌的治疗作用明显，其乳剂抗癌作用不变，对骨髓抑制的毒性明显低于丝裂霉素[12]。小鼠蓖麻毒素中毒后体内的肝、肾、心、肺等组织出现广泛性的细胞变性、细胞坏死、血管破裂和组织出血等病理现象，这些病理损伤与蓖麻毒素诱导肿瘤坏死因子（TNF）有关[13]。蓖麻毒蛋白在低浓度下对肿瘤细胞的杀伤有选择性，对白血病细胞 K562 和大肠癌细胞 SW480 的杀伤作用在各种浓度下无选择性，说明蓖麻毒蛋白不同浓度下作用效果和不良反应均有明显差异[14]。

2. 抗生育作用

蓖麻提取物（蓖麻油和蓖麻蛋白）对小鼠有明显的抗生育作用。蓖麻蛋白及其与蓖麻油的混合物在抗早孕方面的效果均可达到 100%；蓖麻油长期抗鼠生育效果明显，在 210 天内有效降低小鼠生育代数与产仔数，生育抑制率达 80% 以上；蓖麻提取物对离体小鼠子宫的影响也非常显著，通过增强小鼠子宫内部收缩有效减少着床概率[15]。蓖麻油不皂化物对成年小鼠具有明显的抗生育效果；在未成熟小鼠子宫实验中，当灌胃剂量为每天 500mg/kg 时，表现出明显的雌激素效应[16]。给健康性成熟的小鼠饲喂拌有蓖麻籽提取物的混合饵料，可减小雄性睾丸脏器系数和雌性卵巢脏器系数，使小鼠产仔潜伏期延长，生育率降低[17]。

3. 泻下通滞作用

蓖麻油具有泻下通滞的作用，其导泻机理是其在口服后被十二指肠脂肪酶分解成甘油和具有刺激性的蓖麻油酸钠，引起肠蠕动增强，使小肠内容物急速向结肠推进，快速导泻[18]。

4. 抗病毒作用

单克隆抗体（McAb）结合蓖麻毒素亚单位能杀死 99% 以上潜伏的人类免疫缺陷症病毒（HIV）的细胞[19]。重组的 CD4（AIDS 病毒受体蛋白）与蓖麻毒蛋白 A 链（ricin A）偶联可杀伤由人 AIDS 病毒感染的人细胞[20]。

5. 抗炎镇痛作用

炒蓖麻子具有明显的抗炎镇痛作用，可明显减少醋酸致小鼠扭体次数、延长小鼠舔足时间、减轻二甲苯致小鼠耳郭肿胀程度、减轻蛋清致足跖肿胀程度，其作用强于以鸡蛋为辅料加热炮制的蓖麻子[21]。蓖麻壳水提取液可明显减少醋酸致小鼠扭体次数，抑制热刺激所致小鼠疼痛反应，其镇痛作用的活性物质可能是蓖麻碱[22]。

6. 对免疫功能的作用

蓖麻毒素对小鼠的体液免疫功能有明显的抑制作用[23]。吸入蓖麻毒素气溶胶粒子能强烈损伤小鼠免疫屏障，引起间质性肺炎、脾脏及胸腺细胞变性坏死[24]。

7. 毒副作用

用石油醚、乙醚、二氯甲烷 3 种溶剂分别对蓖麻粗籽进行脱脂，得到的蓖麻毒蛋白均有明显的杀鼠活性，小鼠死亡率均达 100%，其中经二氯甲烷脱脂的蓖麻毒蛋白平均致死速度相对较慢[25]。蓖麻毒蛋白对小鼠的 LD$_{50}$ 为 0.494μg[26]。蓖麻毒蛋白能引起犬肝细胞损伤，并能引起豚鼠过敏性反应；蓖麻毒蛋白引起犬死亡的剂量是 $20\mu g/kg$[27]。小鼠口服纯化蓖麻毒素，中毒初期体增重及胸腺、脾脏相对重均明显下降，随着毒素的不断排出，其体征有恢复正常的迹象[28]。小鼠中毒 3h 后可引起明显的肝肾功能变化，提示对蓖麻毒素的早期发现和治疗极其重要[29]。

**参考文献**

[1] 唐祖年，谢丽霞，苏小建，等.蓖麻根化学成分的研究[J].中草药，2012，43(1):15-19.

[2] 邓青，覃乾祥，叶觉鲜，等.蓖麻的化学成分及其抗糖尿病活性的研究[J].华西药学杂志，2015，30(4):442-444.

[3] 豆传娜，宋晓平，郭晓静.蓖麻籽化学成分研究及杀螨活性部位筛选[J].黑龙江畜牧兽医，2007，6:85-86.

[4] 冀照君，杨文军，黄凤兰，等.蓖麻饼粕成分分析及研究进展[J].内蒙古民族大学学报(自然科学版)，2011，26(5):545-548.

[5] 赵增琳.从蓖麻饼粕中提取蓖麻碱的研究[D].长春：长春工业大学，2010.

[6] 刘润哲，王云昆，张华，等.蓖麻油的理化性质及脂肪酸组成分析[J].粮食与食品工业，2011，18(6):14-16.

[7] 孙凡，鲁继红.蓖麻挥发物与创伤诱导挥发物组成成分分析[J].林业科学，2006，42(9):140-142.

[8] 张洪，敬永升，陈元，等.蓖麻种子毒蛋白抗癌活性及热稳定性的探讨[J].河南大学学报(医学版)，2011，30(1):47-50.

[9] 吴敏，王庆诚，张振范，等.蓖麻毒蛋白A链与Ia抗原单抗偶联物对肿瘤细胞的作用[J].中国免疫学杂志，1989，5(4):210-213.

[10] 王才力，郭敏，孙去病，等.单克隆抗体-蓖麻毒蛋白A链导向杀伤大肠癌细胞的研究[J].湖南医科大学学报，1989，14(2):107-110.

[11] 鲁小青，陈百先，张今，等.蓖麻毒蛋白糖脂脂质体对肝癌细胞的杀伤作用及其理化特性[J].上海铁道大学学报，1998，19(9):24-26.

[12] 龚承友，初曙光，陈陵际.蓖麻毒蛋白碘油乳剂介入治疗裸鼠肝癌的实验研究[J].上海铁道大学学报，1998，19(11):4-7.

[13] 董巨莹，王文学，王剑波.蓖麻毒素诱导小鼠肝脏产生肿瘤坏死因子[J].第四军医大学学报，1997，18(1):78.

[14] 邹立波，詹金彪.蓖麻毒素的提取及其抗肿瘤作用研究[J].浙江大学学报(医学版)，2005，34(3):217-219.

[15] 秦晓娜，甘明哲，高平.蓖麻提取物对鼠抗生育作用的实验研究[J].四川动物，2006，25(1):176-179.

[16] 韩峰，张小雪，皮宁宁，等.蓖麻油不皂化物雌激素效应及其抗生育活性相关性研究[J].四川动物，2008，27(3):390-392，395.

[17] 何凤琴.蓖麻毒蛋白对小白鼠生殖系统的影响[J].中国媒介生物学及控制杂志，2016，27(1):28-31.

[18] 梁燕秋，区淑珍.三种口服导泻药在妇科手术前肠道清洁的对比研究[J].现代医院，2011，11(10):68-69.

[19] 陈敏，史久华.免疫毒素能找到并杀死潜伏的HIV[J].国外医学(预防、诊断、治疗用生物制品分册)，2000，1:46.

[20] 阎力，李焕.基因技术公司的CD4与蓖麻毒蛋白连接杀伤被AIDS病毒感染的细胞[J].国外医

学（药学分册），1989，2:113.

　　［21］胡延，杨光义，叶方，等.蓖麻子不同炮制品抗炎镇痛作用比较［J］.中国医院药学杂志，2011，31(21):1828-1829.

　　［22］赵光，李珺，张美，等.蓖麻壳水提取液的镇痛作用及其成分分析［J］.药物分析杂志，2007(12):1928-1931.

　　［23］王文学，邹伯英，肖庚柄，等.蓖麻毒素对小鼠初次体液免疫应答的影响[J].第四军医大学学报，1992，13(2):129-130.

　　［24］王蒙，王全凯，钱军，等.蓖麻毒素气源性中毒对小鼠免疫屏障的影响［J］.吉林农业大学学报，2013，35(4):479-483.

　　［25］张越华，郭晓昭，胡良成，等.蓖麻粗毒蛋白的提取及其杀鼠活性初步研究［J］.安徽农业科学，2008，36(3):1053-1054.

　　［26］曾佑炜，宋光泉，彭永宏，等.蓖麻毒蛋白的分离纯化和毒理作用研究［J］.中国农学通报，2004，20(4):23-25，32.

　　［27］邵雪熹，欧阳友贵，颜渭林，等.蓖麻毒蛋白的致敏作用及对犬的毒性［J］.武汉医学院学报，1982，4:40-44.

　　［28］刘林娜，高宏伟，董颖，等.口服蓖麻毒素对小鼠肠道及免疫器官的毒性作用[J].中国兽医学报，2009，29(7):898-900.

　　［29］董娜，武军华，贾培媛，等.蓖麻毒素细胞毒性及其中毒小鼠组织病理改变［J］.解放军医学院学报，2013，34(10):1048-1051.

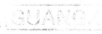

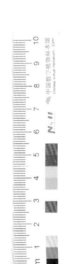

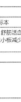

雷公藤

**来源**
卫矛科（Celastraceae）植物雷公藤
*Tripterygium wilfordii* Hook. f.的根、
叶或花。

**民族名称**
【壮族】Leizgunghdwngz，断肠草，
水莽草，黄藤根。

# 民 族 应 用

【壮族】药用根、叶、花。用于治疗风湿热痹，带状疱疹，肥疮，头癣，风疹瘙痒。有大毒，内服宜慎。

**药材性状** 根圆柱形，扭曲，常具茎残基；直径 0.5~3cm，长短不一；表面土黄色至黄棕色，粗糙，具细密纵向沟纹及环状或半环状裂隙；栓皮层常脱落，脱落处显橙黄色；皮部易剥离，露出黄白色的木部。质坚硬，折断时有粉尘飞扬，断面纤维性；横切面木栓层橙黄色，显层状；韧皮部红棕色；木部黄白色，密布针眼状孔洞，射线较明显。根茎性状与根相似，多平直，有白色或浅红色髓部。气微、特异，味苦、微辛。完整叶呈椭圆形、倒卵状椭圆形、长方椭圆形或卵形，先端急尖或短渐尖，基部阔楔形或圆形，边缘有细锯齿，侧脉 4~7 对；叶柄密被锈色毛。花序、分枝及小花梗均被锈色毛，花序梗长 1~2cm。

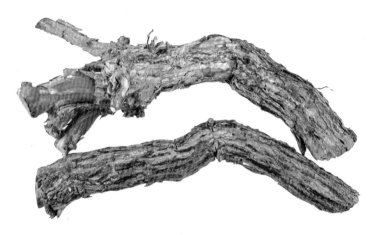
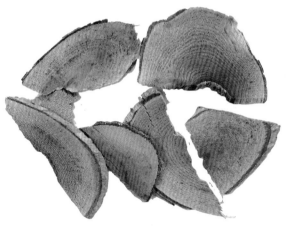

·雷公藤－根

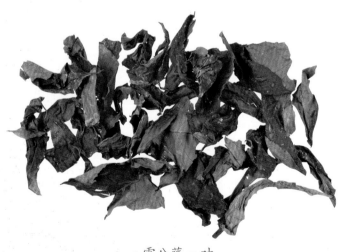

·雷公藤－叶

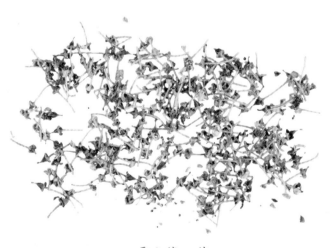

·雷公藤－花

**药用源流** 雷公藤别名众多，在古籍中多记载为莽草。《神农本草经》曰："莽草味辛温。主风头痛肿，乳痈，疝瘕，除结气疥瘙（御览有"疽疮"二字），杀虫鱼。生山谷。吴普曰，莽草一名春草，神农辛，雷公桐君苦有毒，生上谷山谷中，或宛句，五月采，治风（御览）。名医曰，一名葟，一名春草，生上谷及冤句，五月采叶，阴干。案中山经云，朝歌之山有草焉，名曰莽草，可以毒鱼，又菱山有木焉，其状如棠而赤，叶可以毒鱼，尔雅云，葞，春草。郭璞云，一名芒草。本草云，周礼云，翦氏掌除蠹物，以薰草莽之。范子计然云，莽草，出三辅者善。陶弘景云，字亦作两。"雷公藤之名始见于《本草纲目拾遗》，曰："生阴山脚下，立夏时发苗，独茎蔓生，茎穿叶心，茎上又发叶，叶下圆上尖如犁耙，又类三角风，枝梗有刺。……一名霹雳木，方胜板，倒金钩，烙铁草，倒挂紫金钩，河白草，犁尖草，括耙草，龙仙草，鱼尾花，三木棉。出江西者力大，土人采之毒鱼，凡蚌螺之属亦死，其性最烈。以其草烟熏蚕子，则不生，养蚕家忌之。山人采熏壁虱。"《本草图经》记载莽草"无花、实"，该描述及文中所附植物图与雷公藤不符。《植物名实图考》曰："莽草，本经下品。江西、湖南极多，通呼为水莽子，根尤毒，长至尺余。俗曰水莽兜，亦曰黄藤，浸水如雄黄色，气极臭。园圃中渍以杀虫，用之颇及，其叶亦毒。南赣呼为大茶叶，与断肠草无异，《梦溪笔谈》所述尤详。宋《图经》云无花实，未之深考。……湘中用其根以毒虫，根长数尺，故谓之黄藤，而水莽则通呼也。"根据特征描述，与卫矛科植物雷公藤相符。《中华本草》记载其根具有祛风除湿、活血通络、消肿止痛、杀虫解毒的功效；主治类风湿关节炎，风湿性关节炎，肾小球肾炎，肾病综合征，红斑狼疮，口眼干燥综合征，白塞病，湿疹，银屑病，麻风病，疥疮，顽癣。

| **分类位置** | 种子植物门 | 被子植物亚门 | 双子叶植物纲 | 卫矛目 | 卫矛科 |
| --- | --- | --- | --- | --- | --- |
| | Spermatophyta | Angiospermae | Dicotyledoneae | Celastrales | Celastraceae |

**形态特征**　藤本灌木，高 1~3m。小枝棕红色，具细棱，被密毛及细密皮孔。叶椭圆形、倒卵状椭圆形、长方椭圆形或卵形，边缘有细锯齿。圆锥聚伞花序较窄小，长 5~7cm，宽 3~4cm，花序、分枝及小花梗均被锈色毛；雄蕊插生花盘外缘，花丝长达 3mm。翅果长圆状，长 1~1.5cm，中央果体较宽大，中脉 5 条长而显著，果翅较果体窄。

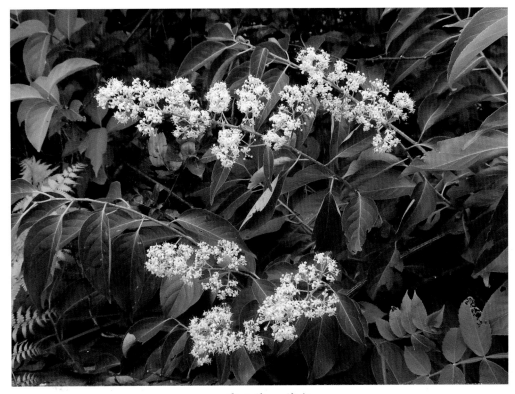

· 雷公藤 - 花期

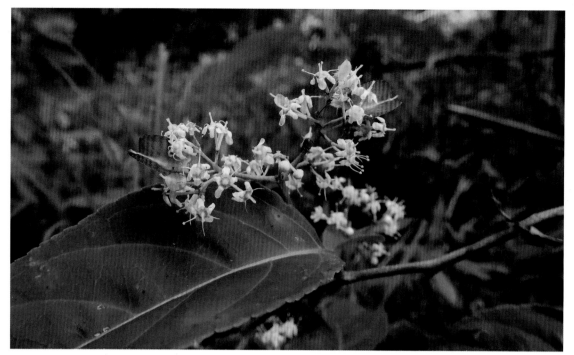

·雷公藤 - 花果期

**生境分布** 生长于山地林内阴湿处。分布于台湾、福建、江苏、浙江、安徽、湖北、湖南、广西等。广西主要分布在融水、桂林、临桂、乐业、西林、金秀等。

**化学成分** 根含雷公藤甲素、雷公藤乙素、雷公藤酮、山海棠素、5α- 豆甾烷 -3, 6- 二酮、6β- 羟基 - 豆甾 -4- 烯 -3- 酮、邻苯二甲酸二丁酯、秦皮素、β- 谷甾醇、胡萝卜苷、3, 3- 二甲基鞣花酸、1, 2- 没食子酰丙三醇等[1-4]。叶含 (+)-lyoniresinol、(+)-isolariciresinol、burselignan、5, 6- 二羟基 - 紫罗兰酮、槲皮素 -3-O-β-D- 吡喃木糖苷、樱桃苷、槲皮苷等[5, 6]。

**药理作用** 1. 对免疫系统的影响

从雷公藤根中分离纯化的 6 个二萜类化合物（雷公藤甲素，雷酚萜酸，雷藤二萜醌 A 等）均具有免疫抑制活性，对体外淋巴细胞的转化有显著抑制作用[7]。雷公藤甲素对由脂多糖（LPS）激活的小鼠腹腔巨噬细胞杀伤活性和 NO 的生成具有抑制作用，且无细胞毒性[8]。雷公藤提取物可显著抑制凝集素（PHA）和 LPS 诱导人外周血单个核细胞（PBMC）免疫细胞因子 IFN-γ 和 IL -2 的分泌[9]。

2. 抗炎作用

雷公藤甲素能明显减轻由细菌脂多糖诱导的急性葡萄膜炎的炎症反应，通过下调炎症细胞因子（ICAM-1、IL-1β 和 MCP-1）的表达，减轻葡萄膜炎的眼部组织损伤[10]。雷公藤甲素对正常人 PBMC（外周血单个核细胞）分泌促炎性细胞因子 TNF-α 及抑炎性细胞因子 IL-10 均有明显的抑制作用，可使促炎、抑炎两种作用趋于平衡[11]。雷公藤蒸制品、甘草炮制品和莱菔子炮制品对二甲苯所致小鼠耳郭肿胀、角叉菜胶致大鼠足趾肿胀及大鼠棉球肉芽肿的生成均有明显的抑制作用，以雷公藤莱菔子炮制品的抗炎效果最佳[12]。

3. 抗生育作用

雷公藤内酯酮能明显减少雄性 Wistar 大鼠睾丸产生精子的数量以及附睾精子的活力，但对大鼠体重及各生殖器官重量无显著性影响，提示雷公藤内酯酮在不影响机体脏器和生殖器官的剂量下有显著的雄性抗生育作用，具有作为男性避孕药物的潜质[13]。雷公藤多苷每日 2 次（每次

40mg/kg）连续灌胃 14 天，可引起雌性 Balb/c 小鼠动情周期紊乱，性腺指数下降，卵巢结构破坏，原始卵泡和生长卵泡数量减少，血管生成相关指标异常；停药 14 天后卵巢功能仍未恢复[14]。

4. 抗肿瘤作用

雷公藤甲素对小鼠肝癌（H22）细胞、人肺腺癌 A549 细胞、人肝癌 Bel7402 细胞以及人子宫内膜癌细胞株 HHUA 均有增殖抑制和凋亡诱导作用[15-18]。

**附　注**　《中华本草》记载雷公藤根的皮部毒性大，常刮去后取木质部入药。

**参考文献**

［1］陈玉，杨光忠，赵松，等.雷公藤二萜成分研究［J］.林产化学与工业，2005, 25(2):35-38.

［2］林绥，于贤勇，阙慧卿，等.雷公藤中的二萜内酯类成分［J］.药学学报，2005, 40(7):632-635.

［3］严振，田洋，马跃平，等.雷公藤根化学成分研究［J］.中国现代中药，2010, 12(1):23-24, 32.

［4］李剑余.雷公藤根的化学成分研究［J］.海峡药学，2017, 29(11):21-23.

［5］曹煦，李创军，杨敬芝，等.雷公藤叶化学成分研究［J］.中国中药杂志，2011, 36(8):1028-1031.

［6］双鹏程，张东明，罗永明，等.雷公藤叶的化学成分研究［J］.中药材，2020, 43(10):2453-2458.

［7］张彦文，范云双，王晓东，等.昆明山海棠中具有免疫抑制活性的二萜化合物［J］.中草药，2007, 38(4):493-496.

［8］汪少娟，丁玎，杨业金，等.雷公藤甲素对小鼠巨噬细胞活性和 NO 分泌的影响［J］.浙江中西医结合杂志，2006, 16(2):70-72.

［9］吴霞，林兵，王忠震，等.雷公藤的免疫抑制活性及毒性的谱效关系研究［J］.中国医院药学杂志，2016, 36(7):547-552.

［10］苏映雪，王延东，甄栋钦，等.雷公藤甲素在 LPS 诱导的急性葡萄膜炎中的抗炎作用［J］.中国病理生理杂志，2017, 33(11):2099-2102, 2109.

［11］盛冬云，涂胜豪，陈红波.雷公藤甲素对外周血单个核细胞分泌促炎、抑炎细胞因子的影响［J］.广州中医药大学学报，2006, 23(6):484-486.

［12］南丽红，郑燕芳，徐伟，等.不同炮制方法对雷公藤的急性毒性和抗炎作用的影响［J］.时珍国医国药，2015, 26(8):1900-1902.

［13］王岚，叶惟三，惠玲，等.雷公藤内酯酮的雄性抗生育作用及其作用机制［J］.中国医学科学院学报，2000, 22(3):223-226.

［14］袁苑，陈燕霞，马堃，等.探索建立雷公藤多苷致早发性卵巢功能不全肾虚血瘀证的小鼠模型［J］.中国中药杂志，2019, 44(9):1895-1903.

［15］居星耀.雷公藤甲素诱导 H22 细胞凋亡作用研究［J］.现代中西医结合杂志，2007, 16(5):586-587, 597.

［16］宋岚，徐朝军，张彩平，等.雷公藤甲素对人肺腺癌 A549 细胞增殖和凋亡的影响［J］.中国临床药理学与治疗学，2006, 11(11):1275-1278.

［17］李瀚旻，罗春华，晏雪生，等.雷公藤甲素对人肝癌 Bel7402 细胞增殖及凋亡的影响［J］.中华中医药学刊，2009, 27(1):8-10.

［18］蔡玉，孙志华，吴强，等.雷公藤甲素对子宫内膜癌细胞株 HHUA 体外抑制作用的研究［J］.中国肿瘤外科杂志，2009, 1(2):88-91.

# 路边青

**全国中药资源普查标本采集记录表**

| 采集号： | 450328130903044LY | 采集人： | 龙胜县普查队 |
|---|---|---|---|
| 采集日期： | 2013年09月03日 | 海拔(m)： | 1338.8 |
| 采集地点： | 广西桂林市龙胜县花坪国家自然保护区 | | |
| 经度： | 109°56'21.98" | 纬度： | 25°33'47.25" |
| 植被类型： | 阔叶林 | 生活型： | 灌木 |
| 水分生态类型： | 中生植物 | 光生态类型： | 阳性植物 |
| 土壤生态类型： | | 温度生态类型： | 亚高温植物 |
| 资源类型： | 野生植物 | 出现多度： | 少 |
| 株高(cm)： | | 直径(cm)： | |
| 根： | | 茎（树皮）： | |
| 叶： | | 芽： | |
| 花： | | 果实和种子： | |
| 植物名： | 大青 | 科 名： | 马鞭草科 |
| 学 名： | Clerodendrum cyrtophyllum Turcz. | | |
| 药材名： | 大青 | 药材别名： | |
| 药用部位： | 叶类 | 标本类型： | 腊叶标本 |
| 用 途： | | | |
| 备 注： | 遗传材料2份 | | |
| 条形码： | | | |

450328LY2338

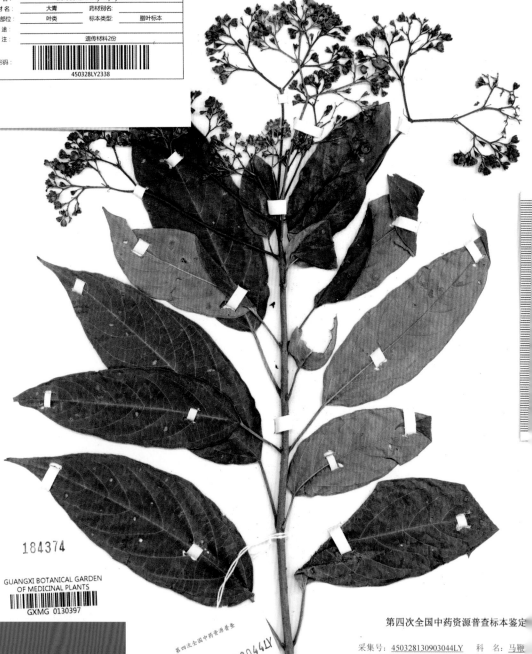

184374

GUANGXI BOTANICAL GARDEN
OF MEDICINAL PLANTS

GXMG 0130397

第四次全国中药资源普查标本鉴定

采集号：450328130903044LY　科 名：马鞭

学 名：Clerodendrum cyrtophyllum Turcz.

种中文名：大青

鉴定人：黄歆怡　鉴定日期：2015.01.29

第四次全国中药资源普查

采集号：450328130903044LY

日 期： 年 月 日

## 来源

马鞭草科（Verbenaceae）植物大青
*Clerodendrum cyrtophyllum* Turcz. 的全株。

## 民族名称

【壮族】棵胎晴。

【瑶族】雷骨碎，羊咪青，牛屎青。

## 民 族 应 用

【壮族】药用全株。主治痧症，高热，咽痛，头痛，痢疾，黄疸，痄腮，丹毒，急性结膜炎。

【瑶族】药用全株。水煎服、水煎洗或捣敷治感冒发热头痛，急性传染性肝炎，痢疾，急性咽喉炎，扁桃体炎，尿路感染，腮腺炎，子宫脱垂，崩漏，麻疹，肺炎，牙周炎，偏头痛，湿疹，皮肤瘙痒，烧烫伤，痱子，风疹，蛇或蜈蚣咬伤，蜂蜇伤，酒渣鼻。

内服用量 15~30g；外用适量。

**药材性状**　根呈圆锥形或不规则圆柱形，表面土黄色，有不规则纵纹；剥离的根皮可见内表面有条状或点状突起。茎圆柱形或带方形，常有分枝，直径 5~15mm，老茎灰绿色至灰褐色，嫩枝黄绿色，有突起的点状皮孔。叶片多破碎或皱缩，完整者展开呈椭圆形或长卵圆形，上表面黄绿色至棕黄色，下表面色稍浅，顶端尖，基部圆形或宽楔形，全缘，下表面有小腺点，叶脉上面平坦，下面明显隆起。有的可见伞房状聚伞花序生于枝顶或叶腋，长 10~16cm；花小；萼杯状，顶端 5 裂；花冠管细，顶端 5 裂，已开放的花可见 4 枚雄蕊和花柱伸出花冠外。果实类球形，有宿萼包被。气微，味微苦。

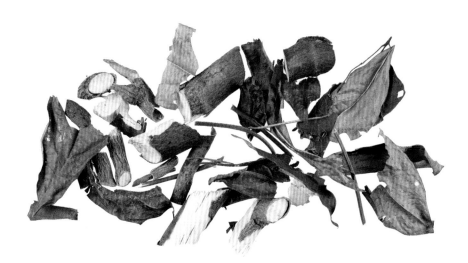

·路边青－全株

**药用源流**　大青的药用始载于《名医别录》。《本草纲目》曰："大青，其茎叶皆深青，故名。处处有之。高二三尺，茎圆。叶长三四寸，面青背淡，对节而生。八月开小花，红色成簇。结青实大如椒颗，九月色赤。主热毒痢，黄疸，喉痹，丹毒。"《植物名实图考》云："大青，别录中品。今江西、湖南山坡多有之。叶长四五寸，开五瓣圆紫花，结实生青熟黑，唯实成时，花瓣尚在，宛似托盘，土人皆识之，暑月为饮之解渴。"根据以上描述及附图，应为本品。《广西壮族自治区壮药质量标准　第二卷》（2011 年版）记载其具有清热解毒、凉血、利湿的功效；主治感冒高热，头痛，热痢，痄腮，喉痹，丹毒，黄疸。

| 分类位置 | 种子植物门 | 被子植物亚门 | 双子叶植物纲 | 马鞭草目 | 马鞭草科 |
|---|---|---|---|---|---|
| | Spermatophyta | Angiospermae | Dicotyledoneae | Verbenales | Verbenaceae |

**形态特征** 灌木或小乔木。幼枝被短柔毛，枝黄褐色，髓坚实；冬芽圆锥状，芽鳞褐色，被毛。叶片纸质，椭圆形、卵状椭圆形、长圆形或长圆状披针形，通常全缘，两面无毛或沿脉疏生短柔毛，背面常有腺点。伞房状聚伞花序，生于枝顶或叶腋；苞片线形；花小，有橘香味；萼杯状，外面被黄褐色短绒毛和不明显的腺点，长3~4mm，顶端5裂，裂片三角状卵形；花冠白色，外面疏生细毛和腺点；雄蕊4，子房4室，柱头2浅裂。果实球形或倒卵形，绿色，成熟时蓝紫色，为红色的宿萼所托。

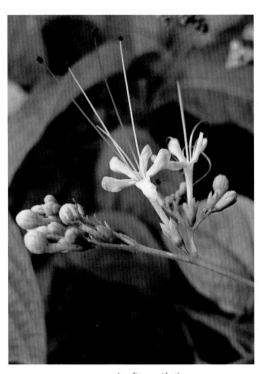
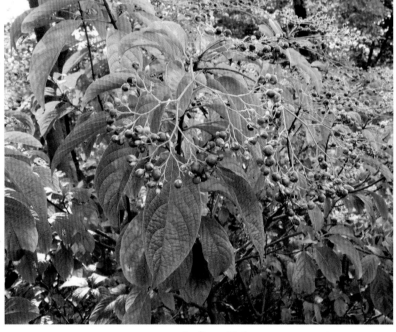

·大青－花期　　　　　　　　　　·大青－果期

**生境分布** 生于海拔1700m以下的平原、丘陵、山地林下或溪谷旁。分布于华东、中南、西南（四川除外）各地区。广西全区各地均有分布。

**化学成分** 主要含有正三十醇、正二十五烷烃、$\gamma$-谷甾醇[1]、5-羟基-3,6,3'-三甲氧基黄酮-4'-$O$-半乳糖苷（山大青苷）[2]、类叶升麻苷、darendoside B、对羟基苯乙醇-$\beta$-D-葡萄糖苷、苯乙醇-$\beta$-D-葡萄糖苷、syringaresinol-4'-$O$-$\beta$-D-glucopyranoside、连翘苷、4-羟基-2,6-二甲氧基苯基-$\beta$-D-葡萄糖苷、香草酸、没食子酸、琥珀酸、甘露醇、腺苷、$\beta$-谷甾醇[3]、对羟基苯乙醇-8-$O$-$\beta$-D-葡萄糖苷、苯乙醇-8-$O$-$\beta$-D-吡喃葡萄糖苷[4]、丁香树脂酚葡萄糖苷、连翘苷[5]、3'-甲氧基蓟黄素、滨蓟素、3'-甲氧基蓟黄素-4'-葡糖苷、22-脱氢赪桐甾醇3$\beta$-$O$-$\beta$-D-葡糖苷[6]、acteoside、jionoside C–D、martynoside、luteolin、cirsilineol、cirsimartin、cirsilineol-4'-$O$-$\beta$-D-glucoside、(1-$p$-Hydorxy-cis-cinnamoyl) cinnamic acid 和 esculetin[7]等化合物。

**药理作用** 1.抗氧化作用

大青具有较好的抗氧化作用。大青的乙酸乙酯萃取部位和正丁醇萃取部位具有较好的抗氧化活性，这与这两个部位的总黄酮含量较高有一定关系[6]。大青的乙酸乙酯馏分对DPPH自由基、ABTS$^+$

自由基和 $O_2^-$ 自由基均表现出较强的清除活性，正丁醇馏分在清除 OH 自由基方面最有效，而二氯甲烷馏分则有较好的亚铁离子螯合活性。大青中的有效成分 acteoside 对 DPPH 自由基和 $ABTS^+$ 自由基也有较好的清除活性，其 $IC_{50}$ 值分别为（79.65±3.4）μg/ml 和（23.00±1.5）μg/ml [7]。

2. 抗炎作用

以大青中提取的有效成分山大青苷 400mg/kg 对蛋清性关节炎及右旋糖酐性关节炎大鼠进行灌胃给药，能减轻其关节肿胀程度[2]。大青的乙醇提取物还可以有效抑制脂多糖诱导的斑马鱼模型体内一氧化氮和肿瘤坏死因子 TNF-α 的释放，并显著降低 COX-2、pla2、c3a、il-1(il1fma)、il-8(cxcl8b. 1)、tnf-α 和 nf-κb 的表达，增加斑马鱼切尾诱导的炎症模型中抗炎细胞因子 il-10 的表达，表明大青具有较强的抗炎活性[8]。

3. 利尿作用

大青中提取的有效成分山大青苷具有明显的利尿作用，以山大青苷浓度为 400mg/kg 对大鼠进行灌胃给药，给药后 3h 内其排尿量为（4.3±0.4）ml/100g 体重；相当于对照组的 2 倍，表明大青有一定的利尿作用[2]。

4. 毒副作用

大青中分离得到的山大青苷对小鼠一次性灌胃给药的半数致死量 $LD_{50}$ 大于 8g/kg；腹腔注射给药的半数致死量 $LD_{50}$ 为 5g/kg[2]。

**参考文献**

[1]吴寿金.马鞭草科大青叶化学成分的探讨［J］.中草药,1980,11(3):99-101.

[2]马建中,马玲娣,孙晓英,等.山大青苷的药理研究(简报)「J」.中草药,1980(6):268.

[3]李艳.大青根化学成分的研究［D］.沈阳:沈阳药科大学,2008.

[4]李艳,赵庆春,郭涛,等.大青根化学成分的研究［J］.中国药物化学杂志,2008,18(5):371-373.

[5]赵庆春,李艳,蔡海敏,等.大青根化学成分的研究(Ⅱ)［J］.中国药物化学杂志,2009,19(4):280-283.

[6]周婧.大青叶化学成分与抗氧化活性研究［D］.海口:海南大学,2014.

[7]ZHOU J, YANG Q, ZHU X C, et al.Antioxidant activities of *Clerodendrum cyrtophyllum* Turcz leaf extracts and their major components［J］.Plos One, 2020, 15(6):1-15.

[8]HANG N T, NACHTERGAELC A, MAIA N T, et al.Anti-inflammatory properties of the ethanol 1 extract from *Clerodendrum cyrtophyllum* Turcz based on *in vitro* and *in vivo* studies［J］.Journal of Ethnopharmacology, 2020, 254:1-40.

# 矮地茶

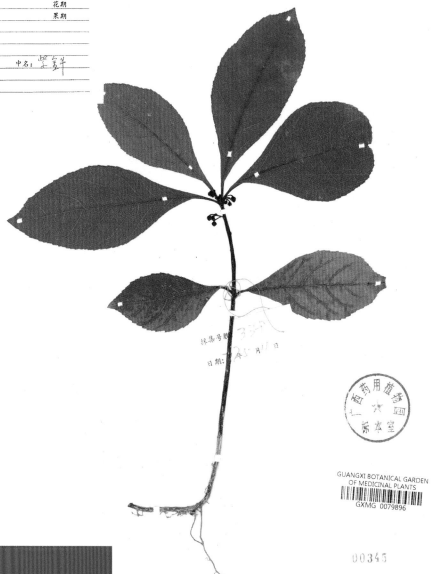

广西壮族自治区
医药研究所采集记录

采集人：黄爱才　采集号　338
采集期：77年 5月 11日 份数　1
产　地：本园栽
环　境：阴处　　　　海拔　　　米
性　状：草本／灌木、乔木、藤本　直立
株　高：0.1～0.2 米，胸高直径　　　厘米
形态：根
　　　茎（树皮）
　　　叶
　　　花　淡红
　　　　　　　　　　　花期
　　　果　　　　　　　果期
用　途：

土　名：
科　名：　　　中名：紫金牛
学　名：

GUANGXI BOTANICAL GARDEN
OF MEDICINAL PLANTS
GXMG 0079896

00345

采集号 338
Ardisia japonica (Hornst
监定人 黄爱才　　1977年 12

## 来源
紫金牛科（Myrsinaceae）植物紫金牛 *Ardisia japonica* (Thunb.) Blume 的全草。

## 民族名称
【壮族】茶堆。

【瑶族】马台剪（金秀），不出林，哈台剪。

【侗族】美辣斜（三江）。

【苗族】蒙中（融水），耶得不停（资源）。

## 民 族 应 用

【壮族】药用全草。主治咳嗽，咳痰，黄疸，痹病，闭经，跌打损伤。内服用量 15~30g。

【瑶族】药用全草。主治肺痨咳嗽，气管炎，瘰疬，淋巴结结核，咯血，风湿性关节炎，类风湿关节炎，月经不调，闭经，痛经，跌打损伤。内服用量 15~30g；外用适量。

【侗族】药用全草。水煎服治肺结核，小儿哮喘，肝炎。内服用量 9~30g。

【苗族】药用全草。水煎服治咽喉痛，白喉，肺结核咯血，肺结核。内服用量 9~30g。

**药材性状** 根茎呈圆柱形，疏生须根。茎略呈扁圆柱形，稍扭曲，长 10~30cm，直径 0.2~0.5cm；表面红棕色，有细纵纹、叶痕及节；质硬，易折断。叶互生，集生于茎梢；叶片略卷曲或破碎，完整者展平后呈椭圆形，长 3~7cm，宽 1.5~3cm；灰绿色、棕褐色或浅红棕色；先端尖，基部呈楔形，边缘具细锯齿；近革质。茎顶偶有红色球形核果。气微，味微涩。

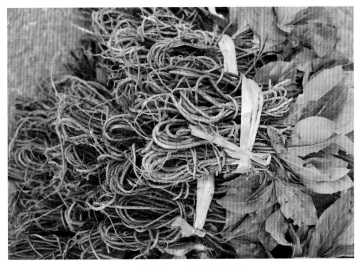

· 矮地茶 - 全草（鲜）

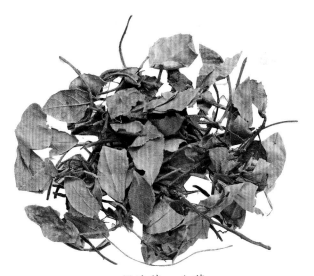

· 矮地茶 - 全草

**药用源流** 本品以平地木之名始载于《李氏草秘》。《植物名实图考》载有小青，曰："今江西、湖南多有之。生沙墙地，高不盈尺，开小粉红花，尖瓣下垂，冬结红实，俗呼矮茶，性寒。俚医用治肿毒，血痢，解蛇毒，救中暑皆效。"根据描述及附图，应为本品。《植物名实图考》另载"短脚三郎"，云："短脚三郎生南安。高五六寸，横根赭色丛发，赭茎。叶生梢头。秋结圆实下垂，生青熟红，与小青及相类而性熟。治跌打损伤、风痛。孕妇忌服。"参考其描述及附图，亦为本品。《中华人民共和国药典》（2020 年版 一部）记载其具有化痰止咳、清利湿热、活血化瘀的功效；用于新久咳嗽，喘满痰多，湿热黄疸，经闭瘀阻，风湿痹痛，跌打损伤。

| **分类位置** | 种子植物门 | 被子植物亚门 | 双子叶植物纲 | 紫金牛目 | 紫金牛科 |
| --- | --- | --- | --- | --- | --- |
| | Spermatophyta | Angiospermae | Dicotyledoneae | Myrsinales | Myrsinaceae |

**形态特征**　小灌木。具匍匐生根的根茎。直立茎长达 30cm，稀达 40cm，不分枝，幼时被细微柔毛，以后无毛。叶对生或近轮生，叶片坚纸质或近革质，椭圆形至椭圆状倒卵形，顶端急尖，基部楔形，长 4~7cm，宽 1.5~4cm，边缘具细锯齿，多少具腺点。亚伞形花序，腋生或生于近茎顶端的叶腋；花梗被微柔毛；萼片卵形；花瓣粉红色或白色，广卵形，无毛，具密腺点。果球形，鲜红色转黑色，多少具腺点。

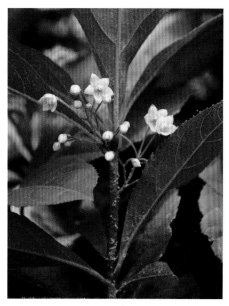

· 紫金牛 – 花期

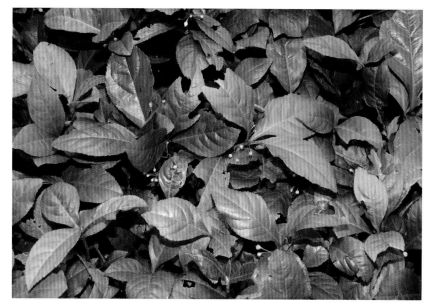

· 紫金牛 – 果期

**生境分布**　生于海拔约 1200m 以下的山间林下或竹林下，荫湿的地方。分布于陕西及长江流域以南各省区，海南岛未发现。广西主要分布在邕宁、融水、桂林、阳朔、临桂、兴安、永福、恭城、苍梧、藤县、岑溪、上思、灵山、浦北、平南、博白、昭平、凤山、金秀等。

**化学成分**　主要含有香豆素类、挥发油类、黄酮苷类和酚类、三萜皂苷类、多糖类及微量元素等成分[1]。香豆素类主要为岩白菜素[2]，挥发油类成分主要有脂肪族、芳香族、萜类及其含氧化合物中的醇、酚、醚、醛、酮、羧酸、酯、内酯等以及少量含硫、氮化合物[3]，含量较高的成分有芳樟醇、石竹烯、苯乙醇、水杨酸甲酯、兰桉醇、$\alpha$-石竹烯、己酸、3, 7, 11-三甲基-1, 6, 10-十二碳三烯-3-醇、丁子香基乙醇、$\alpha$-杜松醇、龙脑等[4]。黄酮苷类和酚类主要有槲皮素和山柰酚等，是其止咳化痰的主要成分[5]。三萜皂苷类有 ardisianoside A~K、ardisicrenoside A、cyclamin、ardisiacrispin B、primulanin、ardisiamamilloside H、ardisiamamilloside F、ardisiamamillosede C 和 ardisicrenoside 等[6]。多糖主要由葡萄糖和半乳糖两个组成[7]。微量元素主要有铜、铅、锌、锰、镉、镍、铁、钙、砷等[8]。

**药理作用**　1. 对呼吸系统的作用

紫金牛对二氧化硫的引咳具有明显的镇咳作用，并有延长二氧化硫致咳的咳嗽潜伏期作用[9]。紫金牛止咳化痰功效与其有效成分岩白菜素、山柰酚、槲皮素等紧密相关，其含量不同，作用效果有一定差异，而不同种质的紫金牛活血、利湿功效与山柰酚、槲皮素、没食子酸含量有关[10]。此外，紫金牛分离得到岩白菜素和槲皮素有显著的抗结核疗效[11]。

2. 保肝作用

紫金牛黄酮对肝纤维化具有保护作用，并与剂量有关；其作用机制可能与保护肝细胞、降低炎症程度、防止氧化应激的发生，抑制肝星状细胞的活化、减少细胞外基质形成有关[12]。紫金牛黄酮对急性酒精性肝损伤具有保护作用且与剂量有关，紫金牛黄酮通过降低肝组织的损伤和炎症程度、减少脂质过氧化，提高机体抗氧化能力，防止氧化应激的发生，从而改善酒精对大鼠造成的脂质代谢紊乱来发挥护肝作用[13]。

### 3. 抗病毒作用

紫金牛提取物具有一定的抗病毒活性。紫金牛对呼吸道合胞病毒（RSV）、单纯疱疹病毒（HSV-1）和柯萨奇病毒（COX-B5）均有显著杀灭作用。紫金牛70%乙醇部位和水提取液均对COX-B5表现出较好的直接杀灭效果，TI值分别为16.709和16.282，较阳性对照药利巴韦林（TI值为17.482）作用效果相差不大[14, 15]。

### 4. 抗炎镇痛作用

紫金牛水提取物对二甲苯所致小鼠耳郭肿胀有明显的抑制作用，对0.7%醋酸所致小鼠扭体反应有明显的抑制作用，表明紫金牛具有一定的抗炎镇痛作用[16]。

**参考文献**

[1] 曾令阳，王梓懿，何翠薇. 矮地茶化学成分与药理作用研究进展[J]. 广西科学，2019，26(5):484-489.

[2] 孔文婷，潘丽玉，赵白云. 毛细管电泳法测定矮地茶中岩白菜素的含量[J]. 中国药师，2014，17 (12):2151-2153.

[3] 尹鲁生，范俊源. 矮地茶挥发油化学成分的研究[J]. 中草药，1989, 20(10):5-8.

[4] 倪士峰，黄静，潘远江，等. 紫金牛地上和地下部位挥发性成分比较研究[J]. 药物分析杂志，2004, 24(3):257-261.

[5] 谢娟，宋良科，气王恒，等. 矮地茶的槲皮素与山柰酚含量测定[J]. 特产研究，2008, 1:55-57.

[6] 常小龙. 东北贯众，紫金牛和白花银背藤的化学成分研究[D]. 沈阳：沈阳药科大学，2006.

[7] 肖作奇，文晓柯，潘涛，等. 薄层色谱和高效液相色谱用于矮地茶多糖的单糖组成分析[J]. 中国医药导报，2016, 13(30):130-133.

[8] 陈珍娥，张海，阮文倩. ICP-OES法测定矮地茶中微量元素含量[J]. 广州化工，2016, 44(18):143-145.

[9] 周大云. 矮地茶镇咳祛痰作用的药理试验研究[J]. 基层中药杂志，1998, 12(1):39-41.

[10] 谢娟. 矮地茶种质资源与主要止咳-抗炎组分的研究[D]. 成都：西南交通大学，2008.

[11] 胡长鸿，林毓颖，尉阿敖. 中药紫金牛抗结核有效成分的研究[J]. 浙江药学，1985, 2(1):22-24.

[12] 曹庆生，李志超，韩立旺. 矮地茶黄酮对大鼠肝纤维化保护作用及机制研究[J]. 中国当代医药，2020, 27(13):4-8.

[13] 李志超，曹庆生，曹俊杰. 矮地茶黄酮对大鼠急性酒精性肝损伤的保护作用研究[J]. 贵州中医药大学学报，2021, 43(1):24-28.

[14] 刘相文，侯林，张晓平，等. 中药矮地茶不同洗脱部位抗病毒活性研究[J]. 天然产物研究与开发，2017, 29: 106-109, 158.

[15] 刘相文，侯林，崔清华，等. 中药矮地茶不同提取方法提取物体外抗病毒研究[J]. 中华中医药学刊，2017, 35(8):2085-2087.

[16] 刘伟林，杨东爱，余胜民，等. 矮地茶药理作用研究[J]. 时珍国医国药，2009, 20(12):3002-3003.

# 雉子筵

广西壮族自治区
药用植物园采集记录

采集人：陆小红　采集号 1232/
采集期：84年 3 月 22 日 份数 /
产　地：　　　利种
环　境：　　　　　海拔　　　米
性　状：草本、灌木、乔木、藤木
株　高：　　　　米，胸高直径　　　厘米
形　态：根
　　　　茎(树皮)
　　　　叶
　　　　花
　　　　　　　　　　　花期
　　　　果　　　　　　果期
用　途：
土　名：
科　名：　　中名：
学　名：

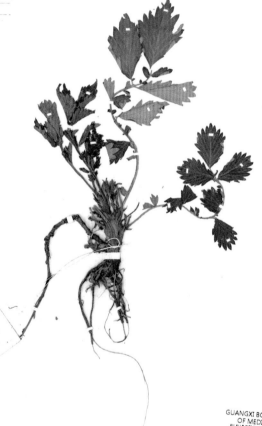

GUANGXI BOTANICAL GARDEN
OF MEDICINAL PLANTS
GXMG 0061515

5433

Potentilla fragarioides L.
DET.
　　　　　　　2012-06

## 来源

蔷薇科（Rosaceae）植物莓叶委陵菜
*Potentilla fragarioides* Linn. 的全草。

## 民族名称

【瑶族】鬼刺风，勉八崩。

## 民族应用

【瑶族】药用全草。主治风湿性关节炎，类风湿关节炎，月经不调，闭经，产后风，崩漏。内服用量15~30g；外用适量。

**药材性状**　根茎呈短圆状或块状，表面棕褐色。须根细长，暗褐色。羽状复叶，小叶呈宽倒卵形、卵圆形或椭圆形，先端尖或稍钝，基部呈楔形或圆形，边缘具粗锯齿，叶片及叶柄具白色长柔毛。无臭，味涩。

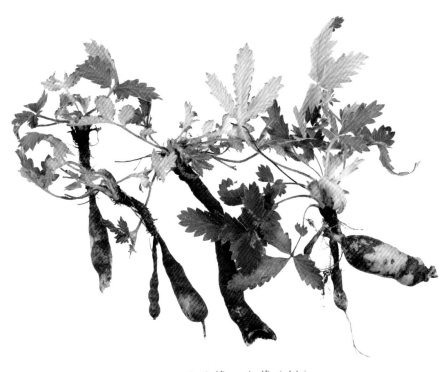

·雉子筵－全草（鲜）

**药用源流**　《广西壮族自治区瑶药材质量标准　第一卷》（2014年版）记载其具有活血化瘀、养阴清热的功效；主治疝气，阴虚咳血，尿血，经血不调。

| **分类位置** | 种子植物门 | 被子植物亚门 | 双子叶植物纲 | 蔷薇目 | 蔷薇科 |
| --- | --- | --- | --- | --- | --- |
| | Spermatophyta | Angiospermae | Dicotyledoneae | Rosales | Rosaceae |

**形态特征**　多年生草本。根肥大。花茎多数，被开展长柔毛。基生叶羽状复叶，有小叶2~3对，叶柄被开展疏柔毛；小叶片倒卵形、椭圆形或长椭圆形，长0.5~7cm，宽0.4~3cm，被平铺疏柔毛；茎生叶，常有3小叶。基生叶托叶膜质，褐色，外面有稀疏开展长柔毛，茎生叶托叶草质，绿色，卵形，全缘，顶端急尖，外被平铺疏柔毛。伞房状聚伞花序顶生，外被疏柔毛；萼片三角卵形，副萼片长圆披针形，与萼片近等长或稍短；花瓣黄色，倒卵形，顶端圆钝或微凹；花柱近顶生，上部大，基部小。成熟瘦果近肾形，表面有脉纹。

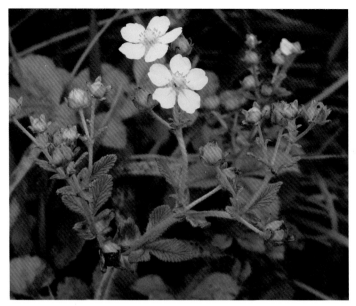

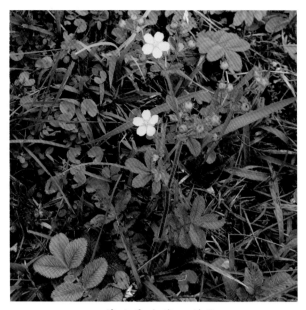

·莓叶委陵菜－花期　　　　　　　　　　·莓叶委陵菜－花期

**生境分布**　生于海拔350~2400m的地边、沟边、草地、灌丛及疏林下。分布于黑龙江、吉林、辽宁、内蒙古、河北、山西、陕西、甘肃、山东、河南、安徽、江苏、浙江、福建、湖南、四川、云南、广西等。广西主要分布在乐业、隆林等。

**化学成分**　主要含有d-儿茶素、芦丁[1-3]、熊果酸等化合物[4]。地上部分和地下部分均富含蛋白质、纤维、脂肪、淀粉、还原糖及钙、镁、钠、磷、钾、硒、铜、锌、铁、锰、锶、铬等微量元素[5]。

**药理作用**　1. 止血作用
莓叶委陵菜酒精提取物及分离出的d-儿茶素在临床上对妇科出血性疾病有一定的止血效果，其作用机理可能通过增强毛细血管的作用，也有可能其氧化物有收缩子宫作用[1]。
2. 毒副作用
当莓叶委陵菜醇提取物浓度为21.50g/kg时，以20ml/kg剂量对小鼠进行灌胃，被灌胃小鼠均未出现急性毒性反应症状，可以认为，莓叶委陵菜乙醇提取物的$LD_{50} > 21.50g/kg$，属无毒级，表明莓叶委陵菜乙醇提取物对实验小鼠无毒副作用[6]。

**参考文献**

[1]上海第七制药厂，中国人民解放军一七五医院，上海药物研究所.止血草药雉子筵的实验研究[J].中草药通讯，1973，6:8-12.

[2]徐菁，李志浩，李鹏.莓叶委陵菜片中有效成分的含量分析[J].湖北中医药大学学报，2015，17(1):47-49.

[3]周栋，马蓓蓓，刘汉柱，等.春季和秋季莓叶委陵菜叶片和地下部分芦丁及儿茶素含量的HPLC分析.植物资源与环境学报，2011，20(1):91-93.

[4]闵运江，张正喜.莓叶委陵菜黄酮与三萜类成分提纯与HPLC条件的初步研究[J].皖西学院学报，2011，27(5):1-3, 41.

[5]马蓓蓓，辛华.莓叶委陵菜营养成分和微量元素的测定和分析[J].中国野生植物资源，2011，30(2):54-56.

[6]闵运江，陈澍潭.莓叶委陵菜醇提取物急性毒性实验研究[J].皖西学院学报，2012，28(5):1-3.

广西

## 麂子草

采集号 GXMG701　　石杉科

福氏马尾衫

Phlegmariurus fordii (Baker) Ching

鉴定人：余丽莹　　2021 年 4 月 19 日

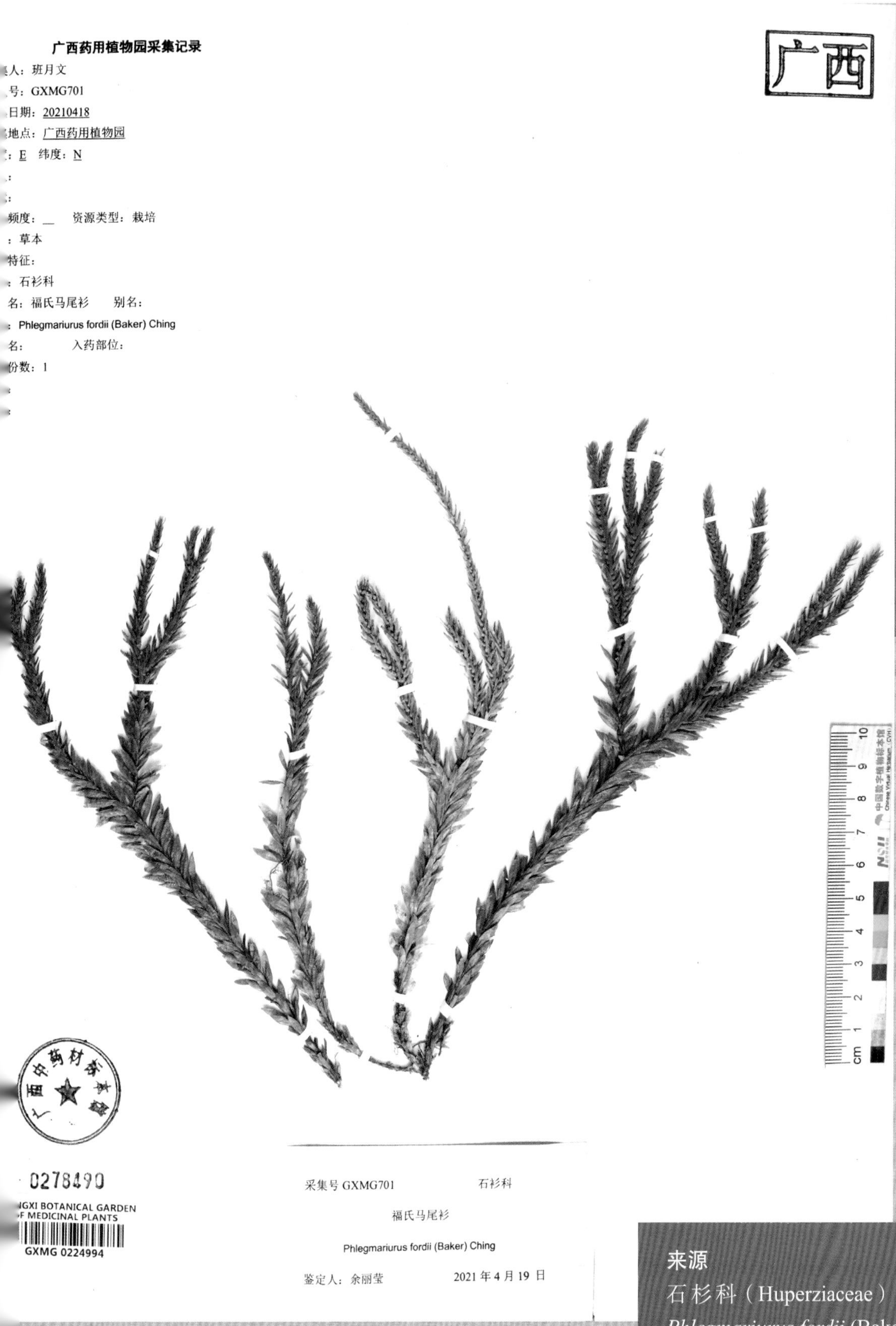

## 来源

石杉科（Huperziaceae）植物福氏马尾杉
*Phlegmariurus fordii* (Baker) Ching 的全草。

## 民族名称

【瑶族】母千金草，成金马咪。

## 民 族 应 用

【瑶族】药用全草。水煎服、捣敷或浸酒涂治跌打损伤，风湿骨痛，关节炎，颈椎病，脑动脉硬化，脉管炎，咳喘，小便涩痛等。内服用量3~6g；外用适量。

**药材性状** 本品多卷缩破碎，完整者长8~18cm，表面略绿色或灰绿色至黄棕色。茎一至三回二叉分枝或单一，直径1~2mm。叶椭圆状披针形，长约1cm，宽2~3mm，先端急尖或呈尾状，基部狭，无柄，可见中肋，全缘。有时在孢子叶腋内，可见淡黄色、宽肾形的孢子囊。

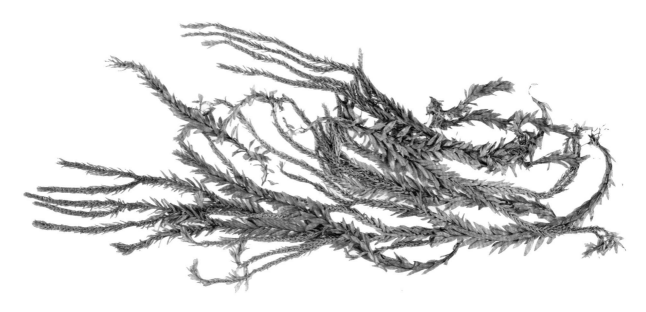

· 麂子草－全草

**药用源流** 《中华本草》记载其具有祛风通络、消肿止痛、清热解毒的功效；主治关节肿痛，四肢麻木，跌打损伤，咳喘，热淋，毒蛇咬伤。

| 分类位置 | 蕨类植物门 | 石松纲 | 石松目 | 石杉科 |
|---|---|---|---|---|
| | Pteridophyta | Lycopodiinae | Lycopodiales | Huperziaceae |

**形态特征** 中型附生蕨类。茎簇生，成熟枝下垂，一至多回二叉分枝，长20~30cm，枝连叶宽1.2~2.0cm。叶螺旋状排列，但因基部扭曲而呈二列状；营养叶抱茎，椭圆披针形，长1.0~1.5cm，宽3~4mm，基部圆楔形，下延，无柄，无光泽，先端渐尖，中脉明显，革质，全缘。孢子囊穗比不育部分细瘦，顶生；孢子叶披针形或椭圆形，长4~6mm，宽约1mm，基部楔形，先端钝，中脉明显，全缘；孢子囊生在孢子叶腋，肾形，2瓣开裂，黄色。

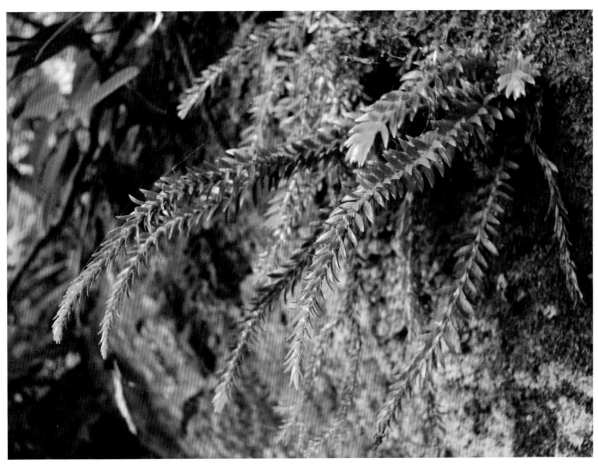

·福氏马尾杉 - 孢子叶

**生境分布**　附生于海拔 100~1700m 的竹林下阴处、山沟阴岩壁、灌木林下岩石上。我国特有种，分布于浙江、江西、福建、台湾、广东、香港、广西、海南、贵州、云南等。广西主要分布在融安、三江、兴安、龙胜、资源、平乐、防城、上思、桂平、容县、北流、贺州、钟山、罗城、象州、金秀等。

**化学成分**　主要含有石松灵碱、马尾杉碱甲、马尾杉碱乙[1]、马尾杉碱丙、福地明[2]、马尾杉碱 N[3]、马尾杉碱 M[4]、福定碱[5]及异福定碱[6]等成分。

**药理作用**　1. 抗胆碱酯酶作用

福氏马尾杉中分离得到的福定碱具有较好的抗胆碱酯酶作用。福定碱对人真性胆碱酯酶（ChE）的抑制是假性 ChE 的 55386 倍，对假性 ChE 的作用有显著的种属差异，对真性胆碱酯酶的抑制强度由强至弱是人、狗、家兔、猫、大鼠和小鼠；对假性 ChE 的作用强度依次是家兔、大鼠、狗、猫、小鼠和人。对实验动物体内给药后，其对脑和血液 ChE 都有明显的抑制作用，抑制 ChE 的活力可自动恢复，但所需时间较长[7]。

2. 促进学习和记忆作用

福氏马尾杉的有效成分福定碱对学习和记忆过程有一定的促进作用。用 Y- 型迷路箱测定福定碱对小鼠空间辨认学习和记忆过程的影响，福定碱 5~100μg/kg 对小鼠于训练前 30min、训练后立即及训练后 24h 进行腹腔注射，可以明显减少达标所需的训练次数，增加主动回避反应，其促进作用呈剂量依赖关系。口腔给药也有类似的效果。电脑休克对小鼠学习记忆能力有损害作用，而福定碱 40μg/kg 有明显的保护小鼠免受损害的作用，使记忆的获得、巩固及再现三个过程基本上恢复到正常动物的水平[8]。

**附　注**　福氏马尾杉 *Phlegmariurus fordii* (Baker) Ching，别名又叫华南马尾杉，但华南马尾杉 *Phlegmariurus austrosinicus* (Ching) L. B. Zhang 为同属另一种植物，两者的区别在于福氏马尾杉叶片（至少植株近基部叶片）抱茎，椭圆披针形，基部下延，无柄，无光泽；而华南马尾杉叶片平展或斜向上开展，椭圆形（顶端圆钝），有明显的柄，有光泽。应用时需注意区分。

**参考文献**

［1］佟邵华，向桂琼.华南马尾杉的生物碱研究［J］.植物学报，1984, 26(4): 411-415.

［2］储滨孟，李君.华南马尾杉的生物碱研究［J］.植物学报，1988, 23(2): 115-121.

［3］缪振春，杨振生，冯锐.远程二维核磁共振和NOE差谱法研究新生物碱马尾杉碱N的结构［J］.药学学报，1989, 24(2):114-117.

［4］缪振春，杨振生，卢涌泉，等.远程二维NMR用于马尾杉碱M的结构测定［J］.化学学报，1989, 47:702-704

［5］徐择邻，储滨孟，栾新慧，等.福定碱(fordine)的结构测定［J］.军事医学科学院院刊，1985, 3:222.

［6］栾新慧，徐择邻，袁珊琴.华南马尾杉生物碱成分的研究［J］.军事医学科学院院刊，2002, 26(2): 123, 138.

［7］李春德，阎敬初.福定碱的抗胆碱醋酶作用［J］.中国中药杂志，1991, 16(2):109-112.

［8］陈世铭，王忠孝，包尔基.福定碱对小鼠学习和记忆过程的促进作用［J］.中国人民解放军军医进修学院学报，1991, 12(1):13-16.

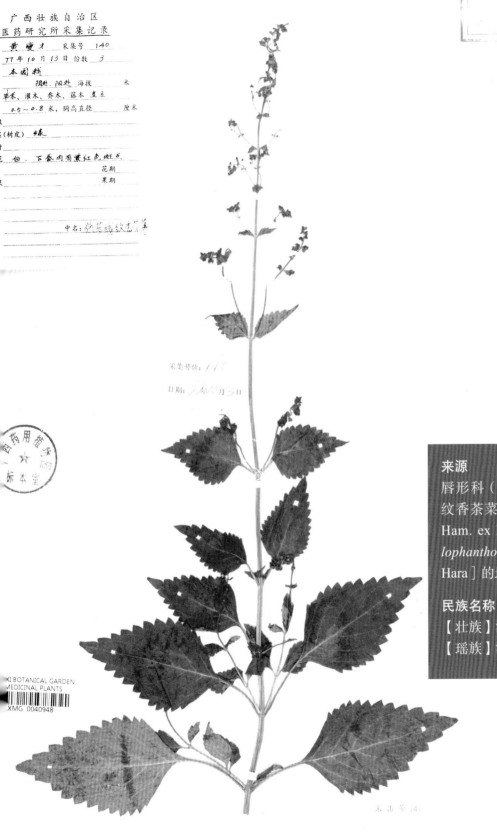

# 溪黄草

## 来源

唇形科（Lamiaceae/Labiatae）植物线纹香茶菜 *Isodon lophanthoides* (Buch.-Ham. ex D. Don) H. Hara [ *Rabdosia lophanthoides* (Buch.-Ham. ex D. Don) Hara ] 的地上部分。

## 民族名称

【壮族】溪黄草，棵芲趁。
【瑶族】溪黄草，熊胆草，接胆咪。

## 民族应用

【壮族】药用地上部分。用于治疗黄疸，胁痛，泄泻，疮疖，跌打损伤，湿疹。内服用量15~30g；外用鲜品适量，水煎洗患处。

【瑶族】药用地上部分。用于治疗感冒，咽喉肿痛，肝炎，胆囊炎，肠炎，痢疾，跌打损伤，蛇虫咬伤，皮炎。内服用量15~30g；外用适量。

**药材性状** 茎呈方柱形，四棱钝圆，纵沟纹明显，有对生分枝，长15~150cm，直径0.2~0.6cm；表面棕褐色，具柔毛及腺点，节间长2~5cm；质脆，断面黄白色，髓部有时中空。叶片灰绿色，多皱缩、破碎，完整者展开后呈卵形、阔卵形或长圆状卵形，长5~11cm，宽1.8~4cm；边缘具齿，上、下表面均被毛及红褐色腺点，下表面密布。圆锥花序，花萼钟状，5齿裂，密布红褐色腺点，唇形花冠，雄蕊及花柱明显伸出。气微，味淡。

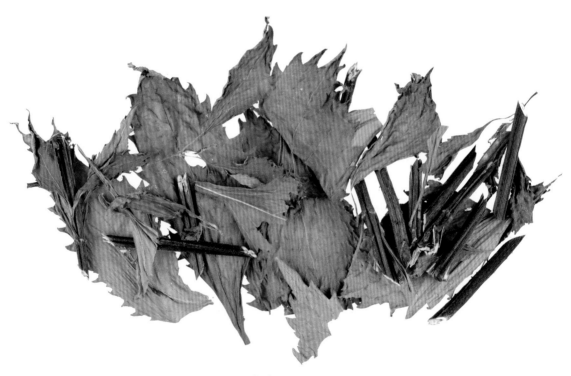

·溪黄草－地上部分

**药用源流** 《广西壮族自治区壮药质量标准 第一卷》（2008年版）和《广西壮族自治区瑶药材质量标准 第一卷》（2014年版）记载其具有清热利湿、活血散瘀的功效；主治黄疸，泄泻，急性肝炎，急性胆囊炎，痢疾，肠炎，跌打瘀肿。

| **分类位置** | 种子植物门 | 被子植物亚门 | 双子叶植物纲 | 唇形目 | 唇形科 |
|---|---|---|---|---|---|
| | Spermatophyta | Angiospermae | Dicotyledoneae | Laminales | Lamiaceae/Labiatae |

**形态特征**　多年生草本。基部匍匐生根，并具小球形块根。茎叶卵形、阔卵形或长圆状卵形，边缘具圆齿，密被具节微硬毛。圆锥花序顶生及侧生，由聚伞花序组成，花序分枝蝎尾状；花萼钟形，外面下部疏被串珠状具节长柔毛，满布红褐色腺点，萼齿5，卵三角形，长为花萼之1/3，二唇形，后3齿较小，前2齿较大。花冠白色或粉红色，具紫色斑点。雄蕊及花柱伸出花冠外。

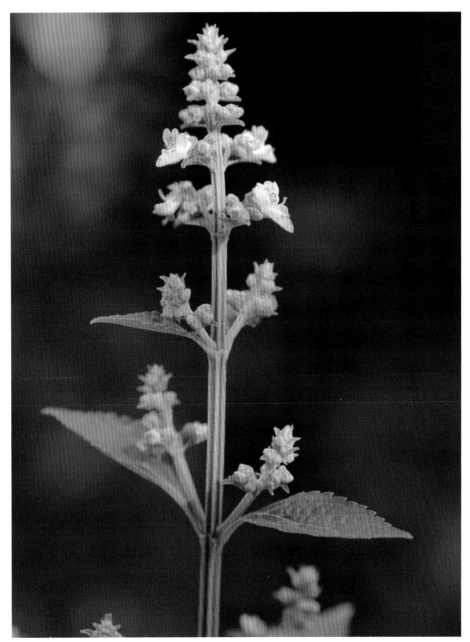

·线纹香茶菜－花期

**生境分布**　生于海拔500~2100m的沼泽地上或林下潮湿处。分布于西藏、云南、四川、贵州、广西、广东、福建、江西、湖南、湖北、浙江等。广西主要分布在平南等。

**化学成分**　主要含有 $\beta$-谷甾醇、齐墩果酸、线纹香茶菜酸、$\beta$-谷甾醇-D-葡萄糖苷[1]、棕榈酸[2]、乌索酸、$2\alpha$-羟基乌索酸、$2\alpha$, $19\alpha$-二羟基乌索酸、6$\beta$-hydroxy-7$\alpha$-ethoxy-16-acetoxyroyleanone、 α- 香树脂醇、胡萝卜苷[3]、2, 6- 二叔丁基对甲酚、十四碳酸、6, 10, 14-trimethy1-2-pentadecanone、9- 十六烯碳酸 9-Hexadecenoicacid、9, 12- 十八碳二烯酸、9, 12, 15- 十八碳三烯酸甲酯[4]、2- 异丙基 -5- 甲基 - 苯甲醚、2- 甲基 -5-(1- 甲基乙烯基 )-2- 环己烯 -1 酮、百里香酚、香荆芥酚、石竹烯、1- 甲基 -4-(5- 甲基 -1- 亚甲基 -4- 己烯基 )- 环己烯、氧化石竹烯、顺式薄荷脑[5]、lophanthoside B[6]、槲皮素、异槲皮苷、芦丁[7]、咖啡酸、新西兰牡荆苷 2、异夏佛塔苷[8]、迷迭香酸[9]、豆甾 -4- 烯 -3- 酮、豆甾醇、7α- 羟基谷甾醇、5α, 6β- 二羟基胡萝卜苷、(2S, 3S, 4R, 8E)-2-［(2'R)-2'- 羟基 - 二十四酰氨基］-8- 十八烯 -1, 3, 4- 三醇、(2S, 3R, 4E, 8Z)-1-O-β-D- 葡萄糖 -2-(2'R)-2'- 羟基 - 二十四酰氨基］-4, 8- 十八二烯 -1, 3- 二醇[10]、rabdosia acids A、rabdosia acids B[11]、7β, 15-dihydroxytotarol-19-oic acid、totarol-19-oic acid、19-hydroxytotarol、macrophyllic acid、totarol、3β-hydroxysempervirol、hispidanol A、oleanolic acid、2α, 3α-dihydroxylolean-28-oic acid、ursolic acid、tormentic acid、taraxasterol、hyptadienic acid 和 squalene[12]等化合物。

**药理作用**　1. 增强免疫作用

线纹香茶菜提取物可激活小鼠网状内皮系统，增加小鼠血清溶血素含量，提高淋巴细胞转化程度，表明线纹香茶菜提取物对机体免疫功能具有一定的增强作用[13]。

2. 抗炎保肝作用

线纹香茶菜水提取物能抑制二甲苯所致小鼠耳部炎症反应，还有降低四氯化碳引起小鼠急性肝损伤后血清谷丙转氨酶（SGPT）升高的作用，具有一定的抗炎保肝作用[14]。二萜类化合物是线纹香茶菜重要的保肝药效物质基础[15]，线纹香茶菜黄酮类成分作用于多靶点，参与多通路的调控，对酒精性肝病（ALD）具有较好的治疗作用[16]。

3. 利胆作用

线纹香茶菜水煎剂具有一定的利胆作用。线纹香茶菜水煎剂能明显增加大鼠胆汁流量，并明显降低胆汁中胆固醇含量，对胆红素和胆汁酸含量无影响；有显著的利胆作用，并对胆汁成分有一定影响[17]；线纹香茶菜水煎剂可提高豚鼠胆囊肌条的张力，加快收缩频率及减少收缩波平均振幅，提示线纹香茶菜对胆囊肌条的作用与 M 受体、细胞膜上的 $Ca^{2+}$ 有关[18]。

4. 抗菌作用

线纹香茶菜有一定的抗菌作用。线纹香茶菜对伤寒沙门菌作用最强，$MIC_{90}$ 值为 5mg/ml，其次对金黄色葡萄球菌、福氏痢疾杆菌、铜绿假单胞菌和金葡菌 ATCC25923 也有明显抑制作用，$MIC_{90}$ 值均为 2.5mg/ml[19]。线纹香茶菜醇提物对金黄色葡萄球菌、表皮葡萄球菌、枯草芽孢杆菌种革兰阳性菌均有较强的抑菌活性，而对普通变形杆菌、大肠杆菌和铜绿假单胞菌 3 种阴性菌抑制较弱或无抑制，而其水提取物对所有供试细菌和真菌几乎没有抑制活性[20]。

5. 抗氧化作用

线纹香茶菜多酚提取物具有良好的抗氧化能力，其清除 DPPH 自由基、清除过氧化氢、抑制亚油酸过氧化的 $IC_{50}$ 值分别为 5.00μg/ml、42.51μg/ml 与 66.58μg/ml，高于抗坏血酸相应的 $IC_{50}$ 值，即 5.99μg/ml、56.74μg/ml 与 94.83μg/ml，表明在试验范围内，线纹香茶菜多酚的抗氧化活性强于抗坏血酸[21]。

**附　注**　同属植物 *Isodon serra* (Maxim.) Hara［*Rabdosia serra*（Maxim.）Hara］在《中国植物志》中文名定为"溪黄草"，因该植物鲜叶搓烂后不渗出黄汁，与传统药材溪黄草具渗出黄汁特征不符，是本品的混淆品。

**参考文献**

［1］王兆全，王先荣，董金广，等.线纹香茶菜化学成分的研究［J］.华西药学杂志，1987，2:32.

［2］梁均方.线纹香茶菜化学成分的研究［J］.广州化工，1994，24(1):35-37，56.

［3］陈兴良，杨秀萍，侯爱君，等.贵州产线纹香茶菜的化学成分［J］.云南植物研究，1998，20(2):241-243.

［4］叶其馨，蒋东旭，熊艺花，等.GC-MS测定溪黄草、狭基线纹香茶菜及线纹香茶菜挥发油的化学成分［J］.中成药，2006，28(10):1482-1484.

［5］姚煜，王英锋，王欣月，等.线纹香茶菜挥发油化学成分的GC-MS分析［J］.中国中药杂志，2006，31(8):695-696.

［6］冯卫生，臧新钰，郑晓珂，等.线纹香茶菜中木脂素的分离与结构鉴定（英文）［C］.2008年中国药学会学术年会暨第八届中国药师周论文集，2008:1641-1647.

［7］赵洁.溪黄草黄酮类成分的HPLC-MS-MS分析［J］.中药材，2009，32(1):70-72.

［8］卢琴.线纹香茶菜中咖啡酸、新西兰牡荆苷2、异夏佛塔苷的含量动态变化研究［J］.中国药房，2015，26(30):4271-4273.

［9］吴桂凡，黄清泉，谢培德，等.HLPC法测定溪黄草药材中迷迭香酸的含量［J］.中国药房，2016，27(24):3422-3424.

［10］徐伟，孙俊哲，赵明早，等.线纹香茶菜地下部分甾体与神经酰胺类成分［J］.大理大学学报，2016，1(4):1-4.

［11］ZHAO C，XING G S，XU R，et al. Rabdosia acids Aand B: two new lipids from *Rabdosia lophanthoides*［J］.Chemistry of Natural Compounds，2016，52(2):205-207.

［12］XU W，XIAO C J，SUN J Z，et al. A new totarane diterpenoid from the rhizomes of *Isodon lophanthoides*［J］. Chemistry of Natural Compounds，2019，55(4):685-688.

［13］谢春英.溪黄草提取物对小鼠免疫功能的影响［J］.中药材，2008，31(1): 116-117.

［14］廖雪珍，廖惠芳，叶木荣，等.线纹香茶菜、狭基线纹香茶菜、溪黄草水提取物抗炎、保肝作用初步研究［J］.中药材，1996，19(7):363-365.

［15］刘方乐，林朝展，祝晨蓁.南药溪黄草中二萜类成分的保肝活性及构效关系研究［J］.中药新药与临床药理，2019，30(12):1409-1415.

［16］钟景斌，刘文彬，王晖.基于网络药理学探讨溪黄草黄酮类成分对酒精性肝病的作用机制［J］.天然产物研究与开发，2020，33(4):667-675.

［17］刘银花，梁利球，沈婕，等.溪黄草与虎杖煎剂利胆作用的实验研究［J］.时珍国医国药，2009，20(7): 1626-1627.

［18］刘银花，李景田，胡宗礼，等.溪黄草与虎杖对豚鼠离体胆囊肌条运动的实验研究［J］.辽宁中医杂志，2006，33(10):1366-1367.

［19］黄晓敏，郑秋桦，廖玲军，等.粤北山区14种中草药抗菌效能的实验研究［J］.陕西中医，2005，26(9):963-965.

［20］莫小路，邱蔚芬，黄珊珊，等.溪黄草不同基原植物的抗菌和抗真菌活性研究[J].中国现代中药，2016，18(8):980-984.

［21］李臻，吴晖，赖富饶.溪黄草多酚的抗氧化活性［J］.食品与发酵工业，2012，38(6):114-118.

十四画

# 蔓荆

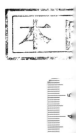

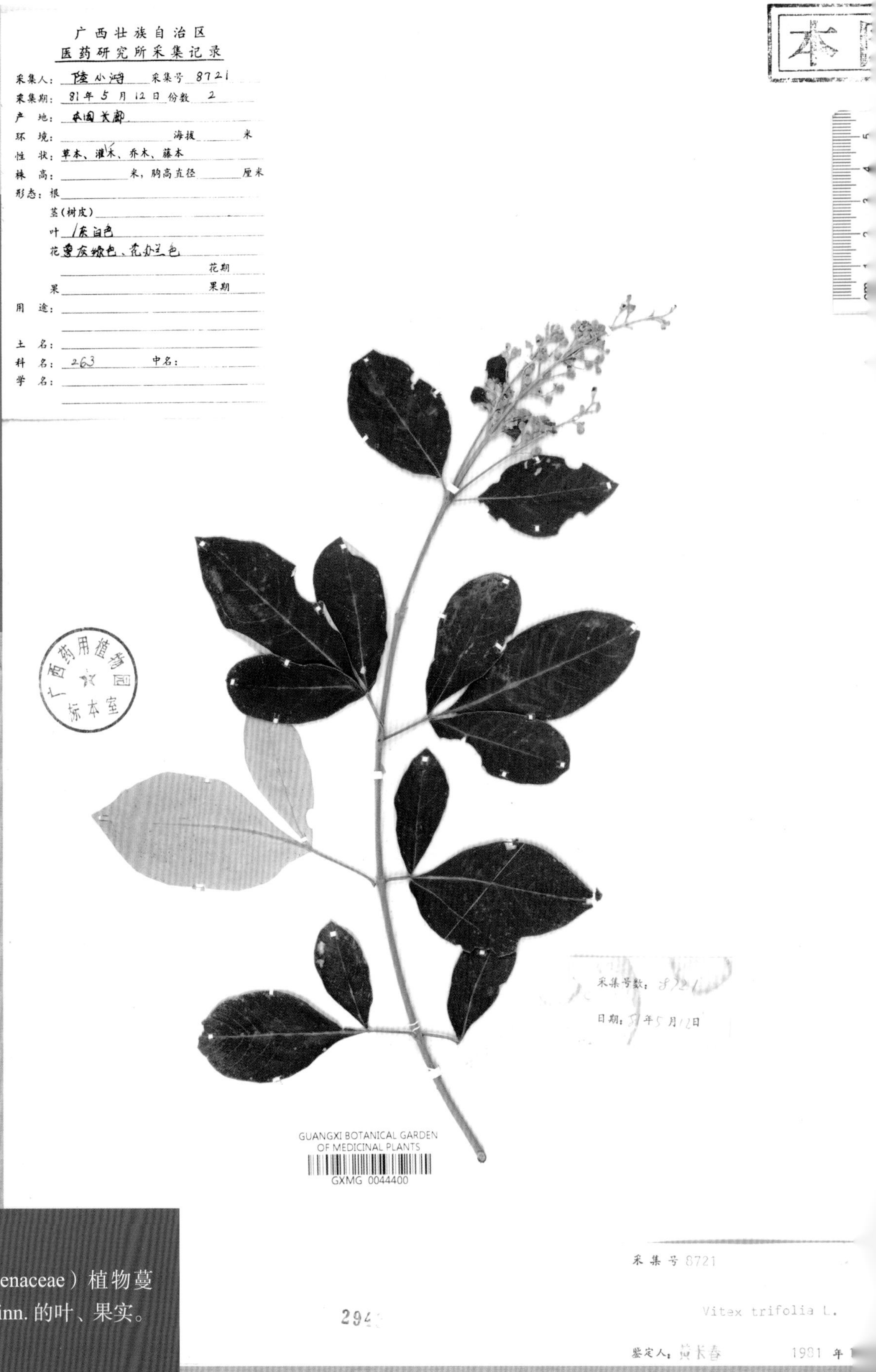

**来源**

马鞭草科（Verbenaceae）植物蔓荆 *Vitex trifolia* Linn. 的叶、果实。

**民族名称**

【壮族】班务（大新），些榧瞒。

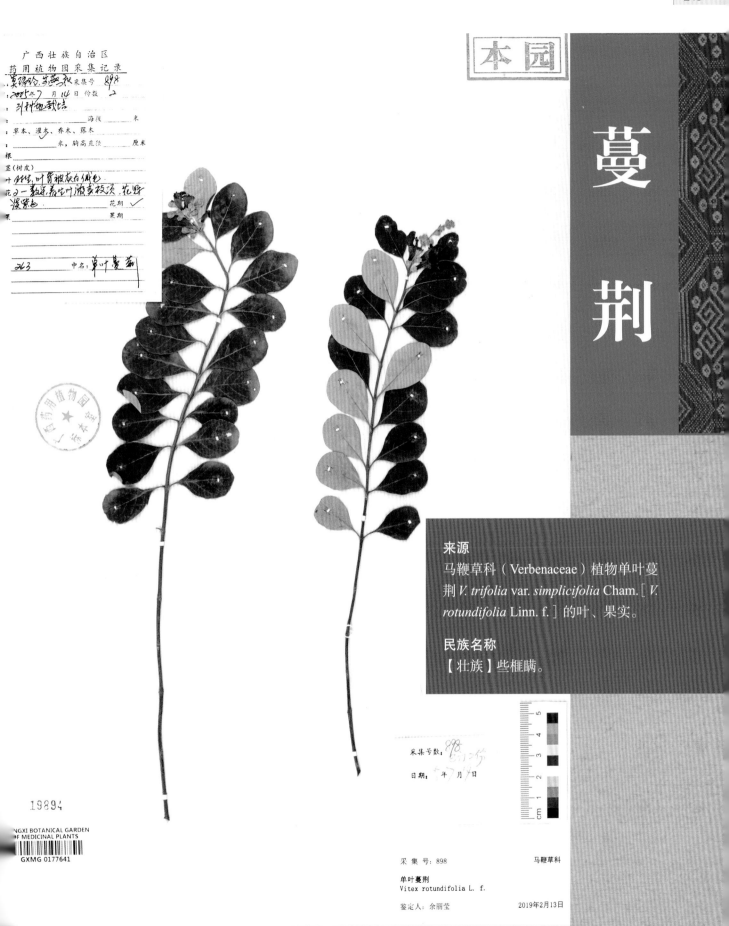

蔓

荆

**来源**

马鞭草科（Verbenaceae）植物单叶蔓荆 *V. trifolia* var. *simplicifolia* Cham.［*V. rotundifolia* Linn. f.］的叶、果实。

**民族名称**

【壮族】些框瞒。

采集号：898

单叶蔓荆

Vitex rotundifolia L. f.

鉴定人：余丽莹　　　2019年2月13日

马鞭草科

## 民 族 应 用

【壮族】药用叶、果实。叶、果实捣烂绞汁内服治产后大流血，血崩，捣烂敷患处治骨折，跌打肿痛；成熟果实还可治疗痧症，头痛，牙痛，急性结膜炎，白内障，痹病。内服用量5~10g；外用适量。

**药材性状** 完整叶为三出复叶或单叶，小叶片卵形、倒卵形或倒卵状长圆形，顶端钝或短尖，基部楔形，全缘，背面密被灰白色绒毛。果实呈球形，直径4~6mm。表面灰黑色或黑褐色，被灰白色粉霜状茸毛，有纵向浅沟4条，顶端微凹，基部有灰白色宿萼及短果梗；萼长为果实的1/3~2/3，5齿裂，其中2裂较深，密被茸毛；体轻，质坚韧，不易破碎，横切面可见4室，每室有种子1枚。气特异而芳香，味淡，微辛。

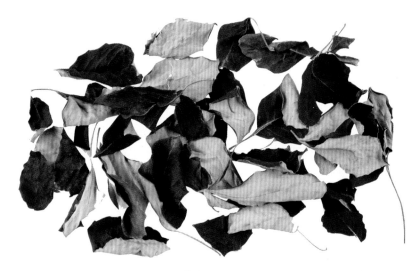

· 蔓荆 — 叶

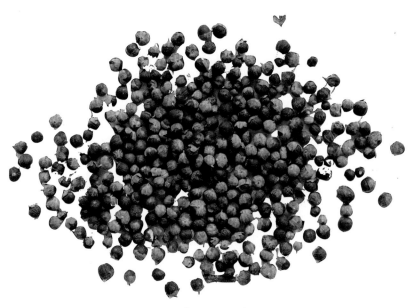

· 蔓荆 — 果实

**药用源流** 蔓荆的药用始载于《神农本草经》。《本草图经》曰："蔓荆实，苗茎高四尺，对节生支，初春因旧枝而生。叶类小楝，至夏茂盛。有花作穗浅红色，蕊黄白色，花下有青萼。至秋结实，斑黑如梧子许大而轻虚。八月九月采，一说作蔓生，故名蔓荆，而今所有并非蔓也。"根据描述应为牡荆，其误将牡荆作为蔓荆。而《本草纲目》中予以纠正，云："其枝小弱如蔓，故名蔓生。蔓荆气清味辛，体轻而浮，上行而散。故所主者，皆头面风虚之证。"但根据《植物名实图考》描述及附图，仍将牡荆误作蔓荆。可见古代牡荆、蔓荆常混淆。《中华人民共和国药典》（2020年版 一部）记载其具有疏散风热、清利头目等功效；主治风热感冒头痛，齿龈肿痛，目赤多泪，目暗不明，头晕目眩。

| **分类位置** | 种子植物门 | 被子植物亚门 | 双子叶植物纲 | 马鞭草目 | 马鞭草科 |
|---|---|---|---|---|---|
| | Spermatophyta | Angiospermae | Dicotyledoneae | Verbenales | Verbenaceae |

**形态特征** 蔓荆 落叶灌木，罕为小乔木，有香味。小枝四棱形，密生细柔毛。通常三出复叶，有时在侧枝上可有单叶，叶柄长 1~3cm；小叶片卵形、倒卵形或倒卵状长圆形，长 2.5~9cm，宽 1~3cm，顶端钝或短尖，基部楔形，全缘，表面绿色，无毛或被微柔毛，背面密被灰白色绒毛，侧脉约 8 对，两面稍隆起，小叶无柄或有时中间小叶基部下延成短柄。圆锥花序顶生，花萼钟形；花冠淡紫色或蓝紫色，外面及喉部有毛，花冠管内有较密的长柔毛；子房无毛，密生腺点；核果近圆形，成熟时黑色；果萼宿存，外被灰白色绒毛。

单叶蔓荆 本种与蔓荆的主要区别在于茎匍匐，节处常生不定根，单叶。

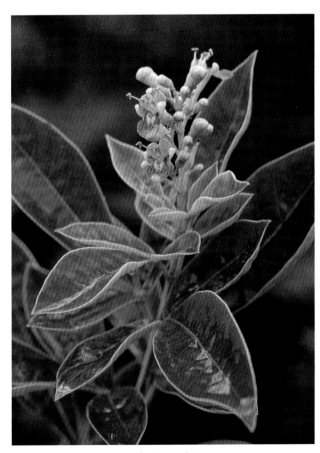

· 蔓荆 - 花期

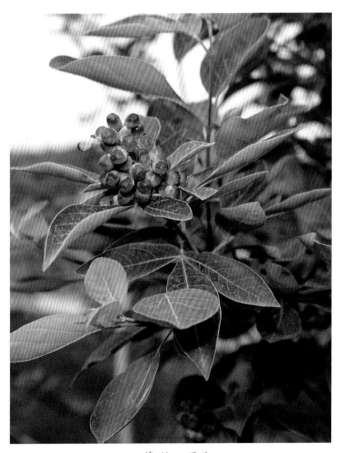

· 蔓荆 - 果期

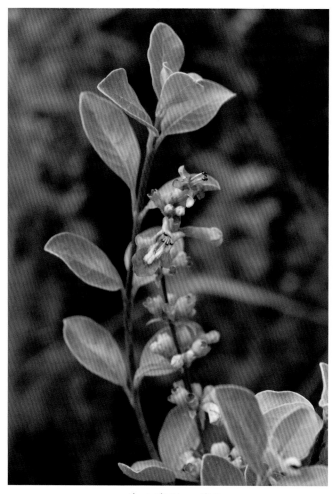 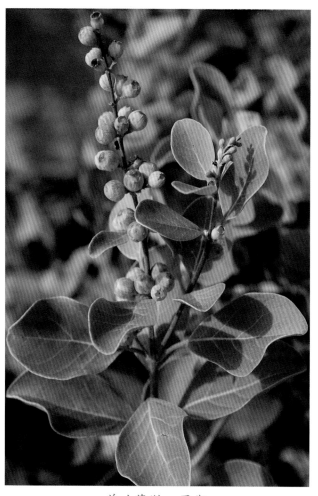

·单叶蔓荆－花期　　　　·单叶蔓荆－果期

**生境分布**　蔓荆　生于平原、河滩、疏林及村寨附近。分布于福建、台湾、广东、广西、云南等。广西主要分布在隆安、龙胜、岑溪、容县、北流、宁明、龙州等。

单叶蔓荆　生于沙滩、海边及湖畔。分布于辽宁、河北、山东、江苏、安徽、浙江、江西、福建、台湾、广东等。广西主要分布在临桂、北海、灵山、宁明等。

**化学成分**　主要含有乌苏酸、2α, 3α-二羟基-12-烯-28-乌苏酸、白桦酸、蒲公英赛醇、2α, 3β, 19-三羟基-12-烯-28-乌苏酸[1]、蔓荆呋喃、紫花牡荆素、蒿亭、β-谷甾醇、豆甾醇、豆甾-3, 7-二酮 (5α-stigmanstan-3, 6-dione)、硬脂酸、对羟基苯甲酸、香草酸、木犀草素、3, 4-二羟基苯甲酸、穗花牡荆苷、5, 7, 2′, 5′-四羟基黄酮[2]、蔓荆子黄素、3, 6, 7-三甲基槲皮万寿菊素、蒿黄素、5, 7, 3′, 4′-四羟基黄酮 6-C-β-D-葡萄糖苷、阿魏醛、胡萝卜苷、牡荆内酯[3]、软脂酸、对羟基苯甲酸乙酯、咖啡酸、顺式对羟基肉桂酸乙酯、反式对羟基肉桂酸乙酯、槲皮素、芹菜素、齐墩果酸[4]、扶桑甾醇棕榈酸酯、熊果醇、3-表乌苏酸、2α, 3β, 24-三羟基-12-烯-28-齐墩果酸、2α, 3α, 24-三羟基-12-烯-28-乌苏酸、2α, 3α, 24-三羟基-12-烯-28-齐墩果酸、2α, 3α, 24-三羟基-齐墩果-12-烯-28-酸-28-O-β-D-吡喃葡萄糖酯苷、(Z)-9-十六碳烯酸、二十八烷醇、β-胡萝卜苷[5]、4′-羟基-5, 6, 7-三甲氧基黄酮、5, 4′-二羟基-6, 7, -二甲氧基黄酮、山柰酚[6]、dihydrodehydrodiconiferyl alcohol、ficusal、(7R, 8S)-dihydrodehydrodiconiferyl alcohol 9-O-β-D-glucopyranoside、 dihydrodehydrodiconiferyl alcohol-$\beta$-D-(2'-O-$p$-hydroxybenzoyl)glucoside(7$R$, 8$R$)-7, 8-dihydro-9'-hydroxyl-3'-methoxyl-8-hydroxymethyl-7-(4-hydroxy-3-methoxyphenyl)-1'-benzofuranpropanol 9'-O-$\beta$-D-glucopyranoside、松脂醇、1-syringaresinol[7]、vitextrifoloid A、threo-$\gamma$'-methyl ether of guaiacylglycerol-lf-coniferyl ether、erythro-$\gamma$'-methyl ether of guaiacylglycerol-lf-coniferyl ether、threo-guaiacylglycerol-$\beta$-coniferyl aldehyde ether、erythro-guaiacylglycerol-$\beta$-coniferyl aldehyde ether、threo-guaiacylglycerol-$\beta$-coniferyl ether、erythro-guaiacylglycerol-$\beta$-coniferyl ether、(7'$R$, 8'$S$)-二氢去氢二愈创木基醇、illiciumlignan A、二氢去氢二异戊醇 $\beta$-D-(2'-O-对羟基苯甲酰)葡萄糖苷、木犀草素(2-(3, 4-dihydroxyphenyl)-5, 7-dihydroxy-4-benzopyrone)、2$a$, 3$b$, 23- trihydroxyoleana-11, 13(18)-dien-28-oic acid、termichebulolide[8]、agestricin D、5, 3'-二羟基 -6, 7, 4'-三甲氧基二氢黄酮、猫眼草酚 D、vitetrifolin F、4$\beta$, 10$\alpha$-香木兰烷二醇、($E$)-3, 3'-二甲氧基 -4, 4'-二羟基二苯乙烯、(8$R$)-evofolin B、$\omega$-hydroxypropioguaiacone、覆盆子酮、对羟基苯乙酮、$\alpha$-羟基香荚兰乙酮、苄基 -$\beta$-D-葡糖苷、云杉苷和 4-(4'-羟基苯基 )-2-丁酮 -4'-O-$\beta$-D-吡喃葡萄糖苷[9]等化合物。

**药理作用**　**1. 抗肿瘤作用**

蔓荆子的木脂素类化合物表现出较好的抗肝癌作用，其分离得到的化合物 vitextrifoloid A 具有一定的抑制人肝癌 MHCC97-H 细胞系肝癌干样细胞（LCSLCs）自我更新能力的作用[8]。蔓荆子黄素能抑制 p53 突变型人肺癌 H322 细胞的增殖，其机制可能是通过抑制 c-myc 的表达[10]。蔓荆中分离得到的半日花烷型化合物对人肺癌细胞 A549、人结肠癌细胞 HCT116、人乳腺癌细胞 ZR-75-30 和人白血病细胞 HL60 等肿瘤细胞系有较好的抗细胞活性，IC$_{50}$ 值范围在 6.11μg/ml 至 24.79μg/ml[11]。

**2. 免疫调节作用**

蔓荆子黄素能够抑制小鼠单核巨噬细胞白血病细胞 RAW264.7、小鼠腹腔巨噬细胞和人单核细胞白血病细胞 THP1 的活性，尤其对具有增殖能力的 RAW264.7 细胞和 THP1 细胞活性的抑制作用更强，可以促进其凋亡，其作用机制与细胞内活性氧水平的升高和线粒体膜电位下降有关。蔓荆子黄素对单核巨噬细胞的增殖抑制与凋亡促进，显示其可能对免疫功能发挥重要影响[12]。

**3. 促透作用**

蔓荆子挥发油对水溶性双氯芬酸钠（DS）和脂溶性吲哚美辛（Ind）的体外经皮吸收均有促透作用，且效果强于氮酮，对亲脂性药物作用强于亲水性药物。其促透作用可能与抽提角质层脂质、增加角蛋白酰胺自由度，改变角质层的致密有序结构，使得皮肤通透性增加有关。此外，抑制细胞内 Ca$^{2+}$-ATP 酶活性，影响角质细胞内 Ca$^{2+}$ 浓度，进而改变活性表皮角质形成细胞膜电位和膜流动性，是其促透作用的机制之一[13]。

**4. 解热镇痛作用**

蔓荆子生品及不同炮制品均能明显降低大鼠体温，有明显的解热作用，以微炒品的解热作用最强[14]。蔓荆子具有一定的镇痛作用[15]。但不同炮制品对小白鼠的镇痛作用不同，蔓荆子生品镇痛作用强，炒制后，其镇痛效果降低，酒制也未增加其镇痛作用，取其镇痛作用时，建议蔓荆子生用较好[16]。

**5. 抗炎作用**

蔓荆子中主要成分紫花牡荆素对二甲苯所致小鼠耳郭肿胀、鸡蛋清所致大鼠足肿胀以及醋酸所致小鼠毛细血管通透性增加均有明显的抑制作用。表明紫花牡荆素具有明显的体内抗炎作用，为蔓荆子抗炎作用的有效成分[17]。

## 6.抗衰老作用

蔓荆子醇提取物以高、中、低剂量灌胃亚急性衰老模型小鼠，7周后蔓荆子醇提取物中、高剂量均能显著降低小鼠血清、肝和脑组织中的 MDA 含量，显著增加小鼠血清、肝和脑组织中 SOD 的活力、小鼠脾脏和胸腺指数以及脑神经元数，表明蔓荆子醇提取物有较好的抗衰老作用[18]。

## 7.其他作用

蔓荆子还有一定的祛痰、平喘、降压及增强体质等作用[19]。

**参考文献**

［1］陈永胜，谢捷明，姚宏，等.蔓荆三萜类成分研究［J］.中药材，2010, 33(6):908-910.

［2］辛海量，胡园，张巧艳，等.蔓荆子的化学成分研究［J］.第二军医大学学报，2006, 27(9):1038-1040.

［3］管仁军.蔓荆子化学成分及其含量测定方法研究［D］.济南:山东中医药大学，2011.

［4］陈永胜，林小燕，钟林静，等.三叶蔓荆的化学成分研究［J］.天然产物研究与开发，2011, 23:1011-1013, 1048.

［5］刘全裕，陈永胜，王菲，等.蔓荆的化学成分（英文）［J］.中国中药杂志，2014, 39(11):2024-2028.

［6］蔡凡，严启新.蔓荆子黄酮类化学成分的研究［J］.广东药科大学学报，2017, 33(3):314-316.

［7］黄艳丽，张晗，郭颖，等.蔓荆子中木脂素类成分的分离与结构鉴定［J］.天津中医药大学学报，2019, 38(5):496-500.

［8］吴富璇.中药蔓荆子化学成分研究［D］.长沙:湖南师范大学，2019.

［9］徐尧，何永志，李安平，等.蔓荆子化学成分的研究［J］.国际药学研究杂志，2019, 46(11):848-854.

［10］许刚，张云锋，孟磊，等.蔓荆子黄素抑制 p53 突变型人肺癌细胞生长及其机制研究［J］.西北药学杂志，2016, 31(2):161-164.

［11］朱建勇.三叶蔓荆子化学成分及紫花牡荆素代谢研究［D］.上海:第二军医大学，2013.

［12］杨远超.蔓荆子黄素对单核巨噬细胞增殖和凋亡影响的研究［D］.北京:北京中医药大学，2018.

［13］梁丽萍.中药桂枝及蔓荆子挥发油促透皮吸收的研究［D］.广州:广东药科大学，2018.

［14］隋在云，王爱洁.蔓荆子解热作用的实验研究［J］.中药药理与临床，2007, 23(5):138-139.

［15］张书楣.蔓荆子的镇痛作用［J］.国外药学（植物药分册），1981, 2(1):47.

［16］龚拥军，王新军.蔓荆子镇痛作用的炮制方法探讨［J］.中国现代药物应用，2012, 6(4):134-135.

［17］林珊，张宏，韩婷艺，等.紫花牡荆素体内抗炎作用的研究［J］.中西医结合学报，2007, 5(5):573-576.

［18］尹爱武，黄赛金，罗紫英，等.蔓荆子醇提取物抗衰老与抗花生油氧化作用研究［J］.中国粮油学报，2016, 31(9):91-94.

［19］陈奇，连晓媛，毕明，等.蔓荆子开发研究［J］.江西中医药，1991, 22(1):42-43.

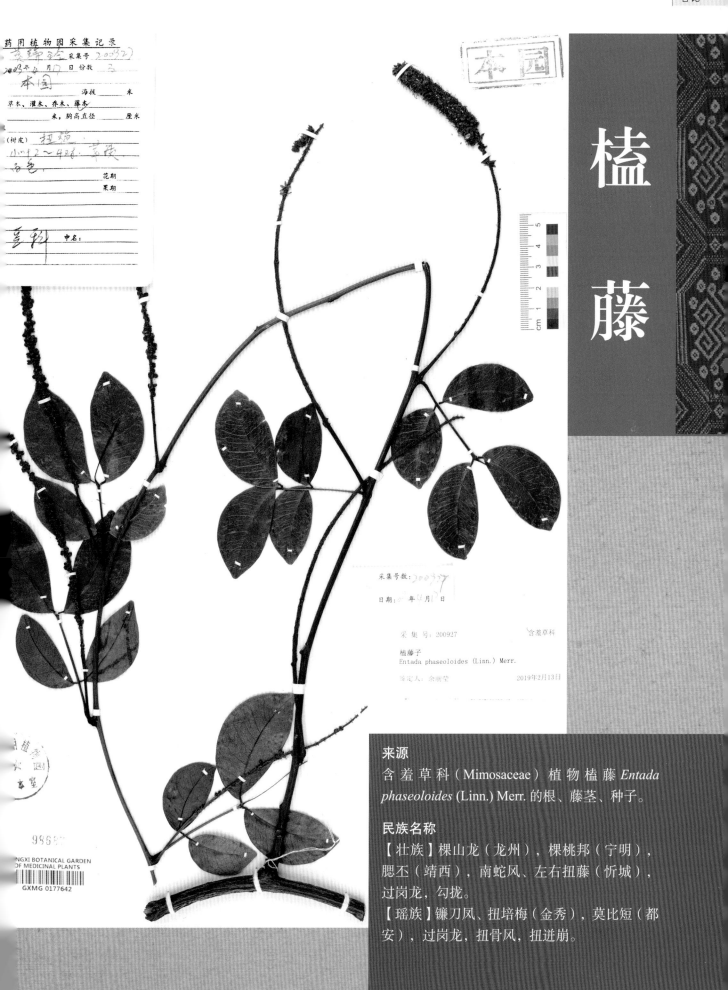

楬藤

采集号数：200927

日期： 年 月 日

采集号：200927　　　含羞草科

楬藤子
Entada phaseoloides (Linn.) Merr.

鉴定人：余丽莹　　　　2019年2月13日

GXMG 0177642

GXMGI BOTANICAL GARDEN
OF MEDICINAL PLANTS

## 来源

含羞草科（Mimosaceae）植物楬藤 *Entada phaseoloides* (Linn.) Merr. 的根、藤茎、种子。

## 民族名称

【壮族】棵山龙（龙州），棵桃邦（宁明），腮丕（靖西），南蛇风、左右扭藤（忻城），过岗龙，勾拢。

【瑶族】镰刀风、扭培梅（金秀），莫比短（都安），过岗龙，扭骨风，扭进崩。

## 民族应用

【壮族】药用根、藤茎。根水煎服治腰骨痛，胃痛。老茎浸酒服或水煎服治风湿骨痛，水煎服治疯狗咬伤，胃痛。藤茎用于治疗痹病，跌打损伤。

【瑶族】药用藤茎、种子。藤茎用于治疗风湿性关节炎，类风湿关节炎，跌打损伤，腰痛，腰肌劳损，偏瘫，痔疮出血，蛇虫咬伤。老茎浸酒服或水煎服治风湿骨痛，风湿瘫痪；浸酒服兼搽伤口周围治毒蛇咬伤；种子捣碎冲开水服治急性肠胃炎；冲酒服治月经不调。

内服用量3~15g。本品有毒，内服宜慎。

**药材性状** 藤茎呈不规则的块片状，斜而扭曲，大小不等，厚1~2cm。外皮棕褐色或灰棕色，粗糙，具明显纵皱纹或沟纹，可见侧枝痕和皮孔，常有1条棱脊状突起；切面皮部深棕色，有红棕色或棕黑色树脂状物，木部棕色或浅棕色，有多数小孔，可见红棕色树脂状物环绕髓部呈偏心环纹，髓部常呈小空洞状，偏于有棱脊的一侧；质坚硬，不易折断。气微，味微涩。根与藤茎相似。种子扁圆形，直径4~5cm，厚1~1.8cm；表面棕褐色，具光泽，少数两面中央微凹，被棕黄色粉状物，除去后可见细密的网状纹理；种脐长椭圆形，种皮极坚硬，难破碎，破开后，厚1~2mm，种仁乳白色，子叶两片，甚大，厚5~7mm，子叶间中央部分常有空腔，近种脐处有细小的胚。气微，味淡，嚼之有豆腥味。

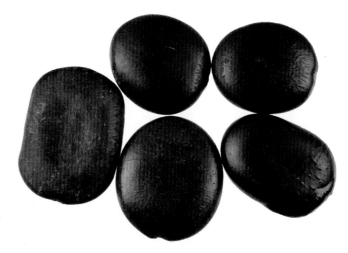

· 榼藤－种子

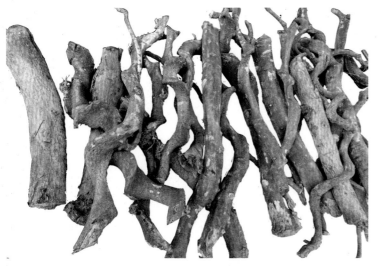

· 榼藤－藤茎（鲜）

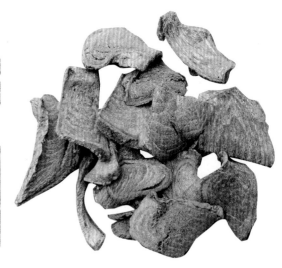

· 榼藤－藤茎

2056

**药用源流**　榼藤的药用始载于《南方草木状》，曰："榼藤，依树蔓生，如通草藤也。其子紫黑色，一名象豆，三年方熟。其壳贮药，历年不坏，生南海，解诸药毒。"《本草纲目》云："其子象榼形，故名之。子紫黑色，微光，大一二寸，圆而扁。人多剔去肉作药瓢，垂于腰间也。"根据上述描述及《植物名实图考》"榼藤子"的附图，均与今之榼藤相符。《中华人民共和国药典》（2020年版　一部）记载其成熟种子具有补气补血、健胃消食、除风止痛、强筋硬骨的功效；主治水血不足，面色苍白，四肢无力，脘腹疼痛，纳呆食少，风湿肢体关节痿软疼痛，性冷淡。

| **分类位置** | 种子植物门 | 被子植物亚门 | 双子叶植物纲 | 豆目 | 含羞草科 |
|---|---|---|---|---|---|
| | Spermatophyta | Angiospermae | Dicotyledoneae | Legumiales | Mimosaceae |

**形态特征**　常绿木质大藤本。茎扭旋。二回羽状复叶，长10~25cm；羽片通常2对，顶生1对羽片变为卷须；小叶2~4对，对生，革质，长椭圆形或长倒卵形，先端钝，微凹，基部略偏斜，主脉稍弯曲，主脉两侧的叶面不等大，网脉两面明显。穗状花序，单生或排成圆锥花序式，被疏柔毛；花细小，白色，密集，略有香味；花萼阔钟状，具5齿；花瓣5，长圆形，顶端尖，基部稍连合；雄蕊稍长于花冠；子房无毛，花柱丝状。荚果长达1m，宽8~12cm，弯曲，扁平，木质，成熟时逐节脱落，每节内有1粒种子。种子近圆形，扁平，暗褐色，成熟后种皮木质，有光泽，具网纹。

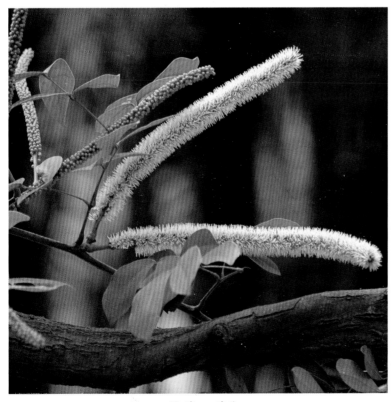

·榼藤－花期

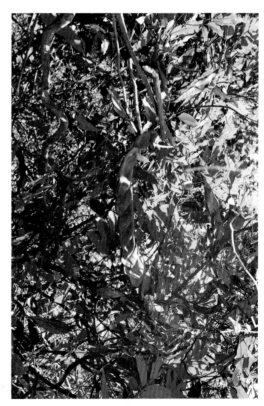

·榼藤－果期

**生境分布**　生于山涧或山坡混交林中，攀援于大乔木上。分布于台湾、福建、广东、广西、云南、西藏等。广西主要分布在邕宁、武鸣、防城、上思、贵港、平南、容县、博白、凌云、乐业、金秀、宁明、龙州等。

**化学成分**　主要含有 2, 5- 二羟基苯乙酸乙酯、2, 5- 二羟基苯乙酸甲酯、5- 羟基 – 苯并呋喃 -2- 酮、檵藤酰胺 A 、硬脂酸甲酯、$\beta$- 谷甾醇、胡萝卜苷、豆甾醇[1]、三十二烷醇、表儿茶素、没食子酸甲酯、没食子酸、5, 6, 7, 5'- 四甲氧基 -3', 4'- 亚甲二氧基黄酮[2]、7, 3, 4'- 三甲氧基槲皮素、5- 羟基 -3, 4', 7- 三甲氧基黄酮、(+)-3, 3', 5', 5, 7- 五羟基二氢黄酮、木犀草素、(+)- 二氢山奈酚、去氢双儿茶精、芹菜素、儿茶素、3- 去氧苏木查尔酮、柚皮素、鼠李柠檬素、4', 7- 二羟基黄酮、原儿茶酸、香草酸、5, 7, 4'- 三羟基 -3'- 甲氧基黄酮、高良姜黄素、芦丁、5, 7, 3', 5'- 四羟基黄酮、5, 2', 5'-trihydroxy-3, 7, 4'-trimethoxyflavone-2'-$O$-$\beta$-D-glucoside、表没食子儿茶精[3]、表没食子儿茶素没食子酸酯、表儿茶素没食子酸酯、落新妇苷、(-)- 表儿茶素、甘草苷、$\beta$- 香树脂醇、日耳曼醇[4]、4- 甲氧基苄基 -$O$- [ $\alpha$-L- 吡喃阿拉伯糖基 -(1 → 6) ] -$\beta$-D- 吡喃葡萄糖苷、芥子醇 -$O$- [ $\beta$-D- 呋喃芹糖基 -(1 → 2) ] -$O$-$\beta$-D- 吡喃葡萄糖苷、2-$\beta$-D- 吡喃葡萄糖氧基 -5- 羟基苯乙酸、2-$\beta$-D- 吡喃葡萄糖氧基 -5- 羟基苯乙酸甲酯、5-$O$-$\beta$-D- 吡喃葡萄糖基 -3- 氢苯并 [ $b$ ] 呋喃 -2- 酮、二氢红花菜豆酸 -4'-$\beta$-D- 吡喃葡萄糖苷、黄麻诺苷 C 、1'$S$, 4'$S$-4'- 二氢脱落酸 -4'-$O$-$\beta$- 吡喃葡萄糖苷[5]、没食子儿茶素、尿嘧啶核苷、表没食子儿茶素、原花青素 $B_3$、原花青素 $B_1$、圣草次苷、(-)- 香橙素 -3-$O$-$\beta$-D- 吡喃葡萄糖苷、柚皮苷二氢查尔酮[6]、槲皮素[7]等化合物。

**药理作用**　1. 抗肿瘤作用

檵藤种仁水溶性提取物对人类慢性髓性白血病细胞株 K562、人类淋巴瘤细胞株 U937 和人早幼粒白血病细胞株 HL60 有较强的抑制作用，且呈一定的浓度依赖性，半数生长抑制剂量 $IC_{50}$ 均 <20μg/ml[8]。檵藤子水溶性提取物对小鼠移植瘤 S180 有良好的抑制作用，对 S180 的抑瘤率在 32.43% ~47.75% 之间，与 0.9% 氯化钠溶液组比较有显著性差异，且抑瘤率与给药剂量呈正相关；檵藤子水溶性提取物对小众的外周血白细胞没有明显影响[9]。以上表明檵藤具有一定的抗肿瘤作用。

2. 镇痛抗炎作用

檵藤种仁生品、炮制品以及檵藤子皂苷对热板致疼痛、红外辐射致疼痛以及压痛致疼痛的实验小鼠均有不同程度的镇痛作用，且均能显著减少醋酸引起的扭体反应次数，抑制活性与剂量相关[10]。檵藤水提取液能减少醋酸所致小鼠的扭体次数，延长热板致痛的时间，明显提高小鼠的痛阈，抑制二甲苯所致小鼠耳郭肿胀和角叉菜胶引起的大鼠足趾肿胀，并增加醋酸所致小鼠腹腔毛细血管的通透性[11]。檵藤提取物可以降低牛 II 型胶原诱导的类风湿关节炎（CIA）大鼠足掌及踝关节肿胀度；降低脾脏指数；下调血清中 IL-1$\beta$、IL-17、$PGE_2$ 的含量，明显减轻滑膜增生，减少炎细胞浸润及血管翳的形成，并改善软骨病变损伤，表明檵藤提取物能够减轻 CIA 大鼠类风湿关节炎的症状，可能与其发挥抗炎作用下调 IL-1$\beta$、IL-17、TNF-$\alpha$、$PGE_2$ 等炎性因子表达有关[12]。

3. 降血糖作用

檵藤种仁总皂苷具有一定的降血糖活性，能明显降低 2 型糖尿病大鼠空腹血糖水平和胰岛素水平，改善氧化应激状况，改善大鼠体内脂质代谢、降低脂质在肝脏和外周骨骼肌组织中蓄积[13]。

4. 改善 HepG2 细胞胰岛素抵抗作用

从檵藤种仁总皂苷的酸水解产物中分离得到的 entagenic acid 能明显降低胰岛素抵抗 HepG2 细胞中 TC、TG、AST、ALT 值，从而减少 HepG2 细胞胰岛素抵抗模型中脂质代谢紊乱和肝损害，说明檵藤种仁总皂苷能在一定程度上改善软脂酸诱导的 HepG2 细胞胰岛素抵抗[13]。

## 5.毒副作用

对实验小鼠静脉注射榼藤水提取液后，大部分出现活动减少、蜷曲、呼吸减慢，多在24h内中毒死亡；肉眼未见心、肝、肺、肾、脾等重要器官出血、坏死等异常表现。其半数致死量 $LD_{50}$ 为85.4g/kg，$LD_{50}$ 95%的可信限为71.2~103.1g/kg，因此，榼藤水提取液具有一定毒性，但在一定剂量范围内应用是安全的[11]。

**参考文献**

［1］张勇，张宏武，邹忠梅.榼藤子种仁化学成分研究［J］.中国药学杂志，2008，43(14):1063-1065

［2］李和莲.过岗龙化学成分的初步研究［D］.广州：华南理工大学，2010.

［3］董玉琼.榼藤化学成分与药理活性研究［D］.上海：上海交通大学，2011.

［4］赵钟祥，金晶，林朝展，等.榼藤藤茎醋酸乙酯部位化学成分的研究［J］.现代药物与临床，2012，27(3):200-203.

［5］熊慧，王龙，姜海琴，等.榼藤种仁的化学成分研究［J］.中草药，2017，48(19):3910-3914.

［6］熊慧，涂楚月，姜海琴，等.过岗龙化学成分分离鉴定［J］.中国实验方剂学杂志，2018，24(8):49-53.

［7］罗庆红，周光明，廖安辉，等.超声辅助离子液体微萃取－反相高效液相色谱同时测定榼藤中7种活性成分［J］.中华中医药杂志，2019，34(9):4020-4024.

［8］许腾，薛存宽，何学斌，等.榼藤子水溶性提取物的体外抗肿瘤作用［J］.华西药学杂志，2005，20(6):487-489.

［9］许腾，薛存宽，何学斌，等.榼藤子水溶性提取物对小鼠移植瘤S180的抑制作用［J］.中国药师，2006，9(5):397-399.

［10］赵应红，林艳芳，赵远.傣药榼藤子仁及榼藤子总皂苷的镇痛作用研究［J］.中国民族医药杂志，2011，2:53-55.

［11］韦健全，罗莹，黄健，等.榼藤的镇痛抗炎及急性毒性的实验研究［J］.华西药学杂志，2012，27(4):461-463.

［12］许锦虹，罗苗，姜海琴，等.榼藤对牛Ⅱ型胶原诱导的类风湿性关节炎大鼠的治疗作用研究［J］.中南民族大学学报(自然科学版)，2021，40(1):32-38.

［13］熊慧.榼藤化学成分及活性研究［D］.武汉：华中科技大学，2013.

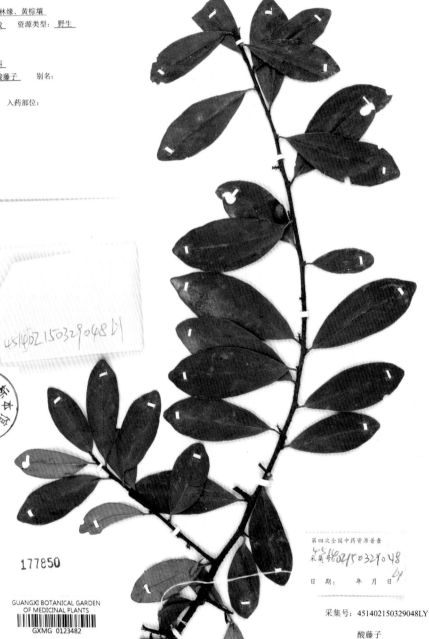

酸藤木

第四次全国中药资源普查采集记录

采集人： 彭玉德、韦荣昌、李金花
采集号： 451402150329048LY
采集日期： 2015 年 3 月 29 日
采集地点： 广西崇左市江州区那隆乡拾义村坝河屯
经度： 107°39′43.45″E 纬度： 22°48′54.07″N
海拔： 312 m
环境： 阔叶林、林缘、黄棕壤
出现频度： 一般 资源类型： 野生
性状： 藤本
重要特征：
科名： 紫金牛科
植物名： 长叶酸藤子 别名：
学名：
药材名： 入药部位：
标本份数： 4
用途：
备注：

177850

GUANGXI BOTANICAL GARDEN
OF MEDICINAL PLANTS
GXMG 0123482

第四次全国中药资源普查
采集号 451402150329048
日期： 年 月 日

采集号： 451402150329048LY

酸藤子

Embelia laeta (Linn.) Mez

鉴定人： 农东新 2016 年 11 月

第四次全国中药资源普查

## 来源
紫金牛科（Myrsinaceae）植物酸藤子
*Embelia laeta* (Linn.) Mez 的根、叶、全株。

## 民族名称
【壮族】棵酸风（武鸣）。
【瑶族】头绥（金秀），酸吉风，表虽崩。
【侗族】交等胜（三江）。

# 民 族 应 用

【壮族】药用全株。水煎洗患处治骨折。

【瑶族】药用根。主要用于治疗口腔溃疡，咽喉肿痛，肠炎，胃肠炎，消化不良，痢疾，月经不调，闭经，崩漏，带下病，遗精，睾丸炎，脱肛，子宫脱垂，风湿性关节炎，类风湿关节炎，跌打损伤，骨折，皮炎。

【侗族】药用根、叶。根水煎服治胃肠炎，痢疾，咽喉痛。叶捣烂敷患处治跌打肿痛。内服用量15~30g；外用适量。

**药材性状**　根呈长圆柱形，稍扭曲；表面棕褐色至红褐色，粗糙，具横裂纹及纵裂纹，皮部与木部常断裂成结节状；质硬，不易折断；断面皮部棕褐色；木部宽广，呈黄棕色，有明显的放射状纹理。叶片多卷曲，展平后呈倒卵形至椭圆形，长3~5.5cm，宽1~2.5cm，先端钝圆或微凹，基部楔形，全缘；叶柄短，有时可见小枝细圆柱形，紫褐色。浆果圆球形，黑褐色，直径5~6mm，平滑，或有纵皱缩条纹和少数腺点。气微，味酸、甜。

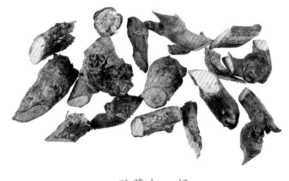

· 酸藤木－根

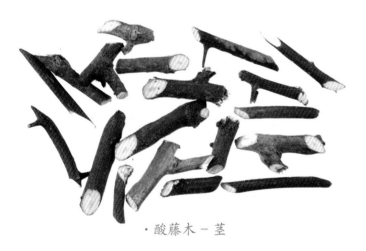

· 酸藤木－茎

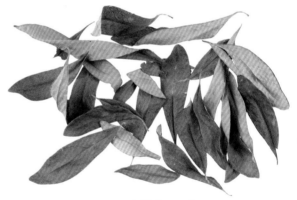

· 酸藤木－叶

**药用源流**　《广西壮族自治区瑶药材质量标准　第一卷》（2014年版）记载其根具有清热解毒、散瘀止血的功效；主治咽喉红肿，牙龈出血，出血症，痢疾，疮疖溃疡，皮肤瘙痒，痔疮肿痛，跌打损伤。

| **分类位置** | 种子植物门 | 被子植物亚门 | 双子叶植物纲 | 紫金牛目 | 紫金牛科 |
|---|---|---|---|---|---|
| | Spermatophyta | Angiospermae | Dicotyledoneae | Myrsinales | Myrsinaceae |

**形态特征**　攀援灌木或藤本。老枝具皮孔。叶片坚纸质，倒卵形或长圆状倒卵形，顶端圆形、钝或微凹，基部楔形，长3~4cm，宽1~1.5cm，稀长达7cm，宽2.5cm，全缘，叶面中脉微凹，背面常被薄白粉。总状花序，腋生或侧生，生于前年无叶枝上；花梗无毛或有时被微柔毛；小苞片钻形或长圆形，具缘毛，通常无腺点；花4数；花瓣白色或带黄色，具缘毛，外面无毛，里面密被乳头状突起，具腺点，开花时强烈展开；果球形，直径约5mm，腺点不明显。

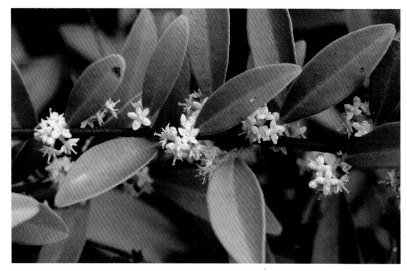 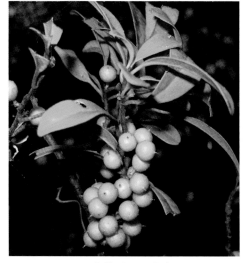

·酸藤子－花期　　　　　　　·酸藤子－果期

**生境分布**　生于海拔100~1850m的山坡疏、密林下或疏林缘或开阔的草坡、灌木丛中。分布于云南、广西、广东、江西、福建、台湾等。广西主要分布在桂南等。

**化学成分**　主要含有2,6-二甲氧基苯醌、柠檬酸单甲酯、柠檬酸二甲酯、柠檬酸三甲酯、没食子酸、$\beta$-胡萝卜苷、香草酸、3,5-二甲氧基-4-羟基苯甲酸、3,5-二羟基-4-甲氧基苯甲酸、$\beta$-谷甾醇[1]、洋芹素、金圣草黄素、山柰素[2]、棕榈酸、2-己烯酮、3-己烯醇、辛烷、亚麻酸[3]、8,11-亚油酸、8-油酸[4]、芦丁、金丝桃苷、槲皮素、山柰酚、金圣草黄素、大黄素甲醚、芹菜素-7-O-葡萄糖苷[5]等化合物。

**药理作用**　抗菌作用

酸藤子具有一定的抗菌作用。酸藤子果与叶的提取物对金黄色葡萄球菌、铜绿假单胞菌、枯草芽孢杆菌、青霉菌和黑曲霉都有不同程度的抑制作用，酸藤子果提取物的抑菌作用远强于酸藤子叶提取物的抑菌作用[6]。酸藤子根、茎、叶提取物对金黄色葡萄球菌、大肠杆菌、酵母菌3种供试菌种中的细菌有不同程度的抑制作用，茎、叶的水提取物对酵母菌无抑菌作用，两种方法提取的根部提取物普遍抑菌作用高于其他部位[7]。

**参考文献**

［1］唐天君，吴凤锷．酸藤子（*Embelia laeta*）化学成分的研究［J］．天然产物研究与开发，2004，16(2)：129-130.

［2］蔡建秀，周海水，周天送．酸藤子总黄酮含量的测定及其有效成分薄层分析［J］．国土与自然资源研究，2006，2：87-88.

［3］凌中华，梁臣艳，原鲜玲，等．二种酸藤子属植物挥发油的GC-MS分析［J］．中国民族民间医药，2011：40-41.

［4］廖彭莹，李兵，蔡少芳，等．酸藤子脂肪酸其成分的GC-MS研究［J］．中国药房，2012，23(11)：1027-1029.

［5］冯旭，李耀华，梁臣艳，等．酸藤子化学成分研究［J］．中药材，2013，36(12)：1947-1949.

［6］廖建良，王正，秦歆．酸藤子提取物的抑菌活性研究［J］．惠州学院学报（自然科学版），2015，35(3)：43-46.

［7］凌春耀，梁凤，李侬，等．酸藤子提取物及其抑菌作用的研究［J］．吉林农业科技学院学报，2017，26(1)：11-13.

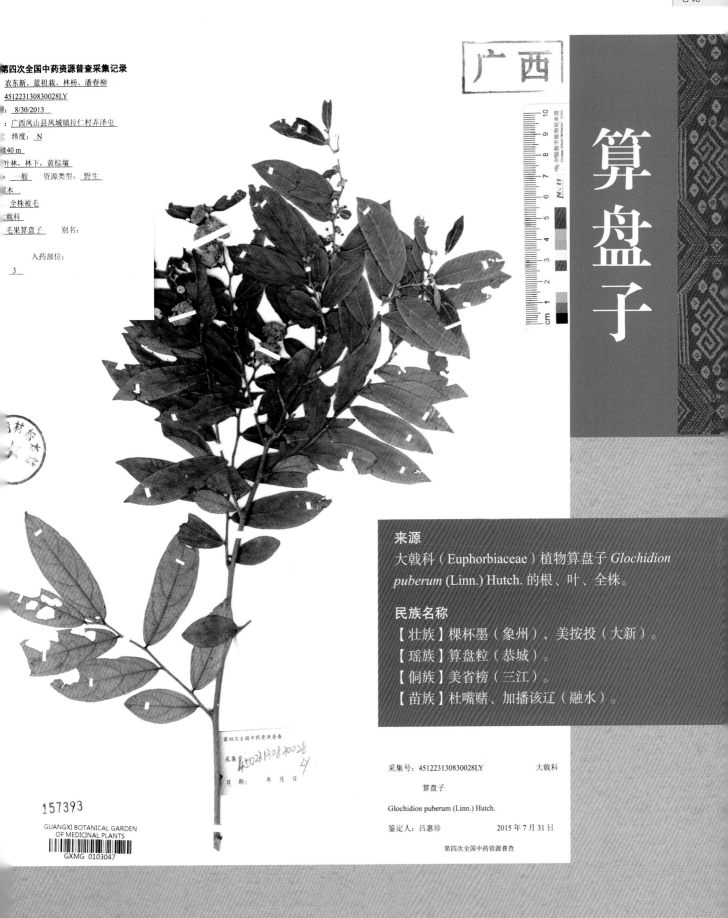

第四次全国中药资源普查采集记录

农东新、蓝祖栽、林杨、潘春柳

451223130830028LY

日期：8/30/2013

地点：广西凤山县凤城镇拉仁村弄泽屯

经纬度：N

海拔：140 m

生境：叶林，林下，黄棕壤

多度：一般　　资源类型：野生

生活型：木

特征：全株被毛

科名：戟科

名称：毛果算盘子　　别名：

入药部位：

3

广西

算盘子

来源

大戟科（Euphorbiaceae）植物算盘子 *Glochidion puberum* (Linn.) Hutch. 的根、叶、全株。

民族名称

【壮族】棵杯墨（象州），美按投（大新）。

【瑶族】算盘粒（恭城）。

【侗族】美省榜（三江）。

【苗族】杜嘴赌、加播该辽（融水）。

第四次全国中药资源普查

采集号：451223130830028LY

日期：　年　月　日

157393

GUANGXI BOTANICAL GARDEN
OF MEDICINAL PLANTS

GXMG 0103047

采集号：451223130830028LY　　大戟科

算盘子

Glochidion puberum (Linn.) Hutch.

鉴定人：吕惠珍　　　　2015 年 7 月 31 日

第四次全国中药资源普查

## 民 族 应 用

【壮族】药用根、叶、全株。根水煎服治痔疮。叶水煎服治痢疾，腹泻。全株水煎服治蛇咬伤，腹泻。

【瑶族】药用根。水煎服治鼻衄。

【侗族】药用叶。叶水煎服治痢疾，腹泻。

【苗族】药用根。水煎服治痢疾，腹泻，头痛。

内服用量15~30g。

**药材性状** 根圆柱状。完整叶长圆形、长圆状卵形或披针形，先端尖或钝，基部宽楔形，全缘，上面叶脉披疏毛或无毛，下面密被短毛，厚纸质或薄革质。花期时可见小花簇生于叶腋。蒴果近球形，形如算盘珠，被短绒毛，先端具宿存花柱。种子近肾形，具纵棱。气微，味苦、涩。

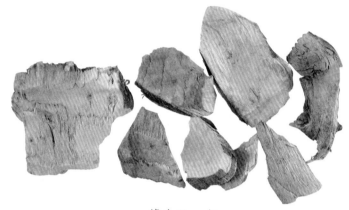

·算盘子－根

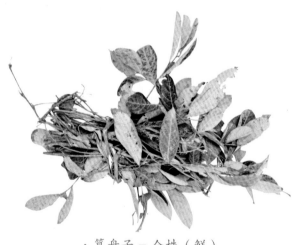

·算盘子－全株（鲜）

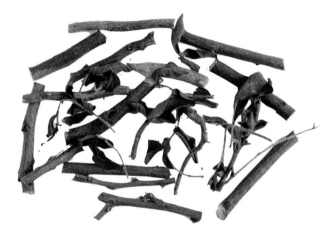

·算盘子－茎叶

**药用源流** 算盘子以"野南瓜"之名始载于《植物名实图考》，曰："野南瓜，一名算盘子，一名柿子椒，抚、建、赣南、长沙山坡皆有之。高尺余，叶附茎，对生如槐、檀。叶微厚硬，茎下开四出小黄花，结实如南瓜，形小于凫茈。秋后迸裂，子缀壳上如丹珠。"根据其植物描述及附图，与今天算盘子植物形态一致，应为本品。《中华本草》记载其果实具有清热除湿、解毒利咽、行气活血的功效；主治痢疾，泄泻，黄疸，疟疾，淋浊，带下，咽喉肿痛，牙痛，疝痛，产后腹痛。其根具有清热、利湿、行气、活血、解毒消肿的功效；主治感冒发热，咽喉肿痛，咳嗽，牙痛，湿热泻痢，黄疸，淋浊，带下，风湿痹痛，腰痛，疝气，痛经，闭经，跌打损伤，痈肿，瘰疬，蛇虫咬伤。其叶具有清热利湿、解毒消肿的功效；主治湿热泻痢，黄疸，淋浊，带下，发热，咽喉肿痛，痈疮疖肿，漆疮，湿疹，虫蛇咬伤。

| 分类位置 | 种子植物门 | 被子植物亚门 | 双子叶植物纲 | 大戟目 | 大戟科 |
|---|---|---|---|---|---|
| | Spermatophyta | Angiospermae | Dicotyledoneae | Eophorbiales | Euphorbiaceae |

**形态特征**　灌木，多分枝。小枝灰褐色；小枝、叶片下面、萼片外面、子房和果实均密被短柔毛。叶片纸质或近革质，长圆形、长卵形或倒卵状长圆形，稀披针形，长 3~8cm，宽 1~2.5cm，顶端钝、急尖、短渐尖或圆，基部楔形至钝。花小，雌雄同株或异株，2~5 朵簇生于叶腋内，雄花束常着生于小枝下部，雌花束则在上部，或有时雌花和雄花同生于一叶腋内。蒴果扁球状，直径 8~15mm，边缘有 8~10 条纵沟，成熟时带红色，顶端具有环状而稍伸长的宿存花柱。种子近肾形，具三棱，长约 4mm，朱红色。

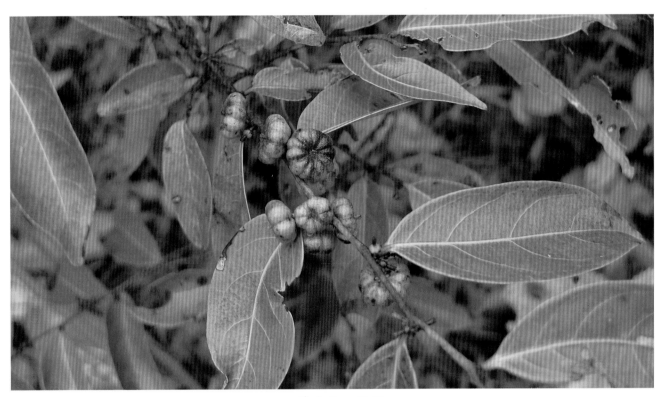

· 算盘子 - 果期

**生境分布**　生于海拔 300~2100m 山坡、溪旁灌木丛中或林缘。分布于陕西、甘肃、江苏、安徽、浙江、江西、福建、台湾、河南、湖北、湖南、广东、海南、广西、四川、贵州、云南和西藏等。广西全区各地均有分布。

**化学成分**　主要含有牡荆素、β-D- 吡喃半乳糖 -(3→3) -O-β-D- 吡喃半乳糖、丁香脂素、(Z)-3- 己烯 -D- 吡喃葡萄糖、(E)-2- 己烯 -D- 吡喃葡萄糖、4-O- 乙基没食子酸、没食子酸、胡萝卜苷、β- 谷甾醇[1]、棕榈酸、桉油精、丁香酚、十五烷酸、α- 雪松醇、壬酸、癸酸、壬醛[2]、3β, 19α, 23α- 三羟基 -12- 烯 -28- 齐墩果酸、2β, 3β, 23α- 三羟基 -12- 烯 -28- 齐墩果酸[3]、7- 氧基 -β- 胡萝卜苷、β- 胡萝卜苷[4]、(6Z)-6- 十八碳烯酸、n- 十六酸、对甲氧酚[5]、羽扇烯酮、算盘子酮、表 - 羽扇豆醇、算盘子醇酮、3- 表算盘子二醇、羽扇豆烷 -20(29)- 烯 -3α, 23- 二醇、算盘子二醇、儿茶素、没食子儿茶素[6]等化合物。

**药理作用** 1. 抗氧化作用

算盘子醇粗提取物及石油醚层、二氯甲烷层、乙酸乙酯层、正丁醇层和水层5个萃取层均有较强抗氧化活性，其中乙酸乙酯层的抗氧化活性最强，5个萃取层对DPPH自由基清除能力的强弱顺序为：乙酸乙酯层>石油醚层>正丁醇层>水层>二氯甲烷层。从算盘子分离得到的单体化合物儿茶素和没食子儿茶素体外抗氧化能力最好，其 $IC_{50}$ 值分别为3.43μmol/L和3.78μmol/L[6]。

2. 抗炎镇痛作用

算盘子提取物可显著降低溃疡性结肠炎（UC）大鼠TNF-α 和IL-6的水平，对治疗溃疡性结肠炎有一定作用[7]。算盘子乙酸乙酯提取物具有治疗大肠杆菌性腹膜炎的作用，其机制可能与抑菌、抗炎、抑制机体氧化应激反应有关[8]。算盘子提取物能明显抑制角叉菜胶引起的大鼠足跖致炎后的肿胀，且组胺含量具有显著性差异，还能明显提高热刺激小鼠给药后的痛阈值，表明算盘子提取物具有明显的抗炎镇痛作用，其作用可能与降低炎症部位组胺含量有关[9]。

3. 保肝作用

算盘子根总黄酮可显著降低肝 $CCl_4$ 致急性损伤小鼠血清中谷丙转氨酶（ALT）、谷草转氨酶（AST）、一氧化氮（NO）及丙二醛（MDA）活性或含量，增强T-SOD和GSH-Px活性，下调肝组织IL-1β、IL-6、TNF-α 水平并抑制肝组织TLR-4及NF-κB蛋白表达，同时病理切片显示算盘子根总黄酮各剂量均对小鼠肝损伤有改善作用。表明算盘子根总黄酮对 $CCl_4$ 致急性肝损伤小鼠有良好保护作用，其作用机制可能与抑制氧化应激反应、抑制炎症反应以及调控TLR-4 /NF-κB通路有关[10]。

**参考文献**


[1] 张桢，刘光明，任艳丽，等．算盘子的化学成分研究［J］．天然产物研究与开发，2008, 20:447-449.

[2] 张赛群，龙光明，梁妍．算盘子果中挥发油的化学成分研究［J］．贵阳医学院学报，2007, 32(3):273, 275.

[3] 张桢，刘光明，何红平．植物算盘子三萜化学成分研究［J］．大理学院学报，2008, 7(2):5-6.

[4] 肖怀，张桢，何文姬．药用植物算盘子化学成分的初步研究［J］．大理学院学报，2009, 8(10):1-2.

[5] 黄灿，杨天鸣，贺建云，等．畲药算盘子闪式提取物的色谱－质谱联用分析［J］．中草药，2009, 40(6):872-874.

[6] 王淑敏．算盘子化学成分及其抗氧化活性的研究［D］．吉林：延边大学，2017.

[7] 丁水平，丁水生，李涵志．算盘子对溃疡性结肠炎大鼠细胞因子的影响［J］．医药导报，2002, 21(2):76-77.

[8] 胡明烨，王长娜，武春晓，等．算盘子提取物治疗大肠杆菌性腹膜炎的机制研究［J］．医学研究杂志，2020, 49(4):139-144.

[9] 黄爱军．算盘子提取物抗炎镇痛作用的实验研究［J］．湖北民族学院学报（医学版），2010, 27(4): 17-19.

[10] 高雅，葸博婷，曹后康，等．基于氧化应激和TLR-4 /NF-κB通路研究算盘子根总黄酮保肝作用及其机制［J］．中药药理与临床，2018, 34(4):74-77.

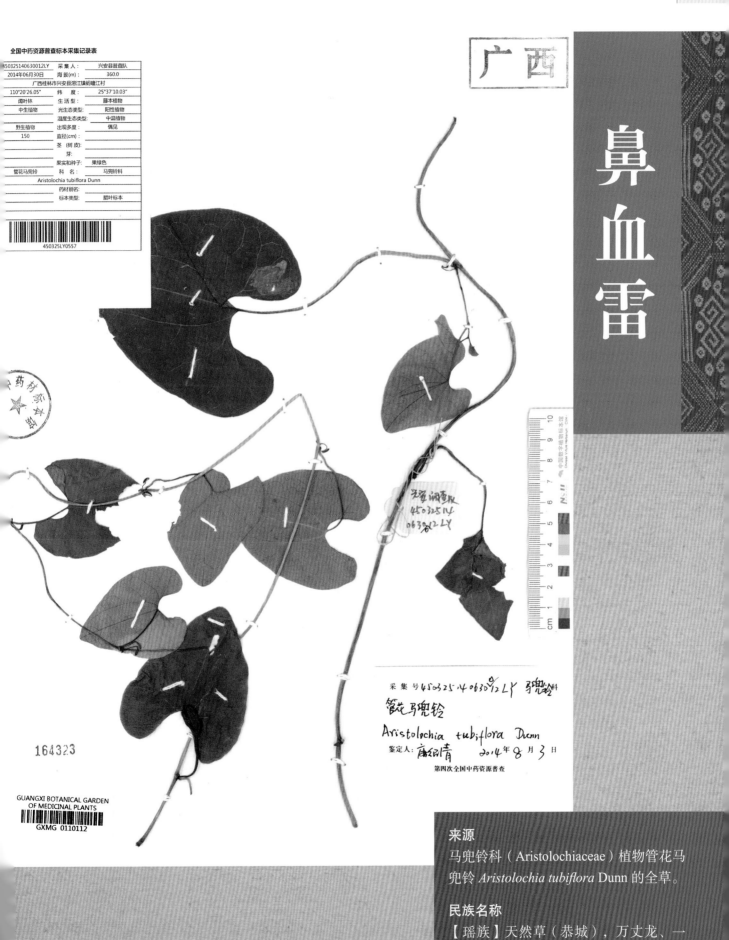

采集号 450325140630012LY 马兜铃科
管花马兜铃
Aristolochia tubiflora Dunn
鉴定人：唐绍清 2014年8月3日
第四次全国中药资源普查

鼻血雷

## 来源
马兜铃科（Aristolochiaceae）植物管花马兜铃 *Aristolochia tubiflora* Dunn 的全草。

## 民族名称
【瑶族】天然草（恭城），万丈龙、一点血（资源）。

## 民 族 应 用

【瑶族】药用全草。口嚼敷患处或浸酒内服兼与冷饭、食盐各少许共捣烂敷患处治青竹金边蛇咬伤。内服用量30g；外用适量。

**药材性状**　根类圆柱形，细长而弯曲，直径1~5mm，有须根；表面灰色或灰棕色，弯曲处皮部常半裂或环裂裸露出木部；质硬脆，易折断，断面不整齐，皮部较宽，灰白色，木部较小，淡黄色。气香，味苦。茎有槽纹，叶常密布小油点。花单生或聚生于叶腋，蒴果长圆形。

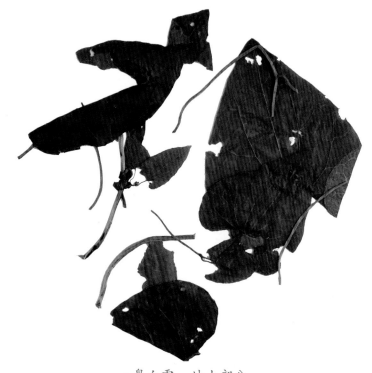

·鼻血雷－地上部分

**药用源流**　《中华本草》记载其根或全草具有清热解毒、行气止痛的功效；主治疮疡疖肿，毒蛇咬伤，胃脘疼痛，肠炎，痢疾，风湿关节疼痛，痛经，跌打损伤。

| 分类位置 | 种子植物门 | 被子植物亚门 | 双子叶植物纲 | 马兜铃目 | 马兜铃科 |
|---|---|---|---|---|---|
| | Spermatophyta | Angiospermae | Dicotyledoneae | Aristolochiales | Aristolochiaceae |

**形态特征**　草质藤本。根圆柱形，细长，黄褐色，内面白色。茎干后有槽纹；嫩枝、叶柄折断后渗出微红色汁液。叶纸质，常为卵状心形或卵状三角形，基部心形，常密布小油点，基出掌状脉干燥时通常是红色。花单生或2朵聚生于叶腋；小苞片卵形，花被片基部膨大呈球形，舌片卵状狭长圆形，深紫色，具平行脉纹；花药卵形，合蕊柱顶端6裂。蒴果长圆形，长约2.5cm，直径约1.5cm，6棱，成熟时黄褐色，由基部向上6瓣开裂。种子卵球形或卵状三角形，具疣状突起小点。

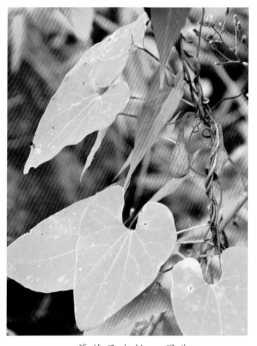 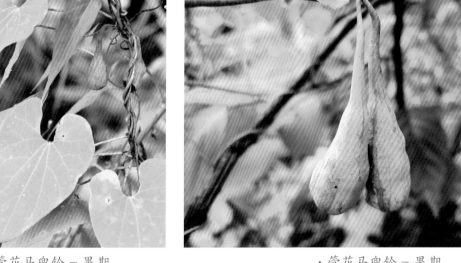

·管花马兜铃－果期          ·管花马兜铃－果期

**生境分布**　生于海拔 100~1700m 林下阴湿处。分布于河南、湖北、湖南、四川、贵州、广西、广东、江西、浙江、福建等。广西主要分布在全州、兴安、资源、恭城等。

**化学成分**　含有 7- 甲氧基马兜铃酸 -A、马兜铃内酰胺 -β-D- 葡萄糖苷、尿囊素、马兜铃酸 -A[1]、马兜铃菲内酯Ⅰ、马兜铃酸Ⅰ、马兜铃酸Ⅱ、马兜铃酸Ⅲa、马兜铃酸Ⅶa、马兜铃内酰胺Ⅰ、马兜铃内酰胺Ⅱ、青木香酸[2]、棕榈酮、β- 谷甾醇、欧朴吗素 -7、豆甾烷 -3, 6- 二酮、香草酸、豆甾 -1- 烯 -3, 6- 二酮、奥伦胺乙酰化物[3]等化合物。

**药理作用**　毒副作用

用管花马兜铃水煎剂每天 15g/kg 对大鼠进行灌胃，可导致大鼠肾脏功能性损伤，表现为多尿、氮质血症、蛋白尿、血尿及血尿素氮、肌酐升高。组织形态学改变主要表现为以皮髓交界处为主急性肾小管变性、坏死，表明在此实验剂量下，管花马兜铃可导致大鼠急性肾衰竭[4,5]。管花马兜铃所含马兜铃酸有肾毒性，能导致肾功能损害[6]。

**参考文献**

[1]黄宝山，简洋辉，陈仲良，等.管花马兜铃化学成分的研究[J].武汉植物学研究，1987，5:173-176.

[2]彭国平，楼凤昌，赵守训.管花马兜铃化学成分的研究[J].药学学报，1995，7:521-524，225.

[3]彭国平，楼凤昌，赵守训.管花马兜铃化学成分的研究（Ⅱ）[J].中草药，1995，26(12):623-626，672.

[4]孙莉，朱小春，李安乐，吕吟秋，等.管花马兜铃导致大鼠急性肾损伤的实验研究[J].温州医学院学报，2001，31(6):349-351.

[5]吕吟秋，李凡凡，朱小春，等.中药黄木香导致大鼠急性肾损伤的实验研究[J].中国中西医结合肾病杂志，2001，2(4):200-202，206.

[6]冯欣.马兜铃酸肾病 120 例分析[J].中国误诊学杂志，2008，8(17):4249-4250.

辣
椒

**第四次全国中药资源普查采集记录**

采集人：彭玉德、黄雪彦、李金花
采集号：451425161030035LY
采集日期：20161030
采集地点：广西天等县小山乡胜马村马蜜屯
经度：107°08′01.05″ E 纬度：22°59′34.59″ N
海拔：389 m
环境：其他，路旁，石灰土
出现频度：少 资源类型：栽培
性状：草本
重要特征：果绿色
科名：茄科
植物名：辣椒 别名：
学名：
药材名： 入药部位：
标本份数：4
用途：
备注：

0231177

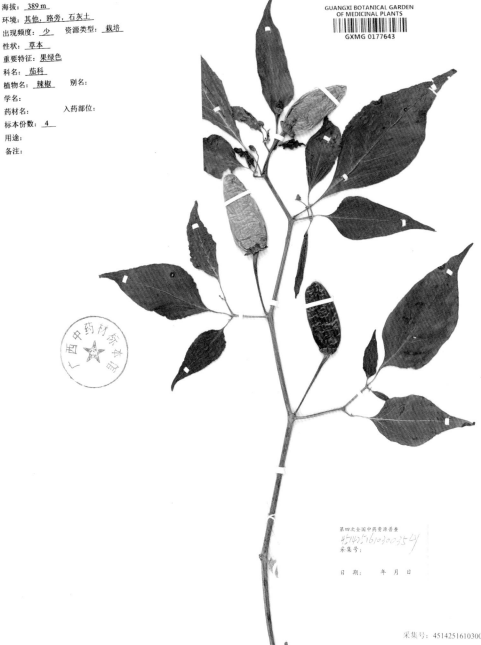

第四次全国中药资源普查
采集号：451425161030035LY
日 期： 年 月 日

采集号：451425161030035LY 茄科
辣椒
*Capsicum annuum* Linn.
鉴定人：黄雪彦 2018 年 06 月 01 日
第四次全国中药资源普查

## 来源
茄科 (Solanaceae) 植物辣椒 *Capsicum annuum* Linn. 的根、叶、果实、种子。

## 民族名称
【壮族】满（天峨），Lwgmanh。
【瑶族】胡别（金秀）。
【苗族】嘴乃（融水）。

## 民族应用

【壮族】药用根、叶、果实、种子。果实研粉或捣烂搽伤口治黄蜂蜇伤,捣烂搽患处或研粉调水涂患处治冻疮,捣烂清晨用热豆腐皮裹吞下治痢疾,剥皮贴上治冻疮。种子开水送服治感受瘴气,捣烂搽患处或研粉调水涂患处治冻疮。老根和公鸡肉炖服治胃脘痛,老根咬烂搽伤口治毒蛇咬伤,根和果实配胡椒捣烂敷内关穴治疟疾。果实和叶捣烂敷伤口周围治蜈蚣咬伤。此外其栽培变种朝天椒的果实主治肚痛,呕吐,泻痢,冻疮。内服用量1~3g,入丸、散剂;外用适量,捣烂敷患处或煎水外洗。

【瑶族】药用根、叶、果实、种子。根治风湿痛,腰痛,蜈蚣咬伤,蜂蜇伤。叶治水肿,水火烫伤,蜈蚣咬伤。果实治胃寒痛,胃肠痞满,蜈蚣咬伤,蜂蜇伤。种子水煎服治风湿。根、叶内服用量15~30g,果实内服用量3~9g,水煎服;外用果实、叶适量捣敷或用果实研粉,冷开水调敷或用根适量水煎洗。

【苗族】药用果实。果实研粉或捣烂搽伤口治蜈蚣咬伤。外用适量。

**药材性状** 主根粗壮,黄棕色,四周附着大量的须根。完整叶片矩圆状卵形、卵形或卵状披针形,全缘,顶端尖,基部楔形,叶柄长。果实呈圆锥形、类圆锥形,略弯曲;表面橙红色、红色或深红色,光滑或较皱缩,显油性,基部微圆,常有绿棕色,具5裂齿的宿萼及果柄。果肉薄;质较脆,横切面可见中轴胎座,有菲薄的隔膜将果实分为2~3室,内含多数种子。成熟种子为短肾形、扁平,多数为浅黄色,长3~5mm,表面微皱或皱缩,稍有光泽。气特异,味辛、辣。

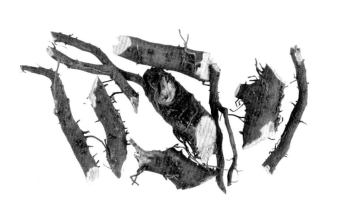

·辣椒－根

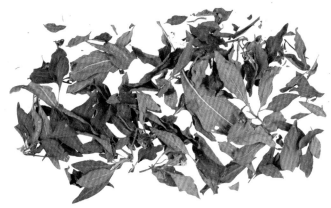

·辣椒－叶

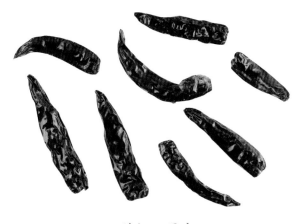

·辣椒－果实

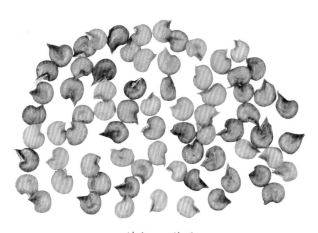

·辣椒－种子

**药用源流**　辣椒的药用始载于《食物本草》，云："番椒，出蜀中，今处处有。木本低小，人植盆中，以作好玩，研入食品极辛辣。味辛，温，无毒。主消宿食，解结气，开胃口，辟邪恶，杀腥气、诸毒。"《本草纲目拾遗》引《药检》云："辣茄，一名腊茄，腊月熟，故名，亦入食料。苗叶似茄叶而小，茎高尺许，夏至乃花，白色五出，倒垂如茄花，结实青色，其实如柿形，如秤锤形，有小如豆者，大如橘者，有仰生如顶者，有倒垂叶下者，种种不一。入药惟取细长如象牙，又如人指者，作食料皆可用。"《植物名实图考》云："辣椒处处有之，江西、湖南、黔、蜀种以蔬。其种尖、圆、大、小不一，有柿子、笔管、朝天诸名。"并附有图绘，又引《遵义府志》云："番椒通呼海椒，一名辣角。每味不离。长者曰牛角，仰者曰纂椒，味尤辣。柿椒或红或黄，中盆玩，味之辣至此矣。"以上所述的番椒、辣茄、辣椒即是今之辣椒及其栽培变种。《中华人民共和国药典》(2020年版　一部)记载其干燥成熟果实具有温中散寒、开胃消食的功效；主治寒滞腹痛，呕吐，泻痢，冻疮。

| 分类位置 | 种子植物门 | 被子植物亚门 | 双子叶植物纲 | 茄目 | 茄科 |
|---|---|---|---|---|---|
| | Spermatophyta | Angiospermae | Dicotyledoneae | Solanales | Solanaceae |

**形态特征**　一年生或有限多年生植物，高 40~80cm。茎分枝稍"之"字形折曲。叶互生，枝顶端节成双生或簇生状，矩圆状卵形、卵形或卵状披针形，长 4~13cm，宽 1.5~4cm，全缘。花单生，俯垂；花萼杯状，不显著 5 齿；花冠白色，裂片卵形；花药灰紫色。果梗较粗壮，俯垂；果实长指状，顶端渐尖且常弯曲，未成熟时绿色，成熟后成红色、橙色或紫红色，味辣。种子扁肾形，淡黄色。
**朝天椒**　与辣椒的主要区别是植物体多二歧分枝。叶长 4~7cm，卵形。花常单生于二分叉间，花梗直立，花稍俯垂，花冠白色或带紫色。果梗及果实均直立，果实较小，圆锥状，长 1.5~3cm，成熟后红色或紫色，味极辣。

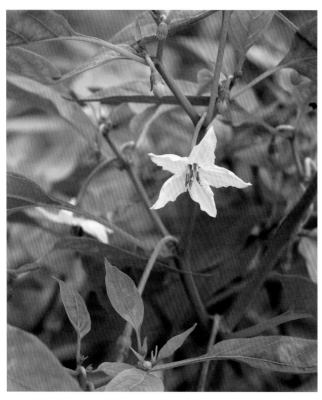

·辣椒－花期

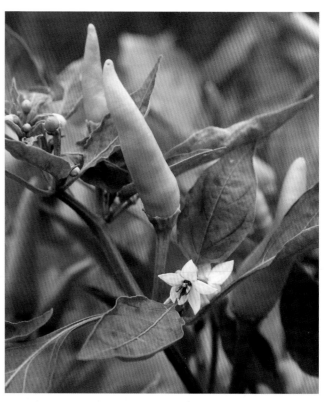

·辣椒－花果期

**生境分布**　广泛栽培于全国各地。广西全区各地亦均有栽培。

**化学成分**　辣椒中主要含有萜类、生物碱类、甾类、黄酮类、酚类、不饱和脂肪酸等成分[1]。不同部位所含成分亦有不同。叶中主要含有芹菜素、十一烷醇、顺 -15- 十八烯酸、$\beta$- 谷甾醇、豆甾醇 -3-$O$-$\beta$-D- 吡喃葡萄糖苷、芹菜素 -7-$O$-$\beta$-D- 葡萄糖苷、长链脂肪酸、维生素 E、$\alpha$- 槐糖、棕榈酸、$(2S,3S,4R,10E)$-2-[$(2R)$-2- 羟基二十四烷酰氨基 ]-10- 十八烷 -1,3,4- 三醇等[2]。果实主要含有辣椒碱、二氢辣椒碱和降二氢辣椒碱[3]等辣椒碱类成分，pheophytin-a、$13^2$-hydroxyl-$(13^2$-$S)$-pheophytin-a、aristophyll-c[4] 等叶绿素成分，$\beta$-sitosterol、stigmasterol、$\beta$-sitostenone、stigmasta-4,22-dien-3-one[4] 等类固醇类成分，conoidol、(+)-abscisic acid[5] 等紫罗兰酮类成分，以及 p-hydroxyben-zoic acid、p-hydroxybenzaldehyde、methylparaben、vanillin、isovanillin、ferulic acid、syringic acid[4]、conoidol A[6]、亚油酸、棕榈酸、壬酰香荚兰胺、丙二酸二乙酯、正十五烷酸、油酸[7]等成分。茎中主要含有 $N$-$trans$-feruloyltyramine、$N$-$cis$-feruloyltyramine、$N$-$trans$-caffeoyltyramine、$N$-$cis$-caffeoyltyramine、$N$-$p$-$trans$-coumaroyltyramine、$N$-$p$-$cis$-coumaroyltyramine、cinnaret-amine、cinnabutamine、7'-(4'-hydroxyphenyl)-$N$-[(4-methoxyphenyl)ethyl]-propenamide、7'-(3',4'-dihydroxyphenyl)-$N$-[(4-methoxyphenyl)-ethyl]propenamide 等酰胺类成分，$\beta$-sitosterol、stigmasterol、$\beta$-sitostenone、stigmasta-4,22-dien-3-one 等类固醇成分，以及 p-hydroxybenzoic acid、p-hydroxybenzaldehyde、vanillic acid、isovanillic acid、ferulic acid、hydroferulic acid、(+)-syringaresinol 等成分[8]。

**药理作用**　**1. 镇痛作用**
辣椒碱具有镇痛抗炎作用，能显著减少醋酸所致小鼠扭体次数，延长小鼠热板致痛反应时间，对鸡蛋清引起的大鼠足跖肿胀有明显的抑制作用[9]。
**2. 抗氧化作用**
辣椒叶多糖提取物具有一定的抗氧化作用。用 0.06mol/L NaCl 洗脱液（LD-0.06）提取的辣椒叶多糖含量为 43.14%，对 $ABTS^+$ 自由基、DPPH 自由基起到的清除效果最好，$IC_{50}$ 值分别为 0.58mg/ml 和 0.60mg/ml，LD-0.06 多糖能显著增强小鼠血清和肝组织中的超氧化物歧化酶（T-SOD）与过氧化氢酶（CAT）活性，降低丙二醛（MDA）的含量，剂量越高，体内抗氧化能力越强[10]。指天椒甲醇提取物的部分馏分具有清除 DPPH 自由基和 $ABTS^+$ 自由基活性[11]。
**3. 抗肿瘤作用**
辣椒碱可抑制小鼠 Lewis 肺癌细胞 LL/2 增殖，且具有浓度依赖性，作用 48 h 后其 $IC_{50}$ 值为 125μmol/L。辣椒碱可显著抑制小鼠 Lewis 肺癌细胞 LL/2 的增殖、迁移并能促进其凋亡，其机制可能是通过线粒体介导的途径诱导肿瘤细胞凋亡[12]。辣椒碱 (25, 50, 75μmol/L) 干预乳腺癌 MCF7 细胞 24 h 后，穿膜细胞数明显减少，迁移率和侵袭率显著降低，且呈浓度依赖效应。辣椒碱能显著抑制乳腺癌 MCF7 细胞的迁移和侵袭能力，其机制可能与下调细胞中 SIRT1 mRNA 和蛋白的表达水平以及 POLD1 mRNA 和 p125 的蛋白表达水平有关[13]。朝天椒甲醇提取物的部分馏分能抑制人口腔癌细胞 Ca9-22 增殖[11]。
**4. 抑菌作用**
辣椒碱单体具有明显的抑菌作用，抑菌效果明显好于二氢辣椒碱单体、降二氢辣椒碱单体和辣椒素。并且辣椒碱单体抑菌效果由大到小依次为金黄色葡萄球菌＞大肠杆菌＞＞铜绿假单胞菌＞白色念珠菌＞黑曲霉菌[14]。
**5. 对心血管系统的作用**
辣椒素 CAP 却对心脑血管系统具有一定的保护作用，它可特异性结合并激活心肌末端 CAP 敏感神经 c 类纤维的瞬时受体电位香草酸亚型 1（TRPV1），促进降钙素基因相关肽（CGRP）释放，从而达到抑制副交感神经和心肌钾等离子通道，改善心功能和发挥调控心血管作用。向大鼠脑干中注射微量 CAP，对大鼠的血压、心率、肾交感神经放电、血管张力均有兴奋作用。通过激活 TRPV1 促进肠系膜上的一些小阻力血管上内皮衍生超级化因子（EDHF）的释放，舒张血管；CAP 还能直接刺激大容量血管中的 TRPV1，使大容量血管扩张，从而使大鼠血压降低[15]。

### 6. 对消化系统的作用

辣椒素 CAP 对胃黏膜的影响依赖于其剂量和应用持续时间，大剂量、持续使用会损伤胃黏膜，引起胃炎、肠炎、腹泻等不良反应，小剂量的 CAP 则可抑制酸分泌，促进胃血流供应、黏液分泌，加快修复损伤的黏膜，从而发挥保护胃黏膜的作用[15]。

### 7. 抗辐射、抗诱变作用

辣椒素对辐射诱导的脂质过氧化具双向作用，低剂量对紫外辐射诱导的脂质过氧化有促进作用，高剂量则可抗氧化。香辛料能保护细胞的 DNA 不受辐射线的破坏，其中辣椒红素预防辐射的功效最为显著。辣椒的水提取液具有抗果蝇由甲基磺酸盐或前诱变剂乙基氨基甲酸盐诱导的幼虫突变的作用[16]。

### 8. 减肥作用

辣椒具有减肥作用。食用一定剂量的辣椒素可通过减少胃酸分泌、减弱胃动力的途径减少食欲、增加饱腹感，同时可通过激活褐色、灰褐色脂肪细胞的途径增加线粒体氧化呼吸活性、促进脂肪酸的氧化并且使能量以热能散失[17]。

### 9. 美容作用

辣椒碱和乙酰胆碱能在 M 胆碱受体部位竞争，阻碍乙酰胆碱与 M 胆碱受体结合，从而阻断神经冲动传递，达到干扰胆碱能神经传递的生理功能。该功能能松弛平滑肌，扩张皮肤血管，改善微循环，进而促进相应区域皮肤细胞的新陈代谢，从而起到美容皮肤的作用[18]。

**附　注**　《中国植物志》英文版已把朝天椒 *Capsicum annuum* var. *conoides* (Mill.) Irish 等多个变种修订为辣椒 *Capsicum annuum* Linn.。朝天椒是在广西天等县特有的土质和气候条件下种植的名优辣椒，曾荣获 1983 年国家外经贸部"优质产品"的称号，被誉为"天下第一辣"，名扬海内外。

**参考文献**

[1] 张晶，佟全胜，石磊岭，等.辣椒的化学成分研究进展 [J].中成药，2009, 31(12):1906-1912.

[2] 陈娜.辣椒叶化学成分及抗氧化活性研究 [D].北京：北京中医药大学，2012.

[3] 王立升，张阳，庞丽，等.HPLC 法测定广西指天椒中三种辣椒碱类物质的含量 [J].广西大学学报（自然科学版），2009, 34(3):332-335.

[4] LIN C L, KANG Y F, LI W J, et al.Secondary metabolites from the unripe fruits of *Capsicum annuum* var. *conoides* [J].Chemistry of Natural Compounds, 2016, 52(6):1145-1146.

[5] CHEN C Y, KAO C L, LI W J, et al.A new dimeric ionone from the unripe fruits of *Capsicum annuum* var. *conoides* [J].Chemistry of Natural Compounds, 2018, 54(3):545-546.

[6] CHEN C Y, KAO C L, YEH H C, et al.A new dimeric sesquiterpenoid from *Capsicum annuum* var. *conoides* [J].Chemistry of Natural Compounds, 2020, 56(2):257-258.

[7] 纪良霞，王立升，乔红运，等.广西指天椒辣椒油树脂成分的 GC-MS 分析 [J].云南化工，2005, 32(3):24-26.

［8］LI H T, KANG Y F, WU H M, et al.Secondary metabolites from the stems of *Capsicum annuum var. conoides*［J］.Chemistry of Natural Compounds, 2015, 51(1):185-186.

［9］许莉妍，朱靖.辣椒碱的抗炎镇痛作用研究［J］.齐齐哈尔医学院学报，2014, 35(7):942-944.

［10］常方照，程宣，李倩，等.辣椒叶多糖抗氧化作用研究［J］.现代生物医学进展，2019, 19(11):2019-2024.

［11］CHEN C Y, YEN C Y, SHEN G M, et al.Antioxidant properties of fractions for unripe fruits of *Capsicum annuum* L. var. *conoides*［J］.Anti-cancer Agents in Medicinal Chemistry, 2018, 17(14): 1971-1977.

［12］高爱琴，柏春玲，李秀英.辣椒碱对小鼠Lewis肺癌细胞LL/2的抗肿瘤作用研究［J］.中国临床药理学杂志，2019, 35(21):2679-2681, 2686.

［13］毛岸云，陈茂剑，覃庆洪，等.辣椒碱通过下调SIRT1表达抑制乳腺癌MCF7细胞的迁移和侵袭［J］.中国实验方剂学杂志，2019, 25(7):94-99.

［14］王梦，赵佩霞，张鹏，等.辣椒碱单体、二氢辣椒碱单体和降二氢辣椒碱单体抑菌效果研究［J］.北京化工大学学报(自然科学版), 2019, 46(3):61-65.

［15］朱翔慧，白长喜，周慧明，等.辣椒素的药理研究进展［J］.中国民族民间医药，2015, 24(18):39-40.

［16］张晶，金莎，董蕊，等.辣椒的药理作用研究进展［J］.中国药房.2010, 21(7): 663-665.

［17］焦丽华，庞广昌.辣椒素类物质的减肥作用机制［J］.食品科学，2013, 34(23):370-374.

［18］赵赫龙，郑大威.辣椒素的皮肤美容作用及其应用的研究［J］.生物技术通报，2009(S1):405-409.

漆大姑

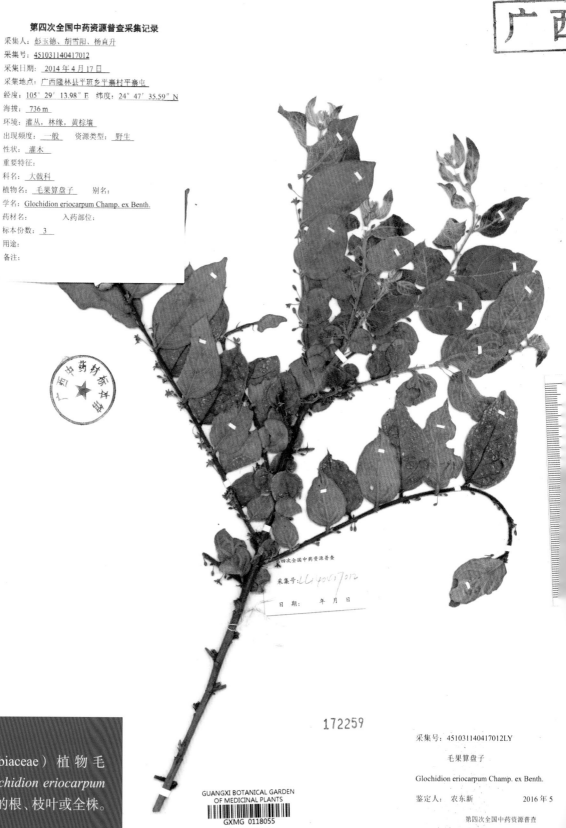

第四次全国中药资源普查采集记录

采集人：彭玉德、胡雪阳、杨贞升

采集号：451031140417012

采集日期：2014 年 4 月 17 日

采集地点：广西隆林县平班乡平嘉村平嘉屯

经度：105°29′13.98″E　纬度：24°47′35.59″N

海拔：736 m

环境：灌丛，林缘，黄棕壤

出现频度：一般　资源类型：野生

性状：灌木

重要特征：

科名：大戟科

植物名：毛果算盘子　别名；

学名：Glochidion eriocarpum Champ. ex Benth.

药材名：　　入药部位：

标本份数：3

用途：

备注：

第四次全国中药资源普查

采集号：LLY0417012

日期：　年月日

172259

GUANGXI BOTANICAL GARDEN
OF MEDICINAL PLANTS

GXMG 0118055

采集号：451031140417012LY

毛果算盘子

Glochidion eriocarpum Champ. ex Benth.

鉴定人：农东新　　　2016 年 5

第四次全国中药资源普查

## 来源

大戟科（Euphorbiaceae）植物毛果算盘子 *Glochidion eriocarpum* Champ. ex Benth. 的根、枝叶或全株。

## 民族名称

【壮族】按末昆（大新），美麻（上思），盘眉（扶绥）。

【瑶族】翻鞭杯旦（金秀）。

【侗族】美斜满（三江）。

## 民 族 应 用

【壮族】药用根、枝叶。根水煎服治胃痛，黄疸型肝炎，产妇流血不止，月经过多，麻疹。枝叶水煎洗患处治过敏性皮炎，漆树过敏，身痒，皮肤湿疹。叶（煅存性）研末敷患处治疗疮溃疡不收口；水煎洗患处治皮肤过敏。全株捣烂调酒敷患处治弹伤。内服用量15~30g；外用适量。

【瑶族】药用根、枝叶、全株。根水煎服治肠炎，腹泻，痢疾，鼻衄；水煎洗患处治漆树过敏；捣烂取汁涂患处治烧烫伤。枝叶水煎洗患处治过敏性皮炎，漆树过敏，身痒，皮肤湿疹。叶水煎洗患处治皮肤过敏。全株水煎服治肠炎，痢疾，黄疸型肝炎，疯狗咬伤（同时用鲜品捣烂敷伤口）；水煎洗患处治皮肤过敏瘙痒，漆树过敏，骨髓炎。内服用量15~30g；外用适量。

**药材性状**　根为不规则的片块，表皮灰棕色，切面棕红色，木质坚实；气无，味微苦涩。茎木质，圆柱形，上部多分枝，直径5~15mm，表面灰棕色，被淡黄色至锈色长柔毛，质坚，不易折断，断面纤维性，灰白色。叶皱缩，黄绿色，叶柄长1~2mm，叶片展平后呈卵状披针形，长3~8cm，宽1.5~3cm，先端渐尖，基部钝或圆形，全缘，两面均被长柔毛。花2~4朵簇生或单生于叶腋；蒴果扁球形。气微，味微苦涩。

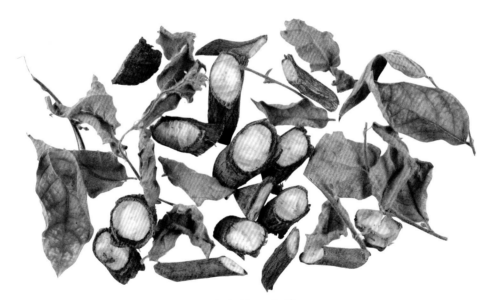

· 漆大姑－全草

**药用源流**　《中华本草》记载其枝叶和根具有清热解毒、祛湿止痒的功效；枝叶主治生漆过敏，稻田皮炎，皮肤瘙痒，荨麻疹，湿疹，烧伤，乳腺炎，急性胃肠炎，痢疾；根主治肠炎，痢疾，牙痛，咽喉炎，乳腺炎，皮肤湿疹，烧伤，白带异常。《广西中药材标准》（第二册）记载其地上部分具有清热利湿、散瘀消肿、解毒止痒的功效；主治生漆过敏，水田皮炎，皮肤瘙痒，荨麻疹，湿疹，剥脱性皮炎，跌打损伤。

| 分类位置 | 种子植物门 | 被子植物亚门 | 双子叶植物纲 | 大戟目 | 大戟科 |
|---|---|---|---|---|---|
| | Spermatophyta | Angiospermae | Dicotyledoneae | Eophorbiales | Euphorbiaceae |

**形态特征**　灌木。小枝密被淡黄色、扩展的长柔毛。叶片纸质，卵形、狭卵形或宽卵形，长 4~8cm，宽 1.5~3.5cm，顶端渐尖或急尖，基部钝、截形或圆形，两面均被长柔毛。花单生或 2~4 朵簇生于叶腋内；雄花萼片 6，雄蕊 3；雌花萼片 6，其中 3 片较狭，两面均被长柔毛；花柱合生呈圆柱状，比子房长 3 倍。蒴果扁球状，具 4~5 条纵沟，密被长柔毛。

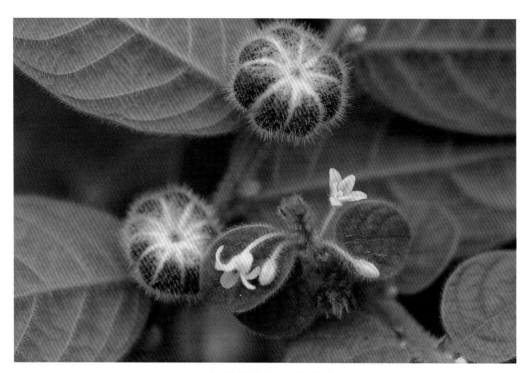

·毛果算盘子 - 花果期

**生境分布**　生于海拔 130~1600m 山坡、山谷灌木丛中或林缘。分布于江苏、福建、台湾、湖南、广东、海南、广西、贵州和云南等。广西全区各地均有分布。

**化学成分**　全株含酚类、脂肪酸类等成分和三萜类化合物。地上部分含没食子酸[1]、没食子酸 -3- 甲基醚（4, 5- 二羟基 -3- 甲氧基苯甲酸）[2]、myristic acid、lauric acid、tetraderyl ester、3β- 三羟基 - 乌苏里 -12- 烯 -24- 羧酸甲酯 -28 羧酸 -12 脂肪烃 -8', 9' 烯醇酯[3]、glochieriosides A–B、glochidone、lup–20(29)–en–3β, 23–diol、lup–20(29)–en–1β, 3β–diol[4]、glochieriol、glochieriosides C–E、glochidonol、glochidiol、lupeol 和 3–*epi*–lupeol[5]、2–β–D–glucopyranosyloxy–4–methoxy–6–hydroxyisovalerophenone[6]。

**药理作用**　1. 抗菌作用
毛果算盘子叶的煎剂对金黄色葡萄球菌、福氏痢疾杆菌、伤寒杆菌、铜绿假单胞菌、溶血性链球菌均有抑制作用，其对幽门螺杆菌具有轻度抑菌作用[7]。

2. 抗肿瘤作用
毛果算盘子地上部分所含成分 oleane 型三萜皂苷化合物对人类癌症细胞株 HL60 和 HCT116 具有显著的细胞毒活性[8]。glochieriosides A 和 glochieriosides B 对人类癌症细胞株 HL60、HT29、MCF7 和 SK–OV3 具有显著的细胞毒活性，glochieriosides A 的 $IC_{50}$ 值分别为 5.5μmol/L、6.8μmol/L、29.1μmol/L、22.7μmol/L，glochieriosides B 的 $IC_{50}$ 值分别为 6.6μmol/L、18.6μmol/L、36.1μmol/L、16.0μmol/L[4]。

**3. 抗炎、抗过敏和止痒作用**

毛果算盘子水提取物外用具有抗急性炎症、抗过敏和止痒作用。毛果算盘子水提取物（生药 1.5g/ml、1.0g/ml、0.5g/ml）外用能减轻二甲苯致小鼠耳郭肿胀，肿胀抑制率分别为 43.7%、36.3%、17.6%；减轻角叉菜胶致大鼠足跖肿胀；抑制 2,4- 二硝基氯苯 DNCB 所致的小鼠迟发型超敏反应，抑制免疫器官脾脏指数，生药 1.5g/ml 浓度时还能抑制小鼠的胸腺指数。毛果算盘子水提取物（生药 1.5g/ml、1.0g/ml、0.5g/ml）能明显抑制豚鼠由组胺引起的皮肤瘙痒，提高耐受磷酸组胺的致痒阈；能明显减少右旋糖酐诱发小鼠瘙痒发作的次数和持续时间[9]。另外，毛果算盘子枝叶水提取物外用对小鼠慢性皮炎—湿疹有较好的改善作用[10]。

**4. 抗氧化作用**

毛果算盘子多糖具有抗氧化活性，其对 OH 自由基的清除率达到 70.62%，对 DPPH 自由基的清除率达到 76.23%[11]。

**5. 镇痛作用**

毛果算盘子水提取物（GEH）具有一定的镇痛作用。高、中、低剂量（12.1g/kg、7.5g/kg、4.7g/kg）GEH 能显著的抑制冰乙酸引起的小鼠毛血管通透性和小鼠疼痛，其中疼痛抑制率分别为 36.77%、43.87%、40.00%，并且高剂量 GEH 在 30 min、60 min、90 min 时可显著延长小鼠热疼痛的痛阈值[12]。

**附　　注**　毛果算盘子与算盘子［*Glochidion puberum* (Linn.) Hutch.］的药材形态相似，可通过对两者根、茎、叶及粉末显微特征将两者区分[13]。

**参考文献**

［1］刘布鸣，陈荣光，韦汝武，等 . 漆大姑中没食子酸的分离鉴定与薄层色谱鉴别［J］. 广西科学，1999, 6(3):203-204.

［2］刘布鸣，陈荣光，蔡全玲 . 漆大姑化学成分的初步研究［J］. 广西中医药，2000, 23(1):52-54.

［3］曹东东 . 漆大姑化学成分的研究［D］. 吉林：长春中医药大学，2008.

［4］KIEM P V, THU V K, YEN P H, et al.New triterpenoid saponins from *Glochidion eriocarpum* and their cytotoxic activity［J］.Chemical and Pharmaceutical Bulletin, 2009, 57(1):102-105.

［5］THU V K, KIEM P V, YEN P H, et al.Triterpenoids from aerial parts of *Glochidion eriocarpum*［J］.Natural Product Communications, 2010, 5(3):361-364.

［6］WANG Y M, ZHU H T, WANG D, et al.ChemInform abstract:a new phloroglucinol glucoside from the whole plants of *Glochidion eriocarpum*［J］.ChemInform, 2014, 35(2):631-634.

［7］张煜，王彦峰 . 广西常用中草药、壮药抗幽门螺杆菌作用的筛选研究［J］. 中国民族民间医药，2008, 10:19-20, 44.

［8］NHIEM N X, THU V K, VAN K P, et al.Cytotoxic oleane-type triterpene saponins from *Glochidion eriocarpum*［J］.Archives of Pharmacal Research, 2012, 35(1):19-26.

［9］阮毅铭，彭伟文，梅全喜，等 . 漆大姑抗炎、抗过敏和止痒作用研究［J］. 中药药理与临床，2017, 33(5):108-111.

［10］阮毅铭，梅全喜，关健缨，等 . 漆大姑水提取物外用对慢性皮炎－湿疹模型小鼠的改善作用研究［J］. 中国药房，2018, 29(11):1536-1541.

［11］李默 . 毛果算盘子多糖的结构表征及生物活性初探［D］. 北京：中央民族大学，2020.

［12］覃日宏，黄红泓，柳贤福，等 . 毛果算盘子水提取物急性毒性实验及抗炎镇痛作用的研究［J］. 华西药学杂志，2019, 34(6):650-653.

［13］韦松基，陈建霞，韩剑平 . 毛果算盘子与算盘子的显微鉴别［J］. 广西中医药，2007, 30(1):59-60.

# 翠云草

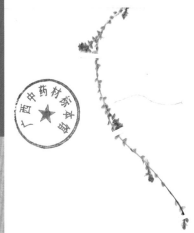

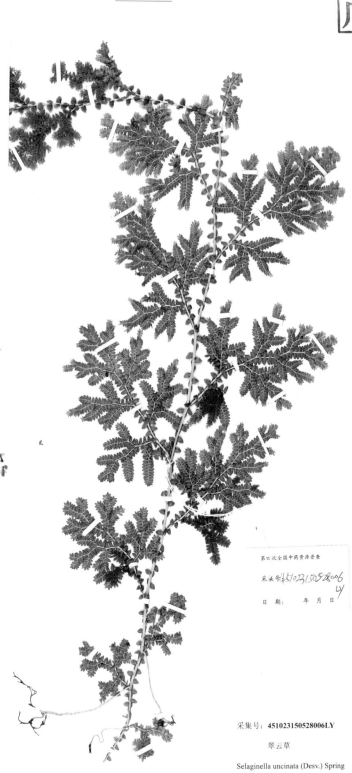

第四次全国中药资源普查采集记录

采集人：吕惠珍、黄宝优、莫连兰、黄美荣

采集号：451023150528006LY

采集日期：20150528

采集地点：广西平果县旧城镇坡那村百布屯

经度：E____ 纬度：N____

海拔：____ m

环境：灌丛，林缘，石灰土

出现频度：一般　资源类型：野生

性状：草本

重要特征：

科名：卷柏科

植物名：翠云草　别名：

学名：

药材名：　　　入药部位：

标本份数：5

用途：

备注：

0231225

GUANGXI BOTANICAL GARDEN
OF MEDICINAL PLANTS

GXMG 0177691

采集号：451023150528006LY

翠云草

Selaginella uncinata (Desv.) Spring

鉴定人：吕惠珍　　　20170321

第四次全国中药资源普查

## 来源

卷柏科（Selaginellaceae）植物翠云草
*Selaginella uncinata* (Desv.) Spring 的全草。

## 民族名称

【壮族】翠云草（龙州），归尾（隆林）。

【瑶族】抵柏美（金秀），棵归肌（都安）。

【苗族】肖（融水）。

## 民 族 应 用

【壮族】药用全草。捣烂敷伤口周围治毒蛇咬伤。

【瑶族】药用全草。水煎服治咳嗽，肺结核，百日咳，胃痛；水煎服或浸酒服治风湿骨痛；水煎洗患处治湿疹，与米饭少许捣烂敷患处治竹木刺入肉不出；捣烂敷患处治骨折。

【苗族】药用全草。水煎服治胃出血；研粉敷患处治外伤出血。

内服用量 9~30g；外用适量。

**药材性状**　全草多卷缩，长 20~50cm。茎纤细，直径约 1mm，有纵棱，淡黄色或黄绿色，节上常具细长的不定根；主茎上的叶最大，疏生，斜椭圆形，长 3~4mm，宽约 2mm，全缘。小枝互生，其上作羽状或叉状分枝；分枝上的叶密生，二形，展平可见背腹各 2 列，中叶（腹叶）小，长卵形，全缘，侧叶（背叶）作羽状排列，卵状椭圆形，全缘，黄绿色。有时可见孢子囊穗生于枝端，长约 1cm。质较柔软。气微，味淡。

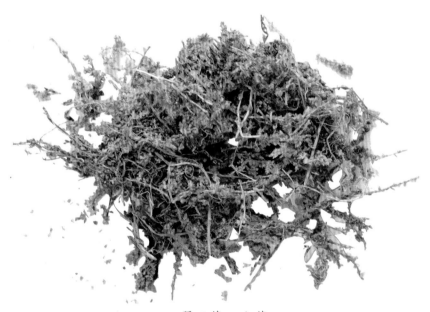

·翠云草·－全草

**药用源流**　翠云草的药用始载于《百草镜》。《本草纲目拾遗》云："翠羽草，一名翠云草、孔雀花、神锦花、鹤羽草、凤尾草。其草独茎成瓣，细叶攒簇，叶上有翠斑。"《植物名实图考》云："翠云草，生山石间，绿茎小叶，青翠可爱……江西土医谓之龙须，滇南谓之剑柏，皆云能舒经络。"并附有图绘。上述所述即为今之翠云草。《广西中药材标准》（1990 年版）记载其具有清热利湿、解毒、消痰、止血、止咳的功效；主治黄疸，痢疾，水肿，风湿痹痛，咳嗽吐血，喉痛，痔漏，烫伤，外伤出血。

| 分类位置 | 蕨类植物门 | 石松纲 | 卷柏目 | 卷柏科 |
|---|---|---|---|---|
| | Pteridophyta | Lycopodiinae | Selaginellales | Selaginellaceae |

**形态特征** 主茎先直立而后攀援状，无横走地下茎。根托只生于主茎的下部或沿主茎断续着生。叶全部交互排列，二形，草质，具虹彩，边缘全缘，明显具白边，主茎上的叶二形，绿色。腋叶边缘全缘，基部不呈耳状，近心形。孢子叶穗紧密，四棱柱形，单生于小枝末端；孢子叶一形，卵状三角形，边缘全缘，具白边，先端渐尖，龙骨状；大孢子叶分布于孢子叶穗下部的下侧或中部的下侧或上部的下侧；大孢子灰白色或暗褐色；小孢子淡黄色。

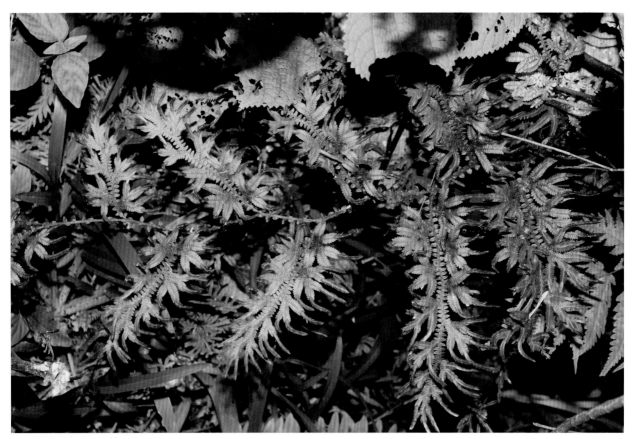

·翠云草－孢子叶

**生境分布** 生于海拔1200m以下的林下。中国特有，其他国家也有栽培。分布于安徽、重庆、福建、广东、广西、贵州、湖北、湖南、江西、陕西、四川、香港、云南、浙江等。广西主要分布在柳江、桂林、龙胜、藤县、桂平、靖西、那坡、凌云、南丹、凤山、罗城、宜州、龙州、大新等。

**化学成分** 全草含有2, 3, 2", 3"- 四氢穗花杉双黄酮、2", 3"- 二氢穗花杉双黄酮、2, 3, 2", 3"- 四氢罗波斯塔双黄酮、2, 3- 二氢穗花杉双黄酮、2", 3"- 二氢罗波斯塔双黄酮、穗花杉双黄酮、2, 3- 二氢罗波斯塔双黄酮、2", 3"- 二氢 -3'- 羟基罗波斯塔双黄酮、2, 3, 2", 3"- 四氢穗花杉双黄酮 -7- 甲醚、2", 3"- 二氢穗花杉双黄酮 -4'- 甲醚、2, 3- 二氢穗花杉双黄酮 -4'- 甲醚、白果黄素（穗花杉双黄酮 -4'- 甲醚）、罗波斯塔双黄酮 -4'- 甲醚、2, 3, 2", 3"- 四氢扁柏双黄酮 -7"- 甲醚[1]、(2S, 2"S)uncinatabiflavone C-7-methyl ether、(2S) 2, 3-dihydro-5, 5", 7, 7", 4'-pentahydroxy-6, 6"-dimethyl-［3' -O-4"'］-biflavone、(2"S)2", 3"-dihydroamentoflavone、7, 7"-di-O-methylrobustaflavone、sotetsuflavone、chrysocauloflavone I、delicaflavone、robustaflavone-7-methyl ether、2", 3"-dihydrorobustaflavone-7, 4'-dimethyl ether[2]、4'-

甲氧基穗花杉双黄酮、2, 3- 二氢 -4'- 甲氧基穗花杉双黄酮、2, 3, 2", 3"- 四氢 -4'- 甲氧基罗波斯塔双黄酮[3]、翠云草双黄酮[4]等双黄酮类成分，以及滨蓟黄苷、印度荆芥苷、芹菜素 -6-$C$-$\alpha$-L- 吡喃阿拉伯糖 -8-$C$-$\beta$-D- 吡喃葡萄糖苷、芹菜素 -6-$C$-$\beta$-D- 吡喃葡萄糖 -8-$C$-$\alpha$-L- 吡喃阿拉伯糖苷、芹菜素 -7-$O$-$\beta$-D- 吡喃葡萄糖苷[3]、翠云草黄酮 G[5]、uncinoside A–B[6]等黄酮类成分。翠云草全草的 60% 乙醇提取物含酸酯类成分 (10$E$, 12$Z$, 14$E$)-9, 16- 二羰基 -10, 12, 14- 三烯 - 十八碳酸、金色酰胺醇乙酸酯、(2$E$)-2- 壬烯二酸、软脂酸单甘油酯及 $\beta$- 谷甾醇[7]、阿魏酸棕榈酸 -16- 醇酯、对羟基桂皮酸、对羟基苯乙酮、香草醛、香草酸、丁香酸、对羟基苯甲酸[8]以及植酮、十五烷酮、角鲨烯、罗汉柏烯、棕榈酸、十四酸、亚油酸、二十八烷、正二十九烷、壬醛、叶绿醇、美雌醇、异植物醇等挥发油成分[9]。

**药理作用**　1. 平喘作用

翠云草水提取物具有较强的祛痰、止咳作用。翠云草水提取液 (SUAE) 中、高剂量组可显著增加小鼠气管酚红排泌量和延长豚鼠咳嗽的潜伏期，明显减少浓氨水引起的咳嗽次数和减少枸橼酸刺激后 5min 内豚鼠的咳嗽次数[10]。翠云草黄酮类化合物可降低大鼠血清 IFN-$\gamma$、TNF-$\alpha$ 和 IL-6 水平，并提高 IL-4、IL-10 和 IL-13 水平；能显著抑制大鼠血清中总 IgE 和卵清蛋白特异性 IgE 水平，能抑制大鼠肺组织的 Eotaxin 阳性表达；能显著增加哮喘大鼠肺组织中 T2R10 的表达，并降低 IP3R1、Orai1、NFATc1 和 c-Myc 的表达。说明翠云草黄酮类化合物可有效减弱哮喘大鼠模型的肺组织病变程度，抑制炎症介质和炎症趋化因子的表达[11]。

2. 抗病毒作用

翠云草所含 uncinoside A、uncinoside B，具有明显的抗呼吸道融合瘤病毒 (RSV) 的作用以及中等强度的抗 3 型副流感病毒 (PIV3) 的作用[12]。翠云草乙酸乙酯部位具有较强的抗病毒活性，抗 HSV-1 病毒的 IC$_{50}$ 为 12μg/ml，SI 为 8.3，抗 Cox B3 病毒的 IC$_{50}$ 为 6.25μg/ml，SI 为 20[13]。

3. 抗肿瘤作用

翠云草总黄酮作用于人结肠癌 HT29 细胞，可以在 mRNA 水平上抑制 COX-2 的表达，且呈量效关系[14]。翠云草总黄酮可通过下调 Circ-0009910 的表达从而促进胃癌细胞凋亡，抑制细胞增殖，以及降低糖酵解水平[15]。翠云草总黄酮对肺癌 A549 细胞和 H460 细胞的生长增殖、周期进程具有抑制作用，可能是其降低 ERK 通路的活性来实现抑制作用[16]。

4. 抗缺氧作用

翠云草所含化合物 uncinatabiflavone C、uncinatabiflavone D 具有抗缺氧作用[17]。

5. 抗氧化作用

翠云草挥发油成分具有一定的抗氧化活性，DPPH 自由基清除的 IC$_{50}$ 值为 0.76mg/ml，铁离子还原能力的 FRAP 值为 0.86mmol/L，金属离子螯合作用的 EC$_{50}$ 值为 0.71mg/ml[9]。

6. 抗菌作用

翠云草挥发油成分具有一定的抗菌活性，对粪肠球菌、化脓棒状杆菌、大肠杆菌和铜绿假单胞菌则具有较好的抗菌活性。其中对粪肠球菌的 MIC 值为 5μl/ml，MBC 值为 10μl/ml；对化脓棒状杆菌的 MIC 值为 10μl/ml，MBC 值为 20μl/ml[9]。

7. 抗肾纤维化作用

翠云草具有抑制肾纤维化的作用。翠云草可下调单侧输尿管梗阻（UUO）大鼠肾组织 $\alpha$ - 平滑肌肌动蛋白（$\alpha$-SMA）、转化生长因子 $\beta$1（TGF-$\beta$1）和单核细胞趋化蛋白 1（MCP-1）的水平，减少炎症细胞浸润，抑制肾纤维化进展[18]。

**参考文献**

[1] 肖凌，陈莹，张飞，等.翠云草双黄酮类化学成分研究[J].药物分析杂志，2018，38(12):2093-2103.

[2] 杨利君.翠云草中双黄酮类成分的分离及降糖活性研究[D].太原:山西医科大学，2019.

[3] 易美玲，盛习锋，徐康平，等.翠云草中黄酮类成分的研究[J].中国中药杂志，2015，40(15):3005-3008.

[4] 邹辉，徐康平，易美玲，等.翠云草中1个新的双黄酮类化合物[J].中草药，2016，47(9):1477-1479.

[5] 邹辉，盛习锋，谭桂山，徐康平.翠云草中1个新的芳基黄酮[J].中国中药杂志，2016，41(15):2830-2832.

[6] MA L Y, WEI F, MA S C, et al.Two new chromone glycosides from *Selaginella uncinata*[J]. Chinese Chemical Letters, 2002, 13(8):748-751.

[7] 郑俊霞，郑扬，张磊，等.翠云草中酸酯类成分研究[J].中成药，2013，35(4):750-753.

[8] 郑俊霞，王乃利，陈海峰，等.翠云草中酚性成分的分离与鉴定[J].中国药物化学杂志，2007，17(5):302-305.

[9] 雷杰，黎维维，欧阳陈琳，等.翠云草挥发油成分分析、抗氧化及抗菌效果[J].食品工业科技，2020，41(17):269-273，291.

[10] 乔家法，俞冰.翠云草水提取液的祛痰止咳作用研究[J].浙江中医药大学学报，2012，36(5):563-565.

[11] 王岚，吴琳，宋春涵，等.翠云草黄酮类化合物对哮喘大鼠模型中卵清蛋白诱导的气道炎症的改善作用[J].基因组学与应用生物学，2020，39(6):2806-2812.

[12] MA L Y, MA S C, WEI F, et al.Uncinoside A and B, two new antiviral chromone glycosides from *Selaginella uncinata*[J].Chemical and Pharmaceutical Bulletin, 2003, 51(11):1264-1267.

[13] 江海燕，吴思超，朱家杰，等.几种瑶药的体外抗病毒活性初步研究[J].暨南大学学报(自然科学版)，2008，29(5):500-504.

[14] 孙颖桢，陈科力，刘震.翠云草总黄酮对结肠癌HT29细胞COX-2 mRNA表达的抑制作用[J].中国药师，2010，13(2):163-164，168.

[15] 张建海，俞建洪.翠云草总黄酮对胃癌细胞增殖、凋亡及糖酵解水平的影响[J].世界华人消化杂志，2020，28，29(22):1121-1127.

[16] 舒姮，毛知娟，杨勇，等.翠云草总黄酮对肺癌细胞生长的抑制作用[J].中药与临床，2019，10(1):27-29.

[17] ZHENG J X, WANG N L, LIU H W, et al.Four new biflavonoids from *Selaginella uncinata* andtheir[J].Journal of Asian Natural Products Research, 2008, 10(10):945-952.

[18] 徐剑，袁红伶，倪凯，等.翠云草对单侧输尿管梗阻大鼠肾间质纤维化抑制作用研究[J].上海交通大学学报(医学版)，2016，36(12):1689-1696.

广西

十五画

横经席

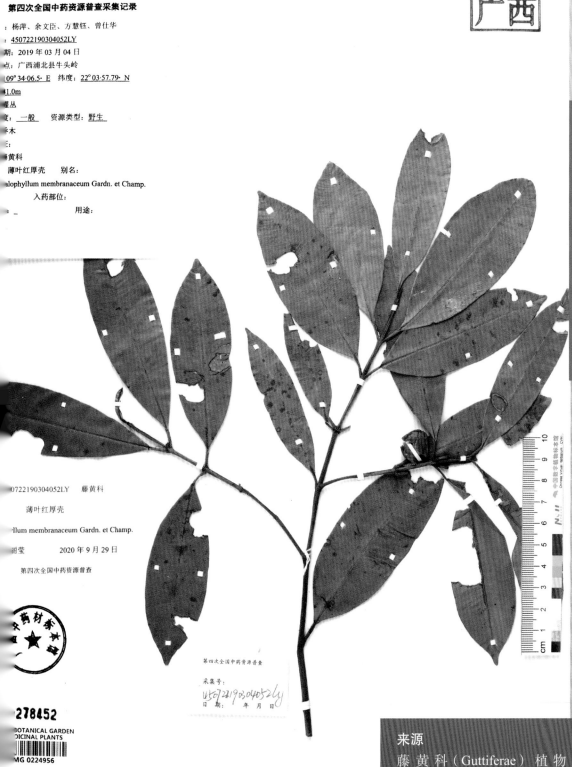

**来源**

藤黄科（Guttiferae）植物薄叶红厚壳
*Calophyllum membranaceum* Gardn. & Champ.
的根、全株。

**民族名称**

【壮族】万年梢（上思），芒满邑。
【瑶族】独脚风，独凿崩。

## 民 族 应 用

【壮族】药用根、全株。根捣烂敷患处治骨折。全株治跌打损伤，风湿骨痛，腰痛，惊风，黄疸，痛经，月经不调。

【瑶族】药用全株。水煎服治风湿骨痛，肾虚腰痛，黄疸型肝炎，产后风，痛经，闭经，月经不调，贫血，小儿惊风，脑血栓，跌打损伤，骨折，破伤风。

内服用量15~30g；外用适量。

**药材性状** 主根呈长圆锥形或圆柱形，粗细不等，表面棕色至淡棕红色，有细纵皱纹，栓皮脱落处呈棕红色。茎圆柱形，表面灰绿色至灰褐色。幼枝四棱形。有翅，黄绿色。单叶对生，长圆形或披针形，长6~12cm，宽1.5~4cm，黄绿色至灰绿色，两面有光泽，无毛，顶端渐尖，急尖或尾状渐尖，基部楔形，边缘全缘，微反卷，中脉两面凸起，侧脉多而细密，排列整齐，与中脉近垂直。有时可见核果生于叶腋，长圆形，直径约8mm。根、茎质坚硬，难折断，断面纤维性。气微，味苦、涩。

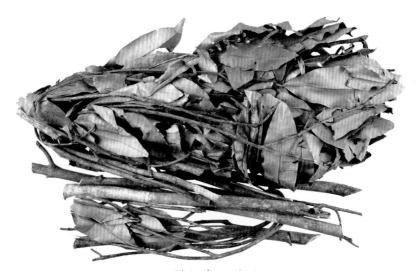

· 横经席－茎叶

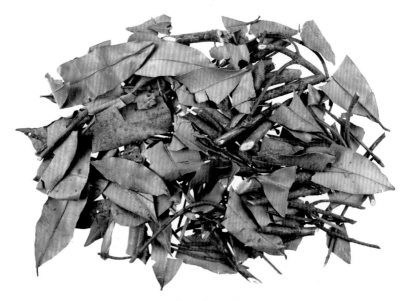

· 横经席－茎叶

**药用源流** 《中华本草》记载其根具有祛风湿、强筋骨、活血止痛的功效；主治风湿证，肾虚腰痛，月经不调，痛经，跌打损伤。其叶具有止血的功效；主治外伤出血。《广西壮族自治区壮药质量标准　第一卷》（2008年版）记载其全株具有通龙路火路、祛风毒、除湿毒、补肾的功效；主治跌打损伤，风湿骨痛，腰痛，惊风，黄疸，痛经，月经不调。

| 分类位置 | 种子植物门 | 被子植物亚门 | 双子叶植物纲 | 金丝桃目 | 藤黄科 |
|---|---|---|---|---|---|
| | Spermatophyta | Angiospermae | Dicotyledoneae | Guttiferales | Guttifera |

**形态特征** 灌木至小乔木。幼枝具明显狭翅。叶薄革质，长圆形或长圆状披针形，顶端渐尖、急尖或尾状渐尖，基部楔形，边缘反卷。聚伞花序腋生，长2.5~3cm；花两性，白色略带浅红；花梗无毛；花萼裂片4枚，外方2枚较小，内方2枚较大；花瓣4，等大；雄蕊多数，花丝基部合生成4束；子房卵球形，柱头钻状。果卵状长圆球形，顶端具短尖头，成熟时黄色。

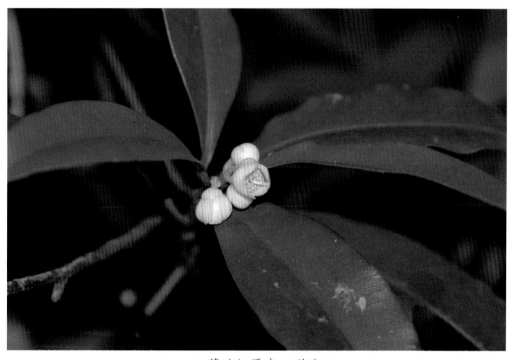

· 薄叶红厚壳 – 花期

**生境分布** 多生于海拔200~1000m山地的疏林或密林中。分布于广东南部、海南、广西南部及沿海部分地区。广西主要分布在南宁、横县、梧州、防城、上思、浦北、玉林、陆川、博白、德保、昭平、金秀等。

**化学成分** 茎叶含有木栓酮、$\beta$-谷甾醇、海棠果醇、异海棠果酸、穗花杉双黄酮、海棠果酸[1]、2,6-dihydroxy-1,7-dimethoxyxanthone、3,4-dihydroxyxanthone[2]、calophymembransides D-F[3]、calopolyanic acid methylester、isopinetoric acid methyl ester、calophylixanthones A-B、calophymembranside C、apetalic acid、isopinetoric acid Ⅲ、pinetoric acid Ⅲ、4-hydroxyxanthone、2,7-dihydroxyxanthone、2,5-dihydroxyxanthone、1-methoxy-7-hydroxyxanthone、2-hydroxy-1-methoxyxanthone、1,3,5-trihydroxyxanthone、1,2-dimethoxyxanthone、2-hydroxy-1,8-dimethoxyxanthone、7-hydroxy-1,

2-dimethoxyxanthone、1, 2, 8-trimethoxyxanthone[4]。根含木栓酮、木栓醇、海棠果醇、3, 4-二羟基苯甲酸、穗花杉双黄酮、7-羟基香豆素、紫花前胡苷、紫花前胡苷元[5]、1-hydroxy-7-methoxyxanthon、nigrolineaxanthone W、pyranojacareubin[6]。1, 7-二羟基-3-甲氧基呫吨酮、1, 5, 6-三羟基呫吨酮、1, 3, 6-三羟基-5-甲氧基呫吨酮、1, 3, 7-三羟基呫吨酮、1-羟基-6, 7-二甲氧基呫吨酮、3, 5-二羟基呫吨酮、4-羟基-3-甲氧基呫吨酮、1, 2-二甲氧基呫吨酮、1, 3, 5-三羟基呫吨酮、pyranojacareubin、1, 4, 5-三羟基呫吨酮[7]。此处还含有 brasixanthone F、brasilixanthone B、gracilixanthone、isoapetalic Acid、rheediachromenoxanthone、dehydrocycloguanandin、2-hydroxy-1-methoxyxanthone、2-methoxy-3-hydroxyxanthone[8]。

**药理作用**　1. 抗肿瘤作用

薄叶红厚壳全株所含异海棠果酸对肝癌细胞和肺癌细胞具有选择性细胞毒性，$IC_{50}$ 值分别为 9.074μg/ml 和 6.372μg/ml[1]。

2. 抗炎、镇痛作用

薄叶红厚壳具有显著的抗炎镇痛作用，且其急性毒性小。其生药提取液能抑制二甲苯所致小鼠耳郭肿胀、角叉菜胶引起的大鼠足趾肿胀和醋酸所致小鼠腹腔毛细血管通透性增加。其还能减少醋酸所致小鼠扭体次数，明显提高小鼠的痛阈值[9]。

**参考文献**

［1］陈光英，韩长日，宋小平，等.薄叶红厚壳叶化学成分研究（Ⅰ）［J］.林产化学与工业，2003，23(2):73-76.

［2］ZOU J, JIN D Z, CHEN W L, et al.Selective cyclooxygenase-2 inhibitors from *Calophyllum membranaceum*［J］.Journal of Natural Products, 2005, 68(10):1514-1518.

［3］ZHU L J, YI S, LI X, et al.C-glycosides from the stems of *Calophyllum membranaceum*［J］. Journal of Asian Natural Products Research, 2018, 20(1):49-54.

［4］MING M, ZHANG X, CHEN H F, et al.RXRα transcriptional inhibitors from the stems of *Calophyllum membranaceum*［J］.Fitoterapia, 2016, 108:66-72.

［5］陈光英，吴晓鹏，戴春燕，等.薄叶红厚壳根的化学成分研究（Ⅰ）［J］.中山大学学报（自然科学版），2009，48(4):52-56.

［6］赵军，蒋宗林，虞俊，等.薄叶红厚壳根的化学成分研究［J］.海南师范大学学报（自然科学版），2009，22(1):39-41.

［7］虞俊，宋鑫明，陈光英，等.薄叶红厚壳根的呫吨酮成分（英文）［J］.中国天然药物，2010，8(6):433-435.

［8］CHEN G Y, ZHAO J, HAN C R, et al.Xanthones from the roots of *Calophyllum membranaceum*［J］. Chemistry of Natural Compounds, 2011, 46(6):976-978.

［9］韦健全，罗莹，黄健，等.横经席抗炎镇痛作用及急性毒性的实验研究［J］.时珍国医国药，2012，23(3):639-641.

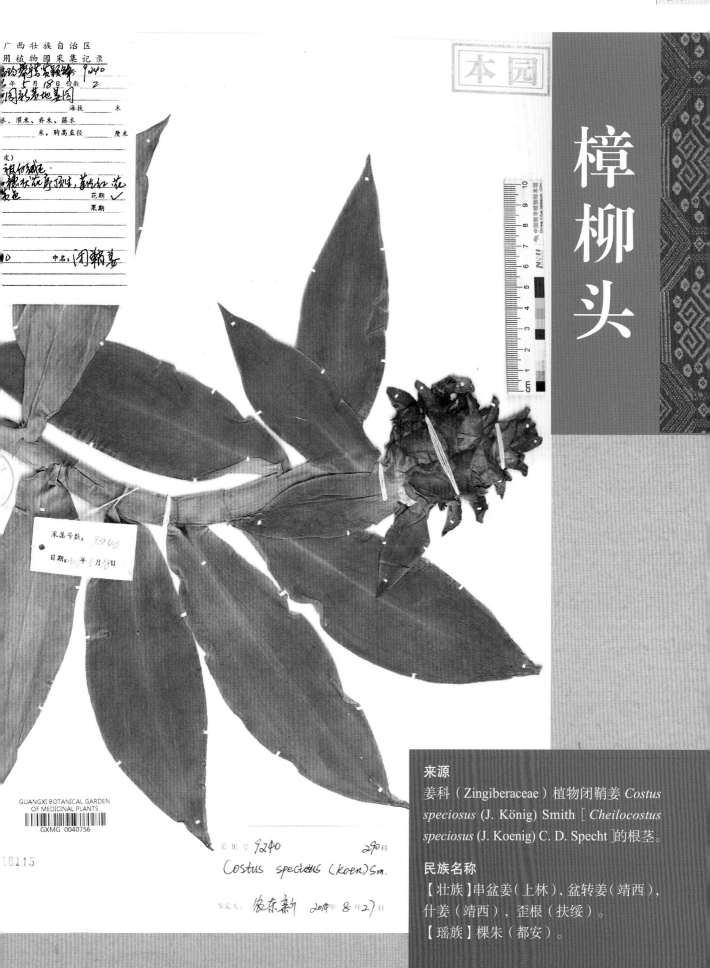

樟柳头

采集号 9240　　　290科

Costus speciosus (koen) Sm.

鉴定人 农东新　2019年 8月27日

## 来源

姜科（Zingiberaceae）植物闭鞘姜 *Costus speciosus* (J. König) Smith ［*Cheilocostus speciosus* (J. Koenig) C. D. Specht］的根茎。

## 民族名称

【壮族】串盆姜（上林），盆转姜（靖西），什姜（靖西），歪根（扶绥）。

【瑶族】棵朱（都安）。

## 民 族 应 用

【壮族】药用根茎。水煎服治胃气痛；与鸡肉煎服治阳痿，禁口痢；还可用于治疗肾炎水肿，尿路感染，淋证，白浊，痈肿恶疮。

【瑶族】药用根茎。加食盐少许共捣烂敷患处治骨折。

内服用量 9~30g；外用适量。

**药材性状**　根茎呈指状分枝，表面浅黄棕色，具明显的环节，节上有鳞片样叶柄残基，并有根和干瘪的须根，纵切面淡灰黄色；饮片为不规则片状，直径 3.5~6cm，厚 2~3mm，外皮棕褐色，具纵皱，有须根及圆点状的根痕和环节；断面淡灰黄色，粗糙，有深棕黄色环及点状凸起的维管束。气微，味酸、辣。

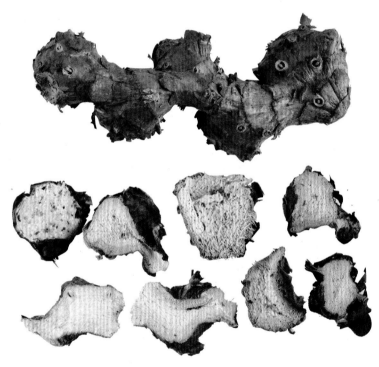

· 樟柳头－根茎

**药用源流**　《生草药性备药》载："樟柳头味酸辛，性寒，有大毒。治水肿，消痈肿、恶疮，落胎。杀虫白者良；赤者不可服，误食杀人。洗风痰最妙。又名商陆。"《全国中草药汇编》（第二版　下册）记载其具有利水消肿、解毒止痒的功效；主治百日咳，肾炎水肿，尿路感染，肝硬化腹水，荨麻疹，中耳炎等。

| **分类位置** | 种子植物门 | 被子植物亚门 | 单子叶植物纲 | 姜目 | 姜科 |
|---|---|---|---|---|---|
| | Spermatophyta | Angiospermae | Monocotyledoneae | Zingiberales | Zingiberaceae |

**形态特征**　多年生草本。叶片长圆形或披针形，叶背密被绢毛。穗状花序顶生；苞片被短柔毛，具增厚及稍锐利的短尖头；花萼革质，3 裂；花冠裂片长圆状椭圆形，白色或顶部红色；唇瓣宽喇叭形，纯白色，顶端具裂齿及皱波状；雄蕊花瓣状，上面被短柔毛，白色，基部橙黄。蒴果。

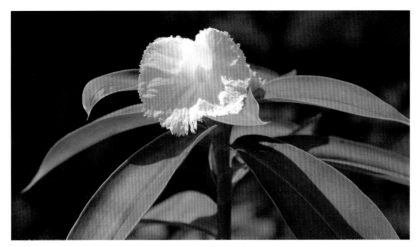

· 闭鞘姜 – 花期

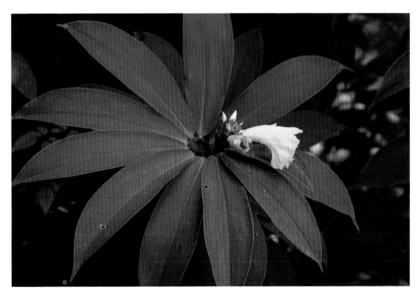

· 闭鞘姜 – 植株

**生境分布**　生于海拔 1700m 以下的疏林下、山谷荫湿地、路边草丛、荒坡、水沟边。产于台湾、广东、广西、云南等。广西主要分布在南宁、上林、梧州、苍梧、岑溪、防城、平南、桂平、北流、田东、平果、贺州、龙州等。

**化学成分**　地下部分含薯蓣皂苷元 3-$O$-$β$-D- 吡喃葡糖基 $(1 \rightarrow 3)$-$β$-D- 吡喃葡糖苷、薯蓣皂苷前皂苷元 –B、薯蓣皂苷、纤细薯蓣皂苷、甲基原薯蓣皂苷等[1]。根茎含薯蓣皂苷元、薯蓣次苷 B、薯蓣皂苷元酮、环阿尔廷醇、25- 烯 – 环阿尔廷醇、二十八烷酸[2]，以及三十烷酸、谷甾醇等[3]。花含黄酮类化合物芦丁、槲皮苷和槲皮素[4]。种子含 $β$- 谷甾醇 –$β$-D- 葡萄糖苷、薯蓣皂苷前皂苷元 –A、薯蓣皂苷前皂苷元 –B、薯蓣皂苷、纤细薯蓣皂苷、甲基原薯蓣皂苷、原薯蓣皂苷等[5]。

**药理作用**　1. 对生殖系统的影响

闭鞘姜根茎乙醇提取物能增加非妊娠大鼠子宫自发性收缩，收缩的幅度和频率随着基础张力的增加而显著增加，其作用可被 L 型钙通道或肌球蛋白轻链激酶（MLCK）阻断，而不被雌激素受体抑制剂氟维司群（fulvestrant）阻断，提示闭鞘姜根茎提取物可能是有效的子宫兴奋剂[6]。

## 2. 抗炎、解热及镇痛作用

闭鞘姜根茎乙醇提取物 800mg/kg 剂量给药可显著抑制角叉菜胶致大鼠足肿胀，400mg/kg 和 800mg/kg 剂量给药可显著抑制大鼠棉球肉芽肿形成，但其解热作用较小，仅在 800mg/kg 剂量下观察到对酵母致大鼠发热具有解热作用[7]。甩尾实验证实闭鞘姜茎皮乙醇提取物具有显著的中枢镇痛作用，但作用弱于硫酸吗啡[8]。

## 3. 保肝作用

闭鞘姜根茎甲醇提取物高、低剂量组（100mg/kg BW，50mg/kg BW）均可逆转由四氯化碳引起的小鼠肝功指标酶（AST、ALT、ALP）上升，高剂量组的逆转作用更为显著，与水飞蓟素的作用相当[9]。

## 4. 降血糖、降血脂作用

四氧嘧啶诱导的糖尿病大鼠经口饲喂高、低剂量组（450mg/kg BW，300mg/kg BW）的闭鞘姜根茎乙醇提取物，其糖原生成作用升高，糖异生作用下降，血脂总量、胆固醇和三酰甘油含量降低，提示闭鞘姜具有降血糖和降血脂作用[10]。

## 5. 抑菌作用

闭鞘姜根茎水提取物对金黄色葡萄球菌具有一定的抑菌活性[11]。

**参考文献**

［1］吉力，潘炯光.闭鞘姜中的螺甾烷醇和呋甾烷醇苷类成分［J］.国外医学（中医中药分册），1997, 19(1):48.

［2］乔春峰，李秋文，董辉，等.闭鞘姜属两种植物的化学成分研究［J］.中国中药杂志，2002, 27(2):123-125.

［3］GUPTA M M, VERMA R K, AKHILA A. Oxo acids and branched fatty acid esters from rhizomes of *Costus speciousus*［J］.Phytochemistry, 1986, 25(8):1899-1902.

［4］CHANG Y Q, TAN S N, YONG J W H, et al.Surfactant-assisted pressurized liquid extraction for determination of flavonoids from *Costus speciosus* by micellar electrokinetic chromatography［J］. Journal of Separation Science, 2011, 34(4):462-468.

［5］SINGH S B, THAKUR R S.Saponins from the seeds of *Costus speciosus*［J］.Journal of Natural Products, 1980, 40(3):667-671.

［6］LIJUAN W, KUPITTAYANANT P, CHUDAPONGSE N, et al.The effects of wild ginger ［*Costus speciosus* (Koen) Smith］ rhizome extract and diosgenin on rat uterine contractions［J］. Reproductive Sciences, 2011, 18(6):516-524.

［7］KRISHNANKUTTY B, KURMAR S G, THOMAS D.Anti-inflammatory and antipyretic properties of the rhizome of *Costus speciosus* (Koen.) Sm.［J］.Journal of Basic and Clinical Pharmacy, 2010, 1(3):177-181.

［8］BHATTACHARYA S, NAGAICH U.Assessment of anti-nociceptive efficacy of *Costus speciosus* rhizome in Swiss albino mice［J］.Journal of Advanced Pharmaceutical Technology & Research, 2010, 1(1):34-40.

［9］BHUYAN B, ZAMAN K.Evaluation of hepatoprotactive activity of rhizomes of *Costus speciosus* (J. Konig) Smith［J］.Pharmacologyonline, 2008, 3:119-126.

［10］BAVARVA J H, NARASIMHACHARYA A V R L. Antihyperglycemic and hypolipidemic effects of *Costus speciosus* in alloxan induced diabetic rats［J］. Phytotherapy Research, 2008, 22:620-626.

［11］SARAF A.Phytochemical and antimicrobial studies of medicinal plant *Costus speciosus* (Koen.)［J］. E-Journal of Chemistry, 2010, 7(S1):S405-S413.

广西

墨旱莲

| 采集号： 451029121015009 | 238. 菊科 | Asteraceae |
| (Compositae) | | |

鳢肠
Eclipta prostrata (L.) L.

鉴定人：严克俭　　　鉴定时间：2013 年 05 月 13 日

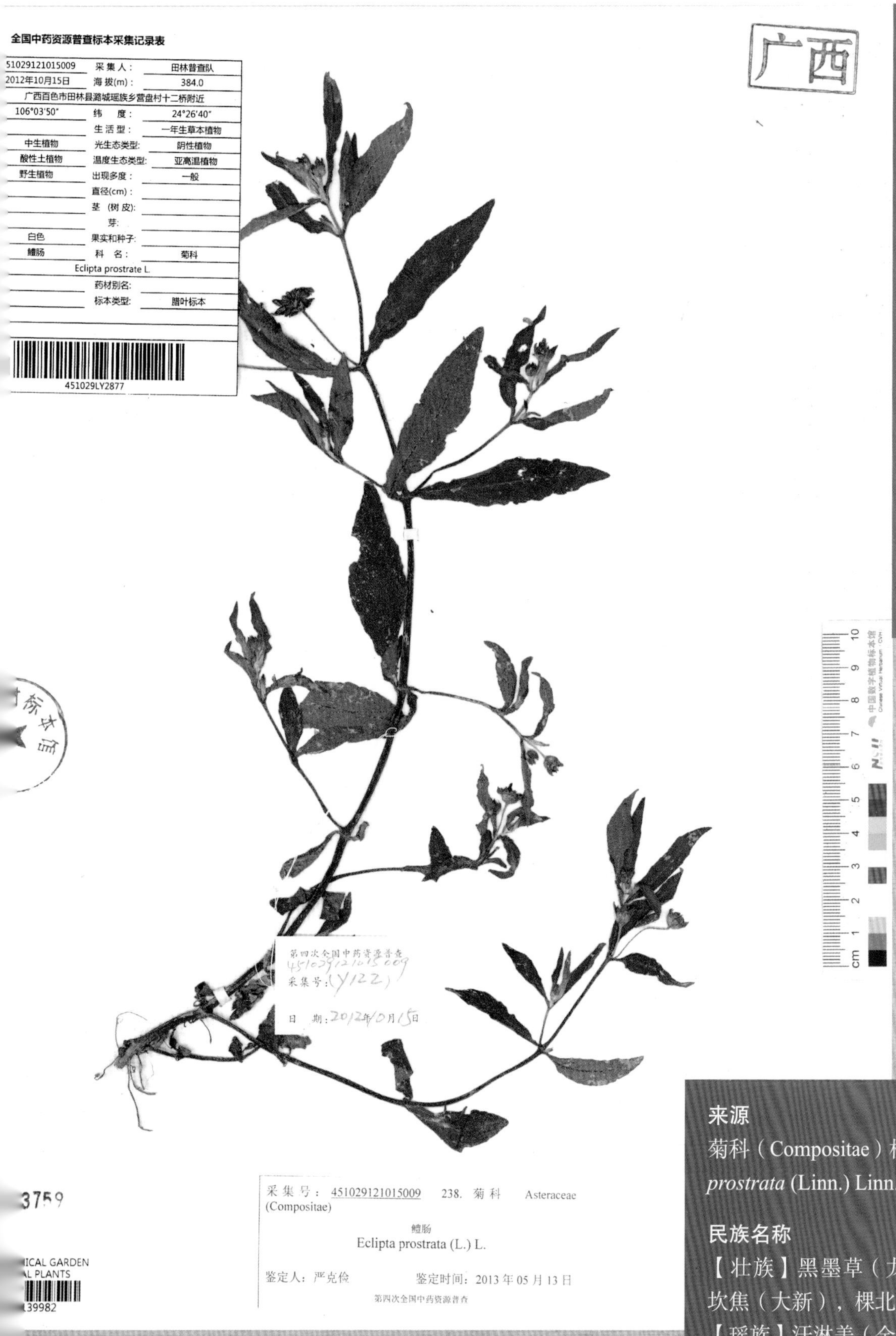

## 来源

菊科（Compositae）植物鳢肠 *Eclipta prostrata* (Linn.) Linn. 的全草。

## 民族名称

【壮族】黑墨草（龙州、扶绥），坎焦（大新），棵北墨（象州）。

【瑶族】汗淋美（金秀）。

【侗族】骂土胶（三江、龙胜）。

【毛南族】物黑（环江）。

【京族】满内的（防城）。

## 民 族 应 用

【壮族】药用全草。水煎服治崩漏，小儿破伤风，肝炎，胃出血，鼻衄，小儿疳积；捣烂敷患处或研粉调洗米水敷患处治无名肿毒。还可用于治疗肝肾不足，须发早白，眩晕耳鸣，吐血，咯血，血痢，外伤出血。

【瑶族】药用全草。水煎服治小儿疳积，小儿肺炎，急性支气管炎；外敷治无名肿毒，刀伤出血。

【侗族】药用全草。水煎服治胃出血，鼻衄，痢疾，便血，咯血；捣烂敷患处或研粉调洗米水敷患处治无名肿毒，刀伤出血。

【毛南族】药用全草。水煎服治肝炎；水煎服兼捣烂敷患处治带状疱疹。

【京族】药用全草。捣烂敷患处或研粉调洗米水敷患处治无名肿毒，刀伤出血。

内服用量 9~30g；外用适量。

**药材性状** 全体被白色茸毛。茎呈圆柱形，有纵棱，直径 2~5mm；表面绿褐色或墨绿色。叶对生，近无柄，叶片皱缩卷曲或破碎，完整者展平后呈长披针形，全缘或具浅齿，墨绿色。头状花序直径 2~6mm。瘦果椭圆形而扁，长 2~3mm，棕色或浅褐色。气微，味微咸。

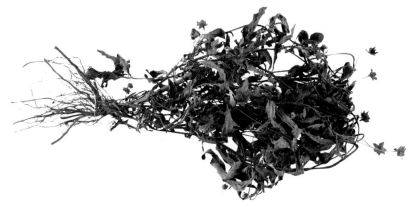

·墨旱莲－全草

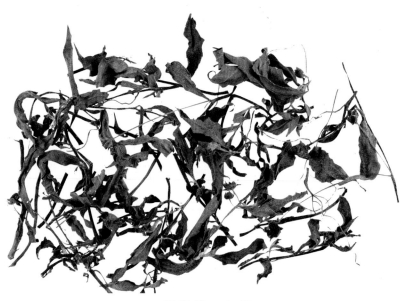

·墨旱莲－全草

**药用源流** 鳢肠的药用始载于《千金·月令》。《本草图经》引《千金·月令》曰："益髭发，变白为黑，金陵草煎方，金陵草一秤，六月以后收采，拣择无泥土者，不用洗，须青嫩……其效甚速。"明代以前的本草学著作多以"鳢肠"作为本品正名。《新修本草》曰："鳢肠，味甘、酸，平，无毒。主血痢，针灸疮发，洪血不可止者，傅之立已。汁涂发眉，生速而繁。生下湿地。"《本草图经》曰："鳢肠，即莲子草也。旧不载所出州土，但云生下湿地，今处处有之，南方尤多。"清代以后多记载为"旱莲草"。历代本草学著作记载鳢肠的植物形态。《本草图经》曰："此有二种，一种叶似柳而光泽，茎似马齿苋，高一二尺许，花细而白，其实若小莲房。苏恭云，苗似旋复者是也。一种苗梗枯瘦，颇似莲花而黄白，实亦作房而圆，南人谓之莲翘者。二种摘其苗，皆有汁出，须臾而黑，故多作乌髭发药用之，俗谓之旱莲子。"《本草纲目》亦载："旱莲有二种。一种苗似旋复而花白细者，是鳢肠；一种花黄紫而结房如莲房者，乃是小莲翘也，炉火家亦用之，见连翘条。"可见古时已注意到鳢肠易与藤黄科金丝桃属植物相混淆。《植物名实图考》曰："鳢肠，唐本草始著录，即旱莲草。李时珍谓有两种，白花者为鳢肠，黄紫花而结房如莲房者为小连翘。《救荒本草》，莲子草结房如莲子，即此。"根据其所附植物图，与鳢肠原植物相符。《中华人民共和国药典》（2020年版　一部）记载鳢肠的干燥地上部分具有滋补肝肾、凉血止血的功效，主治肝肾阴虚，牙齿松动，须发早白，眩晕耳鸣，腰膝酸软，阴虚血热吐血，衄血，尿血，血痢，崩漏下血，外伤出血。

| **分类位置** | 种子植物门 | 被子植物亚门 | 双子叶植物纲 | 菊目 | 菊科 |
| --- | --- | --- | --- | --- | --- |
| | Spermatophyta | Angiospermae | Dicotyledoneae | Asterales | Compositae |

**形态特征** 一年生草本。有分支，被糙毛。叶对生，全缘或具齿。头状花序小；总苞球状钟形，绿色，草质，排成2层，外层较内层稍短；外围的雌花2层，舌状，舌片短，顶端2浅裂或全缘，中央的两性花多数，花冠管状，白色，顶端4齿裂；花柱分枝钝，有乳头状突起；花托凸，有披针形或线形的托片；托片中部以上有微毛。瘦果暗褐色，雌花的瘦果三棱形，两性花的瘦果扁四棱形。

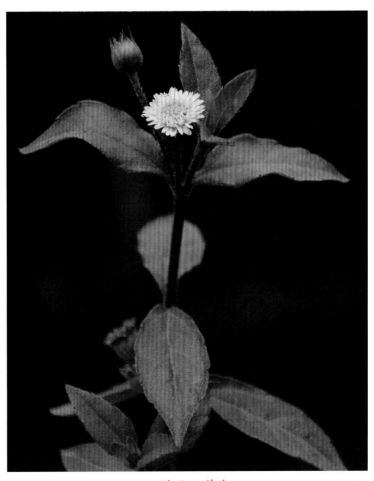

· 鳢肠－花期

**生境分布**　生于河边，田边或路旁。分布于全国各省区。广西全区各地均有分布。

**化学成分**　地上部分含 2, 2', 5", 2"- 三噻吩 -5- 羧酸、β- 谷甾醇、芹菜素、槲皮素、木犀草素、蟛蜞菊内酯、去甲蟛蜞菊内酯、旱莲苷 A、旱莲苷 C、木犀草苷、蒙花苷、3- 酮 -16α- 羟基 -12- 烯 -28- 齐墩果酸、刺囊酸、3, 16, 21- 三羟基 -12- 烯 -28- 齐墩果酸、醴肠醛、豆甾醇、β- 香树脂醇、异绿原酸 A、异绿原酸 B、芹菜素等[1-3]。全草含挥发油，主要成分为 1,5,5,8- 四甲基 -12- 氧双环［9, 1, 0］十五碳 -3, 7- 双烯、6, 10, 14- 三甲基 -2- 十五酮、δ- 愈创木烯、新二氢香芹醇、3, 7, 11, 15- 四甲基 -2- 十六烯 -1- 醇、十六烷酸、环氧石竹烯和十七烷[4]。

**药理作用**　1. 保肝作用

鳢肠全草乙酸乙酯提取物不同剂量组均可不同程度抑制醋氨酚诱发的小鼠血清谷氨酸氨基转移酶（ALT）和血清天冬氨酸氨基转移酶（AST）升高，且其作用随着剂量增加而增强；5g/kg 剂量的鳢肠全草、茎、叶乙酸乙酯提取物均能使 ALT 和 AST 活性下降，对醋氨酚致小鼠急性肝损伤具有保护作用，其中叶乙酸乙酯提取物的作用最为显著[5]。鳢肠提取物能降低刀豆蛋白 A（Con A）致肝损伤小鼠的血清 ALT 水平，对抗 Con A 诱导的小鼠肝细胞凋亡，其活性物质为蟛蜞菊内酯[6]。

2. 止血作用

不同浓度鳢肠水煎剂对热盛胃出血小鼠模型均有明显的止血作用，给药后模型小鼠胃黏膜出血点较对照组明显减少，血小板积聚率也明显升高，且呈剂量依赖性[7]。鳢肠水煎剂能加快卡铂所致小鼠血小板减少的恢复，且对小鼠的白细胞计数、中性粒细胞百分比、血红蛋白、血小板体积、淋巴细胞百分比、红细胞计数无副作用[8]。

3. 抗氧化作用

鳢肠的醇提取物、水提取物、水提取物乙酸乙酯部位和水提取物正丁醇部位具有良好的抗氧化能力，在清除 DPPH 自由基及还原 $Fe^{3+}$ 能力上水提取物优于醇提取物，在清除氧自由基能力上醇提取物优于水提取物，水提取物乙酸乙酯部位的抗氧化活性优于正丁醇部位，表明鳢肠具有较强的抗氧化活性[9]。鳢肠黄酮类提取物具有明显的抗自由基作用及体内抗氧化功能[10]。

4. 免疫调节和延缓衰老作用

鳢肠多糖高、中、低 3 个剂量组均能显著增加小鼠腹腔巨噬细胞的吞噬百分率和吞噬指数，显著增加血清中溶血素含量和溶血空斑的形成，其中低剂量组的作用最强[11]。旱莲草口服液有拮抗衰老小鼠免疫器官萎缩的作用[12]。鳢肠水煎剂对小鼠免疫功能有调节作用，可抑制环磷酰胺诱导的小鼠胸腺细胞凋亡及氢化可的松诱导的小鼠胸腺细胞凋亡，而对正常细胞几乎没有影响[13]。鳢肠水煎剂可减轻 D- 半乳糖诱导的小鼠肝细胞损伤，显著提高 SOD 和 GSH-PX 的活性，呈剂量依赖性，提示鳢肠水煎剂具有延缓肝脏衰老作用[14]。鳢肠口服液能明显减轻衰老模型小鼠免疫器官的萎缩，提高模型小鼠全血 SOD、血清 IL-2 水平及脾脏指数，提示鳢肠能提高机体免疫力，具有延缓衰老作用[15]。

5. 抗炎作用

鳢肠提取液 15g/kg 连续 2 次灌胃给药，对短尾蝮蛇毒、蛇岛蝮蛇毒、白眉蝮蛇毒或尖吻蝮蛇毒所致大鼠足跖肿胀的急性炎症造模和短尾蝮蛇毒棉球肉芽肿的慢性炎症造模均有明显的抑制作用，对蛇毒引起的小鼠皮下出血也有明显的抑制作用[16]。

6. 抑制细胞增殖作用

从鳢肠水溶性部位中分离得到的化合物 3-O-β-D- 吡喃葡糖刺囊酸具有抑制 C6 细胞和 PC12 细胞增殖的活性[17]。

## 7. 其他作用

从鳢肠中提取分离的多种噻吩类化合物对金黄色葡萄球菌具有中等强度的抑制作用；2 种三萜皂苷化合物对宫颈癌细胞 HeLa 和乳腺癌细胞 MDA-MB-231 具有细胞毒活性，$IC_{50}$ 为 7.8~18.8μmol/L；其四环三萜类化合物 3β, 25-dihydroxy-23E-lemmaphyll-8, 23-diene 具有强的 α-葡萄糖苷酶抑制活性[18]。

**参考文献**

［1］吴疆，侯文彬，张铁军，等.墨旱莲的化学成分研究［J］.中草药，2008, 39(6):814-816.

［2］原红霞，赵云丽，闫艳，等.墨旱莲的化学成分［J］.中国实验方剂学杂志，2011, 17(16):103-105.

［3］侯雪峰，孙帅，汪刚，等.UPLC 同时测定墨旱莲药材中 8 种成分的含量［J］.中国中药杂志，2016, 41(21):3982-3987.

［4］余建清，于怀东，邹国林.墨旱莲挥发油化学成分的研究［J］.中国药学杂志，2005, 40(12):895-896.

［5］李春洋，白秀珍，程静，等.墨旱莲全草、茎、叶提取液对肝保护作用的研究［J］.数理医药学杂志，2005, 18(6):586-588.

［6］徐汝明，邓克敏，陆阳.墨旱莲活性成分对刀豆蛋白 A 诱导的小鼠肝损伤的作用［J］.上海交通大学学报(医学版)，2010, 30(1):50-54.

［7］庄晓燕，杨菁，李华侃，等.热盛胃出血小鼠模型的制作及墨旱莲对其止血作用机制的研究［J］.数理医药学杂志，2010, 23(1):31-33.

［8］何风，李明子，袁彬，等.墨旱莲水煎剂对卡铂致小鼠血小板减少的治疗研究［J］.中医药学报，2012, 40(1):30-32.

［9］施嫣嫣，姚卫峰，张丽，等.墨旱莲不同提取物的体外抗氧化活性比较［J］.陕西中医学院学报，2011, 34(3):69-70.

［10］林朝朋，芮汉明，许晓春.墨旱莲黄酮类提取物抗自由基作用及体内抗氧化功能的研究［J］.军事医学科学院院刊，2005, 29(4):344-345, 362.

［11］许小华，郝鹏飞，杨云，等.墨旱莲多糖对正常小鼠免疫功能的实验研究［J］.中国实验方剂学杂志，2010, 16(5):181-182.

［12］周玲生.墨旱莲对致衰模型小鼠免疫器官保护作用的形态研究［J］.现代预防医学，2009, 36(3):439-440, 449.

［13］庄晓燕，杨菁，王怡薇，等.墨旱莲对胸腺细胞凋亡影响的研究［J］.数理医药学杂志，2010, 23(2):228-230.

［14］石变华，庄晓燕，白秀珍.墨旱莲水煎剂延缓肝脏衰老作用的研究［J］.数理医药学杂志，2010, 23(3):336-339.

［15］周玲生.墨旱莲对 D-半乳糖所致衰老模型小鼠体内自由基和免疫功能影响的实验研究［J］.医学信息，2009, 22(8):1520-1522.

［16］陈建济，施东捷，李克华，等.墨旱莲对 4 种蝮蛇毒引起的炎症和出血的影响［J］.蛇志，2005, 17(2):65-68.

［17］杨韵若，聂宝明，邓克敏，等.鳢肠水溶性部位的化学和药理研究［J］.上海第二医科大学学报，2005, 25(3):223-226, 231.

［18］于淑娟.中药墨旱莲化学成分及生物活性研究［D］.济南:济南大学，2020.

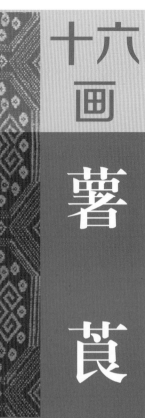

十六画

薯莨

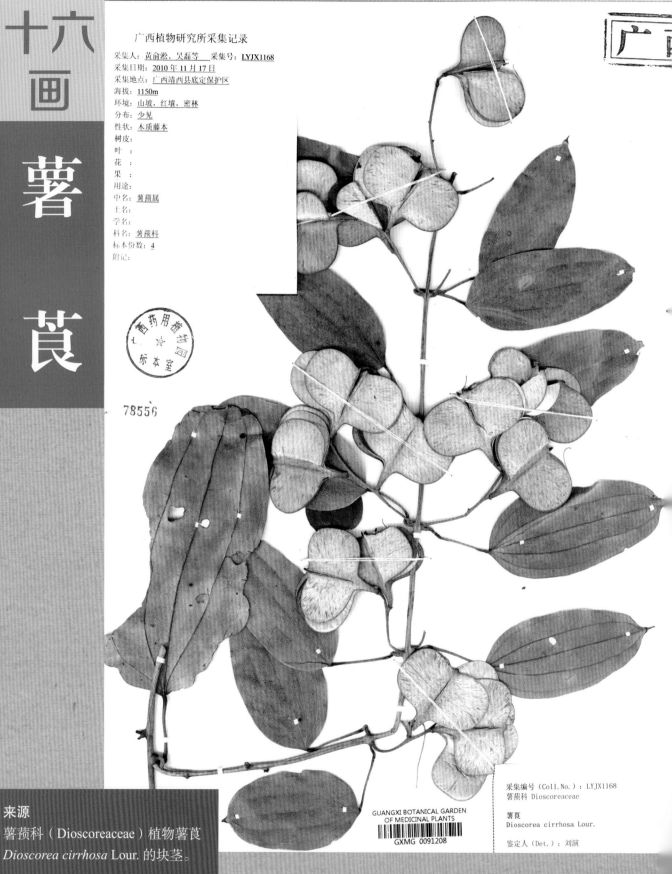

广西植物研究所采集记录

采集人：黄俞淞、吴磊等　采集号：LYJX1168
采集日期：2010 年 11 月 17 日
采集地点：广西靖西县底定保护区
海拔：1150m
环境：山坡，红壤，密林
分布：少见
性状：木质藤本
树皮：
叶　：
花　：
果　：
用途：
中名：薯蓣属
土名：
学名：
科名：薯蓣科
标本份数：4
附记：

78556

采集编号（Coll.No.）：LYJX1168
薯蓣科 Dioscoreaceae

薯莨
Dioscorea cirrhosa Lour.

鉴定人（Det.）：刘演

GUANGXI BOTANICAL GARDEN
OF MEDICINAL PLANTS

GXMG 0091208

来源
薯蓣科（Dioscoreaceae）植物薯莨
*Dioscorea cirrhosa* Lour. 的块茎。

民族名称
【壮族】Gogat。
【瑶族】钳良台。

# 民 族 应 用

【壮族】药用块茎。用于治疗产后腹痛，月经不调，血崩，吐血，外伤出血，产后身痛，风湿骨痛日久不愈。内服用量3~9g，水煎服。

【瑶族】药用块茎。用于治疗内伤吐血，痢疾，肠炎，风湿关节痛，月经不调，血崩，产后腹痛，痈疮肿毒，毒蛇咬伤。内服用量9~15g，水煎服，或研粉冲开水服（每次1.5~3g）；外用适量。

**药材性状** 块茎呈长圆形、卵圆形、球形或结节块状，长10~15cm，直径5~10cm；表面深褐色，粗裂，有瘤状突起和凹纹，有时具须根或点状须根痕；纵切或斜切成块片，多数呈长卵形，长3~12cm，厚0.2~0.7cm。外皮皱缩，切面暗红色或红黄色；质硬而实，断面颗粒状，有明显的或隐约可见红黄相间的花纹。气微，味涩、苦。

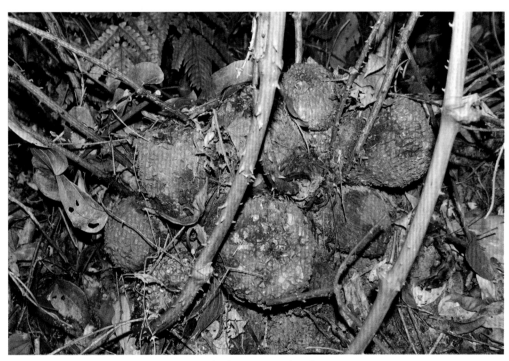

·薯莨－块茎（鲜）

**药用源流** 以"赭魁"之名始载于《名医别录》，曰："味甘，平，无毒。主治心腹积聚，除三虫。生山谷，二月采。"《新修本草》描述赭魁的形态为"状如小芋子，肉白皮黄，近道亦有"，与薯莨不符。《本草纲目》曰："赭魁闽人用入染青缸中，云易上色。沈括笔谈云，本草所谓赭魁，皆未详审。今南中极多，肤黑肌赤，似何首乌。切破中赤理如槟榔，有汁赤如赭。彼人以染皮制靴。"根据其记载赭魁具有染皮制靴的用途，与薯莨的特征相符。《植物名实图考》曰："薯莨产闽、广诸山。蔓生无花，叶型尖长如夹竹桃，节节有小刺。根如山药有毛，形如芋子，大小不一，外皮紫黑色，内肉红黄色，节节向下生，每年生一节，野生。土人挖取其根，煮汁染网罾，入水不濡。留根在山，生生不息。"所述特征与薯莨原植物基本相符。《中华本草》记载其具有活血止血、理气止痛、清热解毒的功效；主治咳血，咯血，呕血，衄血，尿血，便血，崩漏，月经不调，痛经，经闭，产后腹痛，脘腹胀痛，痧胀腹痛，热毒血痢，水泻，关节痛，跌打肿痛，疮疖，带状疱疹，外伤出血。

| 分类位置 | 种子植物门 | 被子植物亚门 | 单子叶植物纲 | 薯蓣目 | 薯蓣科 |
|---|---|---|---|---|---|
| | Spermatophyta | Angiospermae | Monocotyledoneae | Dioscoreales | Dioscoreaceae |

**形态特征**　多年生粗壮藤本。块茎卵形、球形、长圆形或葫芦状，断面鲜时红色，干后紫黑色；茎无毛，基部有刺。单叶，革质或近革质；叶片长椭圆状卵形至卵圆形，或为卵状披针形至狭披针形，全缘，无毛，网脉明显。花小，单性；雄花序圆锥状，有时腋生；外轮花被宽卵形或卵圆形，内轮倒卵形；雄蕊 6 枚，稍短于花被；雌花穗状，腋生，外轮花被大，卵形。蒴果不反折，近三棱状扁圆形。

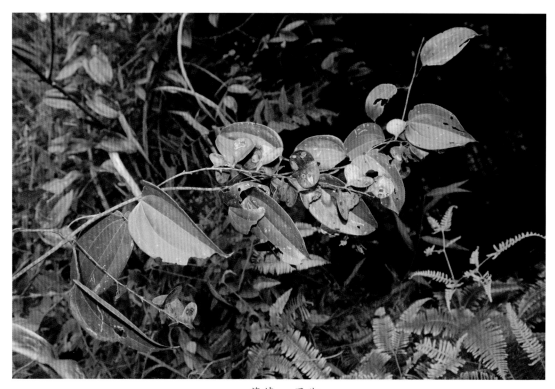

·薯莨－果期

**生境分布**　生于海拔 350~1500m 的山坡、路旁、河谷边的杂木林中、阔叶林中、灌丛中或林边。分布于浙江、江西、福建、台湾、湖南、广东、广西、贵州、四川、云南、西藏等。广西主要分布在南宁、柳州、桂林、玉林、百色等。

**化学成分**　块茎含酚类、苷类、黄酮、蒽醌、三萜、甾醇、有机酸等多种成分[1-3]。含量较高的脂肪酸有亚油酸甲酯、棕榈酸甲酯、8，11，14－二十碳三烯酸甲酯、亚油酸甲酯[4]。含挥发油，主要成分为间甲基苯酚、苯酚、2－甲基苯酚、邻甲氧基苯酚和 5－甲基糠醛[4]。

**药理作用**　1. 对放射性损伤的作用
薯莨鞣质可提高 $\gamma$ 射线照射小鼠 30 天存活率，可延长小鼠平均存活时间，对 $\gamma$ 射线辐射损伤具有防护作用；以一定剂量的薯莨鞣质对小鼠进行灌胃，可减轻放射线对小鼠小肠黏膜绒毛的损伤，降低小肠组织 TGF-$\beta$1 与 ICAM-1 的表达，减轻炎性反应，提高机体抗氧化能力[1]。

## 2. 止血作用

以薯莨块茎乙醇提取物对小鼠进行灌胃，能有效缩短小鼠的出血时间和凝血时间，提高血小板数量，提示其具有良好的止血效果[3]。

## 3. 抑菌作用

薯莨废渣提取液对大肠杆菌、枯草芽孢杆菌、巴氏杆菌等多种病原菌具有抑制作用，其乙酸乙酯提取部位的抑菌效果最佳，乙醚提取部位次之[2]。

## 4. 降血压作用

从薯莨提取物正丁醇部位中分离得到的黄酮类化合物可明显降低大鼠血压[5]。

## 5. 抗氧化作用

薯莨总提取物和水洗脱物能显著提高 $H_2O_2$ 诱导下 H9C2 细胞的存活率，并能显著改善细胞形态；薯莨水洗脱物高浓度组 LDH 泄漏量显著降低，各组细胞中 ROS、MDA 水平显著降低，SOD、CAT 水平显著升高，提示其是抗 $H_2O_2$ 致细胞氧化损伤的主要活性部位[6]。薯莨鞣质对 DPPH 自由基具有良好的清除能力，半抑制浓度为 0.171mg/ml[7]。

## 6. 对子宫平滑肌的作用

薯莨水提取液可增加小鼠子宫平滑肌最大收缩强度和平均收缩强度，其作用呈剂量依赖性[8]。

**参考文献**

[1]岳峰.薯莨鞣质防治急性放射性肠损伤的研究[D].合肥：安徽医科大学，2013.

[2]李晓菲.薯莨废渣化学组分及其抑菌活性研究[D].湛江：广东海洋大学，2012.

[3]安静波，郭健，宋文东，等.薯莨提取物止血效果及化学成分的初步研究[J].食品工业科技，2013,34(12):344-346,352.

[4]李晓菲，宋文东，纪丽丽，等.薯莨块茎脂肪酸和挥发油成分的GC-MS分析[J].中国实验方剂学杂志，2012,18(1):129-131.

[5]夏承来，钟超.薯莨醇提成分对大鼠血压的影响[J].南方医科大学学报，2010,30(1):160-162.

[6]刘春花，陆定艳，游景瑞，等.薯莨抗 $H_2O_2$ 致 H9C2 细胞氧化损伤作用的有效部位筛选研究[J].中药材，2019,42(11):2678-2682.

[7]岳峰，王庆蓉，张蕾蕾，等.薯莨鞣质的提取、鉴别及对自由基的清除作用[J].中医药临床杂志，2013,25(7):578-580.

[8]丁乐，刘明轩，彭绵林，等.薯莨水提取液对小鼠子宫平滑肌收缩的影响[J].赣南医学院学报，2012,32(6):815-816.

# 蕹菜

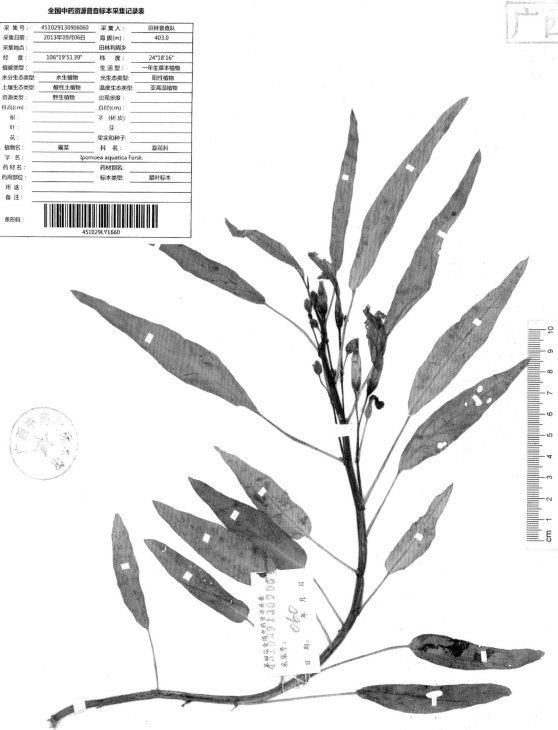

## 来源

旋花科（Convolvulaceae）植物蕹菜
*Ipomoea aquatica* Forsskål［*I. reptans*
Poir.］的根、茎、叶或全草。

## 民族名称

【壮族】八猛（象州），上崩暖（大新），
Byaekmbungj，Caekmbongqmbouq。

# 民 族 应 用

【壮族】药用根、茎、叶或全草。全草水煎服治钩吻中毒；水煎冲糖服治木薯，曼陀罗中毒；捣烂敷疮脓，捣烂搽伤口周围治蛇咬伤；此外还可用于鼻出血，咯血，尿血，淋证，痛风等。茎叶煮食治狗肉中毒；和糖捣烂冲沸水服治鼻血不止；加水煮烂去渣后加白糖搅拌如饴糖状服治翻肛痔；鲜品加食盐共搓烂擦患处治蜈蚣咬伤。根加白糖水煎服治鼻血不止。内服用量 50~120g；外用适量，捣烂敷患处或水煎洗。

**药材性状**　根常须状。茎叶常缠绕成把。茎扁柱形，皱缩，有纵沟，具节，表面浅青黄色至淡棕色，节上或有分枝，节处色较深，近下端节处多带有少许淡棕色小须根；质韧，不易折断，断面中空。叶片皱缩，灰青色，展平后呈卵形、三角形或披针形；具长柄。气微，味淡。

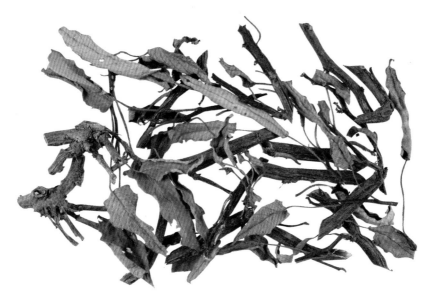

· 蕹菜 – 全草

**药用源流**　《南方草木状》已有蕹菜的相关记载，曰："蕹叶如落葵而小。性冷，味甘。南人编苇为筏，作小孔浮于水上。种子于水中，则如萍根浮水面。及长，茎叶皆出于苇筏孔，子随水上下。南方之奇蔬也。治葛有大毒。以蕹汁滴其苗，当时萎死。世传魏武能啖冶葛至一尺，云先食此菜。"《本草拾遗》曰："蕹菜，味甘，平，无毒。主解野葛毒，煮食之，亦生捣服之。岑南种之，蔓生，花白，堪为菜。"《本草纲目》曰："蕹菜今金陵及江夏人多莳之。性宜湿地，畏霜雪。九月藏入土窖中，三四月取出，壅以粪土，即节节生芽，一本可成一畦也。干柔如蔓而中空，叶似菠薐及鏊头形。"所述特征与蕹菜相符。《中华本草》记载蕹菜根具有健脾利湿的功效；主治妇女白带，虚淋。茎叶具有凉血清热、利湿解毒的功效；主治鼻衄，便血，尿血，便秘，淋浊，痔疮，痈肿，蜇伤，蛇虫咬伤。

| 分类位置 | 种子植物门 | 被子植物亚门 | 双子叶植物纲 | 茄目 | 旋花科 |
|---|---|---|---|---|---|
| | Spermatophyta | Angiospermae | Dicotyledoneae | Solanales | Convolvulaceae |

**形态特征**　一年生草本。蔓生或漂浮于水。茎圆柱形，有节，节间中空，节上生根，无毛。叶片形状和大小变化大。聚伞花序腋生；苞片小鳞片状；萼片近等长，卵形，顶端钝，具小短尖头，外面无毛；花冠白色、淡红色或紫红色，漏斗状，长 3.5~5cm；雄蕊不等长，花丝基部被毛；子房圆锥状，无毛。蒴果卵球形至球形。种子密被短柔毛或有时无毛。

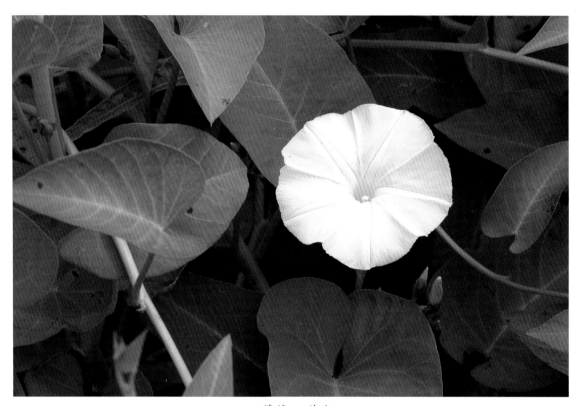

· 蕹菜 – 花期

**生境分布**　我国中部及南部各省常见栽培，北方较少。广西全区各地均有栽培。

**化学成分**　全草含黄酮类成分[1]。地上部分含 1-(14-methylhexadecanoyl) pyrrolidine[2]。叶含 7-O-β-D-glucopyranosyl-dihydroquercetin-3-O-α-D-glucopyranoside[3]。茎叶含挥发油，主要成分为植醇、棕榈酸、(Z)-3-hexen-1-ol、α-葎草烯、正二十六烷和 bis (2-ethyl-hexyl) sebacate[4]。此外，还含氨基酸、蛋白质、脂类、膳食纤维等营养成分，以及钠、钾、钙、铁、锌等矿物质元素[5-7]。

**药理作用**　1. 抗氧化作用

蕹菜黄酮提取物对 $O_2^-$ 自由基和 DPPH 自由基具有清除能力，对铁离子具有还原能力，其作用与浓度呈一定的量效关系[1]。

2. 通便防癌作用

蕹菜含有大量的纤维素和半纤维素、胶浆、果胶，食用后可以促进胃肠蠕动，缓解便秘[8]。蕹菜含有大量的维生素，对某些致癌物具有抑制作用[9]。

3. 抑菌作用

蕹菜含有的木质素能够提高人体巨噬细胞吞噬细菌的能力，可杀菌消炎[8]。

4.降血糖作用

蕹菜含有一种胰岛素样成分,对糖尿病患者降低血糖有益处,可作为糖尿病患者的辅助治疗食品[8]。

5.其他作用

从蕹菜叶片中提取分离的 DHQG 对 Vero、HepG2、A549 细胞株具有一定的细胞毒性[3]。

**附　注**　茎叶供食用，是夏秋季的重要蔬菜。

**参考文献**

［1］李执坤，陈虹竹，冯艳钰，等.五种芽苗菜黄酮提取物的体外抗氧化活性研究［J］.黑龙江八一农垦大学学报，2017, 29(2):48-51.

［2］TOFERN B, MANN P, KALOGA M, et al.Aliphatic pyrrolidine amides from two tropical *convolvulaceous species*［J］.Phytochemistry, 1999, 52(8):1437-1441.

［3］PRASAD K N, GODAVARTHI A, HARIHARAPURA R, et al.*In vitro* cytotoxic properties of *Ipomoea aquatica* leaf［J］.Indian Journal of Pharmacology, 2005, 37(6):397-398.

［4］KAMEOKA H, KUBO K, MIYAZAWA M. Essential oil components of water-convolvulus (*Ipomoea aquatica* Forsk.)［J］.Journal of Essential Oil Research, 1992, 4(3):219-222.

［5］蒋玉艳，陈兴乐，刘展华.广西常见蔬菜营养成分分析与评价［J］.中国食物与营养，2012, 18(7):71-74.

［6］邵世勤，马青枝，布彩霞，等.不同类蔬菜品种营养成分含量的研究（Ⅱ）［J］.内蒙古农牧学院学报，1994, 15(3):42-46.

［7］简金龙，吴晓莉，李娟，等.蕹菜叶茎中微量元素 Zn、Fe 含量的测定［J］.长江蔬菜，2012, 10:29-30.

［8］徐惠.吃空心菜可缓解便秘［J］.农村新技术，2011, 1:69.

［9］伍永仁.蕹菜的营养和药用［J］.福建农业，2008, 5:37.

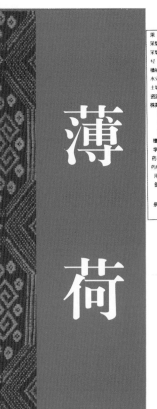

薄

荷

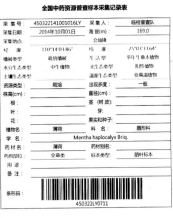

**全国中药资源普查标本采集记录表**

| 采 集 号： | 450322141001016LY | 采集人： | 临桂普查队 |
| 采集日期： | 2014年10月01日 | 海 拔(m)： | 169.0 |
| 采集地点 | | 会仙镇 | |
| 经 度 | 110°14′03.86″ | 纬 度 | 25°03′11.64″ |
| 植被类型 | 栽培植被 | 生活型 | 多年生草本植物 |
| 水分生态类型 | 中生植物 | 光生态类型 | 阳性植物 |
| 土壤生态类型 | | 温度生态类型 | 亚热带植物 |
| 资源类型： | 栽培 | 出现多度： | 一般 |
| 株高(cm)： | | 直径(cm)： | |
| 根： | | 茎（树皮)： | |
| 叶： | | 芽： | |
| 花： | | 果实和种子： | |
| 植物名： | 薄荷 | 科 名： | 唇形科 |
| 学 名： | Mentha haplocalyx Briq. | | |
| 药材名： | 薄荷 | 药材别名： | |
| 药用部位： | 全草类 | 标本类型： | 腊叶标本 |
| 用途： | | | |
| 备注： | | | |
| 条形码： | | | |

450322LY0711

### 来源
唇形科（Labiatae）植物薄荷 *Mentha canadensis* Linn. 的地上部分或全草。

### 民族名称
【壮族】棵薄荷。
【瑶族】讷撒弯、娘拉照（金秀）。
【毛南族】马呢（环江）。
【京族】白下（防城）。

2014.10.1
016

176658

GUANGXI BOTANICAL GARDEN
OF MEDICINAL PLANTS

GXMG 0122289

采集号：450322141001016LY　264.唇
薄荷
*Mentha canadensis* L.
鉴定人：梁士楚　2015 年 7

## 民 族 应 用

【壮族】药用地上部分或全草。用于痧病，痛症，咽痛，麻疹，风疹，感冒，小儿高热，头痛，急性结膜炎，口腔溃疡等。

【瑶族】药用全草。水煎服治感冒发热，咳嗽，肺炎；捣烂冲热水洗身治小儿惊风。

【毛南族】药用全草。捣烂搽患处治头部疥疮。

【京族】药用全草。水煎服治感冒发热。

内服用量3~15g；外用适量。

**药材性状**　茎呈方柱形，有对生分枝，长15~40cm，直径0.2~0.4cm；表面紫棕色或淡绿色，棱角处具茸毛，节间长2~5cm；质脆，断面白色，髓部中空。叶对生，有短柄。叶片皱缩卷曲，完整者展平后呈宽披针形、长椭圆形或卵形，长2~7cm，宽1~3cm；上表面深绿色，下表面灰绿色，稀被茸毛，有凹点状腺鳞。轮伞花序腋生，花萼钟状，先端5齿裂，花冠淡紫色。揉搓后有特殊清凉香气，味辛凉。

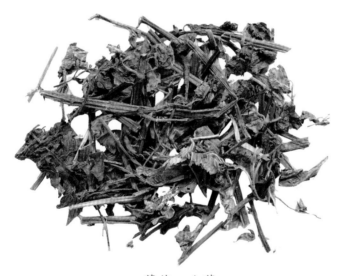

·薄荷－全草

**药用源流**　以"蕃荷叶"之名始载于《千金要方》，曰："味苦、辛、温、无毒。可久食，却肾气，令人口气香絜。主辟邪毒，除劳弊。形瘦疲倦者不可久食，动消渴病。"《新修本草》将薄荷列入菜部，并记载其植物形态为"茎方，叶似荏而尖长，根经冬不死，又有蔓生者，功用相似"，与薄荷原植物特征相符。《新修本草》记载薄荷为家种，曰："煮汁服，亦堪生食。人家种之，饮汁发汗，大解劳乏。"《本草图经》曰："旧不著所出州土，而今处处皆有之。"《本草品汇精要》记载薄荷的道地性，曰："旧不著所出州土，今江浙处处有之。道地，出南京、岳州及苏州郡学前者为佳。"《本草纲目》亦载："今人药用，多以苏州者为胜……吴、越、川、湖人多以代茶。苏州所莳者，茎小而气芳，江西者稍粗，川蜀者更粗，入药以苏产为佳。"可见古时已明确薄荷的道地产区为江苏南京、苏州及湖南岳阳，其中以苏州所产薄荷药材质量最佳，与薄荷现代产区情况基本一致。《中华人民共和国药典》（2020年版　一部）记载其干燥地上部分具有疏散风热、清利头目、利咽、透疹、疏肝行气的功效；主治风热感冒，风温初起，头痛，目赤，喉痹，口疮，风疹，麻疹，胸胁胀闷。

| 分类位置 | 种子植物门 | 被子植物亚门 | 双子叶植物纲 | 唇形目 | 唇形科 |
|---|---|---|---|---|---|
| | Spermatophyta | Angiospermae | Dicotyledoneae | Laminales | Labiatae |

**形态特征**　多年生草本。茎直立，下部数节具纤细的须根及水平葡匐根状茎。叶片通常长圆状披针形，稀长圆形，长3~7cm，宽0.8~3cm，边缘在基部以上疏生粗大的牙齿状锯齿。轮伞花序腋生；花萼管状钟形，外被微柔毛及腺点，萼齿5；花冠淡紫，外面略被微柔毛；雄蕊4，花丝丝状，无毛；花柱略超出雄蕊，先端近相等2浅裂，裂片钻形。小坚果卵珠形，黄褐色，具小腺窝。

**生境分布**　生于水旁潮湿地。分布于华北、华东、华中、华南及西南各地。广西全区各地均有分布。

**化学成分**　地上部分及全草含有胡薄荷酮、薄荷酮、柠檬烯、反式－石竹烯、香薷酮、脱氢香薷酮、α–石竹烯[1,2]。又含黄酮类成分：5, 6, 4', – 三羟基 –7, 8, 二甲基黄酮、5, 6, 4'– 三羟基 –7, 8, 3'– 三甲氧基黄酮、5, 6– 二羟基 –7, 8, 3', 4'– 四甲氧基黄酮、5– 羟基 –6, 7, 8, 3', 4'– 五甲氧基

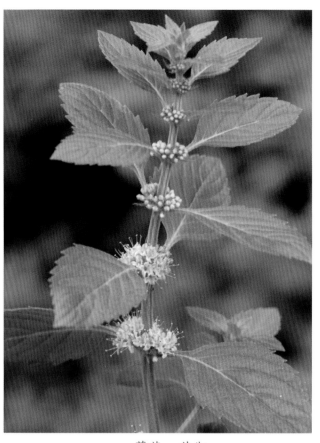

·薄荷－花期

黄酮、蒙花苷、刺槐素、香蜂草苷等挥发油[3,4]，咖啡酸、迷迭香酸等有机酸[5]，天冬氨酸、谷氨酸、缬氨酸、甲硫氨酸、丝氨酸、甘氨酸、苏氨酸、丙氨酸、亮氨酸等氨基酸成分[6]。还含薄荷木酚素、β– 谷甾醇、原儿茶醛、迷迭香酸乙酯等[7-9]。

**药理作用**　1. 对中枢神经系统的作用

薄荷醇对戊巴比妥的中枢抑制作用呈一定的量效关系，4.5%的薄荷醇溶液可明显使小鼠的入睡时间缩短，并使急性死亡率增加，而1.5%和0.5%的薄荷醇溶液对戊巴比妥的中枢抑制作用无明显影响[10]。

2. 对脑组织的保护作用

薄荷醇能使缺血再灌注损伤大鼠脑组织bcl–2表达增强，c–fos表达下降，对脑组织具有保护作用[11]。

3. 抑菌作用

薄荷煎剂、薄荷油和薄荷脑均有抑菌作用，其中薄荷油和薄荷脑在浓度为0.01%时即具有抑菌作用；红色毛癣菌、石膏样毛癣菌、絮状表皮癣菌、白色念珠菌等对薄荷油、薄荷脑较敏感[12]。薄荷精油对大肠杆菌、金黄色葡萄球菌及白色念珠菌均有明显的抑菌作用[13]。

4. 抗早孕及对子宫的作用

薄荷油具有终止家兔早孕及抗着床作用，给药后家兔血浆孕酮及雌二醇水平与对照组无显著性差异，HCG水平则显著下降，组织切片观察可见滋养叶细胞发生明显变性坏死[14]。薄荷油不同剂

量组对小鼠均具有一定的抗着床与抗早孕作用，其作用强度随剂量增加而增强，每只 0.035ml 剂量给药的抗着床率达 100%[15]。薄荷油终止早孕及抗着床的作用机理可能与加强子宫收缩无关，对 α 及 β 受体皆无影响，但能轻度加强缩宫素的作用，与其对滋养细胞的损害有关[16]。

### 5. 对呼吸系统的作用

雾化吸入薄荷醇能减轻哮喘小鼠气道炎症及降低气道高反应性，可能与减少 SP 含量进而减轻肺部神经源性炎症相关[17]。

### 6. 促进透皮吸收作用

薄荷脑对扑热息痛的透皮吸收有显著的促进作用，其助渗作用在给药后 2h 即见效，并随时间的推移作用增强[18]。薄荷油对达克罗宁透皮有促进作用，其作用比 Azone 更强[19]。薄荷醇可明显增加水杨酸和氟脲嘧啶在离体裸鼠皮肤的透皮吸收[20]。薄荷醇能促进甲硝唑的透皮吸收，作用主要在角质层[21]。

### 7. 抗炎作用

薄荷残渣中的齐墩果酸能显著减轻角叉菜胶所致大鼠炎性肿胀，抗炎作用呈剂量依赖性，药效维持 24h 以上[22]。薄荷乙醇提取物能显著抑制过敏性哮喘小鼠支气管肺泡灌洗液和肺组织中免疫球蛋白（Ig）E 和辅助型 T 细胞（Th2）细胞因子（IL-4 和 IL-5）的增长；与卵白蛋白（OVA）诱导组相比，能有效缓解小鼠气道炎性细胞浸润[23]。薄荷酮对内毒素致炎症模型小鼠有保护作用，能抑制血清多种炎性细胞因子的释放，减轻肺部炎性损伤，其作用可能与干扰 NL-RP3 炎症小体的激活有关[24]。

### 8. 解痉作用

由薄荷油、吐温 -80 和蒸馏水配成的薄荷水具有良好的结肠松弛作用，可作为结肠镜检查的辅助用药[25]。直接向人肠腔内喷洒 0.8% 薄荷素油溶液可有效减轻结肠痉挛，其效果与时间有关[26]。

### 9. 毒副作用

大鼠一次性口服薄荷油 2.4ml/kg 可引起血清 TNF-α 和 IL-6 水平升高，肝组织 NF-κB 和 ICAM-1 蛋白表达增强，炎症反应可能是薄荷油致肝毒性的机制之一[27]。大鼠一次性口服大剂量薄荷油可造成急性肝脏毒性，并呈现毒性时效、量效关系，肝细胞损伤可出现脂肪变性、坏死等病理变化[28]。薄荷油（0.5μl/ml、5μl/ml）和 10% 薄荷油含药血清均可引起大鼠肝细胞上清液中 LDH、ALT、AST 水平不同程度的升高，在 24h 时最为显著，与四氯化碳引起的肝细胞损伤相似，其损伤途径可能与氧化应激反应有关[29]。一定剂量的薄荷挥发油或水提组分单次灌胃给药，可引起小鼠急性肝损伤，并呈现一定的"量 - 时 - 毒"关系[30]。

**附　注**　《中华人民共和国药典》（2020 年版　一部）记载薄荷鲜茎叶经蒸馏而得的挥发油（薄荷素油）及鲜茎叶中提炼出的结晶（薄荷脑）亦供药用。《中药大辞典》记载同属植物东北薄荷［*M. sachalinensis* (Briq. ex Miyabe & Miyake) Kudô］（主产于东北）亦作薄荷入药。

**参考文献**

［1］桂新，周荣汉 . 国产野生薄荷挥发油化学组分变异及其化学型［J］. 植物资源与环境，1998，7(3):13-18.

［2］李铁纯，张捷莉 . 薄荷精油化学成分的分析［J］. 鞍山师范学院学报，2000, 2(1):89-91.

［3］张援虎，刘颖，胡峻，等 . 薄荷中黄酮类成分的研究［J］. 中草药，2006, 37(4):512-514.

［4］徐凌玉，李振麟，钱士辉 .HPLC 法测定薄荷中黄酮类成分的含量［J］. 化学工程与装备，2016，11:180-182.

［5］许一鸣，吴启南，乐巍，等 . 不同产地薄荷药材有机酸与黄酮类成分分析［J］. 中药材，2018，41(2):299-302.

[6]孙慧娟，王瑞，宋芊芊，等.基于超快速液相色谱－质谱联用技术检测药食两用薄荷中氨基酸和核苷类成分［J］.食品与发酵工业，2020，46(8):261-266.

[7]徐凌玉，李振麟，蔡芷辰，等.薄荷化学成分的研究［J］.中草药，2013，44(20):2798-2802.

[8]陈智坤，梁呈元，任冰如，等.薄荷地上部分的非挥发性化学成分研究［J］.植物资源与环境学报，2016，25(3):115-117.

[9]陈向阳.薄荷酚类部位化学成分及抗炎活性研究［D］.北京：北京中医药大学，2016.

[10]王晖，许卫铭，王宗锐.薄荷醇对戊巴比妥中枢抑制作用的影响［J］.现代应用药学，1995，12(3):1-2，71.

[11]蒋凤荣，黄玉芳，张爱华，等.薄荷醇对大鼠全脑缺血－再灌注模型脑组织凋亡基因的表达［J］.现代中药研究与实践，2005，19(4):38-40.

[12]胡丽芬.薄荷抗真菌作用初步研究［J］.消毒与灭菌，1989，6(1):10-12.

[13]周露，谢文申.云南薄荷精油的化学成分及其抗菌活性研究［J］.香料香精化妆品，2011，5:1-3.

[14]杨世杰，吕怡芳，刘宏雁，等.薄荷油终止家兔妊娠作用的实验观察［J］.白求恩医科大学学报，1989，14(4):346-348.

[15]吕怡芳，王秋晶，杨世杰.薄荷油对小白鼠终止妊娠作用的初步观察［J］.白求恩医科大学学报，1989，15(5):455-458.

[16]杨世杰，吕怡芳，王秋晶，等.薄荷油终止家兔早期妊娠及其机理的初探［J］.中草药，1991，22(10):454-457，478.

[17]王亚苹，邹文静，蔡霜，等.薄荷醇下调肺组织P物质改善哮喘气道炎症及气道高反应性的研究［J］.第三军医大学学报，2017，39(22):2151-2156.

[18]吴铁，张志平.薄荷脑促进扑热息痛透皮吸收作用研究［J］.中国医院药学杂志，1992，12(3):104-105，143-144.

[19]王雨人，陆卫，钱海涛.薄荷油对达克罗宁的透皮促进作用［J］.天津药学，1994，6(3):15-16.

[20]吴宋夏，王宗锐，谌小红，等.薄荷醇促皮渗透作用研究［J］.中国医院药学杂志，1994，14(8):366-368，383.

[21]许卫铭，王晖，冯小龙.皮肤性状改变后薄荷醇对甲硝唑透皮吸收作用的影响［J］.中国临床药理学与治疗学，2002，7(1):18-20.

[22]张继东，王庆琪.薄荷残渣中化学成分及抗炎作用［J］.山东医药工业，2000，19(3):34-35.

[23]LEE M Y, LEE J A, SEO C S, et al.Protectiveeffects of *Mentha haplocalyx* ethanol extract (MH) in a mouse model of allergic asthma［J］.Phytotherapy Research, 2011, 25(6):863-869.

[24]王凤，温桃群，徐锋，等.薄荷酮对内毒素致炎症模型小鼠的保护作用研究［J］.中国药理学通报，2017，33(2):227-234.

[25]黄素丹，吴雪飞，张岖，等.薄荷水在结肠镜检查中的解痉作用临床观察［J］.中国药业，2005，14(7):84.

[26]龚菊贞.薄荷素油在结肠镜检查中的应用价值［D］.天津：天津医科大学，2019.

[27]刘红杰，金若敏，齐双岩，等.薄荷油致大鼠肝毒性机制研究［J］.毒理学杂志，2007，21(4):329.

[28]刘红杰，金若敏，张文斌，等.薄荷油致大鼠肝毒性的时效、量效关系［J］.毒理学杂志，2007，21(4):329.

[29]刘红杰，金若敏，齐双岩，等.薄荷油对大鼠肝组织GSH、ATP酶和原代肝细胞的影响［J］.中成药，2008，30(5):644-647.

[30]李晓宇，孙蓉.薄荷不同组分单次给药对小鼠肝毒性"量－时－毒"关系比较研究［J］.中国药物警戒，2012，9(3):129-133.

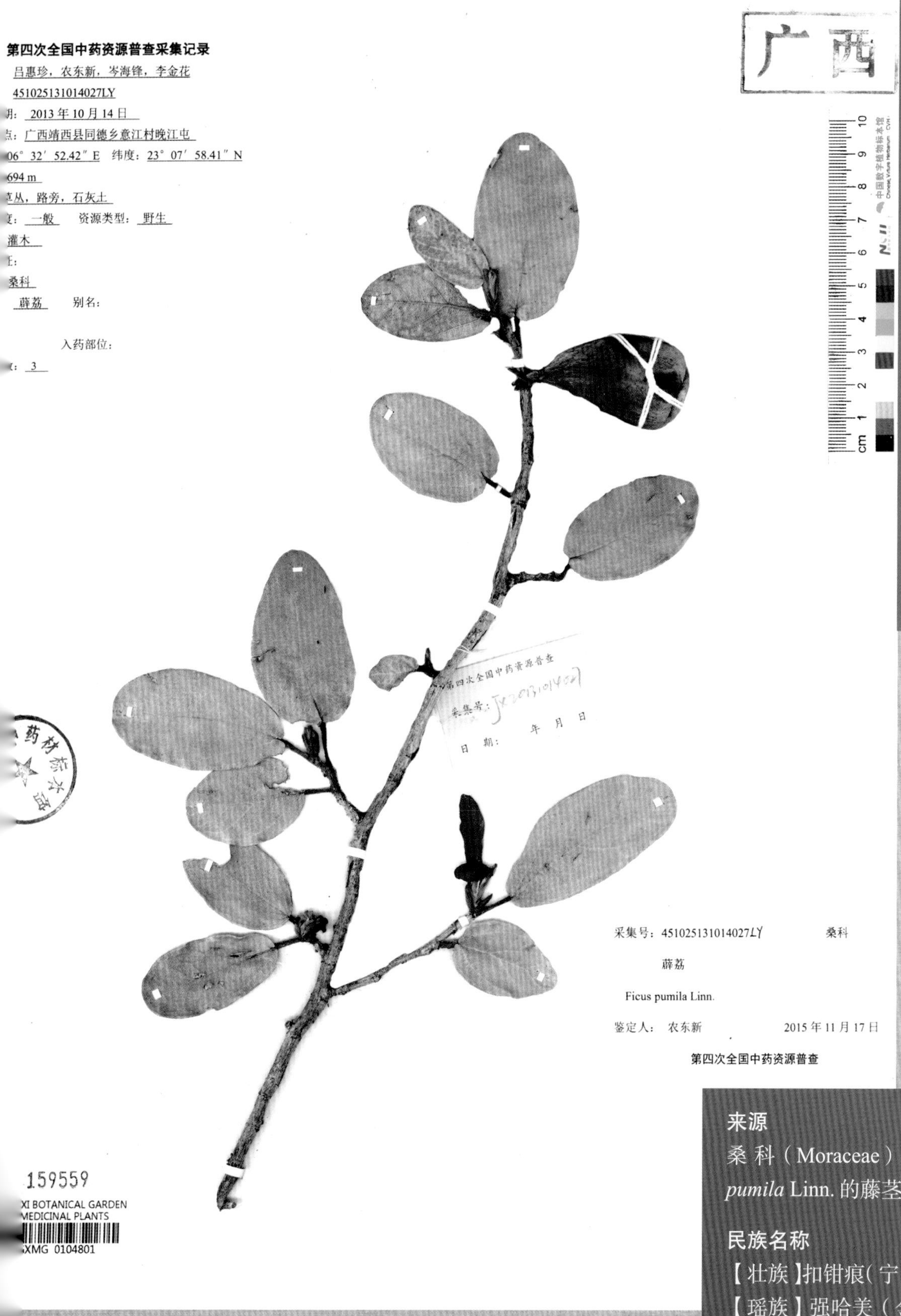

第四次全国中药资源普查采集记录

吕惠珍，农东新，岑海锋，李金花

451025131014027LY

月： 2013 年 10 月 14 日

点： 广西靖西县同德乡意江村晚江屯

06°32′52.42″E　纬度：23°07′58.41″N

694 m

丛，路旁，石灰土

夏： 一般　资源类型： 野生

灌木

土：

桑科

薛荔　别名：

入药部位：

：3

广西

薛

荔

采集号：451025131014027LY　桑科

薛荔

Ficus pumila Linn.

鉴定人：农东新　　　　　2015 年 11 月 17 日

第四次全国中药资源普查

## 来源

桑科（Moraceae）植物薛荔 *Ficus pumila* Linn. 的藤茎、叶、果实、全株。

## 民族名称

【壮族】扣钳痕（宁明），妈潘（扶绥）。

【瑶族】强哈美（金秀）。

【仫佬族】灭郎风（罗城）。

【侗族】邦卡（三江）。

【苗族】都争材（融水）。

【毛南族】苗拍独（环江）。

## 民族应用

【壮族】药用全株。水煎洗患处治湿疹；研粉敷患处治烂头疮。

【瑶族】药用藤茎、叶、果实、全株。藤茎水煎服治年久胃痛。叶捣烂敷患处治皮肤病。果实水煎服治睾丸炎，水肿；捣烂敷患处治枪伤、竹木刺入肉中不出。全株水煎洗患处治风湿。

【仫佬族】药用藤茎、果实、全株。藤茎水煎服治风湿痛。果实水煎服治小儿肺炎；与猪脚煲服治产妇无乳或乳汁不通。全株水煎洗治伤口感染；研粉敷患处治烂头疮。

【侗族】药用果实。主治睾丸炎。

【苗族】药用全株。浸酒服治羊癫疯。

【毛南族】药用果实。与猪脚煲服治产妇无乳或乳汁不通。

内服用量 15~30g；外用适量。

**药材性状**　茎呈不规则圆柱形，弯曲，多分枝，直径 0.1~1.4cm。表面棕黄色至棕褐色，上部光滑，下部有须状根；质坚硬，易折断；断面平坦，黄绿色，髓偏于一侧。叶互生，叶柄长 0.5cm，叶片展开后呈椭圆形，全缘；表面黄绿色，背部中脉凸出，细脉交织成网状，革质；气微，味甘。果近球形，常切成数瓣，向内卷凹或呈不规则片状。长 3.5~5cm，厚 2~8mm，外表面淡黄褐色、黄褐色至黑褐色，多数顶端向内弯成截形，下端渐狭，具有短的果柄痕迹，内面淡红色或黄棕色，残留单性花或黄白色瘦果。质坚硬而轻。气微，味甘、涩。

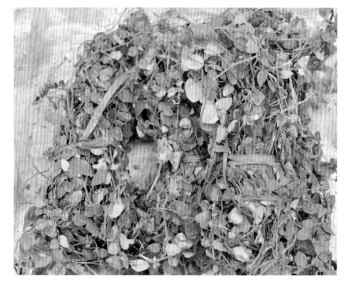

·薜荔－全株（鲜）

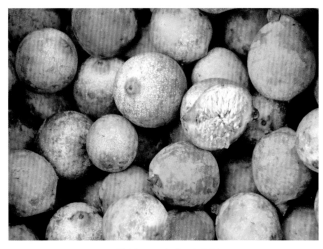

·薜荔－果实（鲜）

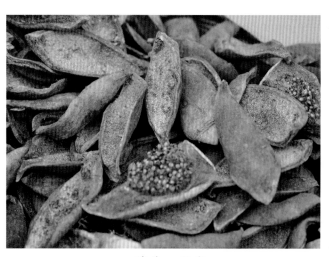

·薜荔－果实

**药用源流** 始载于《本草拾遗》的地锦条下，记载："薜荔蔓缘树木，三五十年渐大，枝叶繁茂，叶圆，长二三寸，厚若石苇，生子似莲房，中有细子，一年一熟，子亦入用，房破血；一名木莲，打破有白汁，停久如漆，采取无时也。"《本草图经》记载："薜荔、木莲、地锦、石血皆其类也。薜荔与此极相似，但茎叶粗大如藤状，近人用其叶，治背痈，干末服之，下利即愈。木莲更大，如络石，其实若莲房。"描述了薜荔混淆的品种，并指出木莲与薜荔的区别。《本草纲目》木莲项下，记载："木莲延树木垣墙而生，四时不凋，厚叶坚强，大于络石。不花而实，实大如杯，微似莲蓬而稍长，正如无花果之生者。六、七月，实内空而红。八月后，则满腹细子，大如稗子，一子一须。其味微涩，其壳虚轻，乌鸟童儿皆食之。"《植物名实图考》记载："木莲即薜荔，自江而南，皆曰木馒头。俗以其实中子浸汁为凉粉，以解暑。"以上所述与本种相符。《广西壮族自治区瑶药材质量标准　第一卷》（2014年版）记载其带叶茎枝具有祛风除湿、活血通络、解毒消肿的功效；主治风湿痹痛，筋脉痉挛，跌打损伤，痈肿。

| 分类位置 | 种子植物门 | 被子植物亚门 | 双子叶植物纲 | 荨麻目 | 桑科 |
|---|---|---|---|---|---|
| | Spermatophyta | Angiospermae | Dicotyledoneae | Urtcales | Moraceae |

**形态特征** 攀援或匍匐灌木。叶二型，叶卵状心形，薄革质，基部稍不对称，叶柄很短；结果枝上无不定根，革质，卵状椭圆形，全缘，上面无毛，背面被黄褐色柔毛，网脉甚明显，呈蜂窝状；托叶2，披针形，被黄褐色丝状毛。榕果单生叶腋，瘿花果梨形，雌花果近球形，榕果幼时被黄色短柔毛，成熟黄绿色或微红。雄花，生榕果内壁口部，雄蕊2枚，花丝短。雌花生另一植株榕果内壁，花柄长，花被片4~5。瘦果近球形，有黏液。

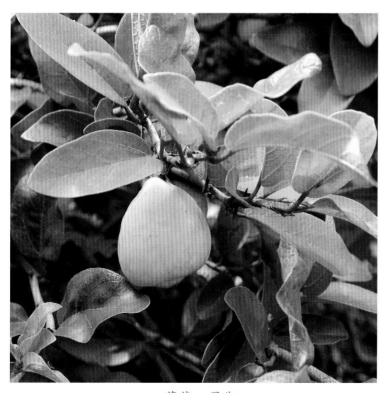

· 薜荔－果期

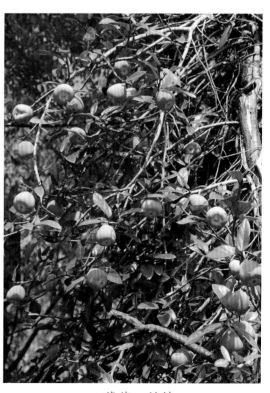

· 薜荔－植株

**生境分布** 分布于福建、江西、浙江、安徽、江苏、台湾、湖南、广东、广西、贵州、云南、四川、陕西等。广西全区各地均有分布。

**化学成分** 主要含有 5, 7, 2', 5'-tetrahydroxyflavanone、5, 7, 2'-trihydroxy-4'-methoxyisoflavone、5, 7, 4'-trimethoxy flavane-3-ol、5, 7, 4'-trihydroxy-3'-(2-hydroxy-3-methyl-3-butenyl)-isoflavone、5, 7, 4'-trihydroxy-3'-(3-hydroxy-3-methylbutyl)isoflavone、5, 7, 4'-trihydroxyisoflavone、5, 7-dihydroxy chromone、7, 4'-dimethoxy-5-hydroxyisoflavone、alpinum isoflavone、芹菜素、apigenin 6-neohesperidose、astragalin、儿茶素、chrysin、金圣草黄素、derrone、dihydrokaempferol 5-O-β-D-glucopyranoside、dihydrokaempferol 7-O-β-D-glucopyranoside、表儿茶素、圣草酚、ficuisoflavone、染料木素、橙皮素、异槲皮苷、isorhamnetin-3-O-glucoside、kaempferol 3-robinobioside、lupin isoflavone C、木犀草素、maesopsin 6-O-β-D-glucopyranoside、柚皮素、槲皮苷、槲皮素、花旗松素、tricetin、芦丁[1]等黄酮类成分；4-acetonyl-3, 5-dimethoxy-p-quinol、5-O-caffeoyl quinic acid butyl ester、5-O-caffeoyl quinic acid methyl ester、佛手柑内酯、咖啡酸、绿原酸、oxypeucedanin hydrate、原儿茶酸、补骨脂素、对羟基苯甲酸、seco-isolariciresinol 9-O-β-D-glucopyranoside、香草酸[1]等酚酸类成分；β-amyrin acetate、β-amyrin、α-amyrin acetate、α-amyrin、vomifoliol acetate、吐叶醇、uvaol、taraxeryl acetate、蒲公英赛醇、rhoiptelenol、pumilaside C、pumilaside B、pumilaside A、羽扇豆醇、neohopane、phaseic acid、lupenyl acetate、glutinol、cis, trans-abscisic acid、白桦脂酸、白桦脂醇、9, 10-dihydroxy-4, 7-megastig madien-3-one、8, 9-dihydro-8, 9-dihydroxy megastigmatrienone、3β-hydroxy-urs-12-en-28-oic acid、3β-acetoxycycloartan-24-al、dihydroxyolean-12-ene、3β, 28-dihydroxyurs-12-ene、3-oxo-α-ionone、3α-hydroxy-isohop-22(29)-en-24-oic acid、(24R)-6β-hydroxy-24-ethylcholest-4-en-3-one、acetoxyeupha-7, 23-dien-25-ol[1]等萜类成分；(24S)-stigmast-5-ene-3β, 24-diol(24S)-24-hydroxystigmast-4-en-3-one、3β-hydroxysitost-5-en-7-one、5α-stigmastan-2, 6-dione、6α-hydroxystigmast-4-en-3-one、6β-hydroxystigmast-4-en-3-one、7-keto-β-sitosterol、菜油甾醇、胆固醇、胡萝卜苷、dihydrodehydrodiconiferyl alcohol、stigmast-4-en-3-one、stigmast-5, 24(28)-dien-3-ol、豆甾醇、β-胡萝卜苷、β-谷甾醇[1]等类固醇类成分。

**药理作用**

1. 抗炎作用

薜荔醇提取物不同溶剂萃取物均能抑制二甲苯致小鼠耳郭肿胀和醋酸致小鼠腹腔毛细血管通透性亢进[2]。薜荔乙酸乙酯部位和水液部位均能抑制二甲苯致小鼠耳郭肿胀、角叉菜胶致小鼠足肿胀和冰醋酸致小鼠腹腔毛细血管通透性的增加[3]。

2. 抗菌作用

薜荔乙醇提取液不同提取部位对金黄色葡萄球菌、大肠杆菌和白色念珠菌均有抑制作用，以乙酸乙酯萃取物抑菌作用最强[4]。薜荔茎中提取的化合物 8, 9-dihydro-8, 9-dihydroxy-megastigmatrienone 和 (E, 4R)-4-hydroxy-4, 5, 5-trimethyl-3-(3-oxobut-1-enyl) cyclohex-2-enone 对大肠杆菌有抑制作用，其 MIC 值均为 1.25μg/ml[5]。

3. 抗氧化作用

薜荔不同溶剂粗提取物均能清除 DPPH 自由基、OH 自由基，其活性成分可能为酚类成分[6]。

4. 抗肿瘤作用

薜荔茎提取的化合物 alpinum isoflavone 和芹菜素能抑制人乳腺癌 MCF7 细胞增殖，其 $IC_{50}$ 分别为 32.5μg/ml 和 37.3μg/ml[5]。

## 5.降血糖作用

薛荔果胶多糖能降低 2 型糖尿病小鼠血糖水平，并改善肝脏糖代谢，其作用机制可能与调节 IRS-1/PI3K/Akt/GSK3β/GS 和 AMPK/GSK3β/GS 信号通路有关[7]。

## 6.抗肥胖作用

薛荔果胶多糖能降低高脂饮食诱导的肥胖小鼠体重、血清总胆固醇和低密度脂蛋白胆固醇水平，还能改善肠道菌群失调[8]。

## 7.其他作用

薛荔根茎提取物对 α-葡萄糖苷酶和 AChE 均有抑制作用，其 $IC_{50}$ 分别为 0.018g/L、0.133 g/L[9]。从薛荔中分离得到的阿拉伯半乳聚糖可调节巨噬细胞 RAW264.7 的免疫活性，能促进巨噬细胞的增殖和 NO、TNF-α、IL-1β 和 IL-6分泌，还能增强巨噬细胞的吞噬能力[10]。薛荔对庆大霉素诱导的雌性大鼠肾损伤具有保护作用[11]。

**参考文献**

［1］QI Z Y, ZHAO J Y, LIN F J, et al. Bioactive compounds, therapeutic activities, and applications of *Ficus pumila* L.［J］. Agronomy, 2021, 11(1):89.

［2］毛彩霓，谭银丰，严沪明，等.薛荔药材醇提取物抗炎活性的研究［J］.中国医药科学，2012, 2(13):37-38, 50.

［3］毛彩霓，谭银丰，杨卫丽，等.薛荔不同提取部位抗炎作用研究［J］.时珍国医国药，2011, 22(7):1596-1597.

［4］毛彩霓，杨卫丽.薛荔药材不同提取部位的抑菌作用研究［J］.科技创新导报，2012, 24:2-3.

［5］肖文琳.薛荔茎的化学成分及其药理活性研究［D］.海口：海南师范大学，2015.

［6］唐煌，郭琳，李玲敏，等.小叶薛荔茎叶提取物的抗氧化活性研究［J］.食品工业科技，2012, 33(10):166-169.

［7］WU J J, CHEN M M, SHI S S, et al. Hypoglycemic effect and mechanism of a pectic polysaccharide with hexenuronic acid from the fruits of *Ficus pumila* L. in C57BL/KsJ db/db mice［J］. Carbohydrate Polymers, 2017, 178:209-220.

［8］WU J J, XU Y B, SU J, et al. Roles of gut microbiota and metabolites in a homogalacturonan-type pectic polysaccharide from *Ficus pumila* Linn. fruits mediated amelioration of obesity［J］. Carbohydrate Polymers, 2020, 248: 1-13.

［9］王娟，覃景芳，柳春艳，等.小叶薛荔根茎提取物抗 α-葡萄糖苷酶及乙酰胆碱酯酶活性研究［J］.广西师范大学学报（自然科学版），2017, 35(1):69-74.

［10］WU J J, XU Y B, ZHU B, et al. Characterization of an arabinogalactan from the fruit hulls of *Ficus pumila* Linn. and its immunomodulatory effect［J］. Journal of Functional Foods, 2020, 73: 1-11.

［11］LARBIE C, SIAW P A, ZON S, et al. Hydroethanolic extracts of *Ficus pumila* Linn. is protective against gentamicin-induced kidney damage in rats［J］. Journal of Advances in Medical and Pharmaceutical Sciences, 2018, 17(2):1-8.

广西

# 薅田藨根

第四次全国中药资源普查采集记录

采集人：吕惠珍、黄雪彦、岑海锋、李金花
采集号：451425150427052LY
采集日期：　0
采集地点：广西天等县福新乡苗村四城岭
经度：106°53′25.93″E　纬度：22°58′28.74″N
海拔：845 m
环境：阔叶林，林缘，黄棕壤
出现频度：一般　资源类型：野生
性状：草本
重要特征：
科名：蔷薇科
植物名：茅莓　别名：
学名：
药材名：　入药部位：
标本份数：5
用途：
备注：

0231181

GUANGXI BOTANICAL GARDEN
OF MEDICINAL PLANTS

GXMG 0177647

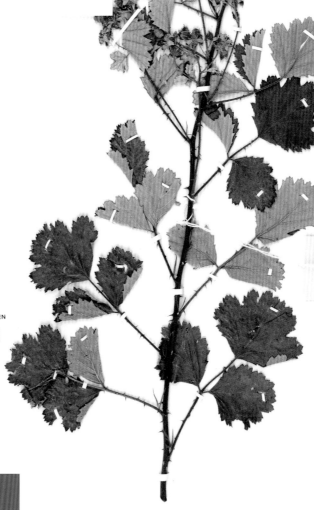

第四次全国中药资源普查
451425
采集号：150427052LY
日期：　年　月　日

采集号：451425150427052LY

茅莓

**Rubus parvifolius** Linn.

鉴定人：农东新　2018 年 3 月

第四次全国中药资源普查

## 来源

蔷薇科（Rosaceae）植物茅莓
*Rubus parvifolius* Linn. 的根、茎、叶。

## 民族名称

【壮族】等贪（扶绥）。
【瑶族】凡拉勾。
【侗族】等牙（三江）。

## 民 族 应 用

【壮族】药用根。水煎服治小便刺痛。内服用量 30g。

【瑶族】药用根、茎、叶。治感冒发热，咽喉肿痛，咯血，吐血，尿血，肠炎，痢疾，消化不良，月经不调，产后腹痛，白带异常，尿路感染，肾炎，水肿，尿路结石，风湿骨痛，跌打损伤，毒蛇咬伤，痈肿恶疮。内服用量 15~30g，水煎服；外用适量水煎洗或鲜叶适量捣敷。

**药材性状**　根呈圆柱形，多扭曲，长 10~30cm，直径 0.3~1.2cm，根头较粗大，多凹凸不平，可见茎残基；表面灰褐色至棕褐色，具纵皱纹，偶见外皮剥落，剥落处显红棕色；质坚硬，断面略平坦，淡黄色，可见放射状纹理；气微，味微涩。茎呈细长圆柱形，直径 1~4mm；表面红棕色或暗绿色，散生短刺；质脆，易折断，断面黄白色，中部有髓。叶多卷缩，破碎，完整者为单数羽状复叶，小叶 3 或 5 片，展平后呈宽卵形或椭圆形，上表面黄绿色，下表面灰白色，密被茸毛。聚伞状圆锥花序顶生或生于上部叶腋，小花棕黄色，花瓣 5 片。气微，味微苦涩。

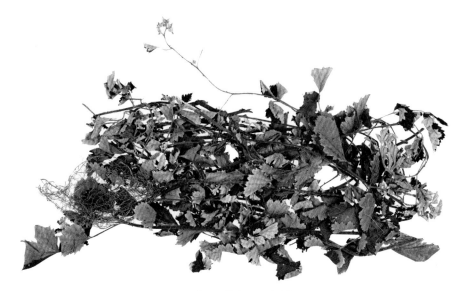

· 薅田藨根 - 全株

**药用源流**　薅田藨之名始见于明《本草纲目》蓬蘽项下，记载："一种蔓小于蓬蘽，一枝三叶，叶面青，背淡白而微有毛，开小白花，四月实熟，其色红如樱桃者，俗名薅田藨，即尔雅所谓藨者也。"《植物名实图考》记载："红梅消，江西、湖南河滨多有之。细茎多刺，初生似丛，渐引长蔓，可五六尺，一枝三叶，叶亦似薅田藨，初发面青，背白，渐长背则淡青。三月间开小粉红花，色似红梅，不甚开放，下有绿蒂，就蒂结实，如覆盆子，色鲜红，累累满枝，味酢甜可食。"以上所述及其所附图绘与本种相符。《中华人民共和国药典》（1977 年版）记载其根具有活血消肿、祛风利湿的功效；主治跌扑损伤，痈肿，风湿痹痛。其地上部分具有活血消肿、清热解毒、祛风湿的功效；主治跌扑损伤，风湿痹痛，疮痈肿毒。

|  | **分类位置** | 种子植物门 | 被子植物亚门 | 双子叶植物纲 | 蔷薇目 | 蔷薇科 |
| --- | --- | --- | --- | --- | --- | --- |
| | | Spermatophyta | Angiospermae | Dicotyledoneae | Rosales | Rosaceae |

**形态特征** 灌木。枝呈弓形弯曲，被柔毛和稀疏钩状皮刺。小叶3枚，在新枝上偶有5枚，菱状圆形或倒卵形，边缘有不整齐粗锯齿或缺刻状粗重锯齿；叶柄和顶生小叶柄均被柔毛和稀疏小皮刺。伞房花序顶生或腋生，稀顶生花序成短总状，被柔毛和细刺；花梗具柔毛和稀疏小皮刺；花萼外面密被柔毛和疏密不等的针刺，萼片卵状披针形或披针形；花瓣卵圆形或长圆形，基部具爪；雄蕊花丝白色，稍短于花瓣；子房具柔毛。果实卵球形，红色，无毛或具稀疏柔毛。

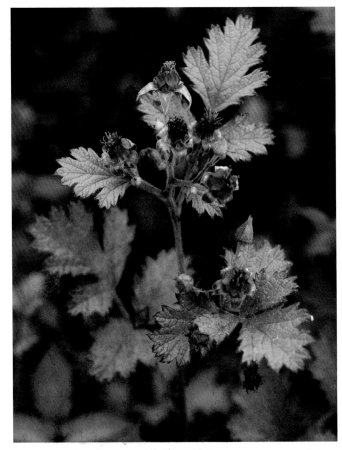

·茅莓－花期

**生境分布** 生于海拔400~2100m的山坡杂木林下、向阳山谷、路旁或荒野。分布于黑龙江、吉林、辽宁、河北、河南、山西、陕西、甘肃、湖北、湖南、江西、安徽、山东、江苏、浙江、福建、台湾、广东、广西、四川、贵州等。广西主要分布在南宁、横县、柳州、融水、临桂、灌阳、龙胜、玉林、博白、百色、凌云、贺州、昭平、金秀、扶绥等。

**化学成分** 主要含有 3β-乙酰氧基 -11α, 12α-环氧-齐墩果烷 -28, 13β-内酯、3-O-乙酰坡模酸、熊果酸、3β-乙酰氧基 -12-烯 -28-乌苏酸、蔷薇酸、β-谷甾醇[1]、齐墩果酸、乌苏酸、2-oxo-坡模酸、坡模酸、psiguanin A、2α-羟基熊果酸、委陵菜酸、2α, 3α, 19α, 23-四羟基乌苏 -12-烯 -28-羧酸、2α, 3α, 19α, 24-四羟基齐墩果 -12-烯 -28-羧酸、2α, 3α, 19α, 24-四羟基乌苏 -12-烯 -28-羧酸、2α, 3β, 19α-三羟基齐墩果 -12-烯 -23, 28-二羧酸、悬钩子皂苷 R1、β-胡萝卜苷[2]、3β, 16α, 17, 19-四羟基-对映贝壳杉 -19-乙酰氧基 -17-氧 -β-D-葡萄糖苷、3β, 16α, 17-三羟基-对映贝壳杉 -17-氧 -β-D-葡萄糖苷、3β, 16α, 17, 19-四羟基-对映贝壳杉 -17-氧 -β-D-葡萄糖苷、16α, 17, 19-三羟基-对映贝壳杉 -3-酮基 -17-O-β-D-葡萄糖苷、苦莓苷 F1[3]、3β, 16α, 22α, 28-四羟基齐墩果 -12-烯[4]、甜茶苷 R1[5]等萜类成分；以及对羟基苯甲酸、4-羟基 -3, 5-二甲氧基苯甲酸、3-甲氧基 -4-羟基苯甲酸、对羟基苯乙醇、表儿茶素[2]、月桂酸、邻硝基苯酚、(+)-儿茶素[4]等成分。还含有棕榈酸甲酯、棕榈酸乙酯、硬脂酸甲酯、硬脂酸乙酯、正二十三烷、正十七烷、正十六烷、正十五烷、顺式 -9-烯十八酸甲酯、反式 -9, 12-二烯-硬脂酸甲酯[6]等挥发油成分。

**药理作用** 1.抗氧化作用
茅莓根、茎、叶中总黄酮对 OH 自由基、$O_2^-$ 自由基、DPPH 自由基均有清除活性，还能抑制 MDA 活性[7]。
2.抗炎作用
茅莓根、茎、叶水提取物均具有一定的抗炎作用，其对角叉菜胶所致大鼠足跖肿胀和大鼠棉球肉芽肿均有一定程度的抑制作用，其大小顺序为茅莓叶＞茅莓根＞茅莓茎[8]。

**3. 抗肿瘤作用**

茅莓总皂苷能延长荷 B16 黑色素瘤小鼠的存活时间，并诱导人恶性黑色素瘤 A375 细胞凋亡[9]；茅莓总皂苷还能抑制人早幼粒白血病 HL60 细胞增殖，并通过 Bcl-2 和 Fas 途径诱导其凋亡[10]。

**4. 抗脑缺血作用**

茅莓总皂苷可能通过上调 Bcl-2 mRNA 和下调 Bax mRNA 的表达从而发挥对脑缺血再灌注所造成的损伤的保护作用[11]。茅莓总皂苷能减轻缺血、缺氧造成的 BBB 通透性改变，减少蛋白漏出，降低脑细胞的水肿程度，遏制脑缺血病程的发展[12]。

**5. 神经保护作用**

茅莓中的甜叶苷 R1 对 MPP$^+$ 处理的大鼠中脑多巴胺能神经元有明显的保护作用[13]。

**6. 抗菌、抗病毒作用**

茅莓叶对大肠杆菌、巴氏杆菌有明显的抑菌活性，其 MIC 分别为 $10^{-7}$g/ml、$10^{-6}$g/ml[14]。茅莓提取物能降低 HepG2.2.15 细胞 HBsAg 和 HBeAg 的表达[15]。

**7. 抗前列腺炎作用**

茅莓提取物能抑制角叉菜胶和消痔灵所致大鼠前列腺腺体增重，减轻炎性细胞浸润和损伤[16]。

**参考文献**

［1］陈小露，梅全喜，周洪波，等.茅莓根化学成分研究［J］.中药材，2014, 37(6):995-997.

［2］张旭，蒋丹，王娟，等.茅莓根化学成分研究［J］.中国药学杂志，2016, 51(23):1999-2004.

［3］胡小刚.茅莓化学成分分离及药理学活性初探［D］.重庆：第三军医大学，2013.

［4］梁成钦，苏小建，周先丽，等.茅莓化学成分研究［J］.中药材，2011, 34(1):64-66.

［5］都述虎，刘文英，饶金华，等.制备型 HPLC 法分离 2 个茅莓皂苷单体成分［J］.中草药，2005, 36(3):348-350.

［6］谭明雄，王恒山，陈宪明，等.茅莓叶和根挥发油的主要化学成分［J］.化工时刊，2003, 17(6):46-48.

［7］郑红，刘德胜，丁媛媛，等.茅莓黄酮体外抗氧化活性研究［J］.湖北农业科学，2013, 52(23):5828-5831.

［8］杨柳青，康力，黄镛.茅莓根、茎、叶不同药用部位抗炎作用的比较［J］.北方药学，2016, 13(7):131-133.

［9］郑振淡，张玲菊，黄常新，等.茅莓总皂苷对黑色素瘤的抗肿瘤作用研究［J］.中国中药杂志，2007, 19:2055-2058.

［10］许晓峰，杨威，张学进.茅莓总皂苷诱导 HL60 白血病细胞凋亡机制研究［J］.中国中医药科技，2018, 25(4):491-494, 497.

［11］王继生，邱宗荫，夏永鹏，等.茅莓总皂苷对大鼠局灶性脑缺血/再灌注后凋亡相关基因 Bcl-2 mRNA, Bax mRNA 表达的影响［J］.中国医院药学杂志，2011, 31(18):1522-1525.

［12］王继生，邱宗荫，李惠芝，等.茅莓总皂苷对局灶性脑缺血再灌注大鼠脑水肿及血-脑脊液屏障变化的影响［J］.中国中药杂志，2007, 32(20):2166-2169.

［13］于占洋，阮浩澜，朱小南，等.茅莓根中对多巴胺神经元保护作用成分的分离鉴定研究［J］.中药材，2008, 31(4):554-557.

［14］谭明雄，王恒山，黎霜.茅莓根和叶挥发油抑菌活性的研究［J］.化工时刊，2002, 9:21-22.

［15］周振宇.茅莓提取物体内外抗乙型肝炎病毒的实验研究［D］.桂林：桂林医学院，2010.

［16］侯巧燕，杨成芳，张均智，等.茅莓对大鼠前列腺炎模型病理改变的影响［J］.中国老年学杂志，2009, 29(24):3217-3218.

# 磨盘草

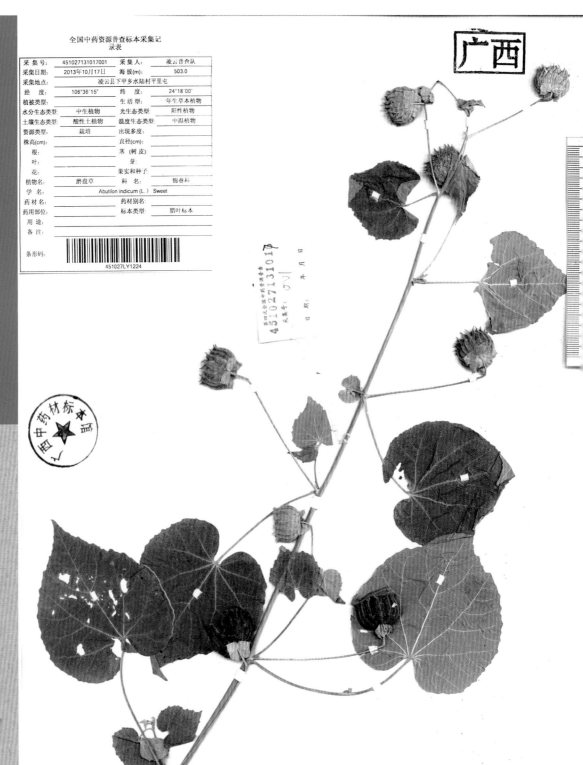

全国中药资源普查标本采集记
录表

| 采集号： | 451027131017001 | 采集人： | 凌云普查队 |
| 采集日期： | 2013年10月17日 | 海拔(m)： | 503.0 |
| 采集地点： | 凌云县下甲乡水陆村平里屯 |  |  |
| 经　度： | 106°36′15″ | 纬　度： | 24°18′00″ |
| 植被类型： |  | 生活型： | 年生草本植物 |
| 水分生态类型： | 中生植物 | 光生态类型： | 阳性植物 |
| 土壤生态类型： | 酸性土植物 | 温度生态类型： | 中温植物 |
| 资源类型： | 栽培 | 出现多度： |  |
| 株高(cm)： |  | 直径(cm)： |  |
| 根： |  | 茎（树皮）： |  |
| 叶： |  | 芽： |  |
| 花： |  | 果实和种子： |  |
| 植物名： | 磨盘草 | 科　名： | 锦葵科 |
| 学　名： | Abutilon indicum (L.) Sweet |  |  |
| 药材名： |  | 药材别名： |  |
| 药用部位： |  | 标本类型： | 腊叶标本 |
| 用　途： |  |  |  |
| 备　注： |  |  |  |
| 条形码： |  |  |  |

451027LY1224

广西

451027131017

GUANGXI BOTANICAL GARDEN
OF MEDICINAL PLANTS

GXMG 0125096

179466

| 采集号： | 451027131017001 | 132. 锦葵科　M |
| --- | --- | --- |
| | 磨盘草 | |
| | Abutilon indicum (L.) Sw. | |
| 鉴定人：陆昭岑 | | 鉴定时间：2016 |

第四次全国中药资源普查

## 来源

锦葵科（Malvaceae）植物磨盘草 *Abutilon indicum* (Linn.) Sw. 的地上部分。

## 民族名称

【壮族】棵芒牧。

## 民 族 应 用

【壮族】药用地上部分。主治痧症，发热，小儿咳嗽，湿疹，风疹，淋证，水肿，痄腮。内服用量15~30g。

**药材性状** 茎呈圆柱形，有分枝，外表皮有网格状皱纹，淡棕色至浅灰褐色，被灰色柔毛；体轻，质韧，断面中央有髓。叶互生，有长柄；叶片圆卵形，边缘具圆齿或锯齿，上表面浅灰绿色至浅黄棕色，下表面色稍浅，被灰色柔毛。花梗长。萼盘状，有毛，5裂。蒴果圆形，磨盘状，被柔毛。气微，味淡。

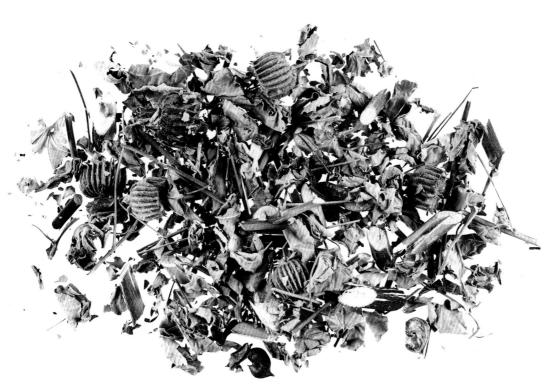

·磨盘草－地上部分

**药用源流** 以磨盘草一名始载于《生草药性备要》，载："味甜甘，性平，无毒。散风血热。耳鸣、耳聋，煲鸡肉食亦可。"《岭南采药录》记载："枝叶皆如桑树。枝中空。花如癫头婆，有红白之分，白入气分，红入血分，子如半截磨盘。"以上所述与本种相符。《广西壮族自治区壮药质量标准　第二卷》（2011年版）记载其地上部分具有疏风清热、益气通窍、祛痰利尿的功效；主治风热感冒，久热不退，痄腮，耳鸣，耳聋，肺痨，小便不利。

| 分类位置 | 种子植物门 | 被子植物亚门 | 双子叶植物纲 | 锦葵目 | 锦葵科 |
| --- | --- | --- | --- | --- | --- |
| | Spermatophyta | Angiospermae | Dicotyledoneae | Malvales | Malvaceae |

**形态特征** 一年生或多年生直立的亚灌木状草本，高达 1~2.5m。叶卵圆形或近圆形，基部心形，两面均密被灰色星状柔毛。花单生于叶腋，花梗长达 4cm；花萼盘状，密被灰色柔毛，裂片 5；花黄色，花瓣 5；雄蕊柱被星状硬毛。果为倒圆形似磨盘，直径约 1.5cm，黑色，分果爿先端截形，具短芒，被星状长硬毛。种子肾形，被星状疏柔毛。

**生境分布** 生于海拔 800m 以下的地带，如平原、海边、砂地、旷野、山坡、河谷及路旁等处。分布于台湾、福建、广东、广西、贵州和云南等。广西主要分布在南宁、桂林、梧州、苍梧、贵港、玉林、北流、百色、田东、凌云、乐业、田林、隆林、来宾、忻城等。

**化学成分** 主要含有 $\beta$- 谷甾醇、齐墩果酸、对羟基苯甲酸、对羟基反式肉桂酸、阿魏酰酪胺、硬脂酰胺、二十二烷酰胺、东莨菪内酯、异嗪皮啶、8-羟基 -5,6,7- 三甲氧基香豆素、

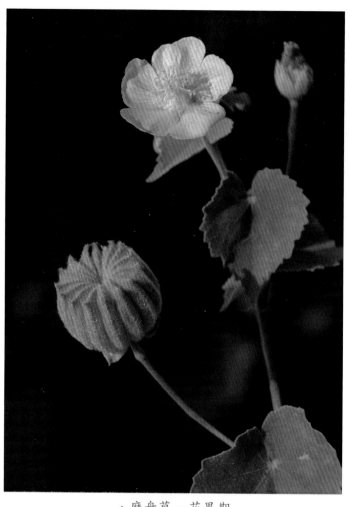

· 磨盘草 - 花果期

棕榈酰胺[1]、豆甾醇、邻苯二甲酸二丁酯、硬脂酸、二十烷酰胺[2]、$\beta$- 胡萝卜苷、豆甾醇 -3-$O$-$\beta$-$D$- 吡喃葡萄糖苷、正三十五烷醇、苯甲酸、三山嵛酸甘油酯[3]、壬酸、十一酸、棕榈酸甲酯、棕榈酸、菜油甾醇、鲨烯[4]、24$R$-5$\alpha$- 豆甾烷 -3,6- 二酮、胡萝卜苷、2,6- 二甲氧基对苯醌、香草酸、山奈酚 -3-$O$-(6''- 反式 - 对肉桂酰基 )-$\beta$-$D$- 吡喃葡萄糖苷、棉花皮苷[5]、间苯二甲、环己硅氧烷、邻苯二甲酸二丁酯、棕榈酸乙酯、十六酰胺、($Z$)-9- 十八烯酸酰胺、十八酰胺[6]等成分。

**药理作用** 1. 抗炎作用
磨盘草正丁醇部位提取物能抑制二甲苯致小鼠耳郭肿胀和棉球致小鼠肉芽肿[7]。
2. 利尿作用
磨盘草乙酸乙酯、甲醇和乙醇部位具有利尿作用，能增加大鼠排尿量和促进钠、钾的排泄[8]。
3. 抗菌作用
磨盘草叶提取物生物合成纳米银对肺炎克雷伯菌、枯草芽孢杆菌、鼠伤寒沙门菌、普通变形杆菌均有抑制作用[9]。磨盘草甲醇提取物对多重耐药结核分枝杆菌和结核分枝杆菌 H37Rv 株均有抑制作用[10]。
4. 抗肿瘤作用
磨盘草金纳米颗粒能抑制人结肠癌 HT29 细胞增殖，并通过调节 cleaved caspase-9、cleaved caspase-8、cleaved caspase-3、cleaved lamin A/C 和 cleaved PARP 的表达诱导 HT29 细胞凋亡[11]。

## 5.抗氧化作用

磨盘草乙醇提取物和甲醇提取物对 DPPH 自由基均具有较强的清除作用和较显著的还原 $Fe^{3+}$ 能力[12]。

## 6.其他作用

磨盘草石油醚部位可改善异丙肾上腺素所致的大鼠心衰，其作用机制可能与降低血清中的中心钠肽、血管紧张素Ⅱ、醛固酮的水平有关[13]。磨盘草根甲醇提取物对醋酸铅致生精障碍小鼠生精功能有明显的治疗作用[4]。

**参考文献**

[1] 张昕，魏江存，阙祖亮，等.磨盘草乙酸乙酯部位的化学成分分析 [J].广西医学，2018，40(14):1585-1590.

[2] 张昕，陈勇，魏江存.磨盘草石油醚部位化学成分分析 [J].中华中医药学刊，2020，38(1):126-131.

[3] 陈勇，魏后超，韦韬，等.磨盘草醋酸乙酯部位化学成分研究 [J].时珍国医国药，2012，23(7):1725-1726.

[4] R S, S AD. Protective effect of *Abutilon indicum* against lead-induced reproductive toxicity in male Wistar rats [J]. Journal of Cellular Biochemistry, 2019, 120(5):1-10.

[5] 刘娜.磨盘草化学成分及质量标准的研究 [D].沈阳:沈阳药科大学，2008.

[6] 马家宝，韦丽富，周婷婷，等.磨盘草石油醚部位的 GC-MS 分析 [J].中国民族民间医药，2016, 25(9):31-32.

[7] 张昕，周婷婷，韦丽富，等.不同产地磨盘草正丁醇部位提取物抗炎作用研究 [J].时珍国医国药，2017, 28(9):2049-2050.

[8] SHEKSHAVALI T, ROSHAN S.Evaluation for diuretic activity of *Abutilon indicum* and amaranthus spinusus leaves extracts [J]. Research & Reviews: A Journal of Toxicology, 2017, 7(2): 2231-3834.

[9] PRATHAP M, ALAGESAN A, RANJITHA K B D. Anti-bacterial activities of silver nanoparticles synthesized from plant leaf extract of *Abutilon indicum* (L.) Sweet [J]. Journal of Nanostructure in Chemistry, 2014, 4(3):1-6.

[10] NIRMAL C R, EBENEZER R S, KANNAN P, et al. Anti-tuberculosis activity of bio-active compounds from *Lantana camara* L., *Euphorbia hirta* L., *Mukia maderaspatana* (L.) M. Roem, and Abutilon indicum (L.) [J]. European Journal of Integrative Medicine, 2020, 35:1-6.

[11] MATA R, NAKKALA J R, SADRAS S R. Polyphenol stabilized colloidal gold nanoparticles from *Abutilon indicum* leaf extract induce apoptosis in HT29 colon cancer cells [J]. Colloids & Surfaces B Biointerfaces, 2016, 143:499-510.

[12] 郑鸿娟，黄春阳，齐梁煜，等.磨盘草提取物的抗氧化活性研究 [J].中国野生植物资源，2016, 35(6):35-38.

[13] 马家宝，黄丽贞，韦丽富，等.磨盘草石油醚部位改善异丙肾上腺素致大鼠心力衰竭的研究 [J].中华中医药杂志，2016, 31(7):2745-2748.

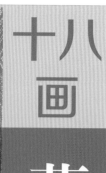

十八画

# 藤商陆

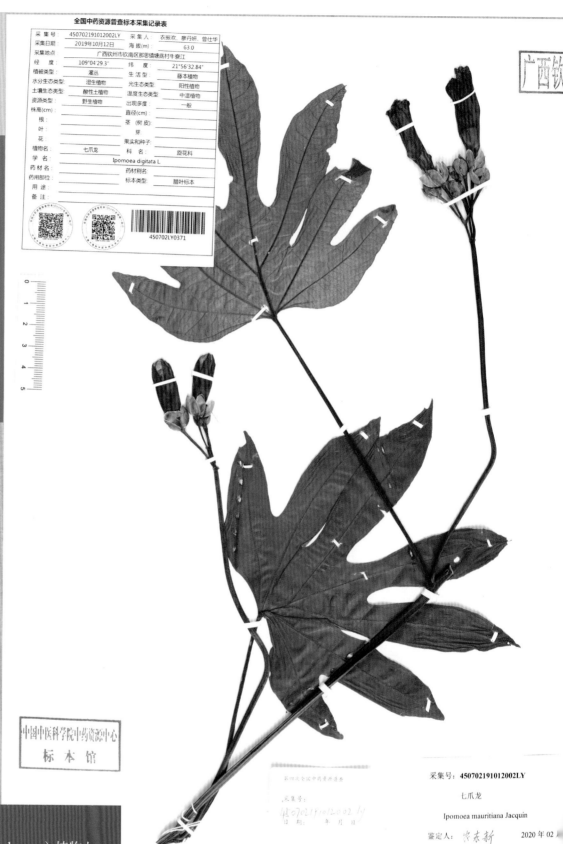

全国中药资源普查标本采集记录表

| 采集号： | 450702191012002LY | 采集人： | 农振欢、廖丹妍、曾仕华 |
| 采集日期： | 2019年10月12日 | 海拔(m)： | 63.0 |
| 采集地点： | 广西钦州市钦南区那思镇塘底村牛寮江 | | |
| 经　度： | 109°04′29.3″ | 纬　度： | 21°56′32.84″ |
| 植被类型： | 灌丛 | 生活型： | 藤本植物 |
| 水分生态类型： | 湿生植物 | 光生态类型： | 阳性植物 |
| 土壤生态类型： | 酸性土植物 | 湿度生态类型： | 中湿植物 |
| 资源类型： | 野生植物 | 出现多度： | 一般 |
| 株高(cm)： | | 直径(cm)： | |
| 根： | | 茎（树皮）： | |
| 叶： | | 芽： | |
| 花： | | 果实和种子： | |
| 植物名： | 七爪龙 | 科　名： | 旋花科 |
| 学　名： | Ipomoea digitata L. | | |
| 药材名： | | 药材别名： | |
| 药用部位： | | 标本类型： | 腊叶标本 |
| 用途： | | | |
| 备注： | | | |

450702LY0371

中国中医科学院中药资源中心
标本馆

采集号：**450702191012002LY**

七爪龙

Ipomoea mauritiana Jacquin

鉴定人：农东新　　2020年02月

第四次全国中药资源普查

## 来源

旋花科（Convolvulaceae）植物七爪龙 *Ipomoea mauritiana* Jacquin 的根、叶。

## 民族名称

【壮族】Lungzcaetnyauj，龙镇要。

# 民 族 应 用

【壮族】药用根、叶。主治水肿腹胀，便秘，瘰疬，痈疮肿毒，淋巴结结核，乳腺炎。

**药材性状** 根粗壮，鲜时稍肉质。叶展平后掌状 5~7 裂，裂片披针形或椭圆形，全缘或不规则波状，顶端渐尖或锐尖，具小短尖头，两面无毛。

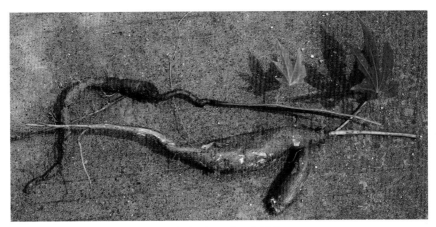

· 藤商陆－根（鲜）

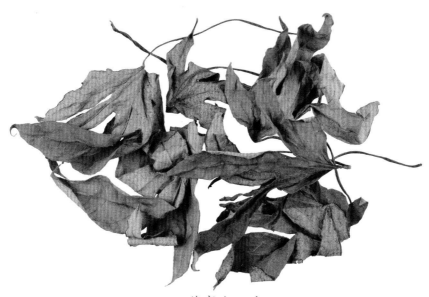

· 藤商陆－叶

**药用源流** 《广西中药资源名录》记载其块根、叶主治食积，二便不利，水肿腹胀，淋巴结结核，痰饮；外治乳腺炎，疮疡肿毒。《中华本草》记载其具有逐水消肿、解毒散结的功效；主治水肿腹胀，痈肿疮毒，瘰疬。

| **分类位置** | 种子植物门 | 被子植物亚门 | 双子叶植物纲 | 茄目 | 旋花科 |
| --- | --- | --- | --- | --- | --- |
| | Spermatophyta | Angiospermae | Dicotyledoneae | Solanales | Convolvulaceae |

**形态特征** 多年生大型缠绕草本。根粗壮，稍肉质。茎圆柱形，有细棱，无毛。叶长 7~18cm，宽 7~22cm，掌状 5~7 裂。聚伞花序腋生，苞片早落；萼片不等长，外萼片长圆形，内萼片宽卵形，顶端钝；花冠淡红色或紫红色，漏斗状，花冠管圆筒状，基部变狭，冠檐开展；雄蕊花丝基部被毛；子房无毛。蒴果卵球形，4 室，4 瓣裂。种子 4，黑褐色，基部被长绢毛，易脱落。

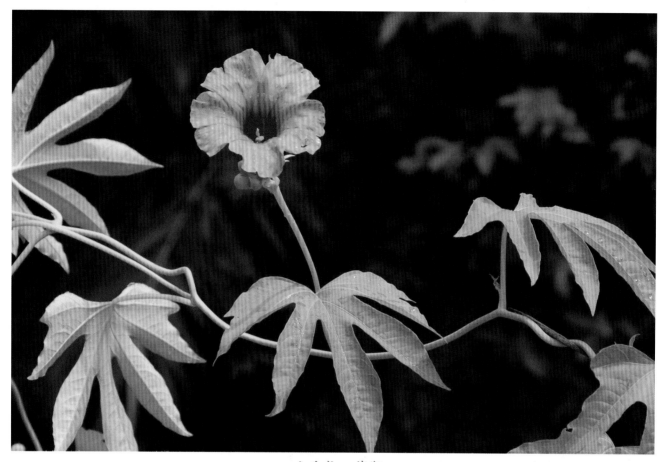

· 七爪龙 - 花期

**生境分布** 生于海拔 280~1020m 的海滩边矮林、山地疏林或溪边灌丛。分布于台湾、广东及其沿海岛屿、广西、云南等。广西主要分布在邕宁、防城、玉林、平南、陆川、博白、北流、扶绥、龙州等。

**化学成分** 主要含有 7- 羟基 -6- 甲氧基香豆素、7- 羟基香豆素、5- 甲氧基 -6,7- 呋喃香豆素、5,7- 二甲氧基香豆素、6- 羟基 -7- 甲氧基 -4- 苯香豆素[1] 等香豆素类成分；以及蒲公英赛醇、蒲公英赛醇乙酸酯、伞形花内酯、莨菪亭、东莨菪苷、对羟基桂皮酸十八酯、正丁基 -$\beta$-D- 吡喃果糖苷、$\beta$- 谷甾醇、胡萝卜苷、咖啡酸[2]、quamoclinic acid A methyl ester、operculinic acid A methyl ester、digitatajalapin I、murucoidin XI、murucoidin IV、quamoclin IV[3] 等成分。

**药理作用** 1. 抗氧化作用
七爪龙甲醇提取物、丙酮萃取部位均具有清除 DPPH 自由基活性[4,5]。
2. 抗菌作用
七爪龙甲醇提取物对蜡样芽孢杆菌、枯草芽孢杆菌、八叠球菌、鼠伤寒沙门菌、铜绿假单胞菌和副溶血弧菌均有抑制作用[5]。

**3.降血糖作用**

七爪龙乙醇提取物能降低链脲佐菌素诱导糖尿病大鼠的血糖水平，其活性成分可能为黄酮类化合物和 $\beta$- 谷甾醇[6]。

**4.保肾作用**

七爪龙提取物对庆大霉素诱导的急性肾损伤具有保护作用，能降低肾损伤大鼠 MDA 含量，恢复维生素 C、维生素 E、尿素、肌酐、钠、钾水平，提高 GSH 活性[7]。

**5.改善记忆作用**

七爪龙水提取物对东莨菪碱诱导的记忆障碍有改善作用[1]。

**参考文献**

［1］SULAIMAN C T, DEEPAK M, SUNIL A R, et al. Characterization of coumarins from *Ipomoea mauritiana* Jacq. by LC-APCI-MS/MS analysis and evaluation of its anti-amnesic activity［J］. Beni-Suef University Journal of Basic and Applied Sciences, 2019, 8(1):24.

［2］戴好富，熊江，周俊，等.七爪龙的化学成分［J］.云南植物研究，2000, 22(2):166-168.

［3］ONO M, FUKUDA H, MURATA H, et al. Resin glycosides from the leaves and stems of *Ipomoea digitata*［J］. J Nat Med, 2009, 63(2):176-180.

［4］SULAIMAN C T, GEETHA S P, INDIRA B. Identification of phenolic antioxidants in *Ipomoea mauritiana* Jacq. using spectrophotometric and mass spectroscopic studies［J］. Avicenna Journal of Phytomedicine, 2014, 4(2):89-96.

［5］ALAM I, FORID S, RONEY M, et al. Antioxidant and antibacterial activity of *Ipomoea mauritiana* Jacq.:a traditionally used medicinal plant in Bangladesh［J］. Clinical Phytoscience: International Journal of Phytomedicine and Phytotherapy, 2020, 6(2):1-7.

［6］PANDEY A K, GUPTA P P, LAL V K. Preclinical evaluation of hypoglycemic activity of *Ipomoea digitata* tuber in streptozotocin-induced diabetic rats［J］. Journal of Basic & Clinical Physiology & Pharmacology, 2013, 24(1):35-39.

［7］KALAISELVAN A, ANAND T, Soundararajan M. Reno productive activity of *Ipomoea digitata* in gentamicin induced kidney dysfunction［J］. Journal of Ecobiotechnology, 2010:57-62.

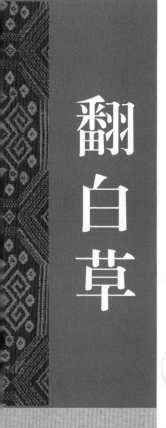

翻白草

采集人：谭金田吴重德 采集号 17167
采集期：1988年 6月15日 份数 2
产 地：环江县水坑乡才公屯
环 境：山坡　　　　海拔　　　米
性 状：草本、灌木、乔木；藤本
株 高：　　　米，胸高直径　　　厘米
形 态：根
　　　茎（树皮）
　　　叶
　　　花
　　　　　　　　花期
　　　果　　　　果期
用 途：牙周炎

土　名：丁梅　壮语：戈屯垆
科　名：143 蔷薇科 中名：三叶委陵菜
学　名：

GUANGXI INSTITUTE OF CHINESE
MEDICINE & PHARMACEUTICAL SCIENCE
GXMI 061794

**来源**

蔷薇科（Rosaceae）植物翻白草
*Potentilla discolor* Bge. 的全草。

**民族名称**

【瑶族】元别咪。
【仫佬族】天青地白（罗城）。

采集号 17167

Potentilla fragarioides

鉴定人：　　　　　　 1992 年 4

## 民 族 应 用

【瑶族】药用全草。主治产后贫血，虚弱足软，肺痈咳血，吐血，子宫出血，痔疮出血，白带异常，痛经，消化不良，肠炎，痢疾，瘫痪，风湿骨痛。内服用量 15~30g，水煎服。

【仫佬族】药用全草。水煎服治肾炎水肿。内服用量 15~24g。

**药材性状**　块根呈纺锤形或圆柱形，长 4~8cm，直径 0.4~1cm；表面黄棕色或暗褐色，有不规则扭曲沟纹；质硬而脆，折断面平坦，呈灰白色或黄白色。基生叶丛生，单数羽状复叶，多皱缩弯曲，展平后长 4~13cm；小叶 5~9 片，柄短或无，长圆形或长椭圆形，顶端小叶片较大，上表面暗绿色或灰绿色，下表面密被白色绒毛，边缘有粗锯齿。气微，味甘、微涩。

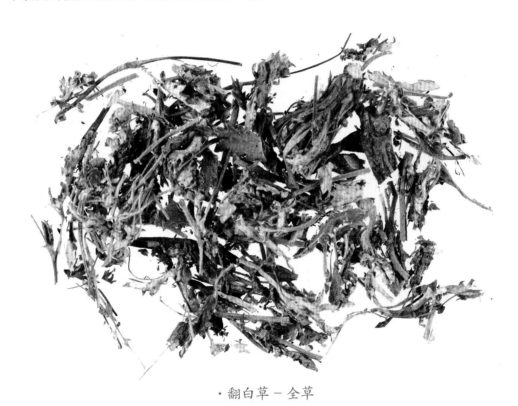

·翻白草－全草

**药用源流**　以鸡腿儿一名始载于《救荒本草》，记载："一名翻白草。出钧州山野中。苗高七八寸，细长。锯齿叶硬厚，背白，其叶似地榆叶而细长。开黄花。根如指大，长三寸许，皮赤内白，两头尖艄。"《本草纲目》记载："鸡腿儿生近泽田地，高不盈尺。春生弱茎，一茎三叶，尖长而厚，有皱纹锯齿，面青背白。四月开小黄花，结子如胡荽子，中有细子。其根状如小白术头，剥去赤皮，其内白色如鸡肉，食之有粉。"以上所述与本种相符。《中华人民共和国药典》（2020 年版　一部）记载其具有清热解毒、止痢、止血的功效；主治湿热泻痢，痈肿疮毒，血热吐衄，便血，崩漏。

| 分类位置 | 种子植物门 | 被子植物亚门 | 双子叶植物纲 | 蔷薇目 | 蔷薇科 |
|---|---|---|---|---|---|
| | Spermatophyta | Angiospermae | Dicotyledoneae | Rosales | Rosaceae |

**形态特征**　多年生草本。根粗壮，下部常肥厚呈纺锤形。花茎直立，密被白色绵毛。基生叶有小叶2~4对；小叶对生或互生，无柄，小叶片长圆形或长圆披针形，边缘具圆钝锯齿；茎生叶1~2，有掌状3~5小叶。聚伞花序有花数朵至多朵，疏散；萼片三角状卵形，副萼片披针形，比萼片短，外面被白色绵毛；花瓣黄色，倒卵形，顶端微凹或圆钝；花柱近顶生，基部具乳头状膨大，柱头稍微扩大。瘦果近肾形，光滑。

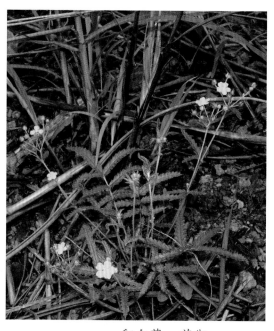

· 翻白草 - 花期

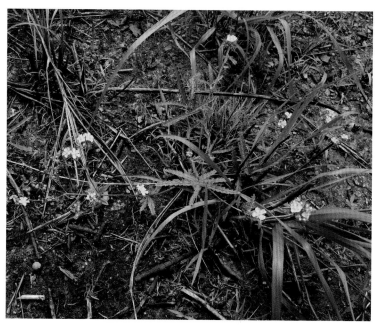

· 翻白草 - 植株

**生境分布**　生于海拔100~1850m的荒地、山谷、沟边、山坡草地、草甸及疏林下。分布于黑龙江、辽宁、内蒙古、河北、山西、陕西、山东、河南、江苏、安徽、浙江、江西、湖北、湖南、四川、福建、台湾、广东、广西等。广西分布在柳州、桂林、临桂等。

**化学成分**　主要含有高良姜素、8-甲基-5,7-二羟基二氢黄酮、山奈酚-3-O-β-D-吡喃葡萄糖醛酸甲酯、槲皮素-3-O-β-D-吡喃葡萄糖醛酸甲酯[1]、山奈酚-3-O-β-D-葡萄糖苷、木犀草素、槲皮素、槲皮素-7-O-α-L-鼠李糖苷、槲皮素-3-O-β-D-半乳糖苷、木犀草素-7-O-β-D-葡萄糖醛酸苷甲酯、芦丁[2]、异鼠李素、山奈酚、山奈酚-3-O-β-D-半乳糖苷、山奈酚-3-O-β-D-葡萄糖醛酸苷、山奈酚-3-O-α-L-阿拉伯糖苷、山奈酚-3-O-α-L-鼠李糖(1→2)〔α-L-鼠李糖(1→6)〕-β-D-半乳糖苷[3]、山奈酚-3-O-β-D-吡喃葡萄糖醛酸正丁酯基-(2→1)-β-D-吡喃木糖苷[4]等黄酮类成分；3,3'-二甲氧基鞣花酸、对羟基苯甲酸、3-O-甲基鞣花酸-4'-O-α-L-吡喃鼠李糖苷、3,3',4-O-三甲基鞣花酸-4'-O-β-D-吡喃葡萄糖苷、3,3'-O-二甲基鞣花酸-4'-O-β-D-吡喃葡萄糖苷、原儿茶酸、没食子酸[1]、咖啡酸、鞣花酸-3,3'-二甲醚、鞣花酸-3,3'-二甲醚-4'-O-β-D-木糖苷、鞣花酸-3,3',4'-三甲醚[2]等酚类成分；蒲公英赛醇、2α-羟基乌苏酸、齐墩果酸[1]、熊果酸[2]、3-oxoolean-12-en-27-oic acid、gypsogenic acid、3α-hydroxyolean-12-en-27-oic acid、3β-hydroxyolean-12-en-27-oic acid、aceriphyllic acid A、aceriphyllic acid A methyl ester[5]、3-O-β-D-葡萄糖-(1→2)-β-D-木糖-19α-羟基-乌苏-12-烯-28-酸、2α,3β,19α-三羟基-乌苏-12-烯-28-酸、3β,19α-二羟基-乌苏-12-烯-24,28-二酸、2α,3β-二羟基-12-

烯 –28– 乌苏酸、2α, 3α, 19α– 三羟基 –12– 烯 –28– 乌苏酸、β– 谷甾醇[6]、委陵菜酸[7]等萜类成分；以及正丁基 –β–D– 吡喃果糖苷[1]、硬脂酸[7]等成分。还含有含有己烷、己酸、bis(2-ethylhexyl) phthalate、(R)–2, 8-dimethyl-2-((3E, 7E)-4, 8, 12-trimethltrideoa-3, 7, 11-trien-1-yl)chroman-6-ol、ergosterol、dotriacontane、γ –sitosterol、solasodine、7-oxo-cholesterol、十五酸[8]等挥发油成分。

**药理作用**

1. 抗菌、抗病毒作用

翻白草不同溶剂提取物对普通变形杆菌、肺炎克雷伯菌、痢疾志贺菌、肠沙门菌肠亚种、黏质沙雷菌、金黄色葡萄球菌、粪肠球菌 ATCC25912、屎肠球菌 ATCC35667、阪崎肠杆菌、阴沟肠杆菌阴沟亚种均有抑制作用[9]。翻白草提取物银纳米粒对多药耐药型大肠埃希菌、金黄色葡萄球菌、加德纳杆菌和白色念珠菌均有抑制作用，其MBC分别为0.5mg/ml、1.0mg/ml、1.0mg/ml、1.5mg/ml[10]。翻白草油在直接灭活阶段、病毒复制阶段、病毒吸附阶段有抗呼吸道合胞病毒作用，其作用机制可能与降低宿主 HeLa 细胞凋亡和 caspase-3 蛋白的表达有关[11]。

2. 抗糖尿病作用

翻白草水提取液能降低四氧嘧啶致糖尿病小鼠的血糖水平，提高葡萄糖耐量水平，保护和修复四氧嘧啶所致选择性胰岛损伤[12]。翻白草总黄酮可改善 2 型糖尿病 db/db 小鼠糖脂代谢紊乱和胰岛素抵抗，减轻肝脏、胰腺的病理损伤，增加肝糖原的存储，其作用机制与调节 PI3K/Akt 信号通路相关蛋白的表达有关[13]。翻白草总黄酮能修复 T2MD 模型大鼠胰岛 β 细胞损伤，其作用机制可能与激活 Glp-1 介导的 MAPK 信号通路，上调肌肉组织 Glp-1、Akt mRNA 表达，下调肌肉组织 Erk、caspase-9 mRNA 表达，上调胰岛 β 细胞 Glp-1、Akt 蛋白表达，下调胰岛 β 细胞 Erk、caspase-9 蛋白表达有关[14]。

3. 抗肿瘤作用

翻白草油能抑制人肝癌 HepG2 细胞迁移和侵袭[15]。

4. 抗炎作用

翻白草总黄酮具有抗炎作用，可下调 LPS 诱导的 RAW 264.7 细胞炎症因子 iNOS、IL-1β 和 IL-6 的 mRNA 的表达[16]。

5. 抗结肠炎作用

翻白草能改善 TNBS 诱导的急性溃疡性结肠炎大鼠的肠黏膜损伤，可降低大鼠结肠组织炎细胞浸润的程度，减少大鼠结肠组织中促炎因子 IL-17、TNF-α、IFN-γ、MIP-1α 和趋化因子 RANTES 表达减少[17]。翻白草能恢复肠道黏膜免疫功能，减轻大鼠肠黏膜损伤，其作用机制可能与调节免疫细胞的分化和线粒体自噬进而调控细胞因子的分泌，改变炎症细胞的募集和活化有关[18]。

6. 子宫收缩作用

翻白草水提取液对小鼠离体子宫平滑肌有明显的收缩作用[19]。

**附　注**　翻白草与同科植物委陵菜（*Potentilla chinensis* Ser.）常出现互为混用现象，二者无论在功能与主治、化学成分、植物形态、性状和显微鉴别上都有所不同，在使用过程中应加以区别[20]。

**参考文献**

[1] 秦宏伟，孙会，王晓东，等 . 翻白草化学成分的研究［J］. 中药材，2020, 43(2):339-343.

[2] 牟佳佳，邱爽，孙奕，等 . 翻白草的化学成分研究［J］. 中华中医药学刊，2020, 38(11):89-92.

［3］洪凌，何贵锋，高妮，等．翻白草黄酮类化学成分研究［J］.中国实验方剂学杂志，2013，19(18):117-119.

［4］谈景福，杨杰，裴正龙，等．翻白草中一个新的黄酮苷类成分［J］.中国新药杂志，2013，22(4):469-471, 491.

［5］脱振东，李娜，李佳琳，等．翻白草三萜类成分及其PTP1B抑制活性研究（英文）［J］.Journal of Chinese Pharmaceutical Sciences, 2016, 25(3):224-227.

［6］李玉云，肖草茂，姚闽，等．翻白草三萜类化学成分研究［J］.中药材，2013, 36(7):1099-1101.

［7］张耀堂，吴伟红，周福佳，等．中药翻白草化学成分的研究［J］.广州化工，2018, 46(14):72-73, 87.

［8］ZHANG J, HUANG R Z, CAO H J, et al. Chemical composition, *in vitro* anti-tumor activities and related mechanisms of the essential oil from the roots of *Potentilla discolor*［J］. Industrial Crops and Products, 2018, 113:19-27.

［9］仁科．翻白草4种提取物的体外抑菌活性研究［J］.四川畜牧兽医，2020, 47(9):26-29.

［10］赵海军，赵维英，洪泽辉．翻白草提取物银纳米粒制备及其抗菌活性评价［J］.中成药，2016, 38(10):2141-2148.

［11］刘蕾，张建华，陈光，等．翻白草油对呼吸道合胞病毒感染宿主HeLa细胞凋亡的影响［J］.中国老年学杂志，2013, 33(16):3889-3891.

［12］曾伟斌，陆少君，臧林泉．翻白草水提取液对四氧嘧啶致糖尿病小鼠的降血糖作用研究［J］.广东化工，2017, 44(7):41-43.

［13］孔晓妮，崔海燕，周洪雷．翻白草总黄酮对2型糖尿病db/db小鼠降血糖的作用机制［J］.中国实验方剂学杂志，2021, 27(3):78-84.

［14］谭荣荣，丛茜玉，王晓敏，等．翻白草总黄酮调控Glp-1介导的MAPK通路修复胰岛β细胞研究［J］.中药药理与临床，2020, 36(6):114-120.

［15］李天柱，崔凤姬，王文涛，等．翻白草油对肝癌HepG2细胞迁移和侵袭能力的影响［J］.赤峰学院学报(自然科学版)，2018, 34(1):14-15.

［16］于泽秋，赵莹，史文杏，等．翻白草总黄酮的制备及抗炎活性研究［J］.滨州医学院学报，2020, 43(2):132-135.

［17］史梦妮，付骞卉，刘宇，等．翻白草对TNBS诱导的急性溃疡性结肠炎大鼠促炎因子及趋化因子的影响［J］.中国中医基础医学杂志，2020, 26(10):1475-1478, 1534.

［18］刘宇，付骞卉，史梦妮，等．翻白草调控线粒体自噬途径治疗UC的作用机制研究［J］.中国中药杂志，2021, 2:1-10.

［19］刘仰斌，张志花．翻白草提取液对未孕小鼠离体子宫收缩影响的实验研究［J］.湘南学院学报(医学版)，2013, 15(1):25-27.

［20］万宏，胡玉娥．翻白草与委陵菜的鉴别［J］.中医药导报，2007, 13(9): 85.

广西

鹰不扑

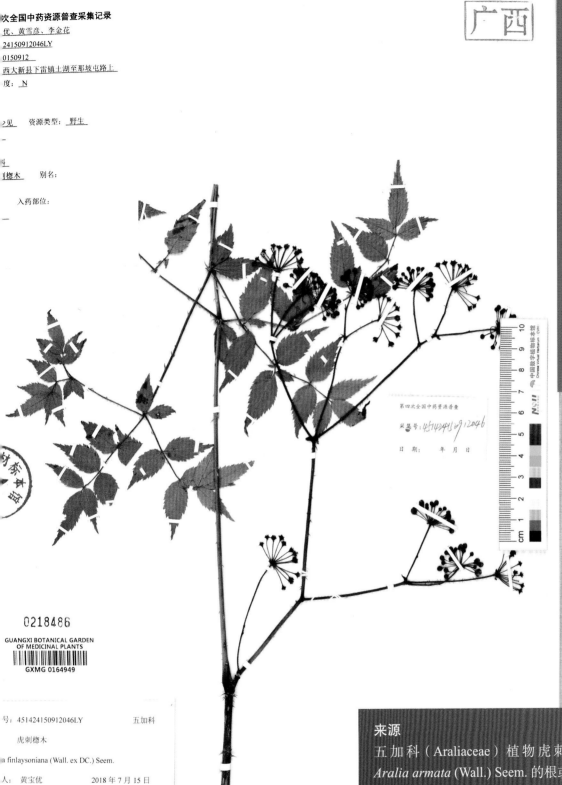

第四次全国中药资源普查

采集号： 451424150912046

日期：    年 月 日

## 来源

五加科（Araliaceae）植物虎刺楤木/野楤头
*Aralia armata* (Wall.) Seem. 的根或全株。

## 民族名称

【壮族】档楠弄（大新），酒合木（忻城），棵
等假（柳城），枯洞伞（武鸣），温君根（上林）。
【瑶族】雷公刺（恭城），鸟不站（金秀）。
【侗族】美登追（三江）。

## 民族应用

【壮族】药用根。水煎服治消化不良，风湿骨痛；水煎服或浸酒服治风湿跌打；与鸡肉煎服治急性哮喘；捣烂敷患处治小儿疔疮。

【瑶族、侗族】药用根或全株。根水煎服治痢疾，高血压头痛，神经衰弱头痛。全株水煎洗患处兼用根捣烂敷患处治跌打损伤，坐骨神经痛。

内服用量9~15g；外用适量。

**药材性状** 根呈圆柱形，常分枝，弯曲，长30~45cm，直径0.5~2cm，表面土黄色或灰黄色；栓皮易脱落，脱落处呈暗褐色或灰褐色，常皱缩显纵纹，具横向凸起的皮孔和圆形的侧根痕；质硬，易折断，粉性大；断面皮部暗灰色，木部灰黄色或灰白色，导管孔众多；气微，味微苦辛。茎、叶、花序等具刺，完整小叶展开呈长圆状卵形，边缘具锯齿。

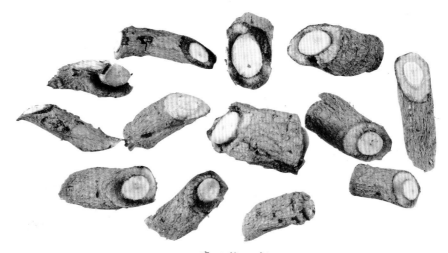

·鹰不扑－根

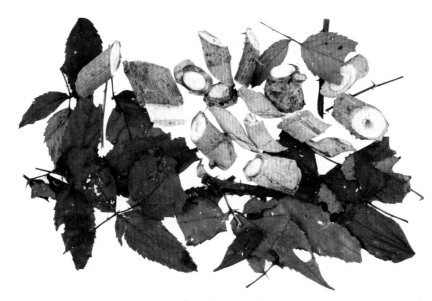

·鹰不扑－全株

**药用源流**　《广西中药材标准》（1990 年版）记载其根具有散瘀消肿、祛风利湿的功效；主治跌打损伤，风湿痹痛，胃痛，腹泻，痢疾，白带异常，痈疽，疔肿，肝炎，肾炎，前列腺炎。

| 分类位置 | 种子植物门 | 被子植物亚门 | 双子叶植物纲 | 五加目 | 五加科 |
|---|---|---|---|---|---|
| | Spermatophyta | Angiospermae | Dicotyledoneae | Araliales | Araliaceae |

**形态特征**　灌木。全株有刺，刺短。三回羽状复叶，小叶 5~9，小叶长圆状卵形，先端渐尖，基部圆形或心形，边缘有锯齿、细锯齿或不整齐锯齿；托叶和叶柄基部合生，先端截形或斜形；叶轴和羽片轴疏生细刺。伞形花序直径 2~4cm，组成大型圆锥花序，长达 50cm，主轴和分枝疏生钩曲短刺；花梗长 1~1.5cm；花瓣 5，卵状三角形。果实球形，有 5 棱。

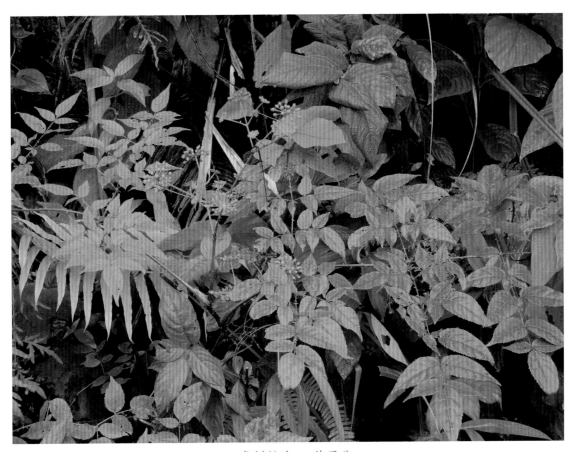

·虎刺楤木 - 花果期

**生境分布**　生于垂直分布海拔可达 1400m 的林中和林缘。分布于云南、贵州、广西、广东、江西等。广西主要分布在南宁、兴安、龙胜、防城、上思、平南、田东、靖西、凌云、田林、隆林、凤山、都安、金秀、宁明、天等、龙州等。

**化学成分**　主要含有 aramatoside A、aramatoside B、3−O−α−L−arabinofuranosyl−(1 → 4)−β−D−glucuronopyranosyl-hederagenin 28−O−β−D−glucopyranosyl ester、3−O−［α−L−arabinopyranosyl−(1 → 3)−β−D−glucuronopyranosylhederagenin 28−O−β−D−glucopyranosyl ester、3−O−β−D−

glucuronopyranosylhederagenin 28-$O$-$\beta$-D-glucopyranosyl ester、stipuleanoside R1、narcissiflorin、chikusetsusaponin Ⅳa、oleanolic acid 28-$O$-$\beta$-D-glucopyranosyl ester[1]、oleanolic acid-［28-$O$-$\beta$-D-glucopyranosyl］-3-$O$-［$\beta$-D-glucopyranosyl(1 → 6)-$\beta$-D-glucopyranosyl］(1→3)［$\alpha$-L-arabinofuranosyl(1 → 4)］-$\beta$-D-glucuronopyranoside、{oleanolic acid-［28-$O$-$\beta$-D-glucopyranosyl］-3-$O$-［$\beta$-D-galactopyranosyl(1 → 3)］-［$\beta$-D-glucopyranosyl(1 → 2)］-$\beta$-D-glucuronopyranoside、chikusetsusaponin Ⅳa methylester、chikusetsusaponin Ⅳ[2]、3$\beta$-hydroxyoleana-11, 13(18)-diene-28, 30-dioic acid、3-oxooleana-11, 13(18)-diene-28, 30-dioic acid、3$\beta$-$O$-(6'-$O$-methyl-$\beta$-D-glucuronopyranosyl) oleana-11, 13(18)-dien-28-oic acid、3$\beta$-hydroxyoleana-11, 13(18)-dien-28-oic acid、$\beta$-sitosteryl-3-$O$-$\beta$-D-glucopyranoside、3$\beta$-($\beta$-glucopyranosyloxy)-olean-12-en-28-oic acid[3]、谷甾醇、葡萄糖竹节参皂苷Ⅳa、姜状三七苷 R$_1$、人参皂苷 R$_0$、黄毛楤木皂苷、虎刺楤木皂苷、齐墩果酸[4]等萜类成分；天冬氨酸、丝氨酸、苏氨酸、脯氨酸、甘氨酸、谷氨酸、丙氨酸、缬氨酸、甲硫氨酸、异亮氨酸、酪氨酸、苯丙氨酸、组氨酸、赖氨酸、精氨酸、$\gamma$-氨基丁酸、亮氨酸[5]等氨基酸成分；以及 scoparone、ethyl 3, 4-dihydroxycinnamate、tetracosanoic acid glyceridel[3]、二十八羧酸[4]等成分。还含有匙叶桉油烯、芳樟醇、癸炔-3、$\alpha$-松油醇、橙花醇、$\alpha$-丁香烯、$\gamma$-荜澄茄烯、檀香脑、$\alpha$-荜澄茄醇、松油芹醇、罗勒烯、1, 3-二甲基-8-异丙基-三环癸-3-烯[5]等挥发油成分。

**药理作用**　抗肿瘤作用

虎刺楤木中含有的化合物 oleanolic acid-［28-$O$-$\beta$-D-glucopyranosyl］-3-$O$-［$\beta$-D-glucopyranosyl(1 → 6)-$\beta$-D-glucopyranosyl］(1 → 3)［$\alpha$-L-arabinofuranosyl(1 → 4)］-$\beta$-D-glucuronopyranoside、oleanolic acid-［28-$O$-$\beta$-D-glucopyranosyl］-3-$O$-［$\beta$-D-galactopyranosyl(1 → 3)］-［$\beta$-D-glucopyranosyl(1 → 2)］-$\beta$-D-glucuronopyranoside、chikusetsusaponin Ⅳa methyl ester、chikusetsusaponin Ⅳ 对人口腔癌 KB 和人肝癌 HepG2 细胞均有抑制作用，其 IC$_{50}$ 为（24.2 ± 0.3）μmol/L 至（32.6 ± 0.8）μmol/L[2]。

**参考文献**

［1］YEN P H, CHUONG N T H, LIEN G T K, et al. Oleanane-type triterpene saponins from *Aralia armata* leaves and their cytotoxic activity［J］. Natural Product Research, 2020, 24:1-8.

［2］YEN P H, CUC N T, HUONG P T T, et al. Araliaarmoside: a new triterpene glycoside isolated from the leaves of *Aralia armata*［J］. Natural Product Communications, 2020, 15(9):1-5.

［3］MIAO H, SUN Y, YUAN Y, et al. Herbicidal and cytotoxic constituents from *Aralia armata* (Wall.) Seem.［J］. Chemistry & Biodiversity, 2016, 13(4):437-444.

［4］方乍浦，雷江凌，曾宪仪.虎刺楤木根皮化学成分研究［J］.植物学报，1995, 37(1):74-82.

［5］王忠壮，胡晋红，檀密艳，等.虎刺楤木的资源调查及化学成分分析［J］.中草药，1996, 27(3):140-141.

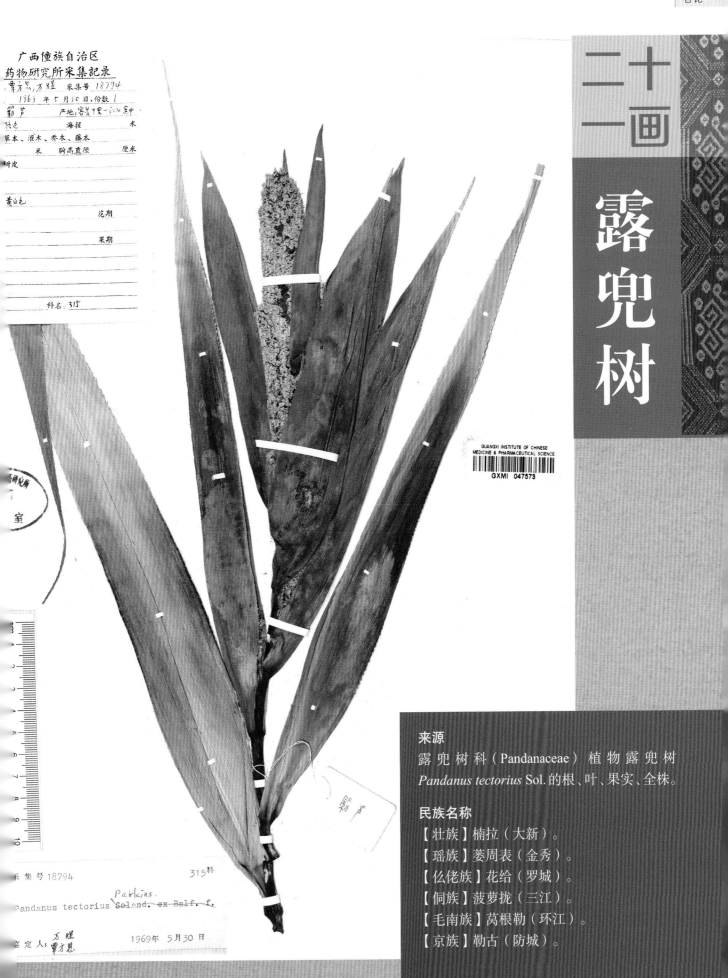

二十一画

# 露兜树

广西僮族自治区
药物研究所采集記录
覃方恩,万煜 采集号 18794
1969 年 5 月 30 日,份数 1
勒芦 产地:容县十里一山钟
陕也 海拔 米
草本、灌木、乔木、藤本
米 胸高直径 厘米
树皮

黄白色

花期

果期

科名:315

采集号 18794　　　　315科

Parkins.
Pandanus tectorius Soland. ex Balf. f.

鉴定人:万煜　　1969年 5月 30日
覃方恩

## 来源
露兜树科(Pandanaceae)植物露兜树 *Pandanus tectorius* Sol. 的根、叶、果实、全株。

## 民族名称
【壮族】楠拉(大新)。

【瑶族】萎周表(金秀)。

【仫佬族】花绘(罗城)。

【侗族】菠萝拢(三江)。

【毛南族】莴根勒(环江)。

【京族】勒古(防城)。

## 民 族 应 用

【壮族】药用叶。水煎服治疗感冒发热或不明原因的发热。

【瑶族】药用根、果实。当年生出的根水煎服治疗风湿痹痛。果实与猪心煲服治疗心脏痛。

【仫佬族】药用全株。水煎服治疗胃痛，头痛。

【侗族、毛南族、京族】药用根。当年生出的根水煎服治疗肾炎水肿。

内服用量9~30 g。

**药材性状** 根及根茎呈类圆柱形或不规则块状、段状，大小不等；外表灰黄色，有纵皱纹及凹陷的小皮孔；表皮薄而浮离，易刺落，脱皮处显黄白色至黄棕色，可见筋脉状的中柱维管束；皮部薄，中柱大；横切面可见均匀分布的中柱维管束，纵剖面观，中柱维管束易离散呈丝状；质轻松而韧，难折断；气微，味甘淡。叶较平整，叶脉平行，革质。果实较大型，聚花果由数十个核果组成，单个核果呈倒圆锥形，具突起的宿存柱头。

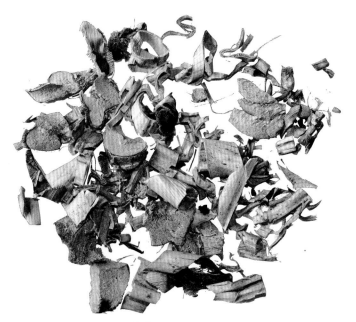

露兜树－根、叶

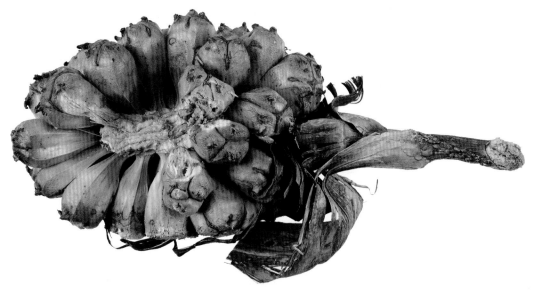

露兜树－果实

**药用源流** 以路兜簕一名始载于《生草药性备要》，记载："味香、甜，性寒。消风，散热毒疮，止血生肌，用白豆搥烂敷患处。但远年蹑脚有虫，用簕心搥烂敷之，其虫即出愈。"《本草纲目拾遗》记载露花粉，引《粤志》云："露花生番禺蓼涌，状如菖蒲，其叶节边有刺，叶落根以火煏之，成枝干而多花。花生丛叶中，其瓣大小亦如叶，而色莹白，柔滑无芒刺。花抱蕊心如穗，朝夕有零露在苞中。可以解渴，又有粉可入药。其生于他土者，蕊落结子，大如瓜，曰路头花，多不香。惟露花盛夏时露花始熟，以花覆盆盎晒之，香落茶子油中，其气馥烈，是曰露花油。"以上所述与本种相符。《广西药用植物名录》记载其根、花序具有清热、利水的功效；主治感冒发热，肾炎水肿。

| **分类位置** | 种子植物门 | 被子植物亚门 | 单子叶植物纲 | 露兜树目 | 露兜树科 |
| --- | --- | --- | --- | --- | --- |
| | Spermatophyta | Angiospermae | Monocotyledoneae | Pandanales | Pandanaceae |

**形态特征** 灌木或小乔木。常左右扭曲。叶簇生于枝顶，三行紧密螺旋状排列，条形，长达 80cm，叶缘和背面中脉均有粗壮的锐刺。雄花序由若干穗状花序组成，佛焰苞长披针形，近白色；雄花芳香，雄蕊 10 余枚；雌花序头状，佛焰苞乳白色，边缘具疏密相间的细锯齿。聚花果大，向下悬垂，由 40~80 个核果束组成，长达 17cm，直径约 15cm，成熟时橘红色；核果束倒圆锥形，宿存柱头稍凸起呈乳头状、耳状或马蹄状。

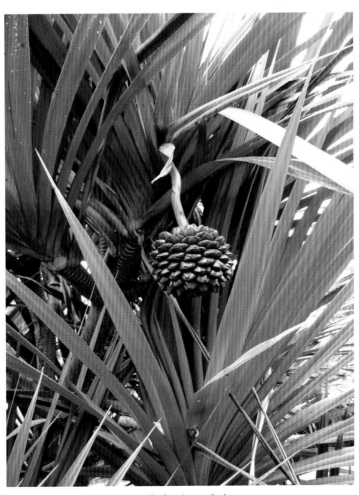

· 露兜树 - 果期

**生境分布** 生于海边沙地或引种作绿篱。分布于福建、台湾、广东、海南、广西、贵州、云南等。广西主要分布在桂南地区。

**化学成分** 果实主要含有东莨菪内酯、松柏醛、咖啡酸甲酯、阿魏酸、对羟基苯甲醛、丁香醛、原儿茶酸、二十六烷酸[1]、菜油甾醇、过氧化麦角甾醇、cholest–4–en–3–one、$\beta$– 谷甾醇、油酸甘油酯、正十六烷醇[2]、豆甾醇、香草醛、$\beta$– 胡萝卜苷、油酸乙酯、亚油酸乙酯、邻苯二甲酸二丁酯、二十二烷、棕榈酸、十七烷酸、硬脂酸、油酸、亚油酸[3]、羽扇豆醇、(24R)–ergosta –4, 7, 22–triene–3–one、胆固醇、胡萝卜苷[4]、pandanusin A、bergapten、6–〔6'–hydroxy–3', 7'–dimethylocta–2', 7'–dienyl)–7–hydroxycoumarin〕、6–(6', 7'–dihydroxy–3', 7'–dimethyloct–2'–enyl)– 7–hydroxycoumarin、(+)– 丁香脂素、(+)– 松脂醇、(+)–lyoniresinol、(+)–medioresinol、(–)–balanophonin、木犀草素、(S)–2, 3–dihydroluteolin、2, 3–bis–(4–hydroxy–3–methoxyphenyl)–3–methoxypropanol、tachioside、p–hydroxycinamaldehyde、1–O–(28–hydroxyoctacosanoyl)glycerol、methyl $\beta$–D–fructopyranoside[5]等成分; 以及1–O–caffeoylquinic acid、3–O–caffeoylquinic acid、4–O–caffeoylquinic acid、5–O–caffeoylquinic acid、1, 3–di–O–caffeoyl–epi–quinic acid、3, 4–di–O–caffeoyl quinic acid、3, 5–di–O–caffeoyl–epi–quinic acid、1, 3–di–O–caffeoylquinic acid、3, 5–di–O–caffeoylquinic acid、1, 5–di–O–caffeoylquinic acid、4, 5–di–O–caffeoylquinic acid、methyl 1, 3–di–O–caffeoyl quinate、1, 4–di–O–caffeoylquinic acid、3, 4, 5–tri–O–caffeoyl quinic acid、methyl 3, 4–di–O–caffeoyl quinate[6]等咖啡酰奎宁酸类成分。根及根茎主要含有环露兜酮、3– 酮 –24(31)– 烯 – 环木菠萝烷、3– 酮 –24(31)– 烯 –28– 去甲基环木菠萝烷、$\beta$– 豆甾醇、$\beta$– 谷甾醇、棕榈酸[7]、大黄素甲醚、中国蓟醇、硬脂酸、三十烷醇 –1、豆甾醇、菜油甾醇、胡萝卜甾醇[8]、29(30)–norcycloartan–24(28)–en–3–one、cycloartan–24(28)–en–3–one、30–norcycloartan–24(28)–en–3–one、asarone、4–ethylbenzoic acid–2–methylphenyl ester、2–methyl–6–(4–methylphenyl)hept–2–en–4–one、curlone、4–heptylphenol、2, 2, 4–trimethyl–3a, 7α–dihydro–1, 3–benzodioxol、longipinocarvone、m–tolyl methylcarbamate、ethyl palmitate、ethyl (9E, 12E)–9, 12–octadecadienoat[9]等成分; 以及天冬氨酸、丝氨酸、苏氨酸、脯氨酸、甘氨酸、谷氨酸、丙氨酸、缬氨酸、异亮氨酸、酪氨酸、组氨酸、赖氨酸、精氨酸、亮氨酸[9]等氨基酸成分。茎主要含有 3–hydroxy–2–isopropenyl–dihydrobenzofuran–5–carboxylic acid methyl ester、松脂醇、表松脂醇、salicifoliol、thero–2, 3–bis–(4–hydroxy–3–methoxyphenyl)–3–ethoxypropan–1–ol、erythero–2, 3–bis–(4–hydroxy–3–methoxy–phenyl) –3–ethoxypropan–1–ol、eudesmin A、黑麦草内酯、松脂醇 –4–O–$\beta$–D–葡萄糖苷、原儿茶酸、咖啡酸、对羟基苯甲酸、阿魏酸[10]、1'–O–benzyl–α–L–rhamnopyranosyl–(1"→6')–$\beta$–D–glucopyranoside、dihydrodehydrodiconiferyl alcohol、异牡荆素、牡荆素、3, 5– 二咖啡酰奎宁酸甲酯、3, 5– 二咖啡酰奎宁酸乙酯、3, 4– 二咖啡酰奎宁酸甲酯、(+)–lyoniresinol 3α–O–$\beta$–glucopyranoside、(–)–lyoniresinol 3α–O–$\beta$–glucopyranoside、苄醇 –$\beta$–D– 吡喃葡萄糖苷[11]等成分。

**药理作用** 1. 抗炎、镇痛作用

露兜树叶提取物能抑制角叉菜胶致大鼠足肿胀,延长小鼠甩尾的痛阈值[12]。

2. 抗氧化作用

露兜树叶乙醇提取物具有清除 DPPH 自由基、NO 自由基和抗脂质过氧化作用[13]。露兜树乙酸乙酯萃取部位具有清除 DPPH 自由基活性,其活性组分可能为酚类成分[14]。

3. 抗凝血作用

露兜树叶乙醇提取物能延长凝血时间[13]。

4. 抗菌作用

露兜树乙酸乙酯萃取部位对枯草芽孢杆菌、金黄色葡萄球菌、大肠杆菌、铜绿假单胞菌具有抑菌作用[14]。

5.降血脂作用

露兜树果实正丁醇提取物能降低高脂血症大鼠血清总胆固醇 TC、三酰甘油 TG、低密度脂蛋白胆固醇水平及肝脏 TC、TG 水平，提高脂蛋白酯酶活性，并调节 PPAR-α 和激活 AMPK[6]。

**参考文献** ────────────────────────────────────────

[1] 付艳辉，魏珍妮，陈启圣，等.露兜簕果实的化学成分研究 [J].广东化工，2015, 42(3):16-17.

[2] 冯献起，顾明广，王聪，等.红树林植物露兜簕果实的化学成分研究 [J].应用化工，2013, 42(6):1154-1155, 1158.

[3] 詹莉莉.露兜簕果有效成分提取及分离研究 [D].海口：海南大学，2013.

[4] 冯献起，刘艳霞，顾明广，等.红树林植物露兜树化学成分研究 [J].河北师范大学学报 ( 自然科学版 )，2013, 37(5):492-494.

[5] NGUYEN T P, LE T D, MINH P N, et al. A new dihydrofurocoumarin from the fruits of *Pandanus tectorius* Parkinson ex Du Roi [J]. Natural Product Research, 2016:1-7.

[6] ZHANG X P, WU C M, WU H F, et al. Anti-hyperlipidemic effects and potential mechanisms of action of the caffeoylquinic acid-rich *Pandanus tectorius* fruit extract in hamsters fed a high fat-diet [J]. Plos One, 2013, 8(4):e61922.

[7] 刘嘉炜，彭丽华，冼美廷，等.露兜簕根化学成分研究 [J].中草药，2012, 43(4):636-639.

[8] 吴练中，覃洁萍，陈惠红，等.露兜树化学成分的研究 [J].中草药，1987, 18(9):7-9.

[9] 彭丽华.露兜树属药用植物露兜簕化学成分研究 [D].广州：广州中医药大学，2011.

[10] 安妮，张婷婷，桂梅，等.露兜簕茎皮化学成分的研究 [J].中国药学杂志，2015, 50(11):931-934.

[11] 金燕，孙洋，吴悠楠，等.露兜簕茎皮化学成分研究 [J].中国药学杂志，2017, 52(14):1223-1226.

[12] GUPTA V, NIAZI J, KEHAL J K, et al. Anti-inflammatory and anti-nociceptive activity of *Pandanus tectorius* Parkinson [J]. Research Journal of Pharmacognosy and Phytochemistry, 2010, 2(3):103-108.

[13] OMODAMIRO O D, IKEKAMMA C O. *In vitro* Study of antioxidant and anticoagulant activities of ethanol extract of *Pandanus tectorius* leaves [J]. International Blood Research & Reviews, 2016, 5(1):1-11.

[14] ANDRIANI Y, RAMLI N M, SYAMSUMIR D F, et al. Phytochemical analysis, antioxidant, antibacterial and cytotoxicity properti es of keys and cores part of *Pandanus tectorius* fruits[J]. Arabian Journal of Chemistry, 2019, 12(8):3555-3564.

# ‖ 植物拉丁学名索引 ‖

| 植物拉丁学名 | 药材中文名 | 正文页码 |
|---|---|---|
| *Alpinia hainanensis* K. Schumann | 草豆蔻 | 1321 |
| *Alpinia japonica* (Thunb.) Miq. | 山姜 | 287 |
| *Alpinia katsumadai* Hayata | 草豆蔻 | 1321 |
| *Alpinia officinarum* Hance | 高良姜 | 1613 |
| *Alpinia oxyphylla* Miq. | 益智 | 1633 |
| *Alsophila spinulosa* (Wall. ex Hook.) R. M. Tryon | 龙骨风 | 654 |
| *Alstonia scholaris* (Linn.) R. Br. | 象皮木 | 1846 |
| *Amaranthus spinosus* Linn. | 刺苋 | 1178 |
| *Amomum tsao-ko* Crevost et Lemaire | 草果 | 1326 |
| *Amomum villosum* Lour. | 砂仁 | 1385 |
| *Ampelopsis grossedentata* (Hand.-Mazz.) W. T. Wang | 甜茶藤 | 1822 |
| *Amygdalus persica* Linn. | 桃 | 1508 |
| *Andrographis paniculata* (Burm. f.) Nees | 穿心莲 | 1457 |
| *Angiopteris fokiensis* Hieron. | 马蹄蕨 | 390 |
| *Anisomeles indica* (Linn.) Kuntze | 落马衣 | 1922 |
| *Antenoron filiforme* (Thunb.) Rob. et Vaut. | 金线草 | 1265 |
| *Aralia armata* (Wall.) Seem. | 鹰不扑 | 2133 |
| *Ardisia brevicaulis* Diels | 九管血 | 90 |
| *Ardisia chinensis* Benth. | 小紫金牛 | 245 |
| *Ardisia crenata* Sims | 朱砂根 | 842 |
| *Ardisia crispa* (Thunb.) A. DC. | 百两金 | 819 |
| *Ardisia fordii* Hemsl. | 小马胎 | 220 |
| *Ardisia gigantifolia* Stapf | 走马胎 | 971 |
| *Ardisia japonica* (Thunb.) Blume | 矮地茶 | 2032 |
| *Ardisia lindleyana* D. Dietr. | 血党 | 851 |
| *Ardisia maclurei* Merr. | 红云草 | 920 |

续表

| 植物拉丁学名 | 药材中文名 | 正文页码 |
|---|---|---|
| *Argyreia pierreana* Bois. | 山牡丹 | 273 |
| *Argyreia seguinii* (Levl.) Van. ex Levl. | 山牡丹 | 273 |
| *Arisaema erubescens* (Wall.) Schott | 天南星 | 413 |
| *Aristolochia debilis* Sieb. et Zucc. | 马兜铃 | 374 |
| *Aristolochia fangchi* Y. C. Wu ex L. D. Chow et S. M. Hwang | 广防己 | 330 |
| *Aristolochia fordiana* Hemsl. | 通城虎 | 1660 |
| *Aristolochia kwangsiensis* Chun et How ex C. F. Liang | 大百解薯 | 185 |
| *Aristolochia tubiflora* Dunn | 鼻血雷 | 2067 |
| *Artemisia annua* Linn. | 青蒿 | 1118 |
| *Artemisia anomala* S. Moore | 刘寄奴 | 866 |
| *Artemisia lactiflora* Wall. ex DC. | 刘寄奴 | 866 |
| *Asclepias curassavica* Linn. | 莲生桂子花 | 1493 |
| *Asparagus cochinchinensis* (Lour.) Merr. | 天门冬 | 401 |
| *Asplenium prolongatum* Hook. | 倒生莲 | 1576 |
| *Astilbe grandis* Stapf ex Wils. | 落新妇 | 1929 |
| *Averrhoa carambola* Linn. | 阳桃 | 892 |
| B | | |
| *B.pilosa* L. | 鬼针草 | 1445 |
| *B.pilosa* var. *radiata* Sch. -Bip. | 鬼针草 | 1445 |
| *B.polyphylla* var. *leioclada* Hand.-Mazz. | 铁包金 | 1539 |
| *Baeckea frutescens* L. | 岗松 | 1034 |
| *Baphicacanthus cusia* (Nees) Bremek. | 板蓝 | 1161 |
| *Bauhinia championii* (Benth.) Benth. | 九龙藤 | 82 |
| *Begonia fimbristipula* Hance | 红天葵 | 916 |
| *Begonia longifolia* Blume | 大半边莲 | 176 |
| *Begonia palmata* D. Don | 大半边莲 | 176 |

| 植物拉丁学名 | 药材中文名 | 正文页码 |
|---|---|---|
| *Begonia pedatifida* lévl. | 大半边莲 | 176 |
| *Belamcanda chinensis* (L.) DC. | 射干 | 1597 |
| *Berberis virgetorum* Schneid. | 黄疸树 | 1730 |
| *Berchemia floribunda* (Wall.) Brongn. | 黄鳝藤 | 1737 |
| *Berchemia lineata* (Linn.) DC. | 铁包金 | 1539 |
| *Bidens biternata* (Lour.) Merr. et Sherff | 金盏银盘 | 1273 |
| *Bidens pilosa* L. | 鬼针草 | 1445 |
| *Blumea balsamifera*(L.) DC. | 大风艾 | 156 |
| *Bombax ceiba* Linn. | 木棉 | 442 |
| *Bombax malabaricum* DC. | 木棉 | 442 |
| *Brachystemma calycinum* D. Don | 短瓣花 | 1987 |
| *Breynia fruticosa* (Linn.) Hook. f. | 黑面神 | 1974 |
| *Buddleja officinalis* Maxim. | 密蒙花 | 1894 |
| C | | |
| *C. grandis* (L.) Osbeck var. *tomentosa* Hort | 化橘红 | 545 |
| *C. sepiaria* Roxburgh | 云实根 | 424 |
| *C. tricuspidata* (Carr.) Bur. ex Lavalle | 穿破石 | 1462 |
| *C.kwangsiensis* S. G. Lee et C. F. Liang | 莪术 | 1497 |
| *Caesalpinia decapetala* (Roth) Alston | 云实根 | 424 |
| *Caesalpinia minax* Hance | 南蛇簕 | 1348 |
| *Caesalpinia sappan* Linn. | 苏木 | 991 |
| *Calendula officinalis* L. | 金盏菊 | 1269 |
| *Callerya dielsiana* (Harms) P. K. Loc ex Z. Wei & Pedley | 血藤 | 858 |
| *Callerya speciosa* (Champ. ex Benth.) Schot | 牛大力 | 513 |
| *Callicarpa macrophylla* Vahl | 大叶紫珠 | 172 |
| *Callicarpa nudiflora* Hook. et Arn. | 赶风柴 | 1488 |

| 植物拉丁学名 | 药材中文名 | 正文页码 |
|---|---|---|
| *Calophyllum membranaceum* Gardn. & Champ. | 横经席 | 2085 |
| *Calotropis gigantea* (L.) Dry. ex Ait. f. | 牛角瓜 | 524 |
| *Campanumoea javanica* Bl. | 土党参 | 152 |
| *Campsis grandiflora* (Thunb.) Schum. | 凌霄 | 1608 |
| *Campylandra chinensis* (Baker) M. N. Tamura et al. | 开口箭 | 397 |
| *Canavalia gladiate* (Jacq.) DC. | 刀豆 | 97 |
| *Capparis masaikai* Levl. | 马槟榔 | 382 |
| *Capsella bursa-pastoris* (L.) Medic. | 荠菜 | 1337 |
| *Capsicum annuum* Linn. | 辣椒 | 2070 |
| *Carica papaya* Linn. | 番木瓜 | 2001 |
| *Carthamus tinctorius* L. | 红花 | 929 |
| *Cassia mimosoides* Linn. | 山扁豆 | 291 |
| *Cassia occidentalis* Linn. | 望江南 | 1865 |
| *Cassia tora* Linn. | 决明 | 873 |
| *Cayratia japonica* (Thunb.) Gagnep. | 乌蔹莓 | 556 |
| *Celastrus orbiculatus* Thunb. | 南蛇藤 | 1354 |
| *Centella asiatica* (Linn.) Urb. | 积雪草 | 1561 |
| *Centipeda minima* (Linn.) A. Br. & Aschers. | 鹅不食草 | 1991 |
| *Cephalanthus tetrandrus* (Roxb.) Ridsd. et Bakh. f. | 风箱树 | 549 |
| *Cephalotaxus fortunei* Hook. f. | 三尖杉 | 133 |
| *Cerbera manghas* Linn. | 海杧果 | 1643 |
| *Cercis chinensis* Bunge | 紫荆皮 | 1959 |
| *Chamaecrista mimosoides* Standl. | 山扁豆 | 291 |
| *Cheilocostus speciosus* (J. Koenig) C. D. Specht | 樟柳头 | 2089 |
| *Chenopodium ambrosioides* Linn. | 土荆芥 | 145 |
| *Chirita fimbrisepala* Hand.-Mazz. | 石蜈蚣 | 643 |

续表

| 植物拉丁学名 | 药材中文名 | 正文页码 |
| --- | --- | --- |
| *Chloranthus fortunei* (A. Gray) Solms Laub. | 剪草 | 1874 |
| *Choerospondias axillaris* (Roxb.) Burtt et Hill | 南酸枣 | 1358 |
| *Chromolaena odorata* (L.) R.M King & H. Rob. | 飞机草 | 358 |
| *Cibotium barometz* (Linn.) J. Sm. | 狗脊 | 1310 |
| *Cinnamomum burmannii* (Nees & T. B1ume) B1ume | 阴香 | 898 |
| *Cinnamomum camphora* (Linn.) J. Presl | 香樟 | 1439 |
| *Cinnamomum cassia* Presl | 肉桂 | 836 |
| *Cissus assamica* (M. A. Lawson) Craib | 毛叶白粉藤 | 528 |
| *Cissus pteroclada* Hayata | 四方藤 | 676 |
| *Citrus grandis* 'Tomentosa' | 化橘红 | 545 |
| *Citrus medica* cv. Fingered | 佛手 | 1066 |
| *Citrus medica* L. var. *sarcodactylis* Swingle | 佛手 | 1066 |
| *Citrus reticulata* Blanco 'Chachiensis' | 广陈皮 | 333 |
| *Clausena dunniana* Levl. | 野黄皮 | 1787 |
| *Clausena lansium* (Lour.) Skeels. | 黄皮 | 1705 |
| *Clematis chinensis* Osbeck | 威灵仙 | 1379 |
| *Clematis loureiriana* DC. | 甘木通 | 593 |
| *Clerodendranthus spicatus* (Thunb.) C. Y. Wu ex H. W. Li | 肾茶 | 1213 |
| *Clerodendrum bungei* Steud. | 臭牡丹 | 1584 |
| *Clerodendrum chinense* var. *simplex* (Moldenke) S. L. Chen | 臭茉莉 | 1589 |
| *Clerodendrum cyrtophyllum* Turcz. | 路边青 | 2028 |
| *Clerodendrum japonicum* (Thunb.) Sweet | 红龙船花 | 924 |
| *Clerodendrum serratum* (L.) Moon | 三对节 | 130 |
| *Clinacanthus nutans* (Burm. f.) Lindau | 柔刺草 | 1473 |
| *Cnidium monnieri* (Linn.) Cuss. | 蛇床子 | 1798 |
| *Cocculus orbiculatus* (Linn.) DC. | 木防己 | 428 |

| 植物拉丁学名 | 药材中文名 | 正文页码 |
| --- | --- | --- |
| *Codonopsis lanceolata* (Sieb. et Zucc.) Trautv. | 四叶参 | 680 |
| *Commelina communis* Linn. | 鸭跖草 | 1531 |
| *Conyza patula* Dryand. | 狗仔花 | 1301 |
| *Coriandrum sativum* Linn. | 芫荽 | 976 |
| *Corydalis pallida* (Thunb.) Pers. | 深山黄堇 | 1888 |
| *Corydalis saxicola* Bunting | 岩黄连 | 1226 |
| *Costus speciosus* (J. König) Smith | 樟柳头 | 2089 |
| *Crinum asiaticum* var. *sinicum* (Roxb. ex Herb.) Baker | 罗裙带 | 1238 |
| *Crotalaria albida* Heyne ex Roth | 响铃豆 | 1393 |
| *Crotalaria ferruginea* Grah. ex Benth. | 响铃草 | 1397 |
| *Croton tiglium* L. | 巴豆 | 564 |
| *Cudrania cochinchinensis* (Lour.) Kudo et Masam. | 穿破石 | 1462 |
| *Cullen corylifolium* (Linn. Medikus) | 补骨脂 | 1086 |
| *Curculigo capitulata* (Lour.) O. Kuntze | 大地棕根 | 182 |
| *Curcuma aromatica* Salisb. | 郁金 | 1187 |
| *Curcuma kwangsiensis* S. G. Lee et C. F. Liang | 郁金 | 1187 |
| *Curcuma longa* L. | 郁金 | 1187 |
| *Curcuma phaeocaulis* Val. | 郁金 | 1187 |
| *Curcuma phaeocaulis* Valeton | 莪术 | 1497 |
| *Curcuma wenyujin* Y. H. Chen et C. Ling | 郁金 | 1187 |
| *Cyclea barbata* Miers | 银不换 | 1809 |
| *Cyclea hypoglauca* (Schauer) Diels | 百解藤 | 823 |
| *Cynanchum paniculatum* (Bge.) Kitag. | 徐长卿 | 1602 |
| *Cyperus rotundus* Linn. | 香附 | 1419 |
| D | | |
| *D. roosii* Nakaike | 骨碎补 | 1401 |

续表

| 植物拉丁学名 | 药材中文名 | 正文页码 |
| --- | --- | --- |
| *D. peltata* var. *lunata* (Buchanan-Hamilton ex de Candolle C. Clarke） | 茅膏菜 | 1150 |
| *D. peltata* var. *multisepala* Y. Z. Ruan, | 茅膏菜 | 1150 |
| *Damnacanthus indicus* (L.) Gaertn. f. | 虎刺 | 1209 |
| *Datura inoxia* Miller | 毛曼陀罗 | 540 |
| *Datura metel* L. | 洋金花 | 1452 |
| *Dendrobium fimbriatum* Hook. | 石斛 | 636 |
| *Dendrobium henryi* Schltr. | 石斛 | 636 |
| *Dendrobium nobile* Lindl. | 石斛 | 636 |
| *Dendropanax dentiger* (Harms) Merr. | 枫荷桂 | 1174 |
| *Derris eriocarpa* F. C. How. | 土甘草 | 142 |
| *Desmodium styracifolium* (Osb.) Merr. | 广金钱草 | 338 |
| *Desmos chinensis* Lour. | 酒饼叶 | 1639 |
| *Dichondra micrantha* Urban | 马蹄金 | 385 |
| *Dichondra repens* Forst. | 马蹄金 | 385 |
| *Dichroa febrifuga* Lour. | 常山 | 1766 |
| *Dicliptera chinensis* (Linn.) Juss. | 狗肝菜 | 1305 |
| *Dimocarpus longan* Lour. | 龙眼 | 658 |
| *Dioscorea bulbifera* Linn. | 黄药子 | 1721 |
| *Dioscorea cirrhosa* Lour. | 薯莨 | 2098 |
| *Dioscorea hispida* Dennst. | 白薯莨 | 742 |
| *Dioscorea persimilis* Prain et Burkill | 广山药 | 326 |
| *Dolichos lablab* L. | 白扁豆 | 735 |
| *Drosera burmanni* Vahl | 落地金钱 | 1926 |
| *Drosera peltata* Smith | 茅膏菜 | 1150 |
| *Drynaria fortunei* (Kunze) J. Sm. | 骨碎补 | 1401 |
| *Duhaldea cappa* (Buchanan-Hamilton ex D. Don) Pruski & Anderberg | 羊耳菊 | 884 |

| 植物拉丁学名 | 药材中文名 | 正文页码 |
|---|---|---|
| *Dysosma pleiantha* (Hance) Woodson | 八角莲 | 76 |
| *Dysosma versipellis* (Hance) M. Cheng ex Ying | 八角莲 | 76 |
| *Dysphania ambrosioides* (Linn.) Mosyakin et Clemants | 土荆芥 | 145 |
| E | | |
| *Eclipta prostrata* (Linn.) Linn. | 墨旱莲 | 2093 |
| *Edgeworthia chrysantha* Lindl. | 梦花 | 1750 |
| *Elephantopus scaber* L. | 地胆草 | 803 |
| *Eleutherococcus trifoliatus*(Linnaeus) S. Y. Hu | 三加皮 | 126 |
| *Embelia laeta* (Linn.) Mez | 酸藤木 | 2060 |
| *Embelia parviflora* Wall. ex A. DC. | 当归藤 | 831 |
| *Emilia sonchifolia* (Linn.) DC. | 一点红 | 34 |
| *Entada phaseoloides* (Linn.) Merr. | 榼藤 | 2055 |
| *Epimedium sagittatum* (Sieb. & Zucc.) Maxim. | 淫羊藿 | 1878 |
| *Epimeredi indica* (Linn.) Rothm. | 落马衣 | 1922 |
| *Equisetum ramosissimum* subsp. *debile* (Roxb.ex Vauch.) Hauke | 笔管草 | 1573 |
| *Eriobotrya japonica* (Thunberg) Lindley | 枇杷 | 1154 |
| *Erycibe obtusifolia* Benth. | 丁公藤 | 38 |
| *Erythrina variegata* Linn. | 海桐皮 | 1652 |
| *Eucalyptus robusta* Smith | 大叶桉叶 | 166 |
| *Euodia rutaecarpa* (Juss.) Benth. | 吴茱萸 | 1024 |
| *Euonymus fortunei* (Turcz.) Hand.-Mazz. | 扶芳藤 | 966 |
| *Eupatorium chinense* L. | 华泽兰 | 847 |
| *Eupatorium odoratum* L. | 飞机草 | 358 |
| *Euphorbia antiquorum* Linn. | 火秧竻 | 560 |
| *Euphorbia hirta* Linn. | 飞扬草 | 354 |
| *Euphorbia thymifolia* Linn. | 小飞扬 | 216 |

续表

| 植物拉丁学名 | 药材中文名 | 正文页码 |
|---|---|---|
| *Euscaphis japonica* (Thunb.) Dippel | 野鸦椿 | 1779 |
| *Evodia lepta* (Spreng.) Merr. | 三叉苦 | 111 |
| F | | |
| *Fagopyrum esculentum* Moench | 荞麦 | 1332 |
| *Fallopia multiflora* (Thunb.) Harald. | 何首乌 | 1049 |
| *Fibraurea recisa* Pierre | 天仙藤 | 405 |
| *Ficus hirta* Vahl | 五指毛桃 | 473 |
| *Ficus microcarpa* L. f. | 小叶榕 | 223 |
| *Ficus pumila* Linn. | 薜荔 | 2111 |
| *Fissistigma polyanthum* (Hook. f. & Thoms.) Merr. | 黑风藤 | 1963 |
| *Flemingia macrophylla*(Willd.) Prain | 大叶千斤拔 | 160 |
| *Flemingia philippinensis* Merr. et Rolfe | 千斤拔 | 310 |
| *Flemingia prostrata* Roxb. f. ex Roxb. | 千斤拔 | 310 |
| *Flueggea virosa* (Roxb. ex Willd.) Voigt | 白饭树 | 717 |
| *Fordia cauliflora* Hemsl. | 水罗伞 | 501 |
| G | | |
| *G. leucocarpa* var. *crenulata* (Kurz) T. Z. Hsu | 透骨香 | 1567 |
| *G. parvifolium* (Warb.) C. Y. Cheng ex Chun | 买麻藤 | 909 |
| *Gardenia jasminoides* Ellis | 栀子 | 1366 |
| *Gaultheria leucocarpa* var. *yunnanensis* (Franch.) T. Z. Hsu & R. C. Fang | 透骨香 | 1567 |
| *Gelsemium elegans* (Gardn. & Champ.) Benth. | 断肠草 | 1869 |
| *Genarussa vulgaris* Nees | 小驳骨 | 230 |
| *Glechoma longituba* (Nakai) Kupr. | 连钱草 | 1019 |
| *Gleditsia sinensis* Lam. | 皂角 | 1060 |
| *Glochidion eriocarpum* Champ. ex Benth. | 漆大姑 | 2076 |
| *Glochidion puberum* (Linn.) Hutch. | 算盘子 | 2063 |

| 植物拉丁学名 | 药材中文名 | 正文页码 |
|---|---|---|
| *Glycosmis citrifolia* (Willd.) Lindl. | 山小橘 | 254 |
| *Glycosmis parviflora* (Sims) Kurz | 山小橘 | 254 |
| *Gnetum montanum* Markgr.f.*montanum* | 买麻藤 | 909 |
| *Gynostemma pentaphyllum* (Thunb.) Makino | 绞股蓝 | 1482 |
| H | | |
| *Hedera nepalensis* var. *sinensis* (Tobl.) Rehd. | 常春藤 | 1771 |
| *Hedyotis chrysotricha* (Palib.) Merr. | 黄毛耳草 | 1701 |
| *Hedyotis diffusa* Willd. | 白花蛇舌草 | 710 |
| *Hedyotis hedyotidea* (DC.) Merr. | 牛白藤 | 517 |
| *Helicteres angustifolia* Linn. | 山芝麻 | 264 |
| *Helminthostachys zeylanica* (L.) Hook. | 入地蜈蚣 | 58 |
| *Hemerocallis citrina* Baroni | 金针菜 | 1254 |
| *Hemerocallis fulva* (Linn.) Linn. | 金针菜 | 1254 |
| *Heteropanax fragrans* (Roxb.) Seem. | 大蛇药 | 207 |
| *Hibiscus mutabilis* Linn. | 木芙蓉 | 432 |
| *Hibiscus syriacus* Linn. | 木槿 | 449 |
| *Homalomena occulta* (Lour.) Schott | 千年健 | 313 |
| *Houttuynia cordata* Thunb. | 鱼腥草 | 1291 |
| *Hoya carnosa* (Linn. f.) R. Br. | 球兰 | 1685 |
| *Huperzia serrata* (Thunb.) Trevis. | 千层塔 | 321 |
| *Hydrocotyle sibthorpioides* Lam. | 天胡荽 | 409 |
| *Hypericum japonicum* Thunb. ex Murray | 田基黄 | 672 |
| I | | |
| *I. difengpi* B. N. Chang et al. | 地枫皮 | 793 |
| *I. reptans* Poir. | 蕹菜 | 2102 |
| *Ilex asprella* （Hook.et Arn.）Champ. ex Benth. | 岗梅 | 1039 |

| 植物拉丁学名 | 药材中文名 | 正文页码 |
|---|---|---|
| *Ilex cornuta* Lindl. ex Paxt. | 枸骨 | 1374 |
| *Ilex kaushue* S. Y. Hu | 苦丁茶 | 1124 |
| *Ilex kudingcha* C. J. Tseng. | 苦丁茶 | 1124 |
| *Ilex pubescens* Hook. et Arn. | 毛冬青 | 531 |
| *Ilex rotunda* Thunb. | 救必应 | 1757 |
| *Illicium difengpi* K. I. B. et K. I. M. | 地枫皮 | 793 |
| *Illicium verum*. Hook. f. | 八角茴香 | 72 |
| *Illigera aromatica* S. Z. Huang & S. L. Mo | 黑吹风 | 1971 |
| *Illigera rhodantha* Hance | 三叶青藤 | 115 |
| *Indigofera bungeana* Walp. | 马棘 | 378 |
| *Indigofera pseudotinctoria* Matsum. | 马棘 | 378 |
| *Indigofera suffruticosa* Mill. | 假蓝靛 | 1837 |
| *Indigofera tinctoria* Linn. | 木蓝 | 446 |
| *Ipomoea aquatica* Forsskål | 蕹菜 | 2102 |
| *Ipomoea cairica* (L.) Sweet | 五叶藤 | 462 |
| *Ipomoea mauritiana* Jacquin | 藤商陆 | 2124 |
| *Iris tectorum* Maxim. | 鸢尾 | 1183 |
| *Isodon amethystoides* (Bentham) H. Hara | 香茶菜 | 1425 |
| *Isodon nervosus* (Hemsl.) Kudô | 大叶蛇总管 | 169 |
| *Isodon serra* (Maxim.) Kudô | 蓝花柴胡 | 2011 |
| *Isodon lophanthoides* (Buch.-Ham. ex D. Don) H. Hara | 溪黄草 | 2043 |
| *Ixeridium chinense* (Thunb.) Tzvel. | 苦菜 | 1138 |
| *Ixeris chinensis* (Thunb.) Nakai | 苦菜 | 1138 |
| J | | |
| *Jasminanthes chunii* (Tsiang) W. D. Stevens & P. T. Li | 假木通 | 1827 |
| *Jasminum lanceolaria* Roxb. | 破骨风 | 1522 |

| 植物拉丁学名 | 药材中文名 | 正文页码 |
| --- | --- | --- |
| *Jatropha curcas* Linn. | 麻疯树 | 1856 |
| *Justicia adhatoda* Linn. | 大驳骨 | 196 |
| *Justicia gendarussa* N. L. Burman | 小驳骨 | 230 |
| K | | |
| *Kadsura coccinea*(Lem.) A. C. Smith | 大钻 | 203 |
| *Kadsura longipedunculata* Finet et Gagnep. | 小钻 | 237 |
| *Kadsura oblongifolia* Merr. | 吹风散 | 1030 |
| *Kaempferia galanga* Linn. | 山奈 | 280 |
| *Kyllinga brevifolia* Rottb. | 水蜈蚣 | 510 |
| L | | |
| *Lablab purpureus* (L.) Sweet | 白扁豆 | 735 |
| *Lantana camara* Linn. | 五色梅 | 465 |
| *Laportea bulbifera*（Sieb. & Zucc.）Wedd. | 野绿麻 | 1790 |
| *Leonurus japonicus* Houtt. | 益母草 | 1627 |
| *Lespedeza cuneata* (Dum.-Cours.) G. Don | 铁扫帚 | 1545 |
| *Lespedeza formosa* (Vog.) Koehne | 马扫帚 | 362 |
| *Lespedeza thunbergii* subsp. *formosa* (Vogel) H. Ohashi | 马扫帚 | 362 |
| *Ligustrum sinense* Lour. | 小蜡树 | 248 |
| *Lindera glauca* (Sieb. et Zucc.) Bl. | 山胡椒 | 276 |
| *Lindernia procumbens* (Krock.) Borbas | 白猪母菜 | 739 |
| *Litsea cubeba* (Lour.) Pers. | 豆豉姜 | 1008 |
| *Lobelia chinensis* Lour. | 半边莲 | 757 |
| *Lonicera confusa* (Sweet) DC. | 山银花 | 294 |
| *Lonicera dasystyla* Rehd. | 毛花柱忍冬 | 536 |
| *Lonicera fulvotomentosa* Hsu et S. C. Cheng | 山银花 | 294 |
| *Lonicera hypoglauca* Miq. | 山银花 | 294 |

续表

| 植物拉丁学名 | 药材中文名 | 正文页码 |
| --- | --- | --- |
| *Lonicera macranthoides* Hand.-Mazz. | 山银花 | 294 |
| *Lophatherum gracile* Brongn. | 淡竹叶 | 1883 |
| *Lycopodiastrum casuarinoides* (Spring) Holub ex Dixit | 舒筋草 | 1997 |
| *Lycopodium japonicum* Thunb. ex Murray | 伸筋草 | 1055 |
| *Lygodium flexuosum* (L.) Sw. | 牛抄藤 | 521 |
| *Lygodium japonicum* (Thunb.) Sw. | 海金沙 | 1647 |
| *Lysimachia capillipes* Hemsl. | 香排草 | 1429 |
| *Lysimachia foenum-graecum* Hance | 灵香草 | 1091 |
| M | | |
| *M. exotica* L. | 九里香 | 85 |
| *M. tricuspidata* Carriere | 穿破石 | 1462 |
| *Macleaya cordata* (Willd.) R. Br. | 博落回 | 1905 |
| *Maclura cochinchinensis* (Lour.) Corner | 穿破石 | 1462 |
| *Mahonia duclouxiana* Gagnep. | 功劳木 | 580 |
| *Mahonia fordii* Schneid. | 功劳木 | 580 |
| *Mahonia fortunei* (Lindl.) Fedde | 功劳木 | 580 |
| *Mahonia nitens* Schneid. | 功劳木 | 580 |
| *Mahonia shenii* W. Y. Chun | 功劳木 | 580 |
| *Mahonia subimbricata* W. Y. Chun et F. Chun | 功劳木 | 580 |
| *Mahonia bealei* (Fort.) Carr. | 功劳木 | 580 |
| *Mallotus apelta* (Lour.) Müller Arg. | 白背叶 | 731 |
| *Malus doumeri* (Bois) A. Chev. | 山楂 | 306 |
| *Mangifera indica* Linn. | 杧果 | 1001 |
| *Mappianthus iodoides* Hand.-Mazz. | 甜果藤 | 1813 |
| *Melastoma dodecandrum* Lour. | 地稔 | 813 |
| *Melastoma malabathricum* Linnaeus | 羊开口 | 879 |
| *Melia azedarach* Linn. | 苦楝 | 1142 |

| 植物拉丁学名 | 药材中文名 | 正文页码 |
| --- | --- | --- |
| *Melia toosendan* Sieb. et Zucc. | 苦楝 | 1142 |
| *Mentha canadensis* Linn. | 薄荷 | 2106 |
| *Microcos paniculata* L. | 布渣叶 | 650 |
| *Millettia dielsiana* Harms | 血藤 | 858 |
| *Millettia pulchra* (Benth.) Kurz var. *laxior* (Dunn) Z.Wei | 玉郎伞 | 577 |
| *Millettia speciosa* Champ. | 牛大力 | 513 |
| *Mimosa pudica* L. | 含羞草 | 1077 |
| *Mirabilis jalapa* Linn. | 紫茉莉 | 1950 |
| *Momordica cochinchinensis* (Lour.) Spreng. | 木鳖 | 457 |
| *Morinda officinalis* How | 巴戟天 | 569 |
| *Morus alba* Linn. | 桑 | 1672 |
| *Mucuna macrocarpa* Wall. | 黑血藤 | 1966 |
| *Murraya exotica* L. Mant. | 九里香 | 85 |
| *Murraya paniculata* L. Jack. | 九里香 | 85 |
| *Mussaenda pubescens* W. T. Aiton | 山甘草 | 260 |
| N | | |
| *Nandina domestica* Thunb. | 南天竹 | 1343 |
| *Nephrolepis cordifolia* (Linn.) C. Presl | 肾蕨 | 1217 |
| *Nerium oleander* Linn. | 夹竹桃 | 827 |
| *Nervilia fordii* (Hance) Schltr. | 青天葵 | 1113 |
| *Nuphar pumila* (Timm) de Candolle | 萍蓬草 | 1747 |
| O | | |
| *O. crinita* Benth ex Naudin | 朝天罐 | 1933 |
| *O. opipara* C. Y. Wu & C. Chen | 朝天罐 | 1933 |
| *Onychium japonicum*(Thunb.) Kze. | 小野鸡尾 | 242 |
| *Ophioglossum vulgatum* Linn. | 瓶尔小草 | 1619 |

| 植物拉丁学名 | 药材中文名 | 正文页码 |
|---|---|---|
| *Ophiopogon japonicus* (L. f) Ker-Gawl. | 麦冬 | 956 |
| *Opuntia dillenii* (Ker Gaw L.) Haw. | 仙人掌 | 685 |
| *Oroxylum indicum* (L.) Kurz | 木蝴蝶 | 453 |
| *Oroxylum indicum* (L.)Vent. | 木蝴蝶 | 453 |
| *Osbeckia stellata* Buch.-Ham. ex Kew Gawler | 朝天罐 | 1933 |
| *Oxalis corniculata* Linn. | 酢浆草 | 1939 |
| P | | |
| *P. arvensis* Willd. | 小金牛草 | 234 |
| *P. baphica* (Spreng) Bremek. | 野靛青 | 1794 |
| *P. huaitingii* Chun et Tsiang | 红杜仲 | 936 |
| *P. llobata* (Willd.) Ohwi | 葛根 | 1916 |
| *P. micranthum* (A. DC.) Pierre | 红杜仲 | 936 |
| *P. roxburghiana* (Roem. & Schult.) Bremek. | 野靛青 | 1794 |
| *Paederia foetida* L. | 鸡屎藤 | 1108 |
| *Palhinhaea cernua* (Linn.) Vasc. & Franco | 铺地蜈蚣 | 1983 |
| *Paliurus ramosissimus* (Lour.) Poir. | 铁篱笆 | 1557 |
| *Panax notoginseng* (Burk.) F. H. Chen | 三七 | 103 |
| *Panax pseudoginseng* Wall. var. *notoginseng* (Burk.) G. Hoo & C. J. Tseng. | 三七 | 103 |
| *Pandanus tectorius* Sol. | 露兜树 | 2137 |
| *Parabarium chunianum* Tsiang | 红杜仲 | 936 |
| *Paris polyphylla var. chinensis (Franch.)Hara* | 七叶一枝花 | 49 |
| *Paris polyphylla* var. *yunnanensis* (Franch.) Hand.-Mazz. | 七叶一枝花 | 49 |
| *Perilla frutescens* (Linn.) Britt. | 紫苏 | 1944 |
| *Peristrophe bivalvis* (Linn.) Merrill | 野靛青 | 1794 |
| *Phlegmariurus carinatus* (Desv.) Ching | 大伸筋草 | 193 |

| 植物拉丁学名 | 药材中文名 | 正文页码 |
|---|---|---|
| *Phlegmariurus fargesii* (Herter) Ching | 马尾千金草 | 366 |
| *Phlegmariurus fordii* (Baker) Ching | 麂子草 | 2039 |
| *Phoenix dactylifera* L. | 无漏子 | 421 |
| *Pholidota chinensis* Lindl. | 石仙桃 | 614 |
| *Pholidota yunnanensis* Rolfe | 石枣子 | 618 |
| *Phyllanthus emblica* L. | 余甘子 | 1071 |
| *Phyllanthus virgatus* Forst. F | 黄珠子草 | 1726 |
| *Phyllodium pulchellum* (L.) Desv. | 排钱草 | 1688 |
| *Phytolacca acinosa* Roxb. | 商陆 | 1860 |
| *Picria felterrae* Lour. | 苦玄参 | 1129 |
| *Pilea cavaleriei* Levl. | 石油菜 | 622 |
| *Pinellia ternata*(Thunb.) Breit. | 半夏 | 772 |
| *Pinus massoniana* Lamb. | 松树 | 1165 |
| *Piper boehmeriifolium* (Miquel) C. de Candolle | 十八症 | 46 |
| *Piper hancei* Maxim. | 山蒟 | 303 |
| *Piper Sarmentosum* Roxb. | 假蒟 | 1841 |
| *Pittosporum illicioides* Makino | 山栀茶 | 283 |
| *Plantago asiatica* Linn. | 车前草 | 482 |
| *Platycladus orientalis* (Linn.) Franco | 侧柏 | 1248 |
| *Plumbago zeylanica* Linn. | 白花丹 | 704 |
| *Pogostemon cablin* (Blanco) Benth. | 广藿香 | 346 |
| *Polygala chinensis* Linn. | 大金牛草 | 200 |
| *Polygala fallax* Hemsl. | 黄花倒水莲 | 1716 |
| *Polygala japonica* Houtt. | 瓜子金 | 745 |
| *Polygala polifolia* Presl | 小金牛草 | 234 |

| 植物拉丁学名 | 药材中文名 | 正文页码 |
|---|---|---|
| *Polygala tenuifolia* Willd. | 远志 | 962 |
| *Polygonum capitatum* Buch.-Ham. ex D. Don | 头花蓼 | 778 |
| *Polygonum cuspidatum* Sieb. et Zucc. | 虎杖 | 1201 |
| *Polygonum multiflorum* Thunb. | 何首乌 | 1049 |
| *Polygonum perfoliatum* Linn. | 杠板归 | 996 |
| *Portulaca oleracea* L. | 马齿苋 | 369 |
| *Potentilla discolor* Bge. | 翻白草 | 2128 |
| *Potentilla fragarioides* Linn. | 雉子筵 | 2036 |
| *Pothos chinensis* (Raf.) Merr. | 石柑子 | 628 |
| *Prunella vulgaris* Linn. | 夏枯草 | 1517 |
| *Prunus persica* (Linn.) Batsch | 桃 | 1508 |
| *Psidium guajava* Linn. | 番石榴 | 2005 |
| *Psilotum nudum* (L.) Beauv. | 石刷把 | 625 |
| *Psoralea corylifolia* Linn. | 补骨脂 | 1086 |
| *Psychotria rubra* (Lour.) Poir. | 山大刀 | 251 |
| *Pteris semipinnata* L. | 半边旗 | 762 |
| *Pueraria montana* (Lour.) Merrill | 葛根 | 1916 |
| *Pueraria montana* var. *thomsonii* (Benth.) M. R. Almeida | 粉葛 | 1623 |
| *Puerarin thomsonii* Benth. | 粉葛 | 1623 |
| *Punica granatum* L. | 石榴皮 | 646 |
| *Pyrrosia sheareri* (Baker) Ching | 石韦 | 608 |
| Q | | |
| *Quisqualis indica* Linn. | 使君子 | 1243 |
| R | | |
| *R. suavissimus* S. Lee | 甜茶 | 1818 |

| 植物拉丁学名 | 药材中文名 | 正文页码 |
|---|---|---|
| *Rabdosia lophanthoides* (Buch.-Ham. ex D. Don) Hara | 溪黄草 | 2043 |
| *Rabdosia nervosa* (Hemsl.) C. Y. Wu et H. W. Li | 大叶蛇总管 | 169 |
| *Rabdosia serra* (Maxim.) Hara | 蓝花柴胡 | 2011 |
| *Rabdosia ternifolia* (D. Don) Kudô | 三叶香茶菜 | 118 |
| *Ranunculus sceleratus* L. | 石龙芮 | 611 |
| *Ranunculus ternatus* Thunb. | 猫爪草 | 1851 |
| *Rauvolfia verticillata* (Lour.) Baill. | 萝芙木 | 1741 |
| *Reineckea carnea* (Andrews) Kunth | 吉祥草 | 788 |
| *Reynoutria japonica* Houtt. | 虎杖 | 1201 |
| *Rhododendron molle* (Bl.) G. Don. | 八里麻 | 62 |
| *Rhodomyrtus tomentosa* (Ait.) Hassk. | 桃金娘 | 1513 |
| *Ricinus communis* Linn. | 蓖麻 | 2016 |
| *Rosa laevigata* Michx. | 金樱子 | 1277 |
| *Rubus chingii* var. *suavissimus* (S. Lee) L. T. Lu | 甜茶 | 1818 |
| *Rubus parvifolius* Linn. | 薅田藨根 | 2116 |
| *Rumex maritimus* Linn. | 假菠菜 | 1834 |
| *Ruta graveolens* Linn. | 臭草 | 1592 |
| S | | |
| *S. brachyantherum* Merr. & Perry | 野冬青果 | 1774 |
| *S. globiflorum* (Craib) P. Chantanaranothai & J. Parnell | 野冬青果 | 1774 |
| *S. griffithii* Hook. f. | 古羊藤 | 600 |
| *S. mukorossi* Gaertn. | 无患子 | 417 |
| *S. octophylla* (Lour.) Harms | 鸭脚木 | 1526 |
| *S. serissoides* (DC.) Druce | 白马骨 | 697 |

续表

| 植物拉丁学名 | 药材中文名 | 正文页码 |
| --- | --- | --- |
| *S. viridis* A. C. Smith | 绿叶五味子 | 1902 |
| *Sabia fasciculata* Lecomte. ex L. Chen | 小发散 | 227 |
| *Sabia limoniacea* Wall. ex Hook. f. & Thoms. | 黑钻 | 1979 |
| *Saccharum officinarum* Linn. | 甘蔗 | 596 |
| *Sageretia thea* (Osbeck) Johnst. | 雀梅藤 | 1762 |
| *Salvia miltiorrhiza* Bunge | 丹参 | 552 |
| *Sambucus williamsii* Hance | 接骨木 | 1692 |
| *Sapindus saponaria* L. | 无患子 | 417 |
| *Sarcandra glabra* (Thunb.) Nakai | 肿节风 | 1285 |
| *Sargentodoxa cuneata*(Oliv.) Rehd. et Wils. | 大血藤 | 189 |
| *Sauropus spatulifolius* Beille | 龙脷叶 | 663 |
| *Saururus chinensis* (Lour.) Baill. | 三白草 | 121 |
| *Schefflera arboricola* Hayata | 七叶莲 | 53 |
| *Schefflera heptaphylla* (Linn.) Frodin | 鸭脚木 | 1526 |
| *Schefflera leucantha* R. Viguier | 汉桃叶 | 783 |
| *Schisandra arisanensis* subsp. *viridis* (A. C. Smith) R. M. K. Saunders | 绿叶五味子 | 1902 |
| *Schisandra henryi* Clarke | 紫金血藤 | 1955 |
| *Schizocapsa plantaginea* Hance | 水田七 | 486 |
| *Scoparia dulcis* L. | 冰糖草 | 862 |
| *Scutellaria barbata* D. Don | 半枝莲 | 767 |
| *Securidaca inappendiculata* Hassk. | 五味藤 | 469 |
| *Selaginella doederleinii* Hieron. | 石上柏 | 604 |
| *Selaginella moellendorffii* Hieron. | 地柏枝 | 798 |
| *Selaginella tamariscina* (P. Beauv.) Spring | 卷柏 | 1316 |
| *Selaginella uncinata* (Desv.) Spring | 翠云草 | 2080 |

| 植物拉丁学名 | 药材中文名 | 正文页码 |
|---|---|---|
| *Senecio scandens* Buch.-Ham. | 千里光 | 316 |
| *Senna occidentalis* (Linn.) Link | 望江南 | 1865 |
| *Senna tora* (Linn.) Roxburgh | 决明 | 873 |
| *Serissa japonica* (Thunb.) Thunb. Nov. Gen. | 白马骨 | 697 |
| *Siraitia grosvenorii* (Swingle) C. Jeffrey ex A. M. Lu et Z. Y. Zhang | 罗汉果 | 1230 |
| *Smilax china* Linn. | 菝葜 | 1697 |
| *Smilax glabra* Roxb. | 土茯苓 | 148 |
| *Solanum erianthum* D. Don | 野烟叶 | 1783 |
| *Solanum lyratum* Thunb. | 白英 | 721 |
| *Solanum nigrum* L. | 龙葵 | 667 |
| *Solanum surattense* Burm. f. *Solanum capsicoides* Allioni | 丁茄 | 42 |
| *Solanum verbascifolium* Linn. | 野烟叶 | 1783 |
| *Solidago decurrens* Lour. | 一枝黄花 | 30 |
| *Sophora flavescens* Ait. | 苦参 | 1133 |
| *Sophora tonkinensis* Gagnep. | 山豆根 | 268 |
| *Spatholobus suberectus* Dunn | 鸡血藤 | 1095 |
| *Speranskia cantonensis* (Hance) Pax & Hoffm. | 蛋不老 | 1899 |
| *Sphenomeris chinensis* (L.) Maxon | 大叶金花草 | 163 |
| *Stachytarpheta jamaicensis* (Linn.) Vahl. | 玉龙鞭 | 574 |
| *Stenoloma chusana* (L.) Ching | 大叶金花草 | 163 |
| *Stephania cepharantha* Hayata | 白药子 | 726 |
| *Stephania dielsiana* Y. C. Wu | 血散薯 | 855 |
| *Stephania kwangsiensis* H. S. Lo | 山乌龟 | 257 |
| *Stephania tetrandra* S.Moore | 防己 | 903 |
| *Stephanotis chunii* Tsiang | 假木通 | 1827 |

续表

| 植物拉丁学名 | 药材中文名 | 正文页码 |
|---|---|---|
| *Streptocaulon juventas* (Lour.) Merr. | 古羊藤 | 600 |
| *Strobilanthes cusia* (Nees) Kuntze | 板蓝 | 1161 |
| *Strophanthus divaricatus* (Lour.) Hook. et Arn. | 羊角拗 | 888 |
| *Syzygium cumini* (Linn.) Skeels | 野冬青果 | 1774 |
| T | | |
| *Tadehagi triquetrum* (Linn.) Ohashi | 葫芦茶 | 1911 |
| *Tagetes erecta* Linn. | 万寿菊 | 210 |
| *Talinum paniculatum* （Jacquin）Gaertner | 土人参 | 138 |
| *Taxillus chinensis* (DC.) Danser | 桑寄生 | 1678 |
| *Taxillus sutchuenensis*（Lecomte）Danser | 桑寄生 | 1678 |
| *Terminalia chebula* Retz. | 诃子 | 1081 |
| *Tetradium ruticarpum* (A. Jussieu) T. G. Hartley | 吴茱萸 | 1024 |
| *Tetrapanax papyrifer* (Hook.) K. Koch | 通草 | 1664 |
| *Tetrastigma hemsleyanum* Diels & Gilg | 蛇附子 | 1804 |
| *Tetrastigma planicaule* (Hook.) Gagnep. | 扁藤 | 1469 |
| *Teucrium quadrifarium* Buch.-Ham. ex D. Don | 铁轴草 | 1554 |
| *Thevetia peruviana* (Pers.) K. Schum. | 黄花夹竹桃 | 1712 |
| *Thladiantha grosvenorii* (Swingle) C. Jeffrey | 罗汉果 | 1230 |
| *Thunbergia grandiflora* (Rottl. ex Willd.) Roxb. | 通骨消 | 1669 |
| *Tinospora sagittata* var. *sagittata* | 金果榄 | 1260 |
| *Tinospora sinensis* (Lour.) Merr. | 宽筋藤 | 1656 |
| *Toddalia asiatica* (L.) Lam. | 飞龙掌血 | 350 |
| *Toona sinensis* (A. Juss.) M. Roem. | 香椿 | 1433 |
| *Trachelospermum jasminoides* (Lindl.) Lem. | 络石藤 | 1477 |
| *Tradescantia spathacea* Swartz | 蚌兰 | 1536 |

| 植物拉丁学名 | 药材中文名 | 正文页码 |
|---|---|---|
| *Trichosanthes rosthornii* Harms | 瓜蒌 | 749 |
| *Trichosanthes rosthornii* var. *multicirrata* (C. Y. Cheng & C. H. Yueh) S. K. Chen | 瓜蒌 | 749 |
| *Tripterygium hypoglaucum* (Lévl.) Hutch. | 昆明山海棠 | 1221 |
| *Tripterygium wilfordii* Hook. f. | 雷公藤 | 2023 |
| *Tripterygium wilfordii* Hook.f | 昆明山海棠 | 1221 |
| *Tupistra chinensis* Baker | 开口箭 | 397 |
| *Tylophora ovate* (Lindl.) Hook. ex Steud. | 三十六荡 | 100 |
| *Typhonium flagelliforme* (Lodd.) Blume | 水半夏 | 489 |
| U | | |
| *U. rhynchophylla* (Miquel) Miquel ex Haviland | 钩藤 | 1407 |
| *U. huaitingii* (Chun et Tsiang) D. J. Middl. | 红杜仲 | 936 |
| *U. inensis* (Oliver) Haviland | 钩藤 | 1407 |
| *U. macrophylla* Wallich | 钩藤 | 1407 |
| *U. micrantha* (Wall. ex G. Don) D. J. Middl. | 红杜仲 | 936 |
| *Uncaria hirsuta* Haviland | 钩藤 | 1407 |
| *Uraria crinite* (L.) Desv. ex DC. | 虎尾轮 | 1205 |
| *Uraria lagopodioides* (L.) Desv. ex DC. | 狐狸尾 | 1298 |
| *Urceola quintaretii* (Pierre) D. J. Middl. | 红杜仲 | 936 |
| *Urena lobata* Linn. | 地桃花 | 808 |
| *Urena procumbens* Linn. | 梵天花 | 1754 |
| V | | |
| *V. didyma* Tenore | 婆婆纳 | 1891 |
| *V. rotundifolia* Linn. f. | 蔓荆 | 2048 |
| *V. trifolia* var. *simplicifolia* Cham. | 蔓荆 | 2048 |
| *Ventilago leiocarpa* Benth. | 红穿破石 | 950 |

续表

| 植物拉丁学名 | 药材中文名 | 正文页码 |
|---|---|---|
| *Verbena officinalis* L. | 马鞭草 | 393 |
| *Vernicia fordii* (Hemsley) Airy Shaw | 桐油 | 1505 |
| *Vernonia patula* (Dryand) Merr. | 狗仔花 | 1301 |
| *Veronica polita* Fries | 婆婆纳 | 1891 |
| *Vitex negundo* Linn. | 五指风 | 477 |
| *Vitex negundo* var. *cannabifolia* (Sieb. et Zucc.) Hand.-Mazz. | 牡荆 | 1044 |
| *Vitex trifolia* Linn. | 蔓荆 | 2048 |
| W | | |
| *Wikstroemia indica* (Linn.) C. A. Mey. | 了哥王 | 93 |
| *Woodfordia fruticosa* (L.) Kurz | 虾子花 | 1389 |
| X | | |
| *Xanthium sibiricum* Patr. | 苍耳 | 980 |
| *Xanthium strumarium* L. | 苍耳 | 980 |
| Z | | |
| *Zanthoxylum nitidum* (Roxb.) DC. | 两面针 | 1013 |

续表

# ‖ 植物中文学名索引 ‖

续表

续表

| 植物中文学名 | 药材中文名 | 正文页码 |
| --- | --- | --- |
| 山血丹 | 血党 | 851 |
| 山鸡椒 | 豆豉姜 | 1008 |
| 山胡椒 | 山胡椒 | 276 |
| 山奈 | 山奈 | 280 |
| 山牵牛 | 通骨消 | 1669 |
| 山姜 | 山姜 | 287 |
| 山扁豆 | 山扁豆 | 291 |
| 山蒟 | 山蒟 | 303 |
| 千斤拔 | 千斤拔 | 310 |
| 千年健 | 千年健 | 313 |
| 千里光 | 千里光 | 316 |
| 千里香 | 九里香 | 85 |
| 千根草 | 小飞扬 | 216 |
| 广东地构叶 | 蛋不老 | 1899 |
| 广东金钱草 | 广金钱草 | 338 |
| 广西马兜铃 | 大百解薯 | 185 |
| 广西地不容 | 山乌龟 | 257 |
| 广西莪术 | 郁金 | 1187 |
| 广西莪术 | 莪术 | 1497 |
| 广州相思子 | 鸡骨草 | 1103 |
| 广防己 | 广防己 | 330 |
| 广防风 | 落马衣 | 1922 |
| 广寄生 | 桑寄生 | 1678 |
| 广藿香 | 广藿香 | 346 |
| 飞龙掌血 | 飞龙掌血 | 350 |
| 飞扬草 | 飞扬草 | 354 |
| 飞机草 | 飞机草 | 358 |
| 马甲子 | 铁篱笆 | 1557 |

| 植物中文学名 | 药材中文名 | 正文页码 |
| --- | --- | --- |
| 马利筋 | 莲生桂子花 | 1493 |
| 马尾松 | 松树 | 1165 |
| 马齿苋 | 马齿苋 | 369 |
| 马莲鞍 | 古羊藤 | 600 |
| 马兜铃 | 马兜铃 | 374 |
| 马槟榔 | 马槟榔 | 382 |
| 马缨丹 | 五色梅 | 465 |
| 马蹄金 | 马蹄金 | 385 |
| 马鞭草 | 马鞭草 | 393 |
| 四画 | | |
| 开口箭 | 开口箭 | 397 |
| 天门冬 | 天门冬 | 401 |
| 天仙藤 | 天仙藤 | 405 |
| 天胡荽 | 天胡荽 | 409 |
| 无患子 | 无患子 | 417 |
| 云实 | 云实根 | 424 |
| 云南石仙桃 | 石枣子 | 618 |
| 云南重楼 | 七叶一枝花 | 49 |
| 木防己 | 木防己 | 428 |
| 木芙蓉 | 木芙蓉 | 432 |
| 木棉 | 木棉 | 442 |
| 木蓝 | 木蓝 | 446 |
| 木槿 | 木槿 | 449 |
| 木蝴蝶 | 木蝴蝶 | 453 |
| 木鳖子 | 木鳖 | 457 |
| 五爪金龙 | 五叶藤 | 462 |
| 车前 | 车前草 | 482 |
| 中华青牛胆 | 宽筋藤 | 1656 |

| 植物中文学名 | 药材中文名 | 正文页码 |
|---|---|---|
| 中华苦荬菜 | 苦菜 | 1138 |
| 中华栝楼 | 瓜蒌 | 749 |
| 水团花 | 水团花 | 493 |
| 水忍冬 | 毛花柱忍冬 | 536 |
| 牛白藤 | 牛白藤 | 517 |
| 牛角瓜 | 牛角瓜 | 524 |
| 牛尾草 | 三叶香茶菜 | 118 |
| 牛茄子 | 丁茄 | 42 |
| 毛叶轮环藤 | 银不换 | 1809 |
| 毛冬青 | 毛冬青 | 531 |
| 毛杜仲藤 | 红杜仲 | 936 |
| 毛果鱼藤 | 土甘草 | 142 |
| 毛果算盘子 | 漆大姑 | 2076 |
| 毛钩藤 | 钩藤 | 1407 |
| 毛唇芋兰 | 青天葵 | 1113 |
| 毛曼陀罗 | 毛曼陀罗 | 540 |
| 毛滇白珠 | 透骨香 | 1567 |
| 长叶铁角蕨 | 倒生莲 | 1576 |
| 长柱十大功劳 | 功劳木 | 580 |
| 化州柚 | 化橘红 | 545 |
| 风箱树 | 风箱树 | 549 |
| 丹参 | 丹参 | 552 |
| 乌蔹莓 | 乌蔹莓 | 556 |
| 乌蕨 | 大叶金花草 | 163 |
| 乌墨 | 野冬青果 | 1774 |
| 六月雪 | 白马骨 | 697 |
| 六角莲 | 八角莲 | 76 |
| 文殊兰 | 罗裙带 | 1238 |

| 植物中文学名 | 药材中文名 | 正文页码 |
|---|---|---|
| 火殃勒 | 火秧竻 | 560 |
| 心叶紫金牛 | 红云草 | 920 |
| 巴豆 | 巴豆 | 564 |
| 巴戟天 | 巴戟天 | 569 |
| 五画 | | |
| 玉叶金花 | 山甘草 | 260 |
| 甘蔗 | 甘蔗 | 596 |
| 艾纳香 | 大风艾 | 156 |
| 石龙芮 | 石龙芮 | 611 |
| 石生黄堇 | 岩黄连 | 1226 |
| 石仙桃 | 石仙桃 | 614 |
| 石松 | 伸筋草 | 1055 |
| 石胡荽 | 鹅不食草 | 1991 |
| 石柑子 | 石柑子 | 628 |
| 石榴 | 石榴皮 | 646 |
| 龙芽草 | 仙鹤草 | 690 |
| 龙骨马尾杉 | 大伸筋草 | 193 |
| 龙须藤 | 九龙藤 | 82 |
| 龙眼 | 龙眼 | 658 |
| 龙脷叶 | 龙脷叶 | 663 |
| 龙葵 | 龙葵 | 667 |
| 东京银背藤 | 山牡丹 | 273 |
| 北江十大功劳 | 功劳木 | 580 |
| 仙人掌 | 仙人掌 | 685 |
| 白马骨 | 白马骨 | 697 |
| 白木通 | 木通 | 436 |
| 白花丹 | 白花丹 | 704 |
| 白花鬼针草 | 鬼针草 | 1445 |

续表

| 植物中文学名 | 药材中文名 | 正文页码 |
|---|---|---|
| 白花蛇舌草 | 白花蛇舌草 | 710 |
| 白花鹅掌柴 | 汉桃叶 | 783 |
| 白饭树 | 白饭树 | 717 |
| 白英 | 白英 | 721 |
| 白苞蒿 | 刘寄奴 | 866 |
| 白背叶 | 白背叶 | 731 |
| 白薯莨 | 白薯莨 | 742 |
| 白簕 | 三加皮 | 126 |
| 瓜子金 | 瓜子金 | 745 |
| 半边莲 | 半边莲 | 757 |
| 半边旗 | 半边旗 | 762 |
| 半枝莲 | 半枝莲 | 767 |
| 半夏 | 半夏 | 772 |
| 头花蓼 | 头花蓼 | 778 |
| 台湾林檎 | 山楂 | 306 |
| 丝铁线莲 | 甘木通 | 593 |
| 丝穗金粟兰 | 剪草 | 1874 |
| 六画 | | |
| 吉祥草 | 吉祥草 | 788 |
| 地耳草 | 田基黄 | 672 |
| 地枫皮 | 地枫皮 | 793 |
| 地胆草 | 地胆草 | 803 |
| 地桃花 | 地桃花 | 808 |
| 地稔 | 地稔 | 813 |
| 百两金 | 百两金 | 819 |
| 灰色紫金牛 | 小马胎 | 220 |
| 灰毡毛忍冬 | 山银花 | 294 |
| 夹竹桃 | 夹竹桃 | 827 |

续表

| 植物中文学名 | 药材中文名 | 正文页码 |
|---|---|---|
| 尖尾芋 | 假海芋 | 1830 |
| 光枝勾儿茶 | 铁包金 | 1539 |
| 当归藤 | 当归藤 | 831 |
| 曲轴海金沙 | 牛抄藤 | 521 |
| 肉桂 | 肉桂 | 836 |
| 朱砂根 | 朱砂根 | 842 |
| 华南远志 | 大金牛草 | 200 |
| 华南杜仲藤 | 红杜仲 | 936 |
| 华南忍冬 | 山银花 | 294 |
| 华钩藤 | 钩藤 | 1407 |
| 华重楼 | 七叶一枝花 | 49 |
| 血散薯 | 血散薯 | 855 |
| 多花勾儿茶 | 黄鳝藤 | 1737 |
| 多卷须栝楼 | 瓜蒌 | 749 |
| 多须公 | 华泽兰 | 847 |
| 决明 | 决明 | 873 |
| 闭鞘姜 | 樟柳头 | 2089 |
| 羊耳菊 | 羊耳菊 | 884 |
| 羊角拗 | 羊角拗 | 888 |
| 羊乳 | 四叶参 | 680 |
| 羊踯躅 | 八里麻 | 62 |
| 江南卷柏 | 地柏枝 | 798 |
| 阳春砂 | 砂仁 | 1385 |
| 阳桃 | 阳桃 | 892 |
| 阴香 | 阴香 | 898 |
| 观音草 | 野靛青 | 1794 |
| 买麻藤 | 买麻藤 | 909 |
| 红花 | 红花 | 929 |

| 植物中文学名 | 药材中文名 | 正文页码 |
| --- | --- | --- |
| 红花青藤 | 三叶青藤 | 115 |
| 红杜仲藤 | 红杜仲 | 936 |
| 红豆蔻 | 红豆蔻 | 944 |
| 红腺忍冬 | 山银花 | 294 |
| 七画 | | |
| 麦冬 | 麦冬 | 956 |
| 远志 | 远志 | 962 |
| 扶芳藤 | 扶芳藤 | 966 |
| 走马胎 | 走马胎 | 971 |
| 芫荽 | 芫荽 | 976 |
| 芸香 | 臭草 | 1592 |
| 苍耳 | 苍耳 | 980 |
| 苎叶蒟 | 十八症 | 46 |
| 芦荟 | 芦荟 | 986 |
| 苏木 | 苏木 | 991 |
| 杜仲藤 | 红杜仲 | 936 |
| 杠板归 | 杠板归 | 996 |
| 杧果 | 杧果 | 1001 |
| 束花石斛 | 石斛 | 636 |
| 两面针 | 两面针 | 1013 |
| 吴茱萸 | 吴茱萸 | 1024 |
| 岗松 | 岗松 | 1034 |
| 牡荆 | 牡荆 | 1044 |
| 何首乌 | 何首乌 | 1049 |
| 皂荚 | 皂角 | 1060 |
| 佛手 | 佛手 | 1066 |
| 余甘子 | 余甘子 | 1071 |
| 含羞草 | 含羞草 | 1077 |

| 植物中文学名 | 药材中文名 | 正文页码 |
| --- | --- | --- |
| 冷饭藤 | 吹风散 | 1030 |
| 庐山小檗 | 黄疸树 | 1730 |
| 庐山石韦 | 石韦 | 608 |
| 沈氏十大功劳 | 功劳木 | 580 |
| 诃子 | 诃子 | 1081 |
| 补骨脂 | 补骨脂 | 1086 |
| 灵香草 | 灵香草 | 1091 |
| 鸡矢藤 | 鸡屎藤 | 1108 |
| 八画 | | |
| 青牛胆 | 金果榄 | 1260 |
| 苦丁茶 | 苦丁茶 | 1124 |
| 苦玄参 | 苦玄参 | 1129 |
| 苦郎藤 | 毛叶白粉藤 | 528 |
| 苦参 | 苦参 | 1133 |
| 茅莓 | 薅田藨根 | 2116 |
| 茅膏菜 | 茅膏菜 | 1150 |
| 枇杷 | 枇杷 | 1154 |
| 板蓝 | 板蓝 | 1161 |
| 松叶蕨 | 石刷把 | 625 |
| 构棘 | 穿破石 | 1462 |
| 刺苋 | 刺苋 | 1178 |
| 刺桐 | 海桐皮 | 1652 |
| 刺酸模 | 假菠菜 | 1834 |
| 郁金 | 郁金 | 1187 |
| 奇蒿 | 刘寄奴 | 866 |
| 鸢尾 | 鸢尾 | 1183 |
| 齿叶黄皮 | 野黄皮 | 1787 |
| 虎杖 | 虎杖 | 1201 |

续表

| 植物中文学名 | 药材中文名 | 正文页码 |
| --- | --- | --- |
| 虎刺 | 虎刺 | 1209 |
| 虎刺楤木 | 鹰不扑 | 2133 |
| 肾茶 | 肾茶 | 1213 |
| 肾蕨 | 肾蕨 | 1217 |
| 罗汉果 | 罗汉果 | 1230 |
| 垂穗石松 | 铺地蜈蚣 | 1983 |
| 使君子 | 使君子 | 1243 |
| 侧柏 | 侧柏 | 1248 |
| 金毛耳草 | 黄毛耳草 | 1701 |
| 金毛狗 | 狗脊 | 1310 |
| 金丝条马尾杉 | 马尾千金草 | 366 |
| 金钗石斛 | 石斛 | 636 |
| 金线吊乌龟 | 白药子 | 726 |
| 金线草 | 金线草 | 1265 |
| 金盏花 | 金盏菊 | 1269 |
| 金盏银盘 | 金盏银盘 | 1273 |
| 金钱豹 | 土党参 | 152 |
| 金钱蒲 | 石菖蒲 | 632 |
| 金樱子 | 金樱子 | 1277 |
| 狗肝菜 | 狗肝菜 | 1305 |
| 卷柏 | 卷柏 | 1316 |
| 单叶蔓荆 | 蔓荆 | 2048 |
| 河北木蓝 | 马棘 | 378 |
| 油桐 | 桐油 | 1505 |
| 波缘冷水花 | 石油菜 | 622 |
| 定心藤 | 甜果藤 | 1813 |
| 陌上菜 | 白猪母菜 | 739 |
| 线纹香茶菜 | 溪黄草 | 2043 |

续表

| 植物中文学名 | 药材中文名 | 正文页码 |
| --- | --- | --- |
| 细叶水团花 | 水杨梅 | 497 |
| 细梗香草 | 香排草 | 1429 |
| **九画** | | |
| 草豆蔻 | 草豆蔻 | 1321 |
| 草果 | 草果 | 1326 |
| 草珊瑚 | 肿节风 | 1285 |
| 荞麦 | 荞麦 | 1332 |
| 茶枝柑 | 广陈皮 | 333 |
| 荠 | 荠菜 | 1337 |
| 南天竹 | 南天竹 | 1343 |
| 南五味子 | 小钻 | 237 |
| 南蛇藤 | 南蛇藤 | 1354 |
| 南酸枣 | 南酸枣 | 1358 |
| 柘 | 穿破石 | 1462 |
| 栀子 | 栀子 | 1366 |
| 枸骨 | 枸骨 | 1374 |
| 柠檬清风藤 | 黑钻 | 1979 |
| 树参 | 枫荷桂 | 1174 |
| 咸虾花 | 狗仔花 | 1301 |
| 威灵仙 | 威灵仙 | 1379 |
| 显齿蛇葡萄 | 甜茶藤 | 1822 |
| 显脉香茶菜 | 大叶蛇总管 | 169 |
| 星毛金锦香 | 朝天罐 | 1933 |
| 虾子花 | 虾子花 | 1389 |
| 蚂蝗七 | 石蜈蚣 | 643 |
| 响铃豆 | 响铃豆 | 1393 |
| 钩吻 | 断肠草 | 1869 |
| 钩藤 | 钩藤 | 1407 |

续表

| 植物中文学名 | 药材中文名 | 正文页码 |
|---|---|---|
| 香花鸡血藤 | 血藤 | 858 |
| 香附子 | 香附 | 1419 |
| 香青藤 | 黑吹风 | 1971 |
| 香茶菜 | 香茶菜 | 1425 |
| 香椿 | 香椿 | 1433 |
| 鬼针草 | 鬼针草 | 1445 |
| 亮叶十大功劳 | 功劳木 | 580 |
| 美丽胡枝子 | 马扫帚 | 362 |
| 美丽崖豆藤 | 牛大力 | 513 |
| 姜黄 | 郁金 | 1187 |
| 活血丹 | 连钱草 | 1019 |
| 洋金花 | 洋金花 | 1452 |
| 穿心莲 | 穿心莲 | 1457 |
| 扁豆 | 白扁豆 | 735 |
| 扁担藤 | 扁藤 | 1469 |
| 娃儿藤 | 三十六荡 | 100 |
| 结香 | 梦花 | 1750 |
| 络石 | 络石藤 | 1477 |
| 绞股蓝 | 绞股蓝 | 1482 |
| 十画 | | |
| 珠芽艾麻 | 野绿麻 | 1790 |
| 莪术 | 郁金 | 1187 |
| 莓叶委陵菜 | 雉子筵 | 2036 |
| 桃 | 桃 | 1508 |
| 桃金娘 | 桃金娘 | 1513 |
| 桉 | 大叶桉叶 | 166 |
| 夏枯草 | 夏枯草 | 1517 |
| 破布叶 | 布渣叶 | 650 |

续表

| 植物中文学名 | 药材中文名 | 正文页码 |
|---|---|---|
| 鸭跖草 | 鸭跖草 | 1531 |
| 鸭嘴花 | 大驳骨 | 196 |
| 铁冬青 | 救必应 | 1757 |
| 铁包金 | 铁包金 | 1539 |
| 铁苋菜 | 铁苋菜 | 1549 |
| 铁轴草 | 铁轴草 | 1554 |
| 秤星树 | 岗梅 | 1039 |
| 积雪草 | 积雪草 | 1561 |
| 笔管草 | 笔管草 | 1573 |
| 臭牡丹 | 臭牡丹 | 1584 |
| 臭茉莉 | 臭茉莉 | 1589 |
| 射干 | 射干 | 1597 |
| 徐长卿 | 徐长卿 | 1602 |
| 狸尾豆 | 狐狸尾 | 1298 |
| 凌霄 | 凌霄 | 1608 |
| 高良姜 | 高良姜 | 1613 |
| 瓶尔小草 | 瓶尔小草 | 1619 |
| 粉叶轮环藤 | 百解藤 | 823 |
| 粉防己 | 防己 | 903 |
| 粉葛 | 粉葛 | 1623 |
| 益母草 | 益母草 | 1627 |
| 益智 | 益智 | 1633 |
| 海芋 | 广狼毒 | 342 |
| 海杧果 | 海杧果 | 1643 |
| 海枣 | 无漏子 | 421 |
| 海金子 | 山栀茶 | 283 |
| 海金沙 | 海金沙 | 1647 |
| 海南山姜 | 草豆蔻 | 1321 |

续表

| 植物中文学名 | 药材中文名 | 正文页码 |
| --- | --- | --- |
| 流苏石斛 | 石斛 | 636 |
| 通城虎 | 通城虎 | 1660 |
| 通脱木 | 通草 | 1664 |
| 桑 | 桑 | 1672 |
| 桑寄生 | 桑寄生 | 1678 |
| 十一画 | | |
| 球兰 | 球兰 | 1685 |
| 排钱树 | 排钱草 | 1688 |
| 接骨木 | 接骨木 | 1692 |
| 菝葜 | 菝葜 | 1697 |
| 黄皮 | 黄皮 | 1705 |
| 黄花夹竹桃 | 黄花夹竹桃 | 1712 |
| 黄花倒水莲 | 黄花倒水莲 | 1716 |
| 黄花菜 | 金针菜 | 1254 |
| 黄花蒿 | 青蒿 | 1118 |
| 黄杨叶芒毛苣苔 | 上树蜈蚣 | 214 |
| 黄荆 | 五指风 | 477 |
| 黄独 | 黄药子 | 1721 |
| 黄珠子草 | 黄珠子草 | 1726 |
| 黄堇 | 深山黄堇 | 1888 |
| 黄葵 | 黄葵 | 1733 |
| 黄褐毛忍冬 | 山银花 | 294 |
| 菖蒲 | 水菖蒲 | 505 |
| 萝芙木 | 萝芙木 | 1741 |
| 萍蓬草 | 萍蓬草 | 1747 |
| 菰腺忍冬 | 山银花 | 294 |
| 梵天花 | 梵天花 | 1754 |
| 桫椤 | 龙骨风 | 654 |

续表

| 植物中文学名 | 药材中文名 | 正文页码 |
| --- | --- | --- |
| 雀梅藤 | 雀梅藤 | 1762 |
| 常山 | 常山 | 1766 |
| 常春藤 | 常春藤 | 1771 |
| 野甘草 | 冰糖草 | 862 |
| 野牡丹 | 羊开口 | 879 |
| 野青树 | 假蓝靛 | 1837 |
| 野鸦椿 | 野鸦椿 | 1779 |
| 野楤头 | 鹰不扑 | 2133 |
| 野雉尾金粉蕨 | 小野鸡尾 | 242 |
| 蛇足石杉 | 千层塔 | 321 |
| 蛇床 | 蛇床子 | 1798 |
| 甜茶 | 甜茶 | 1818 |
| 假马鞭 | 玉龙鞭 | 574 |
| 假木通 | 假木通 | 1827 |
| 假木藤 | 假木通 | 1827 |
| 假地蓝 | 响铃草 | 1397 |
| 假烟叶树 | 野烟叶 | 1783 |
| 假朝天罐 | 朝天罐 | 1933 |
| 假蒟 | 假蒟 | 1841 |
| 假鹰爪 | 酒饼叶 | 1639 |
| 猫爪草 | 猫爪草 | 1851 |
| 猫尾草 | 虎尾轮 | 1205 |
| 麻风树 | 麻疯树 | 1856 |
| 商陆 | 商陆 | 1860 |
| 望江南 | 望江南 | 1865 |
| 粗叶榕 | 五指毛桃 | 473 |
| 粗喙秋海棠 | 大半边莲 | 176 |
| 清香藤 | 破骨风 | 1522 |

续表

| 植物中文学名 | 药材中文名 | 正文页码 |
| --- | --- | --- |
| 榼藤 | 榼藤 | 2055 |
| 榕树 | 小叶榕 | 223 |
| 酸藤子 | 酸藤木 | 2060 |
| 蝉翼藤 | 五味藤 | 469 |
| 算盘子 | 算盘子 | 2063 |
| 管花马兜铃 | 鼻血雷 | 2067 |
| 辣椒 | 辣椒 | 2070 |
| 褐苞薯蓣 | 广山药 | 326 |
| 翠云草 | 翠云草 | 2080 |
| 十五画 | | |
| 蕺菜 | 鱼腥草 | 1291 |
| 槲蕨 | 骨碎补 | 1401 |
| 樟 | 香樟 | 1439 |
| 箭叶淫羊藿 | 淫羊藿 | 1878 |
| 十六画 | | |
| 薯莨 | 薯莨 | 2098 |
| 蕹菜 | 蕹菜 | 2102 |

续表

| 植物中文学名 | 药材中文名 | 正文页码 |
| --- | --- | --- |
| 薄叶红厚壳 | 横经席 | 2085 |
| 薄荷 | 薄荷 | 2106 |
| 薜荔 | 薜荔 | 2111 |
| 磨盘草 | 磨盘草 | 2120 |
| 糖胶树 | 象皮木 | 1846 |
| 十七画以上 | | |
| 簇花清风藤 | 小发散 | 227 |
| 鳄嘴花 | 柔刺草 | 1473 |
| 翼茎白粉藤 | 四方藤 | 676 |
| 翼核果 | 红穿破石 | 950 |
| 翼梗五味子 | 紫金血藤 | 1955 |
| 鞭檐犁头尖 | 水半夏 | 489 |
| 藤石松 | 舒筋草 | 1997 |
| 翻白草 | 翻白草 | 2128 |
| 露兜树 | 露兜树 | 2137 |
| 鳢肠 | 墨旱莲 | 2093 |